TOXICOLOGY

トキシコロジー

日本毒性学会教育委員会［編］

第3版

朝倉書店

第 3 版の序

本書の初版本が2002年に出版されてから16年が経過した．“Casarett & Doull's Toxicology：The Basic Science of Poisons, 7th Edition”の出版を契機の一つとして，2009年には前版が出版された．私は2012～2013年に日本毒性学会教育委員長を務めていたが，2013年に“Casarett & Doull's Toxicology：The Basic Science of Poisons, 8th”が出版されたのを機に本書改訂の検討を開始した．しかしながら，2014年初頭より私は編集委員会を担当することとなり，実質的な作業は新たに教育委員長に就任された務台 衛先生のもとで行われることになった．現在は，広瀬明彦先生が教育委員長として主管されている．

日本毒性学会は教育活動に非常に熱心な学会である．認定トキシコロジストは日本毒性学会の教育活動として最も重要な取り組みであり，第二の博士号と言って良い資格である．最初の試験は1998年に実施され，認定トキシコロジスト49名が誕生した．当初はCasarett & Doull's Toxicologyが参考図書であったが，2002年からは日本トキシコロジー学会（当時）教育委員会で『トキシコロジー』が編集され，これが正式参考図書となった．2017年現在，認定トキシコロジストは590名，毒性学の進歩発展に長年貢献した認定トキシコロジストに授与される名誉トキシコロジスト称号表彰者も45名にのぼっている．この大きな発展を実現した関係者の非常な努力を思うとき，頭の下がる思いである．

本書はこのような日本毒性学会が行う教育活動の伝統を引き継いで編集されたものである．Casarett & Doull's Toxicologyをモデルとしつつ，特色ある内容も盛り込んだ．認定トキシコロジストは認定資格取得後5年毎に資格更新を受けることになっており，常に進取の精神で新しい毒性学の展開を学んでいかなければならない．本書は新たに認定トキシコロジストを目指す研究者だけでなく，すでに認定を受けた研究者にも有用な参考図書である．また，本書のレベルは高く，筆者が関わっている薬学部における毒性学よりも高度で専門的である．それ故に，将来，トキシコロジストを目指す学生・院生にも幅広く活用していただきたいと思う．

末筆ながら，本書の編集，執筆，用語・内容のチェックに関わられたすべての先生方と朝倉書店に深甚なる謝意を表する．

2017年12月21日に，本書第13章をご担当された浜田知久馬先生（東京理科大学教授）が52歳の若さで急逝された．筆者にとっては良き同僚教員であり，痛惜の念に堪えない．データサイエンティストの養成が重要視されつつある現在にあって，医薬データ統計解析の研究者は貴重な存在であった．心よりご冥福をお祈りする．

2018年2月

日本毒性学会トキシコロジー第3版編集委員会
委員長　鍜 冶 利 幸

編集委員

鍜冶利幸　東京理科大学
石塚真由美　北海道大学大学院
姫野誠一郎　徳島文理大学
広瀬明彦　国立医薬品食品衛生研究所
吉成浩一　静岡県立大学
和久井信　麻布大学
務台衛　田辺三菱製薬（株）
森眞輝　（株）資生堂

執筆者（五十音順）

赤井翔　中外製薬（株）
安東賢太郎　東邦大学
石塚真由美　北海道大学大学院
井尻憲一　東京大学名誉教授
猪又晃　富士フイルム（株）
猪俣孝二　協和発酵キリン（株）
岩瀬裕美子　田辺三菱製薬（株）
上原健城　塩野義製薬（株）
尾崎圭介　住友化学（株）
小澤正吾　岩手医科大学
小野敦　岡山大学大学院
尾上誠良　静岡県立大学
葛西智恵子　アステラス製薬（株）
亀井浩行　名城大学
北嶋聡　国立医薬品食品衛生研究所
北島行雄　（株）CACクロア
久世博　（株）ボゾリサーチセンター
小島肇夫　国立医薬品食品衛生研究所
斎藤嘉朗　国立医薬品食品衛生研究所
佐藤洋　岩手大学
佐藤恵一朗　武田薬品工業（株）
下村和裕　第一三共（株）
杉山篤　東邦大学
鈴木雅実　中外製薬（株）
髙岡雅哉　第一三共（株）
高山廣光　千葉大学大学院
鑪迫典久　愛媛大学大学院
種村健太郎　東北大学大学院
田保充康　中外製薬（株）
月本光俊　東京理科大学
津田修治　岩手大学名誉教授
中野（伊藤）今日子　エーザイ（株）
中村和市　北里大学
中村裕二　東邦大学
中山翔太　北海道大学
鍋島俊隆　藤田保健衛生大学，藍野大学
西矢剛淑　第一三共（株）
沼澤聡　昭和大学
野田幸裕　名城大学
橋爪孝典　大阪大谷大学
浜田知久馬　元東京理科大学
平林容子　国立医薬品食品衛生研究所
広瀬明彦　国立医薬品食品衛生研究所
古川賢　日産化学工業（株）
本坊敏保　（株）イナリサーチ
本間正充　国立医薬品食品衛生研究所
前川京子　同志社女子大学
桝富直哉　田辺三菱製薬（株）
眞鍋淳　第一三共（株）
宮田かおり　住友化学（株）

武藤朋子　食品薬品安全センター秦野研究所
森　眞輝　(株)資生堂
矢本　敬　第一三共(株)
吉成浩一　静岡県立大学
和久井信　麻布大学
渡部一人　中外製薬(株)
渡邉稔之　第一三共(株)
鰐渕英機　大阪市立大学大学院

○本書の完成に当たっては，以下の reviewer が内容を確認した.

有薗幸司（熊本県立大学）/小野寺博志（医薬品医療機器総合機構）/久米英介（田辺三菱製薬（株））/高崎　渉（第一三共（株））/土井邦雄（東京大学名誉教授）/久田　茂（あすか製薬（株））/堀本政夫（千葉科学大学）/松本峰男（医薬品医療機器総合機構）/山口雅彦（(株) 資生堂）/山田　弘（医薬基盤・健康・栄養研究所）/矢本　敬（第一三共（株））/吉田武美（昭和大学名誉教授）　※五十音順

目　次

1

毒 性 学 と は

1.1　毒性学のなりたち

1.1.1　毒性学と社会

環境には，天然物だけでなく膨大な数の合成化学物質が存在する．さらに，天然物の多くは化学的に合成され，また遺伝子を意図的に操作することで合成した新規タンパク質も実用化されている．これらには，ヒトや動物に有益な作用をもたらす医薬品だけでなく，微量摂取する可能性がある食品添加物，農薬，化粧品，工業薬品なども含まれている．また，本来ならヒトや動物が摂取することのない工業化学物質や，産業廃棄物などの非意図的な曝露もある．

毒性学は，天然物や化学物質の生体（ヒトや動物，時に生態系）影響（毒性）を科学的に明らかにし，ハザードやリスク評価のための情報提供をし，かつ毒性発現機構を解明する学問である．また，医薬品には，その薬理効果の延長線上の副作用のみならず，作用機序が不明な有害事象を引き起こすものも多く，その発現機序解明も毒性学の領域である．毒性学の祖 Paracelsus は，“All substances are poisons：There is none which is not a poison. The right dose differentiates a poison and a remedy”「すべての物質は毒であり，毒でないものはありえないのであって，まさに用量が毒と薬を区別するのである」と述べている．しかし，現在では毒性の発現は用量だけでなく，物質の用法や曝露形態，生体側の要因（生体内動態や免疫機構など）の影響を受ける複雑な過程と理解されている．

化学物質の毒性は，その物理化学的性状（固体，液体，気体など）や，金属などでは化学形態（金属元素，無機あるいは有機金属）などにより，毒性発現様式や標的臓器が異なる．毒性発現機序を明らかにすることは，毒性に関する実験結果などのヒトへの外挿性を高め，毒性を有する物質の危険性を理解し，安全な利用のために必須であり，中毒の治療や医薬品の副作用を回避する一助となる．

第二次世界大戦後におけるわが国における主な薬害事件を表 1.1.1 に挙げる．さらに，地下鉄サリン事件，ゴミ焼却によるダイオキシン類の産生や産業廃棄物による環境土壌汚染，輸入餃子へのメタミドホス混入事件に代表される食の安全性問題，危険薬物（危険ドラッグ）問題など毒性学に関わる事件，事故も多数発生している．これらの問題をみても，各種毒性試験で原因となった化学物質の毒性を評価し，その発現機序を明らかにするためには，病理学・生理学・薬理学・細胞生物学・分子遺伝学・物理化学・分析化学など，幅広い分野での研究の連携が不可欠である．毒性学はこれらを結集させた学際的な学問領域と考えられ，現代では医薬品，食品および環境化学物質などの安全性を担保することの重要性から，毒性学はさらに深化し，毒性学専門家に必要とされる知識は日々拡大している．

1.1.2　毒性学の研究領域

毒性学の学問領域は，その取組み方法から大きく記述毒性学，解析毒性学，行政毒性学に分類され，毒性学に携わる者の専門はこれら 3 主領域のどれかに分類されるが，実際には複合的に役割を行っていることが多い（図 1.1.1）．

a. 記述毒性学（descriptive toxicology）　適切な各種の規制毒性試験を行い，化学物質などが有する生体機能への毒性を定量的に明らかにすることから，被験物質の安全性評価を行い行政規制の法規制のために必要な要求事項となる情報を提供する．また生態系などへの影響については，各種研究機関が行った研究成果を収集し，これらを総合的に評価する．

表 1.1.1　わが国の主な薬害と公害および化学物質汚染事件

薬　害
ジフテリア予防接種禍事件（ワクチン製造過程におけるジフテリア毒素残存，1940 年代）
ペニシリンショック事件（アレルギー反応，1950 年代）
サリドマイド事件（アザラシ肢症，1950 年代）
アンプル入りピリン系風邪薬事件（アミノピリン，スルピリンによるアナフィラキシーショック，1950 年代）
キノホルム薬害事件（亜急性脊髄視神経症（スモン），1960 年代）
コラルジル事件（肝障害，1960 年代）
ストマイ難聴事件（ストレプトマイシンによる第Ⅷ脳神経障害，1960 年代）
クロロキン事件（網膜症，1960 年代）
クロマイ事件（クロラムフェニコールによる再生不良性貧血，1970 年代）
ソリブジン事件（ソリブジンとフルオロウラシル系抗がん薬併用による 5-フルオロウラシル（5-Fu）の血中濃度上昇，1990 年代）
公害および化学物質汚染事件
足尾銅山鉱毒事件（銅，1880 年代）
土呂久中毒事件（ヒ素，1920～60 年代）
神通川イタイイタイ病（カドミウム，1920～60 年代）
水俣病（メチル水銀，1940 年代）
森永ミルク中毒事件（ヒ素，1950 年代）
四日市喘息（硫黄酸化物，窒素酸化物，1960～70 年代）
阿賀野川第二水俣病（メチル水銀，1960 年代）
カネミ油症事件（PCBs，1960 年代）
有機塩素化合物による地下水汚染（トリクロロエチレン，テトラクロロエチレン，1980 年代）

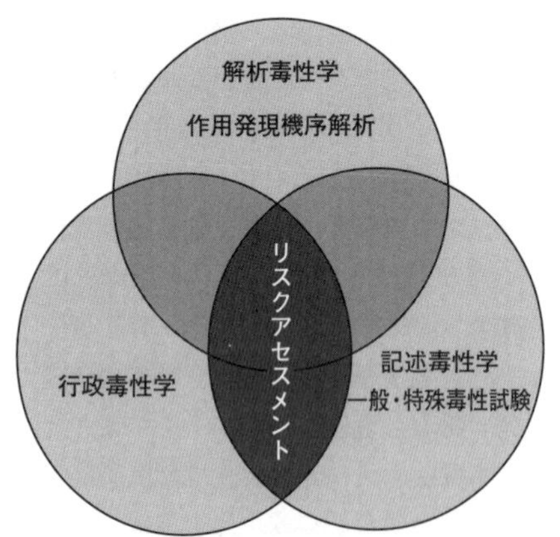

図 1.1.1　毒性学の分類（文献 6 を改変）

b. 解析毒性学（mechanistic toxicology）　化学物質の生物に対する有害作用・毒性発現機序を考察するために，病理学・生化学・分子生物学的解析などから作用機序の検討を行う．

c. 行政毒性学（regulatory toxicology）　記述毒性学・解析毒性学によるデータを基に，医薬品・農薬・食品などがその使用目的に照らして十分に安全であるか，環境保全とヒトへの影響，作業場における健康管理などを判断し，総合的に評価して種々の基準を策定する．医薬品など・各種化学物質が市場に流通したときのリスクに責任をもつことが要求される．また，大気や飲料水に許容されうる化学物質含有量の基準を設定する．

d. その他の毒性学

1）法医毒性学（forensic toxicology）　分析化学と毒性学の基本原理を組み合わせ，ヒトや動物に対する有害効果について法医学的立場から解析する．

2）臨床毒性学（clinical toxicology）　医学の分野において，中毒患者の治療と，治療のための新しい手法を開発する．臨床毒性学が法的問題と関連すると法医毒性学（forensic toxicology）の分野となる．

3）環境毒性学（environmental toxicology）　環境中の化学汚染物質が生物におよぼす影響についてヒトへの影響も含みヒト・動植物への影響を研究する．

4）生態毒性学（ecotoxicology）　化学物質が生態系を構成する各集団の動態，すなわち生態系に及ぼす影響について検討する．

1.2　毒性物質の分類

毒性を発現する物質は，その起源，使用形態，作用点（標的器官），分析法，毒性作用強度，作用機序により様々な観点から分類されている．

1.2.1　起源による分類

毒性物質が分離される原料による分類方法で，広い概念として一般的に用いられている．

a. トキシン（toxin）　植物，動物，細菌，真菌などの生物が産生する毒性物質を示すが，多くは化学的に合成できうるものである．動物毒，植物毒，カビ毒，細菌毒などに分類されている．

b. トキシカント（toxicant）　人類が化学的に作り出した毒性物質もしくはその副産物としてできた毒性物質を示す．自然界でも発生する毒性物質も含むが，一般的に生物体が産生することができない毒性物質をいう．合成毒，無機毒，その他（放射線，紫外線）などに分類されている．

1.2.2　分析法による分類

毒性物質を系統的に分析するために行う分類法で，原因物質が不明な場合に有用であり法医毒性領域（法医学，犯罪捜査学）で主として分類されている．揮発性毒物，陰イオン毒物，不揮発性有機毒物，その他（金属毒，ガス体）などに分類されている．

1.2.3　薬理学的あるいは毒性学的作用による分類

毒性物質の生体への作用は1種類だけでなく，複数の作用を示すものが多い．さらに曝露量の大小により作用の増強や主作用が異なってくることもあり，厳密に分類することはできないが，一般的に以下のような分類が用いられている．

a. 腐食毒　局所刺激性が強く主に接触した組織を腐食し，壊死を起こす．

b. 実質毒　吸収された後，種々の臓器に蓄積し，組織細胞に作用し，組織の実質の変性や各種変性などを引き起こす．

c. 酵素毒　特定の酵素を特異的に阻害する．

d. 血液毒　生体に吸収された後，主として血液系に作用して，血球，血色素，その他の血液性状，機能に変化を起こす．

e. 神経毒　生体に吸収された後，神経系に作用して障害を引き起こす．

1.2.4　曝露状況による分類

化学物質への曝露状況あるいは化学物質の摂取状況による分類である．たとえば，医薬品は生体に意図的に摂取され（意図的曝露），その有害作用が毒性学の対象となる．一方，医薬品以外のほとんどの化学物質は生体に非意図的に摂取され（非意図的曝露），その有害作用が毒性学の対象となる．

a. 意図的曝露　1日摂取許容量（acceptable daily intake，ADI）．医薬品などヒトが当該物質を毎日一生涯にわたって摂取し続けても，現在の科学的知見からみて健康への悪影響がないと推定される1日当たりの摂取量．ADIは食品の生産過程で意図的に使用するもの（残留農薬，食品添加物など）にも用いられている．ADI＝NOAEL（無毒性量）/SF（安全係数，safety factor）で求められる．

b. 非意図的曝露　耐容1日摂取量（tolerable daily intake，TDI）．工業化学物質，環境化学物質，産業廃棄物，動物用医薬品，飼料添加物，重金属，カビ毒など，ほとんどすべての化学物質が入る．ヒトが当該物質を毎日一生涯にわたって摂取し続けても，健康への悪影響がないと推定される1日当たりの摂取量．意図的に使用されていないにもかかわらず，食品中に存在する化学物質などを経口摂取する場合にも用いられている．TDI＝NOAEL/UF（不確実係数，uncertainty factor）で求められる．

1.2.5　標的臓器による分類（表1.2.1）

毒性物質は，全身の多臓器に影響を与えるが，特に特定の臓器組織に強い毒作用を示すことが多い．さらに，毒性物質の分布濃度と標的器官が相関しないことが多い．

1.2.6　毒性の強度による分類（表1.2.2）

化学物質は一般に急性毒性の強さから分類されている．社会的に汎用されている用語としての特定毒物（毒物の中で特に毒性の著しい物質），毒物（毒性の強い物質），劇物（劇性の強い物質）は，毒物及び劇物取締法で規制されるものである．医薬品は，医薬品医療機器等の品質，有効性および安全性の確保等に関する法律で毒薬（毒性の強い医薬品），劇薬（劇性の強い医薬品）に分類され，厚生労働大臣が指定する．

1.2.7　曝露経路と部位

化学物質が生体に毒性を発現させるためには，ある程度の“ふり幅”はあるが，ある濃度で長期間，特定の化学物質あるいはその代謝物質が，生体内の特定の組織器官に到達し停留する必要がある．化学物質の多くは比較的低毒性だが，生体内において代謝活性化され，活性中間体となり，それらが正常な細胞組織の生化学的機能・生理学的機能を障害することもある．したがって，毒性発現は，その物質の化学的・物理的特性，曝露状態，生体内での代謝，さらに生体の感受性に依存しているといえる．

毒性物質の曝露経路は，一般的に経口摂取（消化管），吸入（肺），局所・経皮（皮膚），および，脈管投与（非経口）などがある．医薬品は静脈内投与をはじめ経口，吸入，皮下，筋肉内，皮内，直腸内などがある．毒性物質の毒作用の発現に影響する条

表 1.2.1　標的臓器を示す毒性物質

腎毒性	シスプラチン，カドミウム，ゲンタマイシン，など
肝毒性	四塩化炭素，アフラトキシン，アルコール，アセトアミノフェン，クロフィブラート，など
呼吸器（肺）毒性	ブレオマイシン，パラコート，アスベスト，など
神経毒性	メチル水銀，リン酸トリ-*o*-クレジル，など
骨髄毒性	ベンゼン，など
血液毒性	プリマキン，キニーネ，など

表 1.2.2　動物における知見：毒物劇物の判定基準（http://www.nihs.go.jp/law/dokugeki/kijun.pdf より抜粋・改変）

経　路	毒物基準	劇物基準
経口	LD_{50} が 50 mg/kg 以下	LD_{50} が 50 mg/kg を超え 300 mg/kg 以下
経皮	LD_{50} が 200 mg/kg 以下	LD_{50} が 200 mg/kg を超え 1000 mg/kg 以下
吸入（ガス）	LD_{50} が 500 ppm（4hr）以下	LD_{50} が 500 ppm（4hr）を超え 2500 ppm（4hr）以下
吸入（蒸気）	LD_{50} が 2.0 mg/L（4hr）以下	LD_{50} が 2.0 mg/L（4hr）を超え 10 mg/L（4hr）以下
吸入（ダスト・ミスト）	LD_{50} が 0.5 mg/L（4hr）以下	LD_{50} が 0.5 mg/L（4hr）を超え 1 mg/L（4hr）以下

件としては曝露期間（急性・慢性），曝露頻度，曝露量が挙げられる．曝露方法の違いにより体内動態が変わり，毒性の強さが左右されることもある．物質の生体内への摂取経路と作用の強度・速さから比較すると，静脈内＞吸入＞腹腔内＞皮下＞筋肉内＞皮内＞経口＞経皮となる．しかし，被験物質を投与する際の溶媒の性質や剤形の影響により摂取・吸入・局所曝露後の生体内への吸収の程度が大きく変化することに留意する必要がある．また初回通過効果も重要な影響要因となる．

1.3　用量反応関係

用量反応は，毒性学において重要な概念であり，医薬品はじめ化学物質の有効性や安全性を評価するうえで，明らかにしておくべきものである．その関係を求める指標として薬理学的変化，生化学的変化，病理学的・組織学的変化，また死亡率などがある．いずれを指標とするにしてもある用量までは変化が現れることがなく，また現れる変化にも上限がある．1 個体は用量曝露範囲内において連続性作用計測値を示すのに対し，集団における用量・反応関係は生物体の集団によって異なることから，毒性試験では一般的に計数型用量・反応関係を用いて検討解析を行う．多くの動物を対象として一用量反応実験を行うと，反応の最大度数は用量範囲の中央部に認められることが多く，正規度数分布を示すベル型曲線を示す（図 1.3.1）．これは，動物個体間に化学物質への感受性に差があることに起因し生物学的多様性として知られている．これに対し多数の動物を用い多数の用量段階の設定試験を行うと，試験結果はシグモイド型（S 字状）の用量反応曲線を示す．この正規度数分布のシグモイド型曲線では用量が低くなれば 0% に近づき，用量が高くなれば反応は 100% に近づくが，理論的には 0%，100% に達することはない．用量反応関係では，ある一定の用量を超えるまでは反応が観察されないことが多い．複数の用量群を用いた安全性試験（反復投与毒性試験，生殖発生毒性試験などの動物実験）において生物学的な影響（有害・無害を含む）が認められない最大の曝露量を無作用量（no-observed effect level, NOEL）という．また同薬物の有効性や安全性を評価するうえで，複数の用量群を用いた安全性試験において毒性学的に有害な影響が認められなかった最大の曝露量のことを無毒性量（no-observed adverse effect level, NOAEL）という．これらの対義語とし

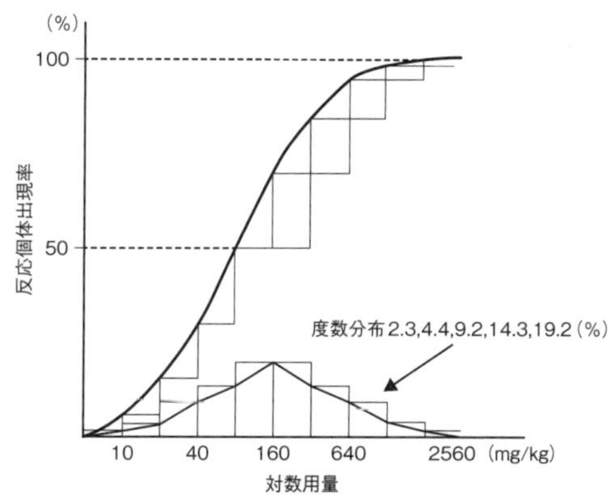

図 1.3.1　用量反応曲線と累積曲線（文献 7 を改変）

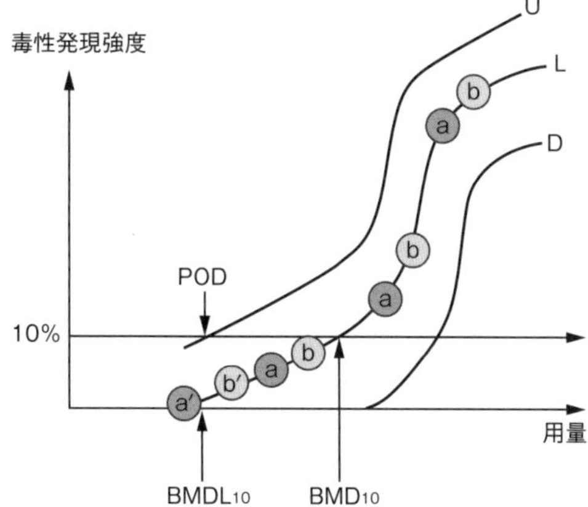

a′：試験1のNOAEL　U：95%信頼限界上限曲線

a：試験1の値　D：95%信頼限界下限曲線

b′：試験2のNOAEL　L：数理モデル用量反応曲線

b：試験2の値

BMDL：10信頼限界上限曲線からの用量の信頼限界下限値

POD　：point of departure

図 1.3.2　毒性発現率と摂取量の相関性数理モデル（文献9を改変）

て最小作用量（lowest observed effect level, LOEL）および最小毒性量（lowest observed adverse effect level, LOAEL）がある．NOAELは食品中の食品添加物や残留農薬など，ヒトが摂取することが前提となる化学物質などのADI算出のために重要な値であり，また長期間曝露される可能性のある医薬品や化学物質の安全性評価に用いられている．安全係数は一般に100が用いられるが，LOAELしか求められない場合などは，1000の値にすることもある．

毒性発現率と摂取量の相関性に数理モデルを適用して算出されるNOAELに相当する値を，統計学的手法で求めた用量がベンチマークドーズ（benchmark dose, BMD）である．用量反応曲線を想定する場合，反応の始まりを示す点を出発点（point of departure, POD）という．閾値のある毒性の場合は，NOAEL, LOAEL, BMDL（benchmark dose lower confidence limit）が，閾値がない毒性の場合は，通常BMDLが用いられている．BMDLとは，BMDの安全側の信頼限界値（毒性発現頻度に対する信頼上限曲線における用量の信頼下限値）のさす，95%信頼限界上限曲線における発現頻度が10%場合の用量を$BMDL_{10}$としている．動物試験で実験的に得られるNOAELに対して，BMDLは用量反応関係から得られる統計学的な検出下限値であり，経験的にNOAELに近い．用量設定の異なる複数の試験を行えば，得られるNOAELの値は一致しなくなり，用量設定によってはLOAELしか得られないこともあるが，BMDLを用いれば統計学的に一定のNOAEL相当量を算出することができる（図1.3.2）．

曝露用量は，用量/体重よりも用量/体表面積で求めることが適切とする考え方もある．体表面積は体重の2/3乗にほぼ比例する．ヒトの体重はマウスの3500倍大きいが，体表面積は約390倍を示す．毒性試験では通常化学物質はmg/kgで投与するが，体表面積ではmg/cm^2となり，ヒトの用量はマウスの約10倍となる．がんの化学療法の多くは体表面積を基に行われてきた．

しかし，化学物質の反応を用量反応関係の結果のみに基づき考察・結論することは危険でもある．化学物質が反応の原因とするための前提条件として以下の事項を満たす必要がある．①化学物質に対応する選択的分子/受容体が存在する．②反応の発現と程度は受容体での化学物質濃度に依存する．③作用部位での化学物質濃度は投与量に依存する．④毒性反応（end point）を定量的に測定する方法がある．

1.3.1　閾　値

それ以下では当該毒性を示す個体がない用量（無毒性量）を閾値と定義してきた．急性毒性ではその存在は周知の事実であり，多くの規制毒性試験結果の考察に用いられている．しかし，近年まで遺伝毒性を示す物質の発がん試験では無毒性量はないと定義されてきたため，発がん性を有する当該化学物質のNOAELに関する情報は少ない．

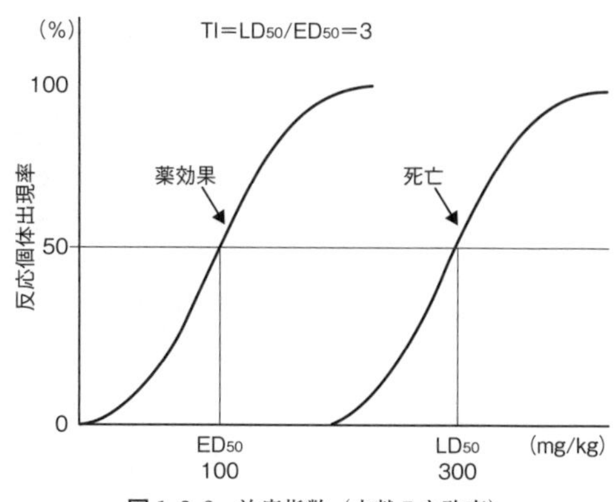

図 1.3.3　治療指数（文献7を改変）

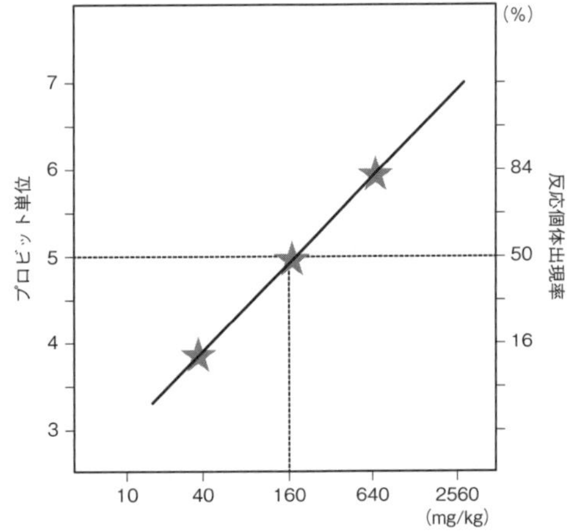

図 1.3.4　累積曲線のプロビットによる直線（文献 7 を改変）

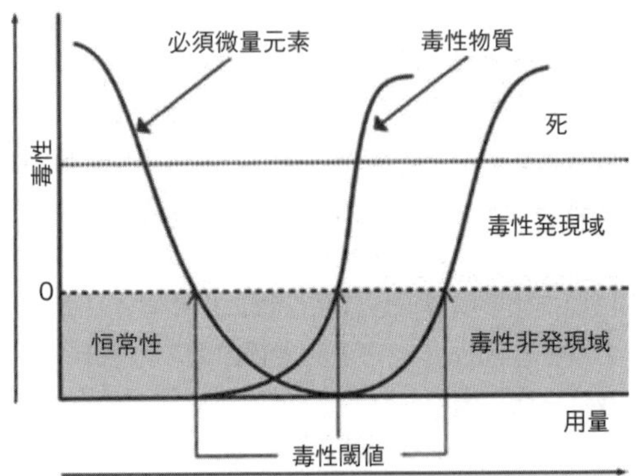

図 1.3.5　用量反応関係（文献 7 を改変）

1.3.2　LD_{50}，ED_{50}（図 1.3.3）

毒性学の分野において最も明確な毒性反応は死亡することである．反応を致死効果としたときに，投与した動物の 50％が死に至ると推定される化学物質の用量を半数致死量（lethal dose 50, LD_{50}）と定義されている．LD_{50} は古くから急性毒性の強さを比較するうえで重要な意味をもっていたが，最近では実験動物福祉や，その毒性学的位置づけなどから概算値の算出でよいとされている．用量反応関係のうち薬理効果の点からは，薬理効果が 50％の個体に現れる用量から半数薬効量（effective does 50, ED_{50}）が求められ，この比 TI（therapeutic index）$=(LD_{50}/ED_{50})$ が大きい医薬品や化学物質は一般に安全性が高いと考えられている．

LD_{50} は生物学的定数ではなく，動物試験の実施方法によって大きく異なることはよく知られている．反復投与試験を行うためには毒性量の情報が不可欠であるが，厳密な LD_{50} の詳細値は常に必要というわけではなく，現在では，概算の範囲がわかる程度とされてる（表 1.2.2 参照，単位は曝露方法や経路で異なるので mol/kg, mg/cm^2 を用いることもある）．LD_{50} 検出法として現在用いられており使用動物数の少ない up-and-down 法でも，古典的なプロビット法や Litchfield and Wilcoxon 法とほぼ同等の LD_{50} および 95％信頼限界を得ることができる．（図 1.3.4）

1.3.3　用量反応曲線の形（図 1.3.5）

必須栄養素：ビタミン，クロム，コバルト，セレンなどの用量反応関係は U 字型を示す．非常に低い用量では高い有害作用があり（通常，欠乏状態とよぶ），用量の増加に伴い毒性は減少するも，非常に高い用量では高い有害作用を示す（欠乏時に認められる変化とは通常質的に異なる）．高用量のビタミン A 摂取は肝臓毒性と先天異常を惹起する．高用量のエストロゲンは乳がんのリスクを増加させる．また，セレンは脱毛や神経症状を引き起こす．

1.4　毒性発現様式

1.4.1　毒性用量の範囲

毒性物質とは生体に有害反応を誘起し，重篤な機能障害から死をもたらす物質と定義できる．しかし，すべての化学物質は十分な量さえあれば障害・死を誘起する潜在的可能性を有しているので，この定義は必ずしも確定的なものとはいえない．毒性強度は，一般に急性致死の指標 LD_{50} で表してきた．しかし，急性毒性が低い化学物質のなかには，急性毒性の徴候を示さない用量でも発がん性・催奇形性などを示すものが多く存在する．また生体側の種々の要因により左右され，毒性発現の速度，毒性の種類や標的器官も異なる．

1.4.2　曝露の期間および頻度

曝露は，急性曝露と反復曝露に分類される．

a. 急性曝露毒性　化学物質の投与直後の作用は種々の要因により影響されるが，最も一般的な投与経路である経口の場合には胃腸管の障害・ショック，呼吸器系・循環器系への障害が重要である．急性曝露は 1 回の曝露もしくは 24 時間以内における反復曝露をさし，吸入曝露では 4 時間以内が一般的である．即時型毒性作用も急性曝露毒性である．また，医薬品では単回投与とよばれている．従来は，多数の動物を用いて LD_{50} の算出などが行われてきたが，最近は少数の動物を用いて得られる概略値でよいとされている.

b. 反復曝露毒性　化学物質が生体に蓄積することで引き起こされる毒性で，毒性発現における臨界濃度や標的臓器と関連する．標的臓器は毒性が最も早期に発現する感受性の高い臓器である．しかし，毒性物質を蓄積している臓器が必ずしも標的臓器であるとは限らない．多くの化合物において，急性曝露後の毒性作用と反復曝露による毒性作用が異なることがある．また，動物の寿命を変化させることなく，最小の毒性を示す最大用量を最大耐量（maximum tolerated dose，MTD）という．

1.4.3 主作用と副作用

化学物質の作用の多様性はよく知られた現象である．特に，医薬品は，治療上の適応症にとって通常1つの主目的作用の発現のために開発されている．これを主作用とよんでいる．そして，主作用以外はすべて望ましくない作用（副作用）とよばれている．しかし，これら副作用のなかには，別の治療上に利用されることもある．したがって，医薬品の場合，適応症の治療目的に適した作用を主作用とよび，その他の作用を副作用とよぶこともあるが，副作用と有害作用を混同してはならない．

1.4.4 即時型毒性と遅延型毒性

a. 即時型毒性作用（速効（immediate）毒性：速効性・速効型）　化学物質の単回曝露後に即時的に展開する毒性作用で，曝露直後に現れる作用で，フェニルヒドラジンによる溶血性貧血，シアン化合物による呼吸器不全，モノフルオロ酢酸によるATP合成阻害など，多くの化学物質が知られている．

b. 遅延型毒性作用（遅発（delayed）毒性：遅延性・遅延型）　化学物質の曝露から毒性発現に至るまで一定の潜在期間を経て発現することを遅延型毒性という．有機リン化合物による神経障害ではコリンエステラーゼ（ChE）の阻害のほかに，ニューロトキシックエステラーゼ阻害による遅延型神経毒性発現が現れることがある．リン酸トリ-*o*-クレジルによる曝露から毒性発現までに数日前後を要する遅延型神経毒性の代表的な例である．また，母体のジエチルスチルベストロール（diethylstilbestrol, DES）曝露が，次世代思春期以降に子宮頸がん（carcinoma in situ，CIS）を引き起こすことも報告されている．6.7節を参照されたい．

1.4.5 蓄積性

毒性の蓄積は物質の蓄積と傷害（障害）の蓄積によって起こる，排泄速度よりも吸収速度が大きいとき生体内に物質が蓄積し，組織の傷害（障害）が回復しないうちに次の曝露が反復される場合に臓器毒性が発現する．したがって，急性的な曝露と慢性的な曝露では異なる反応を示すことが多い．また，毒性物質の蓄積する臓器と標的臓器は必ずしも一致しない．すなわち，標的臓器は薬物濃度が高値部位とは限らない．水銀の蓄積臓器は骨組織であり，また，ダイオキシン類は脂肪組織に蓄積するが，これらの毒性は蓄積組織以外の多臓器・組織にわたる．

1.4.6 可逆的毒性と不可逆的毒性

各種臓器・組織で発現した毒性が回復するか否かは重要な問題である．発現した毒性の可逆性は曝露量に基づく毒性だけでなく，障害を受けた細胞組織の再生能力によって作用が決定される．すなわち，再生能力の高い肝臓ではほとんどの場合に可逆的であるが，中枢神経系障害は不可逆的なことが多い．また化学物質の催奇形性や発がん性は不可逆的な毒性であり，生殖発生系への毒性作用は可逆的なものが多いと考えられてきた．しかし，フタル酸エステル類などの胎児期や成長期曝露によって不可逆的毒性が誘発されることも認められている．

1.4.7 局所毒性と全身毒性

a. 局所毒性　薬物と最初に接触した生体部位で認められる作用である．腐食性物質の経口摂取や刺激物質の吸入曝露によって起こる．塩素ガスは吸入によって肺組織と反応し，組織障害を惹起するため塩素が肺から吸収され全身に移行しなくても致死的毒性を示す．

b. 全身毒性　全身循環へ入ったのち作用点に到達して現われる効果である．全身毒性は特定の器官に限定されることが多く，その器官を標的器官・臓器（target organ）とよんでいる．毒性物質が生体に侵入し，侵入部から分布することで侵入部から離れた部位で毒性を示す．反応性の極めて高い物質を除き多くの毒性物質は全身毒性を示す．四エチル鉛は皮膚から吸収され全身に移行して，中枢神経系などに毒性を示す．全身毒性を惹起する毒性物質の多くはすべての臓器器官に同程度の毒性をもたらすことは少なく，通常，特定の少数の臓器器官に毒性変化を惹起する．

1.4.8 アレルギー反応

化学物質性アレルギーとは，以前に当該化学物質あるいは類似構造物質に感作された状態で再度曝露されたときにみられる過敏症反応（hypersensitivity）であり，化学物質あるいは構造の類似した化学物質への免疫系を介した有害反応のことである．化学物質やその代謝産物の多くは，免疫系に異物として認識されるよりも小さいことが多いため，生体内では内因性タンパク質（ハプテン）と結合して抗原・免疫原となることが多いが，活性代謝物の確認をはじめ発現機序の詳細は不明な点が少なくない．アレルギー反応は軽度から重篤なものまで多彩であることから注意が必要である．アレルギー反応は特定の感受性の高い個体に起こりやすく，医薬品によるアレルギーはその薬理作用や投与量に関係なく，抗原としての性質に依存し，患者の生体条件がそろえば起こりうる特異な現象である．アレルギー反応には反応が速やかに起こる即時型と緩やかに起こる遅延型があり，現在その発症機構に対応してⅠ型からⅣ型に分類されている．詳細は6.2節を参照されたい．

1.4.9 選択毒性

選択毒性とは，医薬品を含む化学物質がある特定の生物種に対しては損傷を与えるが，他の生物種に対する有害作用は著明に低いかあるいは発現しないことをいう．その機序には以下が考えられている．

a. 蓄積過程の選択性（生物濃縮性の違い） 生物の薬物動態学的相違に基づくもので，感受性の高い生物種のみが毒性物質を吸収し蓄積する．

b. 比較細胞学的相違に基づく選択性 ペニシリンは細菌の細胞壁の主成分であるペプチドグリカンの合成酵素の活性を阻害し，アゾール系抗真菌薬は，真菌類特有の細胞膜成分であるエルゴステロールの合成を阻害することにより薬効を発揮することで，哺乳類への有害作用を低減している．

c. 比較生化学的相違に基づく選択性（生物保有代謝酵素の種差） ほとんどの生物は，共通の生化学的機構に基づいて生命活動を行っているが，生体構成成分の生合成過程，代謝酵素の有無・種類・性質，生合成材料がどのように成長や分裂に用いられるかなどの相違がある．この相違を利用したものとして，サルファ薬（微生物の葉酸合成への拮抗），クロラムフェニコールなどの抗生物質（リボソームの構成因子の相違），低毒性有機リン系殺虫剤（カルボキシエステラーゼなどの薬物代謝酵素の種差）がある．

1.4.10 臓器毒性

医薬品をはじめとする化学物質の毒性は，いわゆる標的となる器官や臓器により毒性を分類することができる．肝毒性，腎毒性，呼吸器毒性，循環器毒性，中枢毒性，感覚器毒性，消化器毒性，内分泌毒性などであり，また胎児毒性としての催奇形性や発生毒性がある．

1.4.11 化学物質特異体質

ある特定の化学物質に対して遺伝的に，特定された異常反応を示すことがある．NADH-シトクロム b_5 還元酵素欠損者は，亜硝酸塩に対して著しく高い感受性を示す．また，シトクロムP450（P450）の特定の分子種の欠損もしくは一塩基多型（single nucleotide polymorphism, SNP）のために常用量での薬物治療に高い反応性を示す例がある．これに対し，医薬品によるアレルギー発症機序は，その薬理作用・投与量と関係しない．さらに，特定の化学物質の低用量に対して極めて高い感受性を示すが，高用量に対しては感受性を示さないこともある．

1.5 毒性発現に影響する因子

毒性発現に影響する多くの因子がある．以下に示す因子により毒性発現が強められたり，逆に弱められたり，毒性発現の個体差を生む要因となっている．「適切に行われた動物実験結果はヒトに適応しうる」という毒性学の原則に従い，適切な定性的・定量的な毒性にあたえる影響を把握することは必須である．

1.5.1 種差，人種差，性差

薬物の毒性は，動物種，系統，性など，ヒトにおいては人種や性により異なることがある（表1.5.1）．これは主として薬物の生体内動態の相違に基づくことが多い．また，性差が疾患の罹患率に影響するように，薬効発現や毒性発現にも性差が生じる場合がある．一般に，脂肪量に関しては，女性は男性に比べて多いので脂溶性薬物の分布容積は大きくなり，排泄過程に関しては，男性は女性に比べて糸球体の濾過率や尿細管での分泌，再吸収が大きいので腎排泄型の薬物では注意を要する．肝臓に存在するP450分子種にはラットで著明な性差が知られている．

表 1.5.1 代表的な化学物質に対する動物差（種差性差）

化学物質	動物	毒性・疾患など
2-アセチルアミノフルオレン	モルモット	発がん性を示さない
ダイオキシン類		急性毒性反応を示す
イソニアジド	イヌ	毒性の感受性が高い
クロフィブラート	ラット	肝がんを誘発
	ヒト	肝がんの誘発は認められない
チロキシン結合グロブリン	ヒト	血中に認める
	齧歯類	血中には認めない
α2u-グロブリン	雄ラット	α2u-グロブリン腎症を認める
	雌ラット	α2u-グロブリン腎症を認めない
メタノール	サル	毒性の感受性が高い
	ラット	サルに比べ感受性が低い
グルタチオン *S*-転移酵素	マウス	アフラトキシ B_1 誘発肝がんに抵抗性を示す
	ラット	マウスに比べ抵抗性を示さない
フェノバルビタール	ラット	甲状腺腫瘍の発がんプロモーション作用が高い
	マウス	ラットに比べ発がんプロモーション作用は低い
チロキシン	ラット	甲状腺腫瘍が発生する
	ヒト	甲状腺腫瘍は発生しない

1.5.2 年 齢

年齢により生理機能が変化することは，薬物の代謝能に影響を及ぼし，毒性発現に影響を与える．新生児や乳幼児においては代謝能が未発達であり，また高齢者においては代謝能が減退するなど，影響は顕著となる．一方，高齢者での代謝酵素の変化は質的というよりも量的変化と捉えることができる．また心拍出量の低下は腎血流量の低下を導くし，腎糸球体濾過量の低下は薬物の尿中排泄速度の低下となり，薬物が体内に蓄積しやすくなる．また，ヒト新生児では出生直後はP450の分子種のうちCYP3A7の活性が高いが徐々に下がり，反応CYP3A4が増えてくる．また，第Ⅱ相代謝反応にかかわるUDP-グルクロン酸転写酵素（UDP-GT）の分子種であるUGT1A1やUGT1A6などの活性も低い．

1.5.3 遺伝的要因による影響

化学物質の毒性に遺伝的に特定された違いが影響を及ぼすことがある．ある化合物に対する反応は質的には同一であるが，低用量で極めて高い感受性を示す個体もあれば，高用量でも低い感受性を示す個体も存在する．

1.5.4 病因による影響

特に医薬品の毒性発現に関しては，生体側の状態が大きく影響する．たとえば肝炎，肝硬変などの病態時には肝血流量が低下し，薬物代謝酵素量の低下が生じるため，肝臓で代謝反応をうける薬物の半減期が延長することなどが考えられ，作用増強，副作用発現が懸念される．

1.5.5 環境，ストレス

アンフェタミンなどの急性毒性は，個別飼育した場合と，過密環境で飼育した場合で異なることが報告されている．過密状態で毒性が増大する現象，すなわち群毒性は他の中枢興奮薬でも認められる．悪環境やストレス下では副腎皮質ホルモンのコルチゾールが分泌され，生体リズムを乱すことが毒性発現に関与していると考えられる．

1.5.6 日内変動（表 1.5.2）

薬物の投与時刻によって，その効果や毒性が左右される場合がある．中枢興奮薬の効果や毒性発現は活動期に高いことが知られている．ストリキニーネ

表 1.5.2 日内変動の例

疾患	日内変動
喘息	・夜間の呼吸機能の低下 ・夜間のアドレナリン低下
アレルギー疾患	・夜間にヒスタミン皮内反応最大 ・夜間のアドレナリン低下
消化性潰瘍	・夜間の胃酸分泌上昇
高血圧	・昼から夕方にアドレナリン上昇
緑内障	・昼から夜間に眼圧上昇

やペンテトラゾールの痙攣，急性毒性は，昼間の実験に比べ，マウスの活動期である夜間に投与した場合，著しく高くなることが知られている．内分泌機能の日内変動は，薬物の効果，副作用にも影響を及ぼす．最近生体内の時計遺伝子の存在が明らかになっている．日内変動は，時間薬理学や時間毒性学として研究が進んでいる．

1.5.7 カロリー摂取と毒性

「世界疾病負荷調査報告書」(2010) によると，糖分（高カロリー）を含む飲料水の過剰摂取が原因とされる死亡例で，糖尿病は13万3000人，心血管疾患は4万4000人，がんは6000人と報告されている．

1.5.8 耐 性

ある化学物質の毒性発現がその物質あるいは類似物質への連続的な曝露により，反応性が減少することを耐性とよぶ．耐性の発現機序に関しては，当該化合物の代謝速度の亢進を含め，生体内動態の変化や中枢における作用部位での受容体などの質的・量的変化と関連していることが示唆されている．

また，標的臓器への化学物質の到達量が減少することを動態的耐性（pharmacokinetic tolerance）という．たとえば，四塩化炭素の肝臓毒性はトリクロロメチルラジカルの形成減少を誘導することで耐性が生じる．カドミウム，水銀，亜鉛はメタロチオネインを誘導し結合することで耐性が生じる．

1.5.9 依存性

依存性とは「生体と薬物の相互作用の結果生じた生体の精神的もしくは身体的状態を指し，薬物の精神状態に及ぼす効果を反復体験するために，また，退薬による苦痛から逃れるために，薬物を絶えず衝動的に求める行為あるいは薬物による反応」として定義されている．中枢作用性医薬品や乱用薬物などの反復使用で依存性が形成されるが，薬物依存は薬物の精神的な効果に依存する精神依存と退薬による不快な生体反応を示す身体依存の2つに大別される．精神依存はコカインや覚醒剤による依存に代表され，中枢興奮作用を有する薬物にみられる．モルヒネやバルビツール誘導体，アルコールなどの薬物にも精神依存性は認められるが，これら中枢抑制作用を有する薬物は身体依存も生じる．身体依存性薬物では，その薬物の使用中止により退薬症候（振戦，痙攣，体重減少など）を呈する．詳細は6.7節を参照されたい．

1.6 相 互 作 用

1.6.1 薬物や化学物質の相互作用

ヒトは日常生活の中で食品由来やその他の化学物質や薬物に複合的に曝露される可能性が高いことから，毒性作用を考える場合には，それらの間の相互作用に注意する必要がある．相互作用は種々の条件下で起こりうる．すなわち，個々の薬物の一方または両者の吸収，タンパク結合，生体内代謝，または排泄が変化することにより起こる．相互作用と関連する用語としては相加作用，相乗作用，拮抗作用があり，それぞれ多くの例が知られている．

化学的相互作用には，相互作用に関わる化学物質の片方あるいは両方の吸収性・タンパク結合性・代謝・排泄が変化することなど，多彩なメカニズムに起因する．化学物質の相互作用は薬理学的に以下に分類されている，詳細な機序は薬理学教本を参照されたい．

a. 相加作用　2種の化学物質を併用したときの作用が単独で適用したときの合計に等しい場合を示す．2種の有機リン系殺虫剤併用時，通常，ChE阻害は相加的作用を示すことが多い．

b. 相乗作用　2種の化学物質を併用したときの作用がそれぞれ単独で適用したときの効果の合計より，はるかに大きい場合を示す．四塩化炭素とエタノールはともに肝臓毒性を示すが，両者を併用すると毒性の顕著な相乗作用が認められる．

c. 増　強　特定の臓器器官・全身に毒性を示すことのない化学物質に，他の化学物質を加えたとき，加えた化学物質の毒性が極めて増大する場合を示す．イソプロパノールは通常，肝臓毒性を示さないが，四塩化炭素を併用すると，四塩化炭素の肝臓毒性が増強することが知られている．

d. 拮　抗　2種の化学物質を併用したとき，互いに作用を阻害したり，一方が他方の作用を著しく阻害する場合を示す．化学物質の拮抗作用は，多くの解毒薬の理解の基盤となるので重要である．主要な拮抗は以下に分類される．

1）機能的拮抗　2種の化学物質が同一の生理機能で相反する作用を示すことで，拮抗関係を形成する場合を示す．バルビツレート中毒時の顕著な血圧低下には，血圧上昇作用のあるノルアドレナリンやメタラミノールなどの静脈内投与で拮抗させる．

また，多くの化学物質投与で誘発された痙攣は，ベンゾジアゼピン系薬物で拮抗できることが多い．

2）動態的拮抗　化学物質の体内動態のいずれかの過程において，化学物質同士の拮抗作用が起こり，作用が減弱することである．

3）化学的拮抗・不活性化　活性をもつ化学物質が他の化学物質と化学反応を起こし不活性化されることであり，重金属で認められることが知られている．

1.6.2 薬物の相互作用

現在の薬物治療においては，単一の医薬品が用いられることは少なく，多くの場合に2種類以上の医薬品が併用投与されることが一般的である．通常は併用薬のそれぞれの薬理効果を期待して投与するのがほとんどであるが，併用薬物間の相互作用を期待するものもある．つまり，併用することで相加・相乗作用を期待する場合や単剤使用の場合より有害作用を軽減するため，薬理作用の持続を図るためなどである．

また，薬力学的相互作用は医薬品相互作用だけでなく，薬物-飲食物間相互作用や，健康食品との相互作用も現代社会においては考慮すべきことである．健康食品や栄養補助食品などは，効能・効果について厳しい安全性評価を受けた医薬品と異なり，有害事象の報告が重なってその因果関係などが明らかになることが多い．

薬物治療を受けている場合には健康食品や栄養補助食品また日常的に摂取する飲食物との相互作用も考慮する必要がある．結果として，2種類以上の薬物が同一の組織器官に相互作用を増強・減弱させる相加・相乗・拮抗作用が発現する．

医薬品の相互作用はその発現機序の違いから作用発現部位の薬物濃度に変化が現れる薬物動態学的相互作用と反応性に変化が現れる薬力学的相互作用に分けて考えることができる．

a．薬物動態学的相互作用（表1.6.1）　一方の薬物が薬物動態を変化させることで，他方の薬物の標的器官における化学物質の濃度・滞留を減弱させる場合をいう．化学物質中毒における消化管からの吸収防止のための活性炭素投与，腎臓からの排泄促進のための浸透圧利尿薬投与などがある．吸収過程ではテトラサイクリン系薬物やキノロン系薬物と金属類（鉄，マグネシウム，カルシウム，アルミニウム）を併用すると，キレートを生成して腸管吸収が抑制され，有効血中濃度が得られず薬効が減少する場合がある．また制酸薬により胃内pHが上昇すると酸性薬物の胃からの吸収が低下し，抗コリン薬やアヘンアルカロイドが投与されていると消化管運動の低下により胃内容の排泄を遅延させ，経口投与された他の薬物の腸管からの吸収を遅らせることになる．グレープフルーツジュースの成分であるベルガモチンや6′,7′-ジヒドロキシベルガモチンなどのフラノクマリン類は小腸上皮細胞でCYP3A4を阻害することで薬物のバイオアベイラビリティ（または生物学的利用能）を高めるため，グレープフルーツを摂取した後にCa拮抗薬を服用すると薬物血中濃度が上昇し血圧下降が強く認められる．分布過程では，吸収された薬物が血漿タンパク質との結合で競合することにより，血漿タンパク質との親和性が高い薬物と併用された場合，他方の薬物の遊離型薬物

表1.6.1　薬物動態相互作用

影響を受ける薬物	影響を及ぼす薬物（食品）	作　用
テトラサイクリンキノロン系	金属カチオン	不溶性キレート形成（吸収減弱）
ワルファリン	コレスチラミン	吸着による吸収減弱
ワルファリン	アスピリン	タンパク質結合力の差による遊離型増加（出血傾向）
トルブタミド	アスピリン，クロフィブラート	タンパク質結合力で遊離型増加（低血糖）
ミダゾラム	リファンピシン	CYP3A4誘導で代謝促進（作用減弱）
5-フルオロウラシル	ソリブジン	ジヒドロピリミジン脱水素酵素阻害（骨髄抑制）
メトトレキサート	プロベネシド	尿細管分泌阻害（骨髄抑制）
ジゴキシン	キニジン	P糖タンパク質阻害（不整脈）
テルフェナジン	グレープフルーツジュース	CYP3A4阻害による作用増強
テルフェナジン，ジゴキシン	セントジョーンズワート含有製品	CYP3A4誘導による作用減弱
テオフィリン	喫煙	CYP1A2誘導による作用減弱
ペニシリン，テトラサイクリン	牛乳	消化管からの吸収阻害による作用減弱
エトレチナート，グリセオフルビン	牛乳	消化管からの吸収促進による作用増強
アセトアミノフェン	アルコール	CYP2E1誘導による肝臓障害作用増強

濃度が上昇し，薬効が強く現れたり，副作用が増強されたりすることがある．代謝過程ではP450をはじめとする各種薬物代謝酵素の誘導や阻害による多くの例が知られている．フェノバルビタールなどのバルビツール酸誘導体やリファンピシンはCYP3A4誘導作用が強く，併用薬物の代謝促進により血中濃度を低下させる．一方で，エリスロマイシンなどのマクロライド系抗生物質やシメチジンはCYP3A4を阻害し，併用薬物の血中濃度上昇をもたらす．アゾール系抗真菌薬は経口投与されると代謝阻害作用を示す．排泄過程では特に腎臓における糸球体濾過，尿細管分泌，尿細管再吸収において相互作用が認められ，薬効や毒性の増強や減少につながる．プロベネシドによるβ-ラクタム系抗生物質やフロセミドなどの酸性薬物排泄抑制による血中濃度の上昇，メトトレキサートの非ステロイド系抗炎症薬併用による排泄抑制による毒性増強，キニジンはP糖タンパク質を阻害することでジゴキシンのジギタリス中毒症状が生じやすくなることなどが知られている．また，尿pHの変化により尿細管再吸収に大きな影響が生じる．たとえば，覚醒剤アンフェタミンの尿中排泄は酸性尿では早く，アルカリ尿では遅くなる．

b. 薬力学的相互作用（表1.6.2） 2種類以上の薬物が器官や組織の同一作用部位や異なる作用部位あるいは生理機能調節機能の変化などを介して，薬理学的あるいは毒性学的に相互作用を引き起こし，主作用や副作用の増強や消失が認められる場合をいう．2種の化学物質併用時の互いに作用を拮抗することも含む．モルヒネ中毒に対するナロキソン投与，エストロジェンによる乳がんリスク軽減のためのタモキシフェン投与や，有機リン系殺虫剤によるChE阻害で蓄積したAChコリン作動性受容体遮断のためのアトロピン投与などがある．薬力学的相互作用の実際としては増強作用と拮抗作用があり，前者はその内容により相加作用と相乗作用がある．

表1.6.2 薬力学的相互作用

影響しあう薬物（食品）	作　用
HMG CoA阻害薬とフィブラート系薬物	横紋筋融解症，腎障害
メトクロプラミドとスルピリド	ドパミン D_2 受容体遮断（錐体外路障害）
ワルファリンとビタミンK	プロトロンビン合成促進による抗凝血作用の低下
スルホニル尿素系薬物とアカルボース	低血糖の増強
抗コリン薬とフェノチアジン系薬物，三環系抗うつ薬	抗コリン作用の増強（口渇，尿閉，イレウス）
アミノ配糖体系抗生物質とループ利尿薬	両者の聴覚毒性の相乗作用（第8脳神経障害）
ワルファリンと納豆	ビタミンK合成亢進による抗凝血作用の低下
中枢抑制薬とアルコール	相乗作用による中枢抑制作用増強

拮抗作用は基本的に薬物2種類以上の併用により作用が減弱ないし，消失する場合をいう．

［和久井　信］

文　献

1) 日本トキシコロジー学会教育委員会編（2009）：新版トキシコロジー，朝倉書店．
2) 吉田武美，竹内幸一編（2006）：NEW 医薬品の安全性学，廣川書店．
3) 浜田　昭他（1996）：裁判化学：薬毒物の毒性と試験法，南江堂．
4) Shimada, T. et al.（1994）：J. Pharmacol. Exp. Ther., **270**, 1, 414-423.
5) Lazarou, J. et al.（1998）：JAMA, **279**, 15, 1200-1205.
6) Klaassen, C. D.（ed.）(2013)：Casarett & Doull's Toxicology, The basic science of poisons（8th ed.), McGraw-Hill.
7) 日本比較薬理学・毒性学会編（2013）：獣医毒性学，近代出版．
8) 日本QA研究会GLP部会監修（2015）：GLPとは，薬事日報社．
9) 半田　淳（2012）：NOAELを有意差検定で求めていいのか？，第2期医薬安全性研究会第11定例会．
10) Global Burden of Diseases Study 2010（世界疾病負荷調査報告書）．

2

毒性発現機序

毒性発現機序，すなわち薬物がどのように標的組織・器官に到達し，どのように標的分子と反応し，どのような生体影響が現れるかを理解することは，化学物質の有害作用を評価し，適切なリスク管理を行ううえで非常に重要である．毒性発現機序は，薬物の種類や標的組織・器官によって様々であるが，4段階に大別できる．第1段階は薬物の標的組織への輸送であり，吸収や分布などの薬物動態が主に関わる．代謝物が毒性を示す場合には毒性代謝物の生成過程もこの段階に含まれる．第2段階は薬物と細胞内分子との反応，または薬物による細胞内微小環境の変化である．これらは毒性発現の引き金となる．第3段階は，第2段階の反応や環境変化に起因する細胞内シグナル，細胞機能または細胞や細胞小器官の構造変化である．第4段階は修復と適応過程である．ただし，毒性の種類によっては適切な修復機構が存在しないこともある．

フグ毒であるテトロドトキシンの場合，テトロドトキシンが神経細胞に到達し（第1段階），電位依存性ナトリウムイオン（Na^+）チャネルに結合して（第2段階），チャネル機能が阻害されると活動電位の発生および興奮伝導の抑制が起こり（第3段階），神経毒性が現れる．生体はこの毒性に対する適切な修復機構（第4段階）を有さない．発がん性芳香族アミン類の場合，肝臓での代謝により反応性代謝物が生成し（第1段階），これらがDNAと結合すると（第2段階），突然変異や染色体異常が起こり（第3段階），細胞のがん化につながる．ただし，DNA変異の多くはDNA修復機構により修復される（第4段階）．

本章では各段階の概要を解説し，薬物動態，器官毒性，ならびに発がん物質，農薬などの特定の化学物質の毒性発現機序の詳細は別の章で述べる．

2.1 第1段階：曝露部位から標的部位への輸送

原則的に，ある化学物質が器官毒性を発現するためにはその器官に分布しなければならず，毒性の強さは毒性物質の濃度と曝露時間に依存する．また，曝露された物質自身ではなくその代謝物が毒性を発現することも多い．

最終的に生体高分子と反応して，あるいは細胞内微小環境（酸化還元状態など）を変化させて，毒性反応を引き起こす物質を究極毒性物質という．曝露された化学物質自身が毒性を示す場合はそれが究極毒性物質であり，代謝過程において生じた副産物（活性酸素種（reactive oxygen species，ROS）など）が毒性の原因となる場合には究極毒性物質はその副産物である．

2.1.1 究極毒性物質の種類と形成

強酸や強塩基，重金属，シアン化水素，一酸化炭素などはそれ自身が毒性を示すが，多くの低分子有機化合物では代謝物が究極毒性物質となる．このような親化合物を毒性前駆物質または間接的毒性物質といい，究極毒性物質が生じる反応を代謝的活性化または代謝活性化（metabolic activation）という．代謝反応に伴い産生する活性酸素種も究極毒性物質となりうる．究極毒性物質は，化学的反応性から①求電子物質（親電子物質，electrophile），②求核物質（親核物質，nucleophile），③フリーラジカル，④酸化還元活性物質（redox-active reactant）に分けられる．

a. 求電子物質　求電子物質は分子全体としてまたは部分的に陽電荷を有する．毒性反応の標的となる生体高分子の多くは酸素，窒素，硫黄原子を含み，一般にこれら原子は非共有電子対を有するため，求電子物質と反応しやすい．

非イオン性の求電子物質の例として，アルデヒド，ケトン，エポキシド，アレンオキシド，スルホキシド，ニトロソ化合物，スルホン酸塩，アシル化ハロゲン化合物（アシルハライド），キノン，キノンイミンがある．これらはシトクロム P450（P450 または CYP）による代謝で生じることが多い．ベンゾ[a]ピレンなどの多環芳香族炭化水素やアフラトキシン B_1 は P450 により代謝活性化されてエポキシドを生じる．

陽イオン性求電子物質としては，金属イオン，メチル置換芳香族炭化水素（7,12-ジメチルベンズ[a]アントラセンなど）の代謝物であるカルボカチオン，芳香族アミン（2-アセチルアミノフルオレンなど）の代謝物であるアリールニトレニウムイオン，肝発がん物質のジメチルニトロソアミンが CYP2E1 により代謝されて生じるメチルカチオンなどがある．また，無機金属イオンから毒性求電子物質が生じる例として，カタラーゼによる金属水銀（Hg^0）から水銀イオン（Hg^{2+}）への酸化，アスコルビン酸によるクロム酸イオン（CrO_4^{2-}）から三価クロムイオン（Cr^{3+}）へのクロム原子の還元がある．

b. 求核物質　求核物質は分子全体としてまたは部分的に陰電荷を有する．たとえばシアン化合物や一酸化炭素がある．青梅に含まれるアミグダリンの腸内細菌由来β-グルコシダーゼによる加水分解，ならびにアクリロニトリルのエポキシ化とグルタチオン抱合によりシアン化合物が生じ，ジハロメタンの酸化的脱ハロゲン化反応により一酸化炭素が生じる．生体内に標的となる親電子物質が少ないため，求核物質が毒性を引き起こす例は少ない．

c. フリーラジカル　不対電子（記号「・」で表される）を有する原子，分子およびイオンをフリーラジカル（遊離基またはラジカル）という．これらは，①電子の受領，②電子の喪失，または③共有結合のホモ開裂によって生じる．

パラコートやドキソルビシンは①の機序でフリーラジカルを生成する．これらは還元酵素などから電子を受け取ってフリーラジカルとなり，次いで酸素分子に電子を与えてスーパーオキシドアニオン（$\cdot O_2^-$）を生成する．一方で自身は電子を失い（酸化されて）親化合物に戻る．これが繰り返されると，結果として1分子の化学物質が多数の $\cdot O_2^-$ を産生し，強い毒性を発現することになる．このような繰り返しを酸化還元サイクルという．

②の例としてはフェノール，ヒドロキノン，芳香族アミン，ヒドラジンがある．たとえば，カテコールやヒドロキノンは，セミキノンラジカルを経てキノンに変換される．これは，求電子物質であるとともに酸化還元サイクルを引き起こす．

③の例として四塩化炭素（CCl_4）からのトリクロロメチルラジカル（$\cdot CCl_3$）の生成がある．

$\cdot O_2^-$ など，通常の酸素分子よりも活性化状態にある酸素分子とその関連物質を ROS という．狭義の ROS には，フリーラジカルとして $\cdot O_2^-$ とヒドロキシラジカル（$\cdot OH$），非フリーラジカルとして過酸化水素（H_2O_2）と一重項酸素（$^1O_2$）がある．さらに，ROS と同様の性質を有し，窒素原子を含むものを活性窒素種（reactive nitrogen species, RNS）という．フリーラジカルとしては一酸化窒素ラジカル（$\cdot NO$）や二酸化窒素ラジカル（$NO_2\cdot$），非フリーラジカルとしてはペルオキシナイトライトアニオン（$ONOO^-$）などがある．RNS は広義の ROS に含まれる（図 2.1.1）．

ROS は，化学物質代謝，ミトコンドリアでのエネルギー代謝，アラキドン酸代謝，炎症時の活性化白血球，紫外線などにより産生され，ストレス下だけでなく通常の生体活動においても生成する．過酸化水素と $\cdot O_2^-$ から $\cdot OH$ が生成する反応に金属イオンが存在すると，$\cdot O_2^-$ が金属イオンに電子を与えて酸素分子と還元型金属イオンを生じ，他方，この還元型金属イオンから電子が供給されて過酸化水素が $\cdot OH$ と水酸化物イオン（OH^-）になる．後者は Fenton 反応とよばれる．

d. 酸化還元活性物質　酸化還元活性物質の生成は比較的特殊である．メトヘモグロビン産生を促進する亜硝酸塩は腸内細菌による硝酸塩の還元により生じる．アスコルビン酸などの還元物質や NADPH 依存性フラビン酵素などの還元酵素は，六価クロムイオン（Cr^{6+}）を五価クロムイオン（Cr^{5+}）に還元する．また，酸化還元サイクルで生じたフリーラジカルや $\cdot O_2^-$ は三価鉄イオン（Fe^{3+}）を二価鉄イオン（Fe^{2+}）に還元する．

2.1.2　究極毒性物質の消去

究極毒性物質の消去や生成抑制を解毒（detoxication または detoxification）という．一般に解毒には第Ⅰ相および第Ⅱ相薬物代謝酵素が重要な役割を果たす．

究極毒性物質の解毒には，重要な生体内酸化還元

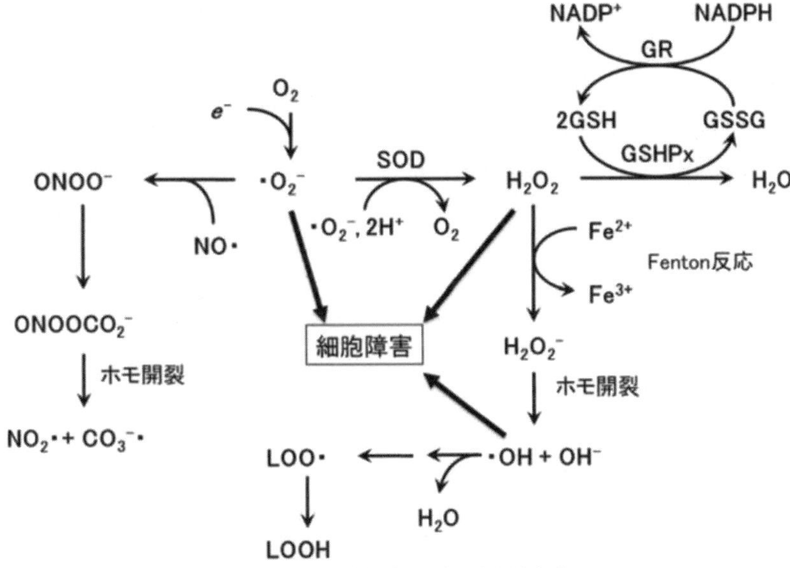

図 2.1.1　活性酸素種の生成反応と消去系

SOD：スーパーオキシドジスムターゼ，GSHPx：グルタチオンペルオキシダーゼ，GR：グルタチオン還元酵素，LOO・：脂質ペルオキシラジカル，LOOH：脂肪酸ヒドロペルオキシド

物質で細胞内に比較的高濃度で存在するグルタチオンが重要である．求電子物質の多くはグルタチオン抱合を受けて解毒される．

他の解毒の例として，エポキシド加水分解酵素によるエポキシドのジオールやジヒドロジオールへの加水分解，カルボキシルエステラーゼによる有機リン系農薬の加水分解，NAD(P)H：キノン酸化還元酵素1（NQO1ともいう）によるキノンのヒドロキノンへの2電子還元，アルコールやアルデヒドのそれぞれアルコール脱水素酵素とアルデヒド脱水素酵素による酸化，ロダネーゼによるシアンのチオシアネートへの変換がある．

フリーラジカルの消去には特殊な酵素系が関与する（図2.1.1）．・O_2^-は，スーパーオキシドジスムターゼ（SOD）により低毒性の過酸化水素に変換される．SODには細胞質のCu，Zn-SODとミトコンドリアのMn-SODがある．過酸化水素はペルオキシソームのカタラーゼ，細胞質やミトコンドリアのグルタチオンペルオキシダーゼ，ならびに細胞質，ミトコンドリアおよび小胞体のペルオキシレドキシンにより水に還元される．・OHの半減期は非常に短く，これを解毒する酵素はない．また，アスコルビン酸のような還元物質も・OHを解毒できない．そのため，・OH生成量の低減には前駆体の過酸化水素の生成抑制または水への還元を促進するしかない．これらのフリーラジカルの消去過程で生じた酸化型グルタチオンは，NADPH依存性のグルタチオン還元酵素により還元される．

2.2　第2段階：究極毒性物質と標的分子の反応

毒性は一般に究極毒性物質と生体分子との反応により引き起こされ，この反応を考えるうえで重要なのは，①標的分子の特性，②反応の種類，③標的分子への影響である．

2.2.1　標的分子の特性

原則的にすべての生体内因子が毒性の標的となりうる．最も重要な標的はDNAとタンパク質であるが，脂質も標的となる．一般に，毒性発現にはこれらと究極毒性物質の結合が重要である．ただし，化学物質と生体内分子との結合がすべて毒性を引き起こす訳ではない．たとえば一酸化炭素はヘモグロビンとの結合で毒性を発現するが，P450との結合は明確な毒性を示さない．また，有機リン系農薬は神経細胞のコリンエステラーゼに結合して毒性を発現するが，血中の偽コリンエステラーゼへの結合はむしろ解毒的反応である．したがって，ある標的分子の毒性への寄与を証明するには，①究極毒性物質との反応が標的分子の機能に悪影響を及ぼすこと，②標的部位で究極毒性物質が毒性発現に必要な濃度で存在すること，③標的分子の機能変化が毒性発現機序と関連すること，を示す必要がある．

2.2.2 反応の種類

究極毒性物質は共有結合や非共有結合による結合，水素の引き抜き（脱水素）や電子の供与，酵素反応により標的分子の機能を変える．究極毒性物質によっては複数の様式で作用する．

a. 共有結合 求電子物質はタンパク質や核酸中の求核性原子と共有結合して付加体を形成し，その性質を変化させる．分子または原子径に比して電荷が小さいおよび大きい求電子物質をそれぞれ「柔らかい」および「硬い」求電子物質という．一般に柔らかい求電子物質は柔らかい求核物質と，硬い求電子物質は硬い求核物質と反応しやすい．生体内物質の硫黄，窒素および酸素原子はこの順に硬くなり，柔らかい方からグルタチオンやタンパク質のシステインおよびメチオニン残基，タンパク質のアミノ基，核酸のプリンおよびピリミジン塩基の窒素原子，酸核中の酸素原子，核酸のリン酸部分となる．一方，求電子物質では，キノンやアルデヒドなどの炭素原子，エポキシドの炭素原子，芳香族カルボカチオン，ニトレニウムイオン，アルキルカルボカチオンの順に硬くなる．

電気的に中性のフリーラジカルも生体分子と共有結合する．ヒドロキシラジカルのDNA塩基への付加，四塩化炭素から生じるトリクロロメチルラジカルの脂質への付加などがその例である．

b. 非共有結合 究極毒性物質は受容体，イオンチャネルおよび酵素としばしばイオン結合（静電結合）や水素結合で結合する．ストリキニーネとグリシン受容体，ダイオキシンと芳香族炭化水素受容体（aryl hydrocarbon receptor, AHR），サキシトキシンとNa^+チャネル，シアン化合物や一酸化炭素とヘムタンパク質の鉄イオンなどの間で認められる．ドキソルビシンの2本鎖DNAへのインターカレーションもこのタイプの結合である．これらの結合エネルギーは弱く，可逆的である．

c. 酸化・還元 主な生体構成原子の電気陰性度は，水素＜リン＜炭素＜硫黄＜塩素＜窒素＜酸素＜フッ素の順であり，ある炭素原子に結合している原子が電気陰性度のより大きな原子に置換される反応（たとえば水素から酸素への置換）は，炭素原子の電子密度が小さくなるため酸化である．すなわち，通常有機化合物では，酸素原子の導入または水素原子の喪失は酸化反応である．フリーラジカルは生体成分から容易に水素を引き抜く．

化学物質によりヘモグロビンのFe^{2+}がFe^{3+}に酸化されるとメトヘモグロビン血症が生じる．亜硝酸塩はヘモグロビンを直接酸化するが，*N*-ヒドロキシ芳香族アミンやフェノール性化合物は共酸化されてメトヘモグロビンと過酸化水素を生成する．

d. 酵素反応 毒物には酵素作用（触媒活性）を有するものがあり，これらはごく微量でも非常に強力な毒性を発揮することがある．たとえば，多くのヘビ毒はヒアルロニダーゼ，プロテアーゼ，ホスホリパーゼ，DNA分解酵素およびRNA分解酵素などを含み，咬傷部位の組織破壊を起こす．ボツリヌス毒素と破傷風毒素は最も強力なタンパク質毒素であり，タンパク質分解酵素活性により神経伝達物質の放出を阻害する．

ある種の毒素はタンパク質のADPリボース化により機能変化を引き起こす．たとえば，ジフテリア毒素はペプチド鎖伸長因子を阻害し，コレラ毒素はGタンパク質を活性化する．

2.2.3 標的分子への結合による作用

a. 標的分子の機能変化 究極毒性物質が受容体を活性化または阻害することがある．モルヒネはオピオイド受容体を刺激し，フィブラート系薬物は核内受容体であるPPARα(peroxisome proliferator-activated receptor α）のリガンドとなる．また，ホルボールエステルや鉛イオン（Pb^{2+}）はプロテインキナーゼC（PKC）を活性化する．一方，アトロピンやストリキニーネは神経伝達物質受容体を遮断する．神経細胞膜電位活性型Na^+チャネルは，テトロドトキシンやサキシトキシンにより開口が阻害され，ジクロロジフェニルトリクロロエタン（DDT）やピレスロイド系殺虫剤により閉鎖が阻害される．

毒性物質による酵素阻害も起こる．ビンブラスチンやコルヒチン，パクリタキセル，三価のヒ素である亜ヒ酸（$As(OH)_3$）はチュブリンに，サイトカラシンBやファロイジンはアクチンに結合し，細胞骨格タンパク質の重合や脱重合を阻害する．また，チロシンホスファターゼ，グリセルアルデヒド三リン酸脱水素酵素，ピルビン酸脱水素酵素は，チオール基への求電子物質の結合により非選択的に阻害される．

b. 標的分子の破壊 多価不飽和脂肪酸は酸化的障害を受けやすく，究極毒性物質の標的となる．

特に生体膜の構成成分であるリン脂質の過酸化は，膜の構造および機能に大きな影響を及ぼす．脂質の過酸化反応は連鎖的に進み，最初の反応は水素の引き抜きによる脂質のラジカル化である．トリクロロメチルラジカル（・CCl_3）やより反応性の高いトリクロロメチルペルオキシラジカル（CCl_3OO・），・OH などが脂質過酸化を引き起こす．パラコートやドキソルビシン，キノン，セミキノンなどの酸化還元サイクルを起こす物質も結果として脂質過酸化を引き起こす．遷移金属イオンも直接的・間接的に脂質過酸化を起こす．一連の脂質過酸化過程によりマロンジアルデヒドや4-ヒドロキシノネナールなどの求電子性アルデヒドが生成するため，脂質過酸化は生体膜の構造や機能への影響だけでなくアルデヒド生成を介した細胞成分の障害も起こす．

c. 免疫応答　低分子化学物質は多くの場合それ自体は抗原性を示さないが，生体内タンパク質と結合してハプテンとしてはたらいて免疫反応（いわゆる薬物アレルギー）を引き起こすことがある．また，内因性タンパク質の構造変化に基づく自己免疫反応を引き起こすこともある．

ハロタンはその代表例である．CYP2E1による代謝でトリフルオロアセチルクロリドや炭素ラジカルが生じ，これらが生体高分子と反応して抗原性を獲得する．また，アミノピリンやプロカインアミド，サルファ薬などの芳香族アミン，ならびにヒドラジン類，チオール類も薬物アレルギーを惹起する．

2.2.4　標的分子との反応に起因しない毒性

生体内の微小環境変化で毒性が発現することがある．2,4-ジニトロフェノールやペンタクロロフェノールはミトコンドリアマトリックス内で脱共役剤として作用してATP合成に必要な外向きのH^+濃度勾配を消失させる．また，有機溶剤や界面活性剤は細胞膜に作用して膜内外の濃度勾配を消失させる．

組織・個体レベルでは，二酸化炭素は酸素と競合して窒息を惹起し，エチレングリコールの代謝物であるシュウ酸は腎尿細管でカルシウムと不溶性沈殿物を生成して腎障害を引き起こす．また，サルファ薬（スルホンアミド類）は新生児でビリルビンのアルブミン結合に競合して黄疸を誘発しうる．

2.3　第3段階：細胞の機能障害と毒性

究極毒性物質と標的分子との反応により惹起される細胞機能障害は，標的分子の機能に依存する．標的分子が細胞内シグナル伝達に関与するのであれば遺伝子発現調節や細胞機能の障害が起こり，標的分子が細胞や個体の維持に関与するのであれば細胞死や疾病，外傷が認められる．

2.3.1　転写調節の障害

フィブラート系薬やフタル酸エステル類は，PPARα に結合して活性化し，齧歯類ではペルオキシソーム増生および肝がんを引き起こす．ただし，PPARα 作用には種差があり，ヒトではPPARα活性化によるペルオキシソーム増生や肝がんは起こらないとされている．ジエチルスチルベストロールやDDT，ビスフェノールAはエストロゲン受容体に作用して女性生殖器や乳腺の腫瘍の発生率を増加させる．2,3,7,8-テトラクロロジベンゾ-*p*-ジオキシン（2,3,7,8-TCDD）はAHRを介して胸腺細胞のアポトーシスを誘導する一方で，CYP1A1やCYP1A2，UDP-グルクロン酸転移酵素などの発現を誘導して化学物質の代謝を亢進する．

いくつかの化学物質は，プロモーター領域DNAのメチル化，ヒストンのメチル化やアセチル化に影響を与えて遺伝子発現を変化させる．一般にDNAメチル化の亢進は転写を抑制し，メチル化の低下は転写を亢進する．

2.3.2　シグナル伝達の調節障害

細胞外刺激が細胞内の遺伝子やその他の成分に到達することをシグナル伝達という．多くの場合，膜受容体が最初のステップを担い，そのシグナルは転写因子の活性化または抑制という形で現れる．シグナル伝達の下流の転写因子としてAP-1（c-Jun, c-Fos），c-Myc，NF-κB，CREB，STAT，Smad などが挙げられる．

タンパク質の機能はキナーゼによるリン酸化やホスファターゼによる脱リン酸化を受けて変化する．リン酸化はセリン，スレオニンおよびチロシンの水酸基に起こり，セリンとスレオニンはセリン/スレオニンキナーゼで，チロシンはチロシンキナーゼでリン酸化される．シグナル伝達系は，このようなタンパク質の機能制御機構を利用して，1つの酵素反応（主にリン酸化）による生成物が次の反応を触媒する酵素を活性化するといったカスケードとよばれる連鎖的な反応により制御されている．

シグナル伝達系は途中で分岐したり，異なるシグナルが最終的に同じ反応へ収束したり，シグナル伝達経路間に相互作用（クロストーク）があったりするため，実際の反応は非常に複雑である．たとえば，チロシンキナーゼ受容体がホスホリパーゼCを活性化してジアシルグリセロール（DAG）およびイノシトール-1,4,5-三リン酸を生成したり，DAGによって活性化されたPKCがMAPKカスケードを活性化したりする．

細胞同士あるいは細胞と細胞外基質を結合させる接着因子を介したシグナル伝達系も知られている．上皮細胞同士は膜を貫通するカドヘリンにより接着し，カドヘリンの細胞質側はカテニン複合体（α，β，γ-カテニン）を介してアクチンフィラメントと結合している．このうちβ-カテニンは外部からの刺激によって核内に移行して細胞増殖に関わる遺伝子の転写を活性化する．また，間葉系細胞の膜に存在するインテグリンは，細胞外ではフィブロネクチンやラミニンなどの細胞外基質と結合し，細胞内ではα-アクチニンやタリン，ビンキュリンなどのアダプタータンパク質を介して細胞骨格のアクチンと結合している．このアクチン線維の束の一部は核表面まで達し，細胞外の変化を伝える．

究極毒性物質は様々な様式でシグナル伝達の異常を引き起こす．たとえば，タンパク質リン酸化の変化，Gタンパク質のGTPase活性異常，タンパク質間相互作用の阻害，異常なタンパク質の生成，さらにシグナル伝達タンパク質の合成や分解の変化などである．

2.3.3　細胞増殖シグナルの障害

ある種の化学物質はシグナル伝達経路，特にタンパク質のリン酸化を活性化して細胞分裂や腫瘍形成を促進する．たとえば，12-*O*-テトラデカノイルホルボール-13-アセテート（TPA）やフモニシンBは，PKCを活性化して転写因子AP-1のTPA応答配列への結合を促進して様々な遺伝子の転写を亢進する．これら化学物質はPKCの内因性活性化物質であるDAGと構造が類似している．PKCはカルシウムイオン（Ca^{2+}）によっても活性化されるが，Pb^{2+}はCa^{2+}類似体としてPKCを活性化して細胞増殖を亢進する．

プロテインキナーゼによるリン酸化の増加だけでなく，プロテインホスファターゼによる脱リン酸化の減少によってもタンパク質のリン酸化は増強される．プロテインホスファターゼの阻害は化学物質や酸化ストレス，UV照射などにより起こる．ミクロシスチンやオカダ酸は主要なプロテインホスファターゼPP1およびPP2Aを阻害する．

化学物質によっては特定のシグナル伝達経路を阻害して細胞周期を停止させる．アセトアミノフェンは，Rafを阻害してNF-κBの内因性阻害因子IκBの分解を抑制するため，NF-κBのDNA結合が阻害され，細胞分裂が抑制される．

2.3.4　細胞外シグナルの障害

甲状腺ホルモン産生を阻害するアミノトリアゾールやエチレンチオウレア，甲状腺ホルモン代謝を促進するフェノバルビタールなどの曝露により，血中の甲状腺ホルモン濃度が低下して下垂体からの甲状腺刺激ホルモンの分泌が亢進する．ラットでは，これにより甲状腺における細胞分裂が亢進し，腫瘍が形成される．

エストロゲン作用を有する殺虫剤クロルデコンの曝露者で認められた精子数減少は，ゴナドトロピンの分泌低下に起因すると考えられている．

2.3.5　興奮性細胞の障害

多くの化学物質が神経細胞や骨格筋，心筋，平滑筋などの興奮性細胞の機能に影響を与える．神経細胞に対する化学物質の影響は，作用した神経細胞だけでなく，それらが調節する組織や器官においても認められる．

a. 神経伝達物質レベルの変化　シナプスにおける神経伝達物質レベルの変化により毒性が発現することがある．たとえば，ヒドラジンは抑制性神経伝達物質GABAの合成を阻害して痙攣を惹起し，レセルピンはセロトニン，ノルアドレナリン，ドパミンなどの神経伝達物質を枯渇させ，様々な有害作用を発現する．ボツリヌス毒素はアセチルコリン（ACh）の放出阻害により骨格筋麻痺を惹起し，有機リン系農薬やカルバメート系殺虫剤はコリンエステラーゼを阻害してAChレベルを増加させてコリン作動性神経での過度興奮を惹起する．また，コカインおよび三環系抗うつ薬は神経細胞でのノルアドレナリンの再取込みを阻害することで，アンフェタミンはノルアドレナリンの放出促進と再取込みを阻害することで，血管平滑筋のα_1-アドレナリン作動性受容体の過剰興奮を惹起して心毒性を発現する．

b. 受容体への作用　化学物質には，神経伝達物質受容体の作動薬または拮抗薬，あるいはリガンド結合領域へ直接作用しない活性化薬または阻害薬として作用するものがある．キノコ毒のムシモールは抑制性GABA受容体の作動薬として，バルビツール酸誘導体やベンゾジアゼピン系薬物，アルコールは活性化薬として作用する．これら化学物質は結果として鎮静，麻酔作用を有し，時として延髄の呼吸中枢を遮断することもある．グルタミン酸受容体やムスカリン受容体の作動薬は脳神経の過剰興奮を引き起こす．

c. イオンチャネルへの作用　アコニチンやシガトキシンなどの自然毒，DDTやピレスロイドなどの農薬は，神経や骨格筋の電位依存型Na^+チャネル依存のシグナル伝達を活性化して過剰興奮を惹起する．逆に，テトロドトキシンやサキシトキシンはNa^+チャネルを阻害して麻痺を惹起する．プロカインやリドカインの局所麻酔作用もNa^+チャネルの阻害による．ジギタリスはNa^+，K^+-ATPaseを阻害して細胞内のNa^+およびCa^{2+}濃度を上昇させ，心筋の収縮性および興奮性を亢進する．クロルデコン曝露による振戦もNa^+，K^+-ATPase阻害が原因とされている．

d. その他　有機リン系農薬の中毒で認められる唾液，涙，気管支分泌の亢進は，コリンエステラーゼの阻害とそれに伴うムスカリン受容体の刺激による．また，アトロピンはムスカリン受容体を遮断し，発汗を抑制して高体温症を生じる．

2.3.6　細胞死の誘導

化学物質により様々な細胞機能が障害されるが，特にミトコンドリア機能障害は毒性学的影響が大きく，細胞死を導く．この細胞死に重要な機序として①ATPの枯渇，②細胞内Ca^{2+}濃度の持続的上昇，③ROS/RNSの過剰産生が挙げられる．これらは排他的に起こるわけではなく，互いに相互作用しながら，複雑な機序で細胞死が誘導される．

a. ATPの枯渇　ATPは，細胞膜のNa^+，K^+-ATPase，細胞膜や小胞体膜のCa^{2+}-ATPase，リソソームやシナプス小胞膜のH^+-ATPaseなどのイオン輸送体の駆動エネルギーとなり，Na^+-K^+ポンプによるNa^+-グルコースやNa^+-アミノ酸の共役輸，Ca^{2+}-Na^+交換型輸送体によるCa^{2+}の細胞外排出が行われる．

ATP合成は主にミトコンドリアのATP合成酵素により行われる．この過程にはミトコンドリア内膜内外のH^+の濃度勾配が重要である．化学物質によるミトコンドリアのATP合成阻害の機序は，①電子伝達系への水素運搬を阻害，②電子伝達系で酸素への電子伝達を阻害（ロテノンやシアン化合物など），③シトクロム酸化酵素への酸素運搬を阻害，④ATP合成酵素の活性阻害，および⑤ミトコンドリアDNA傷害による特定のタンパク質の合成阻害，に分けられる．

b. 細胞内Ca^{2+}濃度の持続的増加　細胞外液のCa^{2+}濃度が約1 mmol/Lであるのに対し，細胞質のCa^{2+}濃度は約0.1 μmol/Lである．この約1万倍の濃度差は，細胞膜がCa^{2+}をほとんど透さないことに加え，細胞外や小胞体へのCa^{2+}の輸送，電気化学的勾配によるミトコンドリアへの単純輸送，Ca^{2+}結合タンパク質への結合などによって生じ，維持されている．これらのCa^{2+}輸送の多くは直接的または間接的にATPを消費する．

細胞質内Ca^{2+}濃度の持続的な上昇が起こると，ATPの枯渇，マイクロフィラメントの機能障害，加水分解酵素の活性化などが生じ，細胞が損傷を受ける．このうち，ATP枯渇はミトコンドリアのATP合成低下に主に起因する．細胞質内Ca^{2+}濃度上昇は，ミトコンドリアへのCa^{2+}取込み増大，ミトコンドリア膜内外電位差の低下を起こし，ATP合成量が低下する．他方，増加したミトコンドリア内のCa^{2+}は電子伝達系を活性化してROSを産生し，ミトコンドリア内膜の酸化的障害によるATP合成の低下を引き起こす．さらに，過剰の細胞質Ca^{2+}を排除するためCa^{2+}-ATPaseによるATP消費も増加する．しかし，いったんATP量が減少するとそのためのエネルギーが不足して細胞質内Ca^{2+}濃度が増加するといった悪循環が生じる．他方，Ca^{2+}は細胞質のアクチンフィラメントと形質膜のアクチン結合タンパク質との結合を解離し，細胞形態を変化させる．さらに，Ca^{2+}はプロテアーゼ，ホスホリパーゼ，エンドヌクレアーゼなどを活性化し，それぞれ膜タンパク質や細胞骨格タンパク質，細胞膜のリン脂質，クロマチンなどの分解を促進する．

ある種の薬物はCa^{2+}濃度の上昇による細胞障害を引き起こす．たとえば，グルタミン酸は神経細胞のリガンド依存性Ca^{2+}チャネルを開口させてCa^{2+}流入を引き起こす．また，四塩化炭素は過酸化脂質を生成することで，細菌毒素やヘビ毒に含まれるホスホリパーゼは膜リン脂質へ作用することで膜を障害し，小胞体やミトコンドリア，細胞外から細胞質にCa^{2+}を流入させる．

c. ROSおよびRNSの産生　金属イオンやパ

ラコート，アドリアマイシンのような酸化還元サイクルを惹起する化学物質など，多くの化学物質がROSやRNSの産生を亢進する．また，Ca^{2+}濃度の増加もまたROSやRNSの産生を亢進する．すなわち，① Ca^{2+}濃度の持続的上昇によるクエン酸回路の脱水酵素群の活性化，それに伴うミトコンドリア電子伝達系による・O_2^-の産生亢進，② Ca^{2+}依存性プロテアーゼの活性化に伴うタンパク質分解の亢進，キサンチン脱水素酵素活性の亢進による・O_2^-や過酸化水素の産生亢進，③神経細胞や血管内皮細胞の一酸化窒素合成酵素（nitric oxide synthase, NOS）の発現量増加，NO・と・O_2^-の反応によるONOO$^-$の形成，ONOO$^-$による・O_2^-除去酵素Mn-SODの阻害による・O_2^-増加などである．

2.3.7 壊死（ネクローシス）

ミトコンドリアへのCa^{2+}流入，ATP枯渇，ROS/RNS産生などはミトコンドリア内膜の透過性亢進（またはミトコンドリア膜透過性遷移，mitochondrial permeability transition, MPT）を引き起こす．タンパク質透過性の小孔であるメガチャネルは分子量1500以下の物質を通過させ，このチャネルの開放によってマトリックス内に多量のH^+が流入してH^+濃度勾配が消失するため，ATP合成は停止する．このとき，多量の水も流入してミトコンドリアは膨化し，またCa^{2+}は細胞質に流出する．さらに，ミトコンドリア内膜の脱分極により，ATP合成酵素がATPase様に作用してATPの加水分解が起こり，ATP要求性の解糖系酵素が不活化される．これらの一連の過程により，細胞成分の分解や機能不全が促進されて細胞の壊死（ネクローシス）が起こる．

2.3.8 アポトーシス

化学物質によるシグナル異常はアポトーシスも引き起こす．ネクローシスとは異なり，アポトーシスは秩序的に一連の流れで（カスケードを形成して）進行する．このとき細胞は収縮する．化学物質によるミトコンドリアの機能障害が関わる細胞死では，多くの場合ネクローシスとアポトーシスの両者が起こる．MPTは両者において重要である．

アポトーシスの特徴として，ミトコンドリアからのシトクロム *c*（cyt *c*）の放出がある．放出されたcyt *c*は，ATPアダプタータンパク質であるapoptotic protease activating factor-1（Apaf-1）と結合し，Apaf-1に結合している不活性型であるプロカスパーゼ9を活性化する．カスパーゼは連続したタンパク質分解カスケードを形成しており，上位に存在するカスパーゼ9の活性型への変化は細胞内の様々なタンパク質の加水分解を引き起こし，その結果アポトーシスが進行する．cyt *c*に加えてアポトーシス誘導因子AIFやエンドヌクレアーゼGもミトコンドリアから放出され，これらが核に移行してアポトーシスの特徴の1つであるDNAの断片化が生じる．

cyt *c*やAIFの放出はBcl-2ファミリータンパク質により調節されており，Bax，Bab，Bidはアポトーシスを誘導し，Bcl-2やBcl-xLはアポトーシスを阻害する．DNA障害などにより活性化されたp53は，転写因子としてBaxの発現を誘導するとともに，細胞質でBcl-xLの機能を阻害し，アポトーシスを亢進する．Fas受容体やTNFα受容体-1（TNFR1）の活性化は，death-inducing signaling complex（DISC）とよばれる複合体の形成を誘導し，カスパーゼ8の活性化，それに伴うBidの活性化を誘導する．Fas受容体のシグナルは，ヘロインなどによる肺胞上皮細胞のアポトーシス，ならびにフタル酸モノ（2-エチルヘキシル）や2,5-ヘキサンジオン（ヘキサンの究極毒性物質）による精巣での生殖細胞のアポトーシスに関与することが知られている．

アポトーシスの進行にはエネルギーが必要であるため，細胞内のATPが枯渇した場合にはネクローシスが進行し，ATP枯渇が緩和されるとアポトーシスが進行する．しかし，その区別は厳密ではなく，アセトアミノフェン，チオアセトアミド，1,1-ジクロロエチレン，オクラトキシンなどはアポトーシスとネクローシスの両方を誘導する．

2.4 第4段階：修復

生体は様々な修復機構を有し，タンパク質やDNAの障害はすぐには細胞や個体の障害に結びつかない．しかし，修復が不適切であると毒性は増強されて高いレベルの障害が生じる．また，生体はホメオスタシスを変化させて化学物質による有害作用に適応する機構も有している．

2.4.1 修　復

a. タンパク質の修復　タンパク質の酸化，特にチオール基の酸化はチオレドキシンやグルタレドキシンなどによる酵素的還元で修復される．メトヘモグロビンはシトクロム b_5 からの電子伝達により修復され，電子を供給したシトクロム b_5 は，NADH-シトクロム b_5 還元酵素で再還元される．

タンパク質が変性すると，分子シャペロンである熱ショックタンパク質（HSP90，HSP70，HSP40 など）が多量に合成され，これらのはたらきにより変性タンパク質がリフォールディングされる．しかし，HSP の機能を超える量の変性タンパク質が生成すると，それらはATP を利用してユビキチン-プロテアソーム系により分解される．ハロタン曝露により形成されるトリフルオロアセチル化タンパク質はプロテアソームにより分解する．

b. 脂質の修復　リン脂質に含まれる過酸化脂肪酸は，ホスホリパーゼ A_2 により除去されて正常な脂肪酸に置き換えられる．また，過酸化脂質はグルタチオンやペルオキシレドキシン系によって還元的に修復される．

c. DNA の修復　様々な種類の DNA 損傷に対して特異的な修復機構が存在する．たとえば，除去修復，一本鎖切断修復，組換え修復，相同組換えや非相同末端再結合による修復などが知られている．

d. 細胞・組織レベルの修復　ミトコンドリアなどの細胞小器官が障害を受けると，オートファジーによりそれらが取り除かれる．オートファジーでは，障害を受けた小器官が脂質二重膜で隔離された小胞（オートファゴソーム）が形成され，これがリソソームに運ばれて融合し，リソソームのプロテアーゼにより分解される．生じたアミノ酸やペプチドは細胞質に放出されて再利用される．

障害を受けた細胞はアポトーシスにより取り除かれ，組織は正常に保たれる．細胞死はネクローシスとアポトーシスに大別されるが，前者は炎症を引き起こすため，組織にとって有害であり，組織修復には利用されない．アポトーシスによる組織修復も細胞増殖が起こりうる組織においてのみ有効であり，神経系や心筋では組織修復にはつながらない．肺胞上皮細胞のようなバリアを形成している細胞のアポトーシスはバリア機能を破壊するため有害である．

2.4.2　適　応

化学物質による障害に伴い生体はそれらと共存するようにホメオスタシスを変化させる．これを適応（adaptation）という．適応は様々なレベルで起こる．たとえば，①細胞内の結合タンパク質（メタロチオネインやフェリチンなど）ならびに代謝酵素や排泄トランスポーターの増加による究極毒性物質の標的への移行量の減少，②2.4.1 で述べた修復機構の誘導，③オピオイド類などに対する耐性の誘導，④低酸素や低エネルギーなどの新しい細胞環境へ順応するための関連タンパク質の発現増加などがある．曝露により認められた表現型が有害作用か適応かを適切に判断することは，化学物質の安全性評価（NOAEL の決定など）において重要である．

2.4.3　炎　症

エンドトキシン，化学物質，ならびに細胞や組織の物理的損傷は組織マクロファージを刺激し，TNFα や IL-1 などの炎症性サイトカインを分泌させる．これらは自分自身や白血球などに加えて内皮細胞や線維芽細胞など近傍の間質細胞を刺激し，局所の微小血管の拡張，細血管の透過性亢進，血漿成分や循環血中白血球の組織への滲出または遊出が起こる．これらの白血球（主に好中球）は組織マクロファージとともに損傷部位に集簇し，損傷の原因や損傷組織を取り除く．この一連の反応は炎症とよばれ，炎症は損傷を受けた組織を修復するための重要な機構である．炎症の進行はサイトカインによって制御されているため，刺激の原因がなくなれば炎症は終結する．

炎症反応の主体である好中球やマクロファージは細胞傷害性の ROS を産生する．サイトカインにより活性化されたこれら食細胞による ROS の産生亢進を oxidative（respiratory）burst といい，3 種の酵素，すなわち NADPH オキシダーゼ，NOS および ミエロペルオキシダーゼ（MPO）が関わる．

NADPH オキシダーゼは好中球およびマクロファージの膜に存在し，NADPH を酸化する際に電子を分子状酸素に渡して・O_2^- を生成する．マクロファージの NOS はアルギニンから・NO を生成する．NOS は細菌のエンドトキシンや IL-1，TNFα などにより誘導される．NO・は・O_2^- と反応してさらに強力な $ONOO^-$ を形成し，$ONOO^-$ からは・OH も生成される．好中球や単球の顆粒に存在する MPO は，過酸化水素と塩素イオンから強力な酸化剤である次亜塩素酸を形成し，次亜塩素酸は Fe^{2+} または・O_2^- から電子を受け取り・OH を産生する．反応性に富むこれらの物質は，リソソームの各種分解酵素とともに炎症性細胞の分解を促進するが，同時に損傷部周囲の正常細胞の障害も引き起こす．

炎症時に産生するサイトカインは急性期反応として知られる一連の反応も引き起こす．これらには発熱（視床下部への作用による），食欲不振，白血球増加，脂質・糖・タンパク質代謝の変化，補体および血液凝固系の活性化，下垂体からの副腎皮質刺激ホルモン分泌とそれに伴う副腎からの皮質ステロイドの分泌増加，ならびに急性期タンパク質の合成増加などが含まれる．これらは損傷の原因を取り除き，生体のホメオスタシスを取り戻すための反応である．

急性期タンパク質は，止血機能（フィブリノーゲン），殺菌・食作用（補体，C-反応性タンパク質，血清アミロイドP），抗凝固作用（α_1-酸性糖タンパク質），抗プロテアーゼ作用（α_2-マクログロブリン，α_1-抗トリプシン，α_1-抗キモトリプシン）など様々な機能を有し，多くは肝臓で合成される．これらの血清レベルの上昇は組織傷害，炎症または腫瘍の診断に用いられている．一方，炎症時には，血中のアルブミンやトランスフェリン，一部のP450分子種やトランスポーターなどの肝発現量は減少する．

組織マクロファージの活性に影響を与える化学物質は，他の化学物質の毒性を変化させることがある．細菌のエンドトキシンは肝臓のクッパー細胞を活性化してガラクトサミンの肝毒性を増強させ，逆に塩化ガドリニウムはクッパー細胞を抑制して四塩化炭素による肝細胞壊死を軽減する．

2.4.4 修復の異常による毒性

慢性の細胞障害に対する修復の異常によって生じる有害作用の1つとして，コラーゲンやプロテオグリカン，フィブロネクチンなどの細胞外マトリックスの過剰沈着による線維化が挙げられる．エタノールや四塩化炭素は肝臓の，ブレオマイシンやアミオダロンは肺の，ドキソルビシンは心臓の線維化を引き起こす．細胞外マトリックスの産生は非実質細胞から分泌されるサイトカインによって制御され，特にTGF-βが線維化に中心的にはたらく．

修復異常に関連した重大な毒性に化学発がんがある．毒物により障害されたDNAの修復が適切に行われなかった場合，また，異常DNAをもつ細胞をアポトーシスによって除去できなかった場合，腫瘍の発生につながる．さらに，慢性障害による壊死と再生（細胞増殖）の繰り返しは，原因物質によるDNA損傷に加えて，DNA合成の頻度を高めて遺伝子変異の発生を増大させる可能性がある．　［吉成浩一］

文　献

1) Klaassen, C.D.（ed.）(2013)：Casarett & Doull's Toxicology, The basic science of poisons（8th ed.）, McGraw-Hill.
2) 日本トキシコロジー学会教育委員会編（2009）：新版トキシコロジー，朝倉書店.
3) 佐藤哲男他編（2010）：医薬品トキシコロジー　改訂第4版，南江堂.

3

動 態・代 謝

ヒトは日常生活のあらゆる局面で多様な化学物質に曝露されている．化学物質の薬理作用，毒性発現には，曝露される物質の量と体内残留時間が重要である．そして曝露後に体内の各組織に到達する時間と量の関係，ならびに組織内の物質の濃度と滞留時間を考慮することが必要である．毒性物質の体内量の時間推移を考えるうえで，本章で解説される異物動態・代謝の考え方が重要となる．毒性試験において毒作用と体内動態との関係を考察する場合，薬物の血中濃度の時間推移を分析し，用量と血中濃度時間曲線下面積（AUC）の相関性を解析する．また，反復投与毒性試験のように長期にわたって投与する場合は，酵素誘導や蓄積性の有無にも注意を払う必要がある．自殺企図で大量の薬物を摂取した場合，血中濃度モニタリングは可能であり，救命に必要な作業である．慢性的職業曝露の場合には，数時間～1日単位の曝露量は低いと推察され，血中濃度モニタリングは困難かもしれない．このような場合，長期曝露と毒性エンドポイントが明確なバイオマーカーが知られていれば曝露と毒性影響の因果関係の解析が可能である．しかし，衣食住環境にひそむ低用量，長期曝露には課題が多い．毒性バイオマーカーはおろか，どのようなヒト健康影響が現れるかが不明な場合が多いためである．疫学的手法などを駆使し，曝露物質との因果関係が明確になると，曝露物質の体内動態解析のために，感度・精度が高い分析技術が望まれる．分析技術開発があってはじめて低用量，長期曝露における曝露レベル（単位時間当たりの曝露量と曝露期間の両方を含んだパラメーター）が測定でき，出現する毒性が予見できる．本章では，比較的曝露量が多い場合の毒性物質の吸収，分布，代謝，排泄について解説する．これらは生体外異物の毒性発現を規定する重要な要因である．

3.1 膜 透 過

経口，吸入，経皮曝露を通じ，あらゆる毒性物質は何らかの「膜透過」過程を経て循環血中に入る．さらに循環血中から標的組織内に移行する段階で再び「膜透過」過程を経る．

生体に曝露または投与された化学物質は，適用部位から循環血液中に吸収（absorption）され，組織に分布（distribution）し，標的組織中の受容体や酵素などの標的分子に到達した後，好ましい作用や有害作用を発現する．生体内における濃度や持続性が毒性に強い影響を及ぼすが，これらは吸収や分布に加えて，代謝（metabolism）や排泄（excretion）などのいわゆるADMEに大きく左右される．吸収や分布の過程のみならず，代謝や排泄の過程においても化学物質の生体膜透過性は極めて重要である．

生体膜は脂質二重膜とその中を貫通する多種類の膜タンパク質により構成されている（流動モザイクモデル，図3.1.1）．一般的に，すべての分子は脂質二重膜を透過して濃度勾配の低いほうへと拡散できる．しかし，膜透過速度には物質ごとに大きな差

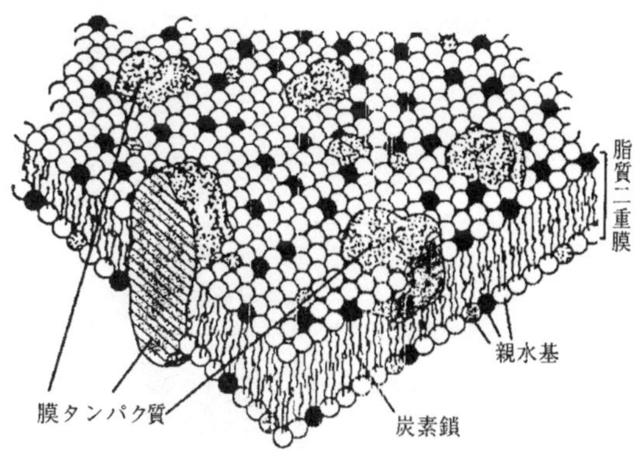

図3.1.1 生体膜の模式図（流動モザイクモデル）

があり，脂溶性の高い物質ほど，また分子が小さいほど速く透過する．これは，脂質二重膜の中央部分は疎水的であるため，水溶性の分子が生体膜を透過するためには疎水的な領域に侵入し，自由エネルギーの増大を乗り越える必要があるためである．このため水溶性物質は膜透過が困難となる．また小さい分子でもイオンは生体膜を透過しにくい．電荷を有しているうえに水和度が高いので，二重層中央部分の疎水性領域に侵入できないためである．したがって，弱酸や弱塩基の化合物の透過性は pH により影響を受ける．たとえば，弱酸性薬物の場合，非解離型分子のほうがイオン型分子より脂溶性が高いので，酸性条件下で透過性が増加する．

実際には，生体膜はイオン，糖，アミノ酸，ヌクレオチドなど多くの極性分子を容易に透過させることができる．これはある特定の水溶性物質だけを特異的に通過させる機能をもつタンパク質が，脂質二重膜構造の生体膜中に存在しているからである．これらの膜輸送タンパク質は，薬物トランスポーターとチャネルの 2 つに大別される．膜輸送タンパク質は膜内にポリペプチド鎖で囲まれた通路または結合領域を形成し，極性物質でも膜中央部分の疎水性環境に接触させることなく容易に膜透過させることができる．

3.1.1 膜透過機構

生体膜の主要な透過機構には，①受動拡散（単純拡散），②濾過，③担体介在性輸送，④飲食作用の 4 種類がある（図 3.1.2）．

受動拡散は，エネルギーを必要とせず，Fick の第 1 法則に従って非解離型分子が脂質二重膜を介して濃度勾配の低いほうへ移行し拡散する様式である．すなわち，透過速度 *J*S は次式の Fick の拡散速度式で表される．

$$JS = DSK(C - C_b)X^{-1} = PS(C - C_b)X^{-1}$$

D：膜内の拡散速度定数　S：拡散表面積
K：(油/水) 分配係数　X：透過膜の厚さ
C：膜内濃度　C_b：血中濃度
P = DK：透過定数

ここで，透過した物質は循環血液で無限大に希釈されるので，$C - C_b$ は C に近似する．このため透過速度式は C の 1 次関数となり，透過速度は膜内濃度に比例することになる．

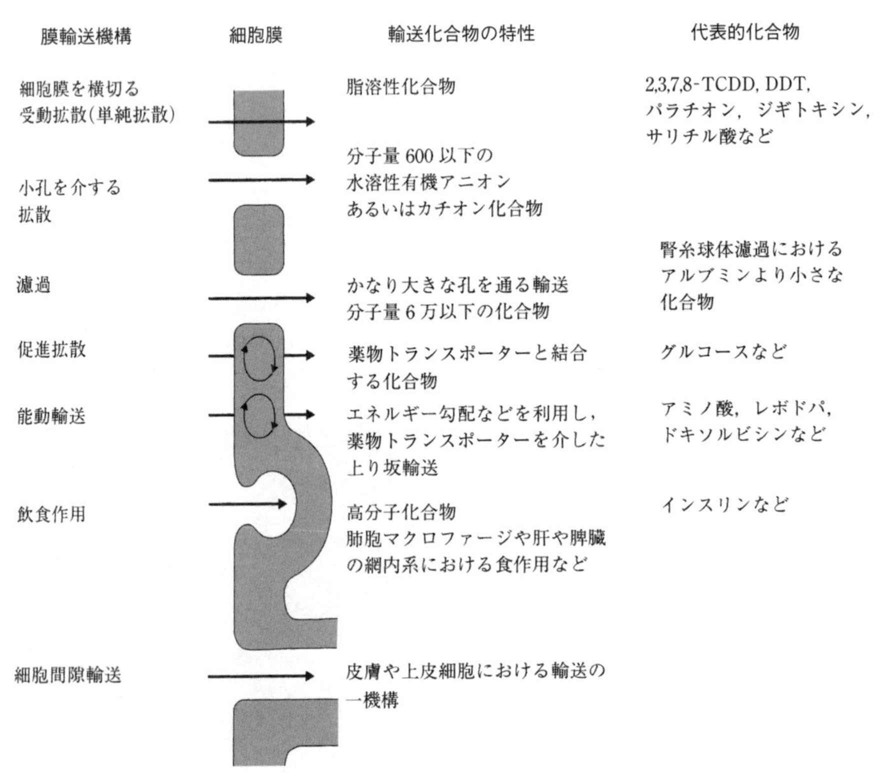

図 3.1.2　代表的な膜輸送機構（Niesink, 1996 を改変）

濾過とは，腎臓の糸球体でみられるように，生体膜の小孔を通して水溶性物質が移行する方式である．移行速度は圧力勾配と小孔に対する分子の大きさで決まる．

担体介在性輸送は，薬物トランスポーターを介した膜透過機構であり，薬物動態のすべてのプロセスに関与する．この担体介在性の輸送には，エネルギーを利用して物質を濃度勾配に逆らって輸送する能動輸送と，エネルギーを必要とせずに濃度勾配に従って移行する促進拡散がある．この輸送は水溶性の物質，たとえばプラバスタチンなどが生体膜を速く透過する場合に特に有利である．

食作用および液体の場合の飲作用は，細胞膜が陥入するか，物質の周囲の液体を含む形で吸い込むという特殊な過程であり，細胞が運動して異物を取り込む形式である．この輸送形式は，肺胞におけるマクロファージによる貪食作用，肝や脾臓などの網内系における血液から異物を排除する機構などで特に重要である．IgA は二量体を形成し，粘膜細胞に発現している細胞内輸送分子と結合することで血管側から管腔側へ細胞内輸送される．

3.1.2 薬物トランスポーター

薬物トランスポーターは内在性物質や生体異物を細胞外から細胞内へ，あるいは細胞内から細胞外へ運搬する膜輸送タンパク質である．これらは，その化学構造と輸送機序の差異によりATP結合性（ABC）トランスポータースーパーファミリーと solute carrier（SLC）トランスポーターファミリーに分けられる．代表的な薬物トランスポーターを表 3.1.1 に示した．

薬物トランスポーターの多くは内因性物質と外来性異物（薬物）をともに認識する．基質選択性は多様で特異性は低いが，組織分布がそれぞれのトランスポーターで特有であり，ADME における意義は明確である．すなわち，腸上皮細胞のトランスポーターは極性物質である栄養素や薬物の外環境から内環境への吸収，輸送などを担っている．また，代謝の過程では，肝細胞内で極性化された代謝物を肝細胞外に排出するためのトランスポーターが必要である．さらに，腎排泄型薬物の場合には循環血中から腎を通り尿に分泌・排泄されるが，この場合も薬物トランスポーターが関与する．

よく知られている薬物トランスポーターの1つにP糖タンパク質（P-glycoprotein，P-gp または ABCB1）がある．腸上皮細胞のP糖タンパク質は，上皮細胞内に取り込まれたビンブラスチンやジゴキシン，ドキソルビシンなど非常に多くの薬物を再び管腔中へと排出するため，これら薬物の吸収性を低下させる．P糖タンパク質は分子内にATP結合領域（ATP binding cassette，ABC）を2つもち，ATP の加水分解と共役した細胞内からの薬物の排出を行う．P糖タンパク質は脳毛細血管内皮細胞や胎盤にも発現

表 3.1.1 主なヒト薬物トランスポーター

トランスポーター	遺伝子名	発現組織・細胞と局在
1. ABC トランスポーター		
P-gp/MDR1	*ABCB1*	肝臓：胆管側膜（apical 側） 腎臓：刷子縁膜側（apical 側） 小腸：刷子縁膜側（apical 側） 脳毛細血管内皮細胞：刷子縁膜側（apical 側）
MRP2	*ABCC2*	肝臓：胆管側膜（apical 側） 腎臓：刷子縁膜側（apical 側） 小腸：刷子縁膜側（apical 側）
MRP3	*ABCC3*	肝臓：胆管側膜（apical 側） 小腸：刷子縁膜側（apical 側）
MRP4	*ABCC4*	各種組織：刷子縁膜側（apical 側）
BSEP	*ABCC11*	肝臓：胆管側膜（apical 側）
BCRP	*ABCG2*	各種組織：刷子縁膜側（apical 側）
2. SLC トランスポーター：有機カチオントランスポーター（OCT/OCTN/MATE）		
OCT1	*SLC22A1*	肝臓：側底側膜（basal 側）
OCT2	*SLC22A2*	腎臓：側底側膜（basal 側）
OCTN1	*SLC22A4*	各種組織：刷子縁膜側（apical 側）
OCTN2	*SLC22A5*	各種組織：刷子縁膜側（apical 側）
MATE1	*SLC47A1*	肝臓：胆管側膜（apical 側） 腎臓：刷子縁膜側（apical 側）
MATE2	*SLC47A2*	腎臓：刷子縁膜側（apical 側）
3. SLC トランスポーター：有機アニオントランスポーター（OATP/OAT）		
OATP1B1	*SLCO1B1*	肝臓：側底膜側（basal 側）
OATP1B3	*SLCO1B3*	肝臓：側底膜側（basal 側）
OAT1	*SLC22A6*	腎臓：側底膜側（basal 側）
OAT3	*SLC22A8*	腎臓：刷子縁膜側（apical 側）
4. SLC トランスポーター：ペプチドトランスポーター		
PEPT1	*SLC15A1*	小腸：刷子縁膜側（apical 側）
PEPT2	*SLC15A2*	腎臓：刷子縁膜側（apical 側）

MRP, multidrug resistance-associated protein
BSEP, bile salt export pump
BCRP, breast cancer resistance protein
OCT, organic cation transporter
OCTN, organic cation transporter novel type
MATE, multidrug and toxin extrusion
OATP, organic anion transporting polypeptide
OAT, organic anion transporter
PEPT, peptide transporter.

し，それぞれ血液脳関門および血液胎盤関門に重要な役割を果たしている．さらに，生体外異物の消化管吸収のバリアとしての役割を果たすとともに，胆汁中排泄や尿細管分泌にも関わっている．さらに，多くの抗がん薬を基質とし，がんの多剤耐性機構の一翼を担っている．

3.2 吸 収

異物が生体膜を通過して全身循環系に入る過程を吸収（absorption）という．薬物は吸収されてはじめて分布でき，最終的にそれぞれの作用部位に到達したのちに毒性を発現する．

薬物の曝露経路は様々であり（表 3.2.1），経路の違いにより毒性の強さが異なる．毒性の強さは，一般に静脈内投与が最大で，以下，吸入＞腹腔内投与＞皮下投与＞筋肉内投与＞皮内投与＞経口投与＞局所適用の順となる．環境化学物質の体内侵入は，吸入や局所的な経路あるいは経口摂取の場合が多い．

3.2.1 皮膚からの吸収

皮膚は，外側の保護層である表皮，毛細血管が網状に走っている結合組織からなる真皮，ならびにその下層の脂肪と結合組織からなる皮下組織から構成される（図 3.2.1）．さらに皮膚には真皮につながる付属器官として毛嚢，皮脂腺，汗腺と汗管がある．経皮吸収には表皮を直接通過し真皮へ受動的に拡散侵入する経表皮性吸収と，毛孔や汗腺の開口部を通って化学物質が吸収される経付属器官性吸収がある（図 3.2.2）．

化学物質の経皮吸収の障壁になっているのは表皮

表 3.2.1　化学物質の主な曝露経路

投与経路	特　徴
経静脈	吸収の過程がなく全身に分布する．すみやかで強力な薬理効果が得られる一方，重篤な副作用発生の危険性が高い．
皮下	皮下組織腔に注入し毛細血管からすみやかに吸収される．投与部位に痛みや組織の壊死を起こすことがある．
筋肉	筋肉内の毛細血管からすみやかに吸収される．筋肉内に薬物が沈殿すると筋短縮症を起こすことがある．
経口	消化管から吸収された後，門脈を経て肝臓を通り血中に入る．簡便で自己投与が容易である．薬理作用は一般に，穏やかで持続的である．吸収率が一定でなく，初回通過効果を受ける．
経粘膜	初回通過効果を受けない．舌下，膣，鼻腔，咽頭，直腸などの粘膜から比較的速く吸収される．
吸入	肺胞上皮や気道粘膜からすみやかに吸収される．初回通過効果を受けない．気体，揮発性物質，エアロゾルが吸入されやすい．
経皮	局所適用の場合が多いが，適当な基剤を用いれば全身に吸収される．刺激性，アレルギー性反応を示しやすい．
腹腔	動物実験で用いることが多い．吸収はかなり速く，肝臓を経て血中に入る率が高い．ヒトでは危険なため用いられない．

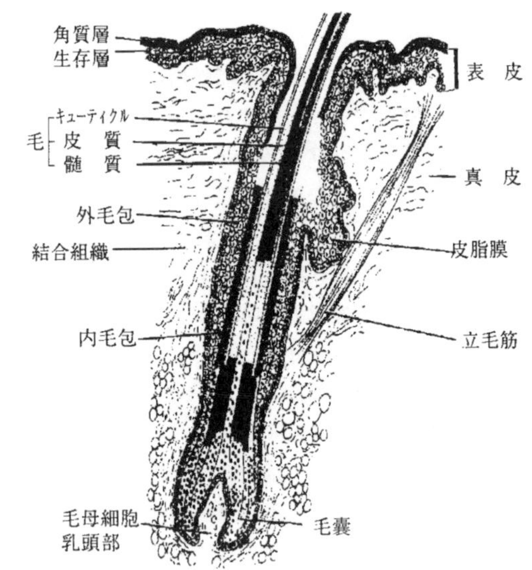

図 3.2.1　毛根部皮膚の模式図（Leblond，1951 を改変）

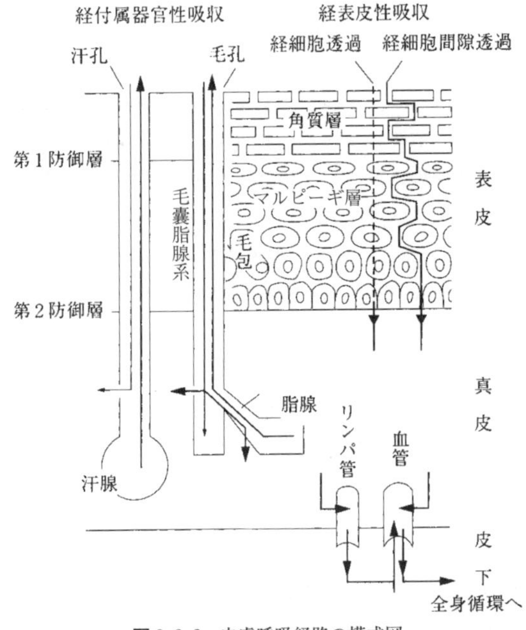

図 3.2.2　皮膚呼吸経路の模式図

の角質層である．角質層の厚さは部位により異なる．また角質層の含水率は10〜20%であり，保水性がある．そのため角質層は水の浸透を抑え，水溶性物質の拡散を妨げている．表皮表面は皮脂でおおわれpH3〜6の酸性を呈するが，直下の表皮下層はpH7〜7.4の中性から弱アルカリ性であるため，イオンギャップが存在する．したがって，皮膚は相対的に水溶液やイオンの経皮吸収に対して障壁となっている．しかしながら，皮膚全体の表面積はかなり大きいので表皮細胞を直接透過する経表皮性吸収が皮膚吸収の主要なものであり，表皮浸透速度はほぼ全皮膚浸透速度に等しい．一方，経付属器官性吸収は吸収速度が速く薬物の曝露初期には重要である．毛の密度や部位により皮膚透過性は異なる．

皮膚浸透性は分子の極性，大きさ，pHにより変化するが，一般には，非解離型化合物の適用部位による浸透速度は，陰嚢＞前額部＞腋窩＞頭皮＞背＞前腕＞手掌および足底，の順である．角質層が湿った状態であれば，水溶性物質の浸透性が上昇する．電解質は非解離型分子のほうが容易に透過するので，皮膚に付着した溶液のpHは浸透性に影響する．

パラチオンをはじめとする有機リン系農薬や，四塩化炭素などの脂溶性化合物は，脂質部分を透過して容易に角質層を浸透する．角質層が物理的，化学的に損傷すると化学物質の皮膚透過性が増加するため，皮膚傷害時の曝露では毒性が強く現れる．また，一般に気体は液体よりも容易に皮膚を透過する．

皮膚吸収速度は時間に依存し，これまで述べたように角質層の浸透が律速となる．したがって，毒性の強さは薬物に曝露される時間に依存する．脂溶性薬物の皮膚浸透性はかなり速いことを考慮しても，毒性軽減のためには付着物質をできるだけすみやかに洗浄除去することは重要である．

薬物の皮膚透過性に影響を及ぼす他の因子として，温度，湿度，曝露表面積，薬物濃度，年齢，充血の有無などがある．

3.2.2 消化管からの吸収

経口摂取された化学物質の大部分は受動拡散により胃および小腸から吸収される．胃液のpHは化学物質の解離度に著しい影響を与える．弱酸性毒物は胃からも吸収されるが，吸収面積の大きさ，血管，リンパ管分布の豊富さなどにより，小腸上部からの吸収能力が胃よりはるかに大きい．このため胃内容物の小腸移行を遅らせるような要因は吸収速度を低下させる．

一般に，有機化合物では水溶液の方が懸濁液や固形に比べ吸収がよい．経口摂取により小腸から吸収された異物は全身循環に入るまでに小腸および肝臓で代謝を受け，曝露された親化合物の量は減少する．このような効果を初回通過効果（first-pass effect）とよぶ．薬物の中には代謝を受けると毒性が大きく変動するものがある．口腔粘膜や舌下粘膜面から吸収された薬物や吸入や経皮投与および直腸内投与により吸収された外来異物は，肝臓を通過せずに全身循環に入るために初回通過効果をほとんど受けない．

化学物質は多くの場合小腸粘膜の絨毛からよく吸収される．絨毛の膜は脂質二重層であるため，分子量が小さく，脂溶性の大きい非解離型の分子は，受動拡散によってよく吸収される．弱酸性化合物は酸性側で，弱塩基性化合物はアルカリ側でイオン型分子の占める割合が減少するのでよく吸収される．

薬物のイオン型および非解離型分子の量は，薬物の p*K*a（酸解離定数の逆対数）とその溶液の pH により，以下の Henderson-Hasselbalch の式で決定される．

解離して陰イオンになる酸性薬物：

log(非解離型/イオン型) = p*K*a − pH（弱酸）

解離して陽イオンになる塩基性薬物：

log(イオン型/非解離型) = p*K*a − pH（弱塩基）

これらの式から溶媒の pH と溶質（化学物質）の p*K*a よりイオン型と非解離型分子の比率を知ることができる．溶液のpHが溶質のp*K*aに等しい場合，イオン型分子と非解離型分子はそれぞれ50%ずつである．弱酸性化合物では pH が低いほど非解離型分子の存在割合が増大する．すなわち，非解離型分子はイオン型分子に比べより脂溶性が高いので膜吸収が容易である．逆に，弱塩基性化合物では pH が高いほど非解離型分子の割合が増大する．強酸や強塩基性化合物の吸収性は一般に極めて悪い．

多くの薬物は弱酸や弱塩基であり，溶液中で非解離型分子とイオン型分子が共存している．したがって，薬物が受動拡散（単純拡散）により膜を通過する場合，その薬物の p*K*a と生体膜を隔てる pH の勾配によって薬物の膜透過性が決まることになる．たとえば，弱酸性の有機酸は酸性条件下で容易に拡散し，逆に有機塩基はアルカリ性条件下で拡散しやすくなる．しかし，脂溶性が大きくても吸収性が比例して増加しない化合物も存在し，吸収性には上限値があることが知られている．

さらに，物質輸送に薬物トランスポーターが関与する場合にも，薬物トランスポーターへの親和性が脂溶性に左右されること，またプロトン濃度勾配が薬物トランスポーターを介した生体膜透過の駆動力になる場合もあることから，弱電解質の消化管からの吸収を考える場合はより慎重な解釈が必要である．

消化管吸収に影響を与える因子を表3.2.2に示す．

消化管から吸収された化学物質やその代謝物が肝から胆管を介して腸管へ排泄されると，一部は腸管で再吸収されて肝臓へと戻る．この現象は腸肝循環とよばれ，薬物の作用に影響を与える．たとえば，胆汁排泄されたグルクロン酸抱合体は，小腸下部や大腸で腸内細菌叢による脱抱合反応（加水分解）を受けると再び吸収されて腸肝循環を繰り返し，生体は毒物に長時間曝露されることになる．

3.2.3　肺からの吸収

肺は，鼻腔・咽頭部および気管・気管支とともに呼吸器系を構築している．鼻腔から気管支に至る領域は，粘液を分泌する細胞や線毛上皮でおおわれ，外部から吸入された粒子を除去し，吸入空気の温度と湿度を適度に調整する生体防御機構としての役割ももっている．

肺は，呼吸細気管支，肺胞管および肺胞の集合体からなる．ガス交換の場である肺胞の数は約3億個と推定され，その総呼吸面積は100 m^2 にも達し，皮膚の約50倍もの広さがある．したがって，毒物の吸収経路として肺は重要である．

肺胞を構成する主要な細胞はⅠ型肺胞上皮細胞，Ⅱ型肺胞上皮細胞および肺胞マクロファージである．肺胞に接した肺胞中隔には毛細血管が豊富に分布し，血管内皮細胞がⅠ型肺胞上皮細胞と密に接触して相互にガス交換などの素早い物質交換を行っている．Ⅱ型肺胞上皮細胞は界面活性物質（肺サーファクタント）を産生，分泌し，化学物質の初期吸収を助長するとともに損傷を修復するはたらきがある．

ガス状の化学物質や蒸気体は肺胞の膜を通り素早く拡散し，血液との間で平衡に達する．ガス体の吸収速度は気体中と血液中でのそれぞれのガス分圧の差ならびに化学物質の血液中の溶解度に依存している．ガス分圧の高いほうから低いほうへ化学物質は平衡に達するまで吸収あるいは呼気中への排泄が起こる．血液への溶解度が大きい化学物質は，肺胞への換気速度に依存して吸収が増加する．逆に，溶解度が小さい場合は拡散速度が小さく，毛細血管血流量が毒性を左右する要因となる．

脂溶性のエアロゾルは受動拡散により肺胞を容易に透過して吸収される．粒子状物質の毒性は粒子の大きさと空気速度に依存する．直径2 μm以上の粒子は，肺胞に達するまでにくしゃみや痰として取り除かれ，体外または消化器系に排泄される．肺胞に到達した微粒子はマクロファージに貪食されて気管支まで運ばれ処理されるが，その処理能力を超えた場合は間質組織に蓄積される．アスベスト，シリカ，炭塵埃などがその例で，これらの蓄積は重篤な慢性線維症や中皮腫を発生させることがある．

また，粒子に吸着された脂溶性化学物質が粒子のままで肺胞へ到達し，肺胞液に溶解したのちに吸収されることがある．このような例として，ディーゼルエンジンの燃焼排気ガス中の浮遊微粒子に含まれる多環芳香族炭化水素が挙げられる．

3.2.4　粘膜からの吸収

化学物質は，鼻腔粘膜（経鼻吸収）や直腸粘膜，口腔粘膜から経粘膜的に吸収される．化学物質の生体粘膜からの吸収は，一般に膜タンパク質を含む脂質二重膜構造における受動拡散と薬物トランスポーターを介した能動輸送に依存している．また，これら粘膜から吸収された化学物質は初回通過効果を受けないことも特徴である．

表3.2.2　消化管吸収に影響を与える因子

1. 化学物質の物理化学的性状
2. 他の化学物質や食物の摂取
3. 胃液の酸性度
4. 胃内容排出速度
5. 初回通過効果
6. 腸内細菌叢
7. 血流量や消化管運動性
8. 生理状態（年齢，病態，妊娠など）

3.3　分　布

吸収された化学物質が循環系によって運ばれ，全身の組織に移行することを分布（distribution）という．その際，各組織に均等に分布することもあれば，特定の組織，器官に高濃度に分布することもある．ハロゲン化炭化水素など脂溶性の高い薬物は脂肪組織に集まりやすいので，脂肪組織が貯蔵所としての役割をもつことがある．

吸収された薬物は，多くの場合血液中ではアルブミンや α_1-酸性糖タンパク質などの血漿タンパク質と結合して存在する．この割合をタンパク結合率という．酸性薬物は主にアルブミンに，塩基性薬物は主に α_1-酸性糖タンパク質に結合する．薬物と血漿タンパク質との結合は可逆的で，遊離型のみが生体膜を透過できる．したがって，薬物の血液中濃度が結合する血漿タンパク質濃度を上まわる場合には，タンパク結合が飽和し，遊離型薬物濃度が急激に上昇することになるので注意が必要である．さらに，血漿タンパク質の血液中濃度は妊娠や肝障害などにより変動することがあるので，これが薬物の体内動態の変動要因となりうる．

薬物の中には，体内に一様に分布せず，特定の組織により高濃度に分布するものも多い．薬物の組織分布を決定する要因は，血流と組織の境界となっている膜の透過性と，血液および組織の構成成分（血球，タンパク質，核酸，脂質など）との結合性である．血液と組織の境界膜を薬物が透過しにくい場合，その組織への薬物分布は低くなる．このような組織は関門で囲まれているという．関門としては，血液脳関門，血液脳脊髄液関門，血液房水関門や血液胎盤関門などが知られている．

脂溶性の高い薬物は血中から脳および脳脊髄液中に容易に移行するのに対して，イオン化した薬物や水溶性の高い薬物は脳へ移行しない．この血液脳関門の実体は脳毛細血管内皮細胞である．内皮細胞間の接着は密で細胞間隙がないために，薬物は血管内皮細胞そのものを通過して血管外に移行する必要があるが，血管内皮細胞に発現するＰ糖タンパク質などが薬物の吸収を妨げている．

化学物質の脂溶性と血液脳関門透過性はよく相関している．しかし例外もあり，たとえばドキソルビシンやビンクリスチンは脂溶性が高いが，いったん脳毛細血管内皮細胞に取り込まれたのちにＰ糖タンパク質により再び血液中へと排出されるために，血液脳関門透過性が低い．胎児では，血液脳関門が未成熟なために鉛やメチル水銀は胎児脳内濃度が高くなることが知られている．

血液胎盤関門は胎児を異物曝露から守るように機能している．胎盤は，解剖学的には母体側組織３層と胎児側組織３層からなっている．動物種や妊娠時期により1～6層の組織からなる胎盤があり，多層の胎盤ほど化学物質は透過しにくい．ヒトの胎盤は胎児側の組織である栄養膜，結合組織および内皮の3層からなっている．多くの化学物質は受動輸送機構で胎盤を通過し，脂溶性の化合物ほど通過しやすい．また，化学物質のほかウイルス，病原細菌，γ-グロブリンや赤血球も胎盤を通過することができる．

胎児の成長に必要なビタミン，アミノ酸，グルコースやミネラルは濃度勾配に逆らって母体から胎児へ能動輸送される．内因性プリン化合物やピリミジン化合物に構造的に類似した6-メルカプトプリンや5-フルオロウラシルなどのある種の代謝拮抗薬は，この能動輸送系を介して輸送される．一方，胎盤にはＰ糖タンパク質が発現し，これが異物を母体側に排出することで胎児を保護している．

3.4　代　謝

薬物などの多くの異物は生体内で化学構造の変換を受けて体外に排泄される．この過程は代謝（metabolism または biotransformation）とよばれる．多くの酵素がこの過程に関与し，それらは薬物代謝酵素（drug metabolizing enzymes）と総称される．一般に代謝反応は，R.T.Williams が提唱した第Ⅰ相反応（PhaseⅠ）と第Ⅱ相反応（PhaseⅡ）に区別される（表 3.4.1，表 3.4.2）．第Ⅰ相反応には加水分解，酸化および還元があり，これらの反応は水酸基やアミノ基，チオール基，カルボキシ基のような官能基を表出あるいは導入して水溶性を少し増加させる．第Ⅱ相反応は，いわゆる抱合反応であり，糖抱合（おもにグルクロン酸），硫酸抱合，アセチル抱合，メチル抱合，グルタチオン抱合，アミノ酸抱合などがあり，これらの反応によって水溶性が増加した薬物は，体外に排泄されやすい．多くの薬物では，第Ⅰ相反応および第Ⅱ相反応の順で起こるが，第Ⅱ相反応でのみ処理される薬物（たとえばフェノールのグルクロン酸抱合），あるいは例外的ではあるが第Ⅱ相反応の後に第Ⅰ相反応が起こることもある（例，トログリタゾン硫酸抱合体の水酸化やアリールアミン *N*-アセチル体の *N*-水酸化）．第Ⅰ相と第Ⅱ相の連携反応，そして薬物トランスポーターによる速やかな移行が異物除去には重要で，いずれかの

表 3.4.1 代表的な第 I 相反応

反 応	酵素系	主な局在
加水分解		
エステル・アミド分解	カルボキシルエステラーゼ（CES）	Cyt, Ms, Blood
エポキシド水解	エポキシド水解酵素（EH）	Cyt, Ms
還元		
アゾ・ニトロ還元	NAD（P）H：キノン酸化還元酵素 1（NQO1, DT-ジアホラーゼ）	Cyt
ケト還元	カルボニル還元酵素（CR），アルデヒド還元酵素（AKR），ヒドロキシステロイド還元酵素	Cyt
キノン還元	NQO1, NADPH-シトクロム P450 還元酵素	Cyt, Ms
脱ハロゲン化	シトクロム P450（CYP, P450）	Ms
酸化		
アルコール酸化	アルコール脱水素酵素（ADH）	Cyt
アルデヒド酸化	アルデヒド脱水素酵素（ALDH）	Cyt, Mit
ヘテロ環酸化	アルデヒド酸化酵素（AO），キサンチン酸化酵素（XO）	Cyt, Mit
脂肪族アミン酸化	モノアミン酸化酵素（MAO）	Mit
共役酸化	プロスタグランジン H 合成酵素	Ms
N, *S*, *P*-酸化	フラビン含有モノオキシゲナーゼ（FMO）	Ms
C, *N*, *S*, *P*-酸化	シトクロム P450（CYP, P450）	Ms

Cyt：サイトゾル，Ms：ミクロソーム，Mit：ミトコンドリア．

表 3.4.2 代表的な第 II 相反応

抱合反応	酵素系	主な局在
グルクロン酸抱合	UDP-グルクロン酸転移酵素（UDP-UGT）	Ms
硫酸抱合	硫酸転移酵素（SULT）	Cyt
グルタチオン抱合	グルタチオン *S*-転移酵素（GST）	Cyt
アミノ酸抱合	アシル CoA：アミノ酸 *N*-アシル転移酵素	Cyt, Mit
N-アセチル化	*N*-アセチル転移酵素（NAT）	Cyt
O-メチル化	カテコール *O*-メチル転移酵素（COMT）	Blood, Cyt
N-メチル化	ヒスタミン *N*-メチル転移酵素（HNMT）	Cyt
S-メチル化	チオプリン *S*-メチル転移酵素（TPMT）	Cyt

Cyt：サイトゾル，Ms：ミクロソーム，Mit：ミトコンドリア．
注：*O*-アセチル化は *N*-アセチル転移酵素が触媒可能な反応．

過程に問題があると，しばしば毒性が発現する．

3.4.1 薬物代謝酵素の特徴と分類

1 つの代謝反応が単一酵素で行われることは少なく，1 つの反応に複数の酵素分子種あるいは複数の酵素系が関与することが多い．しかも生体の恒常性維持に関わる酵素と比べて，薬物代謝酵素の基質特異性は低く，構造の異なる多くの薬物を基質とする．またヒトでは遺伝子多型による特定酵素分子種の欠損あるいは機能低下や機能亢進がみられ，実験動物においても系統差として遺伝的差異が観察される．

薬物代謝にはしばしば顕著な種差が認められる．たとえばヘキソバルビタールを投与して現れる睡眠の持続時間は，マウスで短く，ラット，イヌの順で増加するが，覚醒時の血中薬物濃度にはあまり差がみられない．これら動物種におけるヘキソバルビタール代謝能と睡眠時間が逆相関することから，薬効の種差は代謝能の違いによるとされている．同一物質の代謝が実験動物とヒトでまったく異なる酵素分子種で行われることは珍しくなく，実験動物で得られた結果をそのままヒトに外挿することは難しい．現在，種差の問題を補うためにヒト P450 を含むいくつかの薬物代謝酵素については組換え発現系が利用されている．

多くの薬物代謝酵素は遺伝子構造に基づいて体系的に分類，命名されている．同一ファミリーの中でさらに似た酵素同士はサブファミリーにまとめられている．同一サブファミリーの分子種は互いに似た機能を示すことが多いが，異物に対する反応性には必ずしも類似がみられないこともある．

3.4.2 薬物代謝酵素の分布

薬物代謝酵素は哺乳動物の体組織に広く分布している．ほとんどの酵素は肝において最も含量が多く，さらに腎，副腎，膵，脾，性腺，脳，心臓，血液組織のような内器官だけでなく，消化管，皮膚，肺，鼻粘膜など外界に接し，薬物と接触する機会の多い器官にも分布している．また腸内細菌も代謝反応を担う．多くの薬物は消化管から吸収され，門脈を介して肝に運ばれた後に全身に分布する．したがって，経口摂取した薬物の体内移行量は，小腸と肝臓での初回通過効果に影響される．肝外組織の代謝能力は肝に比べて小さいが，環境からの曝露のように低濃度の薬物が侵入するときには第一関門としてはたらく（たとえば臭気物質では鼻腔粘膜）．

薬物代謝酵素は細胞内では主に小胞体（ミクロソーム画分）と可溶性画分に分布している．核，ミトコンドリアおよびペルオキシソームに分布する酵素もある．このような酵素の臓器および組織内分布は，化学物質の組織特異的な毒性と関連することがある．肝は，中心静脈を囲むように肝実質細胞が位置して周辺部に門脈，胆管および肝動脈が配置される機能単位（肝小葉）から構成されている．四塩化炭素やアセトアミノフェンによる肝障害は周縁部よりも中心静脈付近に現れやすく，この選択性は両物質を反応性中間体に代謝する P450 が主に中心静脈近傍に局在するためとされている．

3.4.3 第 I 相反応

a. 加水分解　一般に加水分解は脂溶性を変化させるので，加水分解の受けやすさは体内動態に大きく影響する．動物種差が現れやすい反応であり，実験動物とヒトで活性に顕著な違いがみられる場合がある．また消化管内では腸内細菌由来の β-グルクロニダーゼがグルクロン酸抱合体を加水分解する．

1）エステルおよびアミド　カルボン酸エステル，アミド，チオエステル，リン酸エステルおよび酸無水物は，セリンプロテアーゼの一種であるカルボキシルエステラーゼ（carboxylesterase，CES）によって加水分解を受け，アルコールと酸に変換される．CES はカルボン酸エステルとアルコールの共存下でエステルの交換反応も行う．一部の反応はアルブミンやリパーゼ，パラオキソナーゼ，P450 などによっても触媒される．

CES は多くの組織に検出され，血漿や小腸の CES はカルボン酸エステルやアミド類の作用持続や循環系への移行を律速となることがある．塩化スキサメトニウムは主に血漿エステラーゼ（偽コリンエステラーゼ）によって加水分解される．したがって遺伝的に本酵素を欠くヒトでは筋弛緩作用が延長される．また有機リン系農薬の解毒にも CES は重要である．

2）エポキシド　生体内で生成したエポキシドやアレンオキシドは水分子の付加によってトランスジオールに変換される．2 種のエポキシド水解酵素（epoxide hydrolase，EH）がこの反応に関与する．1 つは小胞体のミクロソームエポキシド水解酵素（microsomal epoxide hydrolase，mEH）であり，もう 1 つは可溶性画分の可溶性エポキシド水解酵素（soluble epoxide hydrolase，sEH）である．異物の代謝には mEH が関わることが多く，sEH は主に脂肪酸由来のエポキシドの代謝に関わる．ラットやマウスにおけるスチルベンオキシドの代謝には両酵素が関わり，立体選択性に違いがみられる．mEH は *cis*-スチルベンオキシドを，sEH は *trans*-スチルベンオキシドを基質とする．コレステロール-5,6-オキシドやビタミン K-オキシドのような内因性エポキシドは両酵素の基質とはならない．

一般に mEH は解毒に機能するが，7,12-ジメチルベンズ［a］アントラセン（DMBA）やベンゾ［a］ピレン（BaP）による発がんにおいてはむしろ代謝活性化にはたらく（図 3.4.1）．すなわち，DMBA は CYP1A1 または CYP1B1 によって 3,4-エポキシド体に酸化され，これが mEH により 3,4-ジヒドロジオール体に変換されると，さらに CYP1A1 や CYP1B1 による bay-region（湾領域）でのエポキシ化が起こり，活性代謝物であるジオールエポキシドが生成して DNA 付加体を形成する．

b. 還　元　生体内でアルデヒド，ケトン，キノン，ジスルフィド，スルホキシド，アゾ，ニトロ，*N*-オキシド，アルケンの還元が起こる．多くの還元反応は酵素により触媒されるが，還元型グルタチオンや NADPH，ビタミン C など生体内還元物質の存在下で非酵素的に起こることもある．また酸素分圧の影響を受け，反応によっては嫌気条件下での

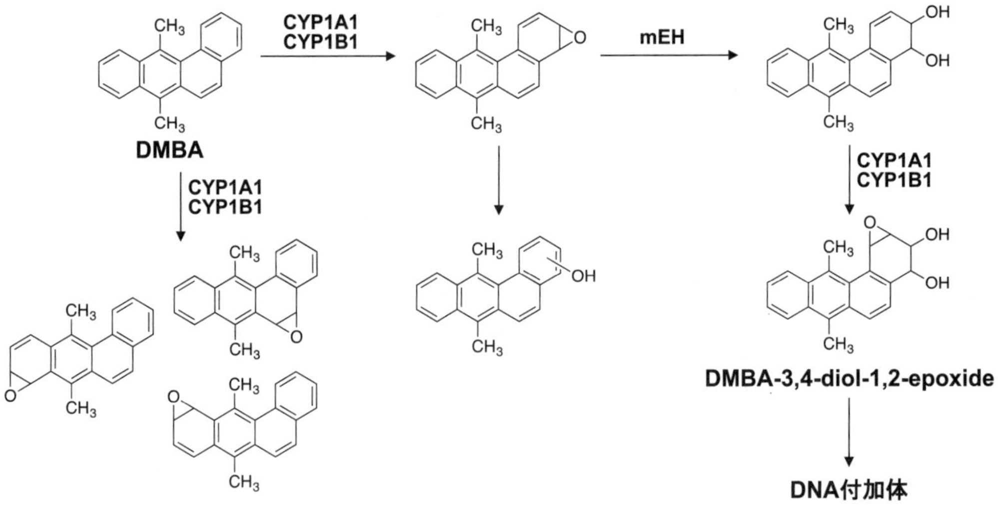

図 3.4.1　P450 と mEH による DMBA の代謝活性化

み進行する．このような反応では嫌気条件下で生存する腸内細菌の寄与が大きい．低酸素条件下でキノン，アゾ，ニトロなどの還元が起こる際，還元中間体に酸素が電子受容体としてはたらくと，還元反応は停止して活性酸素が生成される．スーパーオキシドジスムターゼ（superoxide dismutase, SOD）などによる活性酸素の消去ができないと細胞毒性に結びつく．なお，アルデヒドやスルホキシドは条件によっては還元（アルコール，スルフィド）でなく，酸化される（カルボン酸，スルホン）こともある．

1）アゾおよびニトロ基　　化学療法のスタートとなった染料プロントジルの抗菌作用がアゾ基の還元的開裂でできる代謝物のスルファニルアミド（スルホンアミド）によることは，歴史的発見としてよく知られている．アゾおよびニトロ基の還元は腸内細菌や肝臓の P450，NADPH-シトクロム P450 還元酵素および NQO1 により触媒される．腸内細菌による還元は胆汁排泄，腸肝循環と関連して，ニトロ化合物の発がんに関わるとされている．たとえば 2,6-ジニトロトルエンはラットに肝腫瘍を誘発する．2,6-ジニトロトルエンは肝臓での酸化代謝ならびに腸肝循環の過程で起こる腸内細菌によるニトロ還元により代謝活性化されて肝腫瘍を誘発すると考えられている（図 3.4.2）．

P450 は主に酸化反応を行うが，酸素分圧が低い状況では基質に電子を供与して還元することがある．アゾ基の還元では 4 電子，ニトロ基からアミノ基への還元では 6 電子の供給が必要となる．ニトロ基からアミノ基への還元はニトロソ，さらにヒドロキシアミンへの還元を経由して起こるが，これら還元中間体は in vivo で検出しにくい．

2）カルボニル基　　アルデヒドやケトンのアルコールへの還元がしばしば起こる．哺乳動物の可溶性画分には short chain dehydrogenase/reductase (SDR) ファミリーに含まれるカルボニル還元酵素 (CR/CBR) が含まれ，NADPH の存在下でステロイドやプロスタグランジン，鎖状アルデヒドやケトン，さらには多環芳香族炭化水素由来キノンおよびドキソルビシンの還元を行う．細胞内にはアルドケト還元酵素（aldo-keto reductase, AKR）とよばれるスーパーファミリーを形成する酵素系も含まれ，種々のアルデヒドやケトンの還元に関与している．

AKR にはアルデヒド還元酵素（AKR1A1）やヒドロキシステロイド脱水素酵素（HSD/AKR1C）などが含まれる．タバコに含まれる発がん物質である 4-メチルニトロアミノ-1-(3-ピリジル)-1-ブタノン（NNK）は SDR と AKR の両方で還元される．AKR1C にはカルボニルの還元以外にジヒドロジオール脱水素活性やクロルデコンの還元活性を示すものがある．また抱水クロラールのトリクロロエタノールへの還元にはアルコール脱水素酵素（alcohol dehydrogenase, ADH）が関与する．

3）キノン　　キノンの還元は NQO1 や NQO2，NADPH-シトクロム P450 還元酵素などによって行われる．たとえばメナジオンの還元反応（図 3.4.3）では，2 電子還元によって NAD(P)H からの電子が

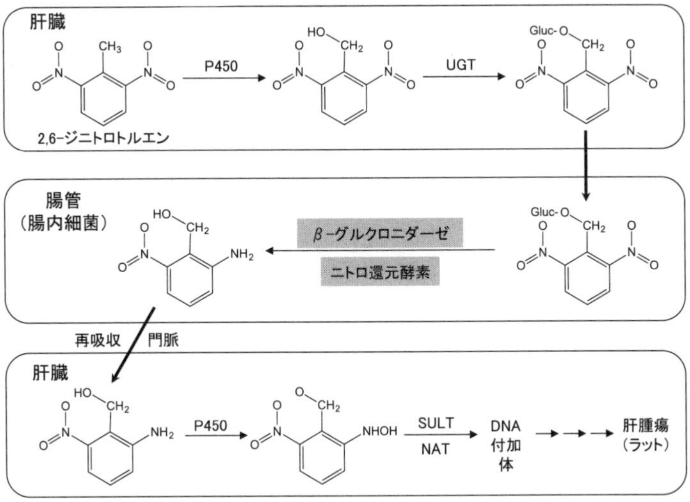

図 3.4.2　薬物の腸肝循環と肝および腸内細菌による代謝
網掛け：腸内細菌の酵素，Gluc：グルクロン酸．

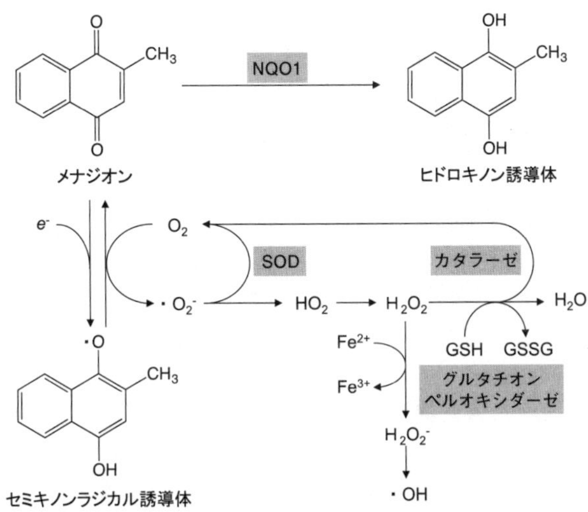

図 3.4.3　キノンの還元と活性酵素の生成

1 度に 2 個ずつキノンに導入されてヒドロキノンが生成するが，これには NQO1 が関わる．他方，1 電子還元によるセミキノンラジカルの形成には NADPH-シトクロム P450 還元酵素が関与する．このセミキノンラジカルは容易に酸素分子と反応して・O_2^- を生成するので，不均化によってできる過酸化水素や・OH とともに，脂質の過酸化，DNA およびタンパク質の損傷に関わる．このような酸化ストレスによる毒性発現は，ドキソルビシンの心毒性やパラコートの肺毒性でもみられる．

4) スルホキシドおよび *N*-オキシド　スリンダクのスルホキシドは生体内でスルフィドへ還元される．胆汁に排泄されたスルフィドは小腸で再吸収され（腸肝循環），肝で再びスリンダクに酸化されるので，抗炎症作用が持続するとされている．チオレドキシン依存性の酵素がスルホキシドの還元活性を示す．生体内では *N*-オキシドも還元され，P450 や NADPH-シトクロム P450 還元酵素が関わるとされている．

5) 脱ハロゲン化　ハロゲン化炭化水素は還元的および酸化的に脱ハロゲン化を受け，P450 がこれら反応を行う．たとえば四塩化炭素は，まず還元的な脱ハロゲン化を受けてトリクロロメチルラジカルへと変換され，その後生じるクロロホルムから活

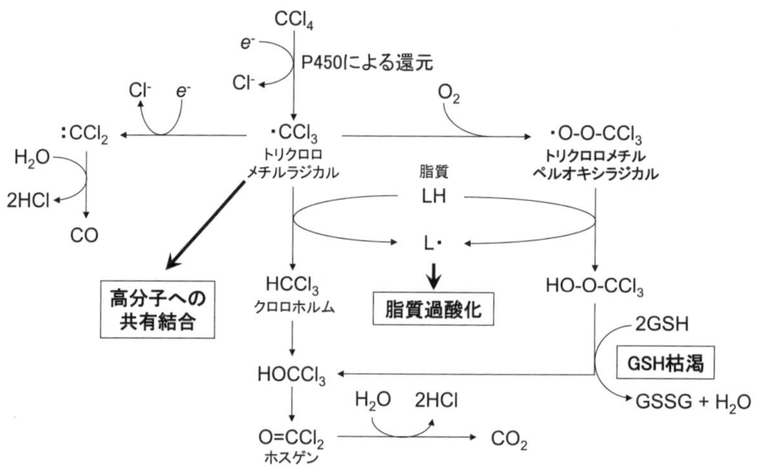

図 3.4.4　四塩化炭素の還元的脱ハロゲン化と毒性発現

性代謝物のホスゲンの生成，あるいは脂質過酸化の亢進により，肝細胞障害を引き起こす（図 3.4.4）．全身麻酔薬のハロタンも還元的および酸化的に脱ハロゲン化を受ける．還元的脱ハロゲン化により生じたラジカル生成は脂質過酸化を亢進し，また酸化的脱ハロゲン化により生じたトリフルオロ酢酸クロリドはタンパク質と結合し，免疫学的機序による毒性を惹起する．

c. 酸　化

1）アルコール，アルデヒドおよび複素環　アルコールやアルデヒド，ケトン類は，アルコール脱水素酵素（ADH），アルデヒド脱水素酵素（aldehyde dehydrogenase, ALDH），アルドケト還元酵素（AKR），アルデヒド酸化酵素（aldehyde oxidase, AO），キサンチン酸化酵素（xantine oxidase, XO），P450 を含む様々な酵素により酸化される．

ADH は可溶性の亜鉛含有酵素で，*ADH1A*（または *ADH1*），*ADH1B*（または *ADH2*），*ADH1C*（または *ADH3*），*ADH4*，*ADH5*，*ADH6* および *ADH7* の 7 種の遺伝子によりコードされるサブユニットから成る二量体で存在する．基質特異性や臓器分布が異なる 20 種類以上の酵素分子が存在し，サブユニットの構成に基づき ADH は 5 種のクラス（ADH1A，ADH1B および ADH1C3 はクラス I，ADH4 はクラス II，ADH5 はクラス III，ADH6 はクラス V，ADH7 はクラス IV）に分類される．クラス I の酵素はエタノールや低分子アルコールの酸化を行い，ピラゾールで阻害される．クラス II や III の酵素は長鎖アルコールを基質とし，ピラゾールで阻害されない．クラス III 酵素はホルムアルデヒドを酸化する．クラス IV 酵素はレチノールに対して高い活性を示す．肝臓には発現しないが，胃で高発現し，胃でのエタノール酸化に関与する．クラス V 酵素の機能についてはよくわかっていない．

ADH1B および *ADH1C* には遺伝子多型があり，前者では 3 種のアレル（**1*，**2*，**3*），後者では 2 種のアレル（**1*，**2*）が知られている．*ADH1B*2*（または *ADH2*2*）のサブユニットからなる酵素は生理的 pH で活性が高く，atypical ADH とよばれる．このサブユニットをもつヒトの割合は日本人や中国人で高く（90％），欧米人やアフリカ人で低い（10％）．*ADH1C*2* サブユニットは *ADH1C*1* に比べてやや高い活性を示し，日本人では **2* アレル保有者の割合は低い．

P450 やカタラーゼもアルコール酸化活性を示すが，エタノール酸化における寄与は ADH に比べて小さい（図 3.4.5）．Microsomal ethanol oxidizing system（MEOS）の本体は CYP2E1 である．

ホルムアルデヒドの酸化を行うクラス III ADH（ADH5）を例外として，アルデヒドの酸化は ALDH により触媒される．ヒトでは少なくとも 19 の ALDH 遺伝子が同定され，ALDH 酵素は 11 のファミリー（ALDH1，ALDH2，ALDH3，ALDH4，ALDH5，ALDH6，ALDH7，ALDH8，ALDH9，ALDH16，ALDH18）に分類されている．これら酵素は，可溶性画分やミトコンドリアに分布し，NAD^+ や $NADP^+$ を補酵素として利用する．

アセトアルデヒドから酢酸への酸化には，ミトコ

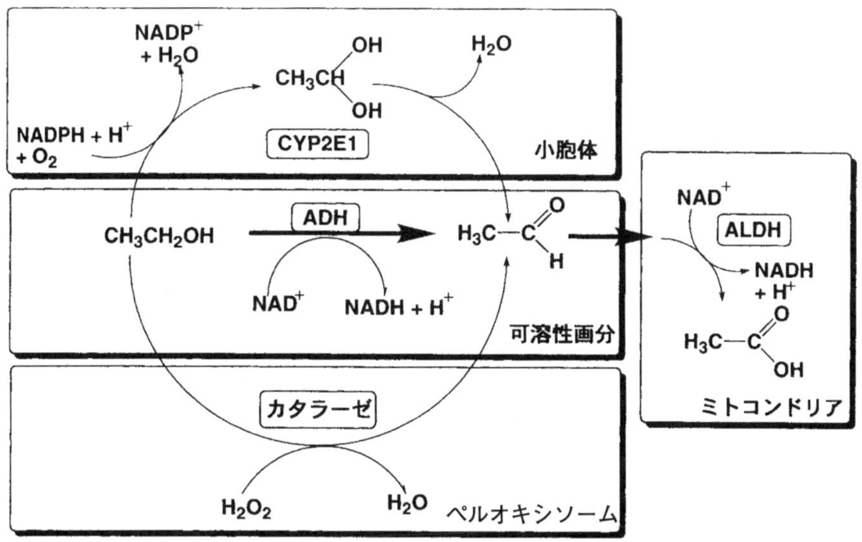

図 3.4.5　細胞内画分におけるエタノールの酸化代謝

ンドリアに存在するALDH2が主に関与する．ALDH2には遺伝子多型が存在し，日本人を含む東アジアの民族では活性の低い酵素をコードするアレル（*ALDH2*2*）をもつ人の割合が多い（約50%）．したがって，日本人ではエタノール酸化活性が高いatypical ADHとアセトアルデヒド代謝活性が低い*ALDH2*2*をもつ人の割合が高く，飲酒時にはエタノールから速やかにアセトアルデヒドが生成するが，酢酸に変換されにくいため，アルコール中毒の率は低いものの，紅潮を呈する率が高い．

アルデヒド，特に芳香族アルデヒドは，モリブデン含有酵素であるAOやXOでも酸化される．これら酵素はピロールやプリン誘導体などの複素環を酸化する酵素として知られている．代表的な酸化酵素であるP450と異なり，これら酵素による酸化反応で基質に導入される酸素原子は，酸素分子ではなく水に由来する．XOはヒポキサンチンやキサンチンを尿酸に酸化し，この活性は痛風治療薬のアロプリノールによって阻害される．

P450もアルコールからアルデヒドへの酸化，アルデヒドからカルボン酸への酸化を触媒する．

2）酸化的脱アミノ化　生体内で産生されるセロトニン，プトレシン，スペルミンはモノアミン酸化酵素（monoamine oxidase，MAO），ポリアミン酸化酵素（polgamine oxidase，PAO），スペルミン酸化酵素（spermine oxidase，SMOX）またはジアミン酸化酵素（diamine oxidase，DAO）によって酸化され，アルデヒドとアミン（アンモニア）に変換される．薬物由来の脂溶性アミンもこれら酵素によって代謝される．

MAOにはMAO-AとMAO-Bの2種類の酵素が存在し，これらは肝臓，腎臓，小腸，血小板，神経組織細胞のミトコンドリアに含まれている．セロトニンや脱アルキル化されたプロプラノロール代謝物はMAO-Aによって酸化され，β-フェニルエチルアミンやパーキンソン病様症状を引き起こす1-メチル-4-フェニル-1,2,5,6-テトラヒドロピリジン（MPTP）はMAO-Bによって酸化される．クロルジリンおよび*l*-デプレニルはそれぞれMAO-AおよびMAO-Bを，フェネルジンは両酵素を代謝依存的に阻害（mechanism based inhibition，MBI）する．

PAOやSMOXの外因性基質は少ないが，抗痙攣薬ミラセミドの酸化的脱アミノ化は前者により触媒される．MAOと同様に基質には水由来の酸素が導入されて過酸化水素が生成する．

DAOはピリドキサールリン酸依存性の可溶性酵素で，分子内に銅を含む．肝臓，腎臓，腸管などの組織で発現し，ヒスタミンやプトレシンの酸化に関与している．

3）フラビン含有モノオキシゲナーゼ　フラビン含有モノオキシゲナーゼ（flavin-containing monooxygenase，FMO）とよばれるFAD含有酵素が含窒素，含硫黄および含リン物質の酸化に関わってい

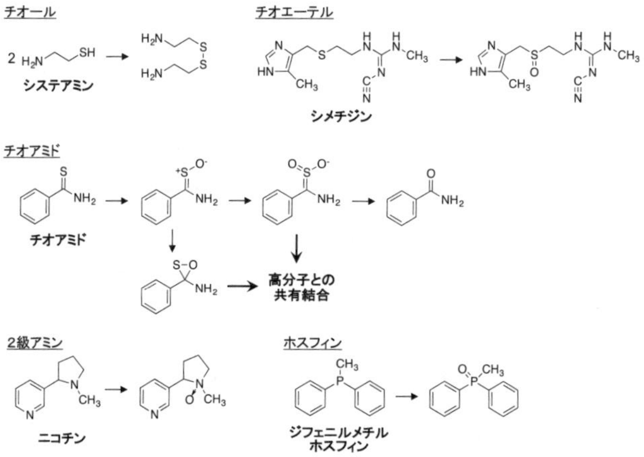

チオール
2 H_2N⌒SH →
システィアミン
チオエーテル
シメチジン
チオアミド
チオアミド
高分子との
共有結合
2級アミン
ニコチン
ホスフィン
ジフェニルメチル
ホスフィン

図 3.4.6　フラビン含有モノオキシゲナーゼ（FMO）の典型的な反応

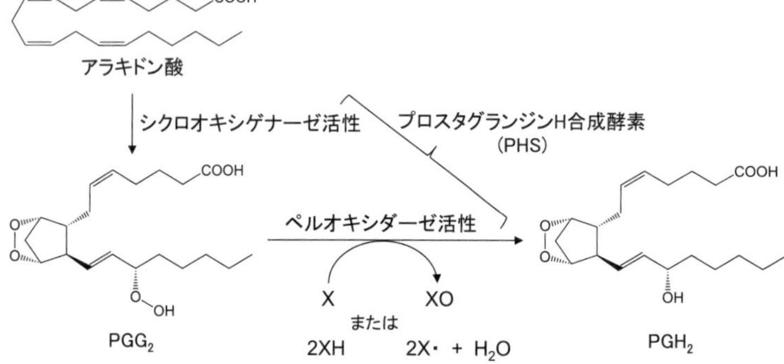

図 3.4.7　アラキドン酸代謝過程で起こる共役酸化
X：ベンジジン，β-ナフチルアミン，ベンゾ［a］ピレン 7,8-ジヒドロジオールなど．

る（図 3.4.6）．この酵素は P450 と同様に小胞体に含まれ，NADPH と酸素分子を必要とする．反応は分子内の FAD が NADPH からの電子で還元されることで始まる．含窒素基質では，FMO は 3 級アミンから *N*-オキシド，2 級アミンから *N*-ヒドロキシアミンおよびニトロン，1 級アミンからオキシムへの酸化を行う．種々のチオール，チオエーテル，ホスフィンの酸化に加えて，ヒドラジンや含セレン，含ホウ素物質も基質とする．

哺乳動物では FMO1 から FMO5 の 5 種の酵素が知られている．ヒトの肝臓では FMO3 が主要な分子種であり，(*S*)-ニコチンの 1'-*N*-オキシドへの変換，シメチジンの *S*-酸化などに関与している．ラットやウサギ，ブタの肝臓では FMO1 が主要な FMO 分子種である．FMO1 はヒト腎で高発現している．

魚臭を有するトリメチルアミンはヒトでは FMO3 により無臭の *N*-オキシドに変換され，排泄される．遺伝的多型により FMO3 の活性が低下すると，尿や汗などにトリメチルアミン臭（魚臭）が認められる．

FMO の基質は P450 の基質となることもあるが，FMO と P450 の寄与を阻害薬を利用して調べるには注意が必要である．なぜならば，典型的な P450 阻害薬であるシメチジンや SKF525A は FMO の基質であり，また FMO の阻害薬であるメチマゾールは CYP2B6 や CYP2C9 の基質かつ CYP3A4 の代謝依存的阻害薬（mechanism-based inhibitor）であるためである．

4）ペルオキシダーゼ共役酸化　　数種のペルオキシダーゼが脂肪酸ペルオキシドや過酸化水素を還元する際に，異物を酸化する（図 3.4.7）．腎髄質，血小板，消化管，肺，膀胱上皮にはプロスタグランジン H 合成酵素（PHS）が，乳腺上皮にはラクトペルオキシダーゼ，白血球にはミエロペルオキシダーゼが含まれており，組織特異的な毒性との関連が指摘されている．PHS はシクロオキシゲナーゼ（cyclooxygenase, COX）ともよばれ，アラキドン酸を環状エンドペルオキシドの PGG_2 に導くシクロオキシゲナーゼ活性とペルオキシドをアルコール体（PGH_2）に還元するペルオキシダーゼ活性を有する．この反応系にベンジジンやアセトアミノフェンが含まれるとペルオキシダーゼの共役酸化反応によってそれぞれジイミン体およびキノンイミン体に酸化される．これらイミン体は反応性が高く，生体高分子と付加体を生成し，毒性発現のきっかけとなる．ベンゼンの長期曝露による骨髄抑制にも PHS およびミエロペルオキシダーゼによる共役酸化が関わるとされている．

5）P450　P450 は，一酸化炭素の結合スペクトルが 450 nm で極大を示す色素タンパク質（pigmentprotein）としてみつかった．シトクロムという名称を有するが，P450 は一酸素添加酵素（monooxygenase）であり，電子伝達や呼吸には関わらない．哺乳動物では小胞体とミトコンドリアに含まれ，両タイプの酵素は電子伝達と役割に違いがみられる．ステロイドの生合成に関わる分子種はミトコンドリアに局在することが多く，薬物の代謝にほとんど寄与していない．小胞体の P450 分子種が異物代謝に関わる．

P450 は，基質が結合すると NADPH-シトクロム P450 還元酵素から 1 電子を受け取り，酸素分子がさらに結合する．この状態で 2 つ目の電子を受け取ると酸素分子が切断され，1 個の酸素原子は水となって放出される．残ったヘム鉄上の酸素原子は求電子性で電子密度の高い炭素，窒素，硫黄，リンを攻撃して酸化が進行する．反応によっては 2 番目の電子をシトクロム b_5 から受け取る．

P450 は遺伝子スーパーファミリーを形成し，ヒトでは 55 の機能遺伝子が存在する．ヒトや実験動物には共通の祖先遺伝子に由来すると考えられる多くの P450 分子種が含まれ，これらの基質特異性は類似しているため，基質と反応名に由来する命名の代わりに，アミノ酸配列の相同性に基づく命名法が提唱された．すなわちシトクロム P450 の省略形として CYP を用い，以下にファミリー名（算用数字），サブファミリー名（アルファベット）および酵素番号（算用数字）を付す方法である．基本的にアミノ酸配列の相同性が 40％以上の分子種を一つのファミリーとする．さらに 55％以上のグループを同一サブファミリーとして小分類する．薬物の代謝にはファミリー 1 から 4（CYP1 から CYP4）の分子種が関わる．このうち CYP1 ファミリーの分子種（CYP1A1，CYP1A2，CYP1B1）と CYP2E1 の遺伝子は哺乳動物間でよく保存されており，共通の遺伝子名が用いられている．それ以外の CYP2，CYP3 および CYP4 ファミリー酵素は動物種ごとに進化し，変化が大きいため，各分子種ごとに個別の名称が付けられている（例：CYP3A1，CYP3A4，CYP3A11 はそれぞれラット，ヒト，マウスの酵素）．

i）薬物代謝型 P450　動物の CYP1 ファミリーは 2 つのサブファミリーで構成されており，ヒトでは CYP1A1，CYP1A2，CYP1B1 の 3 分子種が発現している（表 3.4.3）．これら分子種の含量は 3-メチルコランスレンなどの多環芳香族炭化水素の曝露により増加する．これら酵素は多環芳香族炭化水素のエポキシ化などを触媒し，発がん物質の代謝活性化に重要な役割を果たしている．

CYP2 ファミリーには最も多くの分子種が含まれ，ヒトでは CYP2A，CYP2B，CYP2C，CYP2D，CYP2E，CYP2F，CYP2J，CYP2R，CYP2S，CYP2U，CYP2W サブファミリーが知られている．医薬品はこれらサブファミリーの分子種によって代謝されることが多く，なかでも CYP2C9，CYP2C19 および CYP2D6 の 3 分子種の寄与が大きい．

ヒトの CYP3 ファミリーには CYP3A サブファミリーのみが存在し，CYP3A4，CYP3A5，CYP3A7 および CYP3A43 の 4 分子種が知られている．CYP3A4 は成人ヒト肝および小腸において最も含量の多い P450 分子種である．また，CYP3A7 は胎児の肝臓で高発現し，成人ではほとんど発現していない．これら酵素の発現はステロイドやリファンピシンなど，多くの化学物質により誘導される．

ヒトの CYP4 ファミリーには CYP4A，CYP4B，CYP4F など 6 サブファミリーが存在し，脂肪酸やロイコトリエン，プロスタグランジンの酸化反応を触媒する酵素が含まれる．

ii）ヒト P450 の基質選択性　ヒト肝臓の代表的な薬物代謝型 P450 には CYP1A2，CYP2A6，CYP2C8，CYP2C9，CYP2C19，CYP2D6，CYP2E1 および CYP3A4 がある．肝臓で最も含量の多い分子種は CYP3A4 で，総 P450 量の 20～50％を占める．代表的な活性はテストステロンの 6β-水酸化，ニフェジピン酸化，エリスロマイシンの *N*-脱メチル化，アフラトキシン B_1 のエポキシ化などであり，

表 3.4.3 代表的なヒトの薬物代謝型 P450

P450	主要発現組織	典型基質
CYP1A1	肝外組織	ベンゾ［a］ピレン
CYP1A2	肝臓	カフェイン，テオフィリン，アセトアミノフェン，芳香族アミン
CYP1B1	皮膚，腎臓，乳腺，前立腺	エストロゲン（4 位水酸化）
CYP2A6	肝臓，肺，鼻粘膜	クマリン，ニコチン
CYP2B6	肝臓	シクロホスファミド，ブプロピオン
CYP2C8	肝臓	パクリタキセル，タキソール，ロシグリタゾン
CYP2C9	肝臓，小腸	トルブタミド，フェニトイン，ジクロフェナク
CYP2C18	肝臓	トラニラスト，ニフェカラント
CYP2C19	肝臓	(*S*)-メフェニトイン，オメプラゾール，ジアゼパム
CYP2D6	肝臓	ブフラロール，デブリソキン，コデイン，タモキシフェン
CYP2E1	肝臓	クロルゾキサゾン，ジメチルニトロソアミン，エタノール，アセトン，ハロタン，トルエン
CYP2F1	肺	スカトール
CYP2J2	小腸	アラキドン酸
CYP3A4	肝臓，小腸	ニフェジピン，テストステロン（6β-水酸化），シクロスポリン A，インジナビル，トリアゾラム，アフラトキシン B_1
CYP3A7	肝臓（胎児）	デヒドロエピアンドロステロンサルフェート

分子サイズの大きい薬物を基質とすることが多い．次に含量の多いのが CYP2C9 で 15〜20％を占める．フェニトインの 4′-水酸化，ヘキソバルビタールの 3′-水酸化，(*R*)-ワルファリンの 7-水酸化などの活性を示す．CYP1A2 も含量が多く 10〜20％を占める．カフェインの *N*-脱メチル化，芳香族アミンやヘテロサイクリックアミンの *N*-水酸化などの活性を有する．CYP2E1 は有機溶媒などの低分子化合物を基質とし，エタノール酸化，ジメチルニトロサミンの脱メチル化，アセトン水酸化などの活性を有する．CYP2A6 はクマリンの 7-水酸化やニコチン酸化（コチニン生成）活性をもつ．CYP2D6 の含量は多くないが，その基質となる医薬品は多い．デブリソキンの 4′-水酸化，ブフラロールの 1′-水酸化，プロプラノロールの 4-水酸化活性などを有する．CYP2C19 は，(*S*)-メフェニトインの 4′-水酸化，オメプラゾールの 5-水酸化，プロプラノロールの *N*-脱プロピル化などの活性を示す．

CYP1，CYP3 および CYP4 ファミリーの分子種はヒト，実験動物を通して基質特異性が比較的保たれているが，CYP2 ファミリーの分子種では相関性がヒトと実験動物の間であまり認められず，種差の原因となっている．

iii）P450 の遺伝子多型　ある地域または集団における 1％以上の通常と異なる対立遺伝子の存在を遺伝子多型という．多くのヒト P450 では遺伝子多型による活性の個体差が認められ，CYP2D6 や CYP2C19 ではその影響が顕著である．両酵素以外でも，ほぼすべてのヒト P450 分子種で遺伝子多型がみつかっている．正常な代謝活性（表現型/フェノタイプ）をもつヒトを extensive metabolizer（EM），代謝活性が弱いまたは認められないヒトを poor metabolizer（PM）とよぶが，P450 活性は遺伝的要因だけでなく，栄養状態や疾患，化学物質曝露などの後天的な要因によっても変動するため，表現型は遺伝子型（ゲノタイプ）だけでは決まらないことに注意する必要がある．

iv）代謝に関与する酵素分子種の同定　曝露した化学物質の代謝に関わる酵素分子種を同定することは，薬効や毒性発現の個人差，薬物動態の把握に非常に重要である．関与する分子種を同定するには，一般に①代謝活性相関，②阻害薬利用，③抗体阻害，④組換え酵素の利用の 4 つの手法がある．①では，特定の分子種で選択的に代謝される既知基質（プローブ基質）と被験薬物の代謝を，起源の異なる多数の試料（複数個体由来の肝ミクロソームなど）を用いて測定して，それらの相関性から関与する分子種を推定する．プローブ基質に対する活性の代わりにウエスタンブロッティングにより算出した分子種含量も利用できる．②では，分子種特異性の高い既知阻害薬物の添加に伴う活性の変動により関与する分子種を推測する．CYP1A2 ではフラフリン，CYP2C9 ではスルファフェナゾール，CYP2D6 ではキニジン，CYP3A4 ではケトコナゾールなどが用いられる．③では，分子種特異的に認識して酵素活性を阻害する抗体の反応系への添加に伴う活性変動を利用して関与する分子種を推測する．④では，哺乳動物細胞や昆虫細胞，大腸菌に各 P450 分子種を単一で発現させ，それらを酵素源として活性を測定することで，各分子種の寄与を推定する．現在では多くのヒトやラットの P450 分子種の組換え酵素が市販され，広く利用されている．

3.4.4　第Ⅱ相反応

水酸基，アミノ基，カルボキシ基などをもつ薬物，ならびにハロゲン化合物は，抱合反応（conjugation）である第Ⅱ相反応によってより極性の高い物質に変換される．多くの反応は酵素の存在下で起こり，高エネルギーをもつ補酵素が求電子的にはたらいて抱合体（conjugate）が生成する．このような反応として，グルクロン酸抱合，硫酸抱合，メチル抱合（メチル化），アセチル抱合（アセチル化）などがある．一方，薬物がまず活性化体に変換され，生成した中間体と内因性物質が抱合する場合もある．このような反応としてアミノ酸抱合（グリシン抱合，タウリン抱合，グルタミン抱合など）がある．反応性の薬物（および代謝物）にはグルタチオンが付加して抱合体を生成する．

a. グルクロン酸抱合（glucuronidation/glucuronide conjugation）　ネコ類を除く哺乳動物ではグルクロン酸抱合が最大の能力をもつ第Ⅱ相代謝経路である．多くの薬物もグルクロン酸抱合体（グルクロニド）として排泄される．ヒトを含む哺乳動物ではヘモグロビン分解物のビリルビンや胆汁酸のような内因性物質もグルクロン酸抱合体として排泄される．

小胞体に存在する UDP-グルクロン酸転移酵素（UDP-glucuronosyltransferase，UGT）は，UDP-グルクロン酸（UDP-glucuronic acid，UDPGA）を補酵素として，その α-グルクロン酸を薬物に転移して β-グルクロニドを生成する．UDPGA は不足するとグルコース-1-リン酸から速やかに生合成されるので，大量の薬物基質が細胞内に流入しても反応の飽和は起こりにくい．生成したグルクロン酸抱合体は受動輸送またはアニオントランスポーターに

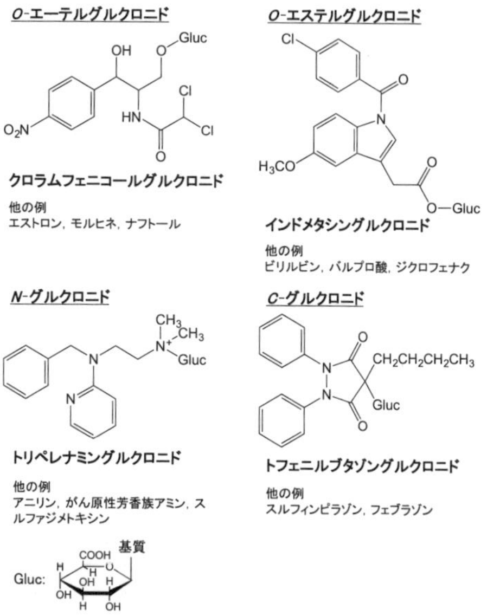

O-エーテルグルクロニド
クロラムフェニコールグルクロニド
他の例
エストロン，モルヒネ，ナフトール

O-エステルグルクロニド
インドメタシングルクロニド
他の例
ビリルビン，バルプロ酸，ジクロフェナク

N-グルクロニド
トリペレナミングルクロニド
他の例
アニリン，がん原性芳香族アミン，スルファジメトキシン

C-グルクロニド
トフェニルブタゾングルクロニド
他の例
スルフィンピラゾン，フェブラゾン

Gluc:　基質

図 3.4.8　グルクロン酸抱合体の種類

よって能動的に肝臓や腎臓から排泄される．胆汁排泄されたグルクロン酸抱合体の一部は，腸内細菌の β-グルクロニダーゼによって加水分解されて腸管から吸収される（腸肝循環）．

抱合される薬物の官能基の違いから，生成物は *O*-グルクロニド，*N*-グルクロニド，*S*-グルクロニド，*C*-グルクロニドに区別できる（図 3.4.8）．*O*-グルクロニドはさらにアルコール性水酸基やフェノール性水酸基との反応によって生成するエーテル型とカルボン酸との抱合で生成するエステル型（アシルグルクロニド）に大別できる．前者は化学的に安定であるが，後者には酸およびアルカリ性条件下で不安定なものがあり，尿中で開裂してカルボン酸が生じる．アシルグルクロニドの生成が毒性発現に関与する例がいくつか報告されている．薬物が α 位に水素をもつケト基を含む場合，そのエノール型が *O*-グルクロニドに，また芳香族ヒドロキサム酸および芳香族ヒドロキシルアミンも *O*-グルクロニドに代謝される．*N*-グルクロニドにもいくつかのタイプがある．比較的難溶性を示す酸アミドのウレア誘導体，カルバメート類およびスルホンアミド類はしばしば *N*-グルクロン酸抱合を受ける．芳香族アミンや芳香族ヒドロキシルアミンもこの反応の基質となる．芳香族ヒドロキシルアミンは *O*-グルクロニドにも変換されるので，物質によっては *N*-と *O*-の両タイプのグルクロニドが生成する．*S*-グル

クロニドはチオフェノール類との反応で生成し，生体内ではグルタチオン抱合体の微生物分解によって生じるチオフェノール性薬物の解毒経路となっている．フェニルブタゾンやフェプラゾンのようなピラゾロン骨格をもつ異物では，酸性度の高い活性メチレン部位で反応した *C*-グルクロニドが生成する．

肝臓，腎臓，皮膚，消化管，肺などのヒト組織には多種の UGT 分子種が含まれている．これら UGT はその構造から大きく2つの遺伝子ファミリー（UGT1 および UGT2）に分類される．ヒトの UGT1 ファミリー遺伝子は固有のプロモーターおよび第1エキソンと共通のエキソン 2～5 で構成され，基質結合部位を含む *N*-末端側の配列は異なるが，UDPGA 結合配列を含む *C*-末端側の配列は共通な分子種群が作られる．これら分子種はビリルビンや甲状腺ホルモン，フェノール類の抱合を触媒する．このうち UGT1A1 には遺伝子多型があり，クリグラー・ナジャーやジルベール症候群として知られる黄疸症状と関連している．UGT2 ファミリーには臭球に特異的に発現する UGT2A サブファミリーと肝臓や消化管に発現する UGT2B サブファミリー酵素が含まれる．UGT2B 分子種はステロイドや薬物の抱合に高い活性を示し，これら分子種はそれぞれ異なる遺伝子に由来する．

ラットにフェノバルビタールを長期間投与すると，UGT 活性の増加に伴い甲状腺ホルモンの代謝が促進され，血中甲状腺ホルモンレベルが低下する．これに応答した甲状腺刺激ホルモンの持続的刺激によって甲状腺腫瘍が誘発される．ヒトでは脱ヨード化が主な甲状腺ホルモンの代謝経路のため，この機序による腫瘍は生じにくいとされている．

b. 硫酸抱合（sulfoconjugation/sulfate conjugation/sulfation）　可溶性酵素の硫酸転移酵素（sulfotransferase，SULT）は，活性硫酸とよばれる 3'-phosphoadenosine-5'-phosphosulfate（PAPS）を補酵素として，内因性物質のステロイドや甲状腺ホルモン，カテコールアミンならびに低分子薬物の硫酸抱合を触媒する．アルコール，フェノール，アミンおよび一部のチオール化合物が基質となる．ヘパラン硫酸のようなアミノ糖鎖やコレシストキニンのようなペプチドも硫酸抱合体としてみつかるが，これらの硫酸抱合は低分子化合物を基質とする酵素とは異なる膜結合型の酵素群によって触媒される．

硫酸抱合は，多くの場合解毒的にはたらくが，DMBA や 2-アセチルアミノフルオレンの *N*-ヒドロキシ芳香族アミンでは，生成した硫酸エステルが非酵素的に求電子物質（カルボニウムイオンやニトレニウムイオン）となり，DNA 付加体を形成して発がんの原因となることがある．

SULT は遺伝子スーパーファミリーを形成し，いくつかのグループに分けられる．従来基質特異性からアリール（フェノール）硫酸転移酵素およびエストロゲン硫酸転移酵素とよばれていた分子種は SULT1 ファミリーに，ヒドロキシステロイド硫酸転移酵素と胆汁酸硫酸転移酵素は SULT2 ファミリーに，アミン硫酸転移酵素は SULT3 に属する（ヒトでは SULT3 分子種はみつかっていない）．ヒト SULT1A1 はフェノール性異物を，SULT1A3 はドパミンのような神経伝達物質を基質とする．実験動物の SULT1A 酵素はヒト SULT1A1 に似た性質を示す．SULT1B 酵素は甲状腺ホルモンの抱合，SULT1E 酵素はエストロゲンの代謝に関わる．ステロイド，胆汁酸，アルコールは SULT2A1 によって，コレステロールは SULT2B1 によって硫酸抱合される．

c. グルタチオン抱合（glutathione conjugation）　ニトロ，ハロゲン，エポキシ環，α, β-不飽和ケトンなど求電子性の基質を含む薬物は，還元型グルタチオン（GSH）と反応してグルタチオン抱合体を生成する．この反応は一部非酵素的にも進行するが，グルタチオン *S*-転移酵素（GST）によって促進される．グルタチオン抱合体はそのままでは尿から体外に排泄されず，グルタミン酸とグリシンが順次切断されてシステイン抱合体となり，さらに *N*-アセチル化されてメルカプツール酸誘導体（mercapturic acid）となって尿中に排泄される（図 3.4.9）．肝細胞には 5～10 mM のグルタチオンが含まれており，その含量は食事やエネルギー代謝状態による影響を受ける．

グルタチオン抱合反応にはいくつかの様式がある．飽和炭化水素や芳香族炭素のハロゲンやニトロ基はグルタチオンにより置換される（図 3.4.10（1）～（3））．硝酸エステルやチオシアンでは，エステルおよびチオシアン基が切断されて（図 3.4.10（4），（5）），エポキシドや α, β-不飽和ケトンでは，グルタチオンの付加により反応性が消失する（図 3.4.10（6），（7））．また，二重結合への付加と脱離によって異性化を起こすこともある（図 3.4.10（8））．

R-X + HSCH2CHCNHCH2COOH
NHCCH2CH2CHCOOH
NH2
グルタチオン
GST
R-SCH2CHC-Gly
NH—γ—Glu
グルタチオン抱合体
γ-グルタミルトランスペプチダーゼ
R-SCH2CHC-Gly
NH2
システイニルグリシナーゼ
R-SCH2CHCOH
NH2
膜結合型N-アセチルトランスフェラーゼ
R-SCH2CHCOH
NHCOCH3
メルカプツール酸
（N-アセチルシステイン抱合体）
C-S結合切断
S-メチルトランスフェラーゼ
尿中排泄
R-S-CH3

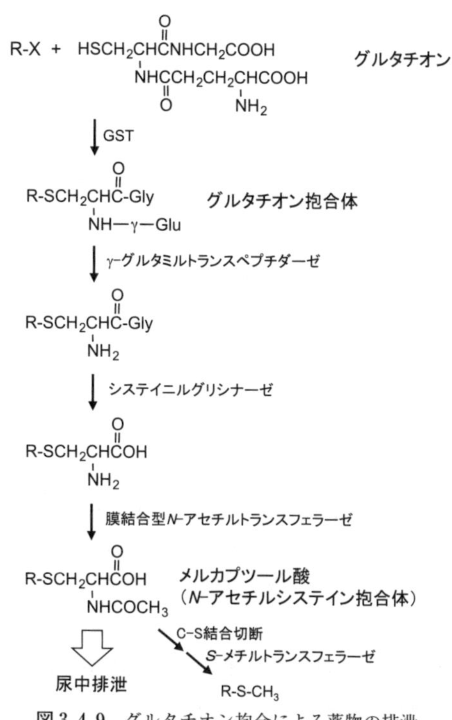

図 3.4.9　グルタチオン抱合による薬物の排泄

哺乳動物には多数の GST が存在し，7 種の可溶性 GST（Alpha/GSTA，Mu/GSTM，Pi/GSTP，Sigma/HPGDS，Theta/GSTT，Zeta/GSTZ および Omega/GSTO），1 種のミトコンドリア GST（Kappa/GSTK）ならびに 3 種の小胞体 GST（Clan1，Clan2，Clan3）に分けられる．これらのうち，異物代謝には主に可溶性画分の GST が関わる．GSTM1 や GSTP1 などでは遺伝子多型があり，GSTM1 および GSTT1 遺伝子欠損者は，それぞれトランススチルベンオキシドおよびハロメタンの代謝能力を欠く．GSTP1 は肺，食道および胎盤で高い活性を示す分子種で，ラットの GSTP は肝の前がん病変マーカーとしてよく知られている．

d. *N*-アセチル抱合（*N*-acetyl conjugation/*N*-acetylation）　芳香族アミンやスルホンアミド，ヒドラジン誘導体はアセチル抱合（アセチル化）される．この反応は可溶性画分に含まれる *N*-アセチル転移酵素（NAT）によって触媒される．NAT には NAT1 と NAT2 の 2 種が知られている．NAT は通常アセチル CoA を補酵素として利用するが，アセチル CoA の代わりにアリールヒドロキサム酸のアセチル基をアセチル供与体として利用することがある（図 3.4.11）．従来 *N*, *O*-アセチル転移酵素活性とよばれた *N*-ヒドロキシ芳香族アミンの *O*-アセチル化も NAT を介して起こり，NAT は芳香族アミンの代謝活性化に重要である．これら酵素はコリン，カルニチン，ヒストン，ポリアミン，糖などの内因性物質のアセチル抱合酵素とは異なる．

NAT の活性は肝臓で最も高いが，腸粘膜や血球でも高い活性が認められる．ヒトや実験動物で遺伝子多型が認められ，活性の高い個体は rapid acetylator，活性の低い個体は slow acetylator とよばれる．ヒトでは *NAT1* と *NAT2* の両方に遺伝子多型があり，イソニアジドやスルファメタジン代謝の多型性には *NAT2* が寄与している．アゾ色素系染料の職業的曝露による膀胱がんの発症と NAT 活性の関連が知られており，疫学的に *NAT2* の slow acetylator に高い発がんリスクが認められている．また，イヌは NAT 活性を欠くため，ヒドラジンやイソニアジドによる毒性を発現しやすい．

e. メチル抱合（methyl conjugation/methylation）　メチル抱合（メチル化）は，*S*-アデノシ

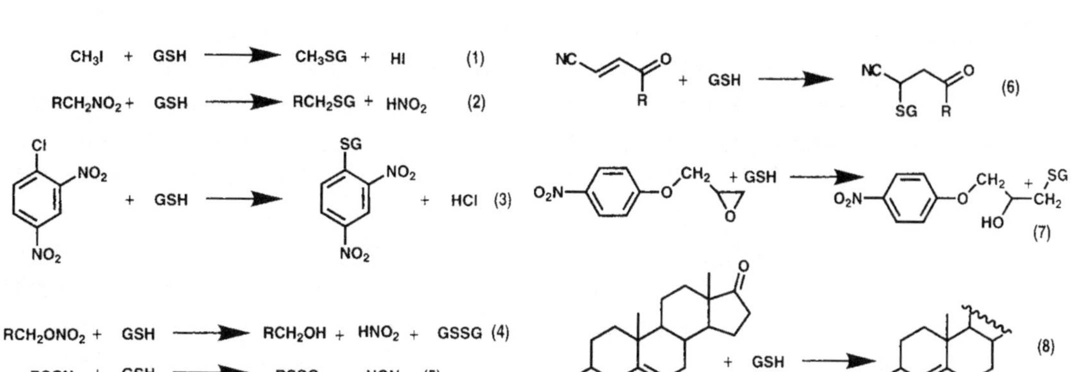

CH3I + GSH → CH3SG + HI (1)
RCH2NO2 + GSH → RCH2SG + HNO2 (2)
+ GSH → + HCl (3)
RCH2ONO2 + GSH → RCH2OH + HNO2 + GSSG (4)
RSCN + GSH → RSSG + HCN (5)
+ GSH → (6)
+ GSH → (7)
+ GSH → (8)

図 3.4.10　グルタチオン *S*-転移酵素の基質と反応

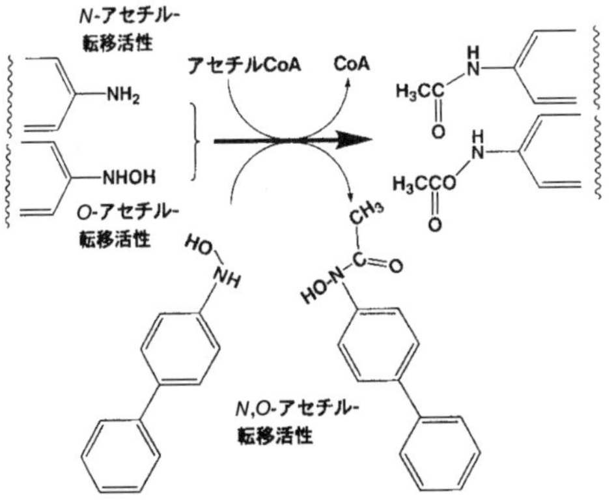

図 3.4.11　アセチル化反応の種類

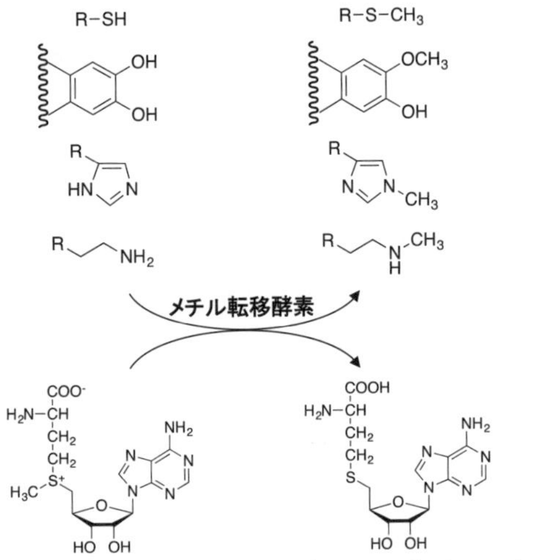

ルメチオニンのメチル基が水酸基，アミノ基またはチオールに転移する反応で，いくつかの酵素がこの反応に関与している（図 3.4.12）．抱合反応は一般に基質の水溶性を増加させるが，メチル抱合は逆に水溶性を低下させることが多い．水銀やセレンのような金属も生体内でメチル化される．

フェノール類の *O*-メチル抱合はフェノール *O*-メチル転移酵素（POMT）とカテコール *O*-メチル転移酵素（COMT）によって行われる．POMT は小胞体に，COMT は小胞体と可溶性画分に存在する．COMT は血球をはじめ，多くの臓器・組織で発現している．COMT はカテコールエストロゲンの代謝にも関与し，4-ヒドロキシエストロゲンの発がん性との関連が指摘されている．ヒトの COMT 活性には個人差があり，COMTH アレルをもつヒトでは高く，COMTL アレルをもつヒトでは低い．カルビドパ併用時のレボドパは主に 3-*O*-メチルドパに代謝されるが，COMT 活性が高いヒトではこの代謝が促進されるため，パーキンソン病の治療効果が低く，逆に毒性（ジスキネジア）発現率が高い．

ヒトや実験動物における *N*-メチル抱合反応は，ヒスタミン *N*-メチル転移酵素（HNMT），ニコチンアミド *N*-メチル転移酵素（NNMT），フェニルエタノールアミン *N*-メチル転移酵素（PNMT）などの複数の酵素によって行われる．HNMT はヒスタミンや類似化合物のイミダゾール環を，NNMT はニコチンアミドなどのピリジン環およびトリプトファンやセロトニンのインドール環を，PNMT はノルアドレナリンなどを基質とする．これら酵素はいずれも可溶性画分に存在する．

S-メチル抱合を行うチオプリンメチル転移酵素（TPMT）は，可溶性の酵素で，抗がん薬 6-メルカプトプリン，D-ペニシラミン，カプトプリルなどを代謝する．TPMT には遺伝子多型があり，低活性酵素をコードする遺伝子をもつヒトでは 6-メルカプトプリンの副作用発現リスクが高いとされる．日本人に比べて欧米人で低活性酵素をコードする遺伝子を有するヒトの頻度が高く，欧米諸国では 6-メルカプトプリンの副作用回避のための遺伝子診断が行われている．

図 3.4.12　酵素的メチル化反応

グルタチオン抱合体はメルカプツール酸誘導体となって尿中に排泄されるが，一部は β-リアーゼによってチオールに変換され，最終的に *S*-メチル抱合体として排泄される．

f. アミノ酸抱合（amino acid conjugation）

異物のカルボキシ基にアミノ酸が転移されることがある（図 3.4.13）．安息香酸がグリシン抱合されて生じる馬尿酸は最初（1842 年）にみつかった異物代謝反応である．芳香族カルボン酸はグリシン抱合によって馬尿酸誘導体として，またフェニル酢酸誘導体はグルタミン抱合体に代謝される．これらの反応では，まず ATP 要求性のアシル CoA 合成酵素（ATP-dependent acid：CoA ligase）によるカルボン酸の CoA 誘導体への変換が起こり，次いでアシル CoA：アミノ酸 *N*-アシル転移酵素により薬物由来のアシル基がアミノ酸のアミノ基に転移され，アミドが生成する．抱合されるアミノ酸の種類は基質や動物種により異なる．

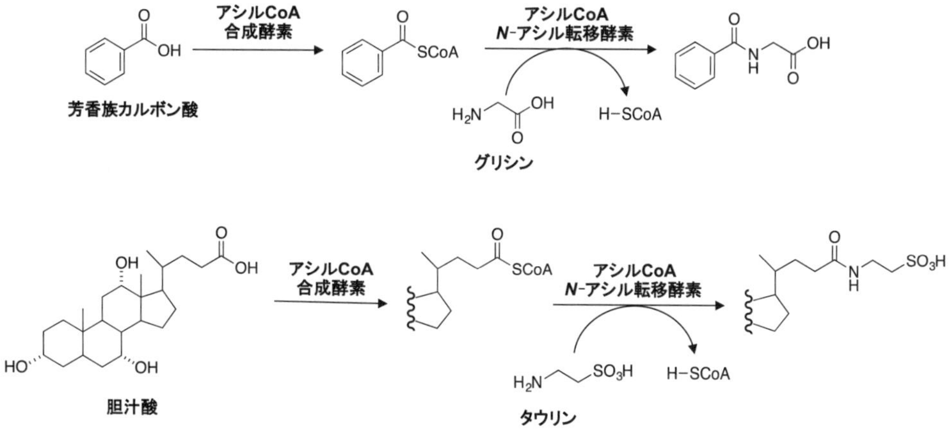

芳香族カルボン酸　アシルCoA合成酵素　SCoA　アシルCoA N-アシル転移酵素　グリシン　H-SCoA

胆汁酸　アシルCoA合成酵素　アシルCoA N-アシル転移酵素　タウリン　H-SCoA

図 3.4.13　芳香族カルボン酸と胆汁酸のアミノ酸抱合

がん原性芳香族アミンの *N*-水酸化体では，セリンやプロリンのカルボキシ基とのエステル化が知られている．この反応はアミノ酸がアミノアシル-tRNA 合成酵素によって活性化され，生成したアミノアシル-tRNA が *N*-ヒドロキシ芳香族アミンと反応する．

3.4.5　薬物代謝酵素の誘導

薬物代謝酵素の含量は薬物曝露により増加することが古くから知られており，この現象は酵素誘導とよばれる．これは，異物の侵入に対して，一連の酵素活性を増加させることで異物をできるだけ速やかに体外に除去するための生体応答システムと考えられている．たとえば多環芳香族炭化水素はCYP1A1やCYP1A2などの酵素を誘導する．これにより，多環芳香族炭化水素の代謝が促進される．また，アゾ色素の発がん性は多環炭化水素の併用投与で減弱することが知られている．酵素誘導は薬物間相互作用の原因ともなる．

酵素誘導は発がん物質だけでなく，様々な薬物に応答して起こり，これらには薬物応答性の受容体型転写因子である，芳香族炭化水素受容体（aryl hydrocarbon receptor，AHR），構成的活性化アンドロスタン受容体（constitutively active receptor/constitutive androstane receptor，CAR），プレグナンX受容体（pregnane X receptor，PXR）および PPARα（peroxisome proliferator-activated receptor α）が中心的にはたらく．後者の3つは，核内受容体スーパーファミリーに属する．

多環芳香族炭化水素の3-メチルコラントレンやベンゾ［a］ピレンは，CYP1A1，CYP1A2，UGT1A1，GST，NQO1などを誘導する．環境汚染物質のポリ塩化ビフェニル（PCB）やダイオキシン類のうち，難分解性のコプラナー型PCBや2,3,7,8-テトラクロロジベンゾ-*p*-ジオキシン（TCDD）は強力な薬物代謝酵素の誘導作用を示す．これら化合物は細胞質に存在するAHRに結合し，AHRを核内に移行させる．核内に移行したAHRはAHR核内移行因子（AHR nuclear translocator，ARNT）とよばれるタンパク質と二量体を形成し，標的遺伝子のプロモーター領域に存在するxenobiotic responsive element（XRE）に結合して転写を促進する．他方，オメプラゾールは直接AHRには結合せず，細胞内シグナルを介して間接的にAHRの核内移行を促進するとされている．

フェノバルビタールやクロルプロマジン，フェニトインなどの医薬品は，CYP2Bサブファミリーの P450やビリルビン抱合酵素のUGT1A1などの肝発現量を増加させる．これらの酵素誘導にはCARが関与することが明らかになっている．通常，CARは細胞質にリン酸化型として存在し，フェノバルビタールは直接CARに結合せず，細胞内シグナルを介してCARの脱リン酸化を行うことでCARの核移行を促進することが報告されている．核内に移行したCARは，核内受容体であるレチノイドX受容体（retinoid X receptor，RXR）と二量体を形成して標的遺伝子のプロモーター領域に結合することで，それら遺伝子の転写を亢進する．詳しい機序は不明であるが，CARはフェノバルビタールの肝発がんプロモーション作用に必須であることが示されている．

デキサメタゾンやプレグネノロン16α-カルボニトリル（PCN）は齧歯類でCYP3Aサブファミリー酵素を誘導する．ヒトではリファンピシンやクロトリマゾールなど非常に多くの医薬品がCYP3A4を誘導する．これらの誘導はPXRを介することがわかっている．PXRは通常細胞質に存在し，これら薬物が結合すると核内に移行してRXRと二量体を形成する．この二量体はCYP3A酵素遺伝子のプロモーター領域に結合して転写を亢進する．PXRを介した酵素誘導には顕著な種差が認められ，PCNは齧歯類特異的，リファンピシンはヒト特異的に酵素誘導を起こす．

フィブラート系薬物を齧歯類に投与すると，脂肪酸代謝に関わるCYP4Aサブファミリーの P450やアシルCoA酸化酵素が誘導される．同様の誘導はフッ素置換脂肪酸，2,4-ジクロロフェノキシ酢酸（通称2,4-D），可塑剤のフタル酸エステル類やデヒドロエピアンドロステロン硫酸抱合体でも起こる．これらの誘導にはPPARαが関与している．アラキドン酸はPPARαの内因性のリガンドとして知られている．これら化合物の結合により活性化されたPPARαは，RXRとの二量体としてプロモーター領域へ結合し，標的遺伝子の転写を亢進する．齧歯類の肝臓ではPPARαの活性化によりペルオキシソームの増生が認められ，これは非遺伝毒性肝発がん物質の重要な作用機構であると考えられている．しかし，PPARαの肝発がん作用には種差があり，疫学研究結果からフィブラート系薬物はヒトでは発がん性を示さないと考えられている．

3.4.6　薬物代謝酵素の阻害

薬物代謝酵素の基質特異性は緩やかなため，複数の基質による代謝酵素の競合が起こる．また，エステラーゼに対するパラオキソン，CYP2D6とキニジン，CYP3A4とグレープフルーツに含まれるフラノクマリン誘導体（GF-I-1）のように，薬物が酵素に非常に強く結合した場合にも顕著な酵素活性の低下が起こる．酵素阻害は，酵素誘導とともに薬物-薬物間および薬物-食品間相互作用の原因となる．薬物代謝酵素の阻害様式は，①薬物代謝酵素の競合，②ヘムへの非特異的な配位結合（P450のみ），③酵素への不可逆的（共有）結合に大別される．

競合阻害は基本的に同じ酵素で代謝される基質が複数存在することで起こる．基質により酵素に対する親和性が異なるため，いずれか一方の代謝が阻害されることが多い．他方，いくつかの薬物では阻害作用を示す分子種と代謝に関わる分子種が異なることが知られている．たとえばキニジンはCYP3A4で代謝されるがCYP2D6を阻害する．また，代謝物が親化合物と異なるP450分子種を阻害する例も知られており，アミオダロンはCYP3A4で代謝されるがその脱エチル化代謝物はCYP2C9やCYP2D6を阻害する．

P450はヘムタンパク質であるため，窒素原子を含む複素環がヘムに配位結合して酵素活性が可逆的に阻害されることがある．原理的にはすべてのP450分子種が阻害されうるが，阻害薬の脂溶性や分子サイズにより，ある程度の選択性が認められる．シメチジンはCYP2D6やCYP3A4を，アゾール系抗真菌薬はCYP3A4をこの様式で阻害する．

サリンのコリンエステラーゼ阻害，エリスロマイシンやトロレアンドマイシンのCYP3A4阻害は，反応性代謝物（反応性中間体）が代謝酵素と結合して付加体を形成し，酵素が失活するために起こる．この様式による阻害は，酵素活性に基づく阻害（MBI）であり，このような基質は自殺基質とよばれる．この様式の阻害では酵素は不可逆的に不活化されるため，阻害の程度は顕著である．ソリブジン代謝物による5-FU代謝酵素（ジヒドロピリミジン脱水素酵素）の阻害，経口避妊薬のエチニルエストラジオールやゲストデンによるCYP3A4阻害，グレープフルーツジュース成分によるCYP3A4阻害もこの様式による．

代謝酵素の阻害をin vitro系で予測する場合，被験薬の濃度は原則として薬物を投与したときの臓器・組織内薬物濃度（多くの場合非結合型薬物濃度）とする．これらの試験で得られたK_i値と推定最高血中濃度［I］との比［I］/K_iを求め阻害の程度を推測する．医薬品開発における薬物相互作用ガイドラインでは，［I］/K_i値が0.1を超える場合，in vivoでの相互作用試験を行うことが推奨されている．

3.5　排　泄

薬物は未変化体として，または代謝物となり体外へ排出される．尿中のほかに，胆汁中（糞便中），呼気中，乳汁中，汗にも排泄される．一般に肺以外では極性物質の方が脂溶性物質よりも効率的に排泄

表 3.5.1 化学物質の主な排泄・移行経路

経 路	特 徴	代表例
糸球体濾過	・電荷，形状などが障害とならない限り分子量 60000 以下のすべての物質 ・血漿タンパク質への結合により変化	アルブミンより分子量の小さい物質
尿細管再吸収	・受動拡散（水の再吸収により原尿中の物質は濃縮され，再吸収されやすくなる）またはトランスポーターによる能動輸送 ・脂溶性，分子型物質が再吸収されやすい	フェノバルビタール，サリチル酸，ACE 阻害薬，コリン，グルコースなど
尿細管分泌	・トランスポーターによる能動輸送 ・分泌され尿中で完全に解離した物質は受動的再吸収は受けない	ペニシリン，尿酸，PGs，硫酸抱合体，パラアミノ馬尿酸，メトトレキサート
胆汁排泄	・分子量 350～700 くらいの化合物および極性の高い抱合代謝物は胆汁排泄されやすい ・トランスポーターによる能動輸送	グルクロン酸抱合体，胆汁酸，ジギタリス，ブロモスルホフタレイン（BSP），インドシアニングリーン（ICG）など
胎盤透過	・単純拡散（脂溶性物質が透過しやすい）またはトランスポーターによる能動輸送 ・高分子化合物	アルコール，ダイオキシン，サリチル酸，IgG，赤血球，ウイルス，病原微生物
乳汁移行	・塩基性化合物，脂溶性化合物，カルシウム関連化合物，IgA	モルヒネ，カフェイン，DDT，ダイオキシン，フラン類，鉛，カルシウム錯体など

される．各排泄経路の特徴と代表的化学物質を表 3.5.1 に示した．

3.5.1 腎からの排泄

腎臓は薬物の排泄に最も重要な器官である．薬物排泄に関与する基本的な機構として，糸球体濾過，尿細管再吸収，尿細管分泌が挙げられる．

a. 糸球体濾過　腎は心拍出量のおよそ 25％の血液が還流する血液濾過器官である．心拍出量の 20％，すなわち 1 日当たり約 200 L の血漿が糸球体の毛細血管で濾過される．血漿タンパク質などと結合していない分子量 60000 以下の物質は濾過されて原尿中へ移行する．このため，化学物質の糸球体濾過はタンパク結合の程度によって左右され，タンパク結合率の高い薬物の糸球体濾過クリアランスは小さい．糸球体濾過速度は，尿細管分泌も尿細管再吸収も受けない化学物質，たとえばイヌリンや内因性物質のクレアチニンの腎クリアランスを測定することで求めることができる．

b. 尿細管再吸収　多くの薬物は糸球体濾過されたのち，尿細管上皮細胞を介して受動的に再吸収される．水の再吸収につれて原尿中の薬物は濃縮されるので，血液中への移行が助長される．脂溶性の高い化学物質および非解離型分子が再吸収を受けやすい．

尿の pH は薬物の解離度に大きく影響し，再吸収速度に影響する．酸性物質は尿の pH が低いほど再吸収されやすく，高いほど排泄されやすい．このことは，バルビツレート系薬物中毒の解毒にも利用され，炭酸水素ナトリウムを投与して尿をアルカリ性にし，薬物の排泄を促進する．一方，アンフェタミンなどの塩基性化合物は，アルカリ尿で尿細管からの再吸収が増加し，酸性尿では尿中への排泄が増加する．

利尿薬などにより尿細管中の尿流速を速くすると，薬物の尿細管中の滞留時間が短くなるため，再吸収率が低くなり，薬物の腎クリアランスが上昇する．

c. 尿細管分泌　近位尿細管には，能動的に有機酸や強有機塩基を血中から尿細管に分泌する機構があり，種々の薬物トランスポーターが関与している．

ペニシリン，サリチル酸，尿酸，パラアミノ馬尿酸などの化学物質は側底膜に発現している有機アニオントランスポーターによって分泌される．このトランスポーターはプロベネシドにより阻害される．ヘキサメトニウム，テトラエチルアンモニウム，ヒスタミン，トラゾリン，シメチジンなどの塩基性薬物は別の有機カチオン輸送機構によって能動的に分泌され，キニジンがこの輸送系の阻害薬として用いられる．これらの輸送系を担うトランスポーターとして，有機アニオントランスポーター1（organic anion transporter 1，OAT1）や有機カチオントランスポーター1（organic cation transporter 1，OCT1）などが同定されている．

刷子縁膜では P 糖タンパク質が発現している．P

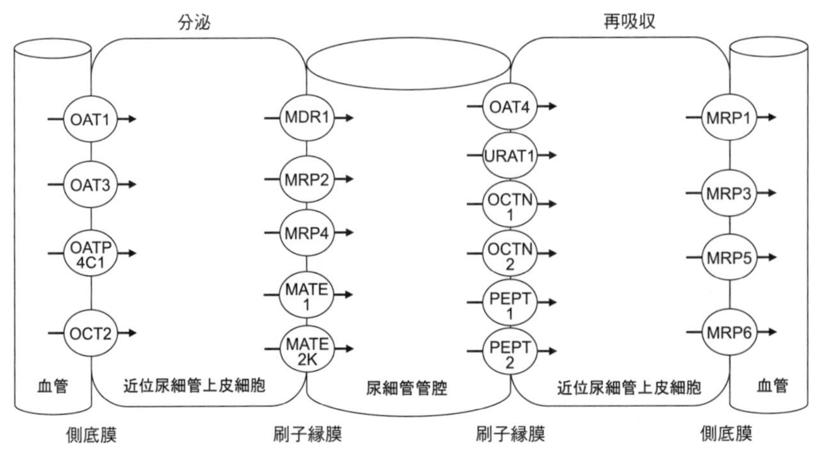

図 3.5.1 ヒト近位尿細管におけるトランスポーターを介した物質輸送の模式図（文献1より改変）

糖タンパク質が輸送する化学物質として，ビンブラスチンやビンクリスチン，マイトマイシン C，ドキソルビシン，パクリタキセルなどの抗がん薬，ジゴキシン，プロゲステロン，モルヒネ，ジルチアゼム，ニフェジピン，リファンピシンやエリスロマイシンなどが挙げられ，これらの化学構造は多様である．P 糖タンパク質と CYP3A4 の基質でオーバーラップが認められる．P 糖タンパク質の阻害薬としてベラパミルやシクロスポリン A，ラパマイシンなどの多くの薬物が知られており，これらは P 糖タンパク質の基質となる化学物質の体内動態に影響を与える．図 3.5.1 に近位尿細管に発現している主なトランスポーターの局在とはたらきを示した．

薬物トランスポーターを介する物質の分泌と排泄は，同じトランスポーターに親和性をもつ化合物により競合的に阻害される．このような例は，プロベネシドによるペニシリン血中半減期の延長や，有機アニオントランスポーターで能動輸送される薬物が同じく基質である尿酸の血中濃度を上昇させ，痛風を悪化させるなどの事例が知られている．

糸球体濾過された比較的小さな血漿タンパク質は，薬物と同様に近位尿細管で再吸収される．したがって，低分子タンパク質と結合する薬物は近位尿細管上皮細胞に取り込まれた後，毒性を発現することになる．このような事例として，メタロチオネインと結合したカドミウム，α2u-グロブリンと結合したリモネンやトリメチルペンタンなどが挙げられる．

新生児の腎機能，特に薬物トランスポーターの機能は十分に発達していないので，新生児における腎毒性の発現様式は成人と異なることがある．新生児では，ペニシリンやセファロリジンの腎毒性が発現しにくいといわれている．

3.5.2 胆汁への排泄

強酸性化合物，強塩基性化合物，強心配糖体などは，腎臓と同じような能動輸送機構によって肝細胞から胆汁中に排泄される．胆汁中に排泄され腸管内に入った薬物が再び吸収されて血中に移行する場合がある（腸肝循環）．薬物によっては，肝臓で代謝変換されるか，腎臓から排泄されるまで腸肝循環を繰り返すものもある．プラバスタチン，モルヒネ，アトロピン，サントニン，キニーネ，強心配糖体，クロラムフェニコール，インドメタシンや各種抗生物質などが腸肝循環を受ける．

門脈中の化学物質が肝臓に取り込まれて胆汁排泄される場合，血管側膜を介した肝細胞への取込みと，胆管側膜を介した肝細胞からの排出の 2 つの過程を経る．それぞれの過程に薬物トランスポーターが関与し，肝臓への取込み過程では OAT ファミリーや OCT ファミリートランスポーターが，排出過程では P 糖タンパク質や多剤耐性関連タンパク質（multidrug resistance-associated protein，MRP）などが同定されている（図 3.5.2）．

一般に，分子量が 350 未満の物質は腎排泄されやすく，分子量が 350〜700 くらいの物質は主に胆汁排泄されるといわれている．このため，主要代謝物が酸化・還元体であるか抱合体であるかによって排泄経路が変わり，種差の原因となることがある．グ

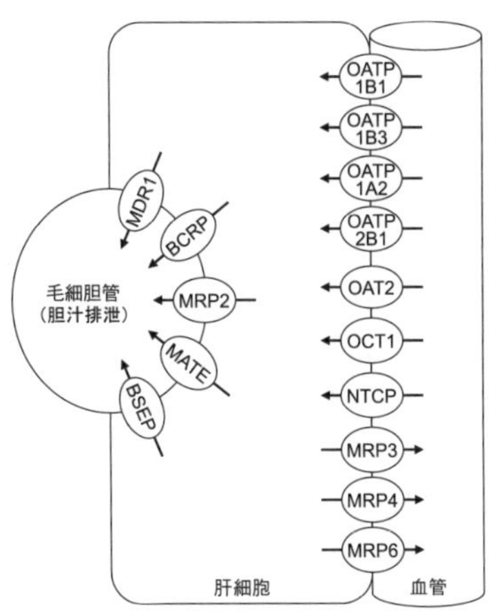

図3.5.2　ヒト肝細胞におけるトランスポーターを介した物質輸送の模式図（文献1より改変）

リセオフルビンはラットでは抱合体が主代謝物であるため胆汁排泄されるが，ウサギでは脱メチル体が主代謝物であるため主に尿中に排泄される．

3.5.3　肺からの排泄

四塩化炭素やエーテル，シクロプロパンなどの血中の揮発性有機化学物質は，ガス体の拡散透過が非常に早い肺胞上皮細胞から呼気中へと移動し，肺から排泄される．したがって，肺は吸入麻酔ガスの排泄経路としても重要である．肺からの排泄速度は呼吸量，肺への循環血量，揮発性有機化学物質の血中溶解性などにより影響される．

肺から排泄される主な化学物質として，麻酔ガス，殺虫剤の蒸気，揮発性有機溶媒およびアルコール代謝物をはじめとする揮発性代謝産物などがある．

3.5.4　その他の経路による排泄

汗，唾液，涙液などにも非解離型の薬物が排泄される．その程度はこれらの腺組織を構成している上皮細胞の膜透過性によっても規定されるが，一般に脂溶性に応じて排泄される．採血せずに薬物を検出できるため，汗や唾液中の薬物測定法が法医学的に応用されることがある．

母乳を介した母親から乳児への曝露，乳牛が摂取した薬物の乳製品を介したヒト曝露など，乳汁排泄は毒物曝露を考えるうえで重要である．薬物は単純拡散で乳汁中に排泄される．乳汁は血漿より酸性であるから，塩基性薬物は血液中より濃縮されやすい．モルヒネ，ニコチン，エタノール，カフェインなどは乳汁中に排泄され，乳児に影響を及ぼすことがある．

さらに重要なことは，乳汁中には脂肪分が3～4%含まれるので，脂溶性の薬物は脂肪とともに血液中から乳汁中に移行することである．したがって，薬物の乳汁排泄は，その物質の半減期に依存する．乳汁中に長期間にわたって高濃度で検出されるものは長い生物学的半減期をもつ脂溶性薬物である．例えば，ディルドリンやPCBなどのハロゲン系化合物は主に乳汁中に排泄されるといわれている．

薬物に曝露した母親により養育された乳児が中毒を引き起こす例として，ヘキサクロロベンゼン，DDT，PCBやダイオキシンなどが報告されている．しかし，このような中毒を十分に証明するためには，その中毒量が乳汁経由か胎盤経由かを区別する必要がある．

このほか，鉛やカルシウム，あるいはカルシウムと錯体を形成する化合物は，かなりの程度で乳汁中に排泄されることが知られている．

［吉成浩一・小澤正吾］

文　献

1) Klaassen, C. D. (ed.) (2013)：Casarett & Doull's Toxicology, The basic science of poisons (8th ed.), McGraw-Hill.
2) Paul R. Ortiz de Montellano (ed.) (2015)：Cytochrome P450, Structure, Mechanism, and Biochemistry (4th ed.), Springer.
3) 加藤隆一他編 (2010)：薬物代謝学 第3版，東京化学同人.
4) 日本トキシコロジー学会教育委員会編 (2009)：新版トキシコロジー，朝倉書店.
5) 杉山雄一，楠原洋之編 (2008)：分子薬物動態学，南山堂.
6) 大村恒雄他編 (2010)：P450の分子生物学 第2版，講談社.
7) Mizuno, N. et al. (2003)：Pharmacol. Rev., **55**, 3, 425-461.
8) The Human Cytochrome P450 (CYP) Allele Nomenclature Committee：The Human Cytochrome P450 (CYP) Allele Nomenclature Database, Web site 情報.

3.6　トキシコキネティクス

3.6.1　毒性発現とトキシコキネティクス

薬物により引き起こされる生体応答は，薬物の作用発現部位における濃度と薬物に対する感受性によって規定される．したがって，薬物の生体での挙動は薬物による生体応答の時間や強さを理解するための重要な情報となる．投与部位からの薬物の生体曝露は，まず吸収からはじまり，その後，血流によって全身の各組織に移行（分布）し，作用発現部位に到達して薬理作用や毒性を発現する．通常，体内に入った薬物は未変化体あるいは代謝物として尿中，胆汁中，呼気などに排泄される．これらの一連の過程は，使用する動物種，系統，性，週齢，投与経路，投与方法，投与剤型，食餌，バイオアベイラビリティ（bioavailability，生物学的利用能），代謝酵素の誘導・阻害，タンパク結合，発現した薬理作用，免疫反応や毒性（肝毒性，腎毒性など）などの様々な因子によって影響を受ける．このような生体に投与された薬物の複雑な挙動を，定量的，速度論的に表現する方法を薬物速度論，薬物動態学またはファーマコキネティクス（pharmacokinetics，PK）という．従来，安全域設定などに用いられてきた投与量のみによる全身的曝露評価より，血中薬物濃度などの生体内挙動を加味した曝露評価の方が，より科学的合理性が高い．そこで，薬物の毒性評価にこの PK の概念を導入し，薬物濃度を測定することにより薬物の生体曝露の時間的かつ量的変動を明らかにして，全身的曝露の状況から毒性（副作用）発現を裏付けることを目指したものがトキシコキネティクス（toxicokinetics，TK）である（図 3.6.1）．この TK により薬物の安全性評価の質を高めることが可能となる．

医薬品規制調和国際会議（International Conference of Harmonization，ICH）による日・米・欧の 3 極合意に基づき，1996 年に日本において医薬品開発におけるトキシコキネティクスガイダンス（ICH S3）が施行され，今日では毒性試験における血中濃度測定の有用性は広く認識されている．ガイダンスによると，TK とは「医薬品の開発における毒性試験の不可欠な構成要素として，あるいは特にデザインされた補助的試験として，全身曝露を評価するために，薬物動態データを得ること」とされている．TK の第一の目的は，毒性試験において得られた全身的曝露，およびそれと毒性試験の用量および時間経過との関係を明らかにすることである．そして，TK の実践により，毒性試験の中で得られた曝露情報を毒性知見と関連づけ，最終的に臨床上の安全性評価に役立てることが期待できる．そのほかにも，非臨床毒性試験における動物種と投与法の選択をサポートすることや，毒性知見とあわせて，以後の非臨床毒性試験の計画に役立つ情報を提供することができる．

薬物濃度分析のために選ばれる試料は，血漿，血清，全血，尿または他の液体や組織などがあり，これらをマトリックスとよぶ．TK 試験における分析対象はこれらのマトリックス中の未変化体や代謝物であり，場合によっては（血漿タンパク質との）非結合型薬物を曝露量評価の分析対象とすることもある．曝露評価に用いられる最も一般的な薬物動態パラメータとして投与量（Dose, D）をはじめ，最高血漿中濃度 C_{max}，血漿中濃度－時間曲線下面積 AUC，投与後の特定時間における血漿中濃度 C_{time}，最高薬物濃度到達時間 t_{max}，消失半減期 $t_{1/2}$ などがある[1~3]．単回および反復投与毒性試験，生殖毒性試験，遺伝毒性試験，およびがん原性試験が TK 試験を実施する毒性試験に含まれる．

2008 年に代謝物の安全性評価（Metabolites in Safety Testing, MIST）に関するガイダンス（Safety Testing of Drug Metabolites）が FDA から発出され，その後，ICH M3（R2）内でハーモナイズされた「医薬品の臨床試験及び製造販売承認申請のための非臨床安全性試験の実施についてのガイダンス」（2010 年）およびそのガイダンスの Q＆A（2012 年）が続いて発出された．その中で，ヒトで検出された代謝物のうち，ヒトでの安全性担保のための非臨床での安全性評価の実施が推奨される試験の考え方やその実施時期が示されている．

ICH M3（R2）のガイダンスには，「ヒトでみられた代謝物を非臨床試験で特徴づける必要があるのは，その代謝物の臨床での曝露量が，<u>投与薬物に関連する総ての物質の曝露量の 10％を超え</u>，かつ，ヒトにおける曝露量が<u>毒性試験での最大曝露量よりも明らかに高い</u>場合のみである」という記述がある．特に，下線部に関しては，ICH M3（R2）Q&A

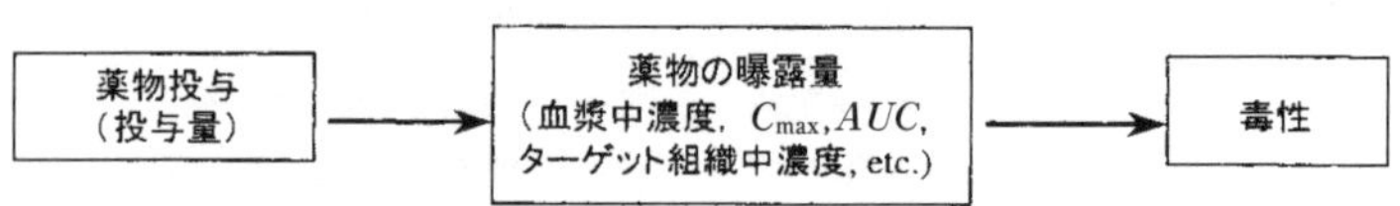

図 3.6.1　薬物の投与量/体内曝露とトキシコキネティクス

において，10%の閾値とは，通常，群の平均AUC（たとえば，0時間から無限大までのAUC）に基づき，薬物および代謝物について測定された総曝露量に対して，ヒトの代謝物が10%を超えることを示すこと，またTKの評価において，一般的に，平均AUCで2倍以上の差は意味があると考えられ，通常，その代謝物のヒトでの曝露量が動物の曝露量の2倍以上である場合に「明らかに高い」とすることが説明されている．そしてヒトでみられた代謝物を特徴づける非臨床試験は，①一般毒性の評価に用いる動物1種，②がん原性試験に用いる動物1種（がん原性の評価が必要でない場合はin vivoの小核試験で用いる1種），③胚胎児発生試験に用いる動物1種としており，その実施時期は第Ⅲ相試験の前としている．したがって，ヒト代謝物の情報は逆算すると，動物とヒトのin vitro代謝データはヒト臨床試験の開始前，動物とヒトのin vivo代謝データは大規模臨床試験あるいは長期間投与試験（通常は第Ⅲ相試験）の開始前までに入手する必要がある（ただし，反応性代謝物については個別の試験は現実的でないとしている）．

3.6.2 1-コンパートメントモデル

生体に投与された薬物の複雑な動きを簡単化する手段としてコンパートメントという考え方が用いられる．コンパートメントモデルは，生体をいくつかのコンパートメント，すなわち区画に分け，薬物がその間を移動すると仮定するモデルである．生体を一つのコンパートメントとみなす1-コンパートメントモデルでは，薬物はそのコンパートメントに入り，そしてそこから出るという最も単純なモデルである．線形1-コンパートメントモデルでは，薬物の消失速度は体内（コンパートメント内）薬物量に比例する，すなわち薬物は体内から1次速度で消失すると仮定できる．ここで，投与経路の違いに留意する必要がある．薬物が体内に瞬時に注入される静脈内投与，体内への流入の際に存在する1次吸収過程を組み入れるのが経口投与である．

a. 静脈内投与　薬物を静脈より瞬時に流入する急速静注の場合，投与直後（t=0時間）には薬物全量が体内に存在している．投与量Dを瞬間的に静脈内投与し，薬物の投与後t時間の体内の薬物量Xの単位時間当たりの変化量（消失速度）は，その時点で体内に存在する薬物量Xに比例すると仮定する．式で表すと以下のようになる．

$$-\frac{dX}{dt}=k_{el}\cdot X \tag{3.1}$$

ここで，k_{el}は消失速度定数といい，時間の逆数の単位（h^{-1}）となる．式（3.1）を時間0からtまで積分し，時間t=0における体内薬物量をX_0とすると，急速静注においてはX_0=投与量Dであることから，以下のようになる．

$$X=X_0\cdot e^{-k_{el}\cdot t}=D\cdot e^{-k_{el}\cdot t} \tag{3.2}$$

コンパートメントモデルの容量（分布容積）をVd，コンパートメント中の薬物濃度（血中薬物濃度）をCとすると，血中薬物濃度と，分布容積をかけ算したものが体内薬物量に等しい，というのが分布容積の定義である．

薬物投与後に実際の測定値として得られる血中薬物濃度Cの時間変化は，以下で表される．

$$C=\frac{X}{Vd}=\frac{D}{Vd}\cdot e^{-k_{el}\cdot t} \tag{3.3}$$

投与直後（t=0）における血中薬物濃度をC_0とすると式（3.4）となる．

$$C=C_0\cdot e^{-k_{el}\cdot t} \tag{3.4}$$

b. 消失速度定数　消失とはコンパートメント外への排泄（胆汁排泄や腎臓における尿中排泄など）のほかに肝代謝などによる親薬物の化学構造の変化を含み，各消失過程が各々の速度定数をもつ．薬物の消失速度定数k_{el}は代謝・排泄に関わる個々の過程の速度定数の和で表すことができる見かけの速度定数である．

c. 消失半減期　血中薬物濃度が半分になる時間を，消失半減期または生物学的半減期（$t_{1/2}$）とよび，k_{el}との関係は式（3.5）となる．

$$t_{1/2}=\frac{\ln 2}{k_{el}}=\frac{0.693}{k_{el}} \tag{3.5}$$

d. 分布容積　分布容積（Vd）は薬物が分布している組織の実際の体積を示すものではなく，血中から組織への移行性を表す薬物特有の値であり，組織への移行性が高いほどVdは大きくなる．また，Vdは薬物の血漿タンパク質との結合性にも密接に関連している．

e. 血中薬物濃度時間曲線下面積　血中薬物濃度時間曲線下面積AUCは，図3.6.2に示すように血中濃度推移の曲線下の面積を示し，血中濃度と時間の積の単位をもつ．AUCは，時間の関数である血中薬物濃度をt=0から無限大時間∞まで積分す

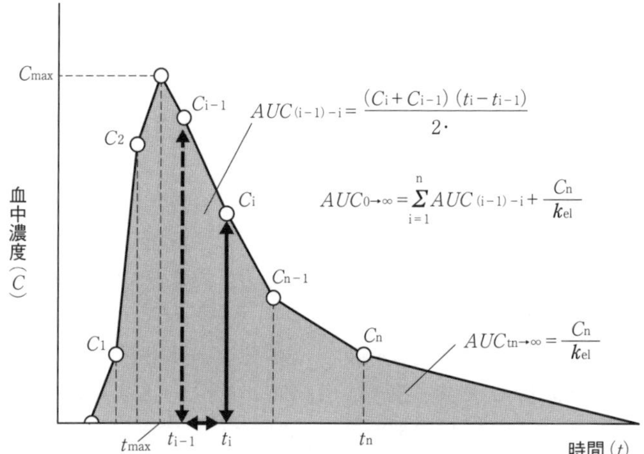

図 3.6.2 台形法による血中濃度-時間曲線下面積（AUC）の算出

ることにより得られる．

$$AUC_{0\to\infty}=\int_0^\infty Cdt \tag{3.6}$$

また，急速静注後の AUC は式（3.5）と式（3.6）で次式に導かれる．

$$\begin{aligned}AUC_{0\to\infty}&=\int_0^\infty C_0\cdot e^{-k_{el}\cdot t}dt\\&=\frac{C_0}{k_{el}}=\frac{D}{k_{el}\cdot Vd}\end{aligned} \tag{3.7}$$

AUC は血中薬物濃度変化から直接台形法によっても積算できる．

f. 全身クリアランス　クリアランス（CL）とは，単位時間当たりに薬物を除去（クリア）する能力を表し，時間当たりの洗浄容積として，流速と同じ次元（容積)/(時間）の単位をもつ．すなわち，CL は薬物の消失速度を血中薬物濃度当たりで換算したものと定義でき（式（3.8)），体全体を 1 つの薬物除去装置と考えた場合のクリアランスを全身クリアランス（CL_{tot}）とよぶ．

$$CL_{tot}=\frac{-\frac{dX}{dt}}{C}=\frac{k_{el}\cdot X}{C}=k_{el}\cdot Vd \tag{3.8}$$

なお，式（3.6）の積分値から，次式が導かれる．

$$CL_{tot}=\frac{D}{\int_0^\infty Cdt}=\frac{D}{AUC} \tag{3.9}$$

g. 1 次吸収のある投与（経口投与，筋肉内注射，皮下投与）　薬物を経口投与，筋肉内注射，皮下投与した後の血中薬物濃度推移は，急速静脈内投与時に設定したコンパートメントに加え，流入する前の吸収過程を設定する．たとえば経口投与の場合，吸収部位（消化管）における薬物量を X_a，そこから体内（コンパートメント）に流入する 1 次吸収速度定数を k_a とする．

吸収部位の薬物量に関する微分式を積分し式（3.10）が得られ，時間 t=0 のとき X_a は体内に入る薬物量に相当し，X_a=F・D で表される．ここで F はコンパートメントに流入する割合（全身循環血中へ移行した割合）を示す指標であり，吸収率またはバイオアベイラビリティ（生物学的利用能）とよばれる（3.6.7 項参照）．

$$X_a=F\cdot D\cdot e^{-k_{el}\cdot t} \tag{3.10}$$

体内薬物量の変化量は吸収速度－消失速度となるので以下の式が得られる．

$$\begin{aligned}\frac{dX}{dt}&=k_a\cdot X_a-k_{el}\cdot X\\&=k_a\cdot F\cdot D\cdot e^{-k_{el}\cdot t}-k_{el}\cdot X\end{aligned} \tag{3.11}$$

これを積分するとき，時間 t=0 における体内薬物量 X_0=0 であるので，式（3.12）となり，X=Vd・C の関係から式（3.13）が導かれ，血中濃度の時間推移は図 3.6.2 のような上に凸の曲線になる．

$$X=\frac{F\cdot D\cdot k_a}{k_a-k_{el}}\cdot(e^{-k_{el}\cdot t}-e^{-k_a\cdot t}) \tag{3.12}$$

$$C=\frac{F\cdot D\cdot k_a}{Vd\cdot(k_a-k_{el})}\cdot(e^{-k_{el}\cdot t}-e^{-k_a\cdot t}) \tag{3.13}$$

一般に薬物の吸収速度定数は消失速度定数より大きく，$k_a>k_{el}$ であるが，吸収が極めて遅い薬物や

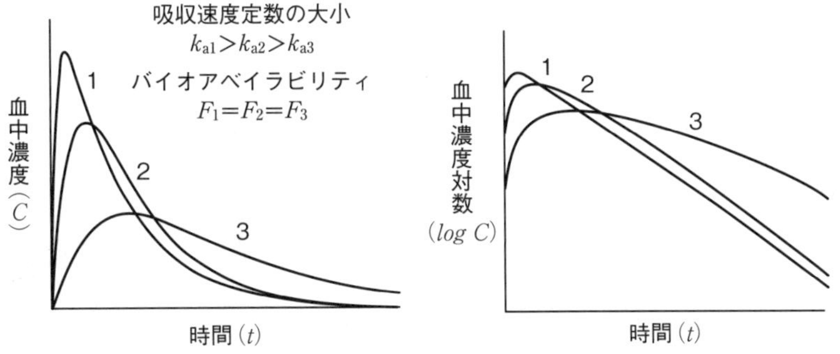

図 3.6.3 経口投与における血中濃度推移と吸収速度定数（k_a）の関係

徐放性製剤などでは，大小関係が逆転するフリップ・フロップ（flip-flop）現象が起こる．式（3.13）において k_a が変化すると，図 3.6.3 に示すように血中濃度推移も変化する．

h. 反復投与（静脈注射，経口投与） 多くの薬物の場合，一定用量を一定間隔でくり返し投与，服用される．薬物を反復投与した際の血中濃度は，以前に投与された薬物濃度に上乗せされた形で，途中上下に変動しながら増加して，次第に一定の濃度レベルに収束していく．この状態を定常状態（steady state）とよぶ．急速静脈内投与を，投与量 D(mg)，投与間隔τ(h) でくり返し投与し，最終投与から t 時間経過したときの血中薬物濃度を考える．n 回目投与後の血中濃度 C_n は式（3.14）で表される．

$$\begin{aligned}C_n&=C_0\cdot e^{-k_{el}\cdot t}+C_0\cdot e^{-k_{el}\cdot(\tau+t)}+\cdots\cdots+C_0\\&\quad\cdot e^{-k_{el}\cdot\{(n-1)\cdot\tau+t\}}\\&=C_0\cdot\frac{1-e^{-n\cdot k_{el}\cdot\tau}}{1-e^{-k_{el}\cdot\tau}}\cdot e^{-k_{el}\cdot t}\\&=\frac{D\cdot(1-e^{-n\cdot k_{el}\cdot\tau})}{Vd\cdot(1-e^{-k_{el}\cdot\tau})}\cdot e^{-k_{el}\cdot t}\end{aligned} \quad (3.14)$$

図 3.6.3 のように反復投与時の血中薬物濃度推移は，投与回数を重ねるごとに徐々に定常状態に近づく．式（3.14）に，$n\to\infty$ を代入すると定常状態血中濃度 C_{ss}（式（3.15））が得られる．

$$C_{ss}=\frac{D\cdot e^{-k_{el}\cdot t}}{Vd\cdot(1-e^{-k_{el}\cdot\tau})} \quad (3.15)$$

さらに，定常状態における最低血中濃度をトラフ濃度といい，次回投与直前，すなわち式（3.15）に t＝τを代入したときの血中濃度となる．

$$C_{ss,min}=\frac{D\cdot e^{-k_{el}\cdot\tau}}{Vd\cdot(1-e^{-k_{el}\cdot\tau})} \quad (3.16)$$

i. 蓄積率 単回投与後の血中濃度 C_1 に対する，反復投与後の定常状態血中濃度 C_{ss} の比率（R）を蓄積率または蓄積係数という（式（3.17））．反復投与の投与間隔τを半減期 $t_{1/2}$ と同じ，つまりτ＝$\ln2/k_{el}$ とすると，定常状態での血中濃度は 1 回目投与時の 2 倍になることが式（3.17）から求められる．

$$R=\frac{C_{ss}}{C_1}=\frac{\dfrac{D\cdot e^{-k_{el}\cdot t}}{Vd\cdot(1-e^{-k_{el}\cdot\tau})}}{\dfrac{D}{Vd}\cdot e^{-k_{el}\cdot t}}=\frac{1}{1-e^{-k_{el}\cdot\tau}} \quad (3.17)$$

j. 定常状態平均血中濃度 $C_{ss,ave}$ 定常状態において 1 回の投与で得られる AUC_{SS}（式（3.18））は，単回投与後の無限大時間までの $AUC_{0\to\infty}$（式（3.7））と同じになる．

$$\begin{aligned}\int_0^{\tau}C_{ss}dt&=\int_0^{\tau}\frac{D\cdot e^{-k_{el}\cdot t}}{Vd\cdot(1-e^{-k_{el}\cdot\tau})}\cdot dt\\&=\frac{D}{Vd\cdot(1-e^{-k_{el}\cdot\tau})}\\&\quad\cdot\int_0^{\tau}e^{-k_{el}\cdot t}dt=\frac{D}{Vd\cdot k_{el}}\end{aligned} \quad (3.18)$$

定常状態における平均血中濃度は，この面積を投与間隔τで除した値と定義され，全身クリアランス（式（3.8））を用いて表すと式（3.19）となる．

$$C_{ss,ave}=\frac{\int_0^{\tau}C_{ss}dt}{\tau}=\frac{D}{Vd\cdot k_{el}\cdot\tau}=\frac{D}{CL_{tot}\cdot\tau} \quad (3.19)$$

なお，1 次吸収過程を含む経口投与などのくり返しにより得られる血中濃度は，式（3.20）で表され，形状は図 3.6.4 のようになる．この式に $n\to\infty$ を代入することで定常状態における血中濃度が得られる（式（3.21））．

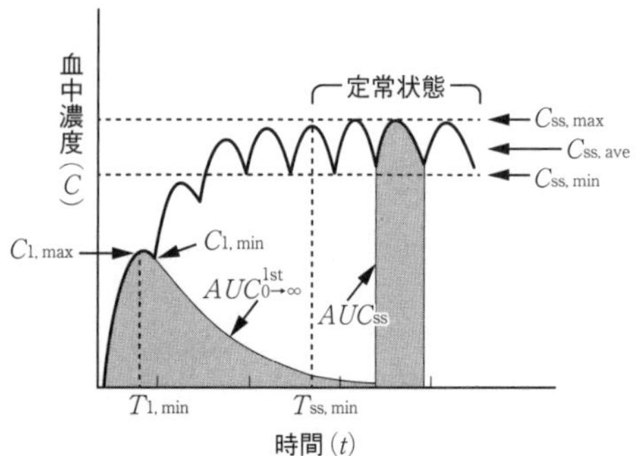

図 3.6.4　反復経口投与後の血中濃度と時間との関係

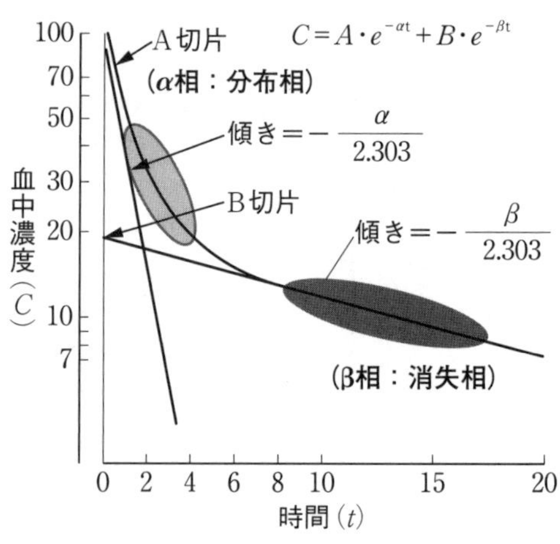

図 3.6.5　2-コンパートメントモデルにおける血中濃度の時間推移

α，β：消失速度定数，$A+B$：初濃度

$$C_n=\frac{F\cdot D\cdot k_a}{Vd\cdot(k_a-k_{el})}\cdot\left\{\left(\frac{1-e^{-n\cdot k_{el}\cdot\tau}}{1-e^{-k_{el}\cdot\tau}}\right)\cdot e^{-k_{el}\cdot t}-\left(\frac{1-e^{-n\cdot k_a\cdot\tau}}{1-e^{-k_a\cdot\tau}}\right)\cdot e^{-k_a\cdot t}\right\} \tag{3.20}$$

$$C_{ss}=\frac{F\cdot D\cdot k_a}{Vd\cdot(k_a-k_{el})}\cdot\left(\frac{e^{-k_{el}\cdot t}}{1-e^{-k_{el}\cdot\tau}}-\frac{e^{-k_a\cdot t}}{1-e^{-k_a\cdot\tau}}\right) \tag{3.21}$$

3.6.3　2-コンパートメントモデル

急速静脈投与後の血中薬物濃度の対数を時間に対してプロットしたときに，二相性のグラフが得られる場合がある（図 3.6.5）．この場合，複数のコンパートメントを仮定する必要が出てくる．2つのコンパートメントを想定したモデルが2-コンパートメントモデルである．薬物投与後，瞬時に分布が完了するコンパートメント（体循環コンパートメントまたは中心コンパートメント）と，分布に時間を要するコンパートメント（末梢コンパートメント）を設定し，両者間の薬物は1次速度（移行速度定数をそれぞれ k_{12}, k_{21}）で移行すると仮定すると，薬物量 X_1 および X_2 の変化速度は以下のように表される．

$$\frac{dX_1}{dt}=k_{21}\cdot X_2-(k_{12}+k_{el})\cdot X_1 \tag{3.22}$$

$$\frac{dX_2}{dt}=k_{12}\cdot X_1-k_{21}\cdot X_2 \tag{3.23}$$

この連立微分方程式を解くと血中薬物濃度の時間推移を表す次式が得られる．

$$C=A\cdot e^{-\alpha\cdot t}+B\cdot e^{-\beta\cdot t} \tag{3.24}$$

ただし，

$$A=\frac{D\cdot(\alpha-k_{21})}{V_1\cdot(\alpha-\beta)}$$

$$B=\frac{D\cdot(k_{21}-\beta)}{V_1\cdot(\alpha-\beta)}$$

$$\alpha+\beta=k_{12}+k_{21}+k_{el}$$

$$\alpha\cdot\beta=k_{21}\cdot k_{el}$$

式（3.24）で表される急速静脈投与後の血中濃度時間曲線を図 3.6.5 に示した．薬物が体循環コンパートメントから末梢コンパートメントへの移行によって体循環コンパートメントの血中濃度に急速な減少がみられる分布相（α 相）と，その後，消失のみによって比較的ゆっくり減少する消失相（β 相）が観察される．グラフから式（3.24）を構成するパラメータを求め，次いで速度定数や分布容積を求める．

3.6.4　代謝物の生成と消失のキネティクス

一般に，薬物が生体内で代謝を受けると，親化合物（未変化体）より極性の高い代謝物に変化し体外に排泄されやすくなる．しかしながら，代謝物によっては脂溶性や化学的反応性が高まったり，より薬理作用や毒性が増強されたりする場合がある．さらに薬物代謝には種差が存在することから，未変化体だけでなく代謝物の生成や消失に関する速度論的解析が，ヒト特有代謝物などの代謝物曝露評価に有用な場合がある．

親化合物が代謝によって消失する過程と親化合物が代謝を受けずに未変化体のまま腎排泄される過程を合算した消失速度定数を k_p とし，生成した代謝物がさらに代謝されて消失する過程の速度定数を k_{met} とするモデルを考える．代謝物が体内から消失する速度が非常に速い，すなわち，代謝物の消失速度定数 k_{met} が親化合物の消失速度定数 k_p より著しく大きい（$k_{met} \gg k_p$）場合は，投与から長時間経過後には，親化合物と代謝物の消失速度（半減期）はほぼ等しくなる．言い換えると，代謝物の生成過程が全体の消失過程の律速となっている．一方，代謝物の消失が遅く，k_{met} が k_p より著しく小さい場合（$k_{met} \ll k_p$）には，親化合物の血漿中濃度が極めて低くなっても代謝物の血漿中濃度は高いままでその消失は緩やかとなる．

以上の結果から，代謝物と親化合物の $AUC_{0\to\infty}$ の比は，代謝物の消失クリアランスと親化合物から代謝物への代謝クリアランスで規定されていることがわかる．よって，代謝物が生理活性をもち，その消失が遅い場合には，その代謝物の生成キネティクスと消失キネティクスを評価することは大変重要である．

3.6.5 生理学的薬物速度論

コンパートメントモデルによる薬物の動態解析では，比較的簡便に薬物速度論パラメータを得ることができるが，モデルと実際の解剖学的対応が乏しく，病態時における生理学的変化にともなう代謝酵素活性や血流速度などの変動をモデル解析に反映させることは難しい．一方，生理学的薬物速度論（physiologically-based pharmacokinetics, PBPK）は，解剖学的，生理学的な実体に基づいて個々の組織（臓器）における薬物の動きをモデル化，結合して一個体の数理モデルを組み立てる解析手法である（図 3.6.6）．ほかに，モデルを想定せずに体内動態データを解析するモーメント解析法がある．

a. 組織クリアランス　PBPK モデルでは薬物速度論パラメータとしてクリアランスが用いられる．ある組織（臓器）におけるクリアランス（CL_{org}）は以下の式で表される．

$$CL_{org}=\frac{Q\cdot(C_{in}-C_{out})}{C_{in}} \tag{3.25}$$

ここで，Q は組織中の血流速度（L/h），C_{in} は組織に流入する薬物濃度（mg/L），C_{out} は組織から流出する薬物濃度（mg/L）である．組織クリアランスは「ある組織が単位時間当たりに薬物を含む血液をどれだけの容積を浄化（クリア）したか」を意味し，薬物除去能力の指標となる．また，組織に流入

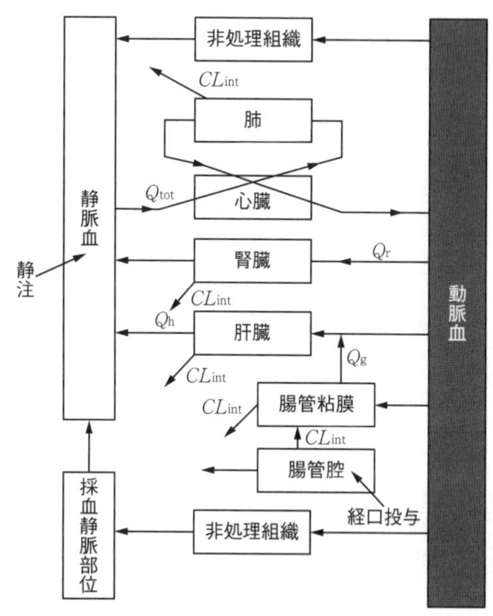

図 3.6.6　生理学的モデルの例

した薬物濃度の減少率を抽出率（extraction ratio, E）とよび，以下の式（3.26）により表され，0〜1 の間の値をとる．

$$E=\frac{C_{in}-C_{out}}{C_{in}}=\frac{CL_{org}}{Q} \tag{3.26}$$

反対に，組織による除去を免れて組織外へ流出する薬物濃度の割合を利用率（availability, F）といい，次式で表される．

$$F=1-E=\frac{C_{out}}{C_{in}} \tag{3.27}$$

b. 固有クリアランス　組織での薬物の動きを考える上で，以下の仮定がある．

1）薬物は血流によって組織（臓器）に流入，流出する．

2）タンパク質と結合していない非結合形薬物のみが臓器（細胞）内外へ移動できる．

3）タンパク結合は瞬間的で可逆的で，非結合形薬物のみが代謝や排泄によって処理される．

4）細胞内外の移動は極めて速く，血液-組織間で常に濃度平衡が成り立っている．

組織中の薬物の動きを表す簡便なモデルとして完全攪拌モデル（well-stirred model）がある．このモデルでは組織内の薬物濃度は十分混ぜあわされた均一な濃度で，薬物投与後のある経過時間 t での組織中の非結合形薬物濃度は $f_T \cdot C_{Tt}$，組織から流出する血液中の非結合形薬物濃度 $f_B \cdot C_{out}$ に等しいと

仮定する．定常状態において，臓器からの薬物消失速度 v を示した式は，以下のようになる．

$$v=Q\cdot(C_{in}-C_{out})=CL_{int}\cdot f_B\cdot C_{out} \quad (3.28)$$

つまり，実際に組織からの薬物が消失する速度は，組織中の非結合形薬物濃度と組織がもつ真の薬物除去（代謝および排泄）能力の積となる．この薬物除去能力を固有クリアランス（intrinsic clearance）とよび，CL_{int} で表す．これを展開し，C_{in} と C_{out} の比率として利用率 F を導くことができる．

$$F_h=\frac{C_{out}}{C_{in}}=\frac{Q}{Q+f_B\cdot CL_{int}} \quad (3.29)$$

上式では，肝での利用率を F_h としている．さらに，抽出率の式（3.26）より，臓器クリアランスと固有クリアランスの関係が導かれる．

$$CL_{org}=Q\cdot E=\frac{Q\cdot f_B\cdot CL_{int}}{Q+f_B\cdot CL_{int}} \quad (3.30)$$

c. 血流律速と代謝律速　特に肝臓や腎臓は薬物の消失にかかわる主要臓器であり，それらの組織（臓器）クリアランスは，肝クリアランス CL_h，腎クリアランス CL_r とよばれる．また，全身クリアランス CL_{tot} は消失にかかわる各臓器クリアランスの和として表すことができる．

主に肝臓における代謝によって消失する薬物を肝代謝型薬物，代謝を受けることなく，もとの化学構造のまま主に尿中排泄によって消失する薬物を腎排泄型薬物という．肝代謝型薬物の場合，全身クリアランスは肝クリアランスで説明できる．

$$CL_h=\frac{Q_h\cdot f_B\cdot CL_{int}}{Q_h+f_B\cdot CL_{int}} \quad (3.31)$$

ここで，肝血流量 Q_h に比べて肝固有クリアランスが十分大きい薬物では $Q_h \ll f_B\cdot CL_{int}$ となり，分母の Q_h が無視できるので，肝クリアランスは肝血流量に等しいと近似できる．このような薬物を血流律速型薬物という．

$$CL_h=\frac{Q_h\cdot f_B\cdot CL_{int}}{f_B\cdot CL_{int}} \fallingdotseq Q_h \quad (3.32)$$

一方，肝血流量に比べて肝固有クリアランスが十分小さい薬物では $Q \gg f_B\cdot CL_{int}$ となり，分母の $f_B\cdot CL_{int}$ が無視でき，次式のように肝クリアランスは肝固有クリアランスと血中非結合率の積に等しいと導かれる．このような薬物は代謝律速型薬毒物とよばれ，CL_{int} と f_B（血漿タンパク結合率が高い薬物の場合）の変化の影響を受ける．

$$CL_h=\frac{Q_h\cdot f_B\cdot CL_{int}}{Q_h}=f_B\cdot CL_{int} \quad (3.33)$$

3.6.6 非線形薬物速度論

酵素反応による薬物代謝や輸送タンパク質による薬物の尿中排泄や胆汁中排泄には飽和現象がみとめられることがある．特に，毒性試験のように体内に高濃度の薬物を曝露させると，吸収・分布・代謝・排泄の過程で線形性がくずれ，非線形とよばれる飽和現象が観察されることがしばしばおこる．このような非線形を示す場合の速度式には Michaelis-Menten 式が適用される．

$$\frac{dX}{dt}=-\frac{V_{max}}{K_m+C}\cdot C \quad (3.34)$$

ここで V_{max} は最大消失速度（mg/h），K_m は Michaelis 定数（mg/L）を示す．薬物濃度が非常に低く，$K_m \gg C$ となる場合には式（3.34）において分母の C は無視できるので線形性を示し，逆に高濃度では $K_m \ll C$ となる場合には，速度は薬物濃度にかかわらず一定，すなわち，0 次となる．

3.6.7. バイオアベイラビリティ

「静脈内投与時の AUC を 1 としたときの経口投与時の AUC の割合」と定義されるバイオアベイラビリティ（生物学的利用能，bioavailability，F）を，絶対的バイオアベイラビリティとよび，下式（3.35）で表す．この式の分子に，他の投与経路のデータを用いると，経口投与以外の投与経路でのバイオアベイラビリティを算出することができる．また，同一の薬物を含有する 2 つの製剤（たとえば，標準製剤と試験製剤）について生物学的同等性を評価する際にも，AUC の比較が用いられる．

$$F=\frac{AUC_{po}/D_{po}}{AUC_{iv}/D_{iv}} \quad (3.35)$$

薬物を経口投与した際に，薬物の脂溶性がある程度高く，消化管からの吸収が良好と予想されるのにバイオアベイラビリティが低いことがある．このような薬物は消化管腔から吸収された後，循環血中に入る前に初回通過効果（first-pass effect）とよばれる生体プロセスによって薬物が消失していると考えられる．特に薬物代謝酵素に富む肝臓で代謝を受け，循環血中に入る前に薬物が消失する肝初回通過効果が最もよく知られている．そのほか吸収される消化管での代謝酵素による代謝や，肝臓での薬物トランスポーターによる排出（胆汁中排泄など）も，初回通過効果の一因となる．バイオアベイラビリティFを，消化管からの吸収率F_a，消化管壁での代謝や排出を免れた割合F_g，肝臓での代謝や排出を免れた割合F_hと分割して考えると，Fは次式で表される．

$$F = F_a \cdot F_g \cdot F_h \tag{3.36}$$

バイオアベイラビリティの概念は，前項3.6.5のa.で述べられたものと同じである．

バイオアベイラビリティが極めて低い薬物は，初回通過効果を受けやすい薬物（ニトログリセリンやリドカインなど）であり，初回通過効果を回避する目的で，注射剤，貼付剤，坐剤（直腸内投与）や舌下剤などが用いられる．

3.6.8 毒性試験における TK の実際

TKガイダンスによれば，TKデータの必要な毒性試験には単回投与毒性試験，反復投与毒性試験，遺伝毒性試験，がん原性試験，および生殖毒性試験が挙げられている．これらの毒性試験の一部として実施されたTK試験は，安全性評価の一部との考えからGLPを適用して実施される．分析についても，通常HPLCまたはLC/MSなどによる分析法バリデーションによって，選択性，定量下限，検量線，真度，精度，マトリックス効果，キャリーオーバー，希釈の妥当性および安定性などが検証された方法を用いて実施される．TK試験で考慮される点としては，投与した化合物の吸収性，血漿中濃度プロファイル，血漿中濃度（C_{max}，AUCなど）の用量相関性，投与期間との関係，性差，動物の週齢，個体差，試験デザインなどがある[4)]．TK試験では，臨床用量よりも高用量で投与される場合が多いため，高用量では吸収，代謝，分布，排泄の過程で飽和状態になり，非線形の薬物動態を示すことがあるのでその解釈には注意が必要である．また，毒性発現による薬物動態への影響も注意する必要がある．

a. TK試験プロトコル　毒性試験の中でTK解析を行う場合，毒性を評価する動物から採血する場合と，毒性評価動物とは別に設定したサテライト動物から採血する場合がある．大動物（イヌ，サル）では，採血による動物への影響はあまり大きくないので1個体から連続採血することは可能であるが，ラットのような小動物では採血による毒性所見への影響が懸念される．そのため，小動物から採血する場合は，動物数，採血ポイント数および頻度，採血量，サテライト群の設定などを考慮すべきである．採血量については，1匹当たりの採血回数と採血量が動物のヘマトクリット値に大きな影響を与えない範囲に抑える必要がある．一方，サテライト群を設ける場合は毒性所見への影響はなくなるが，使用動物数が多くなること，個別の動物のTKプロファイルと毒性所見の関係づけが直接できないこと，などの短所もある．動物への負担を少なくし，かつ試験動物数を少なくするために，1匹から複数回採血するのではなく異なった動物から各時点で採血して，得られたデータを集めてプロファイルをつくる場合もある．

測定試料には通常血漿または血清が用いられるが，必要に応じて組織や尿などが用いられる場合もある．体内曝露評価のパラメータとしては，最高血漿中濃度C_{max}，血漿中濃度時間曲線下面積AUC，投与後の特定時間における血漿中濃度C_{time}，最高薬物濃度到達時間t_{max}，消失半減期$t_{1/2}$などが用いられる．AUCを求める場合は，通常4ポイント以上採血するが，1～3ポイント採血して濃度を求め，曝露の指標にする場合（TKガイダンスではモニタリングとよばれている）もある．

たとえば，4週間反復投与毒性試験の投与初日と最終日にはプロファイルをとり，中間の2週間目にモニタリングを行うという方法もある．

TK測定では，通常投与された薬物の未変化体濃度が測定される．薬物によっては代謝物が薬効（プロドラッグの場合）や毒作用をもつ場合があるので，その場合は未変化体に加えて活性代謝物も測定すべきである．特にヒトで生じる活性代謝物への変換率や変換速度の動物種差を検討すべきである．そのためには，あらかじめ肝ミクロソームや肝細胞を用いたin vitro代謝実験を行い，代謝パターンの種差を検討してヒトに近い動物種で毒性試験を行うことが重要である．

たとえば化合物Aは，図3.6.7に示すように代謝物Bを経て活性体の代謝物Cに変換されて薬理活性および毒性を示す．化合物Aはラット，マウス，イヌ，サル，ヒトですみやかに代謝物Bに変換されるが，代謝物Bから代謝物Cへの変換はマウス，サル，ヒトでは比較的速いが，ラット，イヌでは非常に低かった．毒性は代謝物Cによって起きるので，毒性試験に用いる動物種としてはサルとマウスがヒトの代謝プロファイルに近いため，妥当と考えられる[5)]．

化合物A ——→ 代謝物B ——→ 活性代謝物C
酵素 I 酵素 II

	酵素活性 I	酵素活性 II	活性代謝物Cの生成
ラット	+++	(±)	(±)
マウス	+++	+	+
イヌ	+++	−	−
サル	+++	+++	+++
ヒト	+++	++	++

図 3.6.7 化合物 A の代謝活性と活性代謝生成の種差

b. 投与剤形，投与経路 毒性試験に用いる被験物質の投与剤形や投与経路は，動物への曝露状態に影響する．毒性試験ではかなりの高用量を投与する場合が多いので，しばしば懸濁液で投与される．懸濁液を経口投与する場合，投与される薬物の粒子径や結晶形が異なると，消化管内での溶解速度や吸収速度が異なるために，同じ用量を投与したにもかかわらず C_{max} やバイオアベイラビリティが実験間で異なることがある．したがって，溶媒を工夫して溶解させたり，粒子径を小さくしたりして吸収速度を高めるなどの工夫が必要になることがある．毒性試験実施前に単回投与後の TK プロファイルを調べ，適切な曝露が得られていることを確認しておく必要がある．

齧歯類を用いた 6 カ月の反復投与毒性試験や 2 年に及ぶがん原性試験などでは，強制経口投与の代わりに混餌投与が行われる場合がある．混餌投与では，動物の摂餌量と摂餌行動によって薬物の体内曝露の状態が決まってくる．ラットおよびマウスの摂餌行動は夜間に活発になり，ラットでは全摂餌量の 70％が夜間に摂取されている[6)]．そのため，混餌投与における TK モニタリングは混餌投与時の C_{max} 値を念頭において設定されている．混餌投与と強制経口投与を比較すると，混餌投与の場合 C_{max} は低くなるが，曝露時間は比較的低濃度で長く一定レベルを保つ傾向がある．表 3.6.1 に化合物 B をラットに強制経口投与または混餌投与したときの PK パラメータの比較を示した．化合物 B では，強制経口投与のほうが C_{max} が高くなり，混餌投与では C_{max} は低いが曝露時間が長くなっている．一方，AUC/投与量は両投与経路でほぼ同様であった．このように，混餌投与では強制経口投与と同じ用量であっても曝露状態は異なるため，発現する毒性も異なる場合がある．

c. TK 解析結果の解釈 TK 解析結果から得られる情報としては，投与した薬物の吸収性，血漿中濃度プロファイル，血漿中濃度（C_{max}，AUC など）の用量相関性，投与期間との関係，性差，個体差などがある．

C_{max} と AUC の用量相関性については，用量の増加する割合以上に AUC が増加する場合（A）や，用量の増加する割合よりも AUC が低くなる場合（B）がある．A の原因としては，高用量群における代謝や排泄の飽和の可能性が考えられる．B の原因としては，吸収の飽和や，タンパク結合の飽和による非結合型薬物濃度の増加に伴う分布容積の増加の可能性が考えられる．タンパク結合の飽和の場合，血漿中濃度は頭打ちになり AUC の用量相関性はなくなるが，組織分布が高くなり全身曝露と用量との間には相関性があり，毒作用は用量相関性を示している可能性も考えられる[7)]．

反復投与毒性試験では，投与期間が長くなるにしたがって AUC や C_{max} が上昇したり，低下したりする場合がある．その原因としては，酵素誘導や蓄積，加齢による吸収・代謝・排泄の変化，肝・腎など排泄臓器の毒性などが考えられる．消失半減期が比較的長い薬物を反復投与した場合，投与回数を増すにしたがって C_{max} や C_{min} が増加するが，ある程度の回数反復投与すると定常状態に達する．そのため，蓄積性の疑われる薬物の場合，反復投与のどの時点から定常状態に達したか知るために，投与初日と最終日の間で血漿中濃度をモニターしておくとよい．場合によっては，消失半減期から予測される定常状

表 3.6.1 化合物 B をラットに強制経口投与または混餌投与したときの PK パラメータの比較

投与方法	投与量 (mg/kg)	C_{max} (μg/mL)	t_{max} (h)	AUC (μg·h/mL)	AUC/投与量
強制経口投与	100	11.6	2.0	164	1.6
混餌投与	83	5.4	16.0	161	1.9

SD 系雄性ラット（n=5）に化合物 B を強制経口投与または混餌投与（17:00 p.m. から 24 時間摂取）し，強制経口投与では投与後 1, 2, 4, 8, 24, 48, 72 時間に，混餌投与では投与後 6, 16, 24, 40, 64, 88 時間に採血を行った．

態よりも血漿中濃度が異常に高くなることもあり，毒性発現と血漿中濃度の上昇との関連性を考えるうえでも重要になってくる．また，2回目の投与前である24時間値（トラフ値）をとっておくと蓄積性の評価に役立つ場合もある．

d. 医薬品開発における安全性評価とTKの有用性

医薬品開発における薬物動態研究は，その探索段階から非臨床試験，臨床試験，さらに市販後における治療薬物モニタリング（therapeutic drug monitoring, TDM）まで幅広く行われる．これらの各段階で薬物の血漿中濃度（PK）と薬理効果（pharmacodynamics, PD）や安全性の関係を明らかにし，各段階のPK/TK/PDの関係を合理的に説明できれば理想的である．前臨床試験における薬効薬理とPK，毒性とTKのそれぞれの関連から安全性評価をした結果のヒトへの外挿性について図3.6.8に示した．このような流れの中でTKは，非臨床試験における医薬品の有効性と安全性を血漿中濃度との関係で明らかにすることによって，ヒトでの安全性評価を担保し，TKから得られた結果は臨床試験における用量設定や副作用の予測に役立てられている．TKの有用性は前述したように，①毒性試験における投与剤形，投与経路，動物種の選択や，投与量の設定などの試験デザイン，②毒性所見の解釈，さらには③臨床第I相試験における初回投与量，投与剤形，投与レジメンの設定などに役立てることが挙げられる[8]．

TKは非臨床試験の不可欠な一構成成分であり，得られた毒性知見の価値を高めるものである．TKを行う試験の範囲やその内容は，被験薬の特性や他の試験で得られたデータに応じて，科学的に判断することが必要となる．また，TKは単に基礎的な薬物動態パラメータを明らかにすることを目的としたものではない．個々の毒性試験におけるTKデータの必要性および曝露評価の程度や範囲は，ヒトでの安全性評価に十分な情報が得られることを念頭に，柔軟かつ段階的な取組みと状況に応じた意思決定に基づくことが肝要である．　［橋爪孝典］

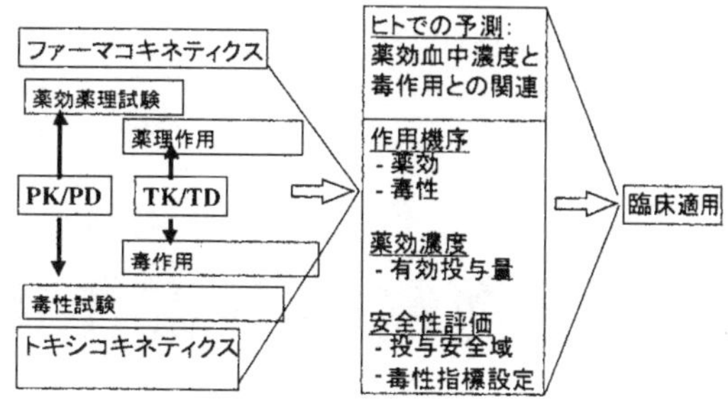

図3.6.8 前臨床試験から診療試験過程におけるTKと安全性評価

文 献

1) Shen, D. D. (2013)：Casarett & Doull's Toxicology, The basic science of poisons (8th ed.), pp.367-389, McGraw-Hill.
2) 加藤隆一（2010）：臨床薬物動態学—臨床薬理学・薬物療法の基礎として（改訂第4版），南江堂.
3) Winter, M. E., 篠崎公一編（2013）：ウィンターの臨床薬物動態学の基礎—投与設計の考え方と臨床に役立つ実践法，じほう.
4) Monro, A. (1994)：Drug Inf. J., **28**, 1, 259-262.
5) Horii, I. (1998)：Toxicol. Lett., **102-103**, 657-664.
6) Kato, R. et al. (1993)：J. Toxicol. Sci., **18**, 4, 211-238.
7) Smith, D. A. et al. (1990)：Xenobiotica, **20**, 11, 1187-1199.
8) Klaassen, C. D. (ed.) (2007)：Casarett & Doull's Toxicology, The basic science of poisons (7th ed.), McGraw-Hill.

4

化学物質の有害作用，安全性評価・管理

4.1 医 薬 品

4.1.1 医薬品の分類

日本ではヒト用の医薬品は医療用医薬品（医家向け医薬品）と一般用医薬品（OTC 医薬品）に分類され，製造および販売に際しては，医薬品，医療機器等の品質，有効性及び安全性の確保等に関する法律（医薬品医療機器等法，旧薬事法）に基づく厚生労働大臣による承認が必要である．医療用医薬品の多くは処方せん医薬品に指定されているが，一般用医薬品は購入に際して処方せんは必要とされず，薬剤師などの医薬関係者から提供された情報に基づく患者自身の選択により使用される．一般用医薬品は副作用リスクの大きい順から第一類，第二類，第三類に分類され，各々の分類に応じて薬剤師や登録販売者による購入者への情報提供方法や販売形態が定められている．

特許の観点からは成分や製造方法を対象とする特許権を有する先発医薬品（新薬）とその独占的販売期間が満了した後に製造販売される後発医薬品（ジェネリック医薬品）に分類される．なお後発医薬品の承認審査に際しては，製造方法，規格および試験方法など，安定性試験，生物学的同等性試験といった簡素な評価のみが承認申請に必要とされることから，開発費用の軽減や低薬価での市場供給が可能となり，医療費抑制の観点から国としてその利用が促進されれている．一方，例数は多くないものの，後発医薬品の品質が原因と推察される副作用の症例が報告されている現状をふまえ，品質確保が求められている．

医薬品の薬効による分類に際しては総務省統計局の日本標準商品分類が基準となる．医薬品の化学構造上の分類としては，従来からの低分子医薬やタンパク質/ペプチド医薬のほか，近年は抗体医薬品や核酸医薬品，さらには再生・細胞治療医薬品の研究開発が活発となっており，その毒性/副作用評価にも新たな手法の開発が必要とされている．

4.1.2 医薬品の承認審査における非臨床安全性試験

医薬品の評価は，細胞や動物を対象とした非臨床安全性試験と，ヒトを対象とした臨床試験に大別される．なお，治験とは，新たな医薬品の製造販売承認を受けることを目的とした臨床試験（医薬品投与などによる有効性・安全性などを評価する試験）をさす．

医薬品の承認申請のための非臨床安全性試験の全般に関しては，「医薬品の臨床試験及び製造販売承認申請のための非臨床安全性試験の実施についてのガイダンス（ICH M3）」に規定されている．非臨床安全性評価の主たる目的は，標的臓器，用量依存性，曝露との関係，および適切な場合には回復性についての毒性学的な特徴を明らかにすることである．これらの情報は，初めてヒトを対象とした臨床試験を行う際の安全な初回投与量と用量範囲を推定するうえで，また臨床試験で有害作用を観察するためのパラメータを明らかにするために用いられる．臨床試験の開始時までに行われる非臨床安全性試験は，通常限られたものであるが，臨床試験の条件下で現れる可能性のある有害作用を十分に明らかにするものでなくてはならない．

a. 安全性薬理試験　医薬品の承認申請資料中，薬理作用に関する資料に含まれる安全性薬理試験は，治療用量およびそれ以上の曝露に関連した被験物質の生理機能に対する潜在的な望ましくない薬力学的作用を検討する試験であると，「安全性薬理試験ガイドライン（ICH S7A）」で定義されている．その目的は，1）ヒトの安全性に関連があると思われる

被験物質の望ましくない薬力学的特性を特定すること，2）毒性試験もしくは臨床試験で認められた被験物質の有害な薬力学的もしくは病態生理学的作用を評価すること，3）これまで認められたもしくは危惧される薬力学的有害作用の機序を検討することである．特に中枢神経系，心血管系，呼吸器系への有害作用などの評価は，「安全性薬理コアバッテリー試験」とよばれ，ヒトに初めて投与する前に検討することが求められている．さらにヒトでの有害作用が懸念される場合には，必要に応じて，コアバッテリー試験に対するフォローアップ試験や，補足的安全性薬理試験（腎/泌尿器系，自律神経系，胃腸管系，他の器官系）が求められる．安全性薬理コアバッテリー試験は，通常 GLP（Good Laboratory Practice）に従って実施されることが必要である．

また，心室再分極遅延（QT 間隔延長）の潜在的可能性に関する非臨床的評価に関しては，「ヒト用医薬品の心室再分極遅延（QT 間隔延長）の潜在的可能性に関する非臨床的評価（ICH S7B）」として別途，定められており，活動電位の持続時間，つまり QT 間隔の決定に最も影響を与える要因である hERG（human ether-a-go-go related gene）がコードする KCNH2 に基づく遅延整流カリウムイオン電流（I_{Kr}）の in vitro での測定（in vitro I_{Kr} 測定）および in vivo QT 測定の GLP 下における実施が求められている．

b. 毒性試験　大きく一般毒性試験，特殊毒性試験およびその他の毒性試験に分類される．本項ではその概略を述べる（詳細は別項参照）．なお，製造承認申請の評価資料に用いられる毒性試験（トキシコキネティクス試験を含む）は，原則として GLP に則って行う．

一般毒性試験には，単回投与毒性試験と反復投与毒性試験があり，「医薬品毒性試験法ガイドラインの改正（ICH S4）」および ICH M3 として規定されている．それぞれの試験に関して，動物種（2 種以上），性（雌雄），投与経路（臨床適用経路），用量段階，投与期間（反復の場合，臨床使用予想期間に応じて 4 種類），観察方法，回復性試験（反復の場合）が定められている．一方で，いずれかの試験から急性毒性に関する情報が得られる場合には，別途に単回投与試験を実施することは推奨されていない．局所刺激性は，通常，一般毒性試験の一部として，予定臨床適用経路により評価される．

特殊毒性試験には，遺伝毒性試験，がん原性試験，生殖発生毒性試験がある．遺伝毒性試験は，「医薬品の遺伝毒性試験及び解釈に関するガイダンス（ICH S2）」で規定されており，遺伝的な傷害を引き起こす物質を検出する in vitro および in vivo 試験と定義される．これらの試験は，DNA 損傷およびその損傷が固定された遺伝的傷害を検出する．現行の規定では，オプション 1「1）細菌を用いる復帰突然変異試験（Ames 試験），2）染色体傷害を検出するための細胞遺伝学的試験またはマウスリンフォーマ TK 試験，3）in vivo 遺伝毒性試験」とオプション 2「1）Ames 試験，2）2 種類の異なる組織における in vivo 遺伝毒性試験」のいずれかで評価を行う．がん原性試験は，動物において催腫瘍性の可能性を明らかにし，ヒトにおけるリスクを評価する目的で行われ，臨床での使用が少なくとも 6 カ月以上継続されるような医薬品や間欠的に頻繁に用いられる医薬品で行うべきとされ，さらに他のデータなどから発がん性が懸念されるような医薬品でも実施が推奨されると，「医薬品におけるがん原性試験の必要性に関するガイダンス（ICH S1A）」に規定されている．通常，ラットでは 24 カ月以上，マウスでは 18 カ月以上にわたる臨床適用経路による長期投与で，雌雄各々について 3 段階以上の用量で試験が行われる（「医薬品のがん原性試験に関するガイドライン（ICH S1C）」）．生殖発生毒性試験は，哺乳類の生殖発生に対するあらゆる影響を明らかにするために行われ，「医薬品の生殖発生毒性試験に係るガイドライン（ICH S5）」で規定される．一般的には，齧歯類（通常は，他の毒性試験でも用いられるラット）を用いて，試験を選択して組み合わせることにより成熟動物および受精から性成熟までの発生の全過程にわたって被験物質の曝露を行う．薬物曝露の即時的および遅発的効果を検出するため，一つの世代での受精から次の世代での受精までを観察する．

その他の毒性試験としては，免疫毒性試験，光安全性試験，トキシコキネティクス試験などがある．免疫毒性試験は，「医薬品の免疫毒性試験に関するガイドライン（ICH S8）」に基づき，非意図的な免疫系に対する有害作用（免疫応答の抑制や亢進）の評価を行うもので，その対象からアレルゲン性や薬物特異的な自己免疫は除外されている．その実施の必要性は，標準的毒性試験から得られた所見，薬剤の薬理学的性質などから判断され，反復投与毒性試験における免疫系指標（白血球数などの血液学的変化や胸腺などの組織重量などの変化）の結果を考慮する．免疫毒性試験としては，T 細胞依存性の抗体産生（T-cell dependent antibody response, TDAR）のような免疫機能試験がある．光安全性試験は，被験物質の光毒性（光照射によって産生される光反応性物質に対する急性の組織反応）および光アレルギー（光化学反応によってタンパク質付加体などの光反応生成物を形成し，それにより引き起こされる免疫を介した反応）を評価するものであり，「医薬品の光安全性評価ガイドライン（ICH S10）」により行う．評価方法の選択は開発者に委ねられているが，一般に，光毒性の初期評価（UV～可視光領域の吸収スペクトルの評価など）の実施が提案・推奨されているほか，必要に応じ，実験的評価（in vitro または in vivo 試験）を実施すべきとされている．in vitro 試験としては 3T3 ニュートラルレッド取込み光毒性試験などが，また in vivo 試験ではラット，マウス，モルモットなどが用いられるが標準的試験デザインは確立されていない．トキシコキネティクス試験は，毒性試験の結果を解釈するために必要な被験物質や代謝物の血中濃度に関する試験である．単回および反復投与毒性試験，生殖発生毒性試験，遺伝毒性試験，およびがん原性試験が実施対象と考えられている（「トキシコキネティクス（毒性試験における全身的曝露の評価）に関するガイダンス（ICH S3A）」）．全身曝露の指標としては，薬物濃度-時間曲線下面積（area under concentration-time curve, AUC）や最高血中濃度（C_{max}）が有用である．

c. バイオ医薬品等の化学薬品以外の医薬品に関する非臨床安全性試験　ホルモンや抗体などのタンパク質は，バイオテクノロジー応用医薬品（バイオ医薬品）とよばれる．「バイオテクノロジー応用医薬品の非臨床における安全性評価（ICH S6）」では，「細菌，酵母，昆虫，植物および哺乳動物細胞を含む種々の発現系を用いて，特性解析がなされた細胞に由来する医薬品」を適応範囲としており，製造方法からの観点で，遺伝子組換え技術，細胞培養技術などのバイオテクノロジーの活用によって生物を利用して製造された医薬品を対象としている．したがって，化学合成されたペプチドは化学薬品であり，細胞などで調製されたペプチドはバイオ医薬品である（ただし，ICH S6 は，化学合成ペプチドにも，その原則は適用され得ると記載している）．バイオ医薬品は，概ねヒトに内在するタンパク質またはこれを模したものであること，アミノ酸配列に種差があり作用がヒトと異なる可能性があること，さらに免疫原性を有し抗薬物抗体の生成により薬理作用や毒性の発現に影響が認められる場合があるなど，低分子の化学薬品とは非臨床における安全性評価の概念は大きく異なる．承認申請に必要な非臨床毒性試験の選定に際しては，固定された試験メニューを実施するのではなく，個々の物質の特性を十分に吟味しての動物種の選択など，科学的に妥当な内容の試験を行う “case-by-case approach” が適用される．

バイオ医薬品の後発医薬品（バイオ後続品，バイオシミラー）についても，低分子の化学薬品であるジェネリック医薬品とは異なる指針により安全性が評価される．すなわち，先発のバイオ医薬品とまったく同じ製法で生産することは困難であり，そのため糖鎖の違いや宿主由来不純物の含有の違いなどを考慮し，先発医薬品との同等性だけでなく同質性の評価が必要とされ，反復投与毒性試験などが行われるとともに，さらに臨床試験を経て承認申請がなされている（バイオ後続品の品質・安全性・有効性確保のための指針，薬食審査発第 0304007 号，平成 21 年 3 月 4 日）．

一方，近年，機能性核酸（タンパク質をコードせずに自身が機能をもつオリゴ核酸）を対象とした核酸医薬品が注目を集めており，標的遺伝子の発現を抑制するアンチセンス DNA/RNA，siRNA，リボザイム，転写因子の結合部位への結合を阻害するデコイオリゴ，標的タンパク質と特異的に結合する核酸抗体のアプタマーなどの研究・開発が進んでいる．しかし，現時点では，核酸医薬品の非臨床安全性評価を目的としたガイドラインはなく，化学合成医薬品やバイオ医薬品のガイドラインが一部準用または適用されている．非臨床安全性評価に関しては，ICH S6 の原則が適用され得る．

4.1.3 医薬品の臨床試験における安全性報告

非臨床安全性試験を経て臨床試験（治験）が行われ，ヒトに投与することとなるが，そこで発生した副作用の一部は規制当局に報告する必要がある．治験中に得られる安全性情報の用語の定義と緊急報告のための基準を定めたガイドライン「治験中に得られる安全性情報の取り扱いについて（ICH E2A）」では，有害事象は「医薬品が投与された患者に生じたあらゆる好ましくない医療上の出来事であり，必ずしも当該医薬品の投与との因果関係があるもののみを指すわけではない」とされ，副作用は「医薬品に対する反応のうち，有害で意図しないもので，医薬品と有害事象との間に，少なくとも合理的な因果関係の可能性があるものをいう」と定義されている．なお，承認後の医薬品の安全性情報の緊急報告を行う際の用語の定義と基準を定めた「承認後の安全性情報の取扱い（ICH E2D）」でも同じ定義がなされている．医薬品医療機器総合機構法の中では，副作用は「許可医薬品等が適正な使用目的に従い適正に使用された場合においてもその許可医薬品等により人に発現する有害な反応」と定義されている．すなわち，これらの定義では，副作用という概念の中に過量投与，誤用または医師の裁量下で実施された適応外使用といった常法以外の使用状況下で発現する有害な作用は含まれておらず，同機構が行っている医薬品副作用被害救済制度の給付対象にもならない．

治験中に緊急報告すべき副作用は，ICH E2A で，重篤で予測できない副作用などやリスク・ベネフィット評価に著しく影響を与えるような情報，または投与方法や治験計画全体の変更を考慮しなければならないような情報である．もし死亡または生命を脅かす予測できない副作用の場合は，7 日以内のできるだけ早い時期に，その他の重篤で予測できない副作用については 15 日以内のできるだけ早い時期に規制当局に報告する必要がある．報告すべき必須情報は，患者が特定されていること，被疑薬，報告の情報源，重篤で予測できない副作用と判断できる事象または転帰，および治験においては被疑薬と当該事象または転帰との因果関係が否定できないこと，である．なお，治験中に非臨床研究から新規な毒性がみられ，その毒性が被験者に対して重篤なリスクの可能性を示唆する所見であった場合は，緊急報告すべき副作用と同様に，7 日または 15 日以内のできるだけ早い時期に規制当局に報告する必要がある．

4.1.4 医薬品の有害作用の情報源

医薬品の有害作用情報の正確かつ迅速な伝達はリスクコミュニケーションの一要素として不可欠なものである．この分野におけるメディアの関心の高さやインターネットの普及に伴い，今日では膨大な量の情報を短時間のうちに様々な情報源から入手することができるが，玉石混淆である．これら情報の中でも添付文書は最も信頼性が高いものの1つである．従来の薬事法から 2014 年に改訂された医薬品医療機器等法では，添付文書は届出義務がある公的文書となり，さらに最新の論文その他により得られた知見に基づき記載することが必要となった．医薬品医療機器等法により，製造販売業者は，重篤副作用が起きたという情報を入手した場合には，一定期間内に医薬品医療機器総合機構（PMDA）に報告しなければならない．また海外の規制機関情報，学術論文，製造販売後の調査および試験の実施の基準に関する省令により行われる使用成績調査や製造販売後臨床試験の結果などに基づき，改訂が行われる．これらの情報の分析から，緊急に安全対策上の措置をとる必要がある場合には，規制当局は製薬企業に「緊急安全性情報（イエローレター）」という形で医療関係者に向けて情報を発出することを指示する．また通常の添付文書改訂よりも速やかに安全対策措置をとる必要がある場合には，同様に「安全性速報（ブルーレター）」が発出される．後述のような大規模な薬害が過去に発生した一因としては，当時はこのような市販後の安全性情報の伝達・共有システムが十分に発達していなかったことが挙げられる．現在は上述のように，市販後に発生した有害事象は企業や医療関係者から規制当局に報告されるしくみがつくられており，特に販売開始から 6 カ月間については，使用患者数の急激な増加や使用患者の状況の多様化によって治験段階では判明していなかった重篤な副作用などが発現することがあることから，この期間における情報収集体制を強化するための制度がある（市販直後調査，製造販売後安全管理の基準に関する省令で規定されている）．市販直後調査により副作用が早期にみつかった事例としては，ゲフィチニブやレフルノミドの間質性肺炎，ガチフロキサシンの低血糖・高血糖などが挙げられる．承認年度の比較的新しい医薬品に関しては，添付文書に加えて，非臨床および臨床試験のより詳細な情報を含む日米欧 3 極の承認審査資料の概要もインターネットから入手することが可能である．下記に代表的な情報源を記載した．

代表的情報源

日本：PMDA（1-3），日本医薬情報センター（JAPIC）(4-5)，じほう（DRUGS IN JAPAN 日本医薬品集フォーラム監修）(6)，米国：FDA（7-8），Thomson Health

Care (9)，欧州：EMA (10)

1) 医薬品関連情報（添付文書情報）および承認審査に関する情報（承認審査資料）
https：//www.pmda.go.jp/PmdaSearch/iyakuSearch/
2) 健康被害救済制度の業務報告
http：//www.pmda.go.jp/relief-services/
3) 副作用が疑われる症例報告に関する情報
https：//www.pmda.go.jp/safety/info-services/drugs/adr-info/suspected-adr/0003.html
4) 医薬品安全性情報（海外規制機関）
http：//www.nihs.go.jp/dig/sireport/
5) iyakuSearch 医薬品情報データベース（添付文書情報）
http：//database.japic.or.jp/is/top/index.jsp
6) 医療用医薬品集および一般用医薬品集（添付文書情報，いずれも成書として毎年発行）
7) 日本医薬品集医療薬および一般薬（添付文書情報，いずれも成書として毎年発行）
8) Drugs@FDA（添付文書情報および承認審査資料）
http：//www.accessdata.fda.gov/scripts/cder/daf/
9) Adverse Event Reporting System（AERS，市販後調査副作用症例データベース）
http：//www.fda.gov/Drugs/GuidanceComplianceRegulatoryInformation/Surveillance/AdverseDrugEffects/
10) Physicians' Desk Reference（PDR，添付文書情報，成書として毎年発行）
11) European Public Assessment Report（EPAR，承認審査資料）
http：//www.ema.europa.eu/ema/index.jsp?curl=pages/medicines/landing/epar_search.jsp&mid=WC0b01ac058001d125

4.1.5 主な薬害事例

医薬品は非臨床および臨床試験を通じてその有効性と安全性が慎重に検討・確認された後に世に送り出される．しかし，過去には現在の科学レベルから考えて十分な検討が行われないまま市販され，いわゆる「薬害事件」を引き起こしたケースがある．また，市販前に非臨床および臨床の両面から慎重な検討が行われていたにもかかわらず，市販後の使用範囲の拡大に伴って予期せぬ副作用が新規に発現するケースや，有害事象報告の累積によって投薬と副作用との関連性が市販後に初めて明確になるケースもある．薬事行政の発展や医薬品開発用毒性試験の拡充の歴史はこれら薬害の再発防止のための取組みの歴史でもあり，その詳細を理解することが今後の毒性評価を考えるうえで重要であるため，以下に複数の事例を紹介する．

a. キノホルム

1) 開発・使用の経緯　　キノホルムはヨーロッパにおいてヨードホルムに代わる外用薬として創傷の殺菌，皮膚結核症などに1899年より用いられた．日本には1913（大正2）年に輸入され，1939年には整腸薬として日本薬局方に収載された．

2) 副作用　　キノホルムによって発現する特異な神経傷害を亜急性脊髄視神経末梢神経症（subacute myelo-optico-neuropathy）あるいはその略名としてスモン（SMON）とよぶ．スモンの症状は多彩で，腹痛，下痢などの腹部症状に始まり，両下肢のしびれ感や脱力，起立・歩行の障害が起こり，重症例では両下肢完全麻痺に至る．一般に，運動麻痺よりも知覚異常の発現が先行し，脳神経障害（視力消失など）に至ることもある．神経病理学的には末梢神経，脊髄脊索および側索ならびに視神経軸索に変性がみられ，髄鞘の崩壊を伴う．日本におけるスモンの本格的発生は1955年以後と考えられ，長期間その原因は不明であった．当時の厚生省は1964年，調査研究班を発足させ，その原因究明に努めた結果，原因はキノホルムとほぼ断定され，1970年9月に販売中止の行政措置をとった．その間，9000人以上の患者が発生したと推定されているが，販売中止後には患者総数は激減し，1974年以降の新規発生はなくなった．

3) 発現機序　　実験動物による毒性試験は，1931年のAndersonら[1]による急性毒性試験にさかのぼる．反復投与試験としては赤痢アメーバに感染させたサルに6週間以上経口投与しても毒性はみられておらず，ヒトでの発症以前に実施された動物実験からはヒトでの副作用を示唆する結果は得られていなかったようである．ヒトでの発症以後，多数の研究がなされ，キノホルムは，イヌ，ネコではスモン様症状を引き起こすが，サル，ラット，マウス，ハムスター，モルモットでは長期間投与によってもスモン様症状の確認は困難とされた．発現機序については複数の仮説が提案されているものの，現在でも詳細不明である．

4) その後の状況　　スモンの症状は難治性であることから，新規発生がなくなった今でも後遺症に悩む患者は依然として多い．PMDAの救済制度によって健康管理手当や介護費用が支払われたスモン患者は2011年度でも1956人存在し，難病情報センターによる2006年度調査ではスモン患者の約55%に歩行障害，約40%に視力障害が認められた．一方，海外でのキノホルムおよびその類縁化合物による神経障害発生は文献上95例，製薬会社情報として125例の計220例が1935～1977年半ばまでに発生したスモンのすべてとされる.

b. クロロキン

1）開発・使用の経緯　クロロキンは1934年にドイツで抗マラリア薬として合成され，レソヒンと命名されたが，1936年には毒性が強いという理由で開発が中止された．その後，米国で抗マラリア薬の新たな研究が行われ，ドイツで開発が中止されていた化合物の中から最も安全域の広いレソヒンを採用して1946年にクロロキンと命名し，抗マラリア薬としての使用を開始し，日本でも1955年から輸入販売された．市販後に適用症が拡大され，関節リウマチ，エリテマトーデスなどの膠原病，気管支喘息，日光皮膚炎，てんかん，急性および慢性腎炎などに広く用いられるようになった.

2）副作用　　胃腸障害，食欲不振，皮膚障害，角膜症，網膜症などが報告されている．クロロキン角膜症（角膜上皮の混濁）は角膜上皮に細胞質内封入体であるミエリン様小体（myeloid body）が発現することと関係している[2]．最も重要な副作用は不可逆的変化である網膜症であり，その最初の報告は1959年にさかのぼる．日本では1962年に最初の報告がなされた．発生数に関する正確な調査報告はないが，1974年の報告によると，国内では約1200例と推定されていた．1969年に厚生省は眼に対する副作用情報を公開し，1975年にはメーカーが自主的に販売を停止し，その後日本での網膜症の報告はなくなったが，海外では抗マラリア薬としてクロロキンの使用は続いており，網膜症の発生も続いている.

3）発現機序　　クロロキンはメラニンとの親和性を有し，眼のブドウ膜色素上皮層に蓄積する．しかしながら，一般的に網膜のようなメラニン高含有組織におけるメラニンと結合した形での薬物の蓄積と毒性の発現には直接的な正の相関関係がないといわれており，クロロキンに関してもメラニン親和性ではなくタンパク質合成抑制作用が網膜毒性に関与しているとの説が有力である.

c. サリドマイド

1）開発・使用の経緯　　サリドマイドは1957年に旧西ドイツで上市された鎮静薬である．その後，各国で副作用の少ない睡眠薬として広く普及し，妊娠中のつわり防止薬としても処方され，日本でも1958年に販売が開始された.

2）副作用　　新生児の先天性短肢症（アザラシ肢症および小肢症）や無肢症を主な特徴とする四肢の欠損症ならびに無耳症，小耳症，聴覚異常などの耳の障害が1956年の1例に始まり，1961年をピークとして旧西ドイツを中心に多数発生した（旧西ドイツだけで約3000例）．1961年11月，Lenzらにより，サリドマイドがその原因である可能性が学会で指摘され，翌年に論文が公表された[3]．1961年11月中には海外市場からの回収が開始されたが，日本では1962年9月まで回収が開始されなかったため，旧西ドイツでの発現ピークが1961年であったのに対し，日本でのピークは1962年であり，1963年になっても多数の被害例が報告された．米国では安全性評価に疑問があるとの理由で米国食品医薬品局（U.S. Food and Drug Administration，FDA）に承認されず，継続審査となった結果，奇形は治験段階で発生した数例のみであった．Lenzらは1988年にサリドマイドによる奇形は世界で5850例に達し，そのうちの推定死亡率は40%程度と報告した．四肢や耳よりは頻度が少ないが，心臓，眼，消化管，神経系などにも奇形が認められる．ヒト胎児におけるサリドマイドの催奇形性に対する感受期は，受精後20〜36日（±1日），最終月経から約34〜50日とされ，感受期の開始が早い順に無耳症，母指低形成，上肢奇形，下肢奇形，母指三指節症となっている.

3）発現機序　　サリドマイドが催奇形作用を有することが判明した後，少なくとも19の動物種/系統を用いて検討が行われた．その結果，ほとんどのマウス系統やハムスターでは概して影響はなく，ラットではいくつかの試験で奇形や胚吸収の増加が認められ，ウサギの複数系統と9種類のうち8種類のサルでヒトと同様の奇形が発現した．サリドマイドには光学異性体があり，サルの実験で（*S*）-（−）体投与が（*R*）-（+）体投与よりも奇形を高頻度で発現させたという報告などもあるが，光学異性体は生体内で容易に相互変換するため，各光学異性体の催奇形性作用を厳密に分離して比較することは困難であり，仮に片方の光学異性体のみが無毒性物質であったとしても，その異性体のみを投与することで毒性を回避することはできない．催奇形作用の発現機序の詳細は今なお研究段階にあるが，サリドマイドがセレブロンというE3ユビキチンリガーゼを構成するタンパク質に結合して酵素活性を阻害することが，手足の形成阻害の機序であるという結果が報告され注目を集めている[4]．

4）その後の状況　サリドマイド事件を契機として各国においてヒト用医薬品開発のための非臨床毒性試験方法の整備が進んだ．日本でも1963年に医薬品の胎児に及ぼす影響に関する動物実験法が改定され，ウサギを用いる催奇形性試験が義務づけられた．その一方で，サリドマイドは免疫修飾作用，抗炎症作用および血管新生抑制作用を有することが判明し，ハンセン病（らい病），結核，AIDSおよびがんなどに対する有効性も示唆された．FDAは1998年にハンセン病に伴うらい性結節性紅斑の治療薬として厳重な制限のもとで認可し，2006年には多発性骨髄腫を対象としたデキサメタゾンとの併用療法も承認した．日本では個人輸入の急増に対応する形で，当時国内未承認でありながらも適正使用に関するガイドラインを厚生労働省が2004年に公表した．また，2008年，同省は詳細な使用状況管理，適正使用の徹底，文書による患者への十分な説明と同意，全症例対象の使用成績調査と製造販売後臨床試験による安全性および有効性に関するデータ収集といった必要事項を策定した．これらを規定した「サリドマイド製剤安全管理手順」を適正に運用するために，さらに第三者評価委員会などを設置したうえで，多発性骨髄腫の治療薬として製造販売を承認し，その後らい性結節性紅斑にも適用が拡大している．

d. ソリブジン

1）開発・使用の経緯　抗ウイルス薬ソリブジン（SRV）は，1994年に帯状疱疹治療薬として日本で承認された．帯状疱疹とは抗がん薬治療などによって免疫能が低下した場合に多発する激しい痛みを伴う皮膚のヘルペスウイルス感染症である．

2）副作用　抗がん薬の副作用を軽減する薬物として期待されたが，発売後40日間で15名の死を招いたため，製品の出荷停止および回収に至った．これらの死亡はいずれも抗がん薬5-フルオロウラシル（5-FU）との薬物相互作用によって発現したものであった．

SRVの開発過程において，経口投与されたSRVから腸内細菌の作用によって（*E*)-5-(2-ブロモビニル）ウラシル（BVU）が生成され，体内に吸収されることがラットおよびヒトで明らかにされていた．また，ラットを用いたSRVと各種抗がん薬との非臨床併用毒性試験において，5-FUとの併用時に毒性が著しく増悪することが判明しており，申請資料として提出されていた．これとは別に，Desgrangesらベルギーのグループは，併用による薬効の増強を期待して実施した実験においてBVUと5-FUとの併用投与によって5-FUのラット血中濃度が著しく上昇し，その原因はBVUが5-FUの代謝酵素であるジヒドロピリミジン脱水素酵素（DPD）を不可逆的に失活させるためということを国内で治験が開始される前の1986年に報告していた[5]．また，1987年に開始された第Ⅱ相臨床試験において，5-FU製剤の日常的服用者であった患者3名がSRVの治験中に死亡したため，それ以後の臨床試験は5-FU製剤服用者を除外して実施され，死亡例は発現していない．また，SRVの添付文書にはこの点をふまえて「フルオロウラシル系薬剤（5-FU，テガフールなど）との併用は避けること」と記載されていた．

3）発現機序　SRVと5-FUとの併用によってラットの体重，摂餌量が著明に減少し，投与3〜4日後には肛門からの出血，白血球および血小板数の減少，骨髄分化増殖能の低下および小腸絨毛組織の壊死，消失などが発現すること，併用後の5-FUの最大血中濃度（C_{max}）は単独投与の10倍以上に達すること，肝臓，小腸，骨髄内5-FU濃度はそれよりもはるかに高いこと，さらには肝臓中のDPD活性は併用投与2日後には著しく低下することが製品の出荷停止後に明らかにされた．これらの毒性および薬物代謝の変化はヒトでの所見とほぼ共通し，BVUはDPDによって還元され，反応性に富むdihydro-BVUとなり，ただちにDPDと共有結合することによってDPDを失活させる（mechanism-based inhibition）自殺基質であることが明らかにされた．

e. ペニシリン

1）開発・使用の経緯　ペニシリンは1928年にフレミングによって発見された抗生物質で，その後，動物実験および臨床試験によって，様々な感染症に対する顕著な有効性が確認された．第二次世界大戦中の1942年に天然ペニシリンの1つであるベンジルペニシリンの単離量産技術が実用化され，多くの兵士の救命に貢献した．

2）副作用　1950年以降，米国，日本などでペニシリンによるアレルギー（過敏症）が多数報告されるようになった．FDAは1953〜1956年の4年間，米国全土の病院・医師の経験例の約1/3について調査し，抗生物質によるアレルギー患者総数は約3000人であり，ペニシリンによるアレルギーが最も多かったと報告している．日本では薬剤アレルギー発現頻度に関する当時の系統的調査報告は少ないが，鳥居は1955年，東大物療内科入院患者の2.9%がペニシリンのアレルギーであったと報告している．アレルギー反応のうち最も重篤な副作用はペニシリンショックともよばれるアナフィラキシーショックであり，ときには死に至る．日本では1956年に社会問題化したが，ペニシリンショックが頻発した特定の製剤が解明され，製造中止に至っている．そのような背景より日本では注射用製剤中の不純物に起因するアレルギー反応を予知するために皮内反応が広く実施されてきたが，今日では純度が高い製剤が提供されており（当時は75%程度，現在は99%以上），アナフィラキシーショックの予知法として皮内反応を実施する科学的根拠は乏しいとの考えが主流になり，注射用抗生物質製剤および合成抗菌剤の皮内反応は推奨されていない．一方，この製剤中の不純物によるアナフィラキシーショックとは別に，β-ラクタム環構造に起因したアレルギー反応が知られている．ペニシリンは低分子化学物質であり単独では抗体産生を誘起する活性（免疫原性）をもたないが，ハプテン（不完全抗原）として機能し，β-ラクタム環が開くことによって生体内タンパク質（キャリア）と結合して免疫原性をもつ完全抗原となるとされている．β-ラクタム環構造がハプテンとして付加体に関与するため，同構造をもつセフェム系，カルバペネム系，モノバクタム系などとも一部交差反応性があり，ペニシリンに対する過敏症の既往歴があればこれらの薬物を初めて投与された患者でも過敏症が起こる可能性が否定できない．

f. TGN1412　未承認化合物の臨床試験段階における有害事象が大きな社会問題となることもある．2006年に英国で実施された抗体医薬TGN1412の第1相1臨床試験で，健常ボランティア6人全員が最初の投与直後に炎症性サイトカイン放出（サイトカインストーム）に起因する多臓器不全に陥り，集中治療室での治療が必要となる事件が発生した．TGN1412はT細胞表面のCD28に結合するヒト化モノクローナルアゴニスト抗体で，従来のモノクローナル抗体は単独ではT細胞を活性化できなかったが，TGN1412は結合部位の違いにより単独でT細胞を活性化させることができることから，スーパーアゴニスト抗体とよばれていた[6]．この事件では最初の臨床試験における初回用量が高すぎたことや，その臨床試験で最初に投薬された被験者の症状発現の有無を十分に確認しないまま短時間のうちに複数の被験者に投与が行われたことなどが問題視されたことをふまえて，欧州医薬品審査庁（European Medicines Agency, EMA）のヒト用医薬品委員会（Committee for Medical Products for Human Use, CMPH）は，潜在リスクの高い医薬品を初めてヒトに投与する臨床試験の要件を定めるガイドライン案を2007年に公表した．この中ではヒトでの初回用量を決定するための手法として推定最小薬理作用量（minimal anticipated biological effect level, MABEL）に安全係数を掛け合わせる方法が推奨されている．MABELとはヒトにおいて最小限の生物学的反応が誘発されることが予想される用量であり，治療効果と関連する薬理学的作用の過剰発現が有害所見を誘起するとの前提が成立する場合，この手法を用いると毒性試験における無毒性量（no-observed adverse effect level, NOAEL）から計算する場合よりも臨床開始用量が低くなると考えられる．なお，$CD4^+$記憶T細胞からのIL-2やIFN-Yの放出がサイトカインストームにおいて重要と考えられるが，非臨床試験でサイトカインストームが予測できなかった機序として，ヒトと異なり，アカゲザルやカニクイザルでは，$CD4^+$記憶T細胞上にCD28が発現していないことが原因であるという説が提案されており，依然種差の問題は重要である．

g. 血液製剤による感染　HIVやC型肝炎などの原因ウイルスが混入した血液製剤を投与されたヒトがウイルスに感染したケースも薬害とされる．PMDAでは既存の医薬品副作用被害救済制度に加え，生物に由来する原料や材料を使ってつくられた医薬品と医療機器による感染などの健康被害について救済する生物由来製品感染等被害救済制度を2004年から開始した．HIVとC型肝炎のウイルス感染被害者についてはこれとは別の独立した救済制度がある．

h. ダイエット商品中の医薬品　美容痩身目的の食品やサプリメント（いわゆるダイエット商品）に医薬品成分が違法に含まれている場合があり，輸入品を中心に重篤な副作用や死に至る事故の報告が後を絶たない．中には医薬品としても承認されていない成分が含まれるケースもある．以下にこれまで検出報告のあった代表的な成分とそれによる主な副作用を記載する．

1）海外および国内で医薬品として承認されている成分　ジアゼパム（薬物依存，刺激興奮，錯乱），フェノバルビタール（皮膚障害，肝機能障害，腎障害，眠気，眩暈，頭痛，食欲不振），マジンドール（薬物依存，口渇，便秘），ビサコジル（過敏症状，腹部不快感），ヒドロクロロチアジド（食欲不振，悪心・嘔吐，腹部不快感，脱力感，低カリウム血症），フロセミド（ショック，食欲不振，悪心・嘔吐，めまい，低カリウム血症），クロルフェニラミン（過敏症，眠気），甲状腺ホルモン（狭心症，ショック，うっ血性心不全）

2）海外では医薬品として承認されているが，国内では承認されていない成分　phentermine（薬物依存），sibutramine（血圧上昇，心拍数増加，頭痛，口渇，便秘，鼻炎），fluoxetine（倦怠感，頭痛，めまい，腹痛，口渇，食欲不振，睡眠障害）

3）海外および国内で医薬品として承認されていない成分　fenfluramine は米国ではダイエットサプリメントにも含まれていたが，食欲抑制を目的とした fenfluramine と phentermine の併用療法（フェンフェン療法，fen-phen therapy）が心臓弁膜症や肺高血圧症を誘発することが 1997 年に報告され，市場から回収された．日本では中国より不法輸入されたダイエット健康食品が 2002 年を中心に約 500 件の肝機能障害を誘起し，原因となった御芝堂減肥こう嚢などの主要 3 製品からは fenfluramine の誘導体である *N*-ニトロソフェンフルラミンが高濃度検出され，動物実験の結果，これが肝障害の原因物質と考えられた．

4.1.6　臨床副作用に関する最近の研究の進歩

臨床的な副作用は，医薬品が本来有する化合物としての性質と，ヒトが有する体質という 2 つの要因が複合的にあわさり発症する．副作用には，抗がん薬による顆粒球減少症，血小板減少症，重度の下痢など，医薬品が本来有する薬理作用に基づくものがあり，これらは比較的頻度が高いものの，動物実験で再現が可能な場合が多く，さらに医薬品の用量を調節することで発症防止が可能である．一方，まれであるが重篤な場合が多い特異体質性の副作用は，薬理作用に基づかないものであり，その発症予測は困難であった．しかし，近年，発症に関連するゲノムバイオマーカーが報告されるようになり，発症が回避できるケースも出てきた．なお重篤副作用は，副作用による死亡，生命を脅かすもの，治療のための入院または入院期間の延長が必要であるもの，永続的または顕著な障害・機能不全に陥るもの，先天異常等を引き起こすもの，などをさす（前述の ICH E2A による）．

a. 重症薬疹　重症薬疹であるスティーブンス・ジョンソン症候群（Stevens-Johnson syndrome, SJS），中毒性表皮壊死症（toxic epidermal necloly-sis, TEN），薬剤性過敏症症候群（drug rash with eosinophilia and systemic symptoms, DRESS，または hypersensitivity syndrome, HSS, drug-induced hypersensitivity syndrome, DIHS）は，医薬品副作用被害救済制度による救済件数で，常に最上位にランクされる重篤副作用である．このうち，SJS と TEN は，水疱，びらんなどの表皮壊死，発熱などを主症状とし，日本では表皮の剝離，びらん，水疱面積が体表面積の 10% 未満の場合を SJS，10% 以上の場合を TEN と分類されている．発症率は人口 100 万人あたり年間 1～5 人程度と非常に低いものの，SJS で 1～5%，TEN で 20～30% と高い致死率を示す．入院による集中治療が必要で，失明などの視覚障害などの後遺症もあり，特に市販後の問題となっている．医薬品としては，長らく高尿酸血症薬アロプリノールと抗てんかん薬カルバマゼピンが原因の上位を占めてきた．

この重症薬疹の発症に，特定のヒト白血球抗原（human leukocyte antigen, HLA）型が関連することが明らかとなってきている．たとえば，高尿酸血症薬アロプリノール誘因性重症薬疹では，*HLA-B*58：01* が，抗てんかん薬カルバマゼピン誘因性 SJS/TEN では，*HLA-A*31：01* と *HLA-B*15：02, B*15：11* などの HLA-B75 が，それぞれ関連することが報告されている[7]．このような関連の分子論的根拠についても既に報告があり，漢民族でカルバマゼピンによる発症と関連が認められた *HLA-B*15：02* について，in vitro で HLA-B*15:02 タンパク質とカルバマゼピンとの直接結合が示された．さらに HLA-B*15:02 タンパク質を発現させたヒト皮膚角化細胞に，カルバマゼピンを添加し，さらにカルバマゼピンによる重症薬疹発症患者由来の $CD8^+$T 細胞を加えたところ，当該ヒト皮膚角化細胞の溶解が認められた．このような溶解は，日本人で関連が認められた HLA-B*15:11 などの他の HLA-B75 タンパク質を発現させた場合でも認められ，遺伝子解析における HLA-B75 とカルバマゼピンによる SJS/TEN 発症との関連が，分子論的にも示唆されている．また，アロプリノールは体内でオキシプリノールへと代謝されるが，オキシプリノールと HLA-B*58:01 タンパク質との直接の結合もモデリングされている．抗原性を有しない低分子化合物が T 細胞を活性化させる機構として，低分子化合物の代謝活性化とタンパク質との共有結合，さらには薬物修飾抗原ペプチドの生成と HLA 分子による提示が細胞障害性 T 細胞を活性化するというハプテン仮説がサルファ薬などで長らく提唱されている．しかし，上記のカルバマゼピンやオキシプリノールのケースは，これに該当せず，HLA タンパク質に非共有結合的に結合して提示され，この HLA タンパク質と薬物の（非共有結合的）複合体が非自己として T 細胞受容体に認識されている pharmacological interaction of drugs with immune receptors（PI）仮説が当てはまるケースと考えられる[8]．SJS/TEN 以外でも，抗 HIV 薬アバカビルにより比較的高頻度に発現する HSS の場合，主として白人において，*HLA-B*57:01* との有意な関連が示唆されているが，このケースでは，薬物の HLA 分子への直接結合により HLA-B*57:01 分子に結合する抗原ペプチドの種類が変化し，非自己として T 細胞に認識されると考えられている．

これらの関連を利用して，HLA 型の投与前検査による重症薬疹発症の予防研究もなされている．台湾では，カルバマゼピンを対象に *HLA-B*15:02* の投与前診断に関する研究が行われた[9]．投与前診断の結果，陰性であった患者には予定通りカルバマゼピンが，陽性であった患者には他の抗てんかん薬が投与された．数カ月間追跡できた 4120 人の中，SJS/TEN を発症した患者は認められず，過去の発症率（0.22〜0.24％）と有意な違いが認められた．したがって，台湾ではカルバマゼピン投与前の *HLA-B*15:02* 診断の，SJS/TEN 発症回避に関する有用性が示された．最近，アロプリノールでも，同様の報告が台湾よりなされている．このような報告に基づき，台湾では，カルバマゼピン投与前の *HLA-B*15:02* 診断実施の検討が必要とされ，さらに保険適用もなされている．また米国，カナダおよびシンガポールにおいても頻度が高い民族の患者には，それぞれ事前検査が必要および推奨とされているが，日本では注意喚起に留まっている

b. 薬物性肝障害　重症薬疹に加え，薬物性肝障害発症に関しても，主として HLA 型との有意な関連が報告されている．日本人を対象とした薬物性肝障害マーカー研究の対象薬としては，抗血小板薬チクロピジンと抗糖尿病薬トログリタゾン（肝障害により販売が中止）がある．前者では，*HLA-A*33:03* との有意な関連が示され，特に胆汁うっ滞型の肝障害症例との関連が強いことが示されている[10]．さらに，チクロピジンを代謝活性化する CYP2B6 の高発現型ハプロタイプが，この関連性を高めることも報告されている．また後者では，反応性代謝物の解毒に関与するグルタチオン *S*-転移酵素 μ 型（*GSTM1*）と θ 型（*GSTT1*）の全欠損型との有意な関連が報告されている．白人を対象にした研究では，抗生物質であるアモキシシリンと β-ラクタマーゼ阻害薬であるクラブラン酸の組合せにおける *HLA-DRB1*15:01* との関連，抗がん薬ラパチニブにおける *HLA-DQA*02:01* との関連，などが知られており[7]，後者については，日本の添付文書でも情報提供がなされている．

以上のように，これまで予測ができず回避が不可能と考えられてきた特異体質性の副作用に関しても，予測可能となってきた．今後も本分野の研究の進展が待たれるところである．

［斎藤嘉朗・前川京子・佐藤恵一朗］

文 献

1) Anderson, H. H. et al. (1931) : Proc. Soc. Exp. Biol. Med., **28**, 5, 484–485.
2) Tischner, K. (1974) : Acta Neuropathol., **28**, 3, 233–242.
3) Lenz, W. and Knapp, K. (1962) : Dtsch. Med. Wochenschr., **87**, 24, 1232–1242.
4) Ito, T. et al. (2010) : Science, **327**, 5971, 1345–1350.
5) Desgranges, C. et al. (1986) : Cancer Res., **46**, 3, 1094–1101.
6) Strand, V. et al. (2007) : Nat. Rev. Drug Discovery, **6**, 1, 75–92.
7) Kaniwa, N. and Saito, Y. (2013) : J. Hum. Genet., **58**, 6, 317–326.
8) Pichler, W. J. et al. (2006) : Allergol. Int., **55**, 1, 17–25.
9) Chen, P. et al. (2011) : N. Engl. J. Med., **364**, 12, 1126–1133.
10) Hirata, K. et al. (2008) : Pharmacogenomics J., **8**, 1, 29–33.

4.1.7 バイオテクノロジー応用医薬品の毒性評価

a. バイオテクノロジー応用医薬品（バイオ医薬品）とは　一般に「バイオ医薬品」とは，遺伝子組換え技術や細胞培養技術などにより製造された，組換えタンパク質医薬品および細胞培養医薬品をさす．モノクローナル抗体，ホルモン類，サイトカイン類，酵素類および受容体類などが含まれる．

バイオ医薬品は，がんや自己免疫疾患をはじめ様々な疾患に対する治療の選択肢を拡大してきている．特に，バイオ医薬品開発の中心になっている抗体医薬品では技術革新の進歩が目覚ましく，その利用範囲を広げている．

本項では，バイオ医薬品の非臨床安全性評価を進めるうえで必要な基礎知識を概説する．

b. バイオ医薬品安全性評価の留意点　一般にバイオ医薬品は，生体成分関連の高分子物質であり，標的特異性が高いことから毒性は過剰な薬理作用の結果として生じることが多いと考えられている．また，バイオ医薬品はヒト特異的な標的への作用を意図していることから，高度な種特異性を示すことが多く，動物実験においては薬理作用が過小あるいは過大に発現する場合や，動物にとっての異種タンパク質であることから，免疫原性に起因する想定外の影響が生じる場合がある．

さらに，バイオ医薬品の製造は複雑な生物機能を利用した生産系であるため，製造された目的タンパク質は不均一である場合が多い．たとえば糖タンパク質の場合，糖鎖付加に多様性が生じるが，糖鎖修飾のわずかな違いにより薬理活性が大きく異なることも知られている[1,2]．よって，バイオ医薬品の品質管理は，安全性評価を実施するうえで必須要素といえる．

バイオ医薬品の品質は，その原料などの品質，製造工程，外来性感染因子の混入リスクおよび不純物などを十分に管理することで確保される．非臨床安全性評価は，十分に品質が確保されたバイオ医薬品を用い，試験ガイドライン「バイオテクノロジー応用医薬品の非臨床における安全性評価について（ICH S6（R1））」の原則的な考え方を理解して，品質，生物活性などの薬剤特性に応じて進める必要がある．

c. 非臨床安全性試験の一般原則　非臨床安全性試験を実施するうえでの試験計画の基本的な考え方は低分子医薬品と同様であるが，バイオ医薬品では適切な動物種の選択や投与量の設定において特に留意が必要である．

1）動物種/モデルの選択　バイオ医薬品の非臨床安全性評価は，標的由来の意図する薬理作用と生物反応を示す適切な動物種を選択することが非常に重要である．適切な動物種の選択は，標的分子のアミノ酸配列相同性，標的分子の発現，標的結合親和性，受容体-リガンド占有率，薬物動態および生物機能活性の情報を基に決定する．

まず，NCBI-Unigene database や SwissProt/EX-PASY database などの in silico 手法を駆使し，動物種間で標的分子のアミノ酸配列相同性を検索する．このとき，ヒト標的分子と高い相同性を示したからといって，その動物種における生物学的反応の同一性を意味するものではないことに注意が必要である．次に，バイオ医薬品と標的間の物理的な結合に関連する一連の項目を評価する．留意する点としては，受容体占有率は薬理作用の指標となりえるが，作用様式（たとえば，作動薬と拮抗薬）によって値の意味合いが大きく異なる．このため in vitro および in vivo でバイオ医薬品と標的との相互作用により生じる薬理活性を確認することが，適切な動物種を選択するうえで重要となる．なお，これらの評価手順は一律ではなく，薬剤特性に応じて手法の選択，手順，重みづけを応変すべきであろう．

適切な動物種が齧歯類および非齧歯類の2種であった場合は，これら2種の動物を用いた短期（例えば1カ月以内）の一般毒性試験（反復投与試験）を実施する．このとき2種で認められた毒性所見の種類や程度が同等の場合や，薬剤の作用機序から説明が十分に可能な毒性所見のみ観察された場合には，より長期の一般毒性試験をいずれか1種（適切であれば齧歯類を優先）を用いて実施することで十分と考えられる．一方，適切な動物種が1種のみの場合は，すべての一般毒性試験を同種1種のみを用いて実施することが許容される．

バイオ医薬品の種特異性が高く適切な動物種を選択できない場合には，試験動物で機能する相同タンパク質の利用や，標的分子の遺伝子改変動物などの利用が考えられる．また，通常の試験動物に標的が発現していない場合（がんマーカー，外来抗原など）は，病態モデル動物を用いた薬効薬理試験に安全性評価項目を含めることも考えられる．ただし，これらの手法で安全性評価を実施する場合，得られた試験結果をヒトに外挿するにあたり，様々な考慮すべき点も指摘されている．相同タンパク質については物性，結合様式および薬理作用が臨床候補品と同等であることが求められ，その試験結果は過剰な薬理作用による有害作用の確認には役立つが，量的なリスク評価には適さないとされている．遺伝子改変動物を用いる際には，抗原の発現様式や標的分子の下流にある生理機能の確実性/充足性を確認する必要がある．また，遺伝子欠損や挿入に起因する代償機能などにより，結果の解釈に混乱を生じさせる場合もある．病態モデル動物は生存期間が比較的短く背景データも乏しいことなどから評価が困難なケースが多く，動物の病態自体が評価を混乱させる可能性もある．

毒素または毒物を組み込んだ抗体-薬物/毒素複合体（ADC）の場合，通常のバイオ医薬品と同様に考えればよいが，組み込まれる毒素または毒物が新規の場合には通常2種類の動物種で標的非特異的な影響も含めて評価する必要がある．

抗体医薬品の開発時に実施される動物組織を用いた組織交差反応性（TCR）試験は，動物種選択に有効ではないとされているが[3]，上述した方法で適切な動物種の評価ができない場合に，ヒト組織との比較から参考になる情報が得られる場合がある．また，ヒト組織パネルを用いたTCR試験は，ヒト初回投与における安全性を担保する評価方法として推奨されており，標的分子の分布に関する情報や予期せぬ結合に関する情報が得られることもある．ヒト組織パネルで薬剤との予期せぬ結合が認められた場合，適切な動物種の組織を用いたTCR試験を実施することで，毒性試験結果との関連性を示す情報が得られることもある．

2）投与用量の設定　非臨床安全性試験での用量は，種差を考慮した薬理作用の用量反応性を根拠に設定する．

高用量については，非臨床試験に用いる動物種において薬理作用が最大となる用量，または臨床推定最大曝露量の10倍程度の曝露が得られる用量（標的を完全に占有する用量から10倍の安全域を担保する用量であり，これ以上の用量は過剰な薬理作用の増強にはつながらないとの考えに基づく）のうち，高い用量を設定する．低用量については，無毒性量（NOAEL）が得られるように設定する．バイオ医薬品の場合，NOAELを規定する毒性を考慮する際には，薬理作用による変動をどの程度まで許容するかを十分に考慮する必要がある．

d. 個別の非臨床試験に関する留意点

1）安全性薬理試験　試験目的は，主要な生理的機能（循環器系，呼吸器系および中枢神経系など）に及ぼす機能的な影響を明らかにすることである．通常は，実験動物福祉における3Rs（replacement：代替法の利用，reduction：使用動物数の削減，refinement：実験方法の洗練による実験動物の苦痛軽減）を考慮し，適切な動物種での一般毒性試験に組み込んで評価されることが多い．hERG（human ether-a-go-go-related gene）アッセイに関しては，バイオ医薬品が細胞膜を通過してhERGチャネルを阻害する可能性は低いことから必要とされていない．

2）薬物動態試験　適切な動物種におけるバイオ医薬品の血中動態試験および組織分布試験は，動物における毒性および薬理試験の結果の解釈に役立つ．しかしながら，作用機序が多岐にわたるため，一律に検討項目を設定することは困難であり，各バイオ医薬品の特性に応じてケースバイケースで薬物動態試験を計画すべきである．なお，可能な限り臨床で使用される製剤を用い，臨床試験で想定される投与経路で薬物動態試験を実施すべきである．

ⅰ）分析法　薬物動態試験で試料中薬物濃度測定にどのような分析法を用いるかについては，ケースバイケースで対応すべきである．測定にあたっては，バリデーションを実施し妥当性が確認され信頼性を有する方法を用いる．バリデーション実施に当たっては「医薬品開発における生体試料中薬物濃度分析法のバリデーションに関するガイドライン（平成25年7月11日　薬食審査発0711第1号）」，「医薬品開発における生体試料中薬物濃度分析法（リガンド結合法）のバリデーションに関するガイドライン（平成26年4月1日　薬食審査発0401第1号）」および各国の規制当局の分析法に関するガイドラインを参照されたい．

ⅱ）吸　収　曝露量および投与量に基づく安全域を予測するために，臨床試験に先だって適切な動物種を用いた薬物動態試験を実施し，吸収，血中濃度，クリアランスおよび線形性に関する情報を得ることが重要である．標的介在性薬物消失（標的に結合した薬物は，内在化後消失する機構があるが，高投与量では本機構の飽和により非線形性の薬物動態を示す）により薬物動態が変化する場合は，毒性および薬理作用に影響が現れる可能性がある．

iii）分　布　　放射性標識したタンパク質を使用して組織中濃度を評価する場合は，その放射性標識体が非標識体と生物学的に同等の活性を有することを確認すべきである．放射性標識体として ^{125}I 標識体を用いる場合は，生体内でヨウ素が遊離し，甲状腺に蓄積するなどの遊離ヨウ素に起因した分布特性を示すことがある．遊離ヨウ素や代謝分解により生成した低分子画分の分布試験データへの影響を考察するために，トリクロロ酢酸沈殿物の放射能を測定することは有用である．抗体医薬品の場合，胎盤通過や乳汁移行の種差に関して留意すべきである[4]．

iv）代謝および排泄　　バイオ医薬品は，分解により小さなペプチドおよびアミノ酸になって排泄されると考えられるため，一般に生体内変化や排泄を調べる試験は必要ない．しかしながら，ADC の場合は，代謝試験から有用な情報が得られる可能性があり，ケースバイケースで実施されるべきである．また，分子量 50000 以下のバイオ医薬品は糸球体濾過を受けることから，総クリアランスに対する腎排泄の寄与について考察すべきであろう．

3）急性毒性評価　　単回あるいは少数回の高用量投与での毒性の推移を質的および量的に明らかにする目的で実施されてきた．ただし，急性毒性に関する評価結果が，他の試験（薬理薬効試験，安全性薬理試験，短期の反復毒性試験など）から得られる場合には，必ずしも独立した試験として評価する必要はない．

4）反復投与毒性試験　　原則として，試験は臨床での投与経路や投与スケジュールに準拠し，トキシコキネティクス解析を組み込んだうえで，毒性学的影響およびその回復性（少なくとも，適切な 1 用量/性/試験で実施）を評価する．一般的な低分子医薬品のように必ずしも毎日投与する必要はなく，薬剤の薬物動態学的な特徴を十分に考慮し，投与回数/頻度を決定する．なお，回復性の評価については，完全な回復性を示すことは必須ではなく，回復傾向が観察されればよいとされている．

試験期間は，臨床での予定投与期間および適応に基づいて設定される．短期使用（たとえば，7 日以内）および急性の致死的疾患に用いるバイオ医薬品の場合は，2 週間までの反復投与毒性試験を実施することが妥当と考えられている．一方，長期使用が想定される慢性疾患に用いるバイオ医薬品の場合では，原則として 6 カ月で十分と考えられている．なお，進行がんで治療方法の選択肢が限られた患者の治療を目的とするバイオ医薬品の長期使用については，「抗悪性腫瘍薬の非臨床評価に関するガイドライン（平成 22 年 6 月 4 日　薬食審査発 0604 第 1 号）」に従う．

反復投与毒性試験では特に抗薬物抗体（ADA）が産生した場合の対応は注意しなければならない．特に中和活性を有する ADA では，顕著な曝露低下に伴い生物学的反応が減弱もしくは消失する場合や重篤な毒性を発現する場合[5,6]があり，毒性試験の解釈を困難にするが，原則として ADA の出現のみを理由に試験を中止することは推奨されない．

5）免疫原性および免疫毒性試験　　バイオ医薬品の多くは，非臨床反復投与試験時に免疫原性を示す．免疫原性は，タンパク質の高次構造，断片化，凝集性，転写後修飾，B および T 細胞エピトープの存在などのバイオ医薬品の特性によって誘導されると考えられている[7]．

通常，免疫原性の評価は，非臨床試験中に適宜測定試料を採取・保存しておき，何らかの徴候（薬力学的変化，異常な曝露変化または免疫介在性の有害作用など）が認められた際に，ADA を測定することになる．また，ADA の中和活性などの特性を評価し，試験結果の解釈に用いる．なお，非臨床試験の免疫原性の結果はヒトでの免疫原性を予測するものではない．

非臨床試験において，多くのバイオ医薬品は免疫機能の亢進または抑制を起こすが，一般毒性試験の中で意図しない免疫系への影響を評価することは重要である．有害作用が認められた場合には，免疫毒性の評価を検討する必要がある．

6）生殖発生毒性試験　　試験の必要性は，バイオ医薬品の用途や既存情報によって判断する．試験のデザインや結果の解釈に関しては，バイオ医薬品の特性や作用機序，薬物動態（胎盤通過性や乳汁移行性）の種差などを考慮すべきである[4]．高分子量タンパク質（>5000）は単純拡散では胎盤を通過しないが，IgG や Fc 融合タンパク質は新生児型 Fc 受容体を介して胎児に移行する[4]．この移行システムには種差があり，齧歯類やウサギでは，器官形成期後期に移行するが，非ヒト霊長類（NHP）およびヒトでは，器官形成期の胎盤通過性は極めて低く移行しにくい．また，齧歯類では授乳期に乳汁を介して出生児に移行するが，NHPおよびヒトでは，初乳以降の乳汁中には移行しない．NHPの試験で次世代への影響を評価するためには，妊娠初期から出生時までの長期間の投与が必要になる．

ⅰ）受胎能　齧歯類が適切な動物種である場合には，齧歯類1種での受胎能を評価する．NHPが唯一の適切な動物種である場合，雌雄の授受胎能への影響は，性成熟に達したNHPを用いた3カ月以上の反復投与毒性試験において，生殖器官の評価により判断する．特別な懸念がある場合は，特殊検査（月経周期，精子数，精子形態・運動能または性ホルモン量など）を実施する．

ⅱ）胚・胎児発生（EFD）ならびに出生前および出生後の発生（PPND）　齧歯類およびウサギにおいて薬理作用を示す場合は，両動物種で催奇形性を評価する．ただし，どちらか一方で胚・胎児致死や催奇形性が確認された場合には，他方の試験は不要である．NHPのみが適切な動物種の場合，EFD試験と別にPPND試験を実施するか，enhanced PPND study（ePPND試験）を実施する．なお，NHPを用いた試験は，用量設定に科学的根拠があれば，対照群および投与群の2群を用いた有害性の確認試験とすることが可能である．

7）遺伝毒性試験　通常のバイオ医薬品がDNAや染色体に直接作用するとは考えにくいことから必要とされていない．

8）がん原性評価　バイオ医薬品におけるがん原性評価の必要性は，対象となる患者集団および投薬期間を考慮して判断する．

必要と判断した場合，はじめに様々な情報（遺伝子改変動物，病態モデル動物，ヒトの遺伝性疾患，クラスエフェクト，標的分子の生物学的特性，薬理作用，毒性試験および臨床試験など）を収集し科学的な重要度を見極める必要がある．免疫抑制薬および成長因子などでは，作用機序に基づくがん原性の懸念が考えられる．この場合，動物実験のデータは不要であり適切なリスク管理を行うことになる．一方，調査結果や薬剤の作用機序よりがん原性との関連が明確でない場合には，薬剤特性に応じた検査（細胞増殖マーカーの測定など）を実施し，より広範な評価を行うことになる．

9）局所刺激性試験　臨床使用製剤を用いた一般毒性試験の実施時に，主に投与部位の刺激性を評価する．

e. バイオ後続品の非臨床安全性評価に関して

バイオ後続品（バイオシミラー）とは，既に新有効成分含有医薬品として国内で承認されているバイオ医薬品（先行バイオ医薬品）と同等/同質の品質，安全性，有効性を有する医薬品として，異なる製造販売業者により開発される医薬品である．

バイオ医薬品は複雑な生物機能を利用して製造されたタンパク質であり，先行バイオ医薬品と同一のものを製造することは極めて困難とされている．このことから，バイオ後続品に関しては，品質特性の類似性に加えて非臨床試験や臨床試験の結果の同等性を示す必要が生じる．

品質特性の評価には，免疫原性などに関する比較試験が含まれる．バイオ医薬品由来や製造工程由来の不純物は免疫原性を惹起する可能性がある．動物を用いて免疫反応性を評価することにより，不純物を含めた品質特性を評価するうえで有用な情報を得られる場合がある．

非臨床安全性の評価については，先行バイオ医薬品と同様に，適切な動物種を用い，トキシコキネティクスを組み込んだうえで，反復投与毒性試験を実施することが有益である．反復投与毒性試験の結果や先行バイオ医薬品の特性に関する情報から，特に必要と判断されない限り，安全性薬理試験，生殖発生毒性試験，遺伝毒性試験，がん原性試験など，その他の通常の非臨床安全性試験の必要性は低いと考えられている．なお，バイオ後続品の安全性評価については，「バイオ後続品の品質・安全性・有効性確保のための指針（平成21年3月4日 薬食審査発第0304007 号）」に考慮すべき事項が記載されている．

［猪俣孝二］

文　献

1）Sasaki, H. et al.（1987）：J. Biol. Chem., **262**, 25, 12059-12076.
2）Dordal, M. S. et al.（1985）：Endocrinology, **116**, 6, 2293-2299.
3）Bussiere, J. B. et al.（2011）：Regul. Toxicol. Pharmacol., **59**, 3, 493-502.
4）Brennan, F. R. et al.（2014）：Drug Dev. Res., **75**, 3, 115-161.
5）Li, J. et al.（2001）：Blood, **98**, 12, 3241-3248.
6）Casadevall, N. et al.（2002）：N. Engl. J. Med., **346**, 7, 469-475.
7）van Meer, P. J. K. et al.（2013）：MAbs, **5**, 5, 810-816.

4.1.8　医薬品の安全管理計画

a. 医薬品リスク管理計画　厚生労働省は，2013年4月1日から，新医薬品とバイオ後続品の承認申請の資料として「医薬品リスク管理計画（Risk Management Plan, RMP）」の提出を製薬企業に義務づけている[1~4]．2014年10月1日からは，RMPの策定・実施は医薬品の承認条件となった．

b. RMPの目的　RMPの目的は，医薬品の開発段階から承認審査時，さらに製造販売後のすべての期間においてベネフィットとリスクを適時適切に評価し，その結果に基づいて必要なリスクの最小化活動（安全対策）を実施することである．とりわけ製造販売後に予測・予防型の安全対策のしくみを導入することである（図4.1.1）．

RMPに基づく安全対策
事後対応型
副作用発生を感知後に，そのリスクの影響を判断して，安全対策を講じる
発売前に想定リスクをRMPに記載する
予防予測型
患者にとって薬剤のベネフィットを上回る想定リスクの徴候（シグナル）を察知した段階で，リスクを最小化する対策を講じる

図4.1.1　事後対応から予測予防

RMP導入により，医薬品の「重要なリスク」ごとに安全対策や安全性監視活動の方法をそれぞれ早期に計画するなど，新医薬品の発売前から明確な見通しをもって必要な対策を実施することである．医薬品の安全対策をより確実にすることが目的である．

RMP導入前は，市販後の安全管理に対して開発段階の情報が十分に活かされていなかった．RMPを作成する際には非臨床から臨床まですべての情報を確認することになり，安全対策の検討を承認申請前の早い時期からより確実に準備できる．

c. RMP導入の背景　製造販売後の医薬品の安全性を実際に医療現場で確保するためには，開発の段階から製造販売後に至るまで常に一貫した体制で，治験薬および医薬品のリスクを適正に管理することが重要である．これは医薬品規制調和国際会議（International Council for Harmonisation of Technical Requirements for Pharmaceuticals for Human Use, ICH）でも検討されてきた．「事後対応型」から事前に重要リスクを捉えて科学的で計画的な「予測・予防型」の安全対策を目指す考え方とやり方が議論され，2004年11月に国際的に合意された「医薬品安全性監視の計画」（ICH E2E）が発行されている．

一方，日本におけるRMPの本格導入の背景には，薬害再発防止のための活動が影響している．厚生労働大臣が設置した「薬害肝炎事件の検証及び再発防止のための医薬品行政のあり方検討委員会」から最終提言が2010年4月に公表されているが，その中に，開発段階から，市販後に想定されるリスクを特定し，特別な懸念があれば市販後においてどのような安全性確保の措置や計画が必要かを検討するしくみが必要であると提案されている．欧米における制度を参考に，リスクマネジメントを適切に実施すべきであるというこの提言を受け，市販後安全対策の強化策としてRMPが導入された．

d. RMPの内容　RMPは，主に3つの項目から構成されている．第1は「安全性検討事項」である．安全性検討事項にはその医薬品について特定されているリスク，潜在的なリスクおよび不足している情報が含まれる．これらを抽出し明確にすることは，その医薬品ごとにメリハリある安全対策を実行するうえで最も重要である．「安全性検討事項」は，RMPの出発点である．第2は，「医薬品安全性監視計画」である．抽出した安全性検討事項の主に潜在的なリスクに対して，どのような監視活動を行っていくかを計画する．第3は，「リスク最小化計画」である．これは主に特定された重要なリスクを最小化するための安全対策の活動計画である（図4.1.2）．

1）安全性検討事項　　内訳は，「重要な特定されたリスク」，「重要な潜在的リスク」，「重要な不足情報」である．「重要な特定されたリスク」は，すでに医薬品との関連性がわかっているリスクのうち重要なものである．「重要な潜在的リスク」は，医薬品と関連性が疑われるものの十分に確認されていないリスクのうち重要なものである．「重要な不足情報」は，安全性を予測するうえで重要ではあるが十分に収集されていない情報である．いずれのリスクも抽出されたすべてのリスクの中から「重要」なものを選定し特定する必要がある．以下に解説する．

i）「重要な特定されたリスク」　すでに医薬品との関連性がわかっているリスクとして分類される

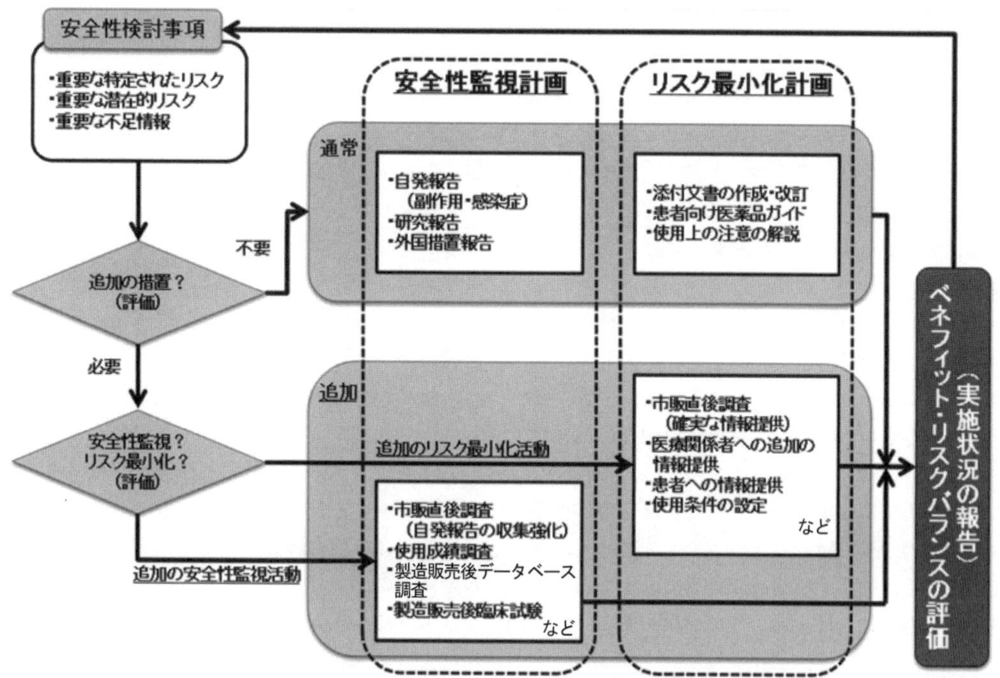

図 4.1.2 医薬品リスク管理計画（RMP）のイメージ（医薬品医療機器総合機構ホームページより一部改変）

もので，臨床試験の結果などから当該医薬品との関連性が十分な根拠から示される有害な事象をさす．以下に例示する．

・非臨床試験において当該医薬品との関連性が十分に明らかにされており，臨床試験のデータにおいても確認されている副作用など

・適切に設計された臨床試験や疫学研究において，比較対照群との発現頻度の相違から医薬品との因果関係が示された副作用など

・製造販売後に多くの医療関係者や患者などから有害な事象の報告があり，薬剤投与後に繰り返し発生する事象など時間的関連性や生物学的に推察できる因果関係が示唆される副作用など

RMPで取り扱うのは「重要な」リスクである．「重要」とは，把握されたリスクのうち，発現した場合に重篤である，または高頻度に発現するなどの理由から，当該医薬品のベネフィット・リスクバランスに影響あるいは，保健衛生上の危害発生・拡大のおそれがあるものである．

ii）「重要な潜在的リスク」　医薬品との関連が疑われるが十分確認されていないリスクとして分類されるものである．当該医薬品との関連性が疑われる要因はあるが，臨床試験のデータなどからの確認がまだ十分でない有害な事象である．以下に例示する．

・非臨床試験のデータから当該医薬品の安全性の懸念となり得る所見が示されているが，臨床試験のデータなどでは認められていない事象

・臨床試験や疫学研究で，比較対照群との相違から因果関係が疑われるが，十分に因果関係が示されていない有害事象（有害事象とは，薬物との因果関係がはっきりしないものを含め，薬物を投与された患者に生じたあらゆる好ましくない状態，あるいは意図しない徴候，症状，または病気をいう．副作用より広い概念）

・製造販売後に医療関係者や患者などから報告された有害事象の集積結果から，シグナルとして検出されたが医薬品との因果関係が明らかでない有害事象

・当該医薬品では認められないが同種同効薬で認められる副作用など

・当該医薬品の薬理作用などの性質から発現が予測されるが，臨床試験のデータなどでは確認されていない事象

iii）「重要な不足情報」　安全性を予測するうえで十分に得られていない情報である．RMPを策定

した時点では十分な情報が得られておらず，製造販売後に当該医薬品の安全性を予測する上で不足している情報である．たとえば，臨床試験の対象から除外されていた患者集団（高齢者，小児，妊産婦，肝障害のある患者など）であるが，実地医療の現場では高頻度での使用が想定されるなどの理由により，その患者集団での安全性の検討が必要となる情報である．

2)「医薬品安全性監視計画」　2種の行動計画で構成される．1つ目は，「通常の医薬品安全性監視活動」に関する行動計画である．これは，医療関係者や患者などからの副作用，有害事象報告の収集活動や文献学会情報，海外規制当局の安全対策措置などの情報に関する収集活動をさし，製薬企業が通常日常的に行う活動である．2つ目は，「追加の医薬品安全性監視活動」で付加的な行動計画である．

追加の監視活動には次のような種類がある．以下に例示する．

・市販直後調査による重篤な副作用収集（市販直後調査とは，新医薬品の特性に応じ，販売開始直前から発売後6カ月間の期間について，特に注意深い使用を促し，重篤な副作用の発生を速やかに把握するために行う安全対策の活動をさす）

・一般使用成績調査（使用成績調査の3分類のひとつ；日常の診療における使用実態下において，医薬品を使用する患者の条件を定めることなく，副作用の発生状況ならびに品質，有効性および安全性に関する情報の検出・確認を行う調査をいう．臨床試験では多くの適応患者の除外条件が設定されていたので収集される情報が限られていたため，幅広い患者に使用されて得られる使用成績調査の情報も重要である）

・特定使用成績調査（使用成績調査の3分類のひとつ；小児，高齢者，妊産婦，腎機能障害または肝機能障害を有する患者，医薬品を長期に使用する患者など医薬品を使用する条件が定められた患者を対象に行う調査をいう）

・使用成績比較調査（使用成績調査の3分類のひとつ；同一適応の対照薬を設定して比較して評価する調査をいう）

・製造販売後データベース調査（医療情報データベースを活用して行われる研究手法をさす）

・製造販売後臨床試験（開発時の臨床試験・製造販売後調査などから得られた推定情報などの検証，あるいは品質，有効性および安全性に関する新たな情報収集のために，主に現在承認されている適応の範囲内で行う臨床試験をいう）

日本のRMPはPMDA（医薬品医療機器総合機構）のウェブサイトに公表される．各製薬企業がどのようなものを重要なリスクと捉え，それに対してどのような安全対策を実施しているのか，医療関係者や患者も情報を入手することができる．

3)「リスク最小化計画」　発売予定の新医薬品が開発段階から承認時までに得られた情報，および当該医薬品の製造販売後に医薬品安全性監視活動により収集された安全性などに関する情報，さらにそれらの情報の評価に基づき当該医薬品のリスクを最小に抑えベネフィット・リスクバランスを適切に維持するために実施する個々の安全対策の全体を束ねた行動計画のことである．

リスク最小化計画にも，医薬品安全性監視計画と同様に，すべての医薬品において「通常」行われる活動と，当該医薬品の特性などをふまえ必要に応じて「追加」で行われる安全対策の活動がある．

e. RMPの評価と見直し　製薬会社はRMPを計画どおりに実行し，市販後に収集される安全性および有効性に関する情報をふまえて現在の活動を評価し，必要に応じて計画の見直しを行う必要がある．RMPガイダンス通知には，評価・見直しをする節目（マイルストーン）となる時期を設定することが規定されている．医薬品安全性監視活動，有効性に関する調査・試験，リスク最小化活動（リスク最小化計画に基づく安全対策）ごとにPMDAへの報告予定時期（安全性定期報告またはその他の適切な時期など）を節目としてあらかじめ設定する．

適切な節目の時期の事例としては，

・安全性検討事項の内容に変更があったとき（重要リスクの追加が必要な場合など）

・事前に予定して設定していた節目となる時期

・当該医薬品の再審査申請を行う時期

などがある．

この節目となる時期に，各活動の実施状況，得られた結果，医薬品のベネフィット・リスクバランスへの影響についての評価・考察を行い，RMPの見直しを行う．

節目となる時期に行った評価・見直しの検討結果はPMDAに報告する．ここでいう再審査とは，新医薬品の承認後一定期間が経過した後に，企業が実際に医療機関で使用されたデータを集め，承認された効能・効果，安全性について再度確認するために審査を受ける厚生労働大臣の再審査制度をいう．

RMPは医薬品のライフサイクル全体に関係する活動である．したがって，発売前のRMPの立案を起点として，日常の安全性監視活動をRMPに沿って計画どおりに実行しつつ，節目ごとに計画と実績を定期的に評価し，内容を見直し改善していく必要がある．たとえば，医薬品安全性監視活動の結果として新たな安全性の懸念が判明したときは，速やかに安全性検討事項を見直す必要がある．安全性検討事項を変更するときは，RMPの改訂が必要になることがあり，安全性監視計画（たとえば，使用成績調査の実施要綱）やリスク最小化活動のための資材（たとえば，添付文書に記載された使用上の注意などを含め）など，関連文書を改訂するという必要な対応を実施する．緊急の追加のリスク最小化活動が必要な場合には，そのリスク最小化活動（安全対策）が優先されるべきで，RMPの改訂はその後になる．

追加で実施するリスク最小化計画には，可能な限りその活動を評価できる目標指標を事前に設定して，活動の結果として目標が達成できたかどうかなど，その安全対策の効果を適切に評価すべきである．また，安全対策の実施や継続は，医療現場に不必要な負担をかけないように注意深く配慮する必要がある．

［北島行雄］

文　献

1）薬食安発0411第1号・薬食審査発0411第2号，平成24年4月11日．
2）薬食審査発0426第2号・薬食安発0426第1号，平成24年4月26日．
3）薬食発0311第7号，平成25年3月11日．
4）薬食審査発0517第1号，平成25年5月17日．
5）European Medicines Agency（EMA）. Template for the EU Risk Management Plan（EU-RMP）. http://eudravigilance.ema.europa.eu/human/EURiskManagementPlans.asp,（accessed 2015-12-18）.
6）薬食審査発0304第1号・薬食安発0304第1号，平成25年3月4日．
7）厚生労働省（2010）：薬害再発防止のための医薬品行政等の見直しについて（最終提言），Web site情報．
8）薬食審査発第0916001号・薬食安発第0916001号，平成17年9月16日．
9）日本製薬工業協会（2013）：ベネフィット・リスク評価入門（2013年3月版），Web site情報．
10）薬生発1026第1号，平成29年10月26日，GPSP省令の一部改正．

4.2 化 粧 品

4.2.1 化粧品の定義[1,2)]

医薬品，医療機器等の品質，有効性および安全性の確保等に関する法律（医薬品医療機器等法）では，「化粧品」とは，人の身体を清潔にし，美化し，魅力を増し，容貌を変え，または皮膚若しくは毛髪をすこやかに保つために，身体に塗擦，散布その他これらに類似する方法で使用されることが目的とされているもので，人体に対する作用が緩和なもの，と定義されている．なお，薬用化粧品や口中清涼剤，染毛剤等は，その使用目的が化粧品とは異なり，医薬部外品に区別される．

4.2.2 化粧品の安全性評価[3)]

化粧品の安全性は，製品そのものについて保証することが基本となるが，そのためには，化粧品に配合されているすべての成分の安全性が担保されている必要がある．化粧品成分の安全性評価は，9項目の試験（単回投与毒性，皮膚一次刺激性，連続皮膚刺激性，感作性，光毒性，光感作性，眼刺激性，遺伝毒性，ヒトパッチテスト）が中心に実施されるが，成分の特性を考慮して，更なる試験を追加する場合もある．近年では，in vivo試験の代替として，in vitro試験やコンピュータ情報科学をベースとしたin silicoによる安全性の予測も検討されるようになってきている．

4.2.3 日本における成分規制[1~7)]

厚生労働省が所管している．化粧品基準（平成12年9月29日厚生省告示）により，化粧品の配合成分に関するポジティブリストおよびネガティブリストが公表されている．ポジティブリストには，特定成分（防腐剤，紫外線吸収剤およびタール色素に該当する成分）の中で，化粧品に配合可能な成分およびその配合制限が収載されている．ポジティブリストに収載されていない特定成分は，新たに厚生労働省の承認を経てポジティブリストに収載されることにより化粧品に配合することが可能となる．一方，ネガティブリストには，特定成分以外の配合禁止成分および配合制限が設けられている成分が収載されている．特定成分以外の配合禁止成分には，有害作用が確認された30成分に加え，医薬品成分（一部を除く），生物由来原料基準に適合しないもの，第一種特定化学物質および第二種特定化学物質が含まれる．ネガティブリストに収載されていない成分は，製造販売業者が独自でその安全性を確認し，自己責任のもとで化粧品に配合することができる．表4.2.1に，化粧品基準に収載されている配合禁止成分のうち30成分について，その有害作用を示す．なお，化粧品基準の制定に伴い，化粧品には配合したすべての成分名の表示が義務付けられている．

4.2.4 海外における成分規制[2〜7]

a. 米 国 米国食品医薬品局（U.S. Food and Drug Administration, FDA）が所管している．ポジティブリストの対象となるのは，色素のみであり，タール色素以外に無機・天然色素も含まれる．皮膚の日焼け防止を目的とする場合の紫外線吸収剤は，医薬品に分類される．ネガティブリストにおいては，8成分が配合禁止の扱いとなっている．FDAの規制とは別に，業界団体であるパーソナルケア製品協議会（Personal Care Products Council, PCPC）が設立した化粧品成分の安全性再評価機関である化粧品成分審査委員会（Cosmetic Ingredient Review, CIR）は，既存成分を「安全」，「条件付きで安全」，「安全でない」などに評価している．表4.2.1に，FDAによる配合禁止成分およびCIRによって「安全でない」と評価された成分の有害作用を示す．

b. 欧 州 欧州委員会（European Commission, EC）が欧州連合加盟国に公布し加盟国に直接の効力をもつ化粧品規則によって，配合成分が規制されている．ポジティブリストの対象となるのは，特定の配合制限成分，防腐剤，紫外線吸収剤および色素である．ネガティブリストに含まれる配合禁止成分の数は1379成分にのぼり（2017年9月10日現在），欧州の消費者安全科学委員会（Scientific Committee on Consumer Safety, SCCS）での審議を経て随時追加される．これら成分の有害作用については，紙面の都合によりここでは記載を省略する．

4.2.5 香粧品用香料の使用規制[8]

欧州では，化粧品規則で一部香粧品用香料の使用規制があるが，米国および日本では，規制はなく，製造販売業者の自己責任により用いられている．民間団体である国際香粧品香料協会（International Fragrance Association, IFRA）は，香粧品用香料の国際的な使用基準を設けており，世界中のほとんどの化粧品メーカーが，このIFRA規制を遵守している．IFRAは，現在，76香料に対して使用禁止を勧告しているが，この中には，類似香料の有害情報や化学構造中の官能基から，有害作用があるとみなして使用禁止にしている香料も多く含まれる．表4.2.2に，IFRAが使用禁止を勧告している香料のうち，有害作用が特定されている46香料とその有害作用を示す．

4.2.6 有害事例[1,3〜7,9,10]

過去における代表的な有害事例および問題となった不純物について以下に述べる．

a. 鉛白（炭酸水酸化鉛） 昭和初期までおしろいとして使用されていたが，鉛中毒症をもたらしたため現在は使用されていない．

b. 黄色204号（キノリンイエローSS） タール色素で，米国ではアイクリーム，ほお紅や口紅への配合でアレルギーが報告されている．わが国では，赤色219号（ブリリアントレーキレッドR）と同様に，毛髪および爪のみに使用される化粧品に限り配合が許可されている．

c. メタクリル酸メチルモノマー 1960年代後半頃から，米国で人工爪の接着剤素材として使われ始めたが，アレルギーが原因となる爪囲炎，爪剥離症，爪床炎などを起こすことから，FDAはこの種別への使用について注意喚起している．

d. スダンI 赤色219号に含有されていた不純物であるスダンIが原因で，女性の顔面に，初期には発赤，かゆみなどの炎症症状をきたし，やがて紫灰色から紫褐色の色素沈着へと進展するリール黒皮症（女子顔面黒皮症）が1970年代中頃を中心に発生した．その後メーカーの安全性保証の強化に伴い，発生率は減少し，現在ではほとんど認められなくなった．

e. 加水分解小麦（グルパール19S） 気泡性を高めるためにグルパール19Sという加水分解小麦製品を配合した石鹸の使用により，眼瞼浮腫を特徴としたアレルギー症状が，日本において2008年頃から多発した．その症状は，使用後の運動負荷などの要因が加わって発症する．グルパール19Sに感作された患者は，グルパール19S配合石鹸の使用のみならず小麦含有食品の摂取によってもアレルギーを発症する．グルパール19Sは，2010年に製造販売が中止された．

f. ロドデノール 皮膚への美白効果が期待されるロドデノールを配合した化粧品の使用により，皮膚に脱色素斑が生ずる被害が2013年以降多発し

表 4.2.1 化粧品への配合禁止・安全でない成分[2,4~7]

成分名	化粧品基準収載配合禁止成分	FDA配合禁止成分	CIRが安全でないと評価した成分	主な有害作用
6-アセトキシ-2,4-ジメチル-*m*-ジオキサン	○			肝腫瘍*
アミノエーテル型の抗ヒスタミン薬[a)]（ジフェンヒドラミンなど）以外の抗ヒスタミン薬[a)]	○			皮膚アレルギー，光毒性・光アレルギー（プロメタジン）
HC Blue No. 1[b)]			○	肝細胞がん*，肺がん*，甲状腺濾胞細胞腺腫*
エストラジオール，エストロンまたはエチニルエストラジオール以外のホルモンおよびその誘導体	○			種類および化学構造の違いにより有害作用が異なる．痤瘡（ヒドロコルチゾン）
エトキシエタノールおよびその酢酸塩			○	眼刺激，粘膜刺激，肝障害*，腎障害*，肺障害*，精巣萎縮*，生殖発生毒性（胚死亡，胎仔成長抑制，胎仔骨格異常）*
塩化ビニル	○[c)]	○		先端骨溶解症，レイノー現象，強皮症，肝血管肉腫*，肺腺がん*
塩化メチレン	○	○		皮膚刺激，粘膜刺激，肺腫瘍*，肝腫瘍*
オキシ塩化ビスマス以外のビスマス化合物	○			精神神経障害*，腎障害*，歯齦縁青黒色着色*
過酸化水素	○			皮膚刺激，皮膚アレルギー，皮膚腐食，肺障害*，十二指腸腺がん*
カドミウム化合物	○			光アレルギー（硫化カドミウム），腎障害*，肺腫瘍*，精巣間質細胞腫瘍*
過ホウ酸ナトリウム	○			口腔内刺激，口内炎，胃腸障害*
禁止牛由来原料		○		牛海綿状脳症*
クロロアセトアミド			○	皮膚アレルギー
クロロフルオロカーボン噴射剤		○		オゾン層破壊*，地球温暖化*（ヒトに対する直接の毒性はほとんどない）
クロロホルム	○	○		眼粘膜刺激，皮膚刺激，肝細胞がん*，腎尿細管腫瘍*
酢酸プログレノロン	○			不安状態*
ジクロロフェン	○			皮膚アレルギー，口内炎，口唇炎，腎障害*
ジルコニウム含有複合体		○		肺肉芽腫*
水銀およびその化合物	○			皮膚アレルギー，腎腺がん*
ストロンチウム化合物	○			カルシウム吸収代謝阻害*
スルファミドおよびその誘導体	○			光毒性，光アレルギー，再生不良性貧血*
セレン化合物	○			皮膚刺激，胃腸障害*，振戦*，にんにく息臭*
ニトロフラン系化合物	○			皮膚アレルギー（ニトロフラゾン，フラゾリドン，フラルタドン），良性卵巣腫瘍*・精巣間質細胞腫瘍*・皮脂腺腫*・乳腺線維腺腫*（ニトロフラゾン），悪性リンパ腫*・卵巣萎縮*・精子形成減少*（ニトロフラントイン）
ハロゲン化サリチルアニリド	○	○		光アレルギー
ビタミン L_1 および L_2[d)]	○			ビタミン L_1 は眼刺激，ビタミン L_2 は造血抑制*
ビチオノール	○	○		皮膚アレルギー，光アレルギー
ヒドロキノンモノベンジルエーテル	○			皮膚アレルギー，白斑
ピロカテコール			○	皮膚扁平上皮がん（ベンゾ [a] ピレンとの同時処理による発がん補助作用），腺胃腺がん*
ピロカルピン	○			皮膚アレルギー，光アレルギー
ピロガロール	○			皮膚アレルギー

表 4.2.1（つづき）

フッ素化合物のうち無機化合物	○		剥脱性皮膚炎，皮膚アレルギー，口内炎，胃腸障害*，歯牙フッ化物症*，骨硬化症*
プレグナンジオール	○		胃腸障害*
プロカインなどの局所麻酔薬[a]	○		皮膚アレルギー
ヘキサクロロフェン	○		皮膚刺激，光アレルギー，神経障害
ホウ酸	○		水疱，表皮落屑，表皮壊死，胃腸障害*，痙攣*
ホルマリン	○		皮膚刺激，皮膚アレルギー，鼻腔扁平上皮がん*
メチルアルコール	○		皮膚刺激，視神経萎縮*，失明*
4-メトキシ-*m*-フェニレンジアミンおよびその塩酸塩，その硫酸塩		○	甲状腺がん*，皮膚腫瘍*

＊：外用以外での有害作用
a)：化粧品基準では，それぞれ抗ヒスタミン剤，抗ヒスタミン，局所麻酔剤と記されているが，ここでは抗ヒスタミン薬，局所麻酔薬とした．
b)：化学名は，2,2'-([4-(メチルアミノ)-4-ニトロフェニル］イミノ）ビス（エタノール）である．
c)：配合禁止成分の扱いとなっているのは，モノマーのみである．
d)：ビタミン L_1 はアントラニル酸，ビタミン L_2 はアデニルチオメチルペントースのことである．

表 4.2.2 IFRA が使用禁止を勧告し有害作用が特定されてる香料[8)]

香料名	主な有害作用*
アクリル酸エチル，アセチルイソバレリル，アニシリデンアセトン，アラントルート油，6-イソプロピル-2-デカロール，カスタスルート油，カルボンオキシド，クロトン酸メチル，シクラメンアルコール，シトラコン酸ジメチル，2,4-ジヒドロキシ-3-メチルベンズアルデヒド，3,7-ジメチル-2-オクテン-1-オール，ヒドロアビエチルアルコール，プソイドイオノン，プソイドメチルイオノン，ヘキサヒドロクマリン，*trans*-2-ヘキセナールジエチルアセタール，*trans*-2-ヘキセナールジメチルアセタール，*trans*-2-ヘプテナール，ペルーバルサム，ベンジリデンアセトン，2-ペンチリデンシクロヘキサノン，松やに，マレイン酸ジエチル，α-メチルアニシリデンアセトン	アレルギー
4,6-ジメチル-8-*t*-ブチルクマリン，4-メチル-7-エトキシクマリン，6-メチルクマリン	光アレルギー
イチジク葉，7-メチルクマリン，7-メトキシクマリン	アレルギーおよび光アレルギー
バーベナ油	アレルギーおよび光毒性
ヒドロキノンモノエチルエーテル，ヒドロキノンモノメチルエーテル	皮膚色素脱失
p-*tert*-ブチルフェノール	アレルギーおよび皮膚色素脱失
アセチルエチルテトラメチルテトラリン	神経毒性
ムスクアンブレット	アレルギーおよび神経毒性
ベンゼン	発がん性
キノリン	発がん性，変異原性
エチレングリコールモノエチルエーテルおよびその酢酸塩，エチレングリコールモノメチルエーテルおよびその酢酸塩	生殖毒性
ジフェニルアミン	急性毒性および催奇形性
ニトロベンゼン	急性毒性および皮膚毒性
トルエン	肝毒性
ムスクキシレン	極めて難分解性，高い生体蓄積性
シアン化ベンジル	青酸の遊離

*：IFRA の評価に基づく．

た．メラノサイトおよびメラニン色素の減少もしくは消失が観察される．ロドデノールの代謝物には，チロシナーゼ活性阻害作用およびメラノサイトに対する細胞毒性作用があり，これらの作用によりメラニン生成が抑制され脱色素斑が生じる．

4.2.7 化粧品の安全管理[1~3)]

製造販売後安全管理基準（Good Vigilance Practice, GVP）に関する省令に基づき，医薬品，医薬部外品，化粧品および医療機器の各々に携わる製造販売業者は，市販後の安全性を担保するために，定められた基準に従って，情報の収集，作成，保管および報告を実行することが求められている．特に，化粧品においては，成分のほとんどを製造販売業者の自己責任のもとで配合することができることから，GVPは非常に重要なものといえる．　［森　眞輝］

文　献

1) 化粧品・医薬部外品製造販売ガイドブック検討会編（2011）：化粧品・医薬部外品 製造販売ガイドブック 2011-12，薬事日報社．
2) 化粧品法規制研究会編（2015）：国際化粧品規制 2015，EU・アセアン・中国・米国・韓国・台湾・日本，薬事日報社．
3) 日本化粧品工業連合会編（2015）：化粧品の安全性評価に関する指針 2015，薬事日報社．
4) Rietschel, R. L. and Fowler, J. F., Jr.（eds.）(2001)：Fisher's Contact Dermatitis（5th ed.），Lippincott Williams & Wilkins.
5) U.S. Food and Drug Administration（FDA）：Web site 情報（2017年9月10日）．
6) National Institute for Occupational Safety and Health（NIOSH）：Web site 情報（2017年9月10日）．
7) Klaassen, C. D.（ed.）(2013)：Casarett and Doull's Toxicology, The basic science of poisons（8th ed.），McGraw-Hill.
8) International Fragrance Association（IFRA）：Standards, Web site 情報（2017年9月10日）．
9) 千貫祐子，森田栄伸（2013）：MB Derma, **205**, 53-59.
10) 塩見真理子他（2014）：皮膚病診療，**36**, 590-595.

4.3　食品，食品添加物，食品汚染物質，飼料添加物・汚染物質

4.3.1　食　品

食品とは，食品衛生法第4条に「食品とは，すべての飲食物をいう．ただし，医薬品，医療機器等の品質，有効性及び安全性の確保等に関する法律に規定する医薬品，医薬部外品及び再生医療等製品は，これを含まない」と定義されている．飲食によっておこる健康障害は食性病害（food borne disease）ともよばれている．食品衛生上，ヒトの健康維持に有害な因子が食品中に含まれる可能性は，その生産，採取，製造，輸入，加工，処理，保存，輸送，陳列，販売，調理から摂取までの各段階で考慮しなければならない．

a. 食品による健康障害　この有害因子としては，食中毒や経口感染症を引き起こすコレラ，赤痢などの細菌，A型肝炎ウイルスなどのウイルス，トキソプラズマ，アニサキスなどの寄生虫のほかに，マイコトキシン（カビ毒），環境汚染物質（ダイオキシン類など），残留農薬，容器からの溶出物といったいわゆる食品汚染物質ならびに，テトロドトキシン（フグ毒），シガトキシン（シガテラ毒），ドウモイ酸（記憶喪失性貝毒），オカダ酸（下痢性貝毒），サキシトキシン（麻痺性貝毒），ムスカリン（キノコ毒），サイカシン（ソテツ実に含まれる発がん性物質メチルアゾキシメタノールの配糖体），ソラニン（ジャガイモに含まれるコリンエステラーゼ阻害作用を有する有毒成分で，ステロイドアルカロイドであるソラニジンの配糖体），4'-*O*-メチルピリドキシン（別名：ギンコトキシン，イチョウの種子ギンナンに含まれるGABAの生成に必要なビタミンB_6を阻害），ソラレン（psoralen，柑橘類などに含まれる光毒性物質），といった天然毒性物質などもあり，極めて多種多様である．貝毒，フグ毒など様々な毒素の影響量を表す単位に，マウスユニット（mouse unit, MU）がある．フグ毒の場合，1 MUは体重20 gのマウスに腹腔内投与し30分以内に1匹死亡させる量であり，テトロドトキシン0.2 μgに相当する．本来トキシコロジー領域では，細菌，ウイルス，寄生虫などによる感染症ではなく，細菌毒素，天然毒性物質などの生物由来の化学物質と，産業化学物質，残留農薬や環境に由来する物質など人工的な化学物質が対象となるが，食中毒時などでは感染と毒素，双方が関与してくることに注意を払う必要がある．以下に，飲食によって起こる健康障害の代表例を原因により分類し記載する．

1）食品自身によるもの　植物性・動物性の天然毒性物質（フグ毒，貝毒，キノコ毒，青酸化合物など），過剰摂取による被害（イシナギ肝臓中のビタミンA）などがある．急性毒性だけでなく，発がんのおそれのある変異原性物質（ソテツ実に含まれるサイカシンが腸内細菌により代謝を受けて生ずるメチルアゾキシメタノール，ワラビの中のプタキロサイドなど）にも注意が必要である．山菜のギョウジャニンニクとスズラン（有毒成分：強心配糖体であるコンバラトキシン）あるいはイヌサフラン（有毒成分：コルヒチン），ニラとスイセン（有毒成分：リコリン），ウルイ（オオバギボウシ）とバイケイソウ（有毒成分：ベラトルムアルカロイドであるジェルビン，ベラトラミン，シクロパミン（11-デオキシジェルビン．シクロパミンは，ヘッジホッグシグナル経路の阻害作用を有し，単眼症などの催奇性を有する）），ゴボウとチョウセンアサガオ（有毒

成分：アトロピン，スコポラミン）の根，ノビルやアサツキとヒガンバナ（有毒成分：リコリン，ガランタミンなど．ガランタミンはコリンエステラーゼ阻害作用を有し，また脳血管性認知症・アルツハイマー病の治療に用いられる）あるいはセリとドクゼリ（有毒成分：シクトキシン）とを間違えて摂取し中毒を起こすといった，誤食による中毒にも注意が必要である．植物油に使用される綿実および菜種にはそれぞれ，ゴシポール（不妊，心機能障害，肝障害）および，エルカ酸（心機能障害）とグルコシノレート類のゴイトリン（甲状腺障害）という有害物質が含まれており，適切に処理されていない場合，これらに由来する油により有害事象が誘発される可能性がある．完熟したモロヘイヤの種子には，強心配糖体（ストロファンチジンやジキトキシゲニン配糖体）が含まれており（牛で中毒死例あり），特に家庭菜園で育てたものを食する場合には注意が必要である．また，食品由来の成分には，その作用・機能が未知の化学物質が存在するため，いわゆる健康食品を代表例として，過去の食経験が活かされないような抽出や濃縮などにより，既知成分はもちろんであるが，未知成分による健康被害が引き起こされる可能性がある．実例として，トウダイグサ科の植物アマメシバ摂取による閉塞性細気管支炎や乾燥シイタケ，その戻し汁の摂取による皮膚炎（シイタケ皮膚炎）を挙げることができる[1]．ムラサキ科の植物コンフリー摂取による肝静脈閉塞性疾患・肝硬変は，ピロリジジンアルカロイドであるエチミジンなど（ピロリジジンアルカロイドは，6000以上の植物種から350以上が単離されておりその大半は有毒とされている）が有毒成分と考えられている．アリストロキア酸は，ウマノスズクサ属植物に含まれる腎毒性物質で強力な発がん作用があり，諸外国でこれが含まれた生薬やいわゆるサプリメントの摂取で腎障害が誘発され問題となった．仏事に用いられるシキミの実（有毒成分：γ-アミノ酪酸（GABA）の作用と拮抗するアニサチン）は，トウシキミの実である香辛料ハッカク（スターアニス，ダイウイキョウ）に似ており，誤食による中毒例があり，その毒性が強いことから，毒物及び劇物取締法において植物としては唯一，「しきみの実」として劇物に指定されている．また，街路樹に利用されるキョウチクトウ（有毒成分：強心配糖体オレアンドリンなど）の枝を，箸や串に利用することによる中毒のように，食品に付随するものの利用にも注意が必要である．

2）食品の変質によるもの[2]　　食品成分が微生物，酵素，酸素，光などにより質的に変化する（変質）ことがある．タンパク質が微生物により分解され，悪臭物質（アンモニア，メルカプタン，硫化水素，インドール，アミン類など）を生成し変質することを一般に腐敗という．腐敗の進行は，温度，pH，水分含量，栄養成分により著しく異なる．糖質，脂質などの成分も変質するがこの場合は一般に変敗といい，アルコールなど有用な化合物を生成する場合は発酵といい，区別されている．変敗の中では，自動酸化による油脂の変質が問題となることが多いが，これは熱，光，金属などにより加速される．高度不飽和脂肪酸（リノール酸，リノレン酸，アラキドン酸など）の油脂過酸化物および二次生成物であるマロンジアルデヒドやアクロレインなどのアルデヒド類などが生成する．

3）細菌，カビ，ウイルス，寄生虫などによる付着・汚染によるもの　　食中毒菌（腸炎ビブリオ菌，ネズミチフス菌などのサルモネラ属菌，ブドウ球菌など），経口感染症の病原菌（赤痢菌，腸チフス菌，コレラ菌，腸管出血性大腸菌O157など）や，ウイルス（A型肝炎ウイルス，ノロウイルスなど），原虫（アメーバ赤痢など），寄生虫（アニサキスなど）が原因で起きる．

カビの場合，マイコトキシンが問題となる．これは，カビなどの真菌類が産生する低分子の二次代謝産物で，微量で急性あるいは慢性毒性を現す．カビは熱に弱いが，耐熱性のマイコトキシンが存在する（アフラトキシンは300℃でも安定）．マイコトキシンの例として，アフラトキシン，ステリグマトシスチン，オクラトキシン，ルテオスカイリン，フモニシン，パツリン，デオキシニバレノール，ゼアラレノン，麦角アルカロイド（エルゴタミンなど）が挙げられる．

ヘリコバクター・ピロリ菌（*Helicobacter pylori*）は，胃および十二指腸潰瘍の原因として注目されているらせん型の細菌である．経口感染が疑われている．ウレアーゼにより胃粘液中の尿素をアンモニアと二酸化炭素に分解し，生じたアンモニアで局所的に胃酸を中和し胃へ定着する．

ウシ海綿状脳症（bovine spongiform encephalopathy, BSE）は，異常プリオンタンパクによって媒介されると考えられている病気の1つで，1990年代になってBSEに感染した牛の特定危険部位（脳，脊髄，眼，回腸など）をヒトが食べたことによる発症が疑われるクロイツフェルト・ヤコブ病の症例がみつかり，世界的に大問題となった（現在は遺伝的なものや散発性のものなどと区別し，変異型クロイツフェルト・ヤコブ病とよばれている）．異常プリオンは，通常の調理による加熱では失活しない．BSEの新たな発生を防止するため，食肉処理時には，特定危険部位の焼却処分が義務づけられ，牛用飼料については，特定危険部位はもちろんのこと，牛を含む他の家畜・家禽の肉骨粉，肉分，血粉，羽毛粉など（養殖魚では魚粉）の動物由来タンパク質が混入してはいけないことが定められている．2017年9月時点，豚・鶏用飼料についても，牛，めん羊および山羊由来の，特定危険部位，肉骨粉，肉分，血粉などの混入は法的に認められていない．

4）加工過程で生成する化学物質によるもの[2]　発酵，燻蒸，加熱などの加工過程で実験動物において発がん性を有するニトロソアミンやヘテロサイクリックアミン（複素環式アミン）などが生成することが示されている．ニトロソアミンは食品中にも微量存在しているが，それ以上の量が食品どうしあるいは添加物などとの組合せにより，生体内で容易に生じる．たとえば，野菜などに多量に含まれている硝酸塩が口腔や消化管内の細菌によって還元されて亜硝酸塩になり，胃内の酸性条件下で魚などに多く含まれる第二級アミンと反応し，ニトロソアミンが生成する．ヘテロサイクリックアミンは，アミノ酸やタンパク質の加熱により生成するもので，トリプトファンからはTrp-P-1やTrp-P-2が，グルタミン酸からはGlu-P-1やGlu-P-2などが生じる．魚干物を加熱調理するとMeIQなどが生成する．

フェオホルバイドは，クロロフィル分解物の1つで，摂取したヒトに光過敏症を誘発することがある．1997年に粗悪なクロレラを摂取し光過敏症が起き問題となった．アワビの中腸腺の摂取時でも，含まれる葉緑素由来のフェオホルバイドと考えられる光過敏症例が報告されている．食品衛生法により，この総量に規制値が設けられている．不飽和脂肪酸は天然ではほとんどの場合シス型であるが，最近になって，植物油からのマーガリン，ショートニングなどの製造時の水素添加や加熱調理過程などでシス型の不飽和脂肪酸から生じるトランス脂肪酸の心血管系障害が懸念されている．なお，トランス脂肪酸は牛など反すう動物の胃内バクテリアにより生成することも知られている．

5）外来物質の混入，残留，汚染によるもの　環境汚染物質（ダイオキシン類，ポリ塩化ビフェニル（PCB），メチル水銀，カドミウム，鉛，ヒ素，クロムなど），基準値を超えた残留農薬・食品添加物・飼料添加物（ホルモン剤など），食器や包装物からの溶出物（フタル酸エステル類やビスフェノールAなど），放射性物質などが挙げられる．また水の汚染，たとえば，塩素消毒時の副生成物（トリハロメタンなど）や湖沼の富栄養化により大量発生したアオコなどらん藻由来の有毒物質（ミクロシスチンなど）などにも注意が必要である．

また，加工過程での生成や容器包装からの溶出による混入ではなく，製品の保存中に新たな化学物質が生じるという事例もある．清涼飲料水にベンゼンが低濃度検出されたことが欧米など諸外国で公表され（2006年），製品中の安息香酸（保存料）とアスコルビン酸（酸味料，酸化防止剤）が，製品の保存中に特定の条件下で反応しベンゼンが生成したと考えられている．その後，ベンゼン生成を低減する措置がとられている[3]．

6）食物アレルギーによるもの　ヒトによっては，特定の食物の摂取によってアレルギーが引き起こされる．その多くは即時型のアレルギー反応であり，重篤な場合は，呼吸困難などのアナフィラキシー症状を呈する．多くの場合，抗原はタンパク質である．発生頻度が高い食物としては，エビ，カニ，小麦，そば，卵，乳および落花生が知られている．これらの7品目は，特定原材料として表示が義務付けられている．また，特定原材料に準ずるものとして，アワビ，イクラ，サバ，リンゴ，モモ，ゼラチンなどの20品目についても，表示が推奨されている．また，サバ，マグロ，カツオなどの赤身の魚にはヒスチジンが多く含まれているため，食品に付着した細菌由来のヒスチジン脱炭酸酵素によりヒスタミンが生じやすく，これによりアレルギー様食中毒が起きる．

7）飲食物と医薬品の相互作用によるもの　この例として，ⅰ）納豆（ビタミンK合成能が高い納豆菌）の摂取により，ワルファリンの作用が減弱，ⅱ）牛乳や高脂肪食摂取により，難水溶性薬物（インドメタシン，ニトロフラントインなど）の吸収率が増加，ⅲ）食事による胃酸分泌亢進により，酸に不安定な薬物（ペニシリン，エリスロマイシンなど）の吸収率低下，iv）モノアミン酸化酵素阻害薬（パーキンソン病治療薬セレギリンや抗結核薬イソニアジドなど）投与を受けているヒトでの，ヒスチジンを含む魚の摂取によるヒスタミンによる中毒，あるいはチーズ，チョコレートやワインに含まれるチラミンの血圧上昇作用の促進，v）グレープフルーツジュース中のフラノクマリン類（ベルガモチンや6′,7′-ジヒドロキシベルガモチンなど）に起因する薬物代謝酵素（CYP3A4）阻害による薬物（ニフェジピン，シクロスポリンなど）血中濃度の増大，あるいは酵素誘導による血中濃度の低下（セントジョーンズワート中のハイパフォリンなどの摂取によるCYP3A4誘導，芽キャベツによるCYP1A2誘導），などを挙げることができる．

このような食性病害を防ぐには食品製造企業における衛生管理と品質管理も重要となる．この管理法として，従来は最終製品の抜き取り検査が主流であったが，安全性を向上させるため，工程管理に重点を置く方式である，米国航空宇宙局（NASA）において，もともと，宇宙食の高度な衛生管理法として，開発されたHazard Analysis and Critical Control Point（HACCP）という食品品質管理システムが有用と考えられている．これは，食品の製造工程全般を通じて危害の発生原因を分析し，重要管理事項を定めるもので，日本の食品衛生法でも採用されており，日本の企業でも導入されつつある[2]．この導入により，問題のある製品の出荷を未然に防ぎやすくなるとともに，原因の追求が容易となる．

b. 食品衛生に関する法規[2]　日本での食品衛生行政は「飲食物その他の物品取締に関する法律」の制定（1900年）にはじまり，当時は内務省が行政を担当し，警察官により取締りが行われた．第二次大戦後，新憲法のもと食品衛生行政が厚生省の所管となり，これまでの食品衛生に関する法律，規則が見直され「食品衛生法」が公布（1947年），翌年施行された．この法律の目的は，「食品の安全性の確保のために公衆衛生の見地から必要な規制その他の措置を講ずることにより，飲食に起因する衛生上の危害の発生を防止し，もって国民の健康の保護を図ること」と定められている．食品衛生に関する監視，指導のため，国，都道府県および政令指定都市に「食品衛生監視員」が設けられている．なお，2003年に残留農薬の規制に関して食品衛生法が改正となり，ポジティブリスト制が導入され，基準値が設定されていない農薬を一律基準である0.01 ppm以上含む食品は，国内では流通できないこととなった．厚生労働省が管轄する研究機関としては，国立医薬品食品衛生研究所などがある．また厚生労働大臣の諮問機関として厚生労働省内に「薬事・食品衛生審議会」が設置されている．厚生労働省が食品衛生法を所管しているのに対し，農林水産省は1950年に制定した「農林物資の規格化等に関する法律（Japanese Agricultural Standard, JAS法）」（旧農林物資の規格化及び品質表示の適正化に関する法律，平成27年4月の食品表示法の施行に伴い変更）を所管している．なお，食品衛生法およびJAS法において，同じ期限表示項目に「品質保持期限」および「賞味期限」という2つの用語が使用され，わかりにくい表現となっていたが，両省による「食品の表示に関する共同会議」の協議を経て，2003年より「賞味期限」に統一された．またこれと同時に，食品衛生法およびJAS法において別々に定義されていた「消費期限」の定義が統一された．

食品の安全を確保するための法律が厚生労働省と農林水産省にわかれていたが，2003年に「食品安全基本法」が公布・施行され，「食品安全委員会」が内閣府に設立された．食品安全委員会は7名の委員から構成され，その下に12の専門調査会（2017年9月現在）が設置されている．食品の安全性の確保に関する施策の策定に当たってはリスク評価とリスク管理を分離し，1）食品健康影響評価（リスク評価）の実施，2）リスク評価に基づいた施策の策定（リスク管理），3）関係者相互間の情報および意見の交換（リスクコミュニケーション）を行うこととなった．リスク評価は新設の食品安全委員会が担当し，リスク管理はこれまで通り厚生労働省および農林水産省などが担当することとなった．また食品安全委員会は，リスク評価の内容などに関して，消費者，食品関連事業者など関係者相互間における幅広い情報や意見の交換を行う「リスクコミュニケーション」を推進することとなった．

食品の表示は，複数の法律が関係して消費者にはわかりにくくなっていたため，この方策立てならびに消費者の安全確保を一層図る目的で，「消費者安全法」の制定と「消費者庁」および「消費者委員会」が設置された（2009年）．食品の表示については従来，食品衛生法，JAS法および健康増進法という複数の法律に定めがあったが，これらの法律のうち，食品の表示に係る規定（計58基準）を一元化した「食品表示法」が2015年4月1日から施行された．消費者庁は「食品表示法」を所管し，これに関わるリスク管理を担当する．この法律制定による主な変更点として，「機能性表示食品」制度の新設，栄養成分表示の義務化（すべての加工食品と添加物について，熱量（エネルギー），タンパク質，脂質，炭水化物，食塩相当量（ナトリウムの表示ではない）の5項目）および，アレルギー表示の改善（アレルゲンとなる原材料についての個別表示が原則となり，例外的に一括表示が可能）が挙げられるが，その他，食品添加物と原材料を明確に区分するレイアウト表示への変更や製造所固有記号のルール変更など，多岐にわたる．これまで健康の維持・増進を標榜できる食品は，特定保健用食品と栄養機能食品のみであったが，この法律により，企業の責任で科学的根拠に基づきこれらを表示できる「機能性表示食品」が新設された[4]．原材料の産地の表示が2017年9月より全ての加工食品に拡大されることとなった（2022年3月までは猶予期間）．

c. 保健機能食品[4]　食品の中には，国が定めた安全性や有効性に関する基準などを満たし，保健機能や栄養機能を表示できる「保健機能食品」がある．保健機能食品は，「特定保健用食品（トクホ）」，「栄養機能食品」および「機能性表示食品」の3種類の類型からなり，それぞれ独自の機能性を表示することができる．

特定保健用食品は，身体の生理学的機能などに影響を与える保健機能成分を含み，消費者庁長官が個別の食品ごとに審査・許可する個別許可型と，国が定めた規格基準を満たしている食品（成分）に関しての規格基準型があり，許可（承認ではない）された食品には許可マークが表示される．栄養機能食品は，不足しがちな栄養成分（ビタミン・ミネラル）の補給のために利用される食品で，規格基準に適合すれば許可申請や届け出は不要であり（規格基準型），各成分につき上限・下限値の範囲が定められている．ビタミンは，一般的に毒性が弱いと受けとられがちであるが，たとえばビタミンDは急性毒性が強いこと（半数致死量は毒物相当），イシナギの肝臓にはビタミンAが多く含まれており，食べるとビタミンA過剰症を引き起こすことなど，摂取量には注意が必要である．一方，「機能性表示食品」は，消費者庁長官に届け出た安全性や機能性に関する一定の科学的根拠に基づいて，事業者の責任において表示を行うものであり，健康の維持および増進に役立つことが期待できるという「機能性」を表示できる食品をいい，特定保健用食品（トクホ）のように消費者庁の審査・許可を受けたものではない．

これとは別に，乳児用，幼児用，妊産婦用，病者用，その他内閣府令で定める特別の用途に適することを表示した食品である「特別用途食品」がある．特別用途食品として販売するには，その表示について消費者庁の許可を受ける必要がある．特別用途食品の表示については，病者用食品，妊産婦・授乳婦用粉乳，乳児用調整粉乳および，嚥下困難者用食品に係るものが許可の対象となるが，特定保健用食品も含まれる．したがって，特定保健用食品は，特別用途食品と保健機能食品の双方に位置づけられていることとなる．

これらを除いては，食品に対して身体の構造や機能に影響する効果や機能を表示することは，医薬品と誤認されるような効能効果表示とみなされ，医薬品，医療機器等の品質，有効性及び安全性の確保等に関する法律（旧薬事法，平成26年11月に薬事法等の一部を改正する法律の施行により変更）(以下，医薬品医療機器等法）により禁止されている．いわゆる健康食品（栄養補助食品，健康補助食品，サプリメントなどの名称も含む）は，法律上の定義はなく，広く健康の保持増進に資する食品として販売・利用されるもの全般をさしており，一般食品に入る．以上について，医薬品と食品の区分と合わせ，図4.3.1に示す．

d. 遺伝子組換え食品（遺伝子組換え食品表示）[2]
遺伝子組換え技術によって得られた生物を応用した食品を遺伝子組換え食品とよぶ．家畜用のものは遺伝子組換え飼料とよぶ．この技術により，食品生産を量的・質的に向上させるだけでなく，害虫や病気に強い農作物の改良や，加工特性などの品質向上に利用されることが期待されている．具体的には，除草剤グリホサートに抵抗性をもたせた大豆などの除草剤に耐性がある農作物，バチルス属の細菌由来の殺虫タンパク遺伝子を発現させたトウモロコシなどの害虫に抵抗性がある農作物，遺伝子操作でオレイン酸含量を増加させた大豆などの高栄養価の農作物などである．なお，最近は遺伝子組換えサケなども食用に検討されている．

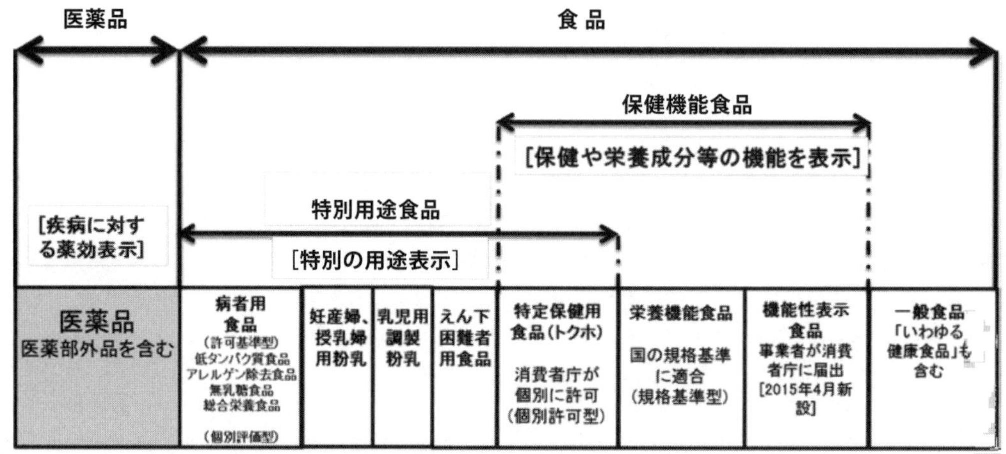

図 4.3.1　食品における保健機能食品の位置づけ
（厚労省「『健康食品』のホームページ」内,「『健康食品』とは」の図をもとに作成
http：//www.mhlw.go.jp/stf/seisakunitsuite/bunya/kenkou_iryou/shokuhin/hokenkinou/index.html）

遺伝子組換え食品の審査依頼は厚生労働省に提出され，リスク評価は厚生労働省から依頼を受け食品安全委員会が行う．表示については消費者庁が所管する．家畜用の遺伝子組換え飼料についてのリスク評価は，農林水産省から依頼を受け食品安全委員会が行う．審査に当たっては，導入した遺伝子産物の有害性・アレルギー誘発性についてだけではなく，元となった非組換え体との差異（主要構成成分，栄養成分，有害生理活性物質，生存・増殖能力など）についても考慮される．

遺伝子組換え食品は，食品表示基準に基づき表示ルールが定められており，加工工程後も組み換えられたDNAまたはこれによって生じたタンパク質が，広く認められた最新の検出技術によってその検出が可能とされているものについては，「遺伝子組換えである」ことまたは「遺伝子組換え不分別である」ことの表示が義務付けられている．表示義務の対象となるのは，大豆，トウモロコシ，ばれいしょ，菜種，綿実，アルファルファ，テンサイおよびパパイヤの8種類の農産物と，これを原材料とし，加工工程後も組み換えられたDNAまたはこれによって生じたタンパク質が検出できる加工食品33食品群および高オレイン酸遺伝子組換え大豆およびこれを原材料として使用した加工食品（大豆油など）などとなっている．従来の遺伝子組換え食品では，外来の遺伝子が組み込まれていたが，ゲノム編集技術（CRISPR/Cas9など）の進展により，外来遺伝子の導入なしにゲノムを編集することができるようになってきており，この技術を応用した食品・飼料を認めるための新たな規制方法や法的枠組みについて議論されはじめている．

e. 放射線照射食品　食品の貯蔵期間の延長や殺菌・殺虫の目的のために，X線，γ線や電子線などの放射線などを照射することがある．日本ではジャガイモの発芽防止のための放射線照射（コバルト60によるγ線）のみが認められているが，外国では香辛料，食肉，果実など，多くの食品についても認められている．

4.3.2　食品添加物

a. 食品添加物の法規制　食品衛生法において，食品添加物（food additive）は，「この法律で添加物とは，食品の製造の過程において又は食品の加工若しくは保存の目的で，食品に添加，混和，浸潤その他の方法によって使用する物をいう」と定義されている（食品添加物は，法律上は「添加物」という）．日本の食品添加物は，1995年の食品衛生法の大幅改正以降の法規制上の分類では，下記の4種類に区分される．このうちの2)～4）がいわゆる天然添加物に相当する．

1)「指定添加物」ソルビン酸やキシリトールなど454品目（2016年10月時点）がある．

2)「既存添加物」カラメル，クチナシ色素，ペクチンなど365品目（2014年1月時点）がある．アカネ色素が2004年に消除された．

表 4.3.1　食品添加物の1日摂取量と許容1日摂取量（ADI）との比較（2011，2012，2013年度）(文献5より抜粋)

食品添加物名	1日摂取量（mg/人/日）	JECFA ADI（mg/kg 体重/日）	対 ADI 比（%）*
アスパルテーム	0.019	0～40	0.001
アセスルファムカリウム	2.412	0～15	0.27
サッカリンナトリウム	0.387	0～5	0.13
スクラロース	0.904	0～15	0.1
安息香酸	1.126	0～5	0.38
ソルビン酸	5.272	0～25	0.36
ノルビキシン	0.016	0～6	0.05
食用赤色3号	0.004	0～0.1	0.07
食用黄色4号	0.223	0～7.5	0.05
ジブチルヒドロキシトルエン	0.008	0～0.3	0.04
総トコフェロール	5.35	0.15～2	4.57
イマザリル	0.00001	0.03	0.0005
チアベンダゾール	0.000003	0～0.1	0.00005
プロピレングリコール	14.1	0～25	0.96

*　：1日摂取量（mg/人/日)/1人当たりの許容1日摂取量（mg/人/日)**×100
**：1人当たりの許容1日摂取量（mg/人/日)＝ADIの上限×58.6（20歳以上の平均体重，kg）

3)「天然香料」バニラ香料やカニ香料など約600品目（2017年9月現在）が例示されている．

4)「一般飲食物添加物」正式名：「一般に食品として飲食に供されている物であって添加物として使用されるもの」イチゴジュースや寒天など約100品目（2017年9月現在）が例示されている．

指定添加物は，食品衛生法第10条に基づき，厚生労働大臣が定めたもので，食品衛生法施行規則別表4.3.1に収載されている．原則として，厚生労働大臣が定めたもの以外の製造，輸入，使用，販売などは禁止されており，この指定の対象には，化学的合成品だけでなく天然物も含まれている．ただし，例外的に「天然香料」および「一般飲食物添加物」を指定制度の対象外としている．また今後新たに使われる食品添加物は，天然，合成の区別なくすべて食品安全委員会による安全性の評価を受けたのち，厚生労働大臣の指定を受け「指定添加物」となる．

既存添加物は「既存添加物名簿」に収載されている．既存添加物名簿に新たな品目を追加することは認められず，ヒトの健康を損なうおそれがあると認められるとき，および流通実態がないと認められるときには，既存添加物名簿から消除できる．2004年アカネ色素が齧歯類を用いた実験で腎臓に対する発がん性を示しヒトの健康を損なうおそれがあるとして消除された．

天然香料は動植物から得られる天然の物質で食品に香りを付ける目的で使用される添加物，一般飲食物添加物は，一般に飲食に供されているもので添加物として使用されるものと定められている．

食品添加物は必要に応じて食品添加物の品目ごとあるいは対象となる食品ごとに規格（純度や成分について最低限遵守すべき項目を示したもの）や基準（添加できる食品と添加量を示したもの）が定められている．個々の食品添加物の成分規格・基準は「食品，添加物等の規格基準」に収載されている．この内容は，「食品添加物公定書」という名称で冊子体として約4～8年ごとに刊行される．「食品添加物公定書」は1960年にはじめて作成されたが，その後，製造・品質管理技術の進歩および試験法の発達などを受け改訂され，2007年に第8版が刊行され，2018年に第9版が発刊予定である．

食品表示法において，食品に使用した食品添加物は，指定添加物，既存添加物，一般飲食物添加物，天然香料の区別なく，原則としてすべて表示することが義務づけられている（表示基準）．保存料，甘味料等の8用途で使用したものについては，その用途名も併記する必要がある．用途名としては，1）甘味料，2）着色料，3）保存料，4）増粘剤，安定剤，ゲル化剤又は糊料，5）酸化防止剤，6）発色剤，7）漂白剤，8）防カビ剤又は防ばい剤，の8種類が定められている．香料，酸味料，調味料，乳化剤など14種類の目的に使用される食品添加物については，一括名による表示が認められている．

米国では，経験や科学的な知見から専門家が判断して一般的な使用法においてリスクがないものとみなされた物質をGRAS（Generally Recognized As Safe）物質として使用できるようにしている[6]．GRAS物質は「一般的に安全と考えられるもの」と訳されている．1958年の食品添加物規制の大幅な改訂の際に設けられた．GRAS物質の届け出には，民間の科学的専門家による一定の定められた科学的手順に基づいた適切な評価があればよく，政府（米国食品医薬品局，FDA）の判断は除外するわけではないが要求していない点が特徴として挙げられる．

米国食品香料製造者協会（Flavor and Extract Manufacturers Association, FEMA）では，FDAの了解のもとに，食品香料（フレーバー）に関するFEMA GRASとよばれる物質リストを作成しており，リスト中の物質は米国で自動的に食品に使用できることとなっている．

b. 食品添加物の安全性評価[5]　食品添加物の安全性評価は，体内動態試験の結果や，実験動物を用いた毒性試験結果などの科学的なデータに基づき，食品安全委員会の行う食品健康影響評価（リスク評価）によって審議され，食品添加物ごとに1日摂取許容量（acceptable daily intake, ADI）が設定される．この結果を受けて，薬事・食品衛生審議会において食品添加物としての指定の可否，成分規格，使用基準などにつき審議・決定される．ADIは，ヒトがある物質を毎日一生涯にわたって摂取し続けても，現在の科学的知見からみて，健康への悪影響がないと推定される1日当たりの摂取量であり，実験動物を使った毒性試験から求められた無毒性量（NOAEL）を安全係数で除して算出され，通常mg/kg/日で表される．安全係数は，通常，種差と個体差の観点からそれぞれに10倍を見込み，これらを乗じた100が用いられているが，固定されたものでなく，評価に使われたデータが不足している場合や現れた毒性が神経毒性，発がん性，催奇形性など重篤な場合には追加の係数が加えられることがあり，500など数値は変わりうる．いわゆる健康食品の主成分など，食品自身に由来し医薬品医療機器等法・食品衛生法などの法律で規定されていない化学物質に関しては，通常，安全係数の概念は適用されずADIの算出も行われない．

毒性試験については，標準的実施方法の指示のもと，(1) 28日反復投与毒性試験，(2) 90日反復投与毒性試験，(3) 1年間反復投与毒性試験，(4) 繁殖試験，(5) 催奇形性試験，(6) 発がん性試験，(7) 1年間反復投与毒性/発がん性併合試験，(8) 抗原性試験，(9) 遺伝毒性試験，(10) 一般薬理試験，を検討することが定められている（1996年厚生省通知「食品添加物の指定及び使用基準改正に関する指針について」）．

こうした毒性試験の整備に伴い，これまでに人体への悪影響を考慮して食品添加物としての指定が取り消され，使用が禁止されたものだけで10数種にのぼる．例として，着色料の食用赤色1号（肝障害，肝がん），甘味料のシクラミン酸ナトリウム（チクロ）（膀胱がん，催奇形性），甘味料のズルチン（肝障害，肝がん），保存料のAF-2（変異原性），既存添加物であったアカネ色素（腎がん）がある．

他方，食品添加物の摂取状況については，厚生労働省により，マーケットバスケット方式を用いた食品添加物1日摂取量調査が実施されている．マーケットバスケット方式とは，スーパーなどで売られている食品を購入し，その中に含まれている食品添加物量を分析して測り，その結果に国民栄養調査に基づく食品の喫食量を乗じて求める方式をいう．この調査結果の一例をADIとともに表4.3.1に示す[5]．アセスルファムカリウムは，2000年に食品添加物として指定された甘味料である．安全性評価上は，食品添加物の摂取総量よりも，各食品添加物の摂取量とADIとの比の総和の方に意味がある．

c. 食品添加物規制の国際標準化[5]　食品添加物の規格や基準については，それぞれの国の法律により定められており，各国間で相違点がある．他方で，国際的な貿易が盛んとなり，食品の輸出や輸入が増大し，食品の安全性を確保しつつ，規制を整合化することが，国際的な課題となっている．食品添加物については，国際連合食糧農業機関（Food and Agriculture Organaization of the United Nations, FAO）および世界保健機関（WHO）により設置された国際の合同食品規格委員会であるコーデックス委員会（Codex Alimentarius Commission）の食品添加物部会において検討がなされている．また，食品添加物の安全性について国際的な評価を行う機関としては，国際連合食糧農業機関/世界保健機関合同食品添加物専門家委員会（FAO/WHO Joint Expert Committee on Food Additives, JECFA）がある．JECFAは，コーデックス委員会とは独立しているが，コーデックス委員会に対して助言を行っている．

4.3.3　食品汚染物質[2)]

有害な化学物質による食品の汚染には，偶然あるいは過失で混入する場合と，環境汚染物質として食品に残留する場合が考えられてきたが，ワインなどに，甘みなどを加える目的で，不凍液に使用されるエチレングリコールやジエチレングリコールが不正に添加されたり，酒類にメタノールが使用されたり，最近ではメラミン添加牛乳事件や事故米の食品への転用で明らかになったように，意図的な犯罪行為への対応も考慮する必要が出てきた．なおメラミン混入ペットフードにより，2007年に米国を中心に，多数のイヌやネコが腎不全などで死亡する事件が起きたが，米国獣医師会は，メラミンとその不純物シアヌル酸との反応から生じた結晶が原因物質である可能性を報告している．

a. 加工製造中の不純物混入による汚染　この実例として，粉乳中にヒ素が混入したヒ素ミルク事件（1955年），米ぬか油にPCBが混入したカネミ油症事件（1968年）を挙げることができる．ヒ素ミルク事件では，乳質安定剤として使用された工業用リン酸水素二ナトリウムに不純物として含まれていた不純物ヒ素を摂取したために起き，乳児の死亡を招いた．カネミ油症事件では，油を加熱脱臭するために，熱媒体として使用したPCBが熱交換パイプから漏出し，油に混入したためとされており，塩素ざ瘡，色素沈着，肝障害などを招いた．なお，この油症の原因物質は，PCBに含まれていたダイオキシン類の一種であるポリ塩化ジベンゾフラン（PCDF）およびコプラナーPCB（Co-PCB）であると考えられている．

その他，食品容器に由来する化学物質による汚染で問題となったものに，プラスチック製品の可塑剤のフタル酸エステル類，合成原料のビスフェノールAなどが挙げられ，これらは内分泌かく乱物質の可能性が示唆されている．同様に食器用合成樹脂合成原料である塩化ビニルモノマー，ホルムアルデヒド，アクリロニトリルなどの漏出や陶器から溶出した鉛なども食品衛生上問題となる．鉛は他にも鉛製の水道管からの溶出が問題となる．

b. 環境中に排出された重金属・化学物質による汚染　この代表的な実例として，水俣病およびイタイイタイ病が挙げられる．水俣病（熊本県水俣市，1956年）は，排水中の，触媒として使用した無機水銀から副生されたメチル水銀が，魚介類に蓄積し，ヒトがこれを摂取することにより起きたものとされており，四肢のしびれ，歩行障害などが起きた．また有機水銀は，胎盤を介し胎児に移行し，生まれた子どもに重篤な脳神経症状を引き起こした．その後，新潟県阿賀野川流域においても有機水銀中毒という第二水俣病（新潟水俣病）が発生した（1965年）．現在，魚類に蓄積した有機水銀量については国際的に注意が払われており，日本では自然界で水銀を蓄積しやすいサメ，メカジキ，キンメダイ，クジラ類の一部，マグロ類などの摂取について妊娠中あるいは妊娠している可能性のある人を対象に注意喚起されている．イタイイタイ病は，富山県神通川下流域で，鉱山廃水に含まれて排出されたカドミウムを多量に含む米を摂取したため起きたものとされており，骨が脆くなり骨折しやすい患者が多く出た（1955年）．

近年，船底防汚剤，木材防腐剤などとして使用されたトリブチルスズなどの有機スズ化合物が，水生生物に対して低い濃度で作用し，内分泌かく乱物質である可能性が示唆され，海洋汚染物質としてヒトへの生体影響が懸念されている．

その他，環境中の化学物質による汚染で問題視されるものとして，ゴミ焼却場などから排出されるダイオキシン類や残留農薬が挙げられる．ダイオキシン類は，ポリ塩化ジベンゾ-*p*-ジオキシン（PCDD），PCDFおよびCo-PCBの総称である（ダイオキシン類対策特別措置法）．塩素置換数と置換位置によってそれぞれ数多くの異性体が存在する．空気中で塩素源と炭素源が300℃程度の不完全燃焼することにより発生する．したがって，この発生はプラスチックの不完全燃焼だけとは限らないこととなる．ダイオキシン類の毒性の強さは，異性体によって異なり，最も毒性が強いのは2,3,7,8-テトラクロロジベンゾ-*p*-ジオキシン（2,3,7,8-TCDD）である．ダイオキシン類の毒性評価に際しては，2,3,7,8-TCDDに対する毒性等価係数（toxicity equivalency factor, TEF）がWHOから提唱され，各異性体のTEFと残留濃度の積の合計量である毒性等量（toxic equivalent, TEQ）を用いて検討されている．モルモットに極めて低用量（2,3,7,8-TCDDによる半数致死量は600 ng/kg）で急性毒性を示した以外にも，実験動物に対し免疫毒性，発がん性，催奇形性

表 4.3.2 マイコトキシンによる食品汚染（文献 7 を改変）

マイコトキシンの種類	主な原因カビ	主な汚染食品	毒性様式
	Aspergillus 属		
アフラトキシン（B_1, B_2, G_1, G_2, M_1, M_2 など約 20 種類の誘導体）	*A. flavus*, *A. parasiticus*	ピーナッツ，トウモロコシ，麦，米，綿実	肝がん，肝障害，七面鳥 X 病
ステリグマトシスチン	*A. versicolor*	穀類	肝がん，肝硬変，血管肉腫
オクラトキシン	*A. ochraceus*, *A. carbonarius*	ピーナッツ，トウモロコシ，麦，コーヒー豆	腎がん，腎障害，肝障害
	Penicillium 属		
ルテオスカイリン	*P. islandicum*	穀類（米）	肝がん，肝硬変
シトリニン	*P. citrinum*	穀類（米）	腎障害
シトレオビリジン	*P. citreoviridae*	穀類（米）	神経毒性
パツリン	*P. expansum*	麦芽根，小麦，リンゴ加工品	消化管障害，腎機能障害
	Fusarium 属		
ニバレノール	*F. culmorum*	トウモロコシ，麦，米	免疫系・造血器・消化管障害
デオキシニバレノール	*F. graminearum*	トウモロコシ，麦，米	免疫系・造血器・消化管障害
T-2 トキシン	*F. sporotrichioides*	トウモロコシ，麦，米	免疫系・造血器・消化管障害
ゼアラレノン	*F. graminearum*, *F. culmorum*	トウモロコシ，麦	不妊症（エストロゲン様作用）
フモニシン	*F. moniliforme*（*F. verticillioides*）	トウモロコシ，麦，大豆，アスパラガス	肝がん，腎障害，ウマの白脳軟化症
	Claviceps 属		
麦角アルカロイド（エルゴタミン，エルゴメトリンなど）	*C. purpurea*	穀類（麦）	子宮収縮作用（流産），神経毒性，循環器毒性

などの毒性を示す．遺伝子改変マウスを用いた実験などから，この作用の多くが，芳香族炭化水素受容体（aryl hydrocarbon receptor, AHR）（ダイオキシン受容体）を介して引き起こされるものと考えられている．日本では，ダイオキシン類の当面の耐容 1 日摂取量（tolerable daily intake, TDI）を 4 pg TEQ/kg 体重/日と定めており，食品から摂取されるダイオキシン類については，厚生労働省が毎年調査を行い結果を公表している．2015 年度の調査報告では，食品からのダイオキシン類の 1 日摂取量は，0.64 pg TEQ/kg 体重/日（0.23～1.67 pg TEQ/kg 体重/日）と推定されている．

c. カビによる食品汚染 カビなどの真菌類による食品汚染の中では，発がん性などヒトや動物に有害作用を有する二次代謝産物として産生される毒の総称であるマイコトキシン（mycotoxin）による健康被害が特に問題となる．主なマイコトキシンの種類と原因カビ，汚染源，毒性様式について表 4.3.2 に示した．アスペルギルス属（*Aspergillus*），ペニシリウム属（*Penicillium*），フサリウム属（*Fusarium*），クラビセプス属（バッカクキン属）（*Claviceps*）の 4 属によるものがほとんどである．アフラトキシン B_1 には強い肝毒性と強い発がん性がある．この発がん性は，現在知られている発がん物質の中で最も強力なものであり，発がん機構は，肝のシトクロム P450 による代謝活性化を受け，反応性が高いエポキシドとなり，これが DNA と不可逆的な結合をすることによる．ピーナッツ，トウモロコシ，麦などの貯蔵，輸送の管理が不適切だった場合に発生する．マイコトキシンにより引き起こされる障害は，肝障害，腎障害以外にも，デオキシニバレノールのように免疫系・血液系・消化器系に作用したり，ゼアラレノンのように家畜で不妊を起こすもの，エルゴタミン（麦角アルカロイド）のように血管収縮作用や子宮平滑筋収縮作用を有するものなど多彩である．日本では 2017 年 9 月現在，食品中の総アフラトキシン，デオキシニバレノール，パツリンの 3 種について規制している．アフラトキシン B_1 は，食品衛生法第 6 条により，全食品を対象に検出されてはならないと規制されていたが（検出限界は 10 ppb（μg/kg）），2011 年にアフラトキシンの規制対象が，アフラトキシン B_1 から総アフラトキシン（アフラトキシン B_1，B_2，G_1 および G_2 の総和）に変更され，また総アフラトキシンが 10 μg/

kg を超えて検出する食品は，食品衛生法第 6 条第 2 号に違反するものとして取り扱われることとなった．パツリンについては，リンゴの搾汁（ジュース）を対象に含有量が 0.050 ppm を超えるものであってはならないと規制されている（パツリン告示法）．デオキシニバレノールは，小麦を対象に暫定的な基準値 1.1ppm が定められている．

なお，エルゴタミンは片頭痛治療薬として利用され，ゼアラレノンはエストロゲン活性を有し内分泌かく乱物質として危惧されている一方で，これと化学構造が似た合成品であるゼラノールは動物用医薬品として使用され，またフモニシンはスフィンゴ脂質の生合成経路を阻害するが，このようにマイコトキシンのなかには，新薬開発への応用や細胞分子機能解析用の生理活性物質として研究用試薬として注目されているものがある．

d. 放射性物質による食品汚染　体外に存在する放射性物質や放射線を受けることを体外被ばく（外部被ばく），食物や空気中に含まれる放射性物質を体内に取り込み，放射線を体内で受けることを体内被ばく（内部被ばく）といい，この 2 つを区別して考えることは防護上，その急性影響と慢性影響の区別を含め重要である．地球上には，天然放射線核種が存在し，その代表的なものは ^{40}K（半減期：約 12.5 億年）であり，成人 1 人当たり約 4000 Bq が体内に存在しており，生物学的半減期は 30 日とされている．この他，^{226}Ra や ^{222}Rn（ガス）などがある．日本人は 1 年当たり約 2.1 mSv（2013 年時点）の自然放射線（宇宙線，^{40}K，^{222}Rn，^{226}Ra など）に曝されており，この中には，宇宙・大地由来の体外被ばくだけではなく，食物由来や ^{222}Rn の吸入による体内被ばくも含まれる．日本では天然，医療目的，職業被ばく以外の放射線線量は 1 mSv/年以下（実効線量）と線量限度が定められている．他方，人為的な放射性物質による食品汚染が問題となるのは，核実験，原子力発電所の事故，不法投棄された核廃棄物などによるものである．太平洋ビキニ環礁における核実験による魚の汚染（第五福竜丸事件）(1954 年)，米国スリーマイル島原子力発電所事故 (1979 年)，現ウクライナのチェルノブイリ原子力発電所事故（1986 年）などが挙げられる．東日本大震災では，福島第一原子力発電所から放射性物質が環境中に放出された（2011 年 3 月）．核実験や原子力発電所の事故で放出されるものの中で食品の汚染で問題となるのは ^{131}I（半減期：約 8 日），^{90}Sr（半減期：約 29 年），^{137}Cs（半減期：約 30 年）などである．^{131}I は甲状腺に集積し障害を与え，^{90}Sr は Ca と性質が似ていることから骨に蓄積しやすく骨髄機能に障害を与え，^{137}Cs は K と性質が似ていることから全身，特に筋に分布し，半減期が長いため長期にわたり障害を与える可能性がある．多量の ^{137}Cs を摂取した場合の治療薬としてプルシアンブルー（紺青，フェロシアン化鉄 (III)，ベルリンブルー，ターンブルブルー）が用いられる（タリウム中毒に対する特異的解毒薬としても知られる）．また，当該放射性物質の生体影響に際しては，その放射能とともに化学的性質も考慮する必要がある．福島第一原子力発電所の事故を受け厚生労働省は，食品衛生法の規定に基づく暫定規制値を設定し運用したが (2011 年 3 月)，食品安全をより一層確保するため，その後，食品中の放射性セシウムについて，食品衛生法上の基準値を，食品区分とともに設定し（2012 年 4 月 1 日施行），具体的には一般食品では 100 Bq/kg，飲料水については 10 Bq/kg，牛乳および乳児用食品については 50 Bq/kg と定めている．基準値を超える食品については，食品衛生法第 6 条に該当するものとして食用に供されないように出荷や摂取の制限が行われる．

4.3.4　飼料添加物・汚染物質

飼料添加物（feed additive）とは，「飼料の安全性の確保及び品質の改善に関する法律」(飼料安全法）において，「飼料の品質の低下の防止その他の農林水産省令で定める用途に供することを目的として飼料に添加，混和，浸潤その他の方法によって用いられる物で，農林水産大臣が農業資材審議会の意見を聴いて指定するものをいう」と定義されている．その指定に当たっては，その必要性が高く効果が明らかで，かつ，安全性の確認されたもののうちから必要最小限の範囲において行われることとなっている．法の規制対象とする家畜等は経済動物に限定されている．2003 年に改正された政令で定められた動物（家畜など）は，家畜（牛，豚，めん羊，山羊およびしか）(馬は対象外)，家禽（鶏およびうずら)，みつばち，養殖水産動物（ぶり，まだい，こい，あゆ，うなぎ，すぎ，くるまえびなど 23 種）の計 31 種となっている．飼料添加物は，1）飼料の品質の低下の防止（抗酸化剤，防カビ剤，乳化剤など），2）飼料の栄養成分その他の有効成分の補給（アミノ酸，ビタミン，ミネラルなど)，3）飼料が含有している栄養成分の有効な利用の促進（抗生物質，合成抗菌剤，生菌剤，フマル酸などの有機酸など）を目的として添加される（2016年3月時点で合計157種が指定）．それぞれ対象飼料や添加量が定められている．抗生物質は，動物用医薬品と異なり，発育促進の目的で使用されるが動物専用のものが多く，この中にはサリノマイシンナトリウム，モネンシンナトリウム，ナラシン，ラサロシドナトリウムといったイオノフォア抗生物質も含まれている．審議にあたっては，農業資材審議会と食品安全委員会にて行われ，農業資材審議会では家畜への影響の観点から，食品安全委員会ではヒトへの影響の観点から審議されるが，農業資材審議会においてもヒトへの影響（有害畜産物の生産の有無）や耐性菌出現の有無について考慮される．

飼料添加物の指定および基準・規格の設定に当たって農業資材審議会で審議が行われるが，その審議を行うために必要な，飼料添加物の効果および安全性の評価に関する基本的な考え方および方法を定めたものとして「飼料添加物の評価基準」があり，この別添の「主たる試験の実施方法の概要」の中に，実施方法の概要が記されている[8]．試験方法として具体的には，効果に関する試験，残留試験，菌の分類学的位置など，単回投与毒性試験，反復投与毒性試験（短期），反復投与毒性試験（長期），発がん性試験，反復投与毒性（長期)/発がん性併合試験，世代繁殖試験，発生毒性試験，変異原性試験，生体内動態に関する試験，対象家畜などを用いた飼養試験，耐性菌出現に関する試験，自然環境に及ぼす影響に関する試験および，飼料添加物の安定性に関する試験，について示されている．試験資料の信頼性の一層の確保を図るため，試験の実施に関する遵守事項などを取りまとめた「飼料添加物の動物試験の実施に関する基準」が定められており，試験施設がGLPに従って試験を実施することが求められている．ヒトへの健康被害との関連では，たとえば，抗生物質，合成抗菌剤については，その用途により，「飼料添加物」と「動物用医薬品」の両方に用いられ，畜産物への残留あるいは薬剤耐性などが問題となるが，飼料安全法および医薬品医療機器等法において，投与用量や出荷前の使用禁止期間などの使用基準が定められ，使用規制がなされている他，薬剤耐性菌のモニタリングが実施されている．食品中の飼料添加物と動物用医薬品の残留は，残留農薬と同様にポジティブリスト制度が導入されており，基準値が設定されていないものには，一律基準が適用される．残留基準は，食品安全委員会により定められたADIに基づき，厚生労働省の薬事・食品衛生審議会において定められる．

飼料汚染物質として，カビ毒，残留農薬，重金属など（鉛，カドミウム，水銀，ヒ素)，その他（メラミン）などが挙げられる．飼料安全法では「有害な物質を含み，もしくは病原微生物により汚染され，又はこれらの疑いがある飼料は，使用してはならない」と定められており，これらの汚染物質については「飼料及び飼料添加物の成分規格等に関する省令」などにおいて基準が定められ，基準を超えた飼料については飼料安全法に基づいて製造・販売の禁止などの措置がとられる．カビ毒は以下の3つ，すなわちアフラトキシンB_1（指導基準：0.01 mg/kg（乳用牛用配合飼料)，管理基準：0.02あるいは0.01 mg/kg（飼料用途による))，ゼアラレノン（管理基準：1 mg/kg（家畜に給与される飼料)）およびデオキシニバレノール（管理基準：4あるいは1 mg/kg（飼料用途による)）について基準が定められている．残留農薬は，海外で穀類や牧草に対して使用される農薬60種以上のほか，国内で飼料用米に使用される農薬70種以上（イミダクロプリド，マラチオン，2,4-D，グリホサート，グルホシネート，パラコートなど）に対して，それぞれ基準が定められている．メラミンは，尿素を除く飼料について管理基準（2.5 mg/kg）が定められている．管理基準は，2015年6月の通知で，事業者のGMPなどの工程管理による有害物質の低減対策の効果を確認するための指標として新たに位置づけられたものであり，指導基準と異なり，当該管理基準を超えた飼料については，直ちに製造・販売などの禁止の対象として扱わないが，その取扱いについては，飼料から畜産物への移行性や家畜などへの影響などを総合的に勘案し農業資材審議会の意見を聴いて検討される．放射性物質による飼料の汚染については，畜水産物が食品の放射性セシウムの基準値を超えないように，農林水産省は，飼料中の放射性セシウムの暫定許容値を設定しており（牛・馬用飼料：100 Bq/kg，豚用飼料：80 Bq/kg，家禽用飼料：160 Bq/kg，養殖魚用飼料：40 Bq/kg)（以上，2012年3月改定後の値)，許容値を超えるものの使用，生産または流通が行われないよう，都道府県において指導などが行われている．

なお，イヌ，ネコなどの愛がん動物用の飼料（ペットフード）およびその添加物は，飼料安全法において規制の対象とされていなかったが，この安全性の確保を図るため，2009年6月1日より「愛がん動物用飼料の安全性の確保に関する法律」(ペットフード安全法)（農林水産省・環境省共管）が施行された．2017年9月現在，政令により，この愛がん動物はイヌとネコと定められている．愛がん動物用飼料（ペットフード）の製造・販売にかかる基準・規格は，「愛玩動物用飼料の成分規格等に関する省令」により定められ，成分規格は以下の4つ，すなわち添加物（エトキシキンなど），農薬（グリホサートなど），汚染物質［カビ毒（アフラトキシン B_1，デオキシニバレノール），重金属など（カドミウムなど），有機塩素系化合物（BHCなど）］およびその他（メラミン）に分類され，アフラトキシン B_1 は0.02 μg/g，メラミンは2.5 μg/gと，各物質につき上限値が定められている．基準として，製造方法基準と表示基準が定められており，製造方法基準では，「有害な物質を含み，若しくは病原微生物により汚染され，又はこれらの疑いがある原材料を用いてはならない」，と定められているほか，「プロピレングリコールは，猫用の販売用ペットフードには用いてはならない」と定められている．なお明記はされていないが，キシリトール（イヌで低血糖を誘発），ネギ類（溶血性貧血を誘発），チョコレートやレーズン・ブドウなどは，上記の有害な物質に該当する．

［北嶋　聡］

文　献

1) 内藤裕史（2007）：健康食品・中毒百科，「3. アリストロキン酸」，「7. アマメシバ（p.35）」，「18. シイタケ皮膚炎（p.80）」，「26. コンフリー（p.132）」，丸善出版.
2) 石井秀美，杉浦隆之編（2013）：衛生薬学 第3版，5 食品衛生行政と法規（p.116），7 食品成分の変質と保存（p.136），8 経口感染症と食中毒（p.143），9 化学物質による食品汚染（p.175），朝倉書店.
3) 厚生労働省（2006）：報道発表資料，清涼飲料水中のベンゼンについて（平成18年7月），Web site 情報.
4) 消費者庁：健康や栄養に関する表示の制度について，Web site 情報.
5) 厚生労働省：食品添加物，食品添加物の一日摂取量の調査，Web site 情報.
6) Klaassen, C. D. 編（2004）：キャサレット ＆ ドール トキシコロジー　第6版，p.1216，サイエンティスト社.
7) 小西良子，杉山圭一（2008）：食品衛生学雑誌，**49**, 1-10.
8) 独立行政法人 農林水産消費安全技術センター（FAMIC）：飼料の安全性評価基準及び評価手続の制定について（平成4年3月16日付け　4畜A第201号農林水産省畜産局長　水産庁長官通知），Web site 情報.

4.4 農　薬

4.4.1 農薬の定義と分類

農薬とは病害虫や雑草から農作物を守るために使用される薬剤であり，それにより作物の収穫量を高めることを目的とする．その結果，農業従事者は労働量を軽減することができ，かつ農作物は消費者のもとへ安定して供給されることになる．農林水産省が定める農薬取締法では，殺虫剤，殺菌剤，除草剤，殺鼠剤に加え，病害虫防除のために利用される天敵や農作物などの生理機能を増進または抑制するために用いられる植物成長調整剤も農薬に含まれ，これらは農作物の品質保持あるいは改良につながるものである．欧州においては農薬製剤を植物保護製品（plant protection products, PPPs）ともよんでいる．

農薬の毒性を学ぶうえで理解しておくべき点は，消費者は食物から残留農薬を非意図的に経口摂取している一方で，農業従事者は作業時に高濃度の農薬を取り扱い，経皮あるいは経気道が曝露の主たる経路となる．また，その多くは開放空間で使用するため近隣の居住者は皮膚あるいは気道を介して認識を持たずに曝露を受けている．農薬は土壌，水，大気へと拡散し，土壌生物，水生生物を含め，環境生物へ影響を与え得るが，ヒトは地下水を通して飲用水からも農薬を摂取している．これらは医薬品の意図的な服用とは異なり，ヒトの健康に影響するものであってはならないと同時に，環境へ悪影響するものであってはならない．農薬は使用用途から以下のように分類される（表4.4.1）が，この節では農薬毒性の中心となる殺虫剤，除草剤，殺菌剤および殺鼠剤について作用機序に分類して紹介する．

4.4.2 農薬の一般的な毒性

農薬に共通して認められる物理化学的性状に関しては，Log Pow（オクタノール/水分配係数）で示される脂溶性の指標の高いものが多い．その理由として植物のクチクラ層や昆虫のキチン層を透過させる必要性があるためで，薬効の作用メカニズムとは無関係に，単に高い脂溶性に起因した非特異的な毒性が発現する．

a. 肝臓での代謝に関連した毒性　動物実験で

表 4.4.1　農薬の種類

殺虫剤	農作物を加害する害虫を防除する薬剤
殺菌剤	農作物を加害する病気を防除する薬剤
殺虫殺菌剤	農作物の害虫，病気を同時に防除する薬剤
除草剤	雑草を防除する薬剤
殺鼠剤	農作物を加害するノネズミなどを防除する薬剤
植物成長調整剤	農作物の生育を促進したり，抑制する薬剤
誘引剤	主として害虫をにおいなどで誘き寄せる薬剤
展着剤	ほかの農薬と混合して用い，その農薬の付着性を高める薬剤
天　敵	農作物を加害する害虫の天敵
微生物剤	微生物を用いて農作物を加害する害虫病気などを防除する剤

多くの高脂溶性の農薬に共通して認められるものが肝毒性である．消化管で吸収された農薬は，肝臓で代謝を受け水溶性が高まり，胆汁，そして体外へと排泄される．毒性が強くないため大量投与することになり，多くの場合肝細胞の薬物代謝酵素活性が亢進し，滑面小胞体増生による肝細胞肥大（肝肥大）と，それに関連した毒性が引き起こされる．さらに，ラットにおいては肝臓での UDP-グルクロン酸転移酵素（UDP-GT）活性亢進に伴う甲状腺ホルモン（T_4）抱合，排泄亢進と，それに関連するフィードバック機構を介した下垂体での甲状腺刺激ホルモン（TSH）分泌亢進が容易に生じ，甲状腺濾胞上皮細胞は活性化し増殖する．つまり，甲状腺の濾胞細胞肥大および過形成，そして腫瘍へとつながる．低毒性の化合物ほど毒性試験で高用量を投与することになり，肝臓および甲状腺の肥大や発がんに遭遇することになる．また，代謝に関連して，酸化ストレスによる肝障害も多くの農薬で認められる．

b. 蓄積性　ジクロロジフェニルトリクロロエタン（DDT）などの有機塩素系殺虫剤の一部は分解されにくく，脂溶性が高いことから，脂肪組織に残留・蓄積し，食物連鎖により生物濃縮を起こす．

c. 残留性　環境中への残留はその農薬の曝露が長時間に及ぶことを意味する．陽イオン，脂溶性の高い農薬は概して土壌に吸着され，残留しやすいとされている．また，土壌中の農薬は土壌細菌により分解されるため，光の有無や気温に加え，土壌細菌は農薬の消長時間を決定する重要な要因となる．

4.4.3　農薬の安全性確保

農薬は食物として摂取した際の消費者への安全性だけでなく，作業者に対する安全性も担保できなくてはならない．また，環境に対する安全性も評価する必要がある．

a. ヒトへの安全性　作業者は製剤の希釈，散布機への充填，そして散布と，比較的短期間に高濃度曝露する．主たる曝露経路は経口摂取でなく，吸入および経皮吸収である．経皮吸収率はその農薬の活性成分だけでなく，製剤組成によって異なり，経皮吸収率の大きいものほど，高曝露することとなり毒性懸念は大きくなる．許容作業者曝露量 AOEL（acceptable operator exposure level）は，毒性試験結果より農薬ごとに定められ，AOEL を超えて曝露する恐れのある用途は認められない．

消費者への安全性，つまり食物中の残留農薬の経口摂取に対する安全性を担保する指標としては，1 日摂取許容量（acceptable daily intake, ADI）と急性参照用量（acute reference dose, ARfD）がある．ADI はその農薬をヒトが一生涯にわたって仮に毎日摂取し続けたとしても，危害を及ぼさないとみなせる体重 1 kg 当たりの摂取量をさす．これは毒性試験結果のうち，最も低濃度で影響のみられた試験を選び，その試験の無毒性量 NOAEL（mg/kg 体重/日）に，種差とヒトの個人差を考慮して，通常は 100 ｛(種差 10)×(個人差 10)｝ の不確実係数で除する．一方，ARfD はヒトがその農薬を 24 時間あるいはそれより短い時間経口摂取した場合に，健康に悪影響を示さないと推定される 1 日当たりの摂取量をいう．単回投与試験の結果に加え，反復投与試験での 24 時間以内における毒性発現や臨界期が存在する生殖発生毒性試験での胎児形態異常などが評価される．ARfD も ADI 同様に，毒性試験結果に通常 100 の不確実係数で除し，算出される．

b. 環境への安全性　作物への噴霧，水田や池への投入は，開放空間への適応であり，環境への安全性を評価する必要がある．散布された後に土壌，水中あるいは空気中で代謝され，光による分解を受ける可能性がある．また，嫌気的環境での動態も必要である．殺虫剤の益虫への影響，除草剤の対象外植物への影響といった環境生物への毒性評価は重要である．近年，ミツバチに対する毒性が懸念されることから，ネオニコチノイド系殺虫剤を中心にいくつかの農薬が，欧州で禁止となっている．さらに，

表 4.4.2 日本登録に必要な試験種

	試験期間，投与経路	動物種
急性毒性	経口・経皮・吸入	ラット（ウサギ，モルモット）
刺激性	皮膚・眼	ウサギ
感作性	皮膚	モルモット
神経毒性	急性・90 日間（1 年間）・遅発性（急性・28 日間）	ラット（マウス），遅発性試験はニワトリ
反復投与毒性	21 日間経皮・90 日間経口・90 日間吸入・1 年間経口	ラット・イヌ
発がん性	24 カ月以上 30 カ月以内・18 カ月以上 24 カ月以内	ラット・マウス
繁殖毒性	2 世代	ラット
催奇形性	着床～分娩前々日	ラット・ウサギ
変異原性	復帰突然変異・染色体異常・小核	細菌・哺乳類細胞・ラット（マウス）
生体機能影響	（薬理試験）	ラット
代謝・動態	動物・植物・家畜・土・水	ラット，作物，反芻類，家禽
有用生物への影響		鳥・魚・ミツバチ・蚕・植物・ミジンコ・藻類・天敵など
環境予測濃度		
残留	作物・家畜・土	

水系に関しては魚，動植物プランクトン，水生昆虫および植物への影響や，飲用水への影響も考慮する必要がある．

c. 内分泌かく乱問題 農薬にはエストロゲンあるいはアンドロゲン受容体の作動薬あるいは拮抗薬作用をもつものは少なくはない．さらにアロマターゼ合成阻害や甲状腺ホルモンに作用するものを含め，これら生殖内分泌毒性は重篤な毒性とされた．特に欧州では，ハザード評価に基づいて評価された結果，多くの農薬が内分泌かく乱物質として厳しい評価結果を受け，市場から消えている．

4.4.4 農薬の毒性試験と農薬登録

その土地の気候/風土が異なり，農薬散布後の環境中での挙動はそれぞれの地域で異なり，生物種や作物も異なることから，毒性試験を含めた登録に必要なデータパッケージは国際的にハーモナイズされてはいない．表 4.4.2 に日本登録に必要な試験を示すが，生体機能影響試験（薬理試験）は日本でのみ要求される項目である．また，イヌ 1 年間慢性毒性試験は欧米を発端に多くの国で不用とされ，日本においてもその必要性について議論されている．繁殖毒性試験は医薬品と異なり 2 世代にわたる．さらに，環境に対する試験が求められ，代謝試験は医薬品で求められる実験動物データに加え，家畜や作物についても要求される．その他，環境中予測濃度や残留データも必要であり，作物中の残留は ADI の占有率を算出するうえで重要な試験となっている．環境生物に及ぼす影響として鳥，魚，昆虫および植物に対する毒性試験，天敵などの有用生物に対する試験も要求される．

試験成績評価の手順や結果も一律でなく，各試験の NOAEL や ADI，残留基準値も国によって異なっているのが現状である．日本では内閣府食品安全委員会が毒性試験結果をもとに安全性を評価し ADI を決定，厚生労働省が作物残留試験から得られた残留量をもとに食品の残留基準値を決定する．1 種類の農薬がいろいろな作物に使われるので，食品中の農薬の残留基準値は，全体としてその農薬の摂取量が ADI を超えないように，農薬・食品ごとに決められる．欧州ではまず欧州食品安全機関（European Food Safety Agency, EFSA）で原体の安全性が評価され，欧州委員会で登録が認められた場合，次に 3 つのゾーン（北・中央・南）で製剤の評価を受け，最終的に各国で登録が認められた後，販売され使用される．米国では環境保護庁（Environmental Protection Agency, EPA）による登録承認を受けた後，州による評価を通過する必要がある．別途，国際的な評価機関である国際連合食糧農業機関（Food and Agriculture Organization of the United Nations, FAO）と世界保健機関（WHO）による合同

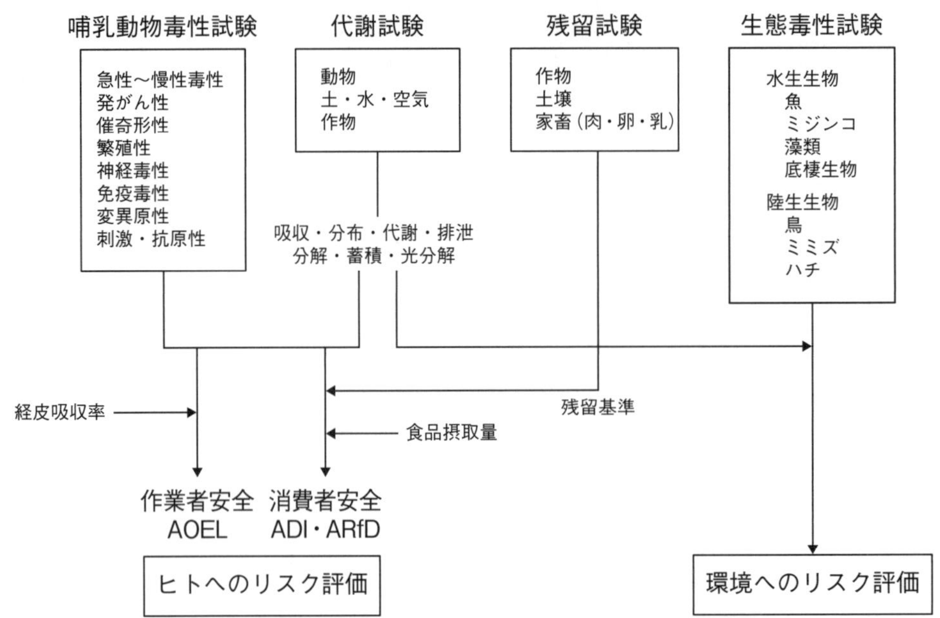

図 4.4.1　農薬のリスク評価と，必要な試験データ

残留農薬専門家会議（Joint Meeting of Pesticide Residues, JMPR）が，食料供給のグローバル化に基づき国際統一基準としてADIや残留基準値を評価しているが，発展途上国ではこのJMPRの評価を参考にしているところも多い．図4.4.1に農薬のリスク評価と，必要な試験データを示した．

農薬は登録され市場で販売使用されていても，定期的に（通常は10年後）に再評価される．規制の変化や要求試験内容の変更のため，新たに多くのデータを追加提出することとなる．

4.4.5　殺虫剤

ほとんどの殺虫剤が神経系を標的とする．これらは速効性であり，神経伝達阻害やかく乱がその殺虫メカニズムである．また，ミトコンドリアを標的とし，呼吸障害を起こすものも速効性である．昆虫特有の機能を標的とするものとして皮膚成分であるキチンの合成阻害剤や脱皮・変態のかく乱をおこす昆虫ホルモン阻害剤が挙げられる．これらは即効性はないが，成虫になる過程で効果を発する．

a. コリンエステラーゼ阻害薬　中枢および末梢コリン作動性神経末端で，神経伝達物質であるアセチルコリン（ACh）の加水分解酵素であるコリンエステラーゼ（ChE）のセリン水酸基と結合する．それにより，ChEは不活化となり，AChはシナプス端に蓄積し，シナプス後膜の持続的興奮をもたらす（図4.4.2）．有機リン系殺虫剤とカルバメート系殺虫剤があり，AChのセリン水酸基を有機リン剤はリン酸化，カルバメート剤はカルバモイル化し，これらの結合はAChに比べ強固である．特に有機リンとの結合はリン酸化コリンエステラーゼを生じ，これが脱アルキル化を受けた場合にはエイジング（aging）とよばれる不可逆的な現象へ進展し酵素は完全に失活し，新たなChEが生成されるまで障害が持続する（図4.4.3）．ここに分類される農薬の毒性試験では，血漿，赤血球，脳のChE活性測定がガイドライン化されているが，血漿の活性値は偽性としての性格が強く，毒性学的には脳や赤血球ChE活性の評価が重要視される．ChE阻害作用は複数の有機リン剤の曝露で相加的に増強するため，米国では国内登録されている有機リン剤すべてを相加したうえでリスク評価を行っている．

1）有機リン剤（マラソン，フェニトロチオン（MEP），ジメトエート，クロルピリホス，メタミドホス，ダイアジノン）　有機リン系化学兵器から発展したことから，初期の有機リン剤は毒性が強かったが，その後選択性に優れたものが次々と生み出された．有機リン剤は速効性かつ早い分解性，広い標的であり，欧州では多くが登録を抹消しているものの，日本を含む多くの地域では，現在も使用されているものは多い．多くはP=S（チオノ体）構

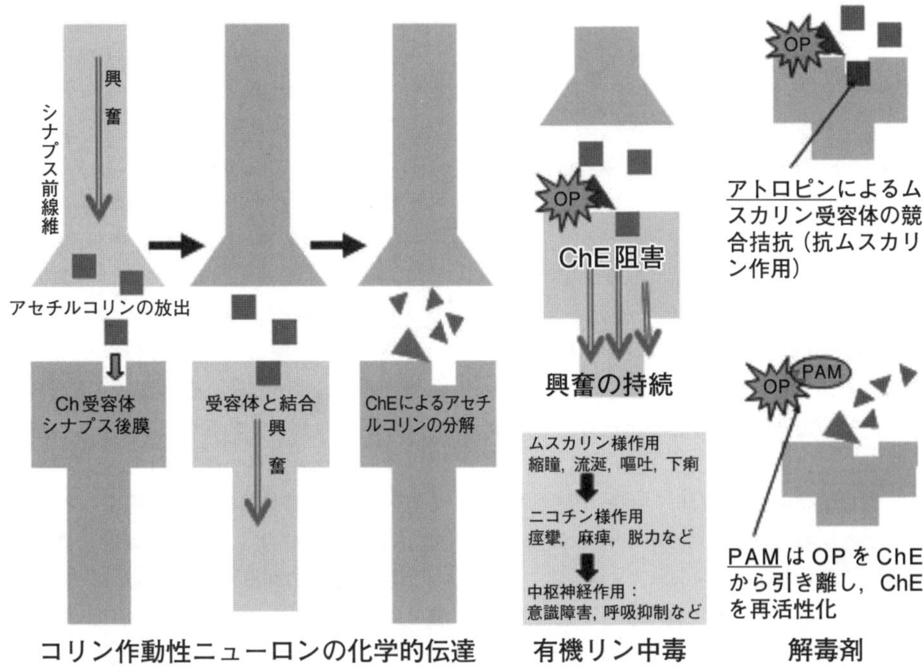

図 4.4.2　コリン作動性ニューロンの伝達様式（左）と有機リンの作用および作用点（中），解毒剤の作用点（右）

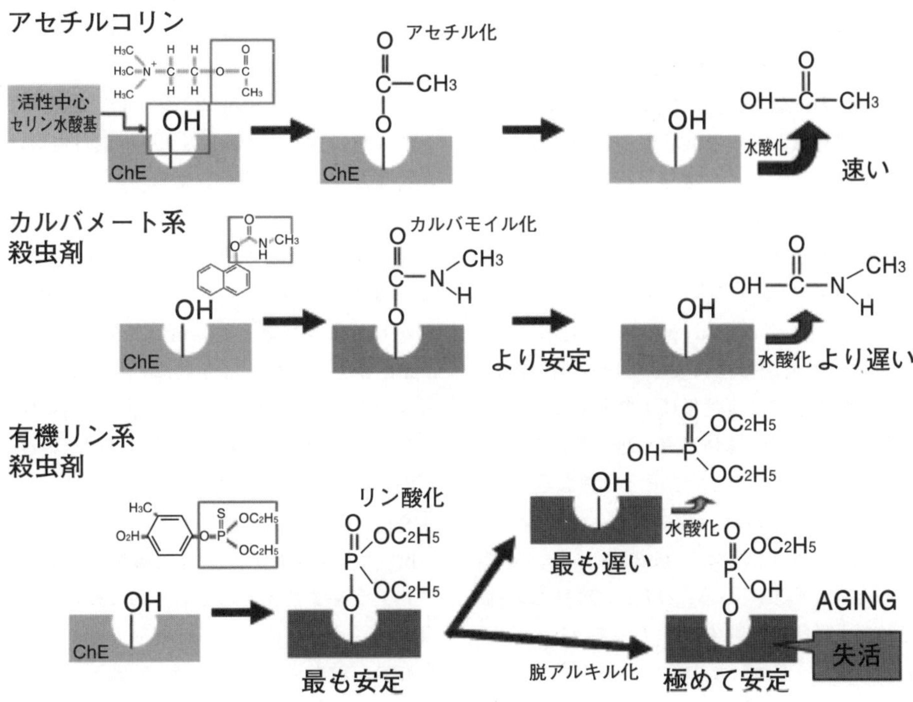

図 4.4.3　ChE への結合様式

造を有し，肝臓で混合機能酸化酵素（mixed function oxidase, MFO）によりP=O（オクソン体）に酸化されて効力を示す代謝活性化型である（図 4.4.4）．その毒性は，急性神経毒性，中間症候群，慢性毒性および遅発性神経毒性に分けられる．

急性神経毒性：まず，副交感神経のムスカリン様

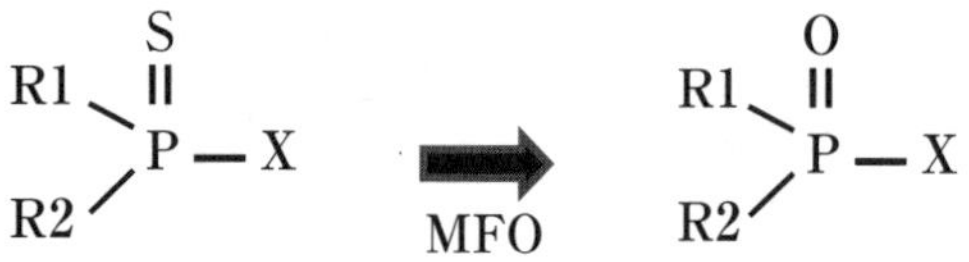

図 4.4.4　有機リン剤の基本構造とオクソン体

受容体興奮による流涎，流涙，気管収縮，縮瞳，消化管痙攣，下痢，尿失禁，徐脈などが認められる．続いて自律神経や神経筋接合部のニコチン様受容体の興奮が起こり，頻脈，血圧上昇，筋肉線維性攣縮，振戦，脱力，弛緩性麻痺などが現れる．中枢神経系の作用として，情緒不安定，運動失調，嗜眠，精神錯乱，記憶喪失，全身衰弱，痙攣，チアノーゼ，昏睡なども認められる．これらの症状は通常，数日〜数週間で消失する．

中間症候群：急性毒性の症状からの回復過程あるいは回復後に，呼吸筋，頸部および四肢の近位部筋肉の麻痺を主徴とし，ときに致死性となる．この原因は明らかにはなっていないが，ChE 抑制の直接影響ではなく長期に及ぶコリン作動性神経の刺激がニコチン様受容体を脱感作した結果と考えられている．

慢性毒性：活力や気力の持続的な低下，頭痛，自律神経失調，健忘など様々な症状が長期間持続するケースも報告されており，有機リン酸誘発性慢性神経精神障害（chronic organophosphate-induced neuropsychiatric disorder, COPIND）とよばれている．

（有機リン剤誘発性）遅発性神経毒性（(organophosphate-induced) delayed neuropathy, OPIDN）：有機リン剤の単回曝露から遅れて 10 日〜2 週間後に発現あるいは低用量の反復投与により発現する，下肢部の脱力性麻痺による運動失調や起立不能を示す非可逆的運動機能異常である．ChE とは異なる NTE（neuropathy target esterase あるいは neurotoxic esterase）とよばれる仮想標的が 'aging' されることに端を発すると考えられている．NTE の実態はよくわかっておらず脱髄を抑制するリゾホスホリパーゼの一種とする説や，Ca^{2+}/カルモジュリンキナーゼⅡ（calmodulin kinase Ⅱ）がリン酸化され軸索内カルシウムイオン濃度が上昇して活性化した分解酵素が細胞骨格構成タンパク質を分解するという説が提唱されている．病理組織学的には比較的長くて太い末梢神経（坐骨・脛骨・腓骨神経など）の遠位軸索変性（distal axonopathy）で始まり，軸索末端から中枢側に向け逆行性に変性が進む逆行性死滅ニューロパシー（dying-back neuropathy）である．進行すると脊髄や延髄にも認められる．OPIDN は種差が顕著で，齧歯類は感受性が低く，一般に加齢とともに感受性が増加するために，本毒性の検出には成熟雌ニワトリを用い，運動機能のスコアリングや神経病理学的検査とともに中枢神経組織中の NTE 活性測定が要求される．陽性対照物質としてリン酸トリ-*o*-クレジル（TOCP）が用いられる．

有機リン剤の解毒剤：急性期のムスカリン様作用に対して（ムスカリン）受容体拮抗薬であるアトロピンが用いられる．アトロピンはナス科植物のヒヨス，ベラドンナ，ハシリドコロなどに含まれるアルカロイドで，副交感神経神経終末のムスカリン様 ACh 受容体に結合し，有機リン剤による酵素阻害を介した持続的興奮を抑制する．一方，ChE と有機リン剤が結合した後では，ChE から有機リンを切り離して結合し，ChE を再活性化するのが 2-プラリドキシム（2-PAM）などのオキシム類である．この反応は有機リンと ChE の結合後，時間が経過し，脱アルキル化（aging）を起こしたものには無効である．

2）カルバメート剤（メソミル，オキサミル，ベンフラカルブ）　カルバメート系殺虫剤は ChE を阻害するため，有機リン系殺虫剤と同様の急性症状がみられる．多くの有機リン系殺虫剤が代謝活性後に作用するのと異なり，カルバメート系殺虫剤はそれ自身が ChE を阻害するため，症状発現が早い．しかし，標的酵素との結合は比較的弱く可逆性で，aging も起こらない．さらに，有機リン剤とは異なり血液脳関門（blood brain barrier, BBB）を通過しないものが多い．臨床治療は PAM などオキシム類の効果がないことが多く，推奨されないことを除き有機リン系殺虫剤と同じである．

b. ナトリウムチャネル調節薬　除虫菊の成分ピレトラムより発展し開発されたピレスロイド系殺虫剤は，昆虫に対して即効性の「ノックダウン効果」をもつ．殺虫活性は強いが，哺乳類には低毒性であり，かつ蓄積性がないため，蚊取り線香などの家庭用防虫剤として広く使用されている．この感受性の差については，ピレスロイドは低温でより活性が強くなることと，哺乳類では経皮吸収率が低く，かつ肝臓での代謝が早いことにある．体が小さい昆虫は，速やかに薬剤が標的器官へと到達する．アレス

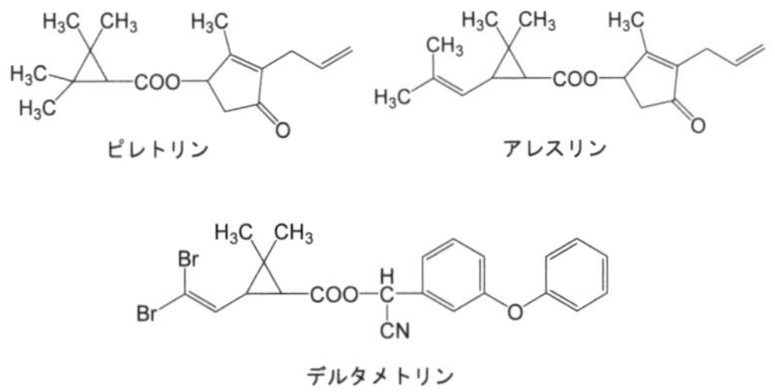

ピレトリン　アレスリン

デルタメトリン

図 4.4.5 ピレスロイド系殺虫剤

リンでは昆虫と哺乳類毒性の差は1000倍といわれている．ただし，一般に代謝や血液脳関門が未熟な幼若動物でピレスロイドの毒性は強く発現するといわれている．またピレスロイド系に共通した毒性は齧歯類で肝臓での代謝亢進による肝肥大，肝発がんである．これに関連し，甲状腺も反応する．魚類はピレスロイドに対し感受性が高く，毒性が強く発現する．ヒトでは皮膚接触による錯感覚症（paresthesia）とよばれる過敏反応が知られている．殺虫作用の標的部位は軸索細胞膜 Na^+ チャネルの閉鎖阻害による Na イオンの持続的流入であり，哺乳類毒性も同様のメカニズムで生じる．ピレスロイド系殺虫剤はシアノ基の有無により，Ⅰ型とⅡ型に分類される（図 4.4.5）．

Ⅰ型：アレスリン，フェノトリン，ピレトリン，レスメトリン

Ⅱ型：シフルトリン，サイパーメトリン，デルタメトリン，フェンバレレート

初期に開発されたⅠ型が運動失調，振戦，攻撃性亢進，驚愕反応増強などに代表される T（tremor）症候群を引き起こすのに対し，シアノ基を有するⅡ型は隠遁行動，粗大振戦，間代性痙攣，舞踏病アテトーシス（身のよじり）(choreoathetosis) や流涎を特徴とした CS（choreoathetosis/salivation）症候群を惹起する．このⅡ型中毒症状の痙攣は γ-アミノ酪酸（GABA）依存性 Cl^- チャネルが標的と考えられている．

c. 有機塩素系殺虫剤　組織透過性・残効性に優れ，広い標的，抵抗性がつきにくく，1940年代より広く使用されていたが，蓄積性や残留性が問題となり，日本で1971年に，米国でその翌年に使用禁止となっている．熱帯でのマラリアに有効であることから発展途上国では未だに使用されている．環境中に長期残留し，生体内では脂肪組織に蓄積しやすく，食物連鎖によって生物濃縮を受ける．

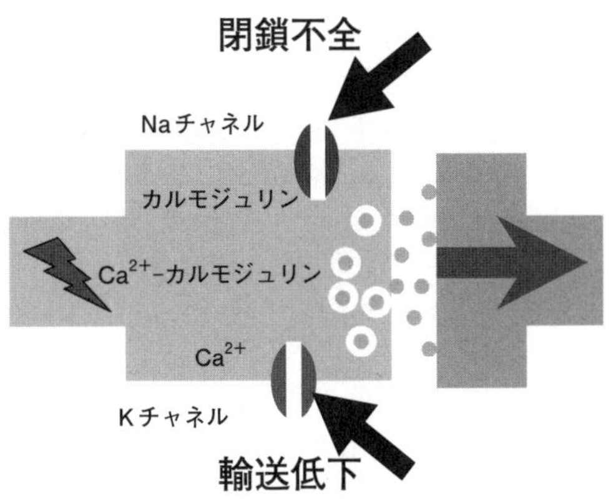

図 4.4.6 シナプス前線維末端における DDT の作用様式

1）ジクロロジフェニルエタン系（DDT，*p,p'*-ジクロロジフェニルジクロロエチレン（*p,p'*-DDE），ジコホル（ケルセン），メトキシクロル）

神経毒性：まず知覚神経に対し脱分極による持続的興奮をもたらす．ヒトの初期の中毒症状は舌や口唇など顔面の知覚過敏であり，それが錯感覚症へと移行する．運動神経や大脳皮質運動野を刺激して振戦を誘発する．高い脂溶性のため中枢神経系に親和性が高く，高濃度では運動失調や痙攣を発する．その後，徐々に脂肪組織に移行して神経症状は消失する．主な標的部位はシナプス前線維末端における①カリウムの小孔輸送の減少，② Na^+ チャネルの閉鎖不全，③ Na^+，K^+-ATPase および Ca^{2+}，Mg^{2+}-ATPase の抑制，④カルモジュリン-Ca^{2+} との結合とそれによる神経伝達物質の放出で，結果的にシナプス後膜に連続的興奮をもたらす（図 4.4.6）．

肝毒性：経口曝露により，第Ⅰ相薬物代謝酵素が誘導されるが，齧歯類は最も感受性が高く，肝細胞質内滑面小胞体は増生，肝細胞は肥大する．適応性変化の範疇を超え，代謝過程で活性酸素を産生して毒性影響を与え，ときとして肝細胞壊死や逸脱酵素の上昇をみることもある．細胞増殖活性は盛んになり，齧歯類では肝発がんに至る．

生殖器毒性：DDT にはエストロゲン受容体（ER）との結合性が知られ，雌ラットでは子宮発育障害，雄ラットでは精巣萎縮をもたらす．DDT の代謝物 *p,p'*-DDE には抗アンドロゲン作用がある．メトキシクロルはエストロゲン受容体のうち ERα には作動薬作用を，ERβ には拮抗薬作用をもつ．

d. GABA 作動性塩素イオンチャネル阻害薬

1) フェニルピラゾール系（フィプロニル，エチプロール）　フェニルピラゾール系殺虫剤はGABA受容体拮抗薬で，昆虫への作用はCl^-チャネルの遮断であり痙攣を起こす．イヌ・ネコの外部寄生虫用スポットオン剤としても用いられる．

2) 環状ジエン系殺虫剤（アルドリン，ディルドリン，エンドスルファン，ヘプタクロル，クロルデン，マイレックス）

神経毒性：DDT に比べ中枢神経系への影響が強く現れる．他の有機塩素系の毒性が蓄積性に起因した慢性毒性であることに対し，急性毒性が強く，痙攣が発現し，ヒトでの事故や中毒例でも死亡が報告されている．Ca^{2+}，Mg^{2+}-ATPase の抑制に加え，$GABA_A$ 受容体に対する拮抗薬作用を有し，ディルドリン中毒動物にみられる興奮性亢進は抗 GABA 作用による．

e. ニコチン性 ACh 受容体作動薬（イミダクロプリド，チアメトキサム，アセタミプリド，クロチアニジン，ジノテフラン）　ネオニコチノイド系殺虫剤は反復興奮とそれに続く神経伝達阻害より殺虫効果を示す．哺乳類毒性が弱いことから，他の強い殺虫剤の代わりに広く使われているが，近年強いミツバチ毒性が問題となっている．

f. ミトコンドリア電子伝達系複合体 I 阻害剤　ロテノンはミトコンドリアにおける $NADH_2$ 依存性の酸化を抑制して電子伝達を遮断し，殺虫効果を示す．薬効に関連した毒性として呼吸抑制，運動失調，痙攣および呼吸停止を起こす．魚毒性が強く，また実験的パーキンソン病を発症させる．

g. グルタミン酸作動性塩素イオンチャネルアロステリックモジュレーター（アバメクチン，イベルメクチン）　アベルメクチン系殺菌剤は放線菌から分離したものから発展し，マクロサイクリックラクトン骨格をもつ．昆虫に対しては哺乳類にないグルタミン酸依存性チャネルを介して作用し，哺乳類では GABA 依存性チャネル，あるいはグリシン依存性チャネルと相互作用する．

h. 成長調節剤　キチン生合成阻害剤としてはクロルフルアズロン，ジフルベンズロン，テフルベンズロンおよびフルフェノクスロン，脱皮ホルモン受容体作動薬としてはクロマフェノジド，幼若ホルモン類似剤としてはピリプロキシフェンがある．これらは昆虫特有の脱皮や変態を阻害し昆虫の成長を制御することから．哺乳類毒性は一般に弱いが，生態毒性，特に益虫に対する毒性が問題となる．

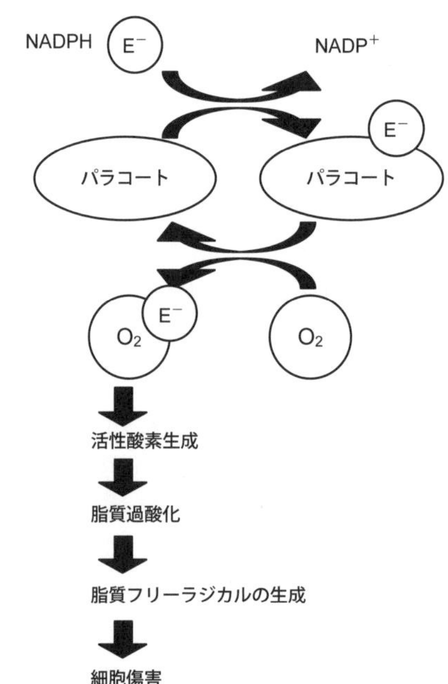

図 4.4.7　パラコートによるフリーラジカル産生のサイクル

4.4.6. 除草剤

a. 光化学系 I 電子変換剤（パラコート，ジクワット）　ビピリジリウム系除草剤は非選択性即効性の強い作用を有すると同時に，その毒性も強い．経皮吸収率および蒸気圧ともに低く，経皮および吸入といった曝露経路より，経口曝露による毒性が問題となることが多い．典型的な呼吸阻害による除草剤であり，肺，消化管，肝臓，腎臓および心臓といった NADPH 依存性還元能が高く，酸素供給量の多い上記の臓器が標的となる．まず急性期は消化管・腎障害（急性尿細管壊死）が，遅れて肺出血，肺胞上皮細胞傷害，肺水腫などの肺病変が発現し，肺線維症へとつながる．酸素供給量の多い組織に取り込まれると，NADPH から電子を奪いフリーラジカルや活性酸素が発生し細胞傷害を生じる．触媒的にはたらくため，反応は繰り返される（図 4.4.7）．パラコートの臨床中毒は最終的に肺線維症に移行し致死性が高い．極性が高いので消化管からの吸収は少なく，ポリスチレンスルホン酸ナトリウム（陽イオン交換樹脂）や活性炭による消化管内薬物の吸着と血液透析により血液から肺への移行を減少させることが治療となる．酸素吸入は肺線維症を悪化させるため禁忌である．

b. インドール酢酸様活性剤（2,4-D，2,4,5-T，2-メチル-4-クロロフェノキシ酢酸（MCP））　フェノキシカルボン酸系除草剤はオーキシン様作用による成長促進・徒長効果により，異常な細胞分裂を発生させることによって植物に作用する．ベトナム戦争で用いられた枯葉剤である agent orange は 2,4-D と 2,4,5-T の混合剤（1：1）で，塩素ざ瘡や催奇形性・胎児毒性が問題となったが，これは不純物として含まれているダイオキシン類による毒性である．齧歯類を用いた反復経口毒性試験では肝細胞のペルオキシソーム増生を誘発する．

c. プロトポルフィリノーゲン酸化酵素阻害剤（フルミオキサジン）　プロトポルフィリノーゲン酸化酵素（PPO）はポルフィリン合成に関わる酵素の1つであり，PPO 阻害剤は植物においてクロロフィルのポルフィリン生成を阻害すると同時に，蓄積した中間産物が日光により活性化し活性酸素を放出する．ポルフィリン環は哺乳類赤血球のヘモグロビンのヘムの構造でもあり（図 4.4.8），哺乳類においてヘモグロビン合成を阻害し，変性・壊死した赤芽球内には，利用されずに蓄積した鉄が蓄積し，動物は貧血に至る．フルミオキサジンはラット胎児に心室中隔欠損奇形を生じるが，PPO 活性阻害を介した貧血，低酸素血症による器官形成期の心臓への負荷によるもので，この毒性には臨界期があるとされている．

d. 光化学系Ⅱ阻害剤（アトラジン，シマジン）　トリアジン系除草剤は光合成のうち電子伝達系を阻害し，除草活性を示す．急性毒性は弱いが種差が大きく，アロマターゼ誘導による生殖内分泌影響が知られている．

e. 極長鎖脂肪酸生合成阻害剤（アラクロール，ブタクロール）　クロロアセトアミド系除草剤は植物の細胞分裂阻害と根伸張阻害を示す．ラットの長期試験で甲状腺，胃および鼻腔で発がん性を示すが，鼻腔での発がんはラット特異的な代謝物によるもので，これらの代謝物はヒトでは生成しない．

f. 4-ヒドロキシフェニルピルビン酸ジオキシゲナーゼ（4-HPPD）阻害剤（メソトリオン，スルコトリオン，テフリルトリオン，トプラメゾン）　4-HPPD 阻害性除草剤はカロテン合成阻害によるクロロフィル障害から植物に白化を起こす．毒性には種差があり，ラットで特異的に高チロシン血症を生じ，特に眼房水で飽和したチロシンが針状結晶として析出し，角膜に物理的刺激による炎症・壊死をおこす．

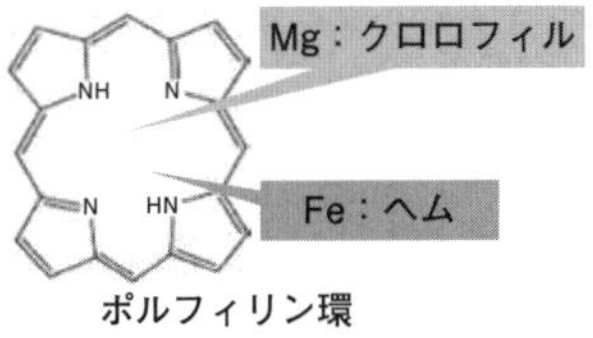

図 4.4.8　クロロフィルとヘムの構造

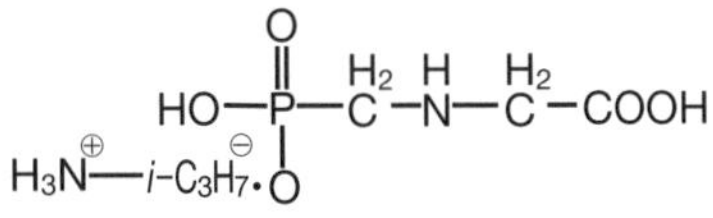

$$HO-\overset{O}{\overset{\|}{P}}-\overset{H_2}{C}-\overset{H}{N}-\overset{H_2}{C}-COOH$$
$$H_3\overset{\oplus}{N}-i\text{-}C_3H_7\cdot\overset{\ominus}{O}$$

図 4.4.9　グリホサートイソプロピルアミン酸

g. グルタミン合成酵素阻害剤　グリホサートは 5-エノールピルビルシキミ酸-3-リン酸合成酵素（EPSPS）阻害より，結果としてトリプトファン，チロシンなどの生合成阻害を妨げて，非選択的に除草効果を示す．この農薬に耐性をもつ遺伝子組換え作物が広く普及しているが，非選択的に植物を枯らすため，米国では餌の不足から，ある種の蝶が絶滅危惧とされている．グルホシネートではグルタミン生合成を阻害する．いずれも有機リン剤の構造をもつが ChE を阻害しない（図 4.4.9）．急性経口毒性が低いため，ビピリジニウム系除草剤に代わり使用量が急増している．大量摂取により，グリホサートは消化器系障害，循環系障害，呼吸障害および意識障害，グルホシネートでは遅延性昏睡，痙攣，呼吸停止，記憶障害や健忘症などが報告されている．

2015 年，グリホサートは国際がん研究機関（IARC）によるグループ 2A に分類され，2017 年には米国カリフォルニア州でも発ガン性ありと評価されている．一方で多くの国や国際機関は陰性としている．

4.4.7. 殺菌剤

a. 脂質過酸化剤（ペンタクロロニトロベンゼン（PCNB），ヘキサクロロベンゼン（HCB），ペンタクロロフェノール（PCP））　芳香族炭化水素系殺菌剤は病原体中の酵素タンパク質の-SH 基や-NH_2 基と反応する．濃縮性が高く生分解性が低いものが多い．PCNB はイヌに胆汁うっ滞による肝障害をおこす．また，不純物として HCB を含む．HCB は日本での登録はないが，過去，トルコで殺菌処理した種籾を食べた人を中心に中毒が発生し，晩発性皮膚ポルフィリン症類似症状，皮膚発疹，光感作性，表皮剥離，潰瘍形成，化膿性関節炎，骨髄炎，肝腫大などの症状を呈した．さらに曝露された母親から生まれた子供は pembe yara あるいは pink sore とよばれる皮膚のざ瘡を発症し，多くは1年以内に死亡した．いくつかの変異原性試験が陽性，マウスで口蓋裂，マウスおよびラットで肝発がんが報告されている．材木の防腐・防黴剤である PCP は除草剤として水田に使われたが，魚毒性が強く使用禁止となった．ヒトで塩素ざ瘡や神経症状，免疫機能の低下，ラットの長期投与で肝性ポルフィリン症，マウスで肝発がんなどが報告されている．

b. ステロール生合成阻害剤（ヘキサコナゾール，メトコナゾール，シメコナゾール）　トリアゾール系殺菌剤は真菌の細胞膜の構成成分であるエルゴステロールの合成を阻害する．哺乳類ではステロイド合成過程にあるシトクロム P450 の酵素活性を阻害あるいは亢進するため，ステロイドホルモンレベルが変動する．妊娠雌ラットに高用量を投与すると低エストロゲン/高プロゲステロン状態となり分娩障害をもたらす．また，ラットの肝臓における薬物代謝酵素誘導を伴う肝肥大や肝腫瘍増加，甲状腺肥大や甲状腺腫瘍増加も報告されている．

c. 多作用点接触活性剤

1）ジチオカルバメート系殺菌剤（ジラム，ジネブ，マンネブ）　病原体の-SH 基に反応して酵素系を阻害する．カルバメート系殺虫剤と異なり ChE 阻害作用は弱い．名称は分子を構成する金属性イオンに由来する．環状構造をとるものでは，生体内あるいは環境中でペルオキシダーゼ阻害による抗甲状腺作用を示すエチレンチオウレアに代謝される．変異原性や催奇形性を示すものもある．

2）フタルイミド系殺菌剤（キャプタン，ダイホルタン，フォルペットおよびカプタホール）　SH 酵素の阻害作用を有する，効果の持続する茎葉殺菌剤あるいは種子被覆剤として用いられていた．サリドマイド類似骨格から催奇形性が疑われているものの，毒性試験では明確な催奇形性は報告されていない（図 4.4.10）．

d. 浸透圧シグナル伝達経路阻害剤（ビンクロゾリン，プロシミドン）　ジカルボキシイミド系殺菌剤は急性毒性は非常に軽微で，発がん性の報告もないが，代謝物に抗アンドロゲン作用があり，これによる雄の児の生殖器萎縮，尿道下裂・停留精巣といった内分泌かく乱作用が報告されている．

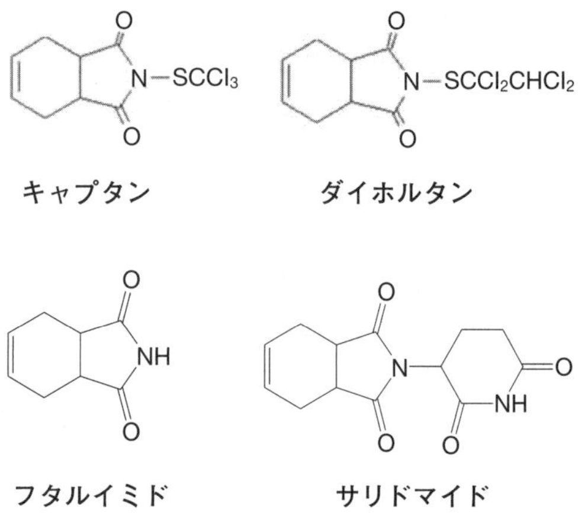

図 4.4.10　フタルイミド系殺菌剤の構造

e. ユビキノール還元酵素阻害剤（QoI）（オリサストロビン，ピラクロストロビン，アゾキシストロビン）　ストロビルリン系殺菌剤は食用キノコから発見された天然生理活性物質ストロビルリン A に由来する．病原菌のミトコンドリア内の電子伝達系にはたらき呼吸を阻害する．混餌長期投与試験で食餌中の Fe^{3+} とキレート結合し，さらに，鉄吸収担体機能を障害する．血清鉄濃度が低下するため，小球性鉄欠乏性貧血が生じる．また，鉄吸収要求の刺激持続により，鉄の主要な吸収部位である十二指腸上皮の過形成や腫瘍が発生する．

f. β-チュブリン重合阻害剤（カルベンダジム，ベノミル，チオファネート，チオファネートメチル）　ベンゾイミダゾール系殺菌剤は β-チュブリンに作用し細胞分裂阻害を起こす．いずれの化合物もカルベンダジムとなり，効力を発揮する．哺乳類において染色体数異常，精子数減少，精巣精子低形成および催奇形性が知られている．

4.4.8. 殺鼠剤

農作物を加害するノネズミを駆除する目的でつくられた薬剤である．毒餌あるいは巣に直接散布する．家庭内で家ネズミの駆除に用いられるものは医薬品医療機器等法の管理下となり，農薬の殺鼠剤を家庭内で使うことは禁止されている．殺鼠剤はネズミが高感受性で，選択毒性に優れている必要がある．ネズミを警戒させず，また摂食忌避や食べ飽きを生じさせないこと，開放空間に出て死骸が汚染源とならないことが条件となる．

a. リン化亜鉛 経口摂取後，消化管内の水/塩酸と反応しホスフィン（PH_3）ガスを生成し，消化管壊死をおこす．また，肝臓・腎臓障害や高濃度ガス吸入により致命的な肺水腫を惹起する．Zn により他の動物では嘔吐を起こすが，嘔吐できないネズミは死に至る．

b. α-ナフチルチオウレア（ANTU） 齧歯類は感受性が高く致死性であるのに対し，ヒトには低毒性である．肺および肝臓で代謝物がタンパク質などの大分子と共有結合し，重度の肺水腫，胸水貯留をもたらす．感受性に種差・系統差がみられ，さらに，同系統でも加齢により感受性が増減し，報告されている LD_{50} 値は広範囲である．

c. クマリン ビタミン K と拮抗し肝臓のプロトロンビン生成を阻害することにより，出血傾向となる．即効性はなく，プロトロンビン低下を持続させるため多数回の摂取が必要となる．

d. モノフルオロ酢酸 ミトコンドリア基質でクエン酸回路のクエン酸からイソクエン酸への変換酵素のアコニターゼを阻害し，糖代謝と細胞呼吸を低下させる．代謝回転の速い齧歯類は強い毒性を示す．心筋と中枢神経系は感受性が高い．日本では毒物および劇物取締法で特定毒物に指定されており，農薬としては登録されていない．

e. 硫酸タリウム（Tl_2SO_4） 有機水銀に似た神経障害を呈す．細胞内でカリウムと置換し細胞膜を分極したり，SH 基酵素に結合してタンパク質合成を阻害する．無味無臭で消化管，皮膚や呼吸器から吸収される．経口摂取されると数日後に重い口内炎，筋肉麻痺，遅れて爪の萎縮，脱毛，神経および精神障害，痙攣，昏睡から窒息死する．ニワトリでは催奇形性が報告されている．現在は使われていない．

［宮田かおり］

文　献

1) 乾　公正（2009）：新版トキシコロジー（日本トキシコロジー学会教育委員会編），pp.127-136，朝倉書店．
2) Costa, L. G.（2003）：Casarett & Doull's Toxicology（8th ed.）（Klassen, C. D., ed.），McGraw-Hill.
3) 農薬工業会：Web site 情報．
4) 食品安全衛生委員会農薬専門調査会：Web site 情報．
5) 独立行政法人農林水産消費安全技術センター：農薬，Web site 情報．

4.5 工業化学物質，粉じん，金属，環境汚染物質

4.5.1 工業化学物質

有機溶媒や危険性ガス状物質を扱う事業所での労働安全衛生が主な問題となる．

a. 有機溶媒[1] 化学工場，印刷工場，ガソリンスタンド，塗装店，クリーニング店などでの職業曝露，家庭内消費者としての曝露，さらにはシンナー遊びなどの目的外使用による曝露など，有機溶媒への曝露の危険性は非常に多い．有機溶媒には芳香族炭化水素（ベンゼン，キシレンなど），脂肪族炭化水素（ヘキサンなど），塩化脂肪族炭化水素（ジクロロメタン，1,2-ジクロロプロパン，クロロホルム，四塩化炭素，トリクロロエチレンなど），脂肪族アルコール（エタノール，メタノールなど）などの多くの種類がある．有機溶媒には一般に揮発性の高いものが多く，また，脂溶性に富む性質から，独特の曝露経路によって中毒作用を起こす．

日本では労働安全衛生法の規定に基づき，がん，皮膚炎，神経障害その他の健康障害を予防するため特定化学物質障害予防規則（特化則），また有機溶剤による中毒を防ぐために有機溶剤中毒予防規則（有機則）を定めている．

有機溶媒の主な曝露経路は吸入であり，皮膚からの吸収量は直接大量曝露した場合を除き大きなものではない．一般に，蒸気圧，血液/空気分配係数，組織/血液分配係数が高い溶剤は組織中に速やかに移行する．

ジクロロメタン（塩化メチレン），1,2-ジクロロプロパンは印刷工場で印刷機の洗浄に使用されており，2012 年に 20～30 歳前後の従業員に胆管がん（肝門部胆管）が多発して死亡していることが明らかになりその関連性が指摘された．厚生労働省は，胆管がんはジクロロメタンまたは 1,2-ジクロロプロパンに長期間，高濃度曝露により発症しうることを公表した[1]．

アルコール，クロロホルムなどの有機溶媒の急性毒性で問題となるのは，高濃度曝露によるめまい，錯乱，痙攣などの各種神経症状の発現である．重度な場合は呼吸あるいは心停止によって死に至る．クロロホルムは平成 26 年の特化則改正により，他の 9 物質（四塩化炭素，1,4-ジオキサン，1,2-ジクロロエタン，ジクロロメタン，スチレン，1,1,2,2-テ

トラクロロエタン，テトラクロロエチレン，トリクロロエチレン，メチルイソブチルケトン）とともに有機溶剤から特定化学物質へ移行した．有機溶媒には種々の亜急性，慢性毒性も知られている．ベンゼンには骨髄毒性があり，慢性的な曝露が再生不良性貧血や白血病を誘発すると考えられている．世界保健機関（World Health Organization, WHO）の専門機関である国際がん研究機関（International Agency for Research on Cancer, IARC）はベンゼンをグループ1（ヒトに対する発がん性に関する十分な証拠がある物質群）に分類している．*n*-ヘキサンは多発性神経炎を引き起こす．これらの症例は，日本においてサンダル製造に*n*-ヘキサンを使用していたヒトに報告された．*n*-ヘキサンによる神経障害は視覚異常を主訴とし，病理学的には軸索変性を主体とする病変である．四塩化炭素はサル，ラット，マウスなど多くの動物種において肝障害を引き起こす．四塩化炭素を単回投与すると，直後から脂肪蓄積を認め，その後小葉中心性壊死が明瞭となる．これら肝障害は，アスパラギン酸アミノトランスフェラーゼ，アラニンアミノトランスフェラーゼなどの肝酵素の血清中への逸脱を伴い，これら血清中酵素の活性の上昇が肝障害の強さの指標に用いられる．エタノールにおいては，職業曝露よりもアルコール飲料の大量あるいは習慣性の摂取による急性および慢性の毒性が問題となる．急性期には中枢神経に対する作用により，感覚の麻痺，意識の消失などを起こし，死亡する場合もある．また，長期のアルコール摂取は種々の肝疾患を引き起こす．肝肥大，血清酵素の増加などが継続し，重篤化すると肝硬変に至る．

米国産業衛生専門家会議（The American Conference of Governmental Industrial Hygienists, ACGIH）は各種化学物質の職場における作業環境許容濃度（threshold limit value, TLV）を設定している[2]．表4.5.1は代表的な有機溶媒のTLV値を示している．これらは，上述のような毒性作用を考慮して，職業曝露での経験などの各種情報をもとに設定されている．有機溶媒によって，許容濃度がかなり異なっており，発がん性のあるベンゼンは非常に低い値が設定されている．一方，エタノールは高い値となっている．

b. ガス状物質　危険性ガス状物質は，急性的な作用によって死に至らしめるものがあり，厳重な管理が行われている．

表 4.5.1　ACGIH が提案している代表的有機溶媒の TLV 値

物質名	TLV-TWA (ppm, mg/m^3)	TLV-STEL (ppm, mg/m^3)
ベンゼン	0.5 ppm	2.5 ppm
キシレン	100 ppm	150 ppm
n-ヘキサン	50 ppm	
クロロホルム	10 ppm	
四塩化炭素	5 ppm	10 ppm
トリクロロエチレン	10 ppm	25 ppm
エタノール	1000 ppm	
メタノール	200 ppm	250 ppm
ジクロロメタン	25 ppm	125 ppm
1,2-ジクロロプロパン	75 ppm	110 ppm

STEL：短期間曝露（通常15分間）に対する値．
TLV-STEL：通常15分間の時間加重平均許容濃度（TLV-Short-Term Exposure Limit）

1）ホスゲン　　有機合成の原料，中間体として用いられている物質である．ホスゲン（$COCl_2$）は急性致死作用の強さに加えて，低用量での肺障害性のため，厳重に管理されている．ヒトの急性最小致死濃度は50 ppmであり，1 ppmの長時間曝露で肺障害が発現する．ホスゲンは吸入された後，細気管支や肺胞で水と反応して，塩酸と二酸化炭素に分解する．産生された塩酸が肺胞上皮の変性壊死を引き起こすことによって，これらの肺障害性を与える．ホスゲンは上部気道に対する刺激作用は弱いため，曝露に気がつかないで，しばらく時間が経ってから気道の異常が発現することもある．しかも，出血性の喀痰と咳が数カ月間も続くため，被災者は全身的な衰弱に陥る．その他の症状としては，胸部の圧迫感，断続性ラ音，呼吸困難を呈する．重度になると，肺充血，肺水腫，気管支肺炎を起こす．また，強い肺水腫のため血漿成分が肺にたまり，これによって循環血液が濃縮し，心臓への負担が重くなって，心臓衰弱，窒息によって死亡することもある．ACGIHはホスゲンの1日8時間，1週40時間の時間荷重平均濃度（TLV-Time-Weighted Average, TLV-TWA）を0.1 ppmと勧告している[2]．

2）一酸化炭素　　有機合成の原料や燃料ガスとして使われている．特に都市部での大気汚染物質としても問題にされている物質である．一酸化炭素は吸入された後，赤血球中のヘモグロビンと結合して酸素運搬能のないカルボキシヘモグロビン（CO-Hb）を生成し，生体を酸素不足，窒息状態にさせる．ヒトの急性最小致死濃度は650〜5000 ppmであり，10 ppmで中毒が生じる．症状は，軽度な場合は頭痛，不快感，中等度になると激しい頭痛，吐き気，嘔吐，耳鳴り，よろめき，歩行障害，意識混濁が生じる．重度になると意識は消失し，虚脱状態になり，死亡する．一般に後遺症が残ることはまれであるが，末梢循環障害による皮膚潰瘍，肝臓，腎臓，心臓，脳の障害が報告されている．これら症状の程度は血中のCO-Hb飽和度とよく相関し，この値が50%以上に達すると死に至る．低濃度の繰り返し曝露による影響は少ないと考えられるが，聴覚，視覚，感覚，記憶の障害，脳障害，不整脈などを起こすともいわれている．ACGIHは一酸化炭素のTLV-TWAを25 ppmと勧告している[2]．

3）硫化水素　　分析試薬，有機合成原料，還元剤などとして使われている．強烈な腐卵臭をもったガスであり，悪臭防止法に基づく特定悪臭物質の1つである．硫化水素は気道粘膜，角膜，結膜などに作用して硫化ナトリウムを形成することにより強い粘膜刺激作用を有し，また経気道的に血液中に吸収されてミトコンドリアのシトクロム酸化酵素と可逆的に結合し，組織酵素呼吸を阻害する．400～700 ppmで死亡の可能性がある．臭いは0.3 ppmから明確に感知することができるが，高濃度になると嗅覚疲労により感じなくなる．症状は軽度な場合はめまい，頭痛，歩行障害，脱力感，興奮などがある．重度になると，意識障害などの神経症状が起こり，痙攣発作，昏睡，呼吸筋麻痺などに陥り死亡することもある．その他，不整脈，皮膚・眼・気道に対する強い刺激性（灼熱性の疼痛），肺水腫，悪心，嘔吐などが起こる．予後は比較的よいが，重症例では神経系障害，循環器系の障害などの後遺症が残ることがある．低濃度の反復曝露では眼・呼吸器系の刺激症状を主体とする亜急性中毒が起こり，眼の掻痒感・痛み，流涙，差明，角膜びらん，結膜炎，気道の灼熱・乾燥感，咳，痰などが発現する．ACGIHは硫化水素のTLV-TWAを10 ppmと勧告している[2]．

4.5.2　粉じん[3]

粉じんは空気中に浮遊する性質をもっており，呼気とともに肺内に吸入される．このような粉じんの曝露が長期間続くと，じん肺が引き起こされる．粉じんは吸入された後，肺組織の各所に滞留し，粉じん巣を形成する．これらの病変は多かれ少なかれ線維形成を伴う．この粉じん巣の大きさや線維形成の程度は粉じんのもつ性質によって規定される．アスベスト，炭塵はいずれもじん肺を引き起こすが，病理発生はかなり異なっている．ナノマテリアルは粉じんとして飛散，浮遊することが認識されているが詳細は4.6節を参照．

a. アスベスト　　アスベスト（石綿）の主成分はケイ酸マグネシウム塩であり，耐火材料建築材料が主用途であるが，近年その健康被害が明らかになり，その使用は法律で厳しく制限されている．アスベストは綿糸状の物質であり，製造にかかわる職業曝露以外にも，取扱い施設周囲の近隣曝露，大気汚染からの曝露が問題になっている．アスベストはび慢性肺線維症である石綿症を引き起こす．アスベストは吸入されると，呼吸細気管支肺胞炎を引き起こして，その後マクロファージが浸潤し，呼吸細気管支壁，肺胞壁内の間質細胞が増殖し，進行性に間質の線維化を起こす．また，胸膜のび慢性肥厚，胸膜，横隔膜，心嚢などの石灰化，滲出性胸膜炎を引き起こす．さらに，肺がんならびに胸膜や腹膜の中皮腫の発生率も増加させる．IARCはこれらの腫瘍とアスベストの因果関係を確認し，アスベストをグループ1に分類している．自覚症状は，病変の進行の初期には少なく，その後，咳，血痰，胸の痛みなどを発症する．呼吸機能はアスベスト曝露期間に相関して低下していく．このようなアスベストの性質から，アスベストは労働安全衛生法，大気汚染防止法，じん肺法，廃棄物の処理および清掃に関する法律で厳しく規制され，予防や飛散防止，廃棄処理のための規定が細かく定められている．

b. 炭じん　　石炭の粉末であり，石炭の採掘の際に発生し，採掘従事者のじん肺の原因となる．炭じんは粉じん巣形成を主体とする肺病変である炭鉱夫じん肺を引き起こす．このように，病名に職業名が入っているのは，多くの場合，粉じんの組成が単一でなく，明確な区別が困難なためである．炭じんは吸気とともに吸入される．終末細気管支までの上部気道にとどまったものは喀出されるものが多いが，呼吸細気管支，肺胞まで達したものはマクロファージに取り込まれて，細気管支周囲，肺胞壁，リンパ節，血管周囲に沈着する．呼吸細気管支は肥厚し，炭じんを含んだ病巣，粉じん巣に満たされるようになる．ひどくなると局所的な肺気腫の状態になる．病巣での線維化は一般に少ない．がんとの併発に関しては，IARCが各種の疫学結果を検討し，発がん性分類をグループ3（ヒトに対して発がん性があるとは判断できない）と結論している．一般に症状は軽く，発病後離職すれば重篤な進展はない．肺機能障害も一般に軽いといわれている．

4.5.3　金　属[4,5]

金属は有害なものが多いが，産業上の必要性から厳重な管理のもとで使用されている．金属毒性はアミノ酸61個の金属結合性タンパク質であるメタロチオネインによって軽減されることが知られている．特に，カドミウムの腎毒性に対するメタロチオネインの防御的役割は，実験動物を用いて詳細に調べられている．

a. カドミウム　カドミウムはメッキや電池用途などに使用されている．カドミウムは亜鉛や鉛の採鉱や精錬時の副産物であり，これらを取り扱っている職場での労働安全衛生が問題となっている．カドミウムを大量に吸入すると，呼吸困難，喘鳴，咳などの呼吸器症状，発熱などの全身症状を呈し，心肺機能不全で死亡する．また，経口で大量摂取すると悪心，嘔吐，咳などの呼吸器症状，発熱などの全身症状を呈し，心肺機能不全で死亡することもある．低用量のカドミウムに長期間曝露されると，肺，腎，骨などの障害が起きる．肺障害は慢性気管支炎，線維化，肺気腫を主体とするものであり，呼吸機能障害が発現する．腎障害は尿細管変性と間質の炎症，線維化を主体とするものであり，尿細管の再吸収機能障害により，糖尿，タンパク尿などを発現する．骨組織に対する障害は，偽骨折，骨軟化症を主体とする．この，骨に対する障害には，腎機能障害などによるカルシウムやリンの代謝異常が関係している．カドミウム粉じんやヒュームの吸入は肺や前立腺の発がんリスクを増加させることが報告されており，これらのことからIARCはカドミウムをグループ1に分類している．カドミウムは環境汚染の原因にもなっている．富山県の神通川流域で全身に激しい疼痛を訴える女性患者が多発した．症状からイタイイタイ病とよばれたこの疾患の原因は，カドミウムによる環境汚染であった．イタイイタイ病は慢性の腎障害とこれに関連する骨軟化症を主体とする病気であり，公害病として認定されている．

b. 水　銀　水銀化合物は金属水銀，無機水銀，有機水銀に大別される．水銀は電池，医薬品，電気機器，苛性ソーダ電解用などに用いられている．水銀蒸気の大量吸収は下痢，腎障害，肺炎などを引き起こす．一方，自殺目的などでの塩化第二水銀の経口摂取は消化管の潰瘍，出血を起こし，その後患者が生存すると24時間以内に近位尿細管上皮の壊死を主体とする腎障害が発現する．また，これらの水銀化合物の低用量での慢性曝露は糸球体腎炎，間質性免疫複合体腎炎を引き起こす．一方，塩化第一水銀は低溶解性のため，毒性は低い．環境汚染の観点からみれば有機水銀であるメチル水銀が最も問題となる．メチル水銀は水俣病の原因物質であり，放出されたメチル水銀が魚介類に蓄積したことに起因して，神経細胞への強い障害性のため種々の症状が発現した．水俣病の症状は，知覚障害，運動失調，歩行障害，視野狭窄，言語障害，難聴などである．また，母親から妊娠中のメチル水銀曝露によって，胎児性水俣病が発症しており，知能障害を主体とする症状が認められている．これらメチル水銀による毒性は，メチル水銀がSH基をもつ生体内高分子に結合することに起因するといわれている．これら事象から水銀は水質汚濁防止法，食品衛生法などによって厳しく規制されている．

c. 鉛　無機鉛は蓄電池の電極，鉛板，活字合金，放射線の遮断版などに用いられている．また，有機鉛である四アルキル鉛はガソリンのアンチノック剤として用いられてきたが，現在は規制されている．四エチル鉛などのテトラアルキル鉛は製造工場での事故や輸送中の災害で，被災者に特異な中枢神経症状を引き起こす．ひどい場合は幻覚，痙攣を起こし，中枢性呼吸麻痺で死亡する．一方，無機鉛，有機鉛とも職業曝露，環境汚染によって，造血器系，中枢・末梢神経系，腎臓などに障害を及ぼす．また，赤血球の膜の脆弱性を増加させるといわれている．中枢神経系への影響は，小児において，脳浮腫やニューロンの変性を伴う鉛脳症が問題となっていたが，低濃度の鉛の曝露と，知能低下や各種行動障害の発現との関連が報告されている[6]．末梢神経系への影響としては，運動神経の障害が主であり，知覚神経の異常は軽微であると考えられている．これら事象から，鉛は労働安全衛生法や大気汚染防止法などによって規制されており，最近では日常生活における鉛曝露のリスクは徐々に低減あるいは除去されてきた．

4.5.4　環境汚染物質[7]

水系の汚染，土壌汚染，大気汚染が問題となる．ポリ塩化ビフェニル（PCB）は分解されにくく生物濃縮率も高いため，水系および土壌を広範囲に汚染している．また，オゾン，窒素酸化物は都市部での大気汚染物質として問題となっている．空気中の微量の炭化水素と窒素酸化物の混合ガスに太陽光があたり，通常光化学オキシダントとよばれる酸化物が生じ，これによって目がチカチカするような症状を与える大気汚染を光化学スモッグとよぶ．オゾンは，その際に生じる活性酸素種の1つである．光化学スモッグは紫外線の多い夏によく発生する．また，都市における大気汚染は工場や自動車の排気ガスなどに含まれる種々の物質に起因し，気管支炎，喘息，肺気腫などの肺疾患の発生との関連が疑われている[8]．

a. PCB　PCBはコンデンサー，変圧器などに使用されていたが，現在は製造，輸入や使用が原則禁止されている．日本では1968年に発生したカネミ油症事件の原因物質の1つとして知られている．PCBのラット経口LD_{50}は1300～11300 mg/kg（塩素数，位置により異なる）であり，マウス経口のLD_{50}は2000 mg/kgと報告されている．PCB投与によりラット，マウスの発がん性試験で肝発がん性が認められており，薬物代謝酵素誘導との関連が考えられている．ラットを用いた試験で催奇形性は認めなかったものの，妊娠ラットに投与後，仔ラットの水迷路試験を行った結果，PCB投与により目標到達時間が長くなったことが報告されている．また，PCBの甲状腺系に対する影響も考えられている．ヒトへの影響としては，皮膚における塩素性ざ瘡，毛包拡大，皮脂腺嚢胞化，爪の着色と扁平化などが，眼では眼瞼マイボーム腺からのチーズ様分泌物，眼瞼浮腫，また，全身症状は中枢および末梢神経症状，呼吸器症状などが知られる．さらに，PCBに曝露された出生児の発育遅延なども報告されており，これらのことからIARCはPCBをグループ1に分類している．また，特にPCBの中で塩素原子がベンゼン環に結合している位置により扁平構造をとることが可能な異性体は，コプラナーPCBとよばれる．コプラナーPCBは毒性が強く，ダイオキシン類として廃棄物焼却施設からの発生や環境汚染が問題となっている．ダイオキシン類は生体に移行しやすく，使用が中止されてから40年以上が経過した現在もなお環境中に残留していることからも，今後ともその存在に注意する必要がある．これらから，現在PCBの保管，処理に関しては，廃棄物処理法などで厳しい規定が設けられている．

b. オゾン　オゾンは飲料水の純化，工業排水処理，殺菌剤，酸化剤などとして使用されている．地球大気圏の上層部の成層圏には，オゾンを多く含む層があり，これが太陽からの有害紫外線を遮断して地表の生物を保護しており，オゾン層の破壊が社会問題として考えられている．一方，地表付近では光化学オキシダント（光化学スモッグ）を発生させるが，その主成分がオゾンである．オゾンは人体に対して有害であり，濃度に応じて鼻・のどの刺激，喘息・慢性気管支炎，呼吸障害，胸痛，咳などの影響を及ぼす．ヒトがオゾン0.1 ppmを2時間吸入すると，肺活量が約20％減少し，1 ppmを6時間吸入すると頭痛，気管支炎などを起こす．ラットにおいては0.5 ppmあるいは0.9 ppmの2時間曝露で，線毛細胞の消失，Ⅰ型肺胞上皮細胞の退行性変化がみられ，その後48時間まで曝露を継続した結果，Ⅱ型肺胞上皮増殖によって，肺胞の修復像が認められたとの報告がある．動物を用いた長期曝露について以下の報告がある．0.12あるいは0.25 ppmのオゾンを6週間吸入させたラットにおいて，Ⅰ型肺胞上皮細胞の腫大と線毛細胞，クララ細胞の器質的変化を起こす．また，ラット，サルに対して0.25 ppmを18カ月間曝露させた研究においても肺の障害を認めた．

c. 窒素酸化物　二酸化窒素は硝酸の原料として使われている．ヒトの急性中毒の症状としては，不快感，頭痛，倦怠，吐き気，呼吸困難，肺気腫，意識不明などがあり，その後死に至る．これらは，最初，自覚症状はなく，突然現れるのが特徴である．また，窒素化合物による肺障害は，吸入された気体が気道の水と反応して硝酸，亜硝酸に変化し，これらが障害作用を示すものと考えられる．100～150 ppmが生命に危険を及ぼす濃度である．また，低濃度の長期曝露によって，咳，頭痛，消化不良，歯の侵食などが起こる．また，二酸化窒素をモルモットに10 ppm，6週間吸入させた結果，気管支末端や肺胞上皮の肥厚が生じ，肺のガス交換能の低下がみられた．ACGIHは二酸化窒素のTLV-TWAを3 ppmと勧告している．

一酸化窒素も硝酸の原料である．一酸化窒素そのものは比較的不活性であるが，空気中で容易に酸化され，二酸化窒素になるため毒性は二酸化窒素に類似する．200～700 ppmの短時間曝露で生命に危険がある．ACGIHは一酸化窒素のTLV-TWAを25 ppmと勧告している[2]．　［尾崎圭介］

文　献

1) 佐藤章夫（1991）：産業化学物質，環境科学（毒性試験講座 18）（和田　攻編），pp.105-127，地人書館.
2) ACGIH（2016）：2016 TLVs® and BEIs®, Based on the Documentation of the Threshold Limit Values.
3) Kuhn III, C. and Askin, F. B.（1990）：Lung and Mediastinum, Anderson's Pathology（9th ed.）（Kissane, J. M. ed.）, pp.920-1046, C.V. Mosby.
4) Goyer, R. A.（1995）：Casarett & Doull's Toxicology, The basic science of poisons（5th ed.）（Klaasen, C. D. ed.）, pp.691-736, McGraw-Hill.
5) 堀口俊一（1991）：産業化学物質，環境科学（毒性試験講座 18）（和田　攻編），pp.235-272，地人書館.
6) Lanphear, B. P. et al.（2005）：Environ Health Perspect., **113**, 894-899.
7) Menzer, R. E. and Nelson, J. O.（1980）：Casarett & Doull's Toxicology, The basic science of poisons（2nd ed.）（Amdur, M. O. et al. eds.）, pp.737-771, Macmillan.
8) 山口誠哉，下条信弘（1991）：産業化学物質，環境科学（毒性試験講座 18）（和田　攻編），pp.206-234，地人書館.

4.6 ナノマテリアル

ナノテクノロジーは「ナノメートルサイズのスケールで物質の構造・配列を制御することにより，新機能や優れた特性をもつ物質を作り出す技術」とされ，日米欧をはじめとする様々な国で国家戦略としてその技術開発が進められている．産業用ナノマテリアルと称される新規物質・材料はこのナノテクノロジーの中心的な役割を担っており，一般に大きさを表す 3 次元のうちの少なくとも 1 次元が 100 nm 以下である物質として定義されている．このような化合物はより大きな構造をもつ物質に比べて，ナノ構造依存的な性状（化学的，機械的，電気的，光学的，磁気的，生物学的）を有する．これら従来にない材料の構造的特徴によって，産業用ナノマテリアルは電磁光学あるいは構造材料学での応用研究により，一般家庭用品から電子製品，食品，医薬品分野に至るまでの様々な分野での新しい利用形態が期待されている．したがって，一口に産業用ナノマテリアルといっても，様々な種類のものが開発されてきており，あらゆる化学物質を対象としたナノサイズ化の技術開発が検討されているといっても過言ではない．このようなナノマテリアルの多方面にわたる技術開発と利用拡大により，我々がナノマテリアルに直接あるいは商品を通して間接的に接する機会が増し，従来の化学物質の利用目的や使用方法とは異なった想定外の曝露経路や長期間曝露が懸念されている．本節では，このような新規材料としてのナノマテリアルの安全性評価の考え方と，曝露経路に基づく評価研究の課題と事例を示す．

表 4.6.1　主な産業用ナノマテリアル

成分組成による分類	主なナノマテリアル
酸化金属・金属ナノマテリアル	ナノサイズ化した酸化金属や金属の結晶粒子，二酸化ケイ素（SiO_2），二酸化チタン（TiO_2），アルミナ（Al_2O_3），四酸化三鉄（Fe_3O_4），酸化第二鉄（Fe_2O_3），酸化亜鉛（ZnO），酸化インジウムスズ，金，銀，白金など
炭素系ナノマテリアル	フラーレン，カーボンナノチューブ（CNT），カーボンファイバー，カーボンナノホーン，グラフェンなど
ナノクレイ	クレイ系ナノ複合材料用に最適化された粘土鉱物，特殊な層構造を持たせたケイ酸塩，モンモリロナイトなど
有機ナノマテリアル（ソフトナノマテリアル）	ナノ粒子化された薬品または食品化合物（医薬品，ビタミン，色素など），高分子化合物，ポリマー，ミセル，リポソームなど

4.6.1 ナノマテリアルの安全評価の考え方

a. ナノマテリアルの種類　単にナノサイズ粒子の曝露という観点から捉えると，既に我々は自然界からの火山灰や山火事などの煙などに含まれるエアロゾル，人工的にも工場や自動車からの排ガスや金属加工に伴う金属フュームなどの曝露経験をもっている．しかし，これらのナノサイズ粒子の多くは，単一の化学物質ではなく，組成を同定することが困難な化学物質の複合曝露であることがほとんどであり，化学組成に基づいた定性および定量的な安全性評価はほとんど行われていない．本節では，現在開発されている産業用のナノマテリアルを中心に議論を進める．表 4.6.1 に現在知られている主な産業ナノマテリアルの種類を示す．

b. 有害性評価の基本的な考え方　産業用ナノマテリアルの安全性評価においては，上記のように従来の化学物質の物理化学的特性とは異なる新たな物理化学的特性がこれまでに知られていない生体反応を引き起こす可能性と，それに伴うヒト健康影響について検証する必要がある．一般的に化学物質の安全性評価（リスクアセスメント）の基本的なフレームは有害性評価と曝露評価を行った結果を比較・統合して最終的なリスク判定を行うというステップから成り立っている．この基本的なフレーム自体はナノマテリアルのリスクアセスメントにも適用できる

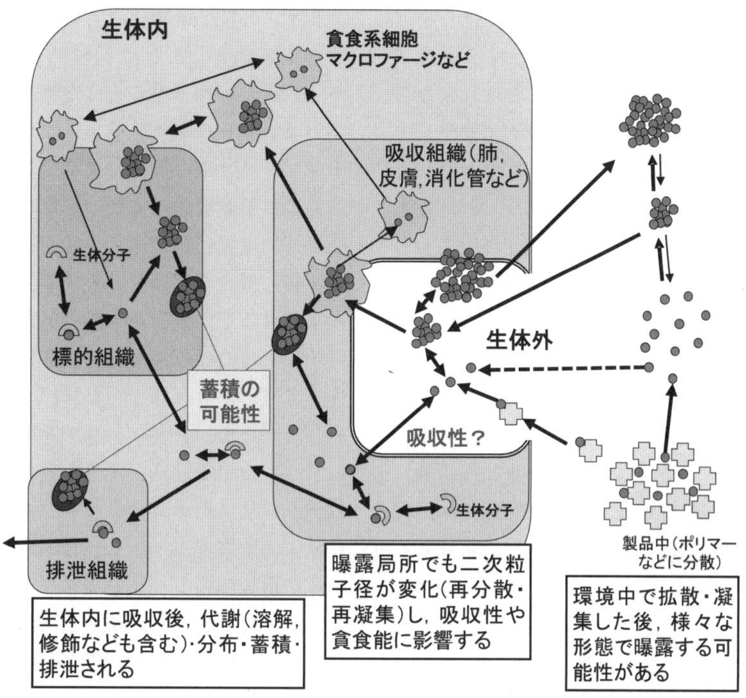

図 4.6.1 ナノマテリアルの曝露経路と体内動態の模式図

と考えられている[1~3]．しかし，ナノマテリアルに特徴的なこととして，物理化学的特性，特にサイズが生体内高分子と近いことや高い表面活性のために凝集しやすい性質などを考慮すると，粒子あるいは結晶サイズがより大きい通常の不溶性化合物や，媒体中に単一分子として完全に溶解した分子状化合物とは曝露した後の生体内挙動が異なることが予想される．その結果，同じ化学組成であってもこれまでとは異なる相互作用が生体内成分との間で引き起こされる可能性があり，その後に誘発され得る有害反応の発現組織や作用様式もこれまでとは異なることが予想される．つまりナノマテリアルの体内動態（ADME）情報を推測，把握することはナノマテリアルの有害性評価手法の開発において，重要な位置づけとなる．

c. ADME 情報の重要性　特にナノマテリアル粒子の大きさや形状などに依存する体内への吸収率と体内残留性に注目する必要がある．粒子サイズの微小化は，それまでその大きさのために生体内に侵入することはないと考えられていた物質の生体内への侵入を可能にし，生体組織との新たな反応性を示す可能性をもたらす．また，重量単位あるいは1粒子当たりの表面積が増大することで表面活性が高くなるため，それまで反応性が乏しいために無害であると考えられた粒子であっても生理学的反応を示すようになることなどが推測されている．不溶性物質として安全性が高いと認識されていた物質の多くは，その高い安全性の主因が，生体との反応性の低さに基づくものだけではなく，そもそも不溶性のために消化管などから体内に吸収されないことも原因と考えられる．たとえば，二酸化チタンを大量に経口投与してもほとんど有害作用を示さないことが知られているが，その主要因としては二酸化チタンが消化管の中で溶解せず，吸収されずに消化管を素通りした結果であると想定され，二酸化チタンが分子レベルまで分解し，溶解・吸収した後でも生体との反応性が弱かったことを示す結果ではないことを理解する必要がある．

また曝露時における曝露状態（分散状態であるか凝集状態であるか）や曝露経路（吸入，経口，経皮など）との組合せによって，生体侵入時あるいは侵入後の粒子の体内挙動は異なってくることも想定される（図 4.6.1）．これは，ナノマテリアルの有害性影響評価では一般の化学物質の化学的性質に基づく体内代謝や分布だけでなく，粒子構造に伴う物理的な沈着や体内動態を評価するための粒子毒性学（particle toxicology）の概念も考慮しなければならないこと意味している．また，多くのナノマテリアルは単一分子の化合物の大きさに比べればかなり巨大な粒子である．したがって，通常分子量が1000以上の分子は細胞への吸収性がほとんどないことから推測すると，基本的な細胞内への取込み経路は細胞の貪食作用に依存すると想定される．しかし，貪食により取り込まれた極少量のナノマテリアルでも，体内での分解性が低い場合は，容易に体内から排泄されなくなると考えられる．さらに，ナノマテリアルの凝集しやすい性質により，分布する組織によっては再凝集や蓄積性が増すことが想定され，化学組成的に生体との反応性が低くても，何年にもわたって体内に残留する結果として生じる慢性影響を検証する必要がある．

そのため，粒子サイズが小さくなったことにより，生体への吸収性や粒子当たり反応性が高くなっていないかどうかを検証すると同時に，吸収されたナノマテリアルが生体構成成分や組織・細胞と相互作用した場合の反応性や蓄積性がどうなるかについても検証することが重要な評価項目となる．

d. 生体試料中の検出法の開発の必要性　ナノマテリアルの存在の検出においては存在量を定量するのに加えて，生体内の存在状態を同定することも必要となってくる．ナノマテリアルであっても化学構造を特定することができれば，通常の化学物質と同様に，対象物質を生体試料から分離・単離し検出・定量することができる．たとえば金属ナノ粒子は生体試料を硝酸加熱分解で灰化した後に金属元素の量を誘導結合プラズマ-質量分析計などで分析する方法をとることができる．フラーレンの場合は生体試料から抽出後液体クロマトグラフィー質量分析計で分析する方法が可能である．しかしこれらの方法ではナノマテリアルを構成する化学成分の量を評価することは可能であるが，生体内でも実際にナノの状態で存在しているのかなど，標的組織における実際のナノマテリアルの存在状態を把握することはできない．銀ナノ粒子などの溶解性のある粒子においては，イオン化した銀イオンの方が毒性の強いことが知られており，銀の元素濃度を測るだけでは用量反応評価を行うことはできない．

一方で組織標本の電子顕微鏡などによる観察がナノサイズの粒子の確認に有効であるが，観察した粒子を定量化することは一般的には困難である．また，形状が不均一なうえに炭素原子でしか構成されていないカーボンナノチューブなどのような炭素系ナノマテリアルは機器による定量測定が困難であり透過型電子顕微鏡で本数や形態を手動で計測する方法以外に確実に測定する方法がないものもある．対象物質に標識を付けて分析する方法も有効であると考えられるが，放射化以外の外部標識法では，ナノマテリアルの吸収性や生体反応に影響を及ぼす可能性を考慮しなければならない．

したがって，ナノマテリアルの生体内の存在様式に基づいた定量評価ができない状況では，外部から試験系に加えた曝露量に依存した用量反応評価しか行うことができない．in vivo 試験系では，曝露量のみの情報である程度の用量反応評価は可能であるが，ナノマテリアルに適した in vitro 試験系を開発するためには，生体内での存在状態を把握することが先決である．

e. 毒性評価法の課題　ナノサイズ化による粒子の表面活性の増大により粒子の凝集性が増大することが知られているが，この凝集性は上記の体内動態を大きく左右する因子であるだけでなく，生体影響を評価するための試験系開発においても重要な制御因子となる．そのため，in vitro 試験系では難水溶性で凝集しやすいナノマテリアルを培養液中に均一に分散させるために，分散剤の使用が必要となる．反応系を考慮して，影響の少ない分散剤を使用することは通常の化学物質の試験と変わらないが，ナノマテリアルに関しては試験系に使われる分散剤や培地中のタンパク質成分などがナノマテリアルの表面に吸着することによりナノ粒子の表面活性が修飾される現象（コロナ現象）[4] を考慮に入れる必要がある．

また，用量反応評価や曝露評価においては従来の重量よりも粒子数や表面積，表面活性の強さなどのスケールを用いて用量相関性を記述した方が適切な定量的評価が可能になることも指摘されている．このことはナノマテリアルによる生体影響の強さの程度が，それを構成する化学組成だけでなく粒子の大きさや形状にも依存することを示している．そのため，同じ化学組成でできているナノマテリアルにおいても，様々な粒子形状に応じた毒性プロファイルを検証しておく必要がある．

さらに，ナノマテリアルの溶解性や分解性を考慮した試験結果の解釈が必要となる．特に，in vitro 試験や短期間の in vivo 試験においてはナノ粒子の物理的な形状による刺激性や表面活性に基づく生体影響を捉えることができるが，長期間の in vivo 試験の場合には，ナノマテリアルが溶解することにより粒子としての作用が消失したり，細胞内に取り込まれた粒子から溶解したイオンなどの影響により別の毒性が現れたりすることがある．また，生体内で長期間にわたって分解せずに残留するナノマテリアルにおいては，短期間では極めて弱い毒性しか示さなくても，持続的な酸化ストレスの継続が慢性影響を引き起こす可能性も指摘されている．したがって，短期曝露や in vitro 試験による毒性の程度から慢性影響を予測するためには，ナノマテリアルの生体内における分解性を考慮する必要がある．

4.6.2 ナノマテリアルの曝露経路と評価事例

a. 吸入曝露による影響　ナノマテリアルにおいては生体内吸収の観点から最も懸念の高い曝露経路は吸入曝露である．これまでナノマテリアルに限らず微粒子の吸入曝露研究は金属，鉱物粒子，排ガス粒子などを中心に数多く行われており，ナノマテリアルの生体影響についてもこれらの粒子体の過去の知見が有用である．ナノマテリアルを含む粒子の吸入曝露による気道上の沈着部位は大きく 3 つ（鼻咽頭，気管支，肺胞）に分けて評価されている．各気道部位への沈着率は粒子の物理化学的性状や解剖学的な気道の形状，呼吸に関するパラメータ（時間あたりの呼吸量など）に依存している．そのため，動物実験で得られたデータや曝露測定データからヒトへの影響を評価するためのモデルが開発されており，国際放射線防護委員会（International Commission on Radiation Protection, ICRP）モデルと多岐粒子線量（Multiple Path Particle Dosimetry, MPPD）モデルの 2 つが国際的に著名である．両モデルの結果に大きな違いがないことが知られている．たとえば，MPPD モデルでは，粒子密度を一定と仮定した場合に，粒子サイズが 0.5 μm 付近の粒子サイズにおいてはラットとヒトでの間で沈着部位に違いは少ないが，気管や肺胞領域に沈着する最大サイズは，ラットでは 5 μm までであるのに対して，ヒトでは 15 μm の粒子サイズまで気管以降の部位に沈着することが示される[5]．しかし，このような粒子サイズに依存した沈着量の解析結果は，既存の知見に基づくモデルの予測結果に過ぎないことを認識しておく必要がある．

吸入実験を設計する場合には，この粒子サイズに基づいた沈着部位を考慮に入れる必要がある．既に述べたように，ナノマテリアル特有の凝集化しやすい性質により，ナノサイズとなる一次粒子まで分散させて曝露させることは困難である．分散処理が十分でないと凝集体である二次粒子サイズが大きいままとなり多くの粒子が鼻咽頭部位に沈着することとなり，肺への影響を過小評価する可能性がある．少なくとも肺胞まで到達可能な粒子サイズまで分散できる吸入曝露技術の開発が必要である．また，吸入曝露実験の代替法として吸引法や気管内投与法が適用される場合もあるが，吸入曝露であれば本来肺胞まで到達しないサイズの粒子を強制的に曝露させる可能性が高く，極端な場合は細気管支などを詰まらせることによる物理的な二次影響を観察することにもなりかねないので，投与媒体中における分散性にも配慮が必要である．また，これらの手法は投与媒体として水溶液を用いるのが通常で，分散に使用した分散剤の生体影響も考慮する必要がある．

ナノマテリアルの吸入曝露研究に関しては，その生産量の多さを反映して，二酸化チタンに関する研究が数多く行われている．粒子サイズを特定しない評価において二酸化チタンは 2010 年の IARC の評価でグループ 2B に分類されている．この評価は，ラットの高用量吸入曝露（250 mg/m^3）の発がん性試験に基づくが，肺からのクリアランス能力を超えた過負荷（over load）によるラット特有の現象であり，ヒトでの疫学研究では明らかな発がん性が報告されていないこともあり，ヒトにおける低用量曝露への外挿に適した影響ではないという考え方もある．しかし，ナノサイズの粒子（平均サイズ 21 nm）を用いたラットにおける慢性吸入曝露試験では，一用量の実験ではあるが約 10 mg/m^3 の曝露でも有意な腫瘍の発生が認められており，ナノサイズの二酸化チタンによる発がん性が過負荷によるものであるかどうかの結論は定まっていない．

一方，繊維状粒子については，アスベストやアスベスト代替物である人工繊維による古くからの研究情報が蓄積されており，それらの情報は有益であると考えられている[6]．アスベスト様繊維については肺がんや中皮腫，肺線維症の誘発が重大な健康影響として知られている．カーボンナノチューブはそのサイズと形状がアスベストに類似しているため，吸入曝露による健康影響に対する懸念が高いナノマテリアルであるが，同じカーボンナノチューブと称する物質でも，直径は数 nm の単層ナノチューブから数 μm までの径をもつ多層型ナノチューブまでその範囲が広いほか，繊維の長さもサブ μm～数十 μm までであり，その形状は様々である．さらに製造方法に依存した鉄などの触媒金属の残存率もほぼ 0% から数% まで製品によって大きく異なることが知られている．このような状況の中，アスベストでも最も発がん性の強いクリソタイルにその大きさが類似している多層カーボンナノチューブの 1 つである MWNT-7 については，ラットおよびマウスへの腹腔内投与により中皮腫を引き起こすことが 2008 年から 2009 年にかけて相次いで報告された[7,8]．これらの知見は重く受け止められることとなり，ナノマテリアルの安全性に関する関心はますます高まる結果となった．2014年にはIARCがカーボンナノチューブの発がん性評価を行い，MWNT-7 を除くカーボンナノチューブはグループ 3 と評価したものの MWNT-7 についてはグループ 2B に分類した．さらに，2015 年には，MWNT-7 における 2 年間の吸入曝露試験結果が公表[9] され，吸入曝露によって肺がんを引き起こすことも確認された．しかし，その他のカーボンナノチューブに関する発がん性に関する情報は依然限定的である．すべてのナノマテリアルについて慢性の吸入試験を行うことは現実的ではないので，繊維長などの形状と発がん性の関連性などを明らかにするメカニズム研究が必要となっている．

b. 経皮曝露　二酸化チタンと酸化亜鉛などの無機物系の紫外線吸収剤は有機物系の紫外線吸収剤より刺激性やアレルギー反応性が低いという利点のため日焼け止めによく使われるが，ナノサイズ化したことによる紫外線吸収に伴う光毒性と皮膚透過性が増強するかもしれないという懸念が指摘されていた．実際，表面コーティングされていない二酸化チタンは in vitro 系の実験で光毒性作用を示すが，日焼け止めクリームに適用するために表面を疎水性化合物でコーティングした二酸化チタンでは光毒性を示さないことが報告されている．また，一連の ex vivo と in vivo 系の実験で正常の皮膚においては角質層より下部の組織まで透過しないことが示されている．しかし，シクロペンタシロキサンに分散した二酸化チタンが，毛刈りしたミニブタの毛嚢に浸透した例が報告されている．さらに，紫外線で人工的に日焼けさせたブタの皮膚や in vitro の皮膚透過評価系などを用いた透過実験が行われ，表皮の最上部までの浸透は観察されたものの体内に有意な量が吸収されたという知見は得られていない．目下のところ，紫外線曝露による皮膚がんを防ぐメリットの方が，懸念されるリスクより重要であると評価されている[10]．しかし，同時に処方される化学物質による浸透性や生体反応の変化には今後も注意を払う必要がある．また，ナノサイズ化していない二酸化チタンは日焼け止めだけではなく広く日用製品や食品添加物としても使われているという実態を考慮すると，それらの製品中に部分的に含まれているナノサイズの二酸化チタンによる環境中の生態系への影響にも気を配る必要があると考えられている．

c. 経口曝露　食品関連分野についてもナノテクノロジーの利用は進みつつあり，栄養成分などの吸収率の増大を狙ったいわゆる健康食品などへの応用や，容器包装用材料に機能を付加するための添加剤などへの応用が期待されている．一方，二酸化チタンや二酸化ケイ素などのように既に食品添加物として流通しているものでも，それらの粒子サイズの分布幅の中にはナノサイズのものが含まれている．しかし，元来食品および食品添加物として使用されてきたものをナノサイズ化したものであるため，ナノサイズになったことを理由に経口曝露による安全性を再評価した例はほとんど報告されていないのが現状である．今後は，これまで吸収されないことが前提で使用されてきた二酸化チタンや二酸化ケイ素など無機物系の食品添加物に関しても再評価が必要であると考えられている．また，栄養成分などの吸収を促進するよう設計された包接化合物などのナノサイズの分子には，本来の意図とは異なる物質を体内に吸収させる効果（トロイの木馬効果）があることについても検討すべきであると考えられている．

4.6.3 リスク評価の国際動向

産業用ナノマテリアルの安全性に対する関心は 2000 年代の前半から国内外共に本格的に高まり，2006 年には国際機関として OECD が産業用ナノマテリアルの安全性に関する作業グループを設置した．この作業グループでは各国におけるプロジェクト研究や規制状況に関する情報交換に加えて，各国のボランティア活動によるスポンサーシッププログラムも開始され，代表的なナノマテリアルに関する安全性情報の収集活動も開始された．それから10年近くの時間をかけてようやくスポンサーシッププログラムの成果が公表されることとなり，カーボンナノチューブや二酸化チタン，銀ナノ粒子などの特定の物質に関する詳細な研究情報は充実してきているものの，慢性影響については一部のナノチューブに対する吸入試験結果だけが公表されたに過ぎない状況である．特に，in vitro 試験系を中心とした研究では，製品ごとに多様性のある表面活性の違いが試験結果の解釈を困難にしており，約10年前の課題は未だに問題点のまま根本的な解決策はみつかっていない．ナノマテリアルの特性に配慮した毒性試験用サンプル分散法や，試験ガイドラインの改訂の必要性が示されつつあるものの，ナノマテリアル特有の多様な物理特性に応じた体系的な評価アプローチが見い出せずにいる状況である．このような状況の中，欧州では2011年にナノマテリアル製品の定義を行うとともに，それ以降欧州食品安全機関（European Food Safety Authority, EFSA）や欧州消費安全者科学委員会（Scientific Committee on Consumer Safety, SCCS）などの評価機関が評価ガイドラインの作成[11,12]を進めてきている．しかし，評価基準は必ずしも十分に議論された科学的情報に基づいているわけではなく，試行的な評価を先行させている感もある．一方，米国FDAなどでは，ナノマテリアルをその大きさだけで定義することはせず，物性や使用目的が明確に従来のものと異なる場合にケースバイケースの対応をとる方針を表明している．それに比べわが国では，職業曝露に対する注意喚起を除いて，ナノマテリアルを含む製品に対する包括的な対応は行われていない．様々な応用が期待されている分野で，ナノサイズということだけで包括的な評価基準を作成することは根本的に困難な問題であるが，最も懸念すべき課題を生体内の蓄積性や残留性に基づいた慢性的な影響に焦点を当てて，地道に安全性に関する慢性影響の情報を蓄積していくことが，ナノマテリアルの適正使用に向けた安全性評価を進めていくうえで，最も重要な役割を果たすと思われる．［広瀬明彦］

文　献

1) SCENIHR (Scientific Committee on Emerging and Newly Identified Health Risks) (2007)：Opinion On The Appropriateness Of The Risk Assessment Methodology In Accordance With The Technical Guidance Documents For New And Existing Substances For Assessing The Risks Of Nanomaterials.
2) UK Committees on toxicity, mutagenicity and carcinogenicity of chemicals in food, consumer products and the environment (COT, COM, COC) (2005)：Joint statement on nanomaterial toxicology.
3) WHO/FAO (2010)：FAO/WHO Expert meeting on the application of nanotechnologies in the food and agriculture sectors, potential food safety implications (Meeting report), World Health Organization.
4) Nel, A. E. et al (2009)：Nat. Mater., **8**, 7, 543-557.
5) Asgharian, B. et al. (1999)：CIIT Activities, **19**, No. 3.
6) WHO (2005)：Report of the World Health Organization workshop on mechanisms of fibre carcinogenesis and assessment of chrysotile asbestos substitutes.
7) Takagi, A. et al. (2008)：J. Toxicol. Sci., **33**, 1, 105-116.
8) Sakamoto, Y. et al (2009)：J. Toxicol. Sci., **34**, 1, 65-76.
9) Kasai, T. et al. (2016)：Particle and Fibre Toxicol., **13**, 53.
10) Australian Government, Department of Health and Ageing, Therapeutic Goods Administration (2013)：Literature review on the safety of titanium dioxide and zinc oxide nanoparticles in sunscreens.
11) EFSA (European Food Safety Authority) Scientific Committee (2011)：EFSA Journal, **9**, 2140.
12) SCCS (Scientific Committee on Consumer Safety) (2012)：Guidance on The Safety Assessment of Nanomaterials in Cosmetics, SCCS/1484/12, Web site情報.

4.7 天然毒性物質

身の周りにある天然毒には動植物や微生物由来のものの他，辰砂（しんしゃ，硫化水銀（II），HgS）のような鉱物由来のものがある．前者は主に有機化合物，後者は無機化合物からなる．日本語では人工的に作られたもの（たとえば化学兵器や公害原因物質）も含め，すべてを「毒」と総称するが，英語では毒をポイズン（poison），トキシン（toxin），ベノム（venom）と使い分けている．ベノムは動物由来の毒のうち，とくに毒ヘビや毒グモのように毒を分泌する器官（毒腺）から分泌される毒液をさす．トキシンは，より広い意味で動植物や微生物などの生物由来の毒を意味する．ポイズンは，トキシンに加えトキシカント（人工毒や変成により生成した毒）を含めたすべての毒の総称である．本節ではこれらのうち，植物毒，真菌と細菌の毒素，動物毒について，毒本体の化学構造の特徴や中毒発現の機構などを順次解説する．

4.7.1 植物毒

トリカブトに含まれるアコニチンをはじめとして，身近な植物由来の様々な毒が知られている．人類は

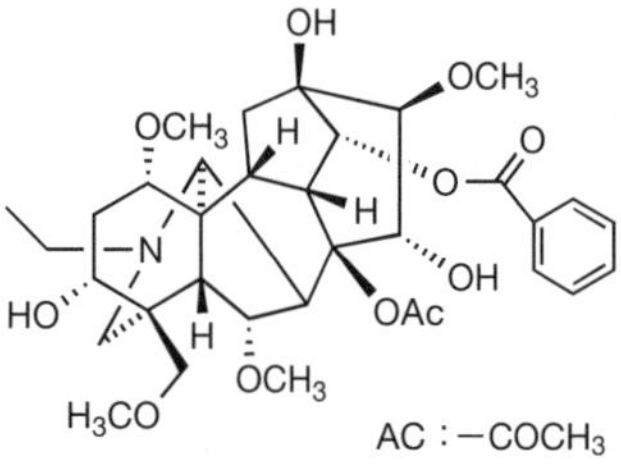

図 4.7.1 アコニチン

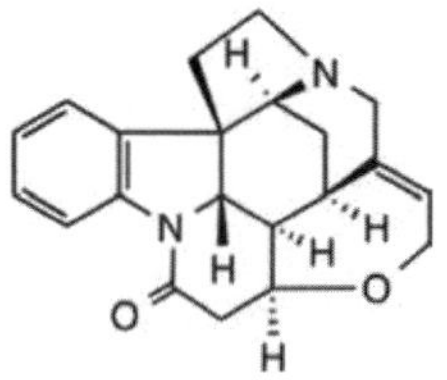

図 4.7.2 ストリキニーネ

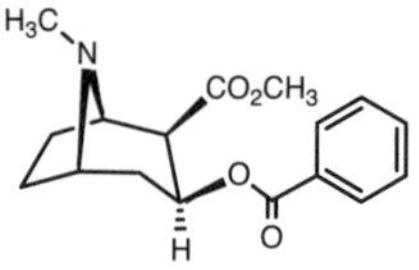

図 4.7.3 コカイン

植物毒を古来より矢毒のようなかたちで使用したり，その毒性を転じて薬として利用したばかりでなく，医薬品開発のシード化合物としても役立ててきた．これら有毒成分は植物の起源（科や属），化学構造あるいは作用様式に基づいて分類できるが，本節ではこの中から代表的な有毒植物成分を数種取り上げ，その化学的特徴と生物活性について紹介する．

a. アコニチン　キンポウゲ科のトリカブト属の塊茎に含まれるジテルペンアルカロイド（図 4.7.1）である．古くは矢毒として用いられ，漢方薬ではその毒性を減弱したものを烏頭（うず）または附子（ぶし）として使用する．アコニチンの致死量は 0.12 mg/kg 程度といわれている．その作用はナトリウムチャネルの活性化により神経伝導を脱分極性にブロックし，神経，骨格筋の麻痺を起こす．その結果，口唇や舌のしびれ，呼吸麻痺のような神経症状，心悸亢進，血圧低下，不整脈，房室ブロック，チアノーゼのような刺激伝導系の障害を含む循環器症状，悪心，嘔吐，下痢のような消化器症状などを引き起こす．

b. クラーレ　トリカブトアルカロイド同様，矢毒としてアマゾン流域で狩猟のために使われた．その有効成分として，竹筒クラーレ（ツヅラフジ科植物の水抽出エキスでつくられている）から 4 級塩型のビスベンジルイソキノリンアルカロイドである *d*-ツボクラリンが単離された．本アルカロイドはアセチルコリンと競合して神経筋接合部で神経刺激の伝達を遮断し，これにより骨格筋の弛緩や麻痺を引き起こす．この作用により，ツボクラリンは外科手術において全身麻酔時の筋弛緩薬として用いられた．一方，ツボクラリンの化学構造をヒントに，デカメトニウムやスキサメトニウムといった筋弛緩薬が合成された．いずれも，2 つの第 4 級窒素が適切な数の原子で連結された構造を有しており，塩化ツボクラリンをシード化合物として開発された医薬品である．

c. ストリキニーネ　マチン科ホミカ（馬銭子，まちんし）の種子に含まれるインドールアルカロイド（図 4.7.2）である．主に脊髄運動ニューロンの抑制性シナプスにあるグリシン受容体を遮断するので，わずかな知覚刺激で運動ニューロンが興奮して骨格筋の強い収縮が起こる．ヒトの致死量は 1 mg/kg 程度といわれている．すべての骨格筋が同様に収縮するため，強直性痙攣により身体は後方にのけぞり（後弓反張）を起こし，呼吸麻痺で死亡する．

d. ヒヨスチアミン/アトロピン　ナス科のヒヨス，ベラドンナ（セイヨウハシリドコロ），ダツラなどに含まれるアルカロイドで，ハシリドコロ，チョウセンアサガオなどの成分スコポラミンを含めてトロパンアルカロイドと総称する．ヒヨスチアミンのラセミ体がアトロピンである．同様の骨格をもつアルカロイドとしてコカ葉から得られる麻薬のコカイン（図 4.7.3）がある．アトロピン類はアセチルコリンと部分的に類似した構造を有するので，副交感神経終末においてムスカリン様アセチルコリン受容体に結合し，アセチルコリンの結合を競合的に阻害する作用をもつ．中毒症状は瞳孔散大，消化器・気管支の弛緩，心拍数増加，血圧上昇などである．大量では中枢作用が現れて，幻覚，昏睡，呼吸麻痺，血圧上昇などが起こる．

e. ニコチン　タバコ（ナス科）の葉の主成分で，ピリジン環とピロリジン環をもつアルカロイドである．毒性は青酸カリウムとほぼ同じで，1～4 mg/kg で中毒症状を示す．自律神経節および神経筋接合部のニコチン作動性アセチルコリン受容体に結合し神経を興奮させるため，初期には血圧上昇，悪心，めまいなどが起こり，中毒が進行すると血圧下降，痙攣，呼吸麻痺と心臓麻痺により死に至る．なお，喫煙によって生じるタールの中には強力な発がん性物質のベンゾ［a］ピレンなどが含まれる．

f. 強心配糖体　ジギタリス（ゴマノハグサ科）に含まれるジギトキシンはステロイド配糖体で，低下した心機能を増強し，効率的に機能するようはたらくため，うっ血性心不全あるいは不整脈治療などに用いられるが，治療量と中毒量の幅が狭いため，投与量は慎重にコントロールされなければならない．その主要な作用機序は，心筋細胞膜のNa/Kポンプのα-サブユニットに結合して機能を阻害することで，細胞内のナトリウム濃度を上昇させ，結果的に細胞内カルシウム濃度さらには筋小胞体のカルシウム含量が増加し，心筋の収縮力が増大するといわれている．過剰投与や誤食による中毒症状として，プルキンエ線維に直接作用することによる異所性自動能（ジギタリスの致死要因），洞房結節ブロックによる期外興奮，食欲不振，悪心，嘔吐，下痢などがみられる．その他の強心配糖体として，ストロファンツス（キョウチクトウ科）にはG-ストロファンチンが，ドイツスズラン（スズラン科）にはコンバラトキシンが，オモト（スズラン科）にはロデキシンAが，フクジュソウ（キンポウゲ科）にはマリンが含まれる．

g. リシン　ヒマシ油を取る植物のトウゴマ（トウダイグサ科）の種子中に含まれる猛毒性のタンパク質で，植物由来の毒としては最強で，致死量は0.03 mg/kgである．種子1粒で成人を死亡させるのに十分なリシンを含有している．リシン分子は267のアミノ酸残基からなるAサブユニットと262のアミノ酸残基からなるBサブユニットの複合体で，細胞内のリボソームの働きを阻害してタンパク質合成を停止させることで生命維持を困難にする．中毒症状として消化管内の炎症，出血から吐き気と血性下痢となり，続いて痙攣と循環器の虚脱が生じ，死に至る．

h. その他の植物毒　ウルシや銀杏の外皮種に触れるとかぶれることがあるが，アレルゲンとなるのがウルシオール類（アルケニルポリフェノール）やギンクゴイン酸である．青ウメやアンズの種子（杏仁）にはアミグダリンという青酸配糖体が含まれている．この物質はβ-グルコシダーゼなどで加水分解されるとベンズアルデヒドとともに猛毒性の青酸ガス（HCN）が発生する．ソテツの種子にはアゾキシ配糖体のサイカシンという成分が入っている．やはり，腸内のβ-グルコシダーゼで加水分解されると発がん作用のあるアグリコンのメチルアゾキシメタノールが発生する．同様に発がん性や肝機能障害を引き起こす植物成分として，ワラビに含まれるプタキロサイドやフキノトウの成分であるピロリチジン系アルカロイドのペタシテニン（別名フキノトキシン）が知られている．WHOはピロリチジン系アルカロイドを含む植物の摂取を控えるよう勧告を行っている．上記配糖体を含めこれらの成分はいずれも水溶性物質なので，よくあく抜きをしてから食すことが重要である．その他に，法的に規制されている向精神物質として，麻薬のモルヒネ（ケシ由来），コカイン（コカ由来）やカンナビノイド類（大麻由来）がある．覚醒剤として知られるメタンフェタミン類は麻黄の成分エフェドリンの誘導体である（図4.7.4）．幻覚作用をもつ化合物として，サボテンの一種，ウバタマ（peyote）の成分メスカリンがある．

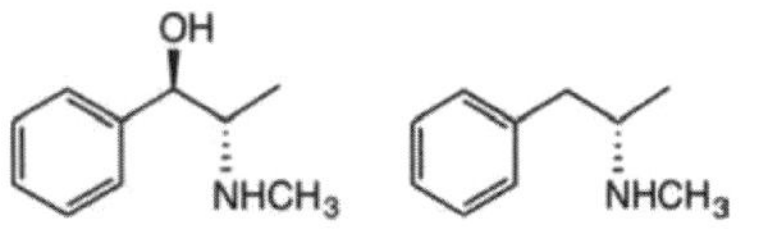

OH
NHCH3 NHCH3

図4.7.4 エフェドリン（左），メタンフェミン（右）

4.7.2 真菌と細菌の毒素

a. 真菌毒素　真菌の毒素はカビ（子嚢菌類）がつくるマイコトキシンと，キノコ（担子菌類）の毒に分けられる．

1）マイコトキシン　カビが生産する有毒な二次代謝産物で，これに汚染された穀物などをヒトまたは家畜が摂食したときに，肝機能障害，腎機能障害，発がん，神経障害などの中毒症状を起こす原因物質に与えられた総称である．この中で，最も強力な発がん性物質としてよく知られているのが，アスペルギルス属のカビが生産するアフラトキシン類である．なかでも，ジヒドロビスフラン環をもつアフラトキシンB_1（図4.7.5）は，体内に取り込まれると肝臓の酸化代謝酵素によりビスフラン環の二重結合がエポキシドになり，これが核酸塩基のグアニンと反応して共有結合を形成し，DNAに損傷を与える．ひいては遺伝やタンパク質合成への障害などを通じて発がんを導くメカニズムが考えられている．アフラトキシンは，食品衛生法により総アフラトキ

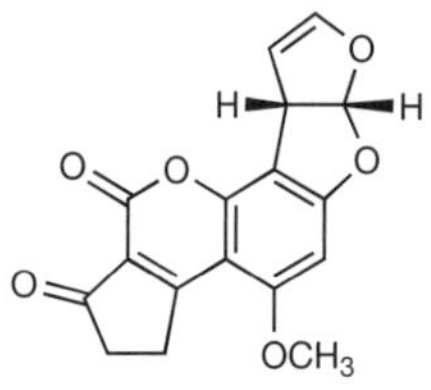

図 4.7.5　アフラトキシン B_1

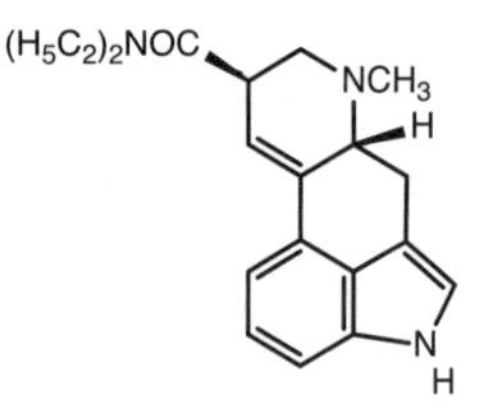

図 4.7.6　LSD

シン（アフラトキシン B_1，B_2，G_1 および G_2 の総和）が 10 μg/kg を超えて検出されてはならないとされている．マイコトキシン生産菌はその他に，ペニシリウム属やフサリウム属など多様であり，毒素の化学構造も多岐にわたる．日本では，黄変米のカビ毒（ルテオスカイリン）などが肝機能障害や肝がんを引き起こした．

2）麦角アルカロイド　　ライムギに寄生する真菌の一種であるバッカク菌（*Claviceps purpurea*）がつくるインドールアルカロイドでエルゴットアルカロイドとも総称され，壊疽，痙攣などの麦角中毒を起こす．この中で，エルゴメトリンは交感神経の非選択的 α-遮断作用，子宮収縮作用をもち，胎盤排泄の促進に使用された．母核のリゼルグ酸とジエチルアミノ基がアミド結合した化合物は，強力な幻覚作用を持つリゼルグ酸ジエチルアミド（LSD）（図 4.7.6）として知られている．

3）ムスカリン　　赤い傘をもつベニテングダケや，アセタケ属，カヤタケ属のキノコの成分で，構造中に第四級アンモニウムを含むグルタミン酸由来のアルカロイドである．副交感神経終末のムスカリン様アセチルコリン受容体に結合して，副交感神経興奮作用を起こし，内分泌亢進，消化管，気管支などの収縮，発汗，心拍数の減少と末梢血管の拡張などによる血圧低下，縮瞳などが起こる．ムスカリン様作用の名前の由来になった物質である．

4）イボテン酸　　イボテングタケ，ベニテングタケ，テングタケの毒素で，興奮性アミノ酸としてはたらく．中枢神経の各種のグルタミン酸受容体を活性化し，興奮，感覚異常，記憶障害，視力障害などを起こす．一方，旨味成分としても知られている．

5）シロシビン　　シビレタケ属（マジックマッシュルームとよばれるキノコもこの仲間）の幻覚成分で，脳内伝達物質のセロトニン（5-ヒドロキシトリプタミン）と類似の構造をもつ．覚醒剤に指定されている．

6）ファロイジン/アマニチン　　ドクツルタケ，タマゴテングタケなどのキノコの毒素で，アミノ酸 7 ないし 8 個からなる環状ペプチドである．中毒症状は，まずコレラ様症状（腹痛，嘔吐，下痢）が現れ，数日後には肝臓肥大，黄疸，胃腸出血などが起こり，死に至る．アマニチンは DNA 依存性 RNA ポリメラーゼⅡを阻害し，RNA 鎖合成の開始と伸張を阻害してタンパク質合成を止める．

b. 細菌の毒　　伝染病や食中毒を引き起こす病原細菌の毒素は，内毒素（intracellular toxin, endotoxin）と外毒素（extracellular toxin, exotoxin）に大別される．後者は，細菌が体内で生産しこれが細菌細胞の外に分泌されたもので，主にタンパク質または糖タンパク質の複合体で，毒性が極めて強く，その毒素に特有な障害・作用を示す．一方前者は，主に細菌細胞の壁を構成しているリポ多糖類でその毒性も外毒素と比較するとあまり強くない．しかし，大量の菌体が抗生物質などの薬物で短期間に破壊されると，瞬間に多量の内毒素が放出されるので，ときにショックを起こすこともある．

1）ボツリヌス毒素　　嫌気性桿菌のボツリヌス菌が産生する外毒素で分子量約 150000 のタンパク質である．最強の毒素といわれており，たとえばマウスに対する最小致死量は 0.0003 μg/kg である．毒素そのものは 100℃，1～2 分間の加熱で不活化されるが，菌体は嫌気性であるため缶詰，密封包装した食品などの無酸素条件下で増殖し，毒素をつくる．体内に取り込まれた毒素が神経筋接合部に到達すると，シナプス小胞表面のタンパク質と結合し，これを破壊してしまう．これにより神経伝達物質アセチルコリンの放出が阻害される．結果，神経伝達が遮断されて骨格筋が弛緩するので，視力障害，発声困難などの後に呼吸麻痺で死亡する．

2）コレラ毒素　　コレラ菌が産生する外毒素で，A ユニットと 5 個のサブユニットで構成される B ユニットからなる分子量約 8 万 5000 のタンパク質である．菌がヒトの腸管内で作り出すコレラ毒素が，

表 4.7.1　毒を産生する陸棲動物の例と主な有毒成分

節足動物	クモ類	サソリ	アミノ酸，ペプチド性神経毒など
		クモ類	高分子タンパク質，タンパク質性神経毒（ラトロトキシン類），スフィンゴミエリナーゼ，セロトニンなど
		ダニ	高分子タンパク質など
	唇脚類	ムカデ	セロトニン，ヒスタミン，タンパク質分解酵素，エステラーゼなど
	倍脚類	ヤスデ	シアン化水素酸，キノン誘導体など
	昆虫類	鱗翅類（イモムシ，蛾）	アリストロキン酸，ヒスタミン，酵素など
		アリ類	ギ酸，ヒスタミン，アルカロイド，ホスホリパーゼ A などの酵素，タンパク様物質
		ハチ類	アミン成分，低分子ペプチド，タンパク質酵素など
		異翅類（南京虫：サシガメ）	アピラーゼ活性をもつタンパク質酵素など
脊椎動物	爬虫類	トカゲ	セロトニン，タンパク質分解酵素など
		ヘビ	タンパク質，ペプチド，低分子有機化合物，無機化合物などの混合物
	両生類	カエル	強心性ステロイド，アルカロイドなど

直接の病原因子として腸管に作用し，下痢や脱水症状などコレラ特有の症状を引き起こす．作用機序は，まず B ユニットが細胞膜表面のガングリオシドに結合し，A ユニットが細胞内に入り込む．A ユニットがアデニル酸シクラーゼを活性化することにより大量のサイクリック AMP（cAMP）をつくり続ける．小腸上皮細胞内の cAMP 濃度の上昇は，細胞のイオンチャネルを開放して，細胞内から水と電解質が漏出しつづけるので，消化管から大量の水分が漏出して激しい下痢を起こす．

3) ベロ毒素　　腸管出血性大腸菌 O157 や志賀赤痢菌が産生する外毒素タンパク質である．毒性発現機構は上記コレラ毒素のように，まず五量体 B サブユニットによって宿主の細胞に結合した後，A サブユニットが細胞質内に輸送され，この A サブユニットが真核生物のリボソームに結合してタンパク質合成を不可逆的に阻害する．この作用によってタンパク質の合成ができなくなった細胞は死に至り，様々な組織で傷害を生じる．主に乳幼児や老人に腸管からの出血を伴う下痢などの消化管症状を起こすだけでなく，その一部は血液に吸収されて全身に移行し，溶血性尿毒症性症候群，痙攣や意識障害など中枢神経症状を起こすこともある．

4) ブドウ球菌エンテロトキシン　　食中毒の原因になる細菌毒素のうち，下痢を引き起こすものを総称してエンテロトキシン（腸管毒）とよぶ．エンテロトキシンを産生する菌として，黄色ブドウ球菌，コレラ菌，セレウス菌などが知られている．黄色ブドウ球菌エンテロトキシンはタンパク毒であるにもかかわらず熱に強く，100℃ 30 分間の加熱でも毒性を失わない．ヒトが摂取すると胃や小腸上部で吸収され，それが自律神経系や嘔吐中枢を刺激して，悪心，嘔気，嘔吐などを起こす．また，腸管にも作用して，腹痛，下痢などの症状を引き起こす．健常人では被害はあまりないが，免疫が低下した患者，手術後の患者，抗菌剤長期投与患者などでは毒素ショック症候群（toxic shock syndrome, TSS）などを起こす．ほとんどの黄色ブドウ球菌はもともとペニシリン感受性であったが，現在分離されるもののほとんどはペニシリン耐性であり，さらにメチシリンやバンコマイシンといった抗生物質にも耐性を獲得したメチシリン耐性黄色ブドウ球菌（methicillin-resistant *Staphylococcus aureus*, MRSA），バンコマイシン耐性黄色ブドウ球菌（vancomycin-resistant *Staphylococcus aureus*, VRSA）などが出現し問題となっている．

4.7.3　動物毒

毒を産生する動物は，動物界全般すなわちプランクトンから哺乳類まで，ほとんどの分野にわたっている．一般に下等な生物に多く（表 4.7.1），節足動物（昆虫類など），魚類，両生類，爬虫類の中に毒を有するものがよく知られているが，ヤドクガエルの毒（後述）に似たステロイド系アルカロイド（ホモバトラコトキシン）をもつ鳥（ピトフーイ）がニューギニアのジャングルで発見されている．また，魚介類の毒は，食物連鎖により餌生物（プランクトンなどの微小生物）の毒が蓄積したり，寄生微生物が毒素を発生している場合が多い．毒ヘビや毒グモのような毒腺動物（venomous animal）は，毒腺で毒液をつくり，餌となる動物を捕らえるため咬み傷や刺し傷を通じてこれを相手の体内に送り込むためのしくみをもっている．一方，フグのように相手に食べられたときにその毒性を発揮する有毒動物（poisonous animal）がある．動物毒の本体としてはステロイド，アルカロイド，ポリエーテル，ポリペプチド，タンパク質，酵素，グリコシドなど多岐に及び，毒性発現機構も様々である．

a. ヘビ毒 世界には約3000種のヘビが棲息し，その3分の1が毒ヘビといわれている．ヘビ毒は，神経毒，筋肉毒，出血毒などに分類されるが，それぞれいろいろな成分（タンパク質，ペプチド，低分子有機化合物，無機化合物）の複雑な混合物で，それらが相乗的に作用することが多い．主成分は酵素活性を持つ複数のタンパク質で，アセチルコリンエステラーゼ，プロテアーゼ類，ホスホエステラーゼ類，アミノトランスフェラーゼ，L-アミノ酸オキシダーゼ，NADヌクレオシダーゼ，カタラーゼなどを含む．

コブラやウミヘビ毒は神経毒が主体で，アミノ酸数60から70くらいのポリペプチドである．この中で最初にエラブウミヘビから単離されたα型神経毒（エラブトキシンなど）は，神経筋接合部のシナプス後膜（筋肉側）のニコチン性アセチルコリン受容体と結合して神経終末から放出される神経伝達物質アセチルコリンの結合を妨げる．その結果，筋肉は弛緩し，呼吸筋麻痺により死に至ることがある．また，β型神経毒とよばれるものは，構造的にリン脂質分解酵素であるホスホリパーゼA_2と極めて類似しており，神経筋接合部の神経側の膜に作用して，アセチルコリンの放出を妨げる作用がある．その他に，マンバから単離され，カリウムチャネルを阻害するデンドロトキシンやアセチルコリンエステラーゼを阻害するファシキュリン類といった，上記とは作用機序が異なる神経毒もみいだされている．

クサリヘビやマムシ毒は出血毒や筋肉毒を多く含む．出血毒として作用する成分として，血管内皮に作用し血管の基底膜を破壊する出血因子（金属プロテアーゼの一種），トロンビン様酵素，血管透過性増大因子（セリンプロテアーゼの一種）や血小板凝縮阻害因子のディスインテグリンなどがある．

治療には抗毒素免疫血清が極めて有効であるが，特異性が高い．

b. 節足動物の毒

1）サソリ毒 サソリ毒は，ナトリウムチャネルに作用し，神経のナトリウムチャネルが閉じるのを遅らせて筋肉の収縮と麻痺を引き起こすα-トキシンなどを含むペプチド性神経毒の混合物である．カリブドトキシンのようにカリウムチャネルに作用するものもある．

2）クモ毒 日本でも発見されたセアカゴケグモの毒素はα-ラトロトキシンという分子量約13万のタンパク性神経毒である．神経筋接合部の神経側に作用してカルシウムイオンを流入させ，アセチルコリンの急激な放出を引き起こす．これにより筋肉の痙攣，麻痺や血圧の上昇，虚脱状態となる．

3）ハチ毒 スズメバチ，アシナガバチ，ミツバチなど毒をもったハチが身近にいるが，中でもオオスズメバチは特に恐れられている．その毒液は，ヒスタミン，セロトニンなどのアミン成分，低分子ペプチド，酵素を含むタンパク質からなっている．これらにより疼痛，発赤，局所壊死に加え，血圧降下，平滑筋収縮，溶血などが起こる．スズメバチのハチ毒ペプチド（分子量1000から3000程度）はブラジキニン様作用があり，血圧降下，平滑筋収縮，膜透過性亢進，疼痛などを引き起こす．一度ハチに刺されるとこれら毒素が抗原となってIgE抗体が体内で作られ，再度ハチに刺されるとアナフィラキシーショックを起こし，死に至ることがある．

c. 両生類の毒 ヒキガエル（ガマ）の毒腺から分泌されるガマ毒にはブファリンなどの強心性ステロイドやその配糖体であるブフォトキシンなどが含まれる．上記したジギタリスやキョウチクトウに含まれる植物由来の強心性ステロイド類と構造，作用も類似しており，漢方薬の「蟾酥（せんそ）」としても用いられてきた．

中南米に分布するヤドクガエルの皮膚から単離されたステロイド系アルカロイドのバトラコトキシン（図4.7.7）は最強の毒の1つで，マウスに対する毒性（LD_{50}）値は約2μg/kgである．ナトリウムチャネルを開く作用をもち，膜を脱分極することにより神経伝導を抑制して，神経，骨格筋を麻痺させる．

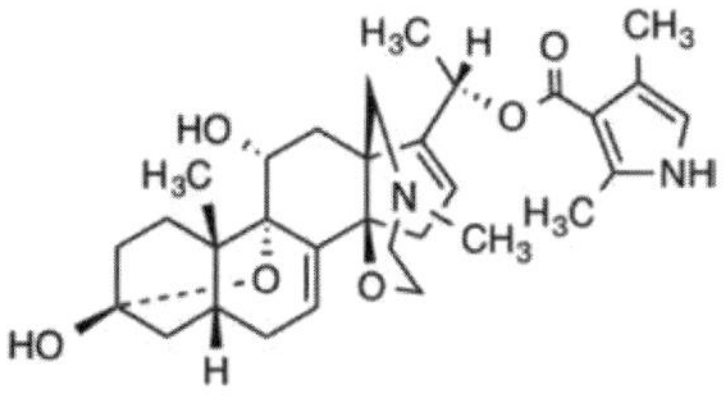

図 4.7.7 バトラコトキシン

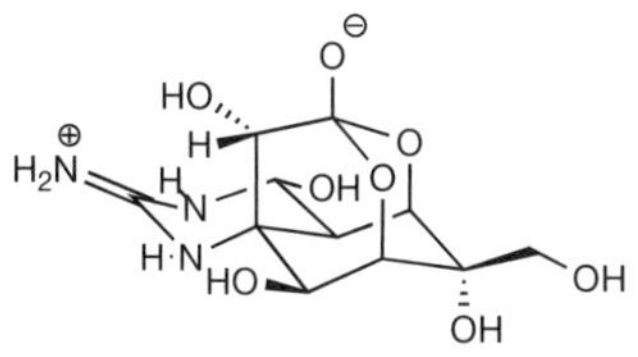

図 4.7.8 テトロドトキシン

d. 魚類の毒

1）テトロドトキシン　海産物の毒として最もよく知られている．分子量は 319 と小さいが，分子内に数多くの酸素原子と窒素原子を配した複雑な多環性構造を有している（図 4.7.8）．テトロドトキシンは，伝統的にフグの毒と考えられていたが，イモリ，カエル，タコ，貝，海藻などの生物にも分布していることがわかった．その後の研究により，*Vibrio alginolyticus* や *Schwanella alga* などの海洋細菌がテトロドトキシンを産生し，生物濃縮によりフグなどの動物体内にこれが蓄積されていることが確認されている．テトロドトキシン（マウスに対する LD_{50} は静注で 8 μg/kg，ヒトの経口摂取による致死量は 10 μg/kg 程度といわれている）はナトリウムチャネルを選択的に阻害することにより，活動電位の発生を抑制し，興奮伝導をおさえ，神経，骨格筋を麻痺させる．症状としては，口唇のしびれと全身の麻痺が起こり，呼吸筋の麻痺により死亡することがある．なお，フグのナトリウムチャネルにはテトロドトキシンが結合しにくいため，テトロドトキシンは作用しない．

2）シガテラ　サンゴ礁の発達した南太平洋やカリブ海など熱帯および亜熱帯海域では，本来無毒の魚がときとして特異な神経症状を含む食中毒の原因となることがある．この食中毒はシガテラとよばれている．中毒症状として下痢，嘔吐などの消化器系の異常，知覚神経の異常，血圧降下や脈拍減少などの循環器異常が起こる．最も特徴的なのは知覚異常であり，特に温度感覚の異常のために冷たい水に触れると感電したようなショックと痛みを感じる（ドライアイスセンセーション）．死亡率は低いが，知覚異常の回復には長期間を要する．中毒原因物質（シガトキシン，マイトトキシンなど）は，渦鞭毛藻類によって生産されるが食物連鎖により魚の内臓に蓄積する．シガトキシンは分子量 1110 の脂溶性ポリエーテル化合物でマウスに対する LD_{50} は 0.35 μg/kg（腹腔内投与）である．その作用は神経細胞膜のナトリウムチャネルを持続的に開口させることによる．一方，マイトトキシンはこれまで知られている海洋毒としては最大の分子量 3422 をもつポリエーテル系巨大分子であり，非タンパク質性の毒としても最強である（マウス腹腔内投与の LD_{50} は 0.05 μg/kg）．カルシウムチャネルを活性化し，カルシウムイオンの細胞内流入を顕著に促進する．

腔腸動物のスナギンチャクに含まれるパリトキシンは分子量 2680 の水溶性高分子化合物で，テトロドトキシンの数十倍の毒性をもつ．パリトキシンの生産者はやはり渦鞭毛藻類と考えられており，生物濃縮を経て魚に毒が蓄積し，これを食べた人が中毒を起こし，死亡者も出る．この中毒もシガテラに分類される．パリトキシンは Na^+，K^+-ATPase に結合してこれをイオンチャネル様に変化させ，ナトリウムの膜透過性を増加させて脱分極を起こす．発がんプロモーション作用などの活性も報告されている．

e. その他の海洋生物の毒

1）麻痺性貝毒　貝毒には致死率の高い中毒の原因となる麻痺性貝毒と消化器系の異常症状を引き起こす下痢性貝毒の 2 種類がある．赤潮の原因の 1 つとなっている鞭毛藻類の中には毒性をもつものがあり，これを取り込んだホタテガイやイガイなどの二枚貝が毒化し，これを食して麻痺性貝毒による中毒を起こすことがある．中毒症状は顔面のしびれから全身の麻痺に移行し，呼吸麻痺で死亡する例もある．有毒成分としてサキシトキシンがよく知られている．この化合物はテトロドトキシン同様，分子内にグアニジン残基を有し，やはりナトリウムチャネルの開口を阻害して，活動電位の発生を抑制し，神経，骨格筋を麻痺させる．毒性もテトロドトキシンとほぼ同じである．フロリダ沖で赤潮を形成し魚類の大量死を引き起こす有毒渦鞭毛藻 *Karenia brevis* からは環状ポリエーテル化合物で神経毒性をもつブレベトキシン類がみいだされた．その他に，赤潮を引き起こす珪藻類が作り出すドウモイ酸が神経毒として知られている．やはり生物濃縮によって貝類に蓄積することで食中毒の原因となる．

2) 下痢性貝毒　ムラサキイガイを食べて下痢，吐き気，腹痛などの中毒症状を起こすことがある．この毒も貝がつくるのではなく，渦鞭毛藻が産生するポリエーテル系化合物のオカダ酸やディノフイシストキシンなどが原因である．これらは発がんプロモーション活性を示し，その作用はプロテインホスファターゼの強力な阻害に基づくことが明らかとなっている．

3) 巻貝バイの毒　駿河湾でとれた巻貝のバイで食中毒が発生したことがある．有毒物質としてオキシインドール環を有するネオスルガトキシンが分離された．この毒は神経系のニコチン受容体に結合して非常に強力な阻害作用を示す．　［高山廣光］

文　献

1) Klaassen, C. D. (ed.) (2007)：Casarett & Doull's Toxicology, the basic science of poisons (7th ed.), Chapter 26 and 27, McGraw-Hill.
2) Dewick, P. M. (ed.) (2009)：Medicinal Natural Products (3rd ed.), John Wiley & Sons.
3) 日本化学会編（1992）：生物毒の世界，大日本図書．
4) 海老塚豊他編（2016）：パートナー天然物化学，改訂第3版，南江堂．
5) 高山廣光編（2017）：アルカロイドの科学，化学同人．

4.8　放射線・紫外線

放射線は，電離放射線と非電離放射線に分類される．一般に放射線とよばれるものは，電離放射線であり，α線，β線，γ線，X線，中性子線などがある（以降，電離放射線を放射線と記載）．放射線は，放射性同位元素の壊変の際に放出される．一方，紫外線や赤外線は，非電離放射線にあたる．

放射線には，粒子線（α線，β線，中性子線）と電磁波（γ線，X線）がある．これらの放射線は，それぞれ飛程，透過力，電離力が大きく異なる．そのため，被ばくを防ぐためには，それぞれの放射線の性質を理解する必要がある．γ線やX線のような電磁波放射線は，透過力が大きく，飛程が長いため，外部被ばくに気を付ける必要がある．一方，α線（ヘリウム原子核）は飛程が短く，近傍で大きなエネルギーを放出させるため，内部被ばくの際に問題となる．β線は，陰電子（β^-線）や陽電子（β^+線）であり，飛程はα線より長く，γ線よりも短い．電離作用（障害作用と相関）は，α線などの重粒子の方が電磁波よりも強い．α線は飛程が短いため，外部被ばくは問題とならないが，γ線やX線，強いβ線は飛程が長いため，適切な遮蔽物（β線はアクリル板，γ線は鉛板）で遮蔽するか，できるだけ距離をとり，外部被ばくを防ぐ必要がある[1~3]．

4.8.1　放射線の有害作用

放射線の生体影響は，直接作用と間接作用によって始まる．直接作用とは，放射線のエネルギー付与によって直接分子を電離励起させ，DNA鎖の切断などを引き起こす現象であり，間接作用とは，放射線が水分子を電離させ，ヒドロキシラジカルを生成させることで酸化的障害を生体分子に与える現象である．これらの作用によって細胞内のDNA鎖，タンパク質，脂質が障害を受ける．特にDNA鎖では，一本鎖切断や二本鎖切断が生じ，細胞にとって致死的な障害となる．ただし，生体内には，修復機構が存在し，切断されたDNA鎖の修復が行われる．DNA損傷修復機構には，相同組換え修復と非相同末端結合修復がある．相同組換え修復は相補的なDNA鎖を用いるため，DNA鎖の複製が行われている時期においてのみ可能であるが，修復エラーは生じにくい．一方，非相同末端結合修復は相補的なDNA鎖を用いないため，修復エラーが生じやすい．しかし，DNA鎖の障害が修復能力以上の場合，細胞は死に至る．放射線による細胞死の形態には，数回分裂後に増殖能を失う増殖死とアポトーシスのような間期死がある[1~3]．

放射線の被ばくによって生じる障害には，確定的影響と確率的影響がある．確定的影響には，閾線量が存在し，ある線量以上の被ばくによって必ず発現する障害であり，リンパ球の減少，皮膚障害などの急性障害のほか，白内障や再生不良性貧血のような晩発性障害がある[1~3]．

一方，確率的影響とは，発がんや遺伝的影響であり，もともと自然発生率があるが，被ばく線量の増加によってその発生率が増加する障害である．発がんや遺伝的影響は，遺伝子の突然変異が原因となって起こるが，突然変異自体が確率的事象であるため，発がんや遺伝的影響も確率的影響となる．体細胞が遺伝子突然変異を起こした場合は発がんの原因となり，生殖細胞が突然変異を起こした場合には遺伝的影響につながる．これら確率的影響は，晩発性

表 4.8.1　組織の放射線感受性

感受性			
感受性	高 ↑	①リンパ組織，骨髄	造血組織
		②精巣，卵巣	生殖腺
		③腸	消化管
		④皮膚，毛嚢，水晶体	体表・眼
		⑤肺，肝臓，腎臓，脾臓，甲状腺	内臓・腺
		⑥骨，血管，結合組織，脂肪組織，筋肉	支持
	↓ 低	⑦神経	神経

障害であり，放射線被ばくに特異的な発がんはなく，自然発生するものと区別することはできない[1~3]．

生体内の各細胞の放射線感受性は，すべて同じでなく，細胞や組織によって大きく異なる（表4.8.1）．放射線感受性は，幹細胞のような未分化な細胞で高く，神経のような増殖しない細胞では低い．ただし，例外的に末梢のリンパ球は放射線感受性が非常に高く，低い線量で間期死を起こす[1~3]．

放射線障害の生じやすい組織・臓器には，幹細胞が存在する．骨髄は，造血系幹細胞が存在し，放射線被ばくによって造血系幹細胞が障害を受けると，造血系幹細胞から分化する赤血球，リンパ球，血小板などの供給ができなくなり，末梢血中の血球数が減少する．被ばく線量が多く，造血系幹細胞が死滅した場合には，各血球の減少により，貧血，感染，出血が生じ，死に至る（骨髄死）[1~3]．

腸管の腺窩（クリプト）にある幹細胞は，腸管絨毛上皮に分化するが，放射線によってこの幹細胞が障害を受けると，古くなって脱落した絨毛上皮細胞が新たに補充されなくなり，その結果，絨毛上皮が形成されず，小腸からの栄養・水分の吸収が低下し，細菌感染もしやすくなる．被ばく線量が多く幹細胞が大きな障害を受けた場合には，小腸絨毛上皮が形成されないために死に至る[1~3]．

皮膚では，被ばく線量に応じて，紅斑，脱毛，水疱形成，潰瘍などが生じる．また，精巣では精原細胞（幹細胞），卵巣では卵母細胞が障害を受けやすく，これらの細胞が死ぬと被ばく線量に応じて一時不妊や永久不妊となる．また，眼の水晶体の被ばくにより，白内障が晩発影響として生じる[1~3]．

放射線での被ばくは，妊婦の胎児にも影響を与える（胎内被ばく）．放射線感受性は，未分化で増殖能の高い細胞で高いため，受精卵～胎児期は放射線感受性が高い．着床前期での受精卵は，感受性が高く，細胞死を生じやすい．ただし，生き残った場合には正常に発達する．器官形成期では，細胞分裂が盛んに行われているため，形態異常が生じやすく，重度の形態異常は死に至る．胎児期のうち，脳・神経系が形成される時期に被ばくした場合には，精神遅滞や発育障害が生じる．これらは，確定的影響である．また，胎児期の被ばくにより白血病のリスクが増加する[1~3]．

表 4.8.2　RI の体内への集積部位および障害

核　種	集積部位	障害（発生しうる主なもの）
^{3}H（トリチウム水）	全身	突然変異など
^{14}C	全身	突然変異など
^{32}P	骨	白血球減少（白血病は可能性のみ）
^{40}K	全身	突然変異など
^{45}Ca	骨	白血病
^{59}Fe	骨髄	白血病
^{60}Co	肝，脾，下部消化器	肝がん
^{65}Zn	肝，骨	肝がん，骨腫瘍
^{90}Sr	骨	骨腫瘍，白血病
^{131}I	甲状腺	甲状腺がん，甲状腺機能低下
^{137}Cs	筋肉，全身	白血病，不妊
^{222}Rn および娘核種	肺	肺がん
^{226}Ra	骨	骨腫瘍，白血病
^{232}Th	肝，骨，肺	肝がん，骨腫瘍，肺がん，白血病
^{238}U	腎，骨，肺	骨腫瘍，肺がん，白血病
^{239}Pu	肝，骨，肺	肝がん，骨腫瘍，肺がん，白血病
^{241}Am	骨	骨腫瘍，白血病

4.8.2　内部被ばく（体内の放射線物質による被ばく）

われわれの体内にも少量であるが自然の放射性同位元素（RI）が存在する．そのうち ^{40}K は全身の細胞内液にほぼ均等に存在し，その壊変によって体内の細胞は β 線を浴びる．^{40}K の被ばくは突然変異などの原因になっており，発がんや遺伝的影響を引き起こす．ラドン（^{222}Rn）およびその娘核種による内部被ばくは，特に肺への有害作用が大きい．ラドンガスは地殻やコンクリートなどから発生し，空中に娘核種とともに存在する．吸入によって肺に沈着するが，娘核種からは α 線が放出されるため，肺胞細胞が被曝する．

自然に存在する RI だけでなく，種々の目的のために人工的につくられたRIが体内に取り込まれることもある．この場合，摂取経路や化合物の形によって体内の分布や残留する時間も違ってくる．表4.8.2にRIと体内での集積部位（沈着部位）および主な障害を示しておく．この中で骨に集積しやすい元素（P，Ca，Zn，Sr，Ra，Th，U，Pu，Amなど）を特に骨親和性元素とよぶ．これら元素は骨中に長期間残留するものが多い．骨に集積したRIから放出される放射線は骨髄を照射し，造血障害さらには白血病の原因となる．また，骨自身への照射も起こり，骨腫瘍（骨肉腫）が発生する．

4.8.3 紫外線の有害作用

紫外線はX線，γ線と同様に電磁波であるが，物質に電離を起こすほどのエネルギーはもっていない．紫外線は一般に波長によって，UVC，UVB，UVAに分けられる．

a. UVC（波長290 nm以下） 主に紫外線UVCの吸収によって，DNAの塩基に励起が起こる．ピリミジン塩基がDNA上に隣接して存在すると，たがいの間に共有結合ができ，損傷（二量体）が生じる．シクロブタン型のピリミジン二量体（T-T，T-C，C-C）が主であるが，非シクロブタン型の二量体も形成される．細胞はこれらの損傷に対しての修復機構も備えているが，修復できなかった損傷量が多くなると，細胞の致死や突然変異の原因となる．ただし，透過力は小さく，障害は皮膚や眼に限定される．太陽からのUVCの多くは地表には到達しない．

b. UVB（290～320 nm） UVBによってもたらされる皮膚炎が日焼けである．UVBが強く照射されると，紅斑に続き，水疱，びらん・表皮剥脱，長期の色素沈着が起こる．さらに長期の反復照射では慢性の反応（皮膚の萎縮，つまり老化）が起き，さらに皮膚がんの危険性も増加する．UVBでもピリミジン二量体の生成は起こり，これが有害作用の原因と考えられている．

c. UVA（320～400 nm） 窓ガラスも容易に通過してくる紫外線がUVAである．酸素（O_2）と色素が生体内に同時に存在するとき，主にUVA（UVBも関与）や可視光照射で生じる生体内分子の酸化作用を光動力作用（フォトダイナミック効果）とよぶ．細胞に色素としてアクリジンオレンジを取り込ませた場合は，これがDNAと結合するためDNA損傷を生じる．トルイジンブルーなどの色素による光動力作用では細胞膜の損傷が主である．

酸素を必要としない反応もある．ソラレンはDNAと結合するので，UVAで活性化するとピリミジンとソラレンとのシクロブタン型結合が生じる．ソラレンはライム，イチジク，セロリなどに多く含まれ，これらの果実や葉と接触した皮膚にUVAなどが当たると光毒性反応を起こす．［月本光俊・井尻憲一］

文　献

1) 田中佐知子，吉田武美（2009）：新版トキシコロジー（日本トキシコロジー学会教育委員会編），朝倉書店．
2) 大久保恭仁，小島周二（2011）：放射化学・放射性医薬品学，朝倉書店．
3) 佐治英郎他（2013）：新 放射化学・放射性医薬品学，南江堂．

5

毒性試験法

5.1　一般毒性試験

一般毒性試験とは，化学物質などの被験物質を哺乳動物に単回または反復投与し，被験物質の生体に与える影響を明らかにするための試験である．被験物質投与後に，通常，症状観察，体重・飼料摂取量・飲水量測定，血液学的検査・血液生化学的検査・尿検査などの臨床検査，病理検査などを行い，毒性の標的臓器，投与用量および曝露量と毒性の関係，ならびに毒性の回復性などを評価する．

一般毒性試験の試験法ガイドラインとしては，医薬品については医薬品規制調和国際会議（International Council for Harmonisation of Technical Requirements for Pharmaceuticals for Human Use, ICH）の合意に基づき，「単回及び反復投与毒性試験のガイドライン（ICH S4）」が通知されている．一般化学品，農薬，化粧品，食品添加物などについてはそれぞれの監督官庁からガイドラインが通知されている．経済協力開発機構（Organization for Economic Co-operation and Development, OECD）からは各種毒性試験法のガイドラインが示されている．

5.1.1　単回投与毒性試験（急性毒性試験）

a. 単回投与毒性試験とは　単回投与毒性試験の目的は，被験物質を哺乳動物に単回もしくは24時間以内に分割投与した際の毒性を質的量的に明らかにすることである．一般に他の試験では投与しないような高用量を投与し，その後に起こる急性毒性を評価することから急性毒性試験ともよばれる．以前は半数致死量（lethal dose 50, LD_{50}），すなわち動物の50％に死亡を引き起こすと期待される統計学的に得られた被験物質の1回投与量を求めることを目的として試験が実施されてきた．しかしながら，実験動物福祉の観点から，試験の目的によっては多数の動物を用いてLD_{50}を求める必要がないことが国際的に合意されている．また化学物質の分類のためにLD_{50}の情報が必要な場合にも，必要最小限の動物を用いてLD_{50}を推定する方法が開発され，OECDからガイドラインが示されている．

医薬品については単回投与毒性試験の目的は過量投与時の急性毒性を明らかにすることであることから，LD_{50}を求めることを試験の目的とはせず，概略の致死量（いくつかの異なる用量で観察された動物の生死および毒性の徴候から判断されるおおよその最小致死量）を求めることがICH S4に明記された．またそのような急性毒性に関する情報が，それまでに実施された用量漸増試験もしくは短期間反復投与の用量設定試験から得られる場合には，別途に単回投与毒性試験を実施することは推奨されない．

OECDガイドラインにおいては，固定用量法，毒性等級法あるいは上げ下げ法のいずれかにより，必要最小限度の動物を用いてLD_{50}を推定する方法が示されている．

b. 毒性試験法（医薬品の場合）

1）動物種　　2種以上とし，1種は齧歯類，もう1種はウサギ以外の非齧歯類から選択する．動物の選択に当たっては，薬効の認められる動物，あるいは代謝パターンがヒトに類似した動物が望ましい．

2）性　　少なくとも1種については雌雄について評価する．

3）投与経路　　原則として臨床適用経路で実施する．経口投与は原則として強制経口投与とする．経口投与時には摂餌状態が薬物の体内動態や毒性に影響を及ぼすことがあるため，通常，投与前に一定期間動物を絶食させる．

点眼薬や吸入薬など，臨床適用経路では急性毒性を把握するのに十分な量を投与するのが困難な場合がある．その際は被験物質の曝露量を考慮して別の投与経路を選択することを考慮する．

4) 用量段階　急性の毒性徴候を把握できる適切な用量段階を設ける．齧歯類では，概略の致死量を求めるに足る用量段階を，非齧歯類においては急性毒性の徴候が明らかに観察できる用量段階を設ける．いずれも用量反応関係が認められるようにすることが望ましい．

5) 観察・検査　単回投与後14日間の症状観察，体重・摂餌量測定などを行い，毒性徴候の種類，程度，発現および可逆性を，用量と時間との関連で観察・記録する．投与日には被験物質の急性毒性を的確に観察するために投与後数時間にわたって詳細に症状観察を行うことが必要である．その後は1日1回以上の観察により症状の消失あるいは遅延毒性の発現を注意深く記録することが必要である．観察期間中の死亡例および齧歯類の観察期間終了時の生存例については，全例剖検する．肉眼的に異常が認められた器官・組織については，必要に応じて病理組織学的検査を実施する．

6) 早期探索的臨床試験のための急性毒性試験　開発の早期にヒトに薬物を投与したときのデータを入手することにより，ヒトにおける生理学・薬理学に関するより深い理解や，候補化合物の特性および疾病に対する適切な治療標的についての知見が得られる場合がある．このような目的で実施される早期探索的臨床試験を実施する場合に，急性毒性試験がヒトにおける臨床試験の実施を担保するための主たる毒性試験となることがある．この場合，単回投与の翌日に臨床検査，剖検および病理組織学的検査を行い，14日後にも遅延毒性や回復性を評価する拡張型単回投与毒性試験が必要とされている．早期探索的毒性試験の投与期間や投与量によっては2週間までの反復投与毒性試験が必要とされるケースもあるため，詳細は当該のガイドラインを参照されたい．

c. 毒性試験法（医薬品以外の場合）　一般化学品，農薬，食品添加物あるいは化粧品などの単回投与毒性の評価法については，それぞれの化学物質がヒトに曝露される形態に応じて投与経路の選択が必要である．たとえば農薬の場合は，大量経口摂取に加えて，経皮曝露あるいは吸入による曝露が想定される．そのため急性経口投与，経皮投与，および吸入投与毒性試験が必要である．また化粧品の場合には経皮吸収性の有無およびその程度によって必要な試験が異なる．

化学物質の危険有害性の分類およびラベル，混合物の毒性推定のためには LD_{50} は必要な情報である．世界調和システム（Globally Harmonized System of Classification and Labeling of Chemicals, GHS）では，経口投与時の LD_{50} によって，化学物質を区分1から区分5（5 mg/kg 未満，5以上50 mg/kg 未満，50以上300 mg/kg 未満，300以上2000 mg/kg 未満，2000以上5000 mg/kg 未満）に分類している．このため OECD では，使用動物数の削減，動物に与える疼痛・苦痛の軽減を盛り込んだ3つの急性毒性試験ガイドラインが作成されている．固定用量法では投与量を5, 50, 300, 2000 mg/kg に固定し，見当付け試験として1匹の動物にいずれかの用量を投与して毒性情報を得た後に，5匹の動物に適切と思われる用量を投与して GHS 分類に必要な情報を得る（図5.1.1）．この試験では動物の死亡を評価指標とはしていない．毒性等級法では，投与量を同じく5, 50, 300, 2000 mg/kg に固定して3例の動物にいずれかの用量を投与し，死亡数0または1になる用量を求めて分類を行う．上げ下げ法では，1匹の動物に適切と思われる用量を投与し，死亡状況によって一定比率で用量を上下させることを動物が3匹死亡するまで繰り返す．それらのデータから統計学的な処理により LD_{50} を算出する．

5.1.2 反復投与毒性試験

反復投与毒性試験の目的は，被験物質を哺乳動物に繰り返し投与したときに，明らかな毒性変化が惹起される用量とその変化の内容，および毒性変化の認められない用量，すなわち無毒性量（no-observed adverse effect level, NOAEL）を求めることである．

反復投与試験は，通常比較的短期間（たとえば数日間）の試験から開始され，4週間，13週間，26週間，と投与期間が延長される．そのため，より短期の試験の結果を参照として，投与期間に見合った用量設定を行うことが必要である．医薬品においては，臨床試験および承認申請後の医薬品の使用期間に応じて，必要とされる反復投与試験の期間が示されている．

a. 毒性試験法（医薬品の場合）

1) 動物種　2種以上とする．うち1種は齧歯類，1種はウサギ以外の非齧歯類とする．医薬品の反復投与毒性試験では，薬効に起因する変化の反復

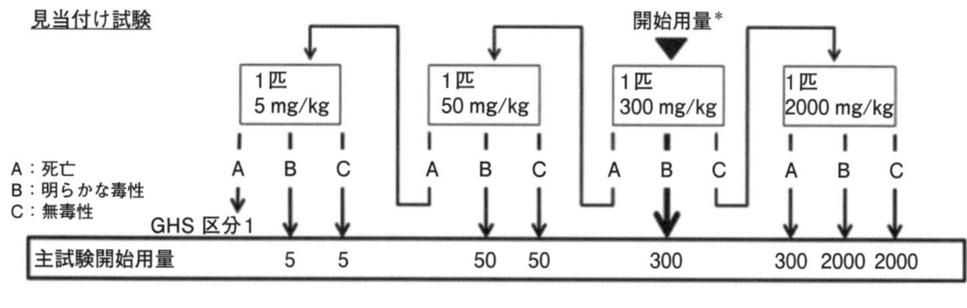

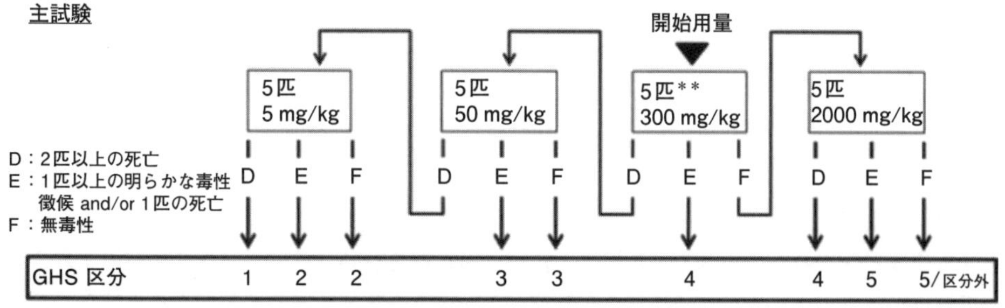

図 5.1.1　急性毒性試験（固定用量法）のフロー例

*　：開始用量はそれまでに得られているデータから明らかに毒性を生じると予想される用量を選択する.
**：見当付け試験で投与した動物を含む.

表 5.1.1　医薬品の臨床試験の実施に推奨される反復投与毒性試験に必要な期間

臨床試験の最長期間	臨床試験を実施するのに必要な反復投与毒性試験の最短期間	
	齧歯類	非齧歯類
2 週間まで	2 週間	2 週間
2 週を超えて 6 カ月まで	臨床試験期間と同じ	臨床試験期間と同じ
6 カ月を超える	6 カ月	9 カ月

表 5.1.2　医薬品の製造販売承認申請に必要な反復投与毒性試験の期間

臨床使用期間	齧歯類	非齧歯類
2 週間まで*	1 カ月	1 カ月
2 週間を超えて 1 カ月まで	3 カ月	3 カ月
1 カ月を超えて 3 カ月まで	6 カ月	6 カ月
3 カ月を超える	6 カ月	9 カ月

*：2 週間以上の間隔で間欠投与される薬物で，かつ 1 クールの投与が 2 週間以内であり，しかも蓄積性の小さい場合は，2 週間以内の投与と考えてよい.

投与による消長を確認したり，薬効の認められる曝露量と毒性が認められるときの曝露量の比から安全域を推定するため，薬効の認められる動物種を選択することが望ましい．また被験物質の代謝を含めた体内動態がヒトと類似している動物種の選択が望ましい.

2）性　原則として，雌雄の動物を同数使用する.

3）動物数　1 群当たり，齧歯類では雌雄各 10 匹以上，非齧歯類では雌雄各 3 匹以上とする．齧歯類では，トキシコキネティクスを検討するためにサテライト群が設定されることが多い．さらに，中間屠殺や回復性試験を予定する場合は，そのために必要な数を追加する.

4）投与経路　原則として臨床適用経路とする．ただし特殊な投与経路の場合には毒性が認められる十分な曝露を得ることが難しい場合や，動物種によっては反復投与することが難しい場合がある．その場合には，被験物質の薬物動態などを考慮して適切な代替経路を選択するとともにその合理性について考察することが必要である.

皮下や筋肉内投与の場合，局所刺激性によって組織が損傷し，被験物質の吸収が変動する可能性がある．その場合には，局所への影響を軽減するために投与部位を逐次変えることを考慮する.

5）投与期間　被験物質の投与期間は，その物質の医薬品としての臨床使用予想期間に準じ，表 5.1.1 および表 5.1.2 に従って選定する．投与は，原則として週 7 日とする.

6）用量段階　少なくとも 3 段階の投与群を設け，被験物質の毒性像が明らかになるように，毒性変化が認められる用量と毒性変化が認められない用量（NOAEL）とを含み，かつ用量反応関係がみられるように設定することが望ましい．その他，被験物質を投与しない（溶媒投与）対照群を設け，さらに必要に応じて，無投与対照群，陽性対照群を加える．

7）観察・検査

i）一般状態，体重，摂餌量，飲水量　全動物について，一般状態を毎日観察し，体重および摂餌量を定期的に測定する．必要な場合には，飲水量を測定する．

ii）血液学的検査，血液化学的検査　齧歯類では剖検前に，非齧歯類では投与開始前と剖検前のほか，1カ月を超える試験では投与期間中に少なくとも1回検査する．原則として全動物を対象とするが，マウスのように採血量が限られる場合には，特定の項目の検査を各群の一部の動物に限ることも認められる．

iii）尿検査　齧歯類では各群ごとに一定の動物を選び，投与期間中に1回以上，非齧歯類では各群の全例について，投与開始前と投与期間中に1回以上実施する．

iv）眼科学的検査　齧歯類では投与期間中に少なくとも1回，各群ごとに一定の動物を選び実施する．非齧歯類では，各群の全例について，投与開始前と投与期間中に1回以上実施する．

v）その他の機能検査　必要に応じて，心電図，視覚，聴覚，肝・腎機能などの検査を実施する．

vi）病理検査　投与期間終了時または回復試験期間終了時の生存例は，全例を剖検し，器官・組織の肉眼的観察，重量の測定を行い，非齧歯類では全例の，齧歯類では少なくとも最高用量群と対照群の器官・組織の病理組織学的検査を行う．また，齧歯類の他の用量群においても肉眼的に変化の認められた器官・組織がある場合，あるいは高用量群での所見から考えて必要と考えられる場合には，当該器官・組織についてその群の全例の病理組織学的検査を行う．

投与期間中の死亡例は，速やかに剖検し，器官・組織の肉眼検査のほか，必要に応じて器官・組織重量の測定，病理組織学的検査を行い，死因とその時点での毒性変化の程度を明らかにするよう試みる．瀕死例については，まず十分な観察を行い，可能であれば血液検査のための採血の後剖検し，器官・組織の肉眼的観察，病理組織学的検査を行うほか，必要に応じて器官重量を測定し，その時点での毒性変化の程度を明らかにするよう試みる．

vii）回復性試験　毒性変化の可逆性を検討するため，いずれかの反復投与毒性試験の中に回復性試験を設ける．通常，回復期間は被験物質の投与期間よりも短く設定される．

viii）評　価　反復投与毒性試験の目的の1つは，NOAELを明らかにすることである．反復投与試験においては多くの項目について検査を実施し統計学的検定を行うが，毒性試験は限られた動物数による試験であることを理解し，有意差の有無のみをもってNOAELを判断するのは適切ではない．得られたデータについては，用量との関係や可能な場合には経時的な推移を確認するとともに施設の背景値との比較を行い，被験物質投与に起因する変動であるかどうかを判断する必要がある．また，関連する他の項目の変動や病理組織学的な変化を伴っているかの確認も重要である．

一般毒性試験においては，薬理作用に関連して起こる変化が認められることがあり，毒性変化との判別が難しい場合がある．たとえば，糖尿病治療薬の毒性試験において軽度の血糖値の低下が認められた場合には，薬理作用と考えて毒性変化には含めないのが一般的である．しかしながら，過度の低血糖状態により動物の一般状態が悪化したり，特定の臓器に障害が認められた場合には，それらは毒性として評価するべきであろう．認められた変化が薬理作用から予測されるものなのか，可逆的な変化であるのか，器質的変化を伴うのかなどを総合的に考慮して，薬理作用と毒性作用を判別することが必要である．

なお前述の糖尿病治療薬の場合でも，どの程度の低血糖状態によって器質的変化が惹起されるのか，低血糖以外の被験物質の作用により当該毒性変化が起こった可能性は排除できるのかなどを精査することにより，臨床試験を安全に進める方策を立てることは可能であろう．NOAELや安全域のみにとらわれず，毒性発現のメカニズムやバイオマーカーなどを検討し，臨床適用時の安全性確保の観点から医薬品開発に寄与することが一般毒性試験に携わるトキシコロジストに求められる役割である．

b. 毒性試験法（医薬品以外）　医薬品以外の化学物質についても反復投与毒性試験の目的および試験法についての一般的な考え方は，医薬品の場合と類似している．使用動物種は1種の齧歯類と1種の非齧歯類の試験が求められており，通常ラットとイヌが選択される．非齧歯類として非ヒト霊長類を用いることは推奨されていない．慢性毒性試験の試験期間は齧歯類，非齧歯類ともに1年間とされている．

OECDのガイドラインでは，強制経口投与時の投与容量として水溶液の場合は2 mL/100 g体重，それ以外の場合は1 mL/100 g体重が上限として推奨されている．

5.1.3 その他の留意事項

a. 反復投与毒性試験の高用量設定について

医薬品の一般毒性試験における最高用量選択に関する考え方が「医薬品の臨床試験及び製造販売承認申請のための非臨床安全性試験実施についてのガイダンス（ICH M3（R2））」に示された．その中では，最大耐量（maximum tolerated dose, MTD），血中濃度が飽和する投与量，投与可能な最大量（maximum feasible dose, MFD）または臨床における全身的曝露（一般的にAUCの群平均値）に対して50倍のマージンが確保される投与量のいずれかを高用量とすることが可能とされている．単回投与毒性試験および反復投与毒性試験における投与量の限界量として，齧歯類，非齧歯類ともに1000 mg/kg/日が適切であると考えられている．ただし，1000 mg/kg/日の投与量での平均曝露量が臨床における曝露量の10倍未満で，かつ，臨床用量が1 g/日を超えるような場合は，毒性試験の投与量は10倍の曝露量，2000 mg/kg/日あるいはMFDのうちより低い用量を限界量とすべきである．2000 mg/kg/日の投与量での曝露量が臨床における曝露量に達しないようなまれな状況では，MFDまでのより高い用量を考慮すべきである．なお混餌投与の場合は，栄養上の考慮から飼料中の被験物質の量は5％を限度とすることが望ましい．

OECDガイドラインにおいては，限度試験が可能とされている．すなわち，1000 mg/kg/日以上の1用量段階で試験しても明確な毒性作用が認められない場合，かつ構造的に関連のある化合物のデータからは毒性が予想されない場合，さらにヒトへの曝露を考慮したときにより高用量で評価は必要ないと考えられる場合には，3用量段階を設定した試験を実施する必要はない．

b. 人道的エンドポイント　一般毒性試験においては，実験動物に疼痛，苦痛を与えることは避けられないが，過度の苦痛を与えてはならない．動物が示す激しい疼痛や苦痛，または瀕死と関連した臨床徴候や状態を人道的エンドポイントという．人道的エンドポイントが観察された場合には，速やかに動物を安楽死させなければならない．

瀕死状態や著しく苦痛を感じている動物を安楽死する際の判断基準，および予期される死亡や瀕死の見分け方については，施設の標準操作手順書において定め，試験計画書にも盛り込む必要がある．また，人道的エンドポイントが観察された場合の安楽死の処置法についても同様である．

人道的エンドポイントを見逃さないために，定期的かつ注意深い症状観察が重要である．単回投与毒性試験においては投与後30分の間に少なくとも1度，その後投与後24時間までに定期的な症状観察が必要である．また反復投与毒性試験においては，通常その前に実施された試験から症状を予測することができるため，知見に基づいて観察のタイミングを決定するとともに，症状が認められた後，または予期せぬ症状が認められた後には観察の頻度を増やすことが必要である．その他に，体重や摂餌量の推移から動物の状態を把握することも必要である．

人道的エンドポイントを見逃さないために，施設の職員の教育・訓練も重要である．試験責任者，試験担当者，獣医師，飼育担当者が正常な動物の症状を把握し，動物が異常な症状を呈したことを適切に感知できるような体制を整えることが必要である．

c. 局所刺激性　経口投与以外の投与経路で用いられる医薬品については，局所刺激性は臨床適用経路で実施される一般毒性試験の一部として評価することが望ましく，独立した試験としての実施は推奨されない．静脈内投与薬の場合，日本および欧州においては静脈周囲への単回投与試験が推奨されている．

d. ガイドライン　医薬品の一般毒性試験に関するICHガイドラインは，医薬品医療機器総合機構のホームページから閲覧可能である．関連するガイドラインとしては以下のものがある．

・「医薬品の製造（輸入）承認申請に必要な毒性試験のガイドラインについて」，薬審1第24号，平成元年9月11日．

・「医薬品の臨床試験のための非臨床安全性試験の実施時期についてのガイドライン（ICH M3）」，医薬審第1019号，平成10年11月13日．

・「医薬品の臨床試験のための非臨床安全性試験の実施時期についてのガイドラインの改正について（ICH M3）」，医薬審第1831号，平成12年12月27日．

・「単回及び反復投与毒性試験のガイドラインの改正について（ICH S4）」，薬新薬第88号，平成5年8月10日．

・「反復投与毒性試験に係るガイドラインの一部改正について（ICH S4）」，医薬審第655号，平成11年4月5日．

・「医薬品の臨床試験及び製造販売承認申請のための非臨床安全性試験の実施についてのガイダンス（ICH M3）」，薬食審査発0219第4号，平成22年2月19日．

OECDのガイドラインについては，国立医薬品食品衛生研究所のホームページから閲覧可能である．　［桝富直哉］

文　献

1) 医薬品非臨床試験ガイドライン研究会（編集）(2013)：医薬品非臨床試験ガイドライン解説　2013，薬事日報社．

5.2　安全性薬理試験

安全性薬理試験は，ヒトの安全性に関わる有害な薬力学的特性を明らかにすること，毒性試験あるいは臨床試験でみられた有害な作用を評価すること，これら有害な作用の作用機序を明らかにすることを目的としている．試験はコアバッテリー試験，フォローアップ試験，および補足的安全性薬理試験に分類される．

安全性薬理試験の項目の詳細は，「安全性薬理試験ガイドライン（ICH S7A）」で安全性薬理試験全般について，「ヒト用医薬品の心室再分極遅延（QT間隔延長）の潜在的可能性に関する非臨床的評価（ICH S7B）」では心血管系試験の追加として心室再分極遅延に関する非臨床試験について規定されている．特に，ICH S7BでQT間隔延長の有無を評価することになった背景は，非循環器系薬である抗アレルギー薬，抗生物質などでQT延長を伴った致死性不整脈であるトルサードドポワント（torsade de pointes）が，1980年代後半から1990年代前半に欧米で頻発したことにある．致死性不整脈については非臨床だけでなく臨床でも規定されており，「非抗不整脈薬におけるQT/QTc間隔の延長と催不整脈作用の潜在的可能性に関する臨床的評価（ICH E14）」がICH S7Bとともに施行されている．

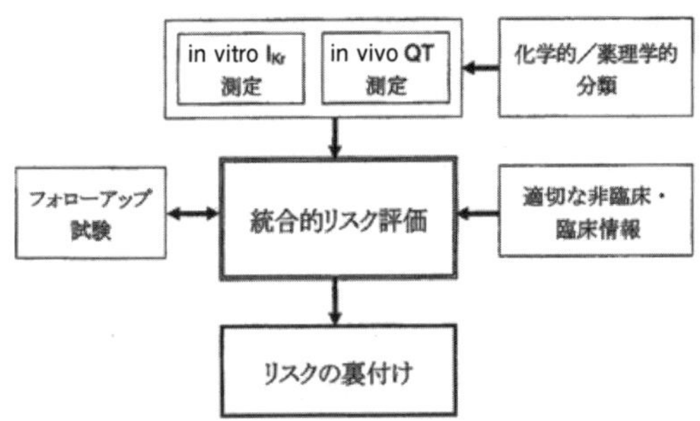

図5.2.1　試験計画の構成要素

5.2.1　非臨床試験の実施計画

a. コアバッテリー試験　生命維持に重要な影響を及ぼす器官系に対する影響を，科学的に妥当とされる動物種を用いて検討する．コアバッテリー試験は，原則としてGLP基準に従って実施することを要求されている．

1）中枢神経系　具体的な評価項目として，運動量，行動変化，協調性，感覚/運動反射反応，体温があるが，米国環境保護庁（Environmental Protection Agency, EPA）のガイダンスに従った機能観察総合評価法（functional observation battery, FOB）やIrwinの変法が例示されている[1]．

2）呼吸系　呼吸数，呼吸機能（たとえば，1回換気量やヘモグロビン酸素飽和度）を評価する．

3）心血管系　in vivo試験として血圧，心拍数，心電図への影響を評価する．in vivo試験を行う場合，無麻酔・無拘束で実施することが望ましいとされる．ICH S7Bで規定されている心臓の電気生理学的活動の評価では，in vitroおよびin vivo試験で心室再分極と刺激伝導系への影響を評価する．試験計画の構成要素を図5.2.1に示した．

必須試験として，in vitro IKr（急速活性化遅延性外向K^+電流，rapidly activating delayed rectifier K^+current）測定（通常は，hERG（human ether-a-go-go-related gene）電流を測定するhERG試験）とin vivo QT測定（通常は，テレメトリー試験）の2試験を実施する．

上記の2試験間のデータが一致しなかったり，臨床試験と非臨床試験の結果が異なっていたりした場合，両者の矛盾の原因を理解するために，活動電位持続時間（action potential duration, APD）測定試験などの「フォローアップ試験」を実施することが推奨される．摘出心臓（心筋）標本において活動電位パラメータを測定する心室再分極測定法，麻酔動物における活動電位持続時間の指標となりうる電気生理学的パラメータの測定などである．また，被験物質の反復投与による影響，動物種と性別の選択，代謝物，IKr 以外のチャネル阻害なども考慮すべきである．

これらの試験結果に，ヒトでQT 間隔延長の誘発が示された医薬品と同じグループに属すかどうかの「化学的/薬理学的分類」情報と，薬力学的試験，毒性/安全性試験，薬物動態試験，市販後調査などの「適切な非臨床・臨床情報」を加味して，心室再分極遅延やQT 間隔延長を引き起こす可能性に関して「総合的リスク評価」を実施し，「リスクの裏付け」の有無について総括的な評価により結論される．

「総合的リスク評価」は，臨床試験のデザインとその成績の解釈に役立てることができ，治験薬概要書（Investigator's Brochure）およびICH M4 の非臨床に関する概括評価（non-clinical overview）のために提供すべきとされている．

4）in vitro 電気生理学的試験での留意事項　in vitro 電気生理学的試験では単一細胞（異種発現系，単離心筋細胞）を用いるものと多細胞標本（プルキンエ線維，乳頭筋，心筋片，灌流心筋，丸ごとの心臓など）を用いるものがある．試験に用いられる組織および細胞標本はウサギ，フェレット，モルモット，イヌおよびブタなどの試験動物や，場合によってはヒトから入手されるが，関与するチャネルの種類，各種イオンチャネルの分布などを十分考慮し，適切な標本を用いる必要がある．成熟したラットおよびマウスでの再分極過程におけるイオン機序はヒトを含む大型の動物種と異なるため，これらの種から採取した組織を使用することは適切ではない．in vitro 電気生理学的試験を制限する要因としては生理的塩類溶液中への溶解性，ガラスやプラスチック製器材への吸着または非特異的結合，細胞毒性または物理化学的特性による細胞膜の統合性崩壊などがある．

5）in vivo 電気生理学的試験での留意事項　in vivo 電気生理学的試験ではイヌ，サル，ブタ，ウサギ，フェレットおよびモルモットなどが用いられるが，再分極過程におけるイオン機序を十分考慮して適切な試験系および動物種を選択し，その正当性を示すべきである．成熟したラットおよびマウスを用いることは，in vitro 試験と同様の理由で適切ではない．心電図以外の心室再分極に関する情報（単相性活動電位持続時間，有効不応期など），血圧，心拍数，不整脈などのパラメータも同時に評価できる．特に心拍数の変動はQT 間隔に直接影響を及ぼすため，Bazett あるいはFridericia などの一般的な補正式や動物個体別の補正式あるいは心臓ペーシングを用いて心拍数を一定にする方法も有効である．

b. フォローアップ試験および補足的安全性薬理試験　フォローアップ試験は，生命維持機能についてコアバッテリー試験で得られた結果よりもさらに深い理解や追加知識を得るために実施する．補足的安全性薬理試験は，コアバッテリー試験で検討されなかった器官系の機能への有害作用が懸念される場合に実施する．腎/泌尿器系，自律神経系，胃腸管系の他，依存性，骨格筋，免疫および内分泌機能などが検討されうる．

5.2.2 臨床開発に関連した試験の実施時期

ICH S7B を含むコアバッテリー試験の必須試験とされた非臨床試験は，ヒトに初めて投与される前に実施される．他の試験は必要に応じて随時実施を考慮すべきである．なお，使用動物の削減から，in vivo で評価を行う場合，可能な範囲で一般毒性試験への組込みを考慮すべきであるとしている．高度な受容体特異性が得られているバイオテクノロジー応用医薬品や抗悪性腫瘍薬ではこのようなケースが多い．進行がん患者における臨床試験のために，独立した安全性薬理試験の実施は必要ないが，臨床試験において，患者を重大なリスクにさらすような新たな具体的懸念が見出された場合は，安全性薬理試験の実施を考慮すべきである．

5.2.3 陽性対照物質および比較対照物質の使用

in vitro 試験では，標本の感度をその都度確認するため陽性対照物質の使用が求められている．一方，in vivo 試験では試験系確立段階では陽性対照物質を使用すべきだが，毎回の試験では必ずしも含める必要はないとされている．この規定の違いは，動物福祉 3Rs（Replacement, Reduction, Refinement）のうち特にReduction に配慮したものである．

また，QT 間隔延長の「化学的/薬理学的分類」に属する被験物質では，in vitro およびin vivo 試験で効力比較を容易にするため，比較対照物質（同じ分類に属するもの）の同時使用を考慮すべきである．

5.2.4 催不整脈モデルの意義

ICH S7B で必須試験として実施が要求されている「in vitro IKr 測定」と「in vivo QT 測定」は，いずれも QT 延長の可能性を評価する試験系であり，催不整脈作用の有無を直接評価する試験系ではない．その意味で，催不整脈作用を表す指標（電気的不安定性，不応期の時間的/空間的ばらつき，逆頻度依存性，活動電位波形の変化など）や動物モデルでの評価も有用と思われる．ICH S7B の 3.1.4 項においては，催不整脈モデルの開発・利用が積極的に推奨されている．近年提案されている多能性幹細胞由来の心筋細胞を用いた評価系や in silico 評価はその一例である． ［葛西智恵子・本坊敏保］

文　献

1) 藤森観之助（1993）：J. Toxicol. Sci., **18**, 3, App19–App22.

5.3 遺伝毒性

5.3.1 遺伝毒性の定義

遺伝毒性（genotoxicity）とは，外来性の化学物質や物理化学的要因，もしくは内因性の生理的要因などにより DNA や染色体，あるいはそれらと関連するタンパク質が作用を受け，その結果，細胞の DNA や染色体の構造や量を変化させる性質（事象）をいう．遺伝毒性は他の毒性と異なり，それ自体に毒性の実態はない．肝毒性，神経毒性，発がん性などは症状や病変として認識できるが，遺伝毒性自体の症状や病変はない．体細胞にこれら事象が起これば，がん化の引き金となり，生殖細胞に起これば次世代につながる遺伝病の原因となりうる．したがって遺伝毒性とはそれら疾患を引き起こす潜在的性質の1つであり，その性質は一般的に遺伝毒性試験によって評価される．直接的に物質と DNA との相互作用を測定し評価することもあるが，相互作用の結果に生じた DNA 損傷，DNA 修復反応，遺伝子突然変異，染色体異常を測定して調べることが一般的である．遺伝毒性とは別の言葉として変異原性（mutagenicity）がある．変異原性の定義として，「細胞あるいは微生物の遺伝物質（DNA，染色体）の量，あるいは構造の不可逆的かつ永続的な変化の誘発をさし，これらの変化は，単一の遺伝子あるいは遺伝子の一部，遺伝子群または染色体レベルにまで及ぶ」としている．これは，一塩基対から染色体レベルにまで及ぶ安定型のゲノム変異を意味する．遺伝毒性は変異原性に比べ広義であり，DNA や染色体に影響を与え，構造もしくは遺伝情報の変化をもたらすが，変異原性のように次の世代の細胞ゲノムに不可逆的変化を与えないものまで含む（図 5.3.1）．遺伝毒性があるが，変異原性が認められないものは DNA に対する誘発損傷の徴候ではあるが，がんや遺伝病を引き起こす遺伝子変化の直接的証拠ではないため，その重みは低い．したがって，遺伝毒性が関連するリスク評価においては両者を区別することが重要である．

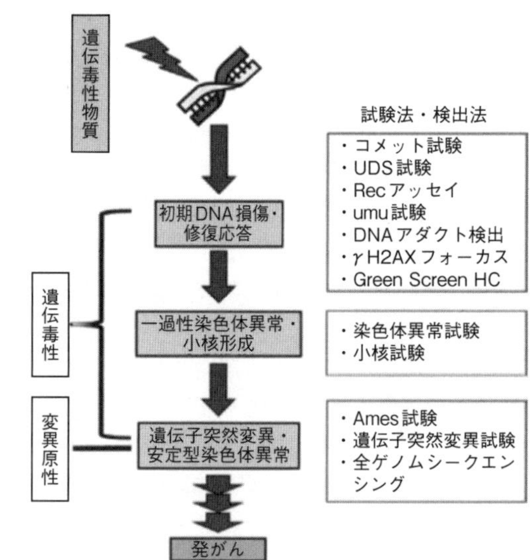

図 5.3.1 遺伝毒性．変異原性とその試験法

5.3.2 遺伝毒性の発現様式

遺伝毒性をもたらす外来性の化学物質には，直接 DNA に損傷を与え，DNA や染色体の構造的変化を引き起こすものと，タンパク質などに影響を与え，その結果，遺伝毒性を示すものがある．

a. DNA 損傷 DNA 損傷の外的要因としては物理的要因と化学的要因に分類できる．物理的要因としては，太陽光線中に含まれる紫外線や，X 線，γ線などの電離放射線などが挙げられる．紫外線は主として，隣接するピリミジン同士の共有結合を形成し，シクロブタン型ピリミジン二量体や，(6-4) 光産物などを DNA に形成する．電離放射線は様々なタイプの DNA 損傷を引き起こすことが知られているが，主要な損傷としては DNA の一本鎖および二本鎖切断がある．これら以外にも，ラジカルの発生により，8-ヒドロキシグアニンやチミングリコールなどの塩基の酸化修飾などのDNA損傷を引き起こす．一方，化学物質によるDNA損傷（修飾）は化学物質の種類や反応性の程度により多種多様である[1)]．対象となる化学物質自体が直接DNAに作用する場合と，その化学物質が，肝臓などに存在する薬物代謝酵素によって代謝活性化されてDNAに損傷を与える場合がある．これらDNA反応性化学物質の多くは求電子性を示し，共有結合による付加体を形成する．突然変異と関係が深いものとしては，アルキル化薬によるDNA塩基のアルキル化，マイトマイシンCなどによる隣接した塩基間での架橋形成などが挙げられる．発がん物質として有名であるベンゾ［a］ピレンやアフラトキシンなどは代謝活性化を受けて，大きな付加体を形成する．付加体の多くはDNA修復機構によって取り除かれるが，これら付加体はDNAポリメラーゼを阻害し，複製時に誤りを起こし，その結果，突然変異を引き起こしやすい．

DNA損傷はこのような外的要因だけでなく，細胞内で生じる通常の代謝によっても生じる．このようなDNA損傷は自然突然変異や，細胞老化の主たる要因であると考えられている．DNA損傷を引き起こす細胞活動には，酸素代謝があり，酸素の消費により反応性の高い活性酸素種が成生し，これが基となり8-ヒドロキシグアニンやチミングリコールなどが生じてDNA損傷を引き起こす．その他のDNA損傷としては塩基の脱離や脱アミノ化などDNAの化学的不安定性に由来するものなどがある．

b. DNA修復　ヒトを含む生物は細胞内のDNAの非常に広範囲にわたる損傷を効率的に修復するための様々な対抗措置を進化によって獲得してきた．一般的には，2つの過程がある．損傷が広範囲で重篤である場合，細胞はアポトーシスを起こし，細胞が変異細胞に変化しないように，生体内から効率的に除去される．一方，損傷が軽度である場合，細胞では一連のDNA修復作業が行われる．これは，細胞内DNA損傷反応ネットワークの一部であり，このネットワークにより損傷DNAを非損傷状態に回復させるか（誤りのない修復），もしくは修復したが，結果として突然変異を形成した状態で回復させる（誤りがち修復）．このDNA修復機構は，DNA損傷の種類に応じてさまざまな種類が存在し，そのほとんどはすべての生物に共通であることが知られている．以下に主な修復機構の概要を紹介する．

1）復帰型修復　DNA損傷を酵素反応により元通りにする最も単純で効率的な修復機構である．代表的なものとしては，紫外線によって生じたピリミジンダイマーや（6-4）光産物を，光エネルギーを利用して元どおりの塩基に復帰させる光回復酵素による修復がある．この酵素はバクテリア，一部の動物，植物に存在するが，ヒトでの存在は確認されていない．アルキル化薬によってメチル化されたDNAはO^6-メチルグアニンDNAメチル転移酵素（MGMT）によって脱メチル化される．O^6-メチルグアニンは突然変異を起こしやすく，MGMTの主な役割は，単純なアルキル化薬からDNAを保護することである．

2）ミスマッチ修復　ミスマッチ修復（mismatch repair, MMR）は，DNA複製や相同組換えの際に生ずる誤った対合（ミスマッチ）を修復する機構である．哺乳類細胞においては，MMRは2種類存在する．1つは，塩基置換や1～2塩基の短いループ構造をもつミスペアを修復する機構で，ミスマッチ修復タンパク質群が重要な役割を担う．まず，これら構造は，MSH2とMSH6の複合体によって認識され，MLHlとPMS2がその部位に動員され，それに引き続いて，除去，DNA合成，結合などの段階が開始され，修復される．もう1つは反復配列における複製機構のずれや，組換えのエラーによって生じた大きなループ構造をもつミスマッチに対する修復機構であり，このようなループ構造はMSH2とMSH3複合体によって認識された後，MLHl/MLH3複合体が組み込まれ，次の段階の修復機構が促進される．

MMRの研究から，MMR遺伝子の変異とゲノム不安定性との関連が明らかになった．遺伝性非腺腫大腸がん（HNPCC）患者の多くはマイクロサテライトとして知られる単純な反復配列領域で，多くの変異が観察され，このような遺伝的不安定性が，がんの素因と考えられている．また，HNPCC患者の85％は，MHL1あるいはMSH2遺伝子に変異をもつことから，その遺伝的不安定の原因は，MMR遺伝子の変異にある．このように，がんの発生・進展において直接的に重要な役割を果たす遺伝子変異を「ドライバー変異」という．

3）塩基除去修復　MMR経路が主にDNA複

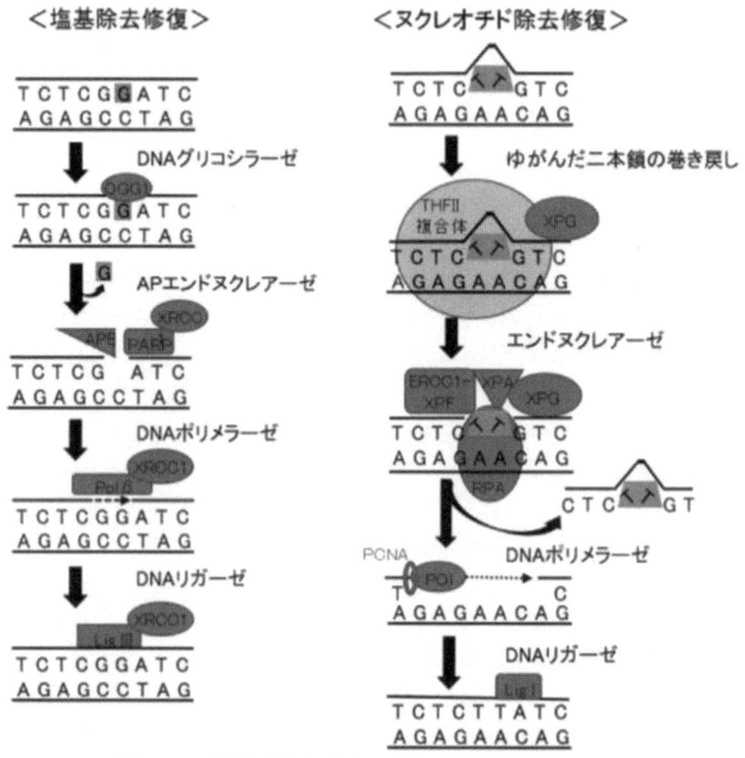

図 5.3.2　塩基除去修復（左）とヌクレオチド除去修復（右）

製後のエラーの検出と修復にはたらくのに対して，除去修復機構は，主として外的あるいは内的なDNA 損傷作用によって生じた異常に対応する．塩基除去修復（base excision repair, BER）は，酸化DNA 損傷（8-ヒドロキシグアニン）やアルキル化損傷，またシトシンの脱アミノ化により生じたウラシルなどが標的となる．多くの場合，これらの塩基損傷は修復されないと点突然変異を引き起こす．たとえば，8-ヒドロキシグアニンは，チミンと類似し，安定な8-ヒドロキシグアニンとアデニンの対を形成し，複製型DNA ポリメラーゼ（polβ）による校正からすり抜けるとG→T トランスバージョンが生じる．BER はDNA グリコシラーゼであるOGG-1やそれをコードしている遺伝子であるMUTYH が損傷塩基を認識して除去することから始まる．これらは，1 秒間に数百万塩基対のスピードで損傷をスキャンし，損傷部の塩基をDNA 骨格から切り取って脱塩基部位を形成する．脱塩基部位はポリ（ADP リボース）ポリメラーゼ（PARP）と修復に関与するタンパク質であるXRCC1 とともに，AP エンドヌクレアーゼによって認識される．一塩基のギャップをDNA ポリメラーゼβが埋め，最後にDNA リガーゼ（Lig III）がDNA 鎖を連結させる（図 5.3.2 左）．BER はゲノム安定性の維持に重要であるにもかかわらず，その関連遺伝子の変異によるヒト疾患や，遺伝性がん素因症候群はまだ報告されていない．

4）ヌクレオチド除去修復　ヌクレオチド除去修復（nucleotide excision repair, NER）は，紫外線よって誘発されたピリミジン二量体や，ベンゾ[a] ピレンなどの発がん物質によって生じる大きなDNA 付加体のようなDNA のらせん構造にゆがみを与えるような損傷の除去にはたらくDNA 修復系である．NER の構成因子はヒトの色素性乾皮症（xeroderma pigmentosum, XP）と，コケイン症候群（Cockayne syndrom, CS）の細胞を使って次第にわかってきた．XP は紫外線感受性で皮膚がんになりやすい遺伝的素因をもち，少なくとも7つの異なった相補的遺伝子群が存在する．NER には2種類の異なった機構がある．1つはゲノム全体を探索してDNA のらせん構造にゆがみをみつけるヌクレオチド除去修復（global genome repair, GGR）であり，もう1つは転写共役型で転写を妨げる損傷に対応したヌクレオチド除去修復（transcription-coupled repair, TCR）である．NERと転写との間に関係があることは興味深いことであり，活発に転写が行われている遺伝子内で，特に転写側のDNA鎖内の損傷が，他のゲノムでのDNA損傷に比べて優先的に速く修復される．XP遺伝子はGGRに関与するのに対して，CS遺伝子はTCRにおけて特異的な役割を果たす．それに引き続くNERの過程は両者で似ており，DNAはXPタンパク質を含むTFIIH複合体によって損傷部位周辺で局所的にゆがみが解消される．ゆがみが解除されるとXPAと複製タンパク質A（RPA）が，開いた中間体を安定化し，異常部位を除去するERCC1/XPFエンドヌクレアーゼを動員する．その後，DNAが合成され，連結されることによって，修復が完了する（図5.3.2右）．NERが欠損した患者は太陽光への感受性が高く，また皮膚がんリスクが1000倍以上に増えることが知られている．

5）DNA二本鎖切断修復　放射線などによるDNAの二本鎖切断（double strand break, DSB）は，最も重篤なDNA損傷であり，ゲノム恒常性の維持の驚異となる．DSBはDNA複製の際の複製フォークの停止部位，一本鎖切断部位の複製の際などにも発生する．DNA切断の修復を媒介するシグナル伝達経路の活性化には，PI(3)K様キナーゼであるATMとATRがかかわる．DSBはATMを活性化し，複製フォークの停止における一本鎖切断はATRを活性化する．これらタンパク質の活性化は，ヒストンH2AXを含む多くの標的をリン酸化し，クロマチン構造の局所的な変化をもたらす．ATMとATRの下流の標的にはチェックポイント介在タンパク質（CHK）が存在し，ATMは主にCHK2を活性化し，ATRはCHK1を活性化する．ATR/CHK1とATM/CHK2は，p53をリン酸化し，CDC25Aの抑制を介して，アポトーシスの誘導，細胞周期の遅延，DNA修復の亢進を行う．こうしたDNA損傷により誘発されるシグナル伝達の経路をDNA損傷応答とよび，この経路に関与するタンパク質は，センサー（ATM，ATRなど），トランスデューサー（CHK1，CHK2など），エフェクター（CDC25Aなど）に分類される．DSBの修復そのものは，タンパク質複合体であるMRE11/RAD50/NBS1（MRN複合体）によってDSBが認識される

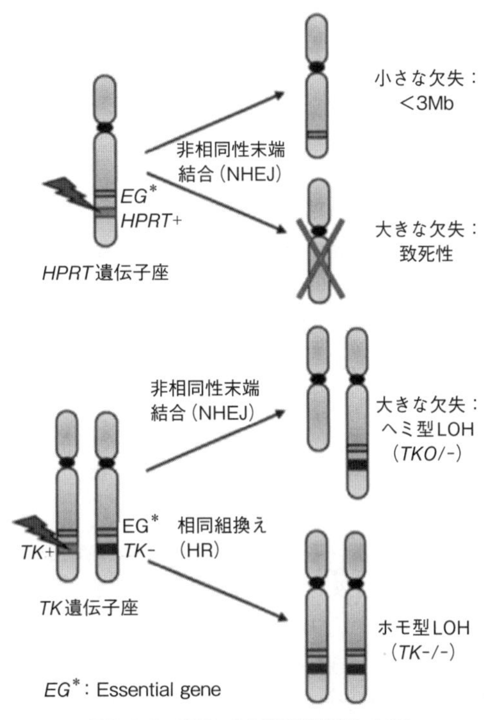

図5.3.3　DNA二本鎖切断修復とLOH

ことによって開始される．この修復過程は酵母からヒトに至る広範囲の種でほぼ類似しているが，最も多用される過程は動物種によって異なる．相同組換え（homologous recombination, HR）と，非相同性末端再結合（non-homologous end joining, NHEJ）が一般的な修復過程として知られているが，酵母ではHRが，哺乳類細胞ではNHEJが優先してDSBにはたらく（図5.3.3）．

ⅰ）相同組換え修復（HR）　HRによる修復は，DNA合成後の姉妹染色分体間で起こるため，DNA複製の際の複製フォークの停止部位や，一本鎖切断部位で生じたDSBに主にはたらく．切断により生じたDNA断片由来の単鎖DNAが3'-末端側から挿入し（Dループ構造），相補鎖を鋳型にDNA合成を行う．MRN複合体は，DNA鎖切断の認識，DNA鎖の切断末端に結合して5'→3'にDNA鎖を削って3'-末端を突出させる際に役割をはたしていると考えられている．RAD51はBRCA1/2と複合体を形成し，DNA断片と相同な姉妹染色分体上の配列を検索し，Dループの形成を促進する．その後，RAD51はDNA二本鎖内の一本鎖と別の一本鎖配列との相同配列を交換し，ホリディジャンクション

(holiday junction, HJ) とよばれる相同組換えにより形成される交叉 (中間体) を形成させる. 最後にDNA解離酵素であるリゾルベースがこのHJ構造を乖離させ, エラーのない2コピーの完全なDNA分子が形成される.

ii) 非相同性末端再結合 (NHEJ)　DSBの修復のもう1つの経路がNHEJである. NHEJはDSBの末端同士が結合するので, HRがはたらくことができない G_1 (G_0) 期におけるDSBの修復は, もっぱらこの機構に依存する. したがって, 放射線などの外来性因子によるDSB損傷にはNHEJがはたらく. NHEJの過程は, 切断されたDNA末端が, Ku70/Ku80のヘテロ二量体によって認識されることから始まる. これはDNA依存性プロテインキナーゼと, ヌクレアーゼであるアルテミスを動員する. その後, XRCC4とDNAリガーゼIVを含む複合体が切断されたDNA末端に結合する. NHEJの結合末端には正確な結合を可能とするための短い相同領域 (microhomology) がのりしろのように存在することが多い.

6) 損傷乗り越え複製反応　損傷乗り越え複製 (translesion DNA synthesis, TLS) は, 損傷DNAを鋳型に強行的に複製を行う機構である. ポリメラーゼ活性をもつ酵素の他に, ユビキチン化に関わる酵素やDNAの滑る留め金としてはたらく増殖細胞核抗原 (PCNA) が関与する. 鋳型DNA鎖上の損傷を乗り越える際に正しい塩基を挿入すれば損傷は修復され, 誤った塩基の挿入は突然変異を引き起こす. また, 損傷部位でのTLS機構の停止は, 染色体異常や細胞死をもたらすことが知られている. したがって, TLSはDNA損傷に基づく突然変異の抑制と誘発に重要な役割をはたしている.

c. 突然変異・ゲノム変化

1) 安定型変異　DNA損傷に対して, DNA修復機構が適切にはたらかなかった場合や, 修復の誤りは最終的にゲノム中に不可逆的, かつ永続的な安定型の突然変異をもたらす (変異原性). この突然変異は, 一般に, 塩基配列レベルでの変異を指標にした遺伝子突然変異と, 染色体レベルでの大きなゲノム変異に分けられる. 遺伝子突然変異は, 塩基置換やフレームシフト変異などの比較的小さな変異を対象とする点突然変異と, より大きな変異 (欠失, 挿入など) に分けられる. 塩基対置換とは, 正しいヌクレオチドのところに誤ったヌクレオチドが置き換わることである. 塩基対置換には, プリン塩基 (アデニン, グアニン) からプリン塩基, あるいはピリミジン塩基 (シトシン, チミン) からピリミジン塩基への変異を表すトランジションと, プリン塩基からピリミジン塩基あるいはピリミジン塩基からプリン塩基へ置換するトランスバージョンがある. フレームシフト変異は, 1〜2塩基の欠失あるいは付加により, mRNAからタンパク質への翻訳の際の枠組み (アミノ酸は3塩基ずつのコドンにより指定されている) がずれることにより遺伝子機能が不活化する変異である.

電離放射線の曝露により染色体異常形成を誘発するDNA修復の誤りは, DSBの誤った修復, あるいは同時に起こっている他の損傷に対する修復機構の相互作用により起こる. その結果, 修復時に染色体断片が誤って再結合することによる染色体内変異 (欠失や逆位), あるいは染色体間変異 (二動原体, 転座など) を引き起こす. 二動原体染色体は, 細胞分裂の際に, 姉妹セントロメアが対極の中心体に引っ張られるために架橋を形成し, これは分裂後再びDSBをもたらす. これを, 切断-融合-架橋 (breakage-fusion-bridge, BFB) サイクルという (図5.3.4). このBFBサイクルが染色体不安定性を拡大し, 染色体の転座, 増幅, 欠失を引き起こし, 最終的はゲノム中に複雑な染色体異常を引き起こす[2].

DSBはエラーフリー型修復であるHRが正しくはたらいた場合でも突然変異をもたらす. HRはDNA複製後, 姉妹染色分体間で起こる限り, エラーのない修復経路であるが, 相同染色体間で起こる場合, 組換えの鋳型染色体のDNA配列に変異があると, その変異がホモ化し, いわゆるヘテロ接合性の消失 (loss of heterozygosity, LOH) を引き起こす (図5.3.3). LOHは多くのヒトがん組織のがん抑制遺伝子が係わる重要な突然変異機構である.

突然変異はゲノム中のどの場所にも起こりうるが, どこに起こるかが重要で, それによって増殖優位性をもち, 発がんに寄与するものになるかどうかが決まる. たとえば, DNA修復や細胞増殖, 細胞周期チェックポイントに関与するタンパク質の構造を変化させるような変異となることがあれば, タンパク質の構造や機能にほとんど影響しない変異となる場合もある. 「ドライバー変異」は, 主にがん関連遺伝子に起こる変異で, 細胞に増殖優位性を与える. 一方, 「パッセンジャー変異」は増殖優位性を

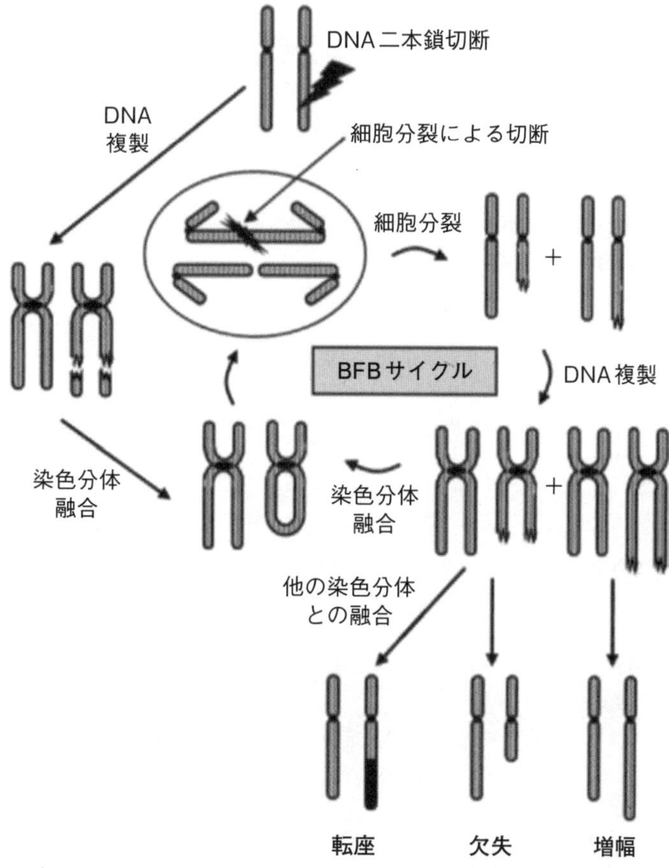

図5.3.4 breakage-fusion-bridge（BFB）サイクルによる染色体異常の誘発

与えない変異である．ドライバー変異の中にはゲノムの不安定化を導き，突然変異頻度を上昇させ，さらなる突然変異をもたらすものがある．p53は，アポトーシスの誘導，細胞周期チェックポイント，DNA修復に関与し，このp53変異細胞は易変異表現型（mutator phenotype）を示すことが知られている．

2）一過性異常　　損傷を受けたDNAが，DNA複製後，細胞分裂の前にM期を迎えると，様々な染色体の異常が観察される．染色体異常は，染色体の構造異常と染色体の数の異常に分けられる．構造異常は，さらに染色体型異常（chromosome-type）と，染色分体型異常（chromatid-type）に分類される．G_1期に細胞がDNA損傷を受けると染色体型異常が起こり，S期およびG_2期のDNA損傷では染色分体型異常が誘発される．このような染色体の形態的変化をもつ細胞の多くは，生き残る可能性は少なく，次第に細胞集団から排除され，最終的にはそのような染色体異常は観察されなくなる．したがって，このような染色体異常は非永続的であり，厳密には変異原性とはいえない．

染色体異常として観察される無動原体染色体断片は，中間部欠失，末端部欠失，および二動原体染色体や環状染色体の形成により生じる．細胞分裂後期から終期に無動原染色体断片が娘核に入らなかったり，または分裂後期にすべての染色体が両極に分かれることができなかったりすると，細胞質中に小核（micronucleus）が形成される．小核も染色体異常と同様に一過性の変化であるが，染色体異常と異なり，小核をもつ細胞のすべては最終的には集団から消失する．したがって，小核の形成は変異原性ではないとするのが妥当である．

d. 非DNA損傷型遺伝毒性　　遺伝毒性を示す因子であっても直接DNAや染色体に作用しないものもある．チュブリンの重合阻害物質であるコルヒチンは細胞分裂装置に影響を与え，染色体の数的異

表 5.3.1 OECD 遺伝毒性試験ガイドラインの現状（2015 年）

試験の種類*	番号	試験名	採択年	改訂年	削除年
Vitro	471	細菌を用いる復帰突然変異試験（Ames 試験）	1983	1997	
Vitro	473	哺乳類細胞を用いる染色体異常試験	1983	1997/2014	
Vivo	474	哺乳類赤血球小核試験	1983	1997/2014	
Vivo	475	哺乳類骨髄細胞染色体異常試験	1984	1997/2014	
Vitro	476	哺乳類細胞を用いる HPRT，Xprt 遺伝子突然変異試験	1984	1997/2015	
Vivo (Germ)	478	齧歯類を用いる優性致死試験	1984	2015	
Vivo (Germ)	483	哺乳類の精原細胞を用いる染色体異常試験	1997	2015	
Vivo (Germ)	485	マウス転座試験	1986		
Vivo	486	哺乳類肝細胞を用いる不定期 DNA 合成（UDS）試験	1987		
Vitro	487	哺乳類細胞を用いる小核試験	2010	2014	
Vivo	488	トランスジェニック動物を用いる遺伝子突然変異試験	2011	2013	
Vivo	489	哺乳類アルカリコメット試験	2014		
Vitro	490	哺乳類細胞を用いる *TK* 遺伝子突然変異試験	2015		
Vivo (Germ)	477	ショウジョウバエを用いる伴性劣性致死試験		1984	2013
Vitro	479	哺乳類細胞を用いる姉妹染色分体交換試験		1986	2013
Vitro	480	酵母を用いる遺伝子突然変異試験		1986	2013
Vitro	481	酵母を用いる体細胞組換え試験		1986	2013
Vitro	482	哺乳動物細胞を用いる不定期 DNA 合成試験		1986	2013
Vivo	484	マウススポットテスト		1986	2013

*：Vitro：in vitro 試験，Vivo：in vivo 試験，Vivo（Germ）：生殖細胞での in vivo 試験.

常を引き起こす．また，DNA 修復阻害，アポトーシス抑制，細胞周期停止などを引き起こす化学物質も後述する遺伝毒性試験で陽性を示すことがある．これら化学物質のターゲットは DNA ではなくタンパク質であり，非 DNA 損傷性遺伝毒性物質と定義することができる．

染色体の数的異常が疾患の原因であるのか，それとも結果であるのかの議論はいまでも続いている．遺伝病にはモノソミー（ターナー症候群）やトリソミー（ダウン症候群）などの染色体の異数性を示す疾患が多く存在するが，それら疾患が，外的要因によって誘発されたという証拠はない．また，がん組織においても異数性，倍数性を示す細胞は多く観察されるが，ほとんどの場合非クローン性の変化であり，細胞のがん化に伴う「パッセンジャー変異」と考えられ，細胞のがん化過程に寄与する「ドライバー変異」とは異なる．

5.3.3 遺伝毒性試験

化学物質の遺伝毒性を検出するために，様々なモデル生物を用いた遺伝毒性試験法が開発されている．現在，OECD では化学物質のヒト健康影響を評価するための毒性試験に関して 60 以上の試験法がガイドライン化されているが，そのうち 13 の試験法が遺伝毒性に関するものである（表 5.3.1）．遺伝毒性試験法は，細菌や哺乳類培養細胞などを用いる in vitro 試験と，マウス，ラットなどの動物個体を用いる in vivo 試験に分類できる．これら試験は主に体細胞を介する遺伝毒性発がん性のスクリーニング試験として利用されることが多いが，後者の in vivo 試験のうちいくつかは，ターゲットとして精子や精巣を用いることにより，生殖細胞を介した遺伝性疾患誘発性のスクリーニングとして用いられている．しかしながら，現実的にはヒトの遺伝病が，外来性の化学物質で誘発された事例は報告されておらず，遺伝毒性試験の主たる目的はもっぱら体細胞での発がん性のスクリーニングである．

in vitro 試験は，一般に簡便，低コストであり，また，結果も比較的短時間で得ることができる．in vitro 試験に用いられる細菌や哺乳類培養細胞は，一般にシトクロム P450（P450）を代表とする薬物代謝酵素活性を欠いているため，ベンゾ［a］ピレンやアフラトキシンなどのように代謝物が遺伝毒性を示す化学物質に対しては有効ではない．このため，代謝物を含めてその化学物質の遺伝毒性を検索する場合には，肝臓ホモジネートの9000×g上清（S9）を添加して試験を行う．S9は，薬物代謝酵素誘導薬（フェノバルビタールと5,6-ベンゾフラボンの併用など）で処理したラットから調製する場合が多いが，目的に応じて他の齧歯類やヒト由来のS9を用いて試験を行う場合もある．S9にはNADPHなどの電子伝達系にかかわる補助因子を添加して用いる（S9と補助因子の混合液をS9 mixとよぶ）．S9 mixを添加する代わりに，クローニングした複数のヒトP450遺伝子を導入した微生物株や哺乳類培養細胞が樹立され，in vitro遺伝毒性試験に利用されている．また薬物代謝酵素活性を有している初代肝細胞をin vitro試験に用いる場合もある．

in vivo試験は，化学物質の吸収，分布，代謝，排泄などを反映した結果を得ることができるため，in vitro試験の結果よりもヒトへのリスク評価を行う際の外挿性が高い．全身曝露を考慮して，骨髄，末梢血を対象組織として試験を行うのが一般的であるが，特定の臓器や組織での発がん性が疑われる場合，化学物質の用途により（化粧品など）他の組織での試験が望ましい場合，骨髄や末梢血では十分な曝露が期待できない場合などはその限りではない．

個々の遺伝毒性試験は，その生物種とエンドポイントの検出に最適にデザインされており，特定の試験だけですべての遺伝毒性を検出できるわけではない．遺伝毒性試験では通常，相補的な種々の遺伝毒性試験を組み合わせることにより，化学物質がもつ広範な潜在的遺伝毒性を検出することが要求される．2012年の医薬品規制調和国際会議（ICH）において「医薬品の遺伝毒性試験及び解釈に関するガイダンス（ICH S2（R1））」が制定されたが，ここでは，遺伝毒性試験の標準的組合せとして，2つもオプションが示されている．第一のオプションは，(1) Ames試験（in vitro試験），(2) 哺乳類細胞を用いた染色体異常試験，小核試験，もしくはマウスリンフォーマ試験（in vitro試験），(3) 齧歯類を用いる造血組織での小核試験あるいは染色体異常試験（in vivo試験）．第二のオプションは哺乳類細胞を用いたin vitro試験を必要としない組合せ試験であり，その代償として2つのin vivo試験が求められる．この場合，(1) Ames試験に加えて (2) 齧歯類を用いる造血組織での小核試験あるいは染色体異常試験と，(3) 肝臓でのトランスジェニック遺伝子突然変異試験，もしくはコメット試験が推奨される．

a. in vitro 試験

1) 細菌を用いる復帰突然変異試験（Ames試験）　細菌のDNAの構造や機能，あるいは突然変異誘発機構は，基本的には高等動物と共通すると考えられている．細菌を用いる変異原性試験法の利点としては，DNAの損傷や修復機構の研究が進んでいることから変異原性検出のための様々な変異菌株が充実していること，試験法は高等生物に比べて操作が簡単で，短時間に多くの検体を試験でき，経費が安価であること，また，すでに多くの試験がなされ，データベースが充実していること，などが挙げられる．最も汎用されている試験法は復帰突然変異試験（Ames試験）である．ネズミチフス菌（*Salmonella typhimurium*）と大腸菌のアミノ酸要求性株を用いて，その復帰突然変異を指標として変異原を検出する方法である．Bruce Amesによってネズミチフス菌を用いる試験法が開発されたことから，大腸菌を用いる方法も含めて広義にAmes試験とよばれている．試験用ネズミチフス菌株はいずれもヒスチジン生合成に関与する酵素遺伝子（たとえば*hisG*, *hisD*）に変異があり，ヒスチジンを含まない培地上では生育できない（ヒスチジン要求性）．しかし化学物質の作用によって当該遺伝子に変異が起こるとヒスチジンを合成できるようになる（ヒスチジン非要求性）ため，ヒスチジンを含まない培地上でコロニーを形成できるようになる．試験菌株の表現型がヒスチジン要求性から非要求性に復帰するため，復帰変異試験とよばれる．復帰変異は，元の変異部位が再度変異することによって元に戻る場合もあるが，変異部位の周辺，あるいはtRNA遺伝子に変異が起きて表現型が復帰するため，比較的多様な変異を検出することができる．Ames試験に用いるネズミチフス菌株としては，塩基置換変異を検出するTA1535，TA100，TA102，フレームシフト変異を検出するTA1538，TA98，TA1537，TA97などがある（表5.3.2）．これら試験菌株は，いずれも細胞壁のリポ多糖類の生合成に関与する遺伝子に欠損（*rfa*変異）があり，疎水性の化学物質の膜透過性が高くなっている．またTA102株を除く株では，ヌクレオチド除去修復に関与する*uvrB*遺伝子の欠失により，変異原および紫外線への感度が高められている．さらに，DNA損傷を効率よく突然変異に転換させるために，TA97，TA98，TA100，TA102にはpKM101プラスミドが導入されており，誤りがちト

表 5.3.2　代表的な Ames 試験菌株の特性

菌株名	変異遺伝子	DNA 修復変異	膜変異	プラスミド	検出できる変異	自然復帰変異体数/プレート
ネズミチフス菌						
TA1335	*hisG46*	*uvrB*	*rfa*	無	塩基置換（G：C 部位）	10 ～ 30
TA100	*hisG46*	*uvrB*	*rfa*	pKM101	塩基置換（G：C 部位）	90 ～ 200
TA1538	*hisD3052*	*uvrB*	*rfa*	無	フレームシフト（−2）	5 ～ 20
TA98	*hisD3052*	*uvrB*	*rfa*	pKM101	フレームシフト（−2）	20 ～ 40
TA1537	*hisC3076*	*uvrB*	*rfa*	無	フレームシフト（−1）	5 ～ 15
TA97	*hisC6610*	*uvrB*	*rfa*	pKM101	フレームシフト（−1）	90 ～ 180
TA102	*hisG428*	野生型	*rfa*	pKM101, pAQ1	塩基置換（A：T 部位）	100 ～ 300
大腸菌						
WP2*uvrA*	*trpE65*	*uvrA*	野生型	無	塩基置換（A：T 部位）	10 ～ 30
WP2*uvrA*/pKM101	*trpE65*	*uvrA*	野生型	pKM101	塩基置換（A：T 部位）	30 ～ 160

ランスリージョン DNA 合成活性が高まっている．

大腸菌の場合は，トリプトファン要求性変異体 WP2*uvrA* または WP2*uvrA*/pKM101 を用いる（表 5.3.2）．試験の原理および方法は，アミノ酸要求性がネズミチフス菌の場合のヒスチジンがトリプトファンに代わるだけで，ネズミチフス菌の場合と同様である．塩基対置換型の変異原に高感受性で，またヌクレオチド除去修復に関与する *uvrA* 遺伝子が欠損した紫外線感受性株である．

2）哺乳類細胞を用いる遺伝子突然変異試験　哺乳類培養細胞を用いる遺伝子突然変異試験には，主に内因性の薬剤耐性遺伝マーカー（*HPRT*，*TK* 遺伝子）を用いた劣性型突然変異を指標として用いる．Ames 試験が復帰突然変異試験であるのに対して，これら遺伝子の変異は遺伝子をコードするタンパク質の消失，もしくは不活化をもたらす様々なタイプの変異検出することができるため前進突然変異試験ともよばれる．X 染色体上に位置する *HPRT* 遺伝子はプリン塩基のサルベージ回路に関与するヒポキサンチン・ホスホリボシル転移酵素をコードしており，この酵素活性を失った細胞は，DNA 合成を阻害する核酸代謝毒である 6-チオグアニン（6-TG）に対して耐性となる．細胞を化学物質で処理後，6-TG を含む培地で細胞を培養し，突然変異によって耐性となった細胞コロニーの出現数からその化学物質の変異原性を評価することができる．本試験は，活性型 X 染色体を 1 本もつ 2 倍体細胞であれば，樹立された細胞株だけでなく，ヒトリンパ球などの初代培養細胞も用いることができる．汎用される細胞株としては，チャイニーズハムスター細胞株 CHO，CHL および V79 などが挙げられる．本試験で検出される突然変異は，主に *HPRT* 遺伝子内の点突然変異や比較的小さな欠失や挿入，ならびに 3 Mb 以下の *HPRT* 遺伝子全体を含む欠失である．染色体レベルの大きな X 染色体上の欠失は，*HPRT* 遺伝子近傍に存在する細胞の生存に重要な遺伝子（essential gene, EG）の欠失をも伴うため，致死性となり検出できない（図 5.3.3）．

TK 遺伝子はチミジンキナーゼをコードし，この酵素が欠損すると細胞はトリフルオロチミジンに対して耐性となるため，*HPRT* 遺伝子と同様に遺伝子突然変異試験のマーカーとして用いることができる．*TK* 遺伝子は常染色体上に存在しており（ヒトは 17 番染色体，マウスは 11 番染色体），劣性型突然変異を検出するためには *TK* 遺伝子はヘテロ（$TK^{+/-}$）である必要がある．そのため特定の細胞でしかこの試験は利用できない．マウスリンパ腫細胞株 L5178Y，ヒトリンパ芽球細胞株 TK6 は，化学物質での変異によりあらかじめ，*TK* 遺伝子の片側のアリルに点突然変異が導入されているため，*TK* 遺伝子突然変異試験に用いることができる．特に L5178Y を用いた試験系はマウスリンフォーマ試験（MLA）といわれる．*TK* 遺伝子突然変異試験の最大の特徴は，*TK* 遺伝子内の比較的小さな欠失や挿入だけでなく，染色体レベルの大きな欠失や，相同染色体間の組換え変異をも検出できることである．後者の変異は，ヒトの腫瘍形成において一般的に認められるがん抑制遺伝子の遺伝子変化である

LOHと同様であり，がん発生機構のモデルとしても，試験系の意義は高い（図5.3.3）．このように*TK*遺伝子突然変異試験は，点突然変異から染色体レベルの大きな遺伝子変化まで検出できる広範囲の突然変異スペクトルをもつ．さらに，*TK*突然変異体には増殖性の異なる2つの変異体細胞が存在し，増殖が遅い変異体は染色体レベルの大きな遺伝子変化を伴うことから，増殖性の違う変異体細胞を区別することにより，その化学物質が主として点突然変異を誘発するのか，染色体レベルのLOH型変異を誘発するのかを推定することができる．

3）哺乳類細胞を用いる染色体異常試験　染色体異常試験は，哺乳類の培養細胞を被験物質で処理した後，一定時間後に分裂中期の細胞の染色体標本を作製して，光学顕微鏡により染色体の構造異常および数的異常（倍数体）を検索する試験である．ここで観察される染色体異常は，遺伝病やがん組織で観察される安定型の染色体異常と異なり，一過性で，染色体異常をもつ細胞の多くは死滅すると考えられている．そのため，厳密には変異原性を評価している訳ではない．しかしながら，哺乳類細胞を用いた染色体異常試験は，染色体構造をもたない細菌と違った複雑な機能を営む哺乳類細胞に対して，化学物質の及ぼす直接的な遺伝的影響をとらえることができる点で，欠かすことのできない方法として評価され，各種試験法のガイドラインに取り入れられている[3]．使用する細胞は，染色体が大きくかつその数が少なく，比較的安定な核型を示すチャイニーズハムスター細胞株（CHO，CHL，V79）が，扱いやすさ，解析の容易さの点から汎用されている．また，初代ヒトリンパ球細胞や，ヒトリンパ芽球細胞株TK6なども用いられる．

染色体の異常は，構造の異常と，数の異常に分けられる．構造異常には前述したとおり2つの基本型がある．染色体型異常は染色体の両方の，染色分体上の同一部位に関与する異常である．染色分体型異常は染色体の一方の染色分体のみに関与する異常である．これらの異常はさらに2つのタイプに分類できる．1つは単純な切断（break）であり，もう1つは，2カ所以上の切断部位での相互変換により生ずる交換（exchange）型異常である．交換型異常には多種多様なものが含まれているが，基本的な分類は染色体型，染色分体型ともに同じである．染色体の構造異常を引き起こす物質をclastogenとよぶ．

数的異常には異数性（aneuploidy）と倍数性（polyploidy）とがある．前者は染色体の数が1～数本増加または減少するもので，その結果，高二倍性（hyperdiploidy）や低二倍性（hypodiploidy）細胞が生じる．一方，倍数性は染色体数が倍化する現象で，これによって三倍性（triploidy）や四倍性（tetraploidy）細胞などが形成される．これらは分裂機構に対する傷害作用や細胞融合の結果として生ずるもので，細胞質分裂の阻害，紡錘糸の機能障害による細胞分裂阻害，一部染色体の不分離（non-disjunction）による不均等分裂，分裂期あるいはG_2期への移行阻害など種々の要因が含まれる．

4）哺乳類細胞を用いる小核試験　分裂中期の染色体解析は手間がかかり，また染色体の観察には熟練を要するため，簡単な細胞遺伝学的手法として小核試験の重要性が高まっている．小核は，染色体の断片または丸ごとの染色体を含む主核と離れて存在する主核と同様に染色されたクロマチン構造をもつ小体である．これは，染色体の構造異常，あるいは数の異常を誘発する染色体の分裂装置の異常により生成された紡錘糸が結合していない染色体断片または染色体が，細胞分裂の際に両極に移動できず主核に取り込まれず取り残されるために生成する．したがって，小核が生成されたということは染色体の構造異常，あるいは数の異常が起こった証拠である．in vitro小核試験は，細胞に被験物質を作用させ，一定時間後に間期細胞のスライド標本を作製して細胞質内に小核を有する細胞を観察することにより染色体異常誘発性を検出する．この試験は染色体異常試験と同等の試験とされているが，先に述べた簡便さとともに，丸ごとの染色体を含む小核も検出できることから，異数性誘発物質（aneugen）の検出にも利用されている．構造異常と異数性を区別するためには，染色体の動原体のDNA配列に対する特異的DNAプローブを用いたFISH法（fluorescence in situ hybridization）により，小核中の動原体の有無を判定し，その小核が構造異常に由来する染色体断片なのか，異数性による丸ごとの染色体であるかを調べることができる．

使用する細胞は，哺乳類培養細胞を用いる染色体異常試験で使用できる細胞であれば使用できる．また，染色体数が多く染色体の観察が難しい細胞への利用も容易である．小核が生成するには，細胞分裂が必要である．そのため，アクチン重合阻害剤のサイトカラシンB（cytoB）を使用し分裂細胞を識別する方法が開発されている．cytoB存在下で細胞分裂した細胞は，核は2つに分かれるため，この二核の細胞を観察対象とすれば分裂細胞のみでの小核観察が可能である．ただし，株化細胞のように高い細胞分裂により増殖が速い細胞の場合にはcytoB使用は不要である．

b. in vivo 試験

1）小核試験　哺乳類赤血球小核試験は，動物の骨髄または末梢血中の幼若赤血球（多染性赤血球または網状赤血球ともよばれる）を観察し，小核をもった細胞の比率を測定することで化学物質のin vivoでの染色体異常誘発性を検索する方法である．通常は齧歯類が用いられるが，その他の動物種（イヌ，霊長類，ヒト）についても研究が行われている．骨髄赤芽球が幼若赤血球に分化し，末梢血中に移動する際，主核は脱核し，通常無核細胞となる．その後，この間に形成されていた小核は細胞質内に留まる可能性がある．これらの細胞には主核がないため，小核の視認化や検出は容易である．小核は，無動原体染色体，遅延染色体断片，または染色体全体から生じることもあるため，本試験は，染色体異常誘発物質と異数性誘発物質の両方について検出能がある．動物への被験物質の投与は，ヒトの曝露経路を基本とするため通常，経口投与が用いられる．骨髄を用いた小核試験では，一般的に，1日1回，2日間投与後，18〜24時間の間に標本作製を行い，小核を観察する[4]．

in vitro小核試験と同様にFISH法を用いることにより，染色体異常誘発物質（動原体のない小核を形成）と異数性誘発物質（動原体のある小核を形成）を識別することができる．小核試験が陽性の場合は，当該物質がin vivoにおいて遺伝毒性を有する高いエビデンスとなる．ただし，小核形成は低体温，造血機能の更新などDNA損傷とは無関係の要因によっても誘発されるので，結果の解釈には注意を要する．小核試験が陰性の場合は，in vivoにおいて遺伝毒性を発現しない可能性を示唆するが，その際には骨髄が被験物質に十分曝露されていることをトキシコキネティクス，あるいは幼若赤血球の割合低下で証明することが重要である．

2）トランスジェニック動物を用いる遺伝子突然変異試験　本試験で用いられるのは主としてMuta™Mouse，BigBlue®，*gpt*deltaとよばれるトランスジェニックマウスおよびラットである[6]．これらのゲノムには，λファージDNAをベクターとして，突然変異を検出するためのレポーター遺伝子が多コピー導入されている．レポーター遺伝子はλファージまたはバクテリア由来であり，動物個体内では発現せず遺伝子機能による選択圧を受けないため，遺伝的に中立であるといえる．通常の試験では，動物個体を化学物質に曝露させたのち，各種の臓器（たとえば肝臓，胃，大腸，骨髄など）からDNAを抽出しin vitroパッケージング法によってファージ粒子を回収する．回収したλファージを宿主大腸菌に導入することで，動物の体内（in vivo）で起きた変異を大腸菌の変異体として検出することができる．この試験の最大の利点は，生殖細胞を含むすべての臓器で突然変異を観察できる点であり，発がんの標的臓器において変異を観察し，当該物質が遺伝毒性を介してがんを誘発したか否かについて知見を得ることができることである．

動物への投与経路は，強制経口投与が一般的だが，他の方法を選択することも可能である．突然変異は投与ごとに蓄積することから，十分な突然変異誘発能を検出するためには反復投与が必要とされており，通常の組織では1日1回28日間の反復投与と最終投与後3日目の試料採取が推奨されている．また，実験動物福祉の立場から，試験に用いる動物数を削減する目的で，一般毒性試験への組入れ（integration），または小核試験などの他の遺伝毒性試験との組合せ（combination）も推奨されている．

3）コメット試験　コメット試験（単細胞ゲル電気泳動法ともよばれる）は，化学物質によるDNAの初期損傷を検出する試験法である．コメット試験には，中性とアルカリ性の2つの試験法がある．中性コメット法はDNAの二本鎖切断の検出に有効であり，アルカリコメット法は二本鎖切断に加えて，一本鎖切断，AP部位（脱塩基部位）やアルカリ感受性部位を有するDNA損傷の検出も可能である．遺伝毒性試験としてはアルカリコメット法が主流である．細胞が採取，単離できればどの臓器（器官）でも実施可能である．投与回数や投与経路は小核試験と同様で構わないが，初期損傷の検出系であることから，化合物によって受けた損傷が修復される前に標本作製することが求められる．一般的には，被験物質を2回あるいは3回投与し，最終投与後2〜6時間で標本作製することが推奨されている．

臓器の一部から単離した細胞の懸濁液と低融点アガロース液を緩やかに混和し，スライドグラス上に塗布し，コメット試験の標本を作製する．その後，界面活性剤と高濃度の塩を含むアルカリ溶液に浸し，細胞膜や核膜などを融解させ，標本を高アルカリ条件下（>pH 13）で電気泳動する．泳動緩衝液が高アルカリであることにより，アンワインディング（DNA の巻き戻しや二本鎖が一本鎖へとなる）され，一本鎖切断された DNA も電気泳動され検出可能となる．電気泳動は，分子量によって移動距離が異なるため，損傷を受け，低分子量化した DNA 断片は，その程度に応じて核から尾を引いた彗星（コメット）のような像を呈する．コメット試験の評価には，DNA 損傷性を定量的に評価するために，画像解析装置を用いて解析し，全体の DNA に対する尾の DNA 量の割合（% tail DNA）や尾の長さ（tail length）などが指標として用いられる．コメット試験は一般に高感度の試験とされているが，大きな DNA 付加体などの検出は困難である．また，アポトーシスにより二次的な DNA 損傷が起こりしばしば偽陽性結果をもたらすことがあるので，その評価は慎重にすべきである．

4) *Pig-a* 試験　*Pig-a*（phosphatidylinositol glycan anchor biosynthesis, class A）試験は，近年開発された赤血球を対象とした in vivo 遺伝子突然変異試験である．*Pig-a* 遺伝子は X 染色体上に位置し，その遺伝子産物は，赤血球の膜タンパクである GPI アンカー生合成の第一段階に関与する．この遺伝子に突然変異が起こると，赤血球は GPI アンカー膜タンパク質を消失する．この原理を利用し，赤血球の GPI アンカー結合タンパク質である CD24 や，CD59 に対する蛍光標識抗体で染色し，フローサイトメーターによってこれらの GPI アンカー結合タンパク質が細胞膜表面に提示されている赤血球とされていない赤血球を識別することができる．赤血球全体のうちのこれらの表面マーカータンパク質が提示されていない赤血球を計数することにより，遺伝子突然変異体の頻度を測定することができる．*Pig-a* 試験は，少量の末梢血とフローサイトメーターを用いて遺伝子突然変異の解析が可能な手法であり，トランスジェニック動物を用いた遺伝子突然変異試験と比較して，短時間で効率的に in vivo での遺伝子突然変異の評価が可能である．また，解析に必要な血液サンプルは，動物の尾静脈より少量採血するだけで十分であり，実験動物を解剖する必要がないため，経時的に遺伝子突然変異の推移をモニタリングすることができる．また，他の毒性試験と組み合わせて行うことができるため，実験動物の削減にも有効である．

c. 生殖細胞試験　生殖細胞試験としては，齧歯類を用いる優性致死試験，マウス転座試験，哺乳類の精原細胞を用いる染色体異常試験などがある．

齧歯類を用いる優性致死試験では，曝露を受けた親動物（通常，ラットまたはマウスの雄）の生殖細胞に生じた優性致死突然変異によって，胚死または胎児死を生ずるような遺伝毒性物質を検出する．一般に，優性致死は染色体の構造異常または数的異常に起因するが，遺伝子突然変異や他の毒性作用も関連する．マウス転座試験は，曝露を受けた雄マウスの第 1 世代の個体に生じる染色体の構造変化，主として相互転座を観察する．

d. 遺伝毒性試験結果の評価および解釈　哺乳類細胞を用いた in vitro 試験系では，齧歯類のがん原性予測に対してしばしば偽陽性の結果を与えることがある．偽陽性の原因については不明であることも多いが，強い細胞毒性，高浸透圧，沈殿の生成，非生理的 pH などは非特異的な影響により陽性反応を示すこともあるので注意を要する．このような偽陽性を防ぐため，試験実施の最高濃度，細胞毒性レベルに関してはガイドラインで規定されている．

陽性の in vitro データは，化学物質の特性として遺伝毒性をもつことを示しているが，多くの場合，これら in vitro の陽性結果の生物学的意義は，適切なフォローアップ試験で検証される必要がある．哺乳類細胞を用いた in vitro 試験での陽性に対しては，ケースバイケースで適切な in vivo 試験が選択されるが，一般的には同じエンドポイントの in vivo 試験が選択される．また，先の医薬品のガイダンスのように，既に造血組織での小核試験を実施している場合には，異なる組織での試験が推奨される．一方，Ames 試験陽性結果は，DNA との反応性があることを示しているため，変異原性や発がん性を評価するための広範囲の追加試験が要求される場合がある．変異原性の証明には，哺乳類培養細胞を用いた in vitro 遺伝子突然変異試験（*HPRT*，*TK*），もしくは in vivo でのトランスジェニック遺伝子突然変異試験，*Pig-a* 試験が推奨される．

フォローアップ試験ができない場合，もしくはフォローアップ試験でも陽性反応を示し，遺伝毒性，もしくは変異原性物質と評価された場合には，その化学物質の発がん性について適切にリスク評価をすることが重要である．

e. 遺伝毒性と発がんリスク評価・管理　遺伝毒性物質の中でも変異原性物質は，DNA と反応し最終的に遺伝子突然変異をもたらす．突然変異は確率論的事象でありゼロになることはない．また，たった1つの遺伝子突然変異でも，その変異が，がん遺伝子，がん抑制遺伝子などの細胞のがん化に重要な遺伝子に生じた場合，1つのがん原細胞が生じ，それだけで発がんに至る可能性がある．この発がんの確率もゼロにはならない．したがって，遺伝毒性物質の中でも不可逆的な突然変異を引き起こす変異原物質については，閾値を設定できないとすることが妥当である．

一方，非 DNA 損傷型遺伝毒性物質に関してはターゲットがタンパク質分子であり，これは細胞内に数多く存在する．高濃度の化学物質が多くのタンパク質と作用すれば発がんに至る影響が現れるかもしれないが，少数であれば影響はないことは容易に想像できる．したがって，コルヒチンなどの異数性誘発性をもつ非 DNA 損傷性遺伝毒性物質に関しては理論的に閾値が設定でき，低用量であれば，健康リスクはないとすることができる．

問題は染色体異常や，小核のような一過性の異常のみを誘発する DNA 損傷型遺伝毒性物質である．これら物質の閾値の存在に関しては，多くの専門家の中で合意はできていないため，現実的には，他の遺伝毒性試験結果を考慮し，ケースバイケースでリスク評価を行っている．2014 年の ICH 会議で「潜在的発がんリスクを低減するための医薬品中 DNA 反応性（変異原性）不純物の評価及び管理ガイドライン（ICH M7）」が制定されたが，このガイドラインの一般原則には「非変異原性である遺伝毒性物質の作用機序（染色体異常等）は，通常は閾値を有しており，不純物として一般に存在しているレベルではヒトに発がんリスクをもたらすことはない」と記載されている．

遺伝毒性物質の閾値を証明し，ゼロリスクを求めるのではなく，「たとえ変異原性や遺伝毒性があってもその曝露量が十分に低ければ，その発がん性は極めて低く，その程度が社会的に許容できるリスクレベルであれば実質的に安全と見なし得る」とのリスク評価/管理の方法もある．この量を実質安全性量（virtually safe dose, VSD）といい，その許容できるリスクレベルとして 10 万分の 1～100 万分の 1（10^{-5}～10^{-6}）が採用されている．発がん物質データベースから，大部分の化学物質については 1 日の摂取量が 1.5 μg/人以下であれば，たとえそれが変異原性発がん物質であっても実質的な健康危害はほとんどないだろうとすることができる．このような包括的な閾値を「毒性学的懸念の閾値（threshold of toxicological concern, TTC）」という．TTC はすでに米国 FDA がプラスチック容器から溶出する化学物質（間接添加物）のリスク管理に用いており，また FAO/WHO 合同食品添加物専門家委員会（FAO/WHO JECFA）は食品に添加する香料物質に適用している．一方，医薬品に関しては，先の述べた ICH M7 で，医薬品中の変異原性不純物の管理レベルとして 1.5 μg/人の TTC が採用されている．

5.3.4　遺伝毒性研究・遺伝毒性試験の将来

代表的な遺伝毒性試験である Ames 試験は 1970 年代に開発された．哺乳類細胞を用いた染色体異常試験，遺伝子突然変異試験，齧歯類を用いる in vivo 小核試験もほぼ同年代に開発されている．これら試験は 30 年以上にわたって医薬品，農薬，食品添加物，一般化学物質の安全性評価に利用されその信頼性は高い．一方，これら試験結果データの蓄積は，化学構造の特徴から試験結果を予測する定量的構造活性相関（QSAR）への研究に受け継がれている[6]．遺伝毒性は基本的に DNA に対する化学物質の求電子反応に基づくものであり，化学構造から遺伝毒性を予測することは他の毒性に比べて困難ではない．Ames 試験に関する化学物質のデータベースは全世界で 2 万物質近くあり，このデータベースからなる QSAR モデルは，約 90％の精度で試験結果を予測することができる．他の試験についても同様であり，近い将来定型的な遺伝毒性試験結果はコンピュータ上で予測できるかもしれない．この実現化のためには，数多くの信頼性の高い試験結果データベースの充実が重要である．

これまでの遺伝毒性試験では検出が困難である新たな遺伝毒性の脅威にも目を向ける必要がある．ナノ物質や，バイオテクノロジー産物はこれまでに我々が経験したことがない新たな遺伝毒性の脅威になりうる．また，遺伝子治療，再生医療などの最新医療の普及に伴う生物製品の安全性についても，試験法，評価法の確立が必要と思われる．

発がんメカニズムとして，近年エピジェネティクスの関与が示唆されている．化学物質の中にはDNAの一次構造の変化でなく，DNAのメチル化，ヒストンのアセチル化などの修飾またはマイクロRNAによりDNA産物の発現に影響を与え，発がんに関与するものがある．これらエピ変異原物質の検出法の開発は始まったばかりである．遺伝毒性がもたらすがんや遺伝病以外の疾患にも目を向ける必要がある．最近では，体細胞におけるDNA損傷の蓄積は，早期老化，免疫機能障害，心血管系および神経変性疾患に，生殖細胞におけるDNA損傷の蓄積は，自然流産，不妊などに関連することが報告されている[7)]．

新たな技術としては，マススペクトルメトリーによるDNAアダクト解析，iPS細胞，次世代型DNAシークエンサー，ハイスループットスクリーニング，ゲノム編集技術，ターゲットミュータジェネシス，各種オミクス技術などが期待される．遺伝毒性の本質的な原因は化学物質にあるのではなく，化学物質が形成するDNAアダクト（DNA損傷）にある．DNAアダクトを網羅的に定性・定量解析できれば，それだけで十分に遺伝毒性の評価が可能になるかもしれない．ヒトiPS細胞などを利用した簡便なin vitroの代替評価系は，ヒトでの安全性を評価する理想的な動物試験代替試験といえる．また，DNAシークエンス技術の高速効率化や，オミクス技術による遺伝子やタンパク質の発現情報はメカニズムレベルでの毒性の理解と評価を可能にし，これら情報の蓄積はQSARと同様に，in silicoでの予測へとつながる．ゲノム編集，ターゲットミュータジェネシスの技術は，がんや遺伝病のモデル細胞や，モデル動物の創出，DNA修復機構解明に大きく貢献できることが期待される．

評価方法に関しても見直すべきである．OECDでは最近，化学物質と生体分子の相互作用から，個体・集団レベルでの毒性発現を有害転帰経路（adverse outcome pathway, AOP）として一連の生物学的な反応を関連づけ，それに基づいて，試験法と評価のための統合アプローチ（integrated approaches to testing and assessment, IATA）の開発を提唱し，化学物質の安全性評価の科学的合理化と，実験動物削減を目指している．化学物質による発がんのAOPの分子初期事象（molecular initiating event, MIE）は，遺伝毒性・変異原性であり，このプロセスは「化学物質→DNA付加体（損傷）→突然変異」に集約される[8)]．このMIEプロセスを定性，定量的に解析する試験系を構築し，メカニズムと定量性に基づいた新たな遺伝毒性IATAの開発が望まれる．近い将来，遺伝毒性研究と，その試験系，評価方法は大きく変貌するかもしれない．　［本間正充］

文　献

1) Friedberg, E. C. et al. (2006)：DNA Repair and Mutagenesis (2nd ed.), ASM Press.
2) Honma, M. (2005)：Environ. Mol. Mutagen., **45**, 2-3, 162-176.
3) 祖父尼俊雄（2005）：染色体異常試験—メカニズムから試験法，国際標準化法まで，サイエンティスト社.
4) 林　真（1990）：小核試験，サイエンティスト社.
5) Nohmi, T. et al. (2000)：Mutat. Res., **455**, 1-2, 191-215.
6) 本間正充（2010）：国立医薬品食品衛生研究所報告，**128**, 39-43.
7) Hoeijmakers, J. H. (2009)：N. Engl. J. Med., **361**, 15, 1475-1485.
8) Yasui, M. et al. (2014)：DNA Repair, **15**, 11-20.

5.4 発がん性

5.4.1 発がん物質の分類

発がん物質はその作用機序により以下のように分類される．

a. 作用する発がん過程に基づいた分類　イニシエーターとプロモーターおよびプログレッサーに分類する．イニシエーターは発がんのイニシエーション期に作用する物質であり遺伝子障害作用を有している．プロモーターは発がんプロモーション期に作用する物質であり，その物質のみの曝露では腫瘍は誘発されないが，イニシエート細胞にプロモーター作用し発がんに進行させる物質である．プロモーターの作用機序としては，細胞増殖の活性化，細胞死の抑制，細胞分化の抑制，腫瘍細胞の増殖促進，リガンド-受容体-シグナル伝達系-転写因子系の刺激ないし抑制，細胞間連絡の阻害さらに細胞障害による代償性反応，細胞増殖などが挙げられる．プログレッサーはプロモーション期から細胞の転換に影響を与える作用しかもたない物質である．プログレッションの作用としては，染色体の不安定性を進展させ，染色体異常を誘導させ，悪性細胞に変化

表 5.4.1 代表的な発がん前駆物質

芳香族炭化水素	煤煙，コールタール，タバコ，排気ガス，ベンゾ［a］ピレン，7,12-ジメチルベンズ［a］アントラセン，ほか
芳香族アミン	農薬，染料，2-ナフチルアミン，ベンジジン，ほか
アゾ化合物	アミノアゾトルエン染料，4-ジメチルアミノアゾベンゼン，ほか
N-ニトロソ化合物	軟化剤，溶媒，*N*, *N*- ジエチルニトロソアミン，ほか
カビ毒	アフラトキシン B_1，ほか

させる．

b. 遺伝子障害性の有無に基づいた分類 遺伝毒性発がん物質と非遺伝毒性発がん物質に分類する．遺伝毒性発がん物質（genotoxic carcinogen）は，それ自体あるいはその代謝物が親電子性を有しDNAと反応する物質であり，その作用に閾値はないといわれている．7,12-ジメチルベンズ［a］アントラセン（DMBA），ベンゾ［a］ピレンやアフラトキシン B_1 などがこのカテゴリーに含まれる．非遺伝毒性発がん物質（non-genotoxic carcinogen）は，それ自体あるいはその代謝物は遺伝子DNAと直接反応しないものであり，その作用には閾値があるとされている．

c. 代謝活性化の有無に基づいた分類 直接発がん物質（direct carcinogen）および発がん前駆物質（procarcinogen）に分類される．直接発がん物質は代謝活性化が必要なく，親化合物自身に遺伝子障害作用があるもので，エチレンイミン，ビス（クロロメチル）エーテル，β-プロピオラクトン，メタンスルホン酸メチル，ニトロソウレアなどが挙げられる．発がん前駆物質は，生体内で代謝を受けて親電子物質（究極発がん物質，ultimate carcinogen）に変化し，あるいはその過程で内因性のフリーラジカルを生成するものである（表5.4.1）．

5.4.2 発がん物質の種類

発がん物質には以下のようなものがある．

a. 芳香族炭化水素化合物 一般にベンゼン核をもつ炭化水素環式化合物であり，煤煙，排気ガス，コールタール，タバコ煙などに含まれている．化学発がん実験では，タール成分のDMBAをマウス皮膚に塗布するあるいは，3-メチルコラントレン（3-MC）をマウス，ラットの皮膚に塗布すると皮膚がんが発生する．DMBAを静注あるいは経口投与すると乳がん，白血病が発生するので，マウス皮膚2段階発がんモデルのイニシエーターとして汎用されている．ベンゾ[a]ピレンはタバコ，石油ピッチなどに含まれ，代謝されて活性体となり，ラット，マウスやハムスターなどに発がん性を示す（図5.4.1上段）．

b. 芳香族アミン 2-ナフチルアミンはイヌに膀胱がんを発生させ，ヒトでも発がん性を示すことが疫学的に判明している．ベンジジンはイヌ，ヒトともに膀胱がんを誘発し，ラット，マウス，ハムスターでは肝がんを誘発する．その誘導体である3,3′-ジクロロベンジジンも膀胱，外耳道腺に腫瘍を誘発する．また，2-アセチルアミノフルオレン（2-AAF）をラットに投与すると高率に肝がんが発生し，膀胱にも発がん性を示す．解熱鎮痛薬のフェナセチンを大量服用したヒトにおいて腎盂がんが発生し，マウス，ラットにおいてもその発がん性が証明されている．これら化合物は代謝活性体が発がん性を示す（図5.4.1中段）．

c. *N*-ニトロソ化合物 *N*, *N*-ジメチルニトロソアミン（DMN）や *N*, *N*-ジエチルニトロソアミン（DEN）をマウス，ラット，ハムスターに投与すると肝臓，肺，腎臓などにがんが誘発される．*N*-メチル-*N'*-ニトロ-*N*-ニトロソグアニジン（MNNG），*N*-エチル-*N'*-ニトロ-*N*-ニトロソグアニジン（ENNG）をラットやイヌに投与すると胃がんが発生する．*N*-ブチル-*N*-(4-ヒドロキシブチル）ニトロソアミン（BBN）はマウス，ラット，イヌに選択的に膀胱がんを発生させる．また，*N*-メチル-*N*-ニトロソウレア（MNU）や *N*-エチル-*N*-ニトロソウレア（ENU）は，マウス，ラットに神経系腫瘍，白血病，子宮腫瘍などを誘発させる．*N*-メチル-*N*-ニトロソウレタンはマウス，ハムスターなどの上部消化管，肺に腫瘍を誘発させる．これら化学物質は溶媒，タバコに含まれ，焼け焦げた魚と，発色剤として肉に含まれた食品を摂取した場合に亜硝酸塩と2級アミンの化学反応により体内でニトロソアミンを生じる（図5.4.1下段）．

d. キノリン誘導体 4-ニトロキノリン-1-オキシド（4NQO）をマウスに皮膚塗布すると皮膚がん，皮下投与で肉腫が誘発される．

e. ニトロフラン誘導体 防腐剤として使用されていた2-(2-フリル)-3-(5-ニトロ-2-フリル）ア

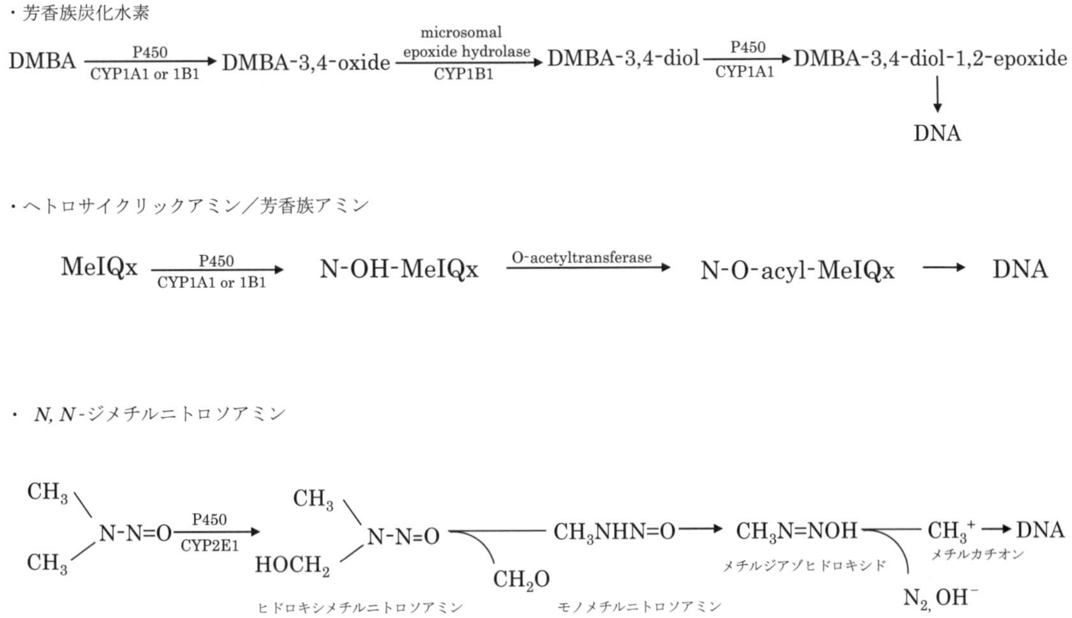

・芳香族炭化水素

DMBA →(P450, CYP1A1 or 1B1) DMBA-3,4-oxide →(microsomal epoxide hydrolase, CYP1B1) DMBA-3,4-diol →(P450, CYP1A1) DMBA-3,4-diol-1,2-epoxide → DNA

・ヘトロサイクリックアミン／芳香族アミン

MeIQx →(P450, CYP1A1 or 1B1) N-OH-MeIQx →(O-acetyltransferase) N-O-acyl-MeIQx → DNA

・ *N, N*-ジメチルニトロソアミン

$(CH_3)_2$N-N=O →(P450, CYP2E1) CH_3($HOCH_2$)N-N=O（ヒドロキシメチルニトロソアミン） → $CH_3NHN=O$（モノメチルニトロソアミン） + CH_2O → $CH_3N=NOH$（メチルジアゾヒドロキシド） → CH_3^+（メチルカチオン） + N_2, OH^- → DNA

図 5.4.1 代表的な発がん物質代謝活性

クリルアミド（AF-2）がこのグループの代表的化合物であるが，マウス，ハムスターに投与すると前胃がんを誘発したため，現在その使用が禁止されている．

f. アゾ化合物 *o*-アミノアゾトルエンはラット肝がんを誘発する．また 4-ジメチルアミノアゾベンゼンを齧歯類に投与すると肝臓と膀胱にがんが誘発される．これらの化合物は代謝（シトクロム P450，硫酸抱合など）を受けて究極発がん物質に変化する．

g. ハロエーテルおよびその他の活性ハロゲン化物 これらの化合物は工業用溶媒として使用されたり，化学反応の中間体として産生されたりする．ヒトにおいてビス（クロロメチル）エーテルは呼吸器腫瘍を引き起こし，齧歯類に投与すると肝臓，腎臓でがんが誘発される．塩化ビニルはエポキシド，1, 2-ジブロモエタンはグルタチオン抱合体のエピスルホニウムイオンが発がん性を示すが，ビス（クロロメチル）エーテルでは代謝活性化は不要である．

h. マスタード，カルバメート ナイトロジェンマスタードおよびエチルカルバメートはともにアルキル化薬であり，齧歯類に投与するとリンパ腫や肺腫瘍が発生する．

i. 放射性物質 長崎および広島での原爆投下による被爆者やチェルノブイリ原子力発電所事故による被曝者に白血病や甲状腺がんが多発したのは周知の事実であり，また，放射線技師や医師など放射線に曝露する機会の多い人達に皮膚がんや白血病が高率に発生したことがある．これらの事例から明らかなように，ウラン（肺，骨，リンパ組織），ラジウム（肺，骨），ラドン（ガス）(肺)，ポロニウム（肺），ストロンチウム（骨），ヨウ素（甲状腺）などの放射性物質の曝露によってもそれぞれの標的臓器にがんが誘発される．

j. 金　属 ヒ素，ベリリウム，カドミウム，クロム，ニッケル，鉛が代表的な物質で，金属製錬，タバコ煙，農薬，メッキ工程などで曝露され，肺腫瘍などが誘発される．ヒ素，ベリリウム，鉛は遺伝毒性を示さない．これに対し，ベリリウム，鉛では DNA 合成酵素阻害，修復酵素阻害が知られている．しかし，金属の発がんの詳細な機序についてはいまだ不明な点が多い．

k. 固体（異物）

1）プラスチック，金属フィルムなどを齧歯類の皮下に埋め込むことにより肉腫が発生する．マウス，ラットは高感受性であるが，モルモットの反応性は低い．埋め込みによる発がん成績は物質の厚さや表面積など形状によって大きな影響を受けるといわれている．

2）アスベストは動物およびヒトのいずれにも胸

表 5.4.2　プロモーション作用を有する代表的な非遺伝毒性発がん物質

発がん物質	標的臓器	発がん要因
TCDD，コプラナー PCB	皮膚，肝臓	芳香族炭化水素受容体（AHR）
エストラジオール	子宮，乳腺	エストロゲン受容体
BHA，カフェ酸，4-メトキシフェノール	前胃	強い細胞障害
カテコール	腺胃	強い細胞障害
ペルオキシゾーム増殖薬	肝臓	PPARα 活性酸素
四塩化炭素	肝臓	強い細胞障害，脂質過酸化
ニトリロ三酢酸鉄（Ⅲ）	腎臓	強い細胞障害，脂質過酸化，活性酸素
ウラシル	膀胱	結石による直接刺激
d-リモネン	腎臓	α2u-グロブリン
肝吸虫	胆管	直接刺激
（臓器障害物質）		
d-リモネン	腎臓（雄ラット）	
無鉛ガソリン	腎臓（雄ラット）	
2.2.4-トリメチルペンタン	腎臓（雄ラット）	
（抗酸化薬）		
ジブチルヒドロキシトルエン（BHT）	肺	
（免疫抑制薬）		
アザチオプリン	リンパ腫，白血病	
シクロスポリン A	リンパ腫	シクロフィリン
（ホルモン修飾物質）		
タモキシフェン	肝臓	
オメプラゾール	胃	
ジメチルスチルベストロール	乳腺，肝臓，腎臓，下垂体	
（その他）		
TPA（ホルボールエステル）	皮膚	プロテインキナーゼ C
フェノバルビタール	肝臓	
サッカリン	膀胱	
コール酸	結腸（ラット）	
オカダ酸	皮膚	プロテインホスファターゼ 1 および 2A

腔に中皮腫，肺（気管支）がんを発生させる．腫瘍の発生には線維の長さ・太さ（形状）が関係するといわれ，中でも，Stanton や Pott の仮説が支持され，直径 0.25 μm 以下で長さ 8 μm 以上程度の繊維状粒子が最も発がん性があるといわれている．

l. プロモーター　　プロモーターとはそれ自体で遺伝子障害性を示さず，その発がん促進作用によりイニシエーターを曝露した動物に長期間曝露すると標的臓器にがんを誘発させる化学物質のことをさし，医薬品をはじめとする種々の物質が知られている．表 5.4.2 に代表的プロモーターおよびその標的臓器を示す．

m. ホルモン　　ホルモンはアミン，ステロイド，ポリペプチドで構成され，特殊な腫瘍の発達に関与するといわれている．内分泌腺の発がんには，これらの臓器と下垂体との間に存在するフィードバック機構が重要な役割を演じている．プロピルチオウラシル，チオウレア，スルファジメトキシンのような甲状腺ホルモン合成阻害薬をラットに投与すると，甲状腺ホルモンの合成低下をきたし，その結果，上部調節器官である下垂体から甲状腺刺激ホルモン（TSH）が分泌され，この TSH 刺激によって 2 次的に甲状腺腫瘍の発生がみられる．また，フェノバルビタールは，肝で UDP-グルクロン酸転移酵素（UDP-GT）を誘導することから，甲状腺ホルモンのグルクロン酸抱合が亢進し，その結果として血中甲状腺ホルモンが減少し，ネガティブフィードバック機構を介して TSH が分泌され，2 次的に甲状腺

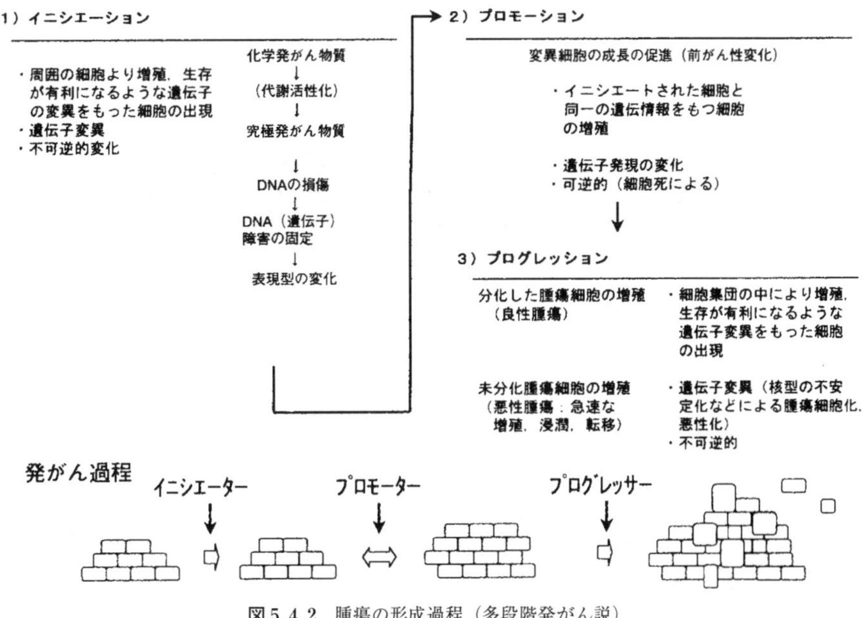

図5.4.2 腫瘍の形成過程（多段階発がん説）

腫瘍を誘発させる．合成ホルモンのジエチルスチルベストロールを妊婦に投与すると，出生児の膣や子宮にがんが発生することがある．実験的にもマウスで乳がんと卵巣の顆粒膜細胞腫，ラットで乳がんと膀胱がんが発生することが知られている．また，エチニルエストラジオール，プロゲステロンなども乳腺，下垂体，膀胱などに対して発がん性を示す．

最近では，これらの女性ホルモンはプロモーターとして各臓器に作用しているとの見解もある．たとえば，エストロゲンは大脳でのドパミン合成阻害を誘発させ，乳がんプロモーターであるプロラクチンの産生を増加させ，その結果として乳がんを発生させると考えられている．

n. その他

1）カビ毒　アフラトキシンB_1は，カビ毒素であり，*Aspergillus flavus* で産生される最も強力な肝発がん物質の1つであり，ヒト，齧歯類，魚類，鳥類のいずれにも肝がんを誘発する．この物質は保管の劣悪な状態におかれた穀類やピーナッツなどの農作物に汚染物質として認められ，中毒性肝炎や肝がんを誘発する．代謝活性化（エポキシド形成）により究極発がん物質となる．

2）植物毒　ソテツの成分であるサイカシン（メチルアゾキシメタノールの配糖体）は生体内でβ-グルコシダーゼによって加水分解され，メチルアゾキシメタノールが生成し，メチルアゾヒドロキシドを経てメチルカチオンが生成され，これが肝臓，腎臓，消化管に腫瘍を誘発する．

5.4.3 発がんメカニズム

化学物質による発がんメカニズムについての分子生物学的解析技術は，近年飛躍的な進歩を遂げているものの，今なお不明な点も多くある．発がんの過程は，多段階発がん説が支持されており，図5.4.2に示すようにイニシエーション，プロモーションおよびプログレッションの各段階からなると考えられている[1]．

a. イニシエーション　イニシエーションには，発がん物質によるDNAの損傷およびDNA複製時のエラーがある．イニシエーションを受けた細胞は正常な細胞と形態学的および形質的に区別することは現時点では困難とされている．イニシエーション作用を有する物質はイニシエーターとよばれ，それないしその代謝物はDNAアレルに点突然変異によるDNAアルキル化を引き起こしDNAを損傷させる．さらに，このようなイニシエーターは発がん用量よりも低い用量においてもDNAアルキル化を引き起こす．

b. プロモーション　プロモーターが遺伝子発現を変化させるという仮説が最初に唱えられたのは，1974年である[3]．その後，遺伝子発現を変化さ

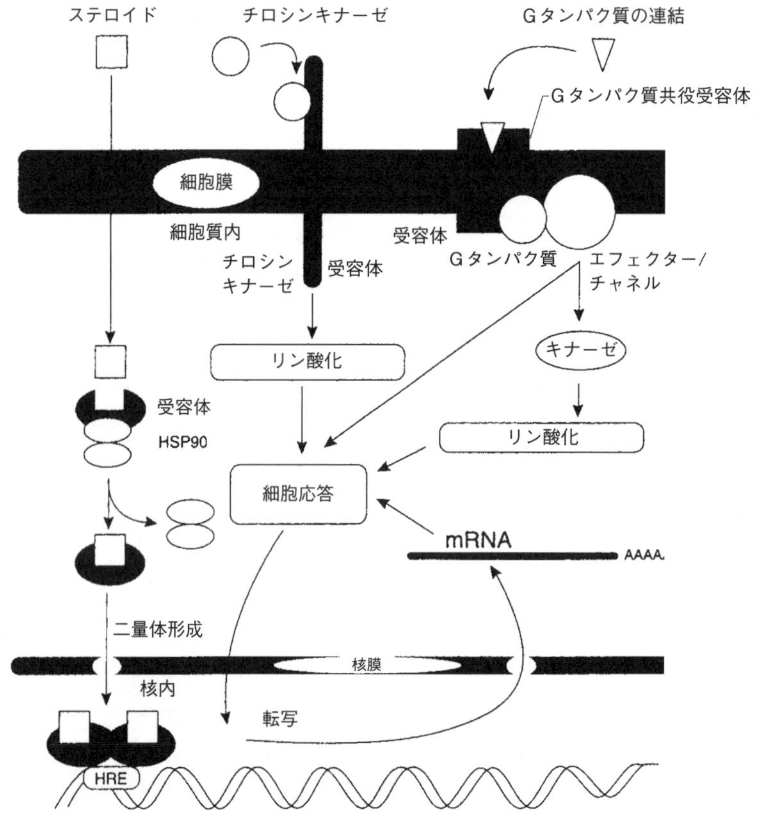

図 5.4.3　細胞質および細胞膜内で開始されるシグナル伝達の主要メカニズム（Casarett & Doull's Toxicology（5th ed.））

せるメカニズムが急速に解明されてきた．遺伝的情報の制御は，ホルモン，プロモーター，薬物などを介して細胞表面あるいは細胞内にある受容体との特異的な相互反応により行われていることが知られている．受容体にはいくつかのタイプがあるが，膜受容体は細胞内でチロシンキナーゼドメインを有し，別のものはGタンパク質とサイクリックヌクレオチドを介して伝達する細胞内シグナルと多岐の転移膜ドメインを有している．その他，膜を介して伝達するリガンドや反応する細胞内受容体がある．リガンド受容体複合体は，反応要素として知られる特殊なDNA配列と直接反応する前に核に伝達される．

プロモーターは種々のシグナル伝達経路を介して遺伝子発現に影響を与える（図 5.4.3）．プロモーターの作用メカニズムは受容体を介して遺伝子発現を変化させるものと推察されている．また，プロモーターの作用については，受容体とリガンドの概念が提言されているが，これは，化学物質の作用が直接的にリガンドによって占有された受容体数に比例しているとの知見に基づいている．

プロモーターが細胞および分子レベルで選択的に正常細胞よりも前がん細胞数を増加させる作用を示すのは，前がん細胞の細胞サイクル制御機構に変化が生じるためと考えられている．細胞分裂の促進とは異なるプロモーションメカニズムとして，プログラム化された細胞死あるいはアポトーシスの抑制があるが，この過程にはいくつかの特殊な遺伝子，すなわちプロト型がん遺伝子の c-*Myc*，*Bcl*-2，がん抑制遺伝子 *p53* が関与していることが知られている．

c. プログレッション　通常，プログレッション段階はプロモーション段階の細胞から進展するが，イニシエーション作用とプロモーション作用を併せもつ完全発がん物質を細胞毒性発現用量で投与した場合は，直接イニシエートされた細胞から発現することもある．ヒ素，アスベスト，ベンゾネート，過酸化ベンゾイル，ヒドロキシウレア，［1,4-フェニレンビス（オキシ)］ビス（3,5- ジクロロピリジン)，2,3',4,4'-テトラクロロ［1,1'-ビフェニル］などが挙げられる．さらに，がん遺伝子ウイルスあるいは自然発生性の遺伝子変異などの遺伝情報のゲノムへの取込みによりプログレッション段階が開始される場合もある．この段階における主要な分子レベルでの特徴は遺伝子の不安定化であり，その結果，多段階発がんへの進展あるいは悪性細胞への形質転換が起こる．このプログレッション段階では，高い細胞増殖率や浸潤，転移，異型性を示すばかりでなく，ホルモン作用を受けてさらに悪性度を増すことが知られている．このような自律的増殖がプログレッション段階での特徴である．これらの変化と相まって，変異したプロト型がん遺伝子および細胞性がん遺伝子の発現がみられる．しかし，遺伝子の不安定化は直接的にがん遺伝子およびがん抑制遺伝子の点突然変異を誘発しないので，それらの出現は腫瘍の発育環境により適した細胞選択を反映していると考えられる．

プログレッション段階での遺伝子の不安定化には，分裂装置の阻害，テロメラーゼ機能の低下，DNA の低メチル化，遺伝子組換え，遺伝子増幅，あるいは遺伝子転位などが関与することが知られている[4)]．最近の研究では，ある種のがんにおいてはミスマッチ修復遺伝子の変化が遺伝的不安定化に関与していることが示唆されている．多くの腫瘍ではこれらの事象の1つ以上が起こっており，発がん過程の進展に重要な役割を演じている．

5.4.4 化学発がん物質の代謝

化学物質は，種々の代謝経路で発がん性を示すことが証明されている．以下に，主な発がん物質における代謝反応を示す．

a. 水酸化反応 2-AAF の代謝物である水酸化体（*N*-ヒドロキシ-AAF）は強力な発がん性を示しラットに皮下投与すると．親化合物で観察されない肉腫が接種部位に認められる．

ポリペプチドホルモンおよび成長因子自体は完全発がん物質ではないが，合成ステロイドホルモン（特に合成エストロゲン）は代謝を受け，さらに強力な発がん物質である反応中間体に転換する．ハムスターでのエストロゲン誘発性の腎腫瘍で，明らかな量の水酸化体が発生していることが証明されている．

b. 抱合反応 ハロアルカンおよびハロアルケンはグルタチオン *S*-転移酵素による抱合反応でグルタチオンと反応し，その結果，種々の臓器に腫瘍が発生する．グルタチオン抱合に加えて，いくつかのハロアルカンのシステイン *S*-抱合体が腎毒性および変異原性を示すことが知られている．

c. ラジカル反応 ニトロソアミン類，ジエチルスチルベストロールなどの発がん物質には，不対電子（ラジカル）が存在し，代謝を受け，フリーラジカル体が形成される．フリーラジカルは化学発がん物質による腫瘍発生に重要な役割を演じている．

d. 脂質過酸化反応 ベンゾ[a]ピレン-7,8-ジオールは CYP1A1 により酸化反応を介して完全発がん物質であるベンゾ[a]ピレン-7,8-ジオール-9,10-エポキシドに代謝される．この反応には不飽和脂肪酸であるアラキドン酸からプロスタグランジン G_2 を生成する触媒活性も介在している．

e. 腸内細菌による代謝物質の再活性化 2-AAF は肝臓で *N*-水酸化を受け，さらにグルクロン酸抱合を受けるが，胆汁中に排泄されたグルクロン酸抱合体は結腸内に存在する腸内細菌の β-グルクロニダーゼによって脱抱合され，また *N*-水酸化体となり，活性化して腸肝循環されて血中に戻る．このように，発がん物質はいったん肝臓で無毒化されても，腸内細菌により再度活性化される場合がある．

5.4.5 完全発がん物質との反応により形成される高分子付加体

ベンゾ［a］ピレンあるいはその代謝物は処置されたマウスの皮膚のタンパク質と共有結合することが証明されており，化学物質と細胞内巨大分子との共有結合が化学発がんの重要なステップであることが強く示唆されている．図 5.4.4 が示すように，いくつかの発がん物質は代謝をうけ，極めて反応性の高い代謝物（究極代謝物）に変化し，タンパク質および核酸と共有結合する．*N*-メチル-4-アミノアゾベンゼンとポリペプチドとの最終結合体は，メチオニンの脱メチル化やメチオニンの親核硫黄原子とアゾベンゼンのアミノ基との親電子オルト位での反応およびその結果引き起こされるメチオニンのメチル基欠損からなる．多くの発がん物質は DNA の最も親核部位であるグアニンの N^7-位で共有結合することにより付加体を形成する．DNA 付加体は，グアニンの N^7-位でのアフラトキシン B_1 のエポキシド反応から示されるように，立体特異的構造変化を惹起する．AAF の究極発がん体は DNA 塩基の 2 つ

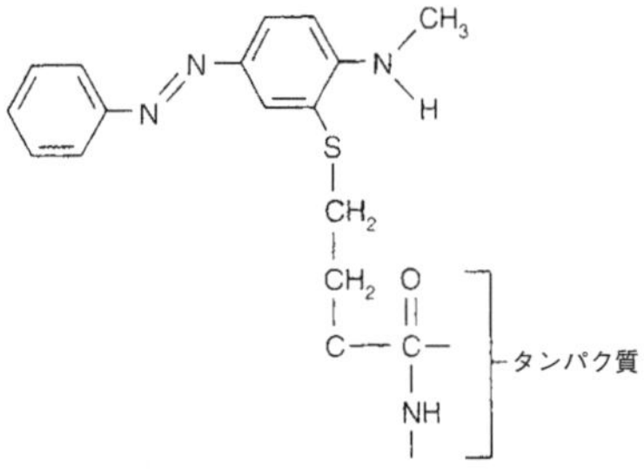

3-(ホモシステイン-S-yl) N-メチル-4-アミノベンゼンのペプチド結合 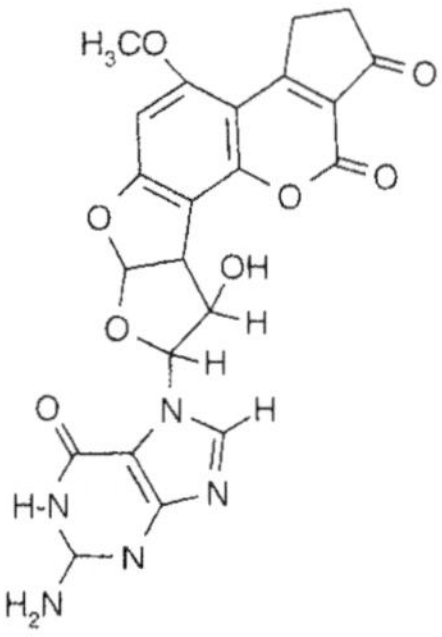　アフラトキシンB1のN-7グアニン付加体 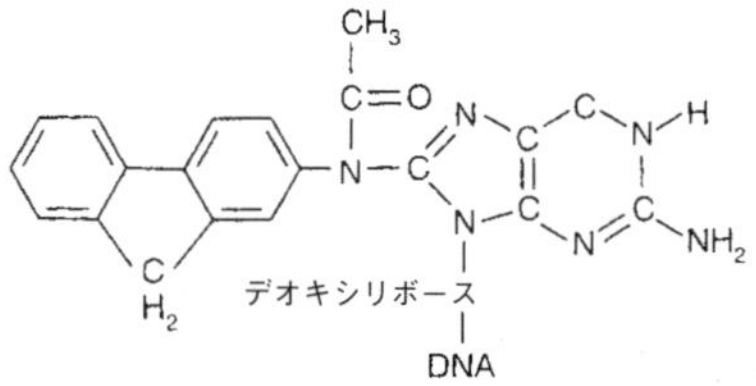　N-(デオキシグアノシン-8-yl)-アセチルアミノフルオレンDNA付加体

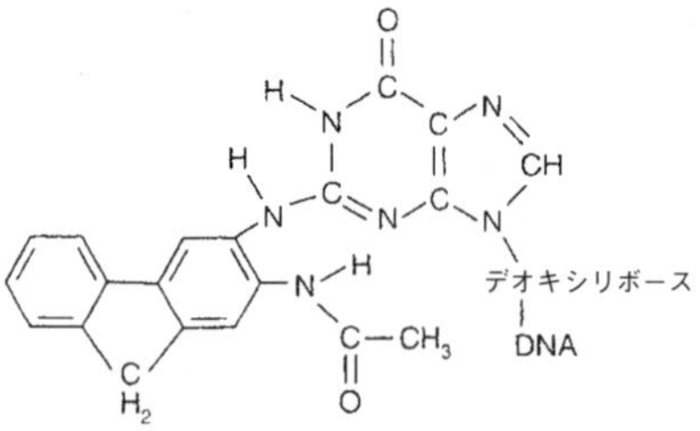

3-(デオキシグアノジンN2-yl)-アセチルアミノフルオレンDNA付加体 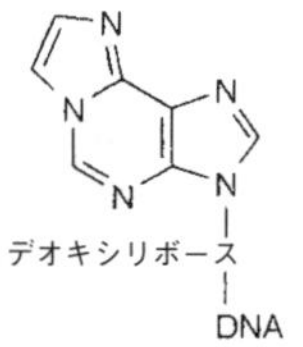　1, N6-エテノアデニンDNA付加体 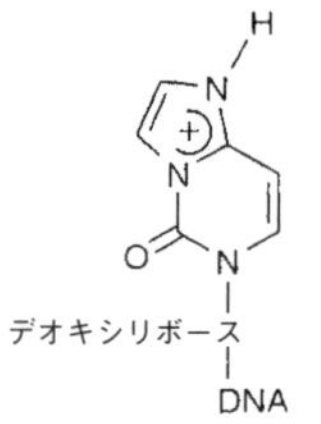　3, N4-エテノシトシンDNA付加体 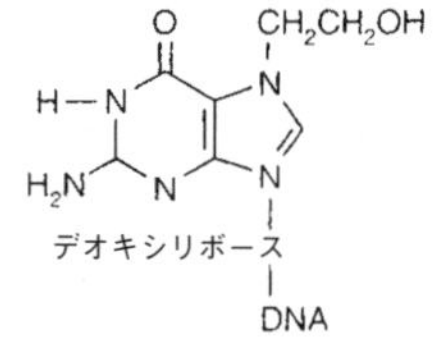　N-7-(2-ヒドロキシエチル) グアノジンDNA付加体

図 5.4.4 ある種の化学発がん物質におけるタンパク質と核酸との結合構造 (Casarett & Doull's Toxicology (5th ed.))

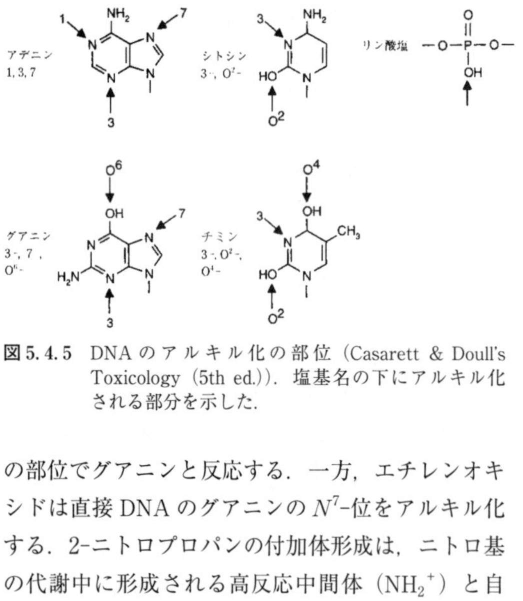

図 5.4.5 DNA のアルキル化の部位 (Casarett & Doull's Toxicology (5th ed.)). 塩基名の下にアルキル化される部分を示した.

の部位でグアニンと反応する. 一方, エチレンオキシドは直接 DNA のグアニンの N^7-位をアルキル化する. 2-ニトロプロパンの付加体形成は, ニトロ基の代謝中に形成される高反応中間体 (NH_2^+) と自発的に反応する. エタノアデニンおよびエタノシトシンは, アデニンとシトシンの付加的な環構造形成により, エテノ付加体を形成することで塩化ビニルおよび構造的に同類の究極発がん物質が生成される.

いくつかの発がん物質は直接的にメチル化したり, エチル化したりする. たとえば, メタンスルホン酸メチルのようなメチル化剤の主な付加体は 7-メチルグアニンである. 一方, DNA のエチル化は主にリン酸基で起こる. 発がん性に関与する重要な付加体は O^{6-}アルキルグアニンや O^{4-}アルキルチミンであり, 発がんにはこれら付加体の存続が不可欠と考えられている (図 5.4.5).

5.4.6 がん遺伝子およびがん抑制遺伝子

a. がん遺伝子 がん遺伝子はプロト型がん遺伝子 (proto-oncogene. あるいは細胞性がん遺伝子, cellular oncogene) と活性型がん遺伝子 (activated oncogene) の 2 つに分類され, 発がんにおいてアクセルの役割を果たしている. DNA のどこに傷がついてもがんが発生するわけではなく, プロト型がん遺伝子の周辺で, 特殊な形の傷であった場合にのみがん化へと進展する. がん遺伝子はヒトで約 50 種類以上が存在すると推定されているが, そのタンパク質の細胞内での局在や機能によって数個のグループに分けることができる. その 1 つは *ras* のグループであり, もう 1 つはセリン-トレオニンキナーゼ活性をもつグループである. 後者のグループに近いものとして *mos* と *raf* があり, これらは細胞質に分布し, リン酸化する酵素活性をもつ. もう 1 つは核の中ではたらく *myc* や *jun*, *fos* のグループである. 細胞膜の周辺ではたらく *ras* や *mos* などが活性化されたとき, その周辺のタンパクのリン

表 5.4.3 代表的ながん遺伝子の機能

遺伝子産物の機能	遺伝子	細胞局在
増殖因子	*sis, fgf*	細胞外
受容体/タンパク質チロシンキナーゼ	*met, neu*	外細胞/細胞膜
タンパク質チロシンキナーゼ	*src, ret*	細胞膜/細胞質
膜関連 G タンパク質	*ras, gip-2*	細胞膜/細胞質
細胞質内タンパクセリンキナーゼ	*raf, pim-1*	細胞質
核転写因子	*myc, fas, jun*	核
不明，未決定	*bcl-2, crk mos*	ミトコンドリア，細胞質

(Casarett & Doull's Toxicology (5th ed.))

表 5.4.4 代表的ながん抑制遺伝子の機能

遺伝子産物の機能	遺伝子	細胞局在
GPTase 活性	*NF1*	細細胞膜/細胞質
細胞周期制御核転写亢進	*RB-1*	核
細胞周期制御核転写因子	*p53*	核
亜鉛フィンガー転写因子	*WT1*	核
ミスマッチ DNA 修復	*hMLH1*	核
亜鉛フィンガー転写因子	*BRCA1*	核/細胞質

(Casarett & Doull's Toxicology (5th ed.))

酸化を介してシグナルが核の方へ伝えられ，細胞の異常な増殖，ひいてはがん化へと導くと考えられている．以下に，主ながん遺伝子の機能を示す（表5.4.3)．

1) H-*ras*　膀胱がんの原因遺伝子として最初に発見されたもので，ラットに肉腫を引き起こすウイルスの1種，ハーヴェイ肉腫ウイルスがもつがんの原因になるといわれていたH-*ras* という遺伝子に対応するヒトの遺伝子である．これは，発見者 J. J. Harvey の頭文字をとって H-*ras* とよばれる．

2) *myc*　*myc* は，バーキット・リンパ腫というアフリカの子どもに多いがんの研究から発見されたがん遺伝子である．

3) *sis*　*sis* は細胞増殖に関与するタンパク質である血小板由来増殖因子（PDGF）を精製してアミノ酸配列を決定しているときに，サルの細胞を形質転換するレトロウイルスがもつがん遺伝子として発見された．これは受容体タンパク質のうち，細胞膜の内側にある部分が他のタンパク質のチロシン残基をリン酸化する酵素活性（チロシンキナーゼ）を有しており，この遺伝子の発現により PDGF や上皮成長因子（EGF）が受容体に結合するとそのキナーゼ活性を高め，がん化へと導く．

4) *src*　*src* はがん遺伝子の中で最も古くから知られている遺伝子である．*src* 遺伝子がつくる SRC タンパク質がチロシンキナーゼ活性をもっている．チロシンキナーゼの過剰発現は，がん化の第1段階というよりもむしろ，別の原因でがん化のプロセスが進行したがん細胞をさらに悪性化することに関与していると考えられている．

b. がん抑制遺伝子　正常細胞にはがんを抑える因子としてがん抑制遺伝子がある．がん抑制遺伝子はヒトで約 50 種類が存在すると推定されており，一般に，ある特定のがんにおいてはある特定染色体の特定領域が欠失しているような異常がみられることが多い．がん抑制遺伝子は細胞を増殖サイクルに入れないようにブレーキの状態ではたらいていると考えられており，それらの機能および特徴を表 5.4.4 に要約する．以下に，代表的ながん抑制遺伝子の機能について示す．

1) *RB-1*　子どもの目に発生するがんである網膜芽細胞腫では，第 13 番染色体長腕に頻繁に異常がみられ，ここに存在するがん抑制遺伝子（RB 遺伝子）が失活している．*RB* 遺伝子変異の1つである *RB-1* 遺伝子は *myc* などの何種類かのタンパク質と結合し，それらが活動しないように抑制しているため，細胞は G_1 期から S 期へと進まない．ところが，S 期へ入る前，G_1 期の後期において，RB 遺伝子産物のリン酸化が起きると，何種類かのタンパク質が解離されて活性な状態になる．その結果，解離されたタンパク質が DNA 複製に必要な遺伝子を発現させ，それによって細胞はS期へと入っていく．

2) *p53*　*p53* は DNA 複製開始の位置，すなわち S 期に入る直前の G_1 期後期で複製開始が起きないように直接ブレーキとなっていると考えられている．*p53* が単離された当初は，がん遺伝子と考えられていたが，ヒトの多くのがんで遺伝子産物 *p53* の機能欠失がみつかったことから，がん抑制遺伝子と考えられるようになった．

3) *WT-1*　*WT-1* は，子どもの腎臓で発生するウィルムス腫瘍の原因となる遺伝子として単離されたものである．生化学的には，増殖因子やその受容体などの遺伝子の転写を抑制する DNA 結合性の転写調節因子であることが明らかにされている．

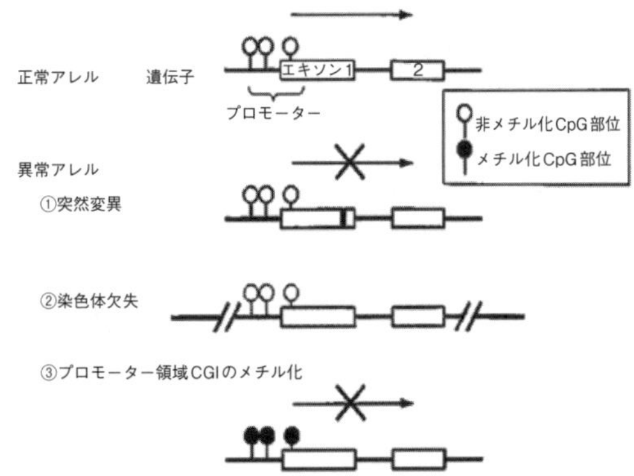

図 5.4.6 がん制御遺伝子の不活性化機構

WT-1 タンパク質は核ではたらき，RB や p53 タンパク質よりも，むしろ阻害するステップは細胞サイクルにおいてかなり早い時期，すなわち G_0 期から G_1 期への移行を阻害していると考えられている．また，RNA と結合することやアポトーシスを誘導することも明らかになっている．

c. がん抑制遺伝子のエピジェネティックな遺伝子発現の修飾 がん抑制遺伝子がプロモーター領域 CpG アイランドの DNA メチル化により不活化されることが明らかにされてきている．現在では，遺伝子突然変異，染色体欠失に並ぶ，第 3 のがん抑制遺伝子不活化機構として，発がんにおけるエピジェネティックな異常の重要性が広く認められている (図 5.4.6)．また一方，がんではゲノム全体が低メチル化状態になっていることが知られており，ゲノムの低メチル化は染色体不安定性を引き起こし，腫瘍を促進することが知られている．

5.4.7 細胞接着分子

生体内では細胞のホメオスタシスを維持していくうえで，生体構成成分相互作用のある秩序に基づく精密な接着の形成が必要である．細胞接着分子は多細胞生物体の発生時における各組織の構築，生体形成後のそれらの維持などに必要である．また，リンパ球などの浮遊細胞にとっても，接着の形成は，その機能するべき対象細胞の特定，機能するべき組織-部位への移動，およびその機能発現に不可欠である．元来，細胞どうしの接着や細胞がその基底膜もしくは間質組織などと密着していることは，組織の物理的構造の構築，維持や細胞とその機能するべき対象となる組織などとの物理的接触に必要であると考えられる．しかしながら，このような物理的意味合いに加え，細胞の接着が多様な生化学的シグナルを細胞内に伝達し，遺伝子発現の誘導をはじめ，細胞の様々な生理的制御に関与していることが明らかにされてきている．

以下に発がんと細胞接着との関連性について概略する．

a. がん化に関与する接着分子 ギャップジャンクションは細胞と細胞を連結するチャネルであり，細胞間のシグナル伝達を行い，その臓器のホメオスタシスの維持，細胞増殖，細胞分化に深くかかわっている分子の 1 つと考えられている．近年，ギャップジャンクションを構成する分子がクローニングされ，コネキシンと命名されている．コネキシンには少なくとも 12 種類が存在することが明らかになっており，その発現には臓器特異性があり，肝臓ではコネキシン 26 と 32，心臓ではコネキシン 43 が発現している．これまで 300 以上の化学物質についてギャップジャンクションへの影響が検索され，60% の発がん物質または発がんプロモーターがギャップジャンクションを阻害することが示され，腫瘍化にはこれら接着分子の減少が関与しているといわれている．

b. がん転移，浸潤に関連する接着分子

1) がん転移と浸潤 がんの転移は，がん細胞の原発巣から周辺組織への浸潤から始まり，血管内への侵入，血流による遠隔部位への移動と血管内皮細胞への接着，さらに血管外へ浸潤し転移組織での増殖による転移巣の形成に至るまでの複雑な反応カスケードから成り立っている．このメカニズムについて分子レベルでの研究が進むにつれ，多くの接着分子が接着という現象を通してがん転移に関与し，その機能，調節が転移成立に重要な役割を担っていることが明らかになってきている．これら各ステップにおいて，がん細胞同士，がん細胞と宿主細胞，あるいはがん細胞と細胞外マトリックス間の接着相互作用，およびそれに関与する細胞接着分子は，転移成立に重要な役割を果たしている．これらの細胞接着分子は構造および機能により，カドヘリン，インテグリンなどの接着分子ファミリーに分類される．

がん転移の初期段階，すなわち転移性がん細胞が原発巣から離脱する際に，E 型カドヘリンとよばれる細胞間接着分子の消失がみられる．特に，未分化がんではその消失は著しく，細胞間結合が弱いことから高い浸潤能を示す．転移部位での血管外への浸潤過程では様々な接着分子が関与する．たとえば，血管内皮細胞上に発現するセレクチンファミリーの1つであるELAM-1，さらにインテグリンやイムノグロブリン受容体との強い接着相互作用を介して転移性がん細胞は血管内皮細胞の間隙を通り抜ける．この浸潤過程では，コラーゲン，プロテオグリカン，フィブロネクチンなどを含む細胞外マトリックスと相互作用するインテグリン分子群がかかわっている．

2）がん細胞–細胞外マトリックス　細胞外マトリックスの1つにフィブロネクチンがある．細胞がフィブロネクチンに対して接着・進展する際，接着斑の形成を伴うことが知られている．このような接着斑は細胞の移動などに伴い，絶えず形成と崩壊を繰り返し，血管新生やがん細胞の浸潤など，細胞移動に重要な役割を果たしていると考えられている．なお，この接着斑の形成には細胞表面上のフィブロネクチンレセプターと細胞接着ドメイン中のRGD配列との接着，およびヘパラン硫酸プロテオグリカンなどの細胞表面上の糖鎖とヘパリン結合ドメインとの接着機構を介する細胞内への刺激伝達が必要と考えられている．

5.4.8　細胞周期とシグナル伝達

プロモーターが選択的に細胞複製を高め，前がん細胞のアポトーシスを抑制する正確なメカニズムについては不明であるが，細胞周期とその制御のメカニズムに関しては図5.4.7に細胞周期とアポトーシスならびにシグナル伝達経路の関係について示す．シグナル伝達と細胞周期との関連性については不明な部分がある．細胞周期の全過程における重要な制御メカニズムは種々の転写因子のリン酸化である．アミノ酸およびタンパク質に対して特異性をもつ種々のキナーゼは，細胞周期依存性遺伝子の活性化および不活性化のいずれをも制御する．細胞増殖に作用する因子の1つに，細胞分裂促進因子活性化タンパクキナーゼ（MAPKs）を介するものがあり，MAPKは，シグナル伝達経路を介するリン酸化によって次々に活性化され，MAPKK，MAPKKKの3種類のキナーゼから構成される．サイクリンのリン酸化，すなわち細胞周期において重要な役割を演じているタンパク質は，種々のサイクリン依存性のキナーゼによって細胞周期の異なるレベルでのリン酸化に関与している．細胞周期において，この急激

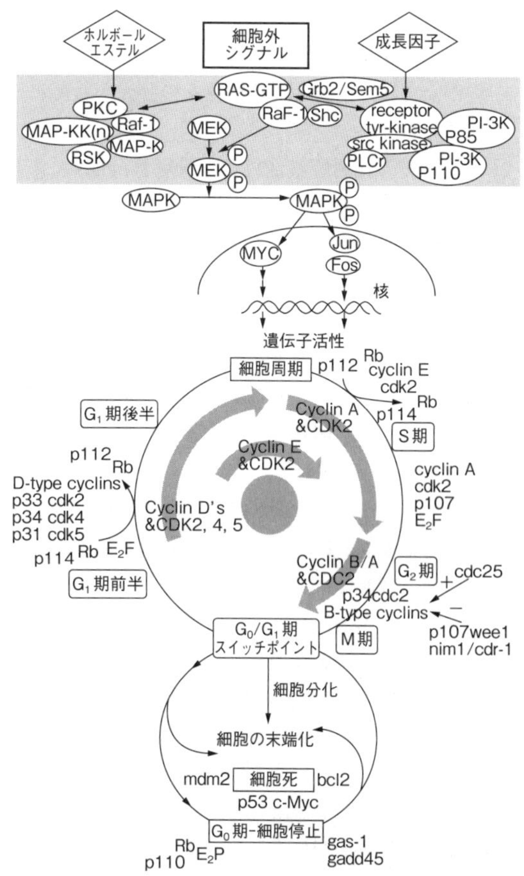

図5.4.7　細胞周期とシグナル伝達経路（Casarett & Doull's Toxicology（5th ed.））

なサイクリンおよび他の細胞周期依存性タンパクの合成と分解により細胞の再生が起こる．酵母に関する研究から，サイクリンやサイクリン依存性キナーゼ（CDK）の過剰な産生あるいはこれらの1つの産生が欠如することにより核の不安定化を招来することが知られているが，これがプログレッションの特徴である．がん抑制遺伝子である*RB-1*はG_1–S期での重要なチェックポイントに入る直前のサイクリンEレベルでの細胞周期を変化させる．RBタンパク質のリン酸化によりサイクリンと転写因子の相互反応が阻害され，これにより細胞周期が次の周期へと進む．他のがん抑制遺伝子である*p53*も転写因子として重要な役割を演じ，DNA損傷が起こると，細胞周期が作動するのを阻害する．この停止により傷害細胞は修復あるいは傷害が強い場合には，アポトーシスに陥る．*p53*遺伝子が変異または欠損すると，停止が起こらず，細胞周期は変異や染色体異常誘発による傷害があるにもかかわらず，複製が

継続的に起こる.

5.4.9　発がん修飾因子

発がんには，下記のような種々の要因が複雑に関与している.

①種，系統：代謝酵素活性化，受容体，DNA 修復機能などは種や系統によって異なっており，系統により発がん感受性が著しく異なる.

②性：代謝酵素活性化や解毒因子などは性によって異なる．肝，肺，食道腫瘍は男性，甲状腺腫瘍は女性に多いのは，この性差に起因する.

③臓器特異性：一般に細胞交代の速い臓器では腫瘍の発生率も高く，例として消化管，皮膚，血液腫瘍が挙げられる.

④週（月，年）齢：代謝酵素活性，細胞回転速度やホルモン活性などは，一般に若齢者ほど高く，その分，発がん修飾作用は明瞭に現れる.

⑤ホルモン：内因性や外因性のものがあるが，これらは細胞増殖活性を高める.

⑥食餌（カロリー）：食餌制限すると自然発がん率が低下するが，脂肪の摂食過多は乳がん，大腸がんに対して促進的に作用する.

⑦免疫：腫瘍細胞を認識してそれらを排除する作用がある．免疫賦活剤によるがん治療やがんの免疫療法はこの抑制作用を利用したものである.

⑧生活習慣：タバコやアルコールなどは発がん促進作用があることが知られている.

5.4.10　発がん性評価

a. 発がん性試験　発がん性試験は，対象とする被験物質に腫瘍を発生させる作用あるいは腫瘍の発育を促進させる作用があるか否かを検討するために行われる．この試験は，ヒトに対する発がん物質はいずれかの動物に発がん性を示すとの概念に基づいて実施されている.

1）長期発がん性試験法　ラットおよびマウスを 50 匹以上/群を使用し，投与群は 3～4 群設ける．投与方法はほとんどの場合経口投与（混餌か強制経日投与）であり，被験物質をラットでは24カ月以上，マウスでは 18 カ月以上投与する．検査としては，全群について，剖検を行い，すべての組織について病理組織学的検査を施し，投与群における腫瘍発生が対照群に比較して増加しているか否かについて検査する.

医薬品の長期発がん性試験における高用量としては最大耐量（MTD）ないし投与可能な最大量（混餌投与の場合は 5%）を用いることになっていた．しかし，1994 年と 1997 年の医薬品規制調和国際会議（ICH）では，長期発がん性試験の最高用量を設定する場合，①毒性学的指標（MTD），②薬物動態学的指標（25 倍の AUC），③吸収の飽和する量，④薬力学的指標（薬理作用がみられる投与量），⑤投与可能最大量（用量として 1500 mg/kg/日を必ずしも超える必要はない．この限界量は，その医薬品に遺伝毒性がなく，かつ，ヒトにおける最大臨床用量が 500 mg/日を超えない場合にのみ適用される），⑥その他の指標を考慮し，これらの中から科学的に正当性のある指標によって用量を設定するとのガイドラインが策定され，日本においてもこの ICH の提案に準拠してガイドラインが改定されている.

発がん性試験成績から陽性と判定する所見は以下の 6 つのいずれかがみられた場合である.

①腫瘍の発生が，単一あるいは複数の臓器にみられ，発生した腫瘍のタイプが使用した動物種ではきわめてまれである場合.

②1 種類あるいは複数の悪性腫瘍の発生率が，対照群に比較して増加して認められる場合.

③悪性腫瘍の発生率は低いが，その前がん病変あるいは良性腫瘍が著しく増加している場合.

④通常よくみられる種類の良性腫瘍が，同一臓器あるいは関連臓器において悪性腫瘍化して認められる場合.

⑤使用した動物種系統でよくみられるタイプの腫瘍であっても，その発生が早期に現れる場合.

⑥1 動物当たりの発生腫瘍の個数が増加している場合.

がん原性試験の動物にはマウス，ラットが汎用されるが，動物の種，系統を問わず加齢により自然発生腫瘍が認められる．それら自然発生腫瘍の好発臓器，組織型，発生頻度は種や系統，性により違いがみられるため，試験結果の判定に際しては用いた動物の自然発生腫瘍に関する背景データを十分に理解しておくことが肝要である．また，マウスでは化学物質に対する感受性が高く，多くの物質に対して肝がんを示すので注意が必要である.

2）代替発がん性試験　1990 年代に入り，ICH では，発がん性試験には莫大な経費と人手が必要とされるにもかかわらず，マウスでの発がん性試験成績（特に肝腫瘍が誘発されやすいこと）には疑問が投げかけられ，それに代わるより短期間で効率よく検出できる試験法の確立が提唱された．これらの指摘に基づき，1997年7月のICHでは，2種の齧歯類を用いた長期がん原性試験（発がん性）を実施する代わりに，1種の齧歯類の長期がん原性試験の実施に加えて，トランスジェニック動物を用いた短期発がん試験モデル，イニシエーション・プロモーションモデルや新生仔動物モデルの中から1つを選んで実施し，それらの結果に基づき，医薬品についての発がん性評価を行おうというガイドラインが策定された．以後，これら動物モデルについての検証作業が続けられ[5]，現在，日本においてもこれらが短期がん原性試験法として採用されるに至っている．以下に，これら動物モデルについての概要を示す．

①遺伝子改変モデル：ヒトプロト型 *c-Ha-ras* 遺伝子を導入したトランスジェニックマウス（*rasH2* マウス）および *p53* がん抑制遺伝子の片側を欠損させた *p53* ヘテロ欠損マウス（*p53*+/−マウス）が現在使用されており，これらは遺伝毒性発がん物質に対して高感受性であることが示されている．*rasH2* マウスでは，主に前胃では乳頭腫と扁平上皮がん，脾臓では血管肉腫，肺では腺腫と腺がんが自然発生する．このモデルは一部の非遺伝毒性発がん物質に対しても明らかに高い感受性を示す．また，6カ月の発がん性試験の終了時にごく少数例の肺腺腫や血管腫を認める以外，自然発生腫瘍はほとんどみられていない．*p53* ホモ欠損マウスでは，自然発生的に生後2〜6カ月で胸腺腫が高率に発生するが，*p53* ヘテロ欠損マウスでは約1年までは自然発生腫瘍の頻度は低い．このため，6カ月間がん原性試験には *p53* ヘテロ欠損マウスが使用されている．

②イニシエーション，プロモーションモデル：単一臓器発がんモデルと多臓器発がんモデルがある．代表的な単一臓器発がんモデルはラット肝中期発がん性試験である[6]．このモデルはイニシエーターとしてDENを用い，さらに肝部分切除処置を施し，前腫瘍性病変である胎盤型グルタチオン *S*-転移酵素（glutathione *S*-transferase placental form，GST-P）陽性細胞巣の数，大きさを指標として肝を標的とするプロモーター（発がん物質）を比較的短期に検出する試験法である．しかし，ペルオキシソーム増生物質や肝以外に発がん標的性を示す発がん物質の検索には必ずしも適していない．多臓器発がんモデルは，異なった臓器を標的とするイニシエーターを短期的に投与し，その後被験物質を投与し，その発がん標的性を検索する方法である．

③新生仔動物モデル：ICRマウスを用いることが多く，この試験法は分娩後24時間以内あるいは1，7，15日目に分割して被験物質を投与し，離乳1年後に全身臓器の病理学的検査を実施してその発がん性を検索する方法である．遺伝毒性発がん物質では陽性率は高いが，非遺伝毒性発がん物質ではその検出率は著しく低いことが報告されている．

b. ヒトへの外挿　ヒトでの発がん性予測は，2つの重要な情報源，すなわち動物を用いた長期投与試験とヒト集団における疫学的調査に基づき行われる．これらの研究結果の評価は，短期投与試験，薬動力学的試験，薬物動態試験，構造活性相関および他の関連する毒性所見からの情報を総合して行わねばならない．ある化学物質がヒトに対して発がん物質であるか否かの判断は，根拠を明確にして行われるべきである．発がん性評価は，発がん性が疑われる化学物質と関連するデータの質と妥当性のほか，その腫瘍の種類と蓄積性に重点がおかれる．ヒトでの発がん性についての評価は，次のような3段階からなる．

①臨床試験または動物試験から得られた所見をそれぞれ評価する．

②これらに種のデータを総合してヒトでの発がん性と関連させる．

③発がん性を総合的に評価すべきか否かを決定するためにあらゆる支持情報を評価する．

疫学調査から，発がん性が疑われる化学物質に曝露されているヒトでの有用な情報を得ることができる．ヒトでのリスク評価には，ケースコントロール研究あるいはコホート研究のような分析的な疫学調査が有用である．疫学調査に必要な条件には，曝露集団および対象集団の適切な選別とその評価，追跡調査の時期とその質の適正さ，複雑な要因の解析とバイアスについての適切な認識とその評価，潜在する影響因子についての適切な配慮，対象疾患の罹患および死亡の原因についての確定診断，特別の影響因子の関与を検出することなどが含まれる．集計に際しては，適切な結果を導き出すために統計学的処理を施し，評価する．

疫学調査と実験動物試験データに基づき，IARCから化学物質のヒトに対する発がん性評価の分類が示されている（表5.4.5）．

表 5.4.5　国際がん研究機関（IARC）による発がん性評価

分　類	判定基準	例
グループ 1 ヒトに対して発がん性がある (120 種類)*	ヒトに対する発がん性が明らかにされている	ヒ素，アスベスト，アフラトキシン，1,2-ジクロロプロパン，ベンゾ［a］ピレン，ベンゼンなど
グループ 2A ヒトに対しておそらく発がん性がある (81 種類)*	ヒトに対し発がん性を示す証拠が限られているが，実験動物に対し発がん性を示す証拠が十分ある	アクリルアミド，アザシチジン，ウレタン，グリシドール，ジクロロメタン，DEN，DMN，DDT，IQ など
グループ 2B ヒトに対して発がん性の可能性がある (299 種類)*	ヒトに対し発がん性を示す証拠が不十分だが，実験動物に対し発がん性を示す証拠が十分ある	クロロホルム，1,4-ジオキサン，臭素酸カリウム，ベンズ［a］アントラセン，PhIP，フェノバルビタール，MeIQx など
グループ 3 ヒトに対する発がん性について分類できない (502 種類)*	ヒトおよび実験動物に対し発がん性を示す証拠が不十分 他のグループに分類できない場合	カフェイン，サッカリン，水銀，ジアゼパムなど
グループ 4 ヒトに対しておそらく発がん性はない (1 種類)*	ヒトおよび実験動物に対し発がん性がないことを示唆する証拠がある	カプロラクタム

*：2017 年 7 月時点の物質の数，http：//monographs.iarc.fr/ENG/Classification/

c. 低用量発がん性の閾値とホルミシス現象

発がん物質の同定の多くは高用量の投与による動物発がん実験結果から得られたものである．そして発がんリスク評価の原則として，遺伝子に損傷を与えるような発がん物質（遺伝毒性発がん物質）の発がん性は，低用量ではゼロにたどる反応曲線である．すなわち，閾値がないと理解されている．それは，低用量の発がん性を実験的に証明するのは困難であり，理論的に発がん物質は DNA に不可逆的変化を起こす（古典的な考えであるが）と考えられてきたからである．しかし，発がん物質のヒトへのリスク評価にあたって，高用量域の結果を低用量域へそのまま外挿してよいかどうかが大きな問題となってきた．「遺伝毒性発がん物質に閾値がない」(無閾値論）ということはどんなに微量であっても人に対してそれは，影響を与えるということを意味する．したがってこのことが正しいかどうかを科学的に検証することが極めて重要なテーマである．一方，非遺伝毒性発がん物質には理論的に発がん閾値があるとして，現在，リスク評価されている．

福島ら[7] は，ラット中期発がん性試験を用いて，低用量発がん性の閾値の問題にチャレンジしている．魚や肉の焼けこげに含まれる遺伝毒性発がん物質である MeIQx（2-amino-3,8-dimethyl-3*H*-imidazo[4,5-*f*]quinoxaline）の試験では，図 5.4.8 のように MeIQx のラット肝臓がん発生過程における種々の発がん反応とその用量において，まず DNA 付加体形成が極めて低用量からみられ，その後ある程度の無作用量域があって 8-ヒドロキシデオキシグアノシン（8-OHdG）形成レベルの上昇，H-*ras* がん遺伝子変異，*lac*I 遺伝子変異，およびイニシエーション活性の増加，そしてさらにある程度の無作用量域の後，前腫瘍性病変である GST-P 陽性細胞巣の発生増加がみられた．これらの結果から，さらに幅広い無作用量域をもって肝臓がん発生の増加に至ることが強く推察される．実際に雄性ラットを用い，MeIQx の 2 年間発がん性試験を行ったところ，100 ppm のみ肝臓がんが発生した．このように肝臓発がんの指標である種々のマーカーにはそれぞれの無作用量域が求められ，マーカーから推察される発がん機序を考えると MeIQx の発がん性には閾値，少なくとも実際的な閾値があると結論している．同様な手法で，遺伝毒性発がん物質の DEN や DMN のラット肝発がん無作用量と 2-amino-1-methyl-6-phenyl-1*H*-imidazo[4,5-*b*]pyridine（PhIP）のラット大腸発がん性の実際的な閾値，さらに臭素酸カリウムのラット腎発がん性の閾値を示唆している．

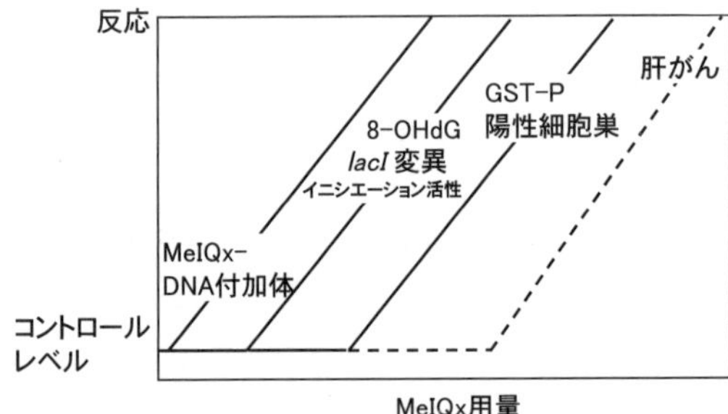

図 5.4.8　肝発がんリスク：MeIQx 低用量域における各種発がんマーカーの反応

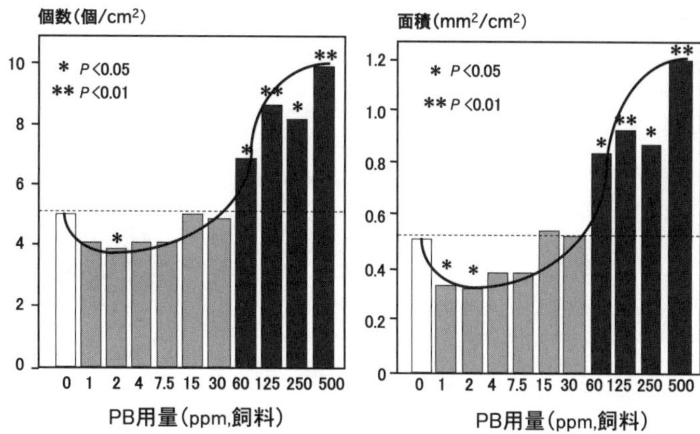

図 5.4.9 Phenobarbital (PB) 投与ラット肝における GST-P 陽性細胞巣の発生

表 5.4.6 職場での化学発がん物質曝露による発がん

物 質	がんの部位 / がん	主な産業・使用
アスベスト	喉頭, 肺, 卵巣, 中皮腫	断熱材, 建築業
4-アミノビフェニル	膀胱	ゴム製造
塩化ビニル	肝臓	プラスチック
o-トルイジン	膀胱	顔料製造
カドミウムおよびカドミウム化合物	肺	顔料製造, 電池
強無機酸ミスト	喉頭	化学工業
クロム (VI) 化合物	肺	鍍金, 顔料製造
コールタールピッチ	皮膚, 肺	建材, 溶接棒
シェールオイル	皮膚	潤滑剤, 燃料
シリカ粉塵 (クオーツ, クリストバライト)	肺	建築業, 採鉱
トリクロロエチレン	腎臓	溶剤
2-ナフチルアミン	膀胱	顔料製造
ニッケル化合物	鼻腔, 肺	合金
煤煙	肺, 皮膚	煙突清掃者, 消防士
ヒ素および無機ヒ素化合物	肺, 皮膚, 膀胱	ガラス, 金属, 農薬
ビス (クロロメチル) エーテル	肺	化学工業
1.3-ブタジエン	白血病/リンパ腫	ゴム製造, プラスチック
ベンゼン	白血病	溶剤, 化学物質の合成原料・中間体
ベンジジン	膀胱	顔料製造
ベリリウムおよびベリリウム化合物	肺	航空宇宙産業, 金属
ミネラルオイル (未精製または精製の不十分なもの)	皮膚	潤滑剤

また, 非遺伝毒性発がん物質に閾値があることはすでに明らかとされているものの, 福島らは, フェノバルビタール (PB) では, 高用量では発がん性を示すが, 低用量では逆に発がんを抑制する (図 5.4.9) というホルミシス現象をみいだしている[7,8]. ホルミシス現象を示す非遺伝毒性発がん物質として, α-ベンゼンヘキサクロリド (α-BHC), ジクロロジフェニルトリクロロエタン (DDT) などが明らかにされている.

5.4.11 職業と関連する化学発がん物質

職業とがん発生については, 煙突清掃者, 炭鉱夫, メッキ工, 染色業者と特定の発がんとの関係が知られている. これらについての大規模な調査は 1970 年以降に IARC によってなされた (表 5.4.6).

[鰐渕英機・武藤朋子・和久井 信]

文　献

1) Pitot, H. C. and Dragon, Y. P. (1994)：Chemical induction of hepatic neoplasia, The liver：Biology and Pathobiology (Arias, I. M. et al. eds.), pp.1467-1495, Raven Press.
2) Kakunaga, T. (1975)：Cancer Res., **35**, 7, 1637-1642.
3) Boutwell, R. K. and Sivak, A. (1973)：CRC Crit. Rev. Toxicol., **2**, 4, 419-443.
4) Harris, C. C. (1991)：Cancer Res., **51**, 18 Supple., 5023-5044.
5) Robinson, D. (1998)：Toxicol. Pathol., **26**, 4, 474-475.
6) Ito, N. et al. (1997)：J. Toxicol. Pathol., **10**, 1-11.
7) 福島昭治他 (2008)：マイコトキシン, **58**, 2, 119-128.
8) Kitano, M. et al (1998)：Carcinogenesis, **19**, 8, 1475-1480.

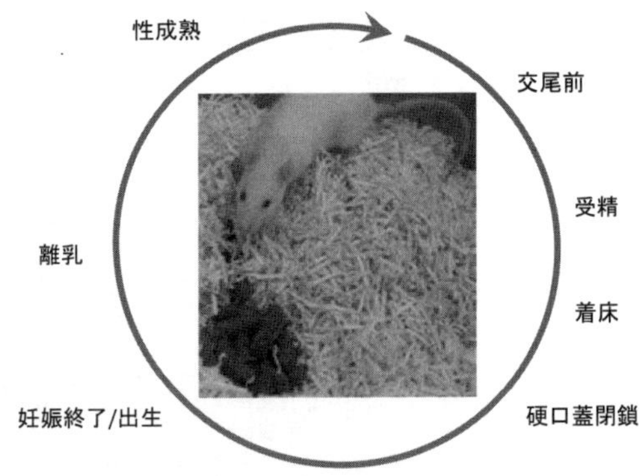

図 5.5.1　生殖発生のステージ

5.5 生殖発生毒性

5.5.1 歴史的背景

サリドマイドは妊婦の吐き気を軽減する鎮静催眠薬として 1957 年に発売された．その後，自然発生では非常にまれな四肢の形態異常（無肢またはアザラシ肢症など）をもつ新生児が著しく増加した．1961 年にはこの四肢異常の原因がサリドマイドであることが報告され，製品の市場からの回収が始まった．サリドマイドによる障害児は 8000～1 万 2000 人にのぼると推定されており，日本でも 300 人以上と報告されている．このサリドマイドによる悲劇は，新規に合成された化学物質を妊婦が摂取することにより出生児に異常を起こす可能性があることを，強いインパクトをもって広く一般の人々に知らしめることになった．

これを受け，各国の規制当局は新規化学物質がヒトに摂取される前に，動物で催奇形性の有無を調べるための試験法を制定した．日本では厚生省から 1963 年に「医薬品の胎児に及ぼす影響に関する動物試験法」が発表された．米国では米国食品医薬品局（U.S. Food and Drug Administration, FDA）から 1966 年に催奇形性だけではなく，広く生殖発生毒性全般への影響を調べるための 3 節からなる「Guidelines for Reproduction Studies for Safety Evaluation of Drugs for Human Use」が発表されている．なお，厚生省も 1975 年には「医薬品の生殖に及ぼす影響に関する動物試験法について」として 3 節の試験に発展させている．

世界各国で設定された生殖発生毒性試験法は少しずつ必要とされる項目に違いがあった．したがって，他の国で実施された生殖発生毒性試験を自国で承認申請資料とすることができずに自国のガイドラインに従って再実施することがあった．このような時間や費用の無駄をなくすとともに実験動物福祉の観点から，日，米，EU の 3 極を中心として医薬品規制調和国際会議（International Council for Harmonisation of Technical Requirements for Pharmaceuticals for Human Use, ICH）が開かれ，全世界に共通して使用できる ICH ガイドラインが作成された．日本では 1994 年に「医薬品の生殖毒性検索のための試験法ガイドライン（ICH S5）」[1] として通知された．この ICH ガイドラインでは 1）受胎能及び着床までの初期胚発生に関する試験（受胎能試験），2）出生前及び出生後の発生並びに母体の機能に関する試験（出生前後試験），3）胚・胎児発生に関する試験（胚・胎児試験），の 3 試験により，すべての生殖発生のステージ（交尾前，受精，着床，硬口蓋閉鎖，妊娠終了/出生，離乳，性成熟）（図 5.5.1）に対する毒性を調べる．2000 年にはガイドラインの改正が行われ，受胎能及び着床までの初期胚発生に関する試験において，雄受胎能の評価に関し，雄の被験物質の交配前投与期間を 4 週間から 2 週間へ短縮することが可能とされた．2015 年からは ICH で専門家作業部会が設置され，生殖発生毒性試験ガイドラインの改定が始まった．改定ガイドラインでは生殖発生毒性評価に対する考え方や戦略が解説され，具体的な試験法は Appendix に記載される方向性で作業が進んでいる．生殖発生毒性評価戦略としては，対象疾患および患者層，薬理・毒性学的アプローチ，実施タイミング，3 試験それぞれのストラテジーに関して解説される予定である．試験系の選択では，基本的なラットやウサギの他に，さまざまな状況下で使用可能な動物種を例示するとともに代替法の利用について記載されるであろう．リスク評価の基本原則としては，必要なデータおよび情報，エンドポイント，有意差・背景値，母体毒性との関係，回復性，胎児への影響（死亡，形態異常・変異，発育遅延），ヒト曝露比によるリスク評価，ヒトへの外挿性などが解説されると思われる．これまでは1種の動物の小規模な試験で催奇形性が明らかであっても，妊娠可能女性を大規模の臨床試験に組み込む前に2種動物で本試験の実施が必要とされてきた．しかし，改定ガイドラインでは，本試験の実施時期を遅らすことを可能にしたり，in vitro 試験系などの代替法を活用することにより，医薬品開発を迅速に進めることを目指している．ヒトのリスク評価について曝露量の比較に基づく考え方が示されれば，臨床への情報として意義の少ない臨床用量の1000倍を超えるような過大な投与量での試験は実施されなくなり，添付文書の記載もより理解しやすいものになると考えられる．また，リスク評価における胎児の形態変異の位置づけは，現在，地域によって考え方の違いがあるが，今後，国際調和が図られる予定である．

5.5.2 生殖発生毒性とは

生殖発生毒性は生殖毒性と発生毒性に分けて考えることができる．FDA の生殖発生毒性評価に関するガイダンス[2]によれば，生殖毒性とは，性成熟に達した雌雄動物における生殖能に悪影響を与えうる構造的，機能的な変化とされている．生殖毒性には雄生殖能，雌生殖能，分娩，授乳に対する影響が含まれる．雌雄生殖能に対する影響としては，精巣，精巣上体または卵巣，子宮など生殖器に対する障害，精子または卵子の成熟・放出における変化，精子数減少，精子の運動性・形態における変化，交尾行動の異常，交尾能力の変化，内分泌機能の変化，または受胎における全般的な生殖能低下がある．生殖能の低下は，一般的には交尾率，妊娠率，生存胚数などの低下として検出される．分娩に対する影響としては，異常分娩，分娩困難（難産），分娩開始時期または分娩時間（1匹当たりの平均，または総時間）の変化がある．授乳に対する影響としては，母乳の質や量の変化および哺乳児に対する授乳行動の変化がある．

発生毒性とは，受胎前，妊娠期間，出生後から性成熟に達するまでの期間の薬物曝露による発達中の動物に及ぼす悪影響とされている．発生毒性は，死亡，形態異常，成長の変化，機能障害の4つに大別される．死亡は，受精直後から離乳後までのいつの時期にも起こり，着床前後死亡，早期・後期吸収胚，流産，死産，新生児死亡，離乳前後の死亡として現れる．形態異常は，児の外表，内臓，骨格の異常または変異として観察される．成長の変化は，一般的には発育遅延としてみられるが，過度な発育，早期成熟も成長変化と考えられる．体重が成長率の評価のための最も一般的な指標である．影響が直接的な形態変化なのか発育遅延なのか明確でない場合もある．たとえば，骨化数の減少は両方の場合があり，その区別はすべての関連データから総合的に判断されるべきである．機能障害に関して，生殖発生毒性試験では一般的には神経行動発達および生殖能への影響が検査されており，自発運動，学習と記憶，反射の発達，性成熟の時期，交尾行動，受胎能が評価される．

5.5.3 生殖発生毒性の基礎

a. 曝露時期の影響 サリドマイドでは一般に，受胎後早い時期の曝露で耳の欠損が発生し，その後，上肢欠損がみられ，さらに遅い時期に下肢欠損が発生することが知られている．このように特定の型の形態異常は妊娠期間の限定された期間に曝露された場合に発生する．この期間は臨界期とよばれ，その器官原基の出現時期およびその少し早い時期に相当する．なお，動物種により妊娠期間の長さが違うことから，器官の発生時期および臨界期も異なることになる（表5.5.1）．妊娠期間中に連続投与した生殖発生毒性試験で異常がみられた場合に，投与時期を分割して臨界期を検討する場合がある．たとえば，抗アンドロゲン作用を示す内分泌かく乱物質であるフタル酸ジ-*n*-ブチルを妊娠12～14日，15～17日または18～20日に分割投与すると，妊娠15～17日に肛門生殖突起距離（anogenital distance, AGD）が最も短縮（雄性生殖器の雌性化）し，この時期が臨界期であることが明らかにされている[3]．

b. 曝露量の影響 Karnofsky は過去の文献調査から，「ほとんどすべての化学物質は感受性のある動物種に妥当な方法で妊娠中の感受期に高用量を投与すれば，なんらかの催奇形性を含む発生毒性を示す」という考えを示した．この主張は多くの研究者に支持され，Karnofsky の法則とよばれている．一般的には低い用量では発生毒性を示さない閾値が

表 5.5.1 実験動物とヒトの発生比較（日）

	着 床	原始線条	10 体節	下肢芽	前肢指放線	口蓋突起癒合	妊娠期間
マウス	5	8	8.5	10.3	12.3	15	19
ラット	6	9	10.5	12	14	17	22
ウサギ	7.5	7.25	8.5	11	14.5	19.5	32
アカゲザル	9	17	23	28	35	46	167
ヒト	7.5	17	25	32	37	57	267

（Hoar & Monie, 1981）

あり，投与量が増加するに従い，胎児の機能障害，発育遅延，形態異常，死亡の頻度が増加し（図 5.5.2），さらに高用量では母動物の死亡がみられると考えられている．母体で毒性を示す用量より明らかに低い用量で催奇形性を示す化学物質は特異性の高い催奇形性物質であり，危険度が高いと評価される．

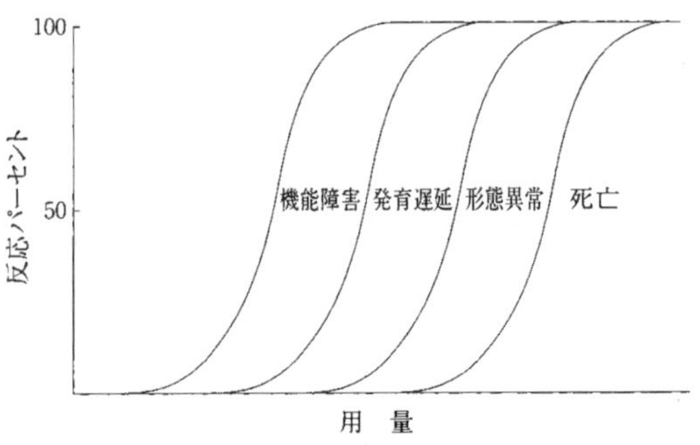

図 5.5.2 用量と先天異常の型との関連

c. 胎児における曝露 母動物へ投与した化学物質は，母動物の代謝を経て胎盤に移行し，胎盤でも代謝が行われて胎児に移行する．胎児に移行した化学物質は胎児においても代謝が行われる．母体の血液と胎児の血液は胎盤の組織により隔離されており，化学物質の胎児への移行はいわゆる胎盤関門を経て行われる．一般に化学物質は単純拡散によって胎盤を通過するが，能動輸送，促進拡散，トランスポーターを介した輸送もある．単純拡散には化学物質の分子量，脂溶性，解離度，タンパク結合ならびに胎盤の血流量などが影響する．分子量 600 以下，脂溶性の高いもの，非解離型，タンパク結合の少ないものは胎盤通過性が高いとされている．なお，IgG などの高分子量タンパク質は単純拡散では胎盤を通過せず，Fc 受容体を介した輸送機構により胎盤を通過する．妊娠期間中の Fc 受容体の発現時期は動物種により異なる．

5.5.4 生殖発生毒性試験法[4,5]

a. 動物および投与

1）動 物 生殖発生毒性試験に用いる動物種は，毒性試験一般に求められる入手・投与・検査の容易性，ヒトとの類似性（生理・薬物動態など）に加えて，性成熟が早く通年繁殖可能であること，妊娠期間が短く妊娠率が高いこと，胎児数が多く自然発生の形態異常が少ないことに考慮して選択する必要がある．現行の ICH ガイドラインではラットが推奨されており，胚・胎児試験の第 2 種目の動物としてはウサギが望ましいとされている．ウサギはサリドマイドに対して，マウス・ラットに比べて感受性が高く，ヒトと同じタイプの四肢の形態異常を検出できたことから，第 2 種目の動物として汎用されてきた．しかし，ウサギは被験物質の薬効薬理，薬物動態，毒性，安全性薬理に関するデータがほとんどないことが評価を行ううえで問題であるとの指摘もある．

生殖発生毒性試験は自然発生でも低頻度で起こる流産，胎児の死亡・形態異常などの事象が被験物質の投与により発現頻度が増加するかどうかを調べる試験である．そのため，背景データが豊富な動物を用いることが重要である．背景データは同じ動物種や系統であってもブリーダーや生産場所によっても異なることがあるので注意する必要がある．また，動物数は反復投与毒性試験では 1 群 10 匹が用いられるのに対して，生殖発生毒性試験では 1 群約 20 匹と多くの動物が用いられるが，これも低い出現頻度の変化を検出しようとするためである．

2）投 与 生殖発生毒性試験における投与量の設定に関しては，高用量では母動物にごく軽度の毒性が発現すること，少なくとも 3 段階の用量を設定すること，用量間隔を広くしないこと，無毒性量を得られるようにすることに注意が払われる．予備試験の結果は用量設定の科学的根拠となる．母動物に毒性がみられない場合は 1 g/kg/日が投与可能限界量として高用量として設定される．用量は一般的に約 3 倍程度の公比で設定されることが多く，1000,

100，10 mg/kg/日のような急勾配な用量設定では，認められた変化が自然発生によるものか投与による影響かを見極めるための用量相関性を判断できない可能性がある．無毒性量はヒトにおけるリスク評価の指標となる安全域（無毒性量/ヒト臨床用量）を求めるために必要となる．

投与経路は臨床適用経路と同じとする．ただし，たとえば経口剤を経皮剤にも適用拡大する場合で，既に経口経路での成績があり，その曝露が経皮よりも大きい場合は改めて試験を追加する必要性はないと考えられる．なお，催奇形性にはバルプロ酸やカフェインのように最高薬物血中濃度（C_{max}）に依存するものと，シクロホスファミドのように薬物血中濃度-時間曲線下面積（AUC）と強く相関するものの両タイプが知られているため，曝露はAUCとC_{max}の両方で大きいことが重要である．

動物への投与頻度は原則1日1回投与とする．臨床における投与が間欠投与の場合は，徐放製剤のように長く薬物血中濃度が維持されるのなら，胚・胎児試験も同様に間欠投与とすることができる．しかし，抗がん薬のように薬物血中濃度は長時間維持されないが，強い毒性のため臨床における投与を間欠投与としている場合は，胚・胎児試験も間欠投与とすることは必ずしも適切ではない．動物の胎児の器官形成期では日齢ごとに毎日奇形に対する感受性の高い器官が異なるため，器官形成期を網羅するように薬物の曝露が行われなければ，催奇形性の評価は完全ではない．連日の投与もしくは1用量につき妊娠7・10・13・17日，妊娠8・11・14日，妊娠9・12・15日のように投与を分割した3群を設定することでより確実な評価が可能となる．

トキシコキネティクス（TK）に関しては，曝露証明だけを目的とした評価では不十分である可能性がある．現在のFDAの妊娠および授乳に関するLabelingのフォーマット[6]によれば，生殖発生毒性試験のデータは，「ラットでは臨床用量の7倍までの投与では催奇形性および胎児死亡作用は認められなかった」あるいは「最大臨床用量の15倍以上の妊娠期間の投与により，ラット出生児に行動異常や体重増加抑制がみられた」のように記載するよう例示されている．この安全域の記載により，ヒトのリスク評価が行われることを考えると，非妊娠動物や週齢が異なる動物でのTKデータを参照するのではなく，それぞれの生殖発生毒性試験において，投与初日と投与最終日にプロファイリングを行い，それぞれC_{max}およびAUCを算出することが望ましいと考えられる．

b. 受胎能及び着床までの初期胚発生に関する試験

1）目　的　　受胎能試験は主に被験物質が不妊を引き起こす可能性を検討する試験である．すなわち，妊娠前から交尾を経て胎児の器官形成が始まる前（着床の時期）まで被験物質を動物に投与して，雄では交尾行動や精子への影響，雌では性周期，排卵，受精，着床，胚の死亡などを調べる．精巣および卵巣の病理組織学的検査は反復投与毒性試験で実施され，受胎能試験では主に機能の評価が行われる．ICHガイドライン（1994年）以前の国内ガイドラインの3節試験のうち「妊娠前及び妊娠初期投与試験（Segment I 試験）」がこの試験に相当する試験であり，現在の医薬品の添付文書やインタビューフォームにはこの旧試験の内容が記載されているものも多い．

2）方　法　　雄ラットには交配2週間前から，交配期間の交尾成立まで被験物質の投与を行う，交尾成立後剖検まで飼育を継続する場合はその間も投与を続ける．他の毒性試験の結果から雄の生殖器に被験物質の影響がみられる可能性がある場合は雄の交配前投与期間をラットで精祖細胞から精子が形成されるまでのすべての期間をカバーする9週間とすることで確実な評価が可能となると考えられる．雌ラットには交配2週間前から，交尾成立を経て着床（例：妊娠6日）まで投与を行う．実験期間中は動物の症状観察，体重および摂餌量測定を行う．投与開始前から膣垢塗沫標本により性周期を観察し，投与開始による変化がないか確認する．雄の剖検では，精巣の重量が測定される．精子検査（精子の数，運動性，形態）は必須ではないが，精巣の組織に変化はみられずに精子の運動性のみを低下させるα-クロロヒドリンのような物質も知られていることから，精子検査が重要となる場合がある．雌は妊娠中期（例：妊娠14日）に剖検し，黄体数（排卵数に相当），着床数，生存胚数，死亡胚数を観察する．交配および剖検の結果から，交尾率（[交尾動物数/同居動物数]×100）(%)，妊娠率（[妊娠動物数/交尾動物数]×100）(%)，着床前胚死亡率（[黄体数－着床数/黄体数]×100）(%）および着床後胚死亡率（[死亡胚数/着床数]×100）(%）を算出する（図5.5.3）．

3）結果の評価　　雄ではシクロホスファミドな

・受胎能及び着床までの初期胚発生に関する試験（ICH1）

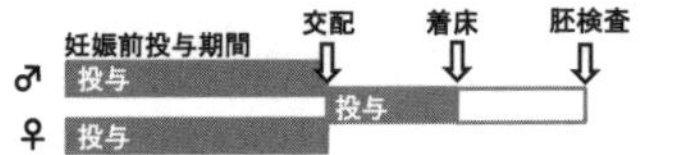

・出生前及び出生後の発生並びに母体の機能に関する試験（ICH2）

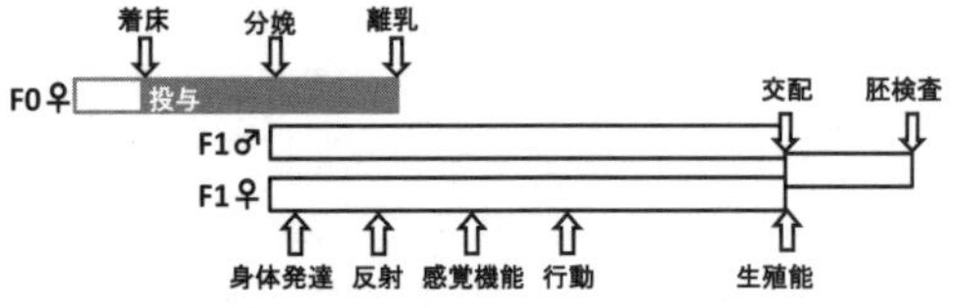

・胚・胎児発生に関する試験（ICH3）

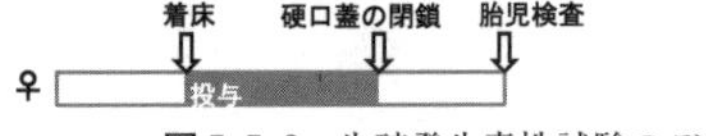

図 5.5.3　生殖発生毒性試験のデザイン

ど抗がん薬で精子形成の低下，ムスカリン受容体拮抗薬で射精障害，雌では卵胞ホルモン・黄体ホルモンからなる経口避妊薬による排卵数減少，性周期異常，プロスタグランジン阻害薬であるインドメタシンによる着床阻害などが知られている．これらの毒性所見は結果的に不妊を惹起する可能性がある．

受胎能試験は基本的には被験物質の催奇形性を調べる試験ではない．ICH ガイドライン前の国内ガイドラインでは妊娠末期の胎児について多大な努力を払い，外表・内臓・骨格の形態観察が行われていた．しかし，基本的には薬物投与が胎児の器官形成が始まる前までの場合，胚は着床できないか，さもなければ影響を受けても完全に回復し正常に発生するという「All or None の法則」に従うとされており，投与した薬物または代謝物の残留，もしくは投与により惹起された病変の残存が胎児の器官形成まで継続する場合を除いて，催奇形性の懸念はないと考えられるため，現在の受胎能試験では一般に妊娠中期に剖検を行い胚の生死が観察されるのみで胎児の形態は観察されない．ただし，一般の医薬品として開発される可能性はほとんどないが，遺伝子に直接，または遺伝子の発現に影響を及ぼす被験物質の場合は試験デザインを考慮すべきと考えられる．また，催奇形性の強い薬物が精液中に移行する場合は，その移行量に注意する必要がある．

c. 出生前及び出生後の発生並びに母体の機能に関する試験

1）目　的　　出生前後試験は主に被験物質が分娩，授乳，出生児の発生に悪影響を及ぼす可能性を検討する試験である．被験物質の投与は着床から離乳までの間，母動物に対して行われる．したがって，出生児に対する薬物曝露は乳汁を介して行われる．この試験は F_0 妊娠動物に薬物投与を行い，生まれてきた F_1 動物を性成熟まで育成し，交配して雌動物を妊娠させ，F_2 動物を検査するという 3 世代にわたり影響を調べる長期間を要する試験である．以前は周産期及び授乳期投与試験（Segment Ⅲ試験）という名称であった．出生前後の児（胚，胎児および出生児）の死亡，成長および発達の変化，行動，成熟（性成熟を含む）および生殖を含む出生児の機能障害が検討される．

2）方　法　　雌ラットの着床（例：妊娠 6 日）から離乳（例：分娩後 21 日）まで被験物質を投与し，動物の症状観察，体重および摂餌量測定を行う．妊娠 20 日あたりから午前，午後の 1 日 2 回雌動物の分娩観察を行い，妊娠期間および分娩異常の有無を調べる．出産日に出生児について数，生死，形態異常，体重を検査する．生後 4 日に出生児が 9 匹以上生存している場合には，出生児を雌雄各 4 匹に匹数調整を行い，育成する児数の違いによるばらつきをなるべく少なくする．その後，出生児を離乳まで哺育させ，離乳率（[離乳児数/生後 4 日調整児数] ×100）(%）を算出する．母動物は最終投与翌日に剖検し，着床痕数を計数する．出生児は離乳時に 1 腹につき雌雄各 1 匹を選抜し，性成熟に至るまで飼育する．その間，身体的発達（耳介展開，毛生，切歯萌出，眼瞼開裂），感覚機能（聴覚，視覚，触覚），反射（面正向反射，背地走性，空中落下正向反射）および行動（運動性，学習，記憶）などを定められた日（週）齢で観察する．その後，生殖能を評価するために雌雄動物を交配し，妊娠した雌動物は妊娠中期（例：妊娠 14 日）に剖検を行い，胚（F_2）の生存，死亡を観察する（図 5.5.3）．

3）結果の評価　　主な毒性所見は流産，分娩障害，出生児死亡，発育遅延，性成熟遅延，生殖障害，感覚機能障害，学習障害などであり，抗リウマチ薬レフルノミドでは歩行異常，発育遅滞，離乳率低下および出産児減少，抗甲状腺薬のチアマゾールではラットで生後行動変化，抗菌薬のカナマイシンではラットで聴覚障害，ホルモン療法薬エキセメスタンではラットで分娩障害，妊娠期間延長が認められている．

出生前後試験では出生児に対する毒性が評価されるとともに，母動物の血中薬物濃度が測定されるが，ほとんどの場合，出生児の薬物曝露は評価されていない．この現状では，たとえば出生児に毒性がみられない場合，薬物に毒性がないのか，出生児が薬物に曝露されていないのか判断できない．どのレベルで出生児が薬物曝露された場合に，どのような毒性がみられるかの評価は，出生前後試験の中で母動物血中薬物濃度，乳汁中薬物濃度，出生児血中薬物濃度および出生児の毒性発現を同時に評価することで可能になると考えられる．

d. 胚・胎児発生に関する試験

1）目　的　　胚・胎児試験は主に被験物質が胎児に形態異常を引き起こす可能性を検討する試験である．胎児の器官が形成される期間に相当する着床から硬口蓋の閉鎖までの間に雌動物に被験物質を投与し，妊娠動物および胚・胎児の発生に及ぼす悪影響を検討する．着床から硬口蓋の閉鎖までの期間は，妊娠期間中で最も形態異常が起こりやすく，妊婦が薬を服用した場合はその種類によっては胎児に対する形態異常発生の危険性が高いとされる期間である．この試験では胚・胎児の死亡，成長の変化および形態学的変化が検討される．旧称は胎児の器官形成期投与試験であり，Segment Ⅱ試験ともよばれていた．

2）方　法　　各動物の着床から硬口蓋の閉鎖までの間（例：ラット妊娠6～17日，マウス妊娠6～15日，ウサギ7～19日）に被験物質を投与した後，分娩予定の約1日前（例：ラット妊娠20日，マウス妊娠18日，ウサギ28日）に剖検する．実験期間中，動物の症状観察，体重および摂餌量測定を行う．剖検時に卵巣および妊娠子宮を摘出して，黄体数，死亡胚・胎児数，生存胎児数，胎児体重，胎児の外表異常，性別，胎盤重量および胎盤の形態を検査する．これらの観察の終了後，胎児の約半数をホルマリン-酢酸液で固定して，実体顕微鏡下で顕微解剖法により内臓異常および変異の観察を行う．残りの約半数はアリザリンレッドS染色透明骨格標本を作製して骨格異常，骨格変異および骨化進行度（発育の指標）について観察を行う（図5.5.4）．アルシアンブルーで軟骨も染色する骨軟骨二重染色が行われることもある．胎児の観察結果から，異常児出現率（[異常を有する胎児数/生存胎児数］×100)(%）を算出する．ウサギではラットに比べて胎児が大型であるため，1胎児について内臓および骨格の両方の観察を行うことが可能である．なお，旧ガイドラインに従ったラット胎児の器官形成期投与試験では，これら胎児を観察する群に加えて，出生前後試験と同様に出生児を観察する群も設定されていた（図5.5.3）．

3）結果の評価　　観察される毒性変化は形態異常，胎児死亡，発育遅延であり，抗腫瘍薬のシクロホスファミドではラットで形態異常，成長遅延，胚致死，ビタミンA誘導体のトレチノインではマウス胎児に顔面，四肢，神経系，心臓の異常，抗痙攣薬のカルバマゼピンではマウスで中枢神経系の異常が認められている．また，合成ステロイドホルモンのノルエチステロンではマウスで雌胎児の雄性化，抗菌薬のストレプトマイシンではマウスで内耳障害，抗凝血薬のワルファリンではマウスで口蓋裂，出血，胎児死亡を誘発することが添付文書やインタビューフォームに記載されている．

ヒトで強い催奇形性を示すサリドマイドはサルでも四肢異常など強い催奇形性を示すが，マウスやラットでは催奇形性を示さない．ウサギでも四肢異常などの催奇形性はみられるがヒトやサルほど強くはない．このように薬物の催奇形性には動物の種差が認められる場合も多い（表5.5.2）．種差には薬物の代謝速度，薬物代謝酵素の誘導能，特定の栄養成分の要求量の差異，形態発生の進行度の差異などが関与している．したがって，ラットまたはウサギを用いた胚・胎児試験で薬物に催奇形性がみられても，必ずしもヒトにおいて催奇形性がみられるとは

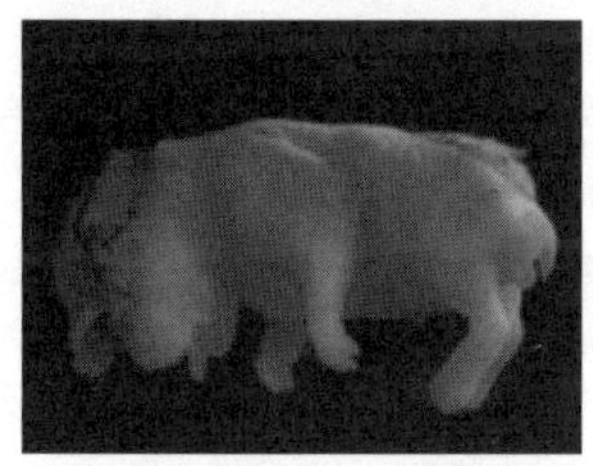

外脳，舌突出，二分脊椎

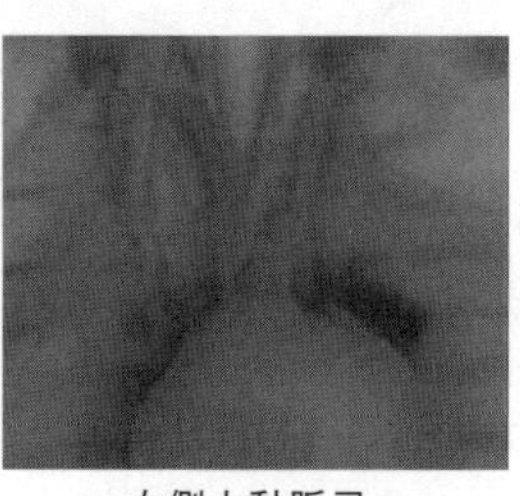

右側大動脈弓

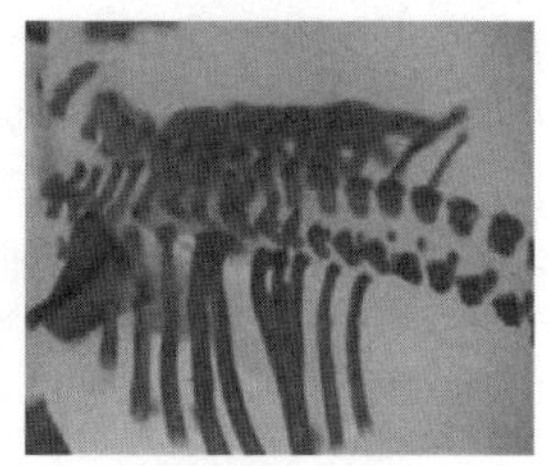

中軸骨格の異常

図5.5.4　ラット胎児の外表・内臓・骨格異常

表 5.5.2　ヒトと動物の催奇形性成績の一致率

	ヒトの催奇形因子 (38)	ヒトの催奇形因子 (165)
動物種	陽性反応% (正しい陽性)	非陽性反応% (正しい陰性)
マウス	85	35
ラット	80	50
ウサギ	60	70
ハムスター	45	35
サル	30	80
2種以上の動物種	80	51
すべての動物種	21	28
いずれかの動物種	97	79

(FDA, 1980)：Federal Register 45：69817-38.

限らない．しかし，ヒトで発生毒性が認められた化学物質（表 5.5.3）はすべていずれかの動物種で発生毒性が示されていることも事実であり，動物で催奇形性が示された化学物質は危険な発生時期に大量を投与すれば，ヒトでも同様な発生毒性を示す可能性があると考えられている．1種の動物種で薬物の催奇形性が疑われる結果が得られた場合は，なるべく複数の動物種で胚・胎児試験を実施することで，より精度の高いヒトにおける安全性の評価ができると考えられる．

生殖発生毒性試験では薬物を大量に投与することが一般的であり，場合によっては母動物の状態の悪化に伴う二次的影響，臨床とは異なる薬理作用に基づく発生毒性がみられることがある．胚・胎児試験でたとえ薬物に潜在的な催奇形性が示されたとしても，それがヒトの危険性に必ずしも直結するわけではない．動物で形態異常が認められた薬物の投与量と臨床用量の差，動物で形態異常が認められたときの母動物の状態に注意し，ヒトにおける催奇形性の危険性が評価されている．

胚・胎児試験では胎児の器官形成期の全期間を通して薬物の投与が行われるが，発生学を理解し[7]，みられた形態異常の型に注目することによって，器官形成期の特にどの時期が危険なのか，または全期間が危険なのかが推測できる場合がある．形態異常の型によりその異常が成立する感受期は異なる．外脳症や小眼球症は胎児の器官形成期における初期の薬物曝露により起こり，手や足の異常は中期に，口唇裂や生殖器の異常は後期に起こることが知られている．骨格異常についても胎児の器官形成期が進むにつれて，頸椎，胸椎，腰椎，仙椎または尾椎と異常の起きやすい部位が移動することが知られている．胚・胎児試験でみられた形態異常の型を詳細に分析することで，より危険性の高い時期を推測できる可能性がある．

5.5.5　生殖発生毒性に関する代替試験

a. EST（Embryonic Stem cell Test）　EST はマウス ES 細胞の心筋への分化を利用した試験系である．3T3 細胞の増殖阻害実験，ES 細胞の増殖阻害実験，ES 細胞の分化阻害実験の各 IC_{50} 値を算出して，3つの判定式（Function i, ii, iii）に代入し，最も大きな数となった Function により胚毒性を無，弱，強の3段階で評価する．ヨーロッパ代替法評価センター（ECVAM）により，動物実験で胚毒性が無，弱，強と判定されている化合物 20 について，EST の結果は約 70～80%が一致することが確認されている[8]．

b. ゼブラフィッシュ　ゼブラフィッシュはインド原産の体長 5 cm ほどの小型の魚である．ゼブラフィッシュによる催奇形性評価方法は，第1日目の午前に雌雄を水槽内で1時間交配させて受精卵を回収し，午後から薬物に曝露させながら発生させ，第4日目に実体顕微鏡下で形態観察を行う．5日間で評価が終了し，同時に多数の検体を評価することも可能である．ゼブラフィッシュによる評価系もラット，ウサギなどの動物実験の結果との一致性が報告されている．ゼブラフィッシュを生殖発生毒性評価に用いる利点として，1）ヒトとのゲノム相同性が高くメカニズム解析が容易，2）個体数が多く，発生が早い，3）身体が透明で臓器が直接観察できる，4) 省スペースで低コストである点が挙げられている．現在は主に新規医薬品の開発初期の生殖発生毒性のスクリーニング評価，代謝物の催奇形性評価，メカニズム研究などに利用されている．一方，形態観察に関しては，スループット性と異常検出感度の高さの両立，ならびに観察者によるばらつきをなくすための観察方法の標準化をさらに進めるべきとされている．

c. 全胚培養　全胚培養法は in vitro 発生毒性試験としては歴史も古く，多くの成果が蓄積されている方法である．ラット胎齢 9.5 日目または 11.5 日目の胚を回転培養装置を用いて培養液（ラット血清など）中で 48～72 時間培養して形態観察を行う．被験物質が少量で評価可能であり，短時間に，直

表 5.5.3 ヒトで確認された発生毒性化学物質

抗がん薬
　アミノプテリン*，ブスルファン*，シクロホスファミド，メトトレキサート，クロラムブシル，メクロレタミン，シタラビン（Ara-C）
抗てんかん薬
　カルバマゼピン，パラメタジオン，フェニトイン，プリミドン，トリメタジオン，バルプロ酸
ビタミン A 誘導体
　アシトレチン，エトレチナート，イソトレチノン，トレチノイン，レチノール（ビタミン A）
抗菌薬
　カナマイシン，ジヒドロストレプトマイシン，ストレプトマイシン*，テトラサイクリン
ホルモン
　ダナゾール，ジエチルスチルベストロール（DES），エチステロン*，
　ヒドロキシプロゲステロン，メドロキシプロゲステロン*，メタンドリオール（MAD）*，
　メチルテストステロン*，ノルエチンドロン*，ノルエチステロン
血圧降下薬
　アンジオテンシン変換酵素（ACE）阻害薬（エナラプリル，リシノプリル），カプトプリル，ロサルタン，
　カルデサルタン，テルミサルタン，バルサルタン
抗甲状腺薬
　カルビマゾール，ヨウ素薬*，メチマゾール，メチルチオウラシル*，
　プロピルチオウラシル*
その他
　アンフェタミン，コカイン，カフェイン，ジスルフィラム，エルゴタミン，
　フルコナゾール，メチレンブルー，ミソプロストール，ペニシラミン，
　フェノバルビタール，プロプラノロール，プソイドエフェドリン，キニーネ*，
　サリドマイド，トリメトプリム，トルエン，二硫化炭素，エチレンオキシド，
　ホルムアルデヒド，エタノール，タバコ*，一酸化炭素*，PCBs，
　鉛*，リチウム，メチル水銀*

*：サリドマイド事件以前から発生毒性が知られているもの（谷村：1987，Schardein & Macina：2007，Shepard & Lemire：2007 などを参照して作成）．

接，形態観察が可能など利点もあるが，器官形成期後期の評価ができない，操作に熟練を要する，使用動物数の削減にあまりつながらないなどの課題も指摘されている．

5.5.6 生殖発生毒性試験結果からヒトの安全性評価へ

生殖発生毒性試験の結果は新規医薬品の承認申請に用いられるだけでなく添付文書やインタビューフォームに記載され，医師，薬剤師が患者に医薬品を処方する際に利用される．催奇形性など生殖発生毒性を臨床試験において検討することは倫理的に許されず，ヒトにおいて意図せずに曝露されてしまった場合の転帰のデータが集積される[9] までには時間がかかる．したがって，生殖発生毒性学を理解し，非臨床試験で生殖発生毒性を評価することの意義は大きい．現在の日本の添付文書では，生殖発生毒性が認められた場合には，有益性がある場合のみ投与，禁忌，警告と記載されることになる．たとえば，禁忌として「妊娠又は妊娠している可能性のある婦人には投与しないこと．（動物実験で催奇形作用および胚・胎児致死作用が認められている）」のように記載される場合がある．添付文書は妊娠前の患者のみが利用する訳ではない．妊娠に気づかずに服薬した後に妊娠していたことが判明した場合にも用いられる．一般に妊娠が判明するのは妊娠 3 カ月前後であるのに対し，ヒトの胎児の器官形成期は妊娠 4〜15 週であり，妊娠に気づかずに服薬した場合は胎児の形態異常を起こしやすい時期に服薬してしまう可能性が高い．このような場合，添付文書に妊婦に禁忌との記載があると生まれてくる児が形態異常児となることを心配するあまり人工流産を選択するケースもあるのが現状である．また，挙児を希望するがために長く服薬を続けてきた医薬品を中断し，病状が悪化するというケースも知られている．生殖発生毒性試験で毒性がみられた場合，単に安全サイドに立って危険性のみを一方的に喚起するだけではなく，適切にヒトにおける危険性を評価するように心がけなければならない．

米国 FDA は 1979 年から薬剤に対する胎児危険度分類を A，B，C，D，X（禁忌に相当）に分類していたが，A → B → ・・・ → X の順番でリスクが増加するという誤解をまねく，妊婦へ薬を処方するかどうかの情報がほとんどで，妊娠に気づかずに曝露された胎児への影響についての情報が不足しているな

どの問題が指摘されるようになった．このため，全面的な見直しを行い，2014年には新たに妊娠および授乳に関するLabelingのフォーマットが発効した[5]．生殖発生毒性試験の結果は単純な分類ではなく，どの動物種で，臨床用量の何倍で，どのような毒性がみられた，または何倍まで，どの検査項目に関して変化は認められなかった，のように具体的に記述するようになった．また，FDAの生殖発生毒性評価に関するガイダンス[2]によると，生殖発生毒性の評価は，動物種間の一致性，影響の多様性，母・父動物毒性，用量相関，まれな事象，薬理学的，毒性学的メカニズムの同一性，ヒトと動物の代謝，毒性の同一性，相対的曝露（生殖発生毒性試験でのNOELと臨床最大用量の比が<10ならヒトでの生殖発生毒性の懸念の増加，>25ならヒトでの生殖発生毒性の懸念の減少），類薬での懸念を総合的に評価し，ヒトでのリスクの増加が予想される，ヒトでのリスクが増加するかもしれない，ヒトでリスクを増加させる明らかな根拠はない，のように評価することが提案されている．これら2つのFDAの生殖発生毒性の評価に関する取組みは，これまでの危険性のみを一方的に強調する評価の方法から，一歩脱却を目指した試みと考えられる．生殖発生毒性試験に従事している研究者はどうしても動物実験にのみ視野が絞られてしまいがちである．生殖発生毒性試験を実施して評価を行う場合は，その結果が妊娠前の患者のみでなく，妊娠に気づかずに服薬してしまった患者も利用することを考慮し，ヒトでのリスク評価を総合的に行うように心がけたい．

5.5.7　幼若動物を用いた試験

近年，生殖発生毒性試験とは別に小児の発達に及ぼす影響を検討するために幼若動物を用いた試験が実施されるようになった．生殖発生毒性試験では動物の出生児の発達に対して，離乳までの期間に母動物の乳汁を介して薬物曝露が行われ，その影響が検討されている．しかし，ヒトにおいては，肺は2歳まで，生殖器は12歳まで，骨格は19歳までのように離乳後も多くの器官・機能で発達が継続する．また，多くの薬物で早産児から18歳までの小児に対して直接，投与されることがあるため，乳汁を介した場合より非常に高用量で曝露される可能性がある．したがって，生殖発生毒性試験だけでは，出生児の発達への影響を検討するためには必ずしも十分ではなかった．

以前は，医薬品は成人だけではなく小児にも使用されるにもかかわらず，成人による臨床試験のみが行われ，器官・機能が発達中である小児での使用について十分に検討されていないことが多かった．薬剤によっては小児では薬効がないばかりでなく，安全性に問題がある場合もあった．このことの反省から，2000年に「小児集団における医薬品の臨床試験に関するガイダンスについて（ICH E11）」が通知され，小児治験が推進されるようになった．非臨床においても，幼若動物を用いた毒性試験が，小児治験を実施することの安全性を確かめるため，小児治験におけるバイオマーカーを検索するため，添付文書における記載内容の検討のために実施されるようになった．幼若動物を用いた毒性試験法ガイドラインは米国FDAでは2006年に，EMEAでは2008年に，日本では2012年[10]に通知された．日本ではガイドラインとともにQ & Aも同時に通知され，参考情報，試験の考え方，試験デザイン案，注意点などが示されており，ガイドラインの理解の一助となっている．なお，いずれのガイドラインにおいても試験実施の必要性および試験デザインは一律とするのではなく，ケースバイケースで考えるべきとされている．

日本のガイドラインでは，幼若動物を用いた試験は既存のデータだけでは小児の臨床試験を実施するのに安全性情報が十分でない場合に実施すべきとされており，必ずしもすべての小児の臨床試験のために必要とはしていない．幼若動物を用いた試験を立案する際には，医薬品の小児への適応年齢および対象小児において発達過程にある器官・機能（神経系，生殖器系，骨格系，呼吸器系，免疫系，泌尿器系，循環器系，代謝系など）を考慮すべきである．試験デザインとして，広範囲に薬物の影響を検討する場合と，特定の器官・機能に対する影響を検出する場合が考えられる．動物は一般的には齧歯類1種の雌雄を用いることで評価可能とされている．投与開始時期は適応小児の年齢および標的器官・機能の発達時期を考慮して個別に選択すべきであり，投与期間は特定の器官・機能に懸念がある場合には，ヒトにおける標的器官・機能の発達時期に相当する使用動物の当該器官の発達期間をカバーするように投与する．検査項目は生後に発達する器官・機能に注目し，反復投与毒性試験および出生前後試験の検査項目を参考にすべきである．標的毒性が発現する場合はその回復性の検討も考慮する．幼若動物では成熟に伴いトランスポーターの発現など薬物動態が大きく変わる時期がある場合も考えられるので，週齢を追ったトキシコキネティクス評価が有用となる．幼若動物ではモニタリングで十分な場合があり，離乳前のラット新生児など採血可能量が少ない場合は，必要に応じて複数動物のサンプルをプールしても差し支えないとされている．

現在では各極でのガイドラインの提示後，数年が経ち多くの幼若動物を用いた毒性試験が実施され，データが集積されつつある．また，試験デザインや結果に対する欧米の規制当局の評価が公表されていることから，最近ではケースバイケースから試験法の標準化を模索する方向に移行している．2014 年からはICH で小児用医薬品開発の非臨床試験の検討が始まった．なるべく早期にICH ガイドラインが合意・採択され，小児用医薬品のより迅速なグローバル開発につながることが期待されている．

［下村和裕］

文 献

1) 厚生省薬務局（1994）：薬審第 470 号通知.
2) FDA CDER（2011）：Guidance for Industry Reproductive and Developmental Toxicities-Integrating Study Results to Assess Concerns.
3) Ema, M. et al.（2000）：Toxicol. Lett, **111**, 271-278.
4) 塩田浩平（1992）：安全性評価の基礎と実際（毒性試験講座 1）(林 裕造，大澤仲昭編)，pp. 259-274，地人書館.
5) 谷村 孝（1992）：発生毒性（毒性試験講座 11），地人書館.
6) FDA（2014）：Federal Register, **79**, 72064-72103.
7) 谷村 孝（1992）：安全性評価の基礎と実際（毒性試験講座 1）(林裕造，大澤仲昭編)，pp. 127-145，地人書館.
8) Genschow, E. et al.（2004）：Aletern. Lab. Anim., **32**, 209-244.
9) Briggs, G.G. and Freeman, R.K.（2014）：Drugs in Pregnancy and Lactation：A Reference Guide to Fetal and Neonatal Risk（10th ed.), Wolters Kluwer.
10) 厚労省医薬食品局（2012）：薬食審査発 1002 第 5 号.

5.6 光 毒 性

5.6.1 薬剤性光線過敏症

古来，太陽光線は生物の健康と生活のリズムを供給し，植物の光合成は食物連鎖の出発点にもなっている．しかしながら近年の光生物学や光医学の進歩により紫外線の人体に対する直接的あるいは間接的な様々な影響が明らかにされ，さらにオゾン層の破壊も相まって，太陽光の有害作用が問題視されるようになっている．太陽光線は広い波長領域を有するが，オゾン層による吸収のため，実際に地上に到達するのは UVB，UVA，そして可視光線である．一般に短波長の光ほど表皮での反射，吸収が大きく，長波長の光はより皮膚深部への到達が大きい．その一方，光子エネルギーは波長に逆比例し，紫外領域の光は可視光線よりも波長が低いので，より高いエネルギーをもつ．紫外線を過度に吸収した際には，深刻な日焼け，DNA 損傷，免疫機能低下，さらには皮膚がんなどをもたらすが，健常人には何ら皮膚病変を生じないような比較的長波長の光でも特定の条件下で異常反応を呈することがあり，このような病変を光線過敏症（photosensitivity）あるいは光毒性反応（phototoxicity）とよぶ[1)]．

光線過敏症の原因には患者の体質や体内で生成した物質に起因する内因性と，外部から体内に入った物質に起因する外因性があり，その臨床像も①光曝露中の発赤，②遅延型皮膚炎，③異常な皮膚角質化ならびに細胞の空胞化，④皮膚の落屑をはじめとして多岐にわたる．内因性光毒性反応の多くは遺伝的疾患や代謝疾患による光線過敏性皮膚症であり，すなわちメラニン色素やニコチン酸の減少，DNA 修復欠損，ポルフィリン増加などがその原因と考えられている．一方，外因性光線過敏症の原因となる化合物は医薬品，食品，化粧品素材などこれまでに多く特定されているが（表 5.6.1），薬物のなかでは抗菌薬（キノロン系，スルホンアミド系，テトラサイクリン系など），抗ヒスタミン薬，向精神薬，利尿薬，消炎鎮痛薬などの一部の化合物において顕著な光毒性が認められている．興味深いことに，2012 年度の本邦における医薬品売上上位 10 製品のうち 5 品目において光線過敏症の副作用が認められている．非ステロイド性抗炎症薬（non-steroidal anti-inflammatory drugs, NSAIDs）の光毒性リスクは古くから懸念されており，経皮投与されたケトプロフェンは長期間皮膚に滞留するために湿布薬使用中止後も光毒性反応を示した臨床事例もある．医薬品のみならず多くのハーブ類やその抽出エキス，さらには機能性食品素材にも光線過敏症リスクが多数報告されており，それらと光毒性薬物との光化学的な相互作用も懸念されていることから，医療従事者の指導下で慎重な使用が求められることもある．近年のオゾン層破壊に伴う紫外線量の著しい増加と，化

表 5.6.1　光線過敏症を誘発する医薬品，食品成分，化粧品素材の一例

分　類	薬剤・植物名
抗菌薬	ドキシサイクリン，ノルフロキサシン，スルファメトキサゾール
抗真菌薬	グリセオフルビン，イトラコナゾール，ボリコナゾール
抗がん薬	5-フルオロウラシル，ビンブラスチン，メトトレキサート
向精神薬	クロルプロマジン，ハロペリドール，イミプラミン
利尿薬	アセタゾラミド，クロロチアジド，フロセミド
抗糖尿病薬	グリベンクラミド，トルブタミド，クロルプロパミド
消炎鎮痛薬	ケトプロフェン，ピロキシカム，ナプロキセン
植物成分・機能性素材	セントジョーンズワート，ベルガモット，アロエ，ソラレン
外用サンスクリーン	アボベンゾン，6-メチルクマリン，ベンゾフェノン

学物質の安全性に関する国際的な高い関心と相まって，医薬品開発においては創薬段階での光線過敏症誘発性の回避のためにと簡便かつ信頼性の高い光安全性評価法の開発が望まれている．

外因性の光線過敏症は後述のとおり種類によって毒性発現機序や毒性発現時期が大きく異なっており，広義の光毒性は①光刺激性（photoirritation）あるいは狭義の光毒性（phototoxicity），②光アレルギー（photoallergy），③光遺伝毒性（photogenotoxicity），そして④光発がん性（photocarcinogenicity）に分類される．光刺激性あるいは狭義の光毒性反応は，皮膚や眼における臨床症状が化合物に対する光化学反応によってのみ発症すると考えられている．光アレルギー反応は，励起された化学物質が体内のタンパク質と共有結合を形成することで完全抗原が形成され，それに伴い免疫機序が誘発されて発症する．一般的に，光毒性や光刺激性反応は非アレルギー性の急性反応であり，紅斑，小水疱，丘疹，色素沈着などの皮膚の異常反応を特徴とするが，光アレルギー反応は免疫介在性の毒性反応であるため，毒性反応の発現までに時間を要する．光遺伝毒性ならびに光発がん性は，紫外線あるいは可視光線に曝露された化学物質によって惹起されるDNA 損傷作用とこれに伴う発がん作用を示す毒性とそれぞれ定義される．

5.6.2　光毒性メカニズム

皮膚内の光生物学的反応は光毒性を含めてすべて光化学反応の上に成立すると考えられており，1817 年に提唱された「光化学的現象は吸収された光によってのみ起こる」という光化学第 1 法則（Grotthus-Draper の法則）に従えば，光毒性反応を誘発する光化学反応は生体側に存在する物質が光エネルギーを吸収することから始まる．すなわち，皮膚に取り込まれた光毒性物質は，薬剤の分子内クロモフォア，あるいは代謝によって獲得されたクロモフォアが皮膚深部まで到達した光によって照射されると，基底状態（S_0）から励起一重項状態（S_1）に励起される（図 5.6.1）．励起一重項状態の寿命は極めて短く，すなわち蛍光を発して直ちに基底状態（S_0）に戻るか，項間交差により励起三重項状態（T_1）に遷移する．励起三重項状態にある化合物はリン光を発して基底状態（S_0）に戻る．基底状態ではまったく化学反応をしない条件でも，高い光エネルギーを獲得した励起分子は，そのエネルギーを駆動力として結合の解裂や生成または組換えなどの化学反応を起こすことができる[1,2]．そのような過程を光化学過程といい，ラジカル反応である Type I 反応と，一重項酸素反応である Type II 反応とに分けられる．特に酸素分子は励起エネルギーのアクセプターとして機能し，それに伴い産生された一重項酸素や

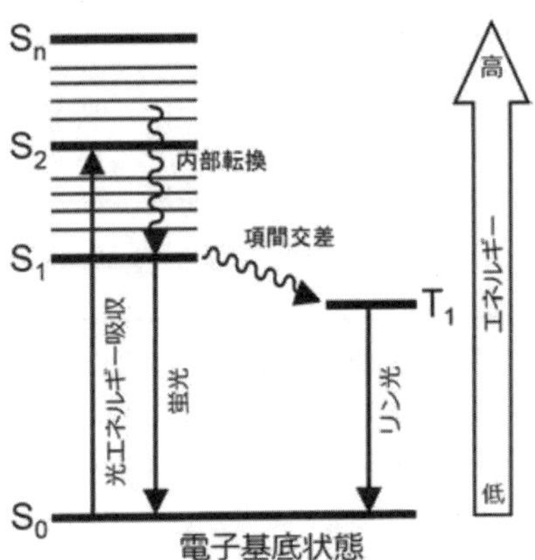

図 5.6.1　ヤブロンスキー図．光毒性のトリガーとなる光化学反応を示す．

スーパーオキシドアニオンなどの活性酸素種（reactive oxygen species, ROS）による生体内物質の酸化反応が薬剤性光線過敏症の発症原因の１つとして考えられている．これらの光化学反応の標的が細胞膜上の各種生体成分である場合には光刺激性を誘発し，DNA の酸化あるいは塩基修飾などが起こる場合には光遺伝毒性や光がん原性が発現する（図5.6.2）．励起された薬物がハプテンとなりタンパク質と光付加物を形成した際には，免疫原性を示すことになり，最終的に光アレルギー反応を惹起するものと考えられる．いずれにせよ，薬剤性光線過敏症の機序を考えるとき，最も重要なトリガーとなるのは太陽光の吸収，そしてそれに伴う化合物の励起である[3]．しかし，励起エネルギーを蛍光，リン光，あるいは熱エネルギーとして容易に放出可能な分子も存在することから励起されたすべての化合物が一様に光毒性を惹起するわけではなく，むしろ生体内分子に対して実質的な光化学的反応を引き起こすことができる化合物が光毒性を誘発するものと考える．このように，薬物が励起された後に反応する生体内分子種によって発現する毒性反応がそれぞれ異なるが，これらの機序に加えて，励起エネルギーや活性酸素種によって薬物そのものが分解され，毒性物質を生成するケースも想定され，毒性機序は多様かつ複雑である．また，代謝されて光毒性反応を示す化合物も報告されており，たとえば光化学療法で使用されているγ-アミノレブリン酸は，それ自身は光毒性反応を起こさないものの，皮膚の病変部に外用すると吸収される過程でポルフィリン体に代謝されて光毒性反応を示す．さらに，クロルプロマジンやフェノフィブラートは体内で比較的速やかに代謝され，主として代謝物が皮膚に分布するとともに代謝物は親化合物よりも高い光反応性を示すことから，代謝物が光毒性誘発の原因と考えられている[4]．

5.6.3 光毒性試験

化学物質による光線過敏症や光発がんのリスクを評価するためには，光毒性，光アレルギー性，光遺伝毒性などの評価系が必要であり，いくつかの試験法が開発されている．しかしながら，現時点では，光毒性を除いて適切と考えられる非臨床の試験法は存在していない．このことから，医薬品規制調和国際会議（ICH）において「医薬品の光安全性評価ガイドライン（ICH S10）」では，光毒性を主体とした評価ストラテジーが策定された（図5.6.3）．

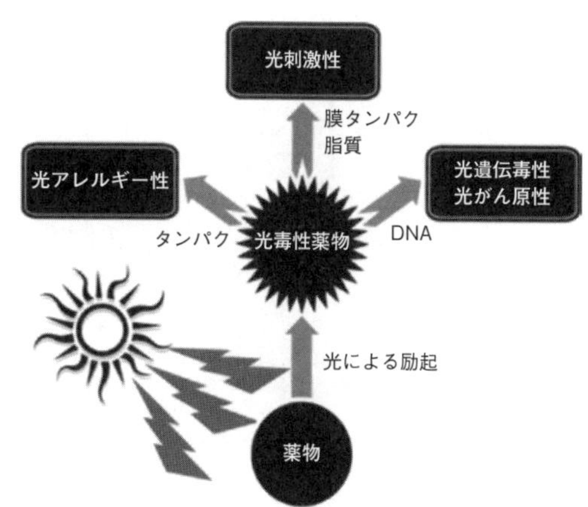

図 5.6.2　各種光毒性発症のメカニズム（仮説）

医薬品の光毒性を評価する場合，最初に光吸収の有無を調べることが多い．後述の ROS アッセイのような光反応性試験もオプションで利用可能である．これらの試験で陽性の場合，あるいは試験を実施しない場合は，in vitro 光毒性試験，in vivo 光毒性試験あるいは臨床試験の中で評価を行うことが推奨されている．光に曝される組織における薬物濃度も参考にできる．in vitro 試験法で光毒性試験を実施する場合には作用機序および特徴を理解し，被験物質の特性も考慮したうえで，試験法を選定することが重要である．最終的にヒトにおける光毒性のリスクを否定できない場合は，適切な光防御措置を行うべきである．

a. 光化学的特性試験

1）光吸収　　光毒性反応は皮膚内で起こる光化学反応であることから，化学物質による光吸収は光毒性のトリガーとも考えられる．この概念に基づいて光吸収を基盤とした医薬品の光安全性評価が数種のガイダンスにおいて記述されている．これまでに光安全性評価に関する主なガイダンスとして，2004年には経済協力開発機構（OECD）から，そして 2014年には ICH S10 が公開されている．これらガイドラインの共通点として，化合物の光化学的特性，特に地表に到達する一般的な太陽光の波長領域に相当する290〜700 nm の光吸収特性が光毒性と関連することを示唆しており，この波長領域における光吸収測定の必要性が記述されている．CPMP（Committee for Proprietary Medicinal Products）や FDA CDER（Center for Drug Evaluation and Research）ガイド

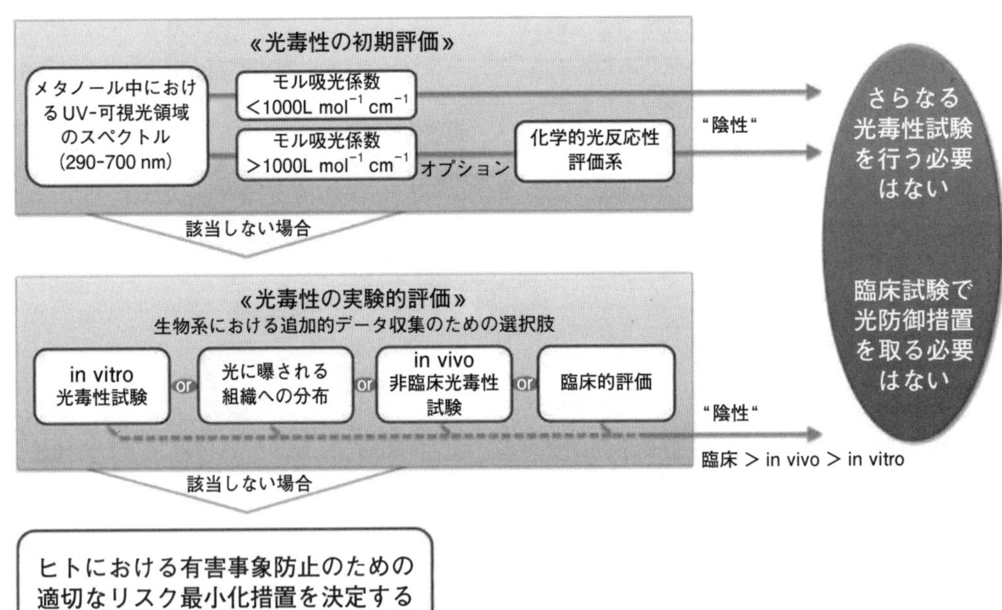

図 5.6.3　ICH 医薬品の光安全性ガイドラインにおける光毒性評価ストラテジー

ラインでは光吸収特性に関する閾値を特に設定していないが，OECD ガイドラインでは評価系におけるモル吸光係数に関する閾値を 10 M^{-1} cm^{-1} と設定しており，この数値を超える化合物は光化学反応性を有する可能性があるので光安全性を評価するフォローアップ試験が必要とされている．しかしながら，このような低い閾値設定では実質的にはすべての化合物を対象として光安全性試験の実施が必要であり，それゆえ，より現実的なモル吸光係数を閾値として設定すべく欧米製薬企業を中心に研究が行われた．このなかで Henry らは，35 種類の既知光毒性医薬品を対象として 290〜700 nm の光吸収特性を精査し，経験則的にモル吸光係数 1000 $M^{-1}cm^{-1}$ がより適切な閾値であり，これを超えない医薬品については光安全性評価を実施する必要性は低いことを示している[3]．この閾値はその後 Bauer らによってもその妥当性が慎重に検証され[5]，ICH S10 ではこの閾値を用いた UV 吸収測定が光安全性評価方法の 1 つとして採用されている．

2) ROS アッセイ　　薬剤性光線過敏症のメカニズムを光化学反応として考えれば，最も重要かつ上流に位置付けられるのは太陽光の吸収，そしてそれに伴う化合物の励起である．しかし，励起された全ての化合物が一様に光毒性を惹起するわけではなく，ROS 産生をはじめとする光化学的反応を引き起こす化合物のみが光毒性を誘発するものと考えられる．この観点から「太陽光の吸収しやすさ」の指標である UV/可視光の吸収特性だけではなく，励起エネルギーによる光化学的反応性を直接評価することで信頼性の高い光安全性予測に結実すると期待される．Onoue らはこの観点から光照射下における薬物からの ROS 産生を指標とした新たな光化学的反応性評価系として ROS アッセイを 2006 年に考案し[2]，本評価系は ICH S10 にも採用されている．すでに上市されている複数の医薬品をそれぞれ ROS アッセイで評価したところ，副作用報告として光線過敏症が報告されている化合物群は ROS を産生する傾向にあり，一方，様々なスクリーニングで光安全性の高いと考えられる化合物群からの ROS 産生は極めて限定されたものであった．多くの市販医薬品化合物における ROS アッセイデータとそれらの光安全性に関する臨床情報から，ROS アッセイにおける経験則的な閾値を設定することができた．すなわち，被験物質の ROS 産生量（一重項酸素ならびにスーパーオキシドアニオン）が閾値を超えたとき，被験物質は光感受性が高く，励起された被験物質はなんらかの光毒性反応を惹起する可能性があるものと判断できる．2011 年から日本動物実験代替法評価センター（Japanese Center for the Validation of Alternative Methods, JaCVAM）が実施したROSアッセイバリデーション研究においても，これと同様に偽陰性判定を認めず，すなわち本閾値の信頼性をより強く支持するところである[6)]．ROSアッセイの利点としては，医薬品の光化学的反応性を迅速かつ簡便に測定できることが挙げられるが，その反面，本アッセイデータは光安全性だけではなく，ROS産生を伴って光安定性などに問題がある化合物も含めて陽性と判別してしまうことが課題である．これはROSアッセイが光化学的反応性評価法であるがゆえの問題点であり，光安全性評価における一次スクリーニングとして本法を利用する際にはこの点を考慮のうえデータの解釈が必要となる．また，近年の創薬活動においては難水溶性物質が医薬品候補物質として創出されることが非常に多く，それらの評価は困難である．Onoueらはこの課題を解決すべく，界面活性剤を利用したROSアッセイやアルブミンを反応液中に加えた改良型ROSアッセイを提案しており，本手法では難水溶性医薬品への適用率が顕著に改善されている．ただし，反応液の組成を変えた場合にはROSアッセイにおける判定基準が変わる可能性があり，誤った結果を得ることがないよう細心の注意が必要である．

b. in vitro 試験

1）3T3細胞を用いる光毒性試験　3T3細胞を用いるニュートラルレッド取込み光毒性試験（In vitro 3T3 Neutral Red Uptake Phototoxicity Test, 3T3 NRU PT）は，OECD試験法ガイドライン432として採択されており[7)]，水溶性物質に関して最も適切なin vitroスクリーニング手法であると考えられている．試験では，96ウェルプレートに培養したBalb/cマウス由来3T3細胞に，被験物質を1時間前処理した後，擬似太陽光照射装置により光を50分間照射する．対照として，光を照射しない群を設定する．培養終了後に細胞が取り込んだニュートラルレッドの量により細胞毒性を測定する．光毒性の有無は，光照射群と非照射群の IC_{50} 値の比（photo irritation factor, PIF）または反応性の差（mean photo effect, MPE）から判定する．MPEは，濃度依存性を加味した計算式により算出されるため，PIFが算出できない場合でも判定可能である．3T3 NRU PTは，欧州動物実験代替法評価センター（European Centre for the Validation of Alternative Methods, ECVAM）によるバリデーションの結果，高い感度（93%）と高い特異度（84%）が示されており[8)]，3T3 NRU PTで陰性結果が得られた化合物についてはヒトで光毒性を生じる懸念が非常に低いと考えられる．一方，医薬品では偽陽性が多いことが指摘されており[9)]，ICH S10では，試験の最高濃度や判定基準が見直されている．3T3細胞はUVBによる傷害を受けやすいため，UVBにのみ光吸収をもつ光毒性物質の検出は困難である．また，3T3 NRU PTでは，難水溶性物質の評価は困難である．

2）3次元培養ヒト皮膚モデルを用いる光毒性試験　3次元培養ヒト皮膚モデルを用いることにより，難水溶性物質や製剤などの評価が可能となる．モデルとして，ヒト正常表皮細胞から再構築された角質層を有するものがいくつか市販されている．光毒性の評価は，光照射および非照射条件下における細胞生存率により判定する．本試験系は，ヒトパッチテストに対する予測性は比較的高いと考えられているが[10)]，バリデーションは非実施のため，利用に際しては，当該モデルへの光照射条件や被験物質の曝露濃度を十分検討し，背景データを蓄積して試験系の検出力を確認しておくことが必要である．

3）その他の試験　本邦において酵母光生育阻害試験および赤血球光溶血試験のバリデーションが終了し，JaCVAMの評価報告書が作成されている．前者は，被験物質によって生じる生育阻止帯の大きさを光照射の有無で比較する方法であり，細胞小器官への障害を指標とするものである．後者は，細胞膜破壊を指標とする．光毒性は，両試験の結果から判定する．限られたデータではあるが，偽陰性が少なく，難水溶性物質も評価できる可能性がある．

c. in vivo 試験　光毒性試験では，動物に被験物質を単回～数回投与した後，被験物質の t_{max} 付近の時点でUVAとして10～20 J/cm^2 程度の光を照射し，背部皮膚または耳介の変化（紅斑や浮腫などの有無）を観察する．必要に応じて耳介厚の測定や病理組織学的検査を行う．可視光領域に吸収をもつ被験物質の場合，眼球（角膜，水晶体，網膜など）への影響を調べることもある．動物は，従来は，モルモットが多く使用されていたが，最近では，アルビノまたは有色のマウスやラットも用いられている．動物種の選択や投与量の設定に当たり，動物の光照射に対する感受性や被験物質の薬物動態学プロファイル（C_{max}, t_{max}, メラニン親和性など）

を考慮する．光照射装置は，UV～可視光領域を照射できる擬似太陽光照射装置（キセノンランプなど）が望ましいが，UV 領域のみで吸収が認められる被験物質を評価する場合は UV ランプも利用されている．

現時点において，光毒性評価のためのバリデートされた in vivo 試験は極めて少ないため，試験を実施する施設において，適切な陽性対照物質と光照射装置を用いて試験系の妥当性を説明できるよう背景データを取得しておくことが必要である．

5.6.4 光毒性研究のこれから

光安全性評価方法に関する ICH S10 が 2014 年に公示されたことによって，創薬従事者は国際的に標準化されたストラテジーに従って光安全性評価を実施できるようになった．しかし，現状のガイドラインで本質的にカバーされているのは光刺激性のみである．これは，現状では光刺激性に関しては評価系が充実しているものの，光アレルギー性，光遺伝毒性および光がん原性の評価方法はまだ十分な選択肢があるとはいえない現状に起因している．そのため，光刺激性以外のリスクを評価可能な信頼性ある評価系の開発が未だ残る重要かつ難解な課題であり，今後，特に経皮適用剤や化粧品素材の光安全性を担保していくためには必須と考える．また，これら評価系の充実とより詳細なメカニズムの解明が進むことが強く期待される．

［尾上誠良・岩瀬裕美子］

文　献

1) Onoue, S. et al. (2009)：Curr. Drug. Saf., **4**, 123-136.
2) Onoue, S. et al. (2006)：Pharm. Res., **23**, 156-164.
3) Henry, B. et al. (2009)：J. Photochem. Photobiol. B, **96**, 57-62.
4) Onoue, S. et al. (2014)：Toxicol. Sci., **137**, 469-477.
5) Bauer, D. et al. (2014)：Regul. Toxicol. Pharmacol., **68**, 70-75.
6) Onoue, S. et al. (2013)：J. Appl. Toxicol., **33**, 1241-1250.
7) OECD (2004)：Test No. 432 *In vitro* 3T3 NRU phototoxicity test, Web site 情報.
8) Spielmann, H. et al. (1998)：Toxicol. In Vitro., **12**, 305-327.
9) Ceridono, M. et al. (2012)：Regul. Toxicol. Pharmacol., **63**, 480-488.
10) Liebsch, M. et al. (1999)：Alternatives to Animal Testing II：Proceedings of the second international scientific conference organized by the European Cosmetic Industry, Brussels, Belgium (D. Clark, S. Lisansky and R. Macmillan ed.), pp. 160-166, CPL Press.

6

標的臓器と毒性発現

6.1 血液毒性

血液毒性学とは，多種多様な外来異物（医薬品を含む様々な化学物質，食品，放射線を含む環境中の諸要因）の標的臓器としての血液および血液細胞（血球）の産生（造血）組織を研究する学問である．これらの外来異物に対する生体応答として血液および造血組織に生じる有害作用には，血球の破壊と，造血の障害とがある．両者が併発することもあるが，前者のみによってもたらされる血球数の減少は，要因が取り除かれることによって速やかに回復する．一方，後者では，造血に関わるどの構成要素が，どのくらいの時系列で，どれだけ回復できるかは，障害の受け方によってそれぞれ異なる．

血液は全身の血管内を流れる体液であり，体重の7〜8%を占め，血漿と血球とで構成される．このうち約55%を占める血漿には，アルブミンを主体とするタンパク質，糖質，電解質などが含まれる．血球には，赤血球，白血球（単球，顆粒球，リンパ球），および血小板が含まれる．血液の機能は，酸素/栄養素/生理活性因子（ホルモンなど)/老廃物の運搬，血液凝固，炎症，免疫，熱やpHなどの制御による恒常性の維持，など多岐にわたる．健康な成人では，血球は毎秒1〜3×10^6個の割合で産生されるが，炎症や貧血などの病態にあっては，さらに数倍の産生能力を有する．このように，生命の維持に直結する機能をもち，常に増殖していることで外来異物中毒に対して高い感受性を示すことから，造血組織は，生体異物応答におけるリスク評価の面からも，肝臓や腎臓と同様，重要な臓器として位置づけられる．

血液毒性は，造血組織が，特異的，ないしは，複数の標的臓器のひとつとして，直接的に障害をうけて発生する場合のみならず，肝臓などを含む全身の諸臓器を標的として引き起こされる障害の結果として，間接的に生じる場合もある．

6.1.1 造　血

造血組織の血球は，造血幹細胞とよばれる前駆細胞を頂点として，末梢血球にいたる分化序列（hierarchy）をもつ．造血幹細胞から産生される造血幹・前駆細胞の増殖と末梢血球への分化は，血球相互もしくは，造血支持組織によって直接，もしくは間接的に制御されている．様々な血球が造血幹細胞から産生される過程をまとめて「造血」と称する．したがって，造血は，造血幹細胞の自己複製性増殖や特定の血球系列への分化の決定と分化的増殖，機能的な血球への分化成熟の，すべての過程を包括する（図6.1.1）[1]．成人では通常，造血幹細胞は骨髄腔に存在し，ここで造血が行われる．

造血幹細胞は，外来異物やサイトカインの刺激などに応答して，高い増殖・分化能を示す．たとえば，マウスによる骨髄再建実験では，ドナーの細胞が100カ月以上維持できることや，1個の造血幹細胞からすべての血球が産生されることなどが示されている．一方，その多くは，定常状態では細胞周期休止状態にあり，細胞分裂はマウスの場合145日に1度程度と計算されている．日々の末梢血球の供給は，もっぱら，より分化型の造血前駆細胞の増殖によって賄われていることもわかってきた[2]．

a. 造血器の発達　胎児期における造血は，卵黄嚢での一次造血（胚型造血）に始まる．まず赤血球前駆細胞が発生し，胎児型の有核赤血球が産生される．二次造血（成体型造血）は，胎児の大動脈・生殖隆起・中腎（aorta gonad mesonephros, AGM）領域に始まり，その後造血の場は，肝臓や，腎臓・脾臓・胸腺・リンパ節などに移動する．

b. 血球とその前駆細胞　造血の場としての骨

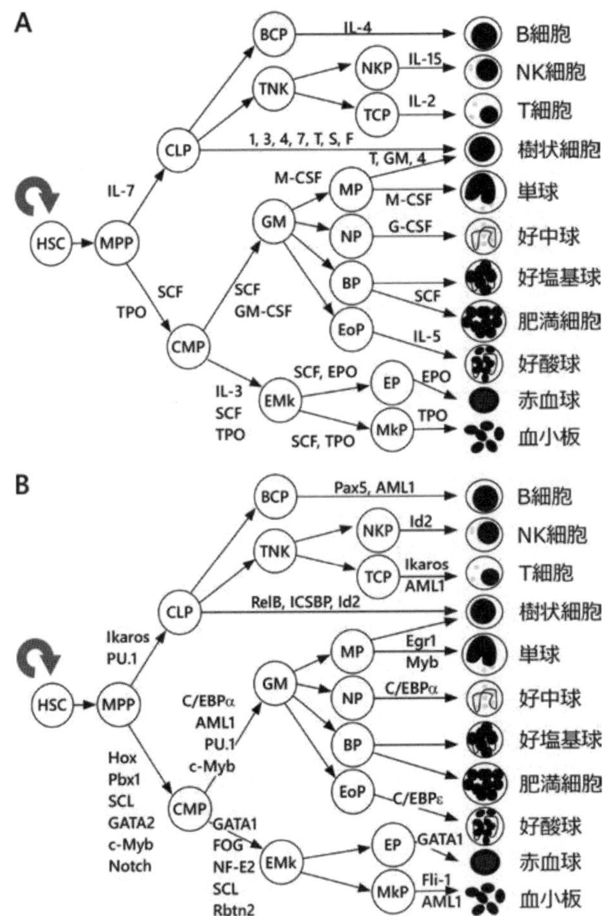

図 6.1.1　造血幹細胞を頂点として，各種造血幹・前駆細胞から成熟血球に至る造血細胞の分化系列，および，その増殖・分化に関与するサイトカイン（A）と転写因子（B）

（HSC：造血幹細胞，MPP：多能性前駆細胞，CLP：リンパ球系前駆細胞，BCP：B 細胞前駆細胞，TNK：T 細胞 NK 細胞前駆細胞，NKP：NK 細胞前駆細胞，TCP：T 細胞前駆細胞，CMP：骨髄球系前駆細胞，GM：顆粒球マクロファージコロニー前駆細胞，MP：単球前駆細胞，NP：好中球前駆細胞，BP：好塩基球前駆細胞，EoP：好酸球前駆細胞，EMk：赤血球巨核芽球前駆細胞，EP：赤血球前駆細胞，MkP：巨核芽球前駆細胞，IL：インターロイキン，SCF：幹細胞因子，TPO：トロンボポエチン，GM-CSF：顆粒球マクロファージコロニー刺激因子，M-CSF：マクロファージコロニー刺激因子，G-CSF：顆粒球刺激因子，EPO：エリスロポエチン，TNF-α：腫瘍壊死因子 α，Flt3：FMS-like チロシンキナーゼ 3，1,3,4,7,T,S,F：IL-1，IL-3，IL-4，IL-7，TNF-α，SCF，Flt3，T，GM，4：TNF-α，GM-CSF，IL-4）
（Williams Hematology 9th Ed.　Fig18-1 を改変）

髄は，3 つの要素，すなわち，①血管（栄養動脈，類洞，静脈など），②造血微小環境（血管内皮細胞/脂肪細胞/末梢神経/間葉系の細胞とその前駆細胞などの造血支持細胞，細胞外マトリックスなどの間質，サイトカインなどの生理活性物質），および，③様々な分化段階の造血細胞，で構成される．骨髄における造血状態の指標としての骨髄球系（myeloid，M）細胞と赤芽球系（erythroid，E）細胞の比率（M/E 比）は，成人では平均 2.8 である．

骨髄の造血細胞のうち，6 割弱を顆粒球系の未分化前駆細胞とその成熟血球が占める．すなわち，鏡検下で分別可能な最も未分化な前駆細胞の骨髄芽球，ペルオキシダーゼ陽性のアズール顆粒を含む前骨髄球，ペルオキシダーゼ陰性の特異的顆粒を含む骨髄球，および，増殖能をもたない後骨髄球，桿状球，成熟多形核白血球である．なお，顆粒球系の細胞は，顆粒の染色特性から，好中球，好酸球，および好塩基球に分別される．成熟した好中球は，骨髄で貯蔵プールとして数日とどまった後に骨髄外へ放出される．

赤血球系の細胞は骨髄の造血細胞の約 1/4 を占める．すなわち，最も未分化な前駆細胞としての，フェリチン分子に起因する酸性フォスファターゼ陽性顆粒を含む大型の前赤芽球，ヘモグロビン合成が始まる塩基性赤芽球，多染性赤芽球，増殖能を失いヘモグロビン含量が最大に達する正染性赤芽球，脱核直後でRNAの遺残を含む網状赤血球および酸素の運搬を担う成熟赤血球である．

残りの過半はリンパ球であり，その他，巨核球や，単球/マクロファージなどが含まれる．リンパ球のうち，T細胞の前駆細胞の分化成熟や，B細胞の産生も骨髄で行われる．また，成熟リンパ球や巨核球，マクロファージは，サイトカインの供給源であり，さらには細胞間相互作用をもたらすなど，造血微小環境の構成要因でもある．

c. 造血器の加齢影響　健常人において，骨髄の増殖能や定常状態における末梢血球数に対する加齢影響は，臨床的には問題にならない．一方，健康な高齢者の検査値の分布は，若齢者に比べて大きくなるなど，加齢の最も一般的な特徴のひとつに，同一年齢の集団としてみたときに，より不均質になることが挙げられる．また，骨髄の細胞密度は加齢によって減少する．たとえば腸骨稜の細胞密度は，小児期には約90%だが，30歳では50%程度になり，65歳以降は30%程度に減少する．高齢者では軽微な貧血もしばしば観察されるが，その約1/3では原因は必ずしも明確ではない．さらに，血球におけるヒトの加齢に伴う変化として，染色体の異常の増加，小核形成の増加，ミトコンドリアDNAの変異の増加，およびテロメア長の短縮などの報告がある．健常な高齢者では，定常状態における骨髄の末梢血産生能は維持されるが，過剰ないしは繰り返し障害を受けた際の回復性は低下する．65歳のドナーの骨髄細胞でも，ヒト白血球抗原（human leucocyte antigen，HLA）が適合していれば，若齢者の造血を再建できる例はみられるものの，ドナーの年齢は骨髄移植後の全生存期間に対する唯一の影響因子であり，ドナーの年齢が高い群では，若齢群に比べて移植片対宿主病（graft versus host disease）の発症率も高く，生存率は低下する．

6.1.2 造血幹・前駆細胞に対する毒性影響と造血器腫瘍

外来異物は造血幹・前駆細胞に障害をもたらし，骨髄毒性や再生不良性貧血（aplastic anemia），あるいは様々な病型の造血器腫瘍を引き起こす要因となり得る．

a. 産生に対する異常　臨床試験や非臨床安全性試験で骨髄毒性を引き起こす最も一般的な薬物として，増殖抑制性の抗がん薬が挙げられる．骨髄毒性は白血球減少に伴う重篤な感染症をもたらすなど，これらの薬剤の投与量を制限する要因として重要である．作用機序によって細胞減少の態様も生体の反応も多様だが，その多くは，DNA合成の阻害や付加体生成，あるいは酵素によるDNA切断を引き起こす．さらに骨髄毒性に対する感受性には，薬物の代謝，性差，その他の要因に起因すると考えられる個人差がみられる．このため，血中濃度など薬物動態を監視しながら，個々の患者にあわせた投与量や投与計画が立てられている．一方，がん細胞に特異的な分子標的薬の開発や，造血抑制の早期回復を図るためのサイトカインの併用療法が，がんの化学療法に革新的な変化をもたらしている．

一般に造血幹細胞の多くは細胞周期休止状態にあり，5-フルオロウラシル（5-FU）のような細胞分裂阻害剤の単回投与による影響は最小限に留まる．ただし，造血前駆細胞が障害を受けて数が減少することに対応して，造血幹細胞が速やかに細胞回転に入るため，3～5日後に再投与された場合は脆弱性を示す．

再生不良性貧血は，末梢血の汎血球減少と骨髄の低形成を特徴とする難治性の造血障害である．多くはその原因が特定できない特発性だが，薬物，化学物質，放射線によっても，二次性（獲得性）に引き起こされる．ベンゼンや放射線など，造血幹・前駆細胞に対する作用が予測可能な要因の場合，結果として生じる再生不良性貧血の重篤度は曝露用量に依存する．一方，その他の多くの二次性の再生不良性貧血は一般に免疫原性に生じ，主に細胞障害性T細胞によって引き起こされる造血幹・前駆細胞のアポトーシスに基づく[3]．関連する薬物や化学物質（表6.1.1）には，後述する無顆粒球症を誘発する薬物との重複もみられるが，再生不良性貧血の発生頻度の方がはるかに低い．また無顆粒球症や薬剤性の血小板減少症と異なり，想定される原因物質の投与を中止しても，通常は造血の回復につながらない．治療は，造血幹細胞の移植ないしは免疫抑制を行う．

b. 造血器腫瘍　造血器腫瘍の分類には，造血およびリンパ系組織腫瘍のWHO分類（2017年 改訂第4版，以下，WHO分類）が用いられる．造血

表 6.1.1　再生不良性貧血の発生に関連する薬物やその他の化学物質（文献 4 を改変）

クロラムフェニコール	有機ヒ素化合物	キナクリン
メチルフェニルエチルヒダントイン	トリメタジジン	フェニルブタゾン
金製剤	ストレプトマイシン	ベンゼン
ペニシリン	アロプリノール	テトラサイクリン
メチシリン	スルホンアミド類	クロルテトラサイクリン
スルフイソキサゾール	スルファメトキシピリダジン	アンホテリシン B
メフロキン	エトスクシミド	フェルバメート
カルビマゾール	メチルメルカプトイミダゾール	過塩素酸カリウム
プロピルチオウラシル	トルブタミド	ピリメタミン
クロルプロパミド	カルブタミド	トリペレナミン
インドメタシン	カルバマゼピン	ジクロフェナク
メプロバメート	クロルプロマジン	クロルジアゼポキシド
メパジン	ジクロロジフェニルトリクロロエタン（DDT）	パラチオン
チオシアン酸	メタゾラミド	ジニトロフェノール
ビスマス	水銀	クロルデン
四塩化炭素	シメチジン	メトラゾン
アジドチミジン	チクロピジン	イソニアジド
トリフルオペラジン	D-ペニシラミン	

器腫瘍分類の枠組みは，第 4 版（2008 年）で大きく変更された．すなわち，造血系臓器とリンパ系臓器とは，いずれも造血幹細胞から発生する臓器とみなしており，これまでの白血病の FAB 分類と悪性リンパ腫に対する REAL 分類を包括した分類となっている．また，以前は前腫瘍性病変として扱われていた骨髄異形成症候群（myelodysplastic syndrome, MDS）や骨髄増殖性疾患（myeloproliferative disease, MPD：WHO 分類では骨髄増殖性腫瘍（myeloproliferative neoplasms, MPN））は，いずれも単クローン性の疾患であり，腫瘍性病変として扱われることになった．

白血病は，骨髄における血球分化のいずれかの段階における幹・前駆細胞が，遺伝子変異などにより，増殖や生存において優位性を獲得し，自律的に増殖する単クローン性の疾患群である．白血病には種々の病型が存在する．これまで標準分類として用いられてきた FAB 分類では，異常に増殖する血球（主に芽球）の形態や細胞化学的な所見に基づいて，まず骨髄性とリンパ性とに大別し，また，幼弱な芽球が増殖して分化・成熟障害を伴う転帰の急峻な急性白血病と，分化・成熟障害は軽微で過増殖を主病変とした慢性白血病とを区別してきた．これに対して第 4 版の WHO 分類では，近年明らかにされてきた，特定の染色体や遺伝子の異常に基づいた疾患単位による分類が導入され，整理された．たとえば，急性骨髄性白血病（acute myelogenous leukemia, AML）には，臨床所見・細胞形態・遺伝子異常といった観点から疾患単位として認められた t（8；21），t（15；17），t（11；17），inv（16），あるいは 11q23 の異常など，反復遺伝子異常群が設けられた．こうした生物学的に均質な亜分画を独立させることで，それぞれの予後や治療成績が明確になる．改定第 4 版の分類では，これらの枠組みには変更なく，記載内容の精緻化や疾患単位の追加が行われた．今後も新たな遺伝子異常やエピジェネティックな異常などの知見の集積に基づき，独立して扱われる疾患単位は増えてゆくものと考えられる．

c. 白血病原性物質　1939 年には，Hunter が労働環境におけるベンゼン曝露による AML の発症を示唆していたものの，特定の化学物質ないしは放射線が造血の制御を障害することで白血病が引き起こされる，という考え方が認識されるまでには，さらに 40 年ほどの歳月を要した．すなわち，悪性新生物に対する治療として使われた放射線や化学療法薬によって AML を含む造血障害が生じることが明らかとなり，骨髄毒性物質は，何らかの条件下では，白血病を引き起こすことが認識されるようになった．労働環境や生活環境における発がん性物質の曝露が規制されている今日の先進国では，発生する二次性白血病の圧倒的大多数は治療に関連したものである．白血病を引き起こすと考えられている薬剤の遅発性の副反応として，治療関連性の疾患が発症するまでの潜伏期間は，最初の診断から数カ月間ないしは数年間とされる．

表 6.1.2 に，白血病原性物質ないしは，白血病原性が疑われている物質を示す．

抗がん薬として用いられるほとんどのアルキル化

表 6.1.2 白血病原性物質（文献4より作成）

アルキル化薬	シクロホスファミド，メルファラン，ブスルファン，クロラムブシル，ニトロソウレア化合物（カルムスチン，クロロエチルニトロソウレア）
腫瘍崩壊性薬	アザチオプリン，プロカルバジン，ドキソルビシン，ブレオマイシン
トポイソメラーゼII阻害薬	エピポドフィロトキシン（エトポシド，テニポシド），アクチノマイシンD
芳香族炭化水素	ベンゼン
電離放射線	γ線，X線
未確定要因	1,3-ブタジエン，非電離放射線（電磁波，マイクロ波，赤外線-可視光-紫外線），喫煙，ホルムアルデヒド

薬はMDSやAMLを引き起こす．治療計画にもよるが，その発症頻度は0.6～17%で，平均相対リスクの100倍とされる．さらに，原発性のMDSに比べて，治療関連性のMDSは高率にAMLへ移行する．

芳香族炭化水素の中では，唯一ベンゼンだけが白血病原性物質として特定されている．労働環境中の1 ppmの曝露でも造血前駆細胞が減少するとの報告があり[5]，より低用量での慢性曝露による健康障害のリスクは，白血病発症機序の未解明とも相まって，今後明らかにされるべき課題である．

電離放射線については，AML，CML，および，急性リンパ性白血病（acute lymphocytic leukemia, ALL）との関係が，長崎や広島の被爆者によって示されている．より低線量の放射線による白血病原性についても，仏・英・米の原子力関連施設の職員30万8297人による疫学調査（8.22 million person-years，平均1.1 mGy/年）の結果，慢性リンパ性白血病（chronic lymphocytic leukemia, CLL）を除く白血病による死亡と累積線量との間に有意な関連があることが示された[6]．

表 6.1.3 鉄芽球性貧血に関連する外来異物[4]

エタノール	クロラムフェニコール
イソニアジド	銅のキレート化剤/銅欠乏
ピラジナミド	亜鉛中毒
シクロセリン	鉛中毒

表 6.1.4 巨赤芽球性貧血の検査所見[4]

末梢血
　血　液：汎血球減少，平均赤血球容積（MCV）増加，楕円形大赤血球/赤血球の形態異常，過分節好中球
　生化学：ビタミンB_{12}の減少，葉酸の減少，乳酸脱水素酵素（LDH）の増加，抗壁細胞抗体，抗内因子抗体，血清鉄の増加，カリウムの低値
骨髄所見
　赤血球系細胞の過増殖，巨赤芽球，巨桿状球，巨後骨髄球

表 6.1.5 巨赤芽球性貧血に関連する外来異物[4]

ビタミンB_{12}欠乏
　パラアミノサリチル酸，コルヒチン，ネオマイシン，エタノール，オメプラゾール，血液透析，アジドチミジン，広節裂頭条虫症
葉酸欠乏
　フェニトイン，プリミドン，カルバマゼピン，フェノバルビタール，スルファサラジン，コレスチラミン，トリアムテレン，吸収不良症候群，代謝拮抗物質

6.1.3 赤血球造血に対する毒性影響

外来異物は，赤血球の産生，機能，もしくは寿命に対して障害をもたらすことがある．その多くの場合，循環血液中の赤血球数の減少，すなわち貧血を引き起こす．貧血は，赤血球数，血色素（ヘモグロビン）濃度，ヘマトクリット値が正常値よりも低下した状態をいう．平均赤血球容積（mean corpuscular volume, MCV）と網状赤血球数も，貧血の分類には有用である．貧血は，一般論としては，赤血球の産生低下，破壊亢進，出血のいずれかの病態によって生じる．貧血が生じると，組織低酸素症の状態に陥り，心肥大，心筋脂肪変性，肝小葉中心性脂肪変性，肺うっ血，舌乳頭萎縮（Hunter舌炎）などが観察される．

a. 赤血球産生に対する異常　赤血球の産生には，ヘモグロビンの合成と細胞増殖とが協調する必要がある．これらのいずれかの過程が，内因性（遺伝性）ないしは，外来異物などによって障害されることで，赤血球の産生が低下する．すなわち，鎌状赤血球症グロビン鎖の合成異常による鎌状赤血球症，出血や鉄の摂取量の不足および非ステロイド系抗炎症薬の摂取で生じる消化管潰瘍に起因する鉄欠乏性貧血，ポルフィリンなどヘムの合成異常による鉄芽球性貧血（表6.1.3），葉酸やビタミンB_{12}の欠乏による巨赤芽球性貧血（表6.1.4，表6.1.5），などの各病態が知られている．また，イソニアジド，フェニトイン，アザチオプリンなどの薬剤が，赤芽球系に限局した骨髄低形成をきたす赤芽球癆（pure red cell aplasia）を誘発したとの複数の症例報告が

表 6.1.6 メトヘモグロビン血症に関連する外来異物[4)]

治療薬
ベンゾカイン，リドカイン，プリロカイン，ジアミノジフェニルスルホン，亜硝酸アミル，亜硝酸イソブチル，ニトログリセリン，プリマキン，スルホンアミド，フェナセチン，一酸化窒素，フェナゾピリジン，メトクロプラミド，フルタミド，硝酸銀，キノン類，メチレンブルー
環境化学物質
硝酸塩，亜硝酸塩，ニトロベンゼン，アニリン色素およびアニリン誘導体，亜硝酸ブチル，塩炭酸カリウム，ガソリン添加物，アミノベンゼン類，ニトロトルエン，トリニトロトルエン，ニトロエタン，*o*-トルイジン，*p*-パラトルイジン，β-ナフトールジスルホン酸

表 6.1.7 酸化的障害に関連する外来異物[4)]

アセトアニリド	ナフタレン	ニトロフラントイン
スルファメトキシピリダジン	アミノサリチル酸	スルホキソンンナトリウム
ダプソン	フェナゾピリジン	プリマキン
塩素酸塩	スルファサラジン	フェニルヒドラジン
ニトロベンゼン	フェナセチン	フェノール
ヒドロキシアミン	メチレンブルー	トルイジンブルー
フラゾリドン	ナリジクス酸	スルファアニルアミド

あり，薬剤性の免疫学的機序の介在が示唆されている．赤血球の産生を補助する目的で投与されたエリスロポエチン（EPO）に対して生成した抗体が内在性の EPO に交差することで，赤芽球癆が発生した症例も報告されている．

b. ヘモグロビンの呼吸機能に対する異常 ヘモグロビンは，肺と末梢の組織間で酸素と二酸化炭素を効率的に運搬するために必須である．酸素と結合していない状態のヘモグロビンの酸素結合親和性は低いが，1 分子に 4 個あるヘム鉄（Fe^{2+}）の 1 つに酸素分子が結合すれば，ヘム間相互作用（アロステリック効果）により，他のヘム鉄の酸素分子に対する結合親和性は 500 倍に増加する．この酸化ヘモグロビンのホモトロピック効果は，一方でメトヘモグロビン（Fe^{3+}のヘム鉄）の生成を引き起こす．メトヘモグロビンの Fe^{3+}のヘム鉄は酸素を結合することができない．生体は，NADH-シトクロム b_5 還元酵素などにより，メトヘモグロビンを速やかに還元して Fe^{2+}のヘム鉄に戻すため，通常メトヘモグロビンが総ヘモグロビン量の 1% に達することはない．ただし，細胞内の酸化防止ないしは還元機構が酸化的外来異物などによって阻害されると，メトヘモグロビンが増加し，メトヘモグロビン血症（methemoglobinemia）とよばれる貧血性低酸素血症が引き起こされる（表 6.1.6）．

一酸化炭素はヘモグロビンとの親和性が酸素に比べて 200 倍も高く，ヘモグロビンの呼吸機能を低下させる．外来要因としての一酸化炭素の供給源は，主に喫煙や化石燃料の燃焼などである．一酸化炭素ヘモグロビンの濃度が 20% に達すると，めまい，息切れ，頭痛などの症状が出始め，50～80% では死に至る．一方低用量の一酸化炭素は，ヘムの代謝によって生体内でも生成し，炎症や虚血の際には生体防護に機能する．このため，低用量の一酸化炭素を治療に用いる方策が検討されている．

c. 赤血球の寿命に対する異常 正常な赤血球の寿命はヒトでは 120 日前後である．なお赤血球寿命も，実験動物によって異なり，マウスでは 20～45 日，ラットで 59 日前後，イヌでは 100～120 日とされる．老化した赤血球は脾臓で取り除かれる．この際，鉄は回収されてヘム合成に再利用される．赤血球の破壊の亢進には，以下の機序による溶血性貧血が含まれる．日常的なガス交換，芳香族アミン類をはじめとする外来異物による酸化的ストレスなどの直接作用（表 6.1.7），非酸化的ストレス性の化学物質の作用（アルシン（ヒ化水素）の吸入，鉛中毒，銅やクロムの過剰摂取，および，昆虫やヘビなどの毒），薬物による免疫原性の溶血，感染症，熱傷や過度の運動（行軍）といった物理的刺激などである．

酸化的ストレスに対する赤血球内の主な防護機構として，NADH-ジアホラーゼ，スーパーオキシドジスムターゼ（superoxide dismutase, SOD），カタラーゼ，グルタチオン酸化還元酵素などが挙げられる．グルコース-6-リン酸脱水素酵素（G6PD）の先天性酵素欠損症のヒトでは，酸化的ストレス下で

還元型グルタチオン（GSH）の供給が低下するため，酸化的外来異物によって引き起こされる溶血に対して，健常人よりも高感受性となることが知られている．

薬物による免疫原性の溶血は，薬物吸着型（ペニシリン型），新抗原形成（免疫複合体）型（キニジン/スティボフェン型），自己抗体型（α-メチルドパ型）に分類される．この他，薬物に起因して直接クームス試験（直接抗グロブリン試験）で陽性結果を呈するが，溶血は生じない赤血球膜修飾型（セファロスポリン型）がある．薬物吸着型は，赤血球膜に結合した薬物がハプテンとしてはたらくことで免疫応答が惹起され，溶血に至る．補体の活性化や血管内溶血はまれで，発症は比較的緩徐である．ペニシリンの他，セファロスポリン系薬物，テトラサイクリン，トルブタミドなどによっても生じる．新抗原形成型は，薬物吸着型と異なり，薬物と赤血球膜の結合によって立体構造が変化した膜構成分子を抗原として免疫応答が惹起され，溶血に至る．補体が関与することで血管内溶血が生じ，ヘモグロビン血症をきたす．発症は急速かつ重篤で，腎不全も伴う．同様の機序により血小板減少症も引き起こされることがある．テイコプラニン，オメプラゾール，リファンピシンなどによる報告がある．自己抗体型は，α-メチルドパなど薬物によって，赤血球膜構成分子に対する自己抗体が形成されることで，溶血に至る．ここで形成される自己抗体は，特発性の自己免疫性溶血性貧血の際にみられる抗体と区別できない．また，慢性リンパ性白血病の治療薬としてのフルダラビン，抗菌薬のレボフロキサシンやフルオロキノロン系薬物などによる報告がある．

6.1.4 白血球に対する毒性影響

a. 白血球の種類　白血球には，顆粒球，単球，リンパ球が含まれる．骨髄で産生された成熟顆粒球は，骨髄から血液中に入って循環した後，組織へと分布し，宿主防御を行う．顆粒球の大部分を占める好中球は高い貪食能と殺菌力をもつ．健常人の骨髄での産生は 0.85×10^9 細胞/kg/日，血管内では，循環中を流れる循環プール（circulating pool）と，血管内皮細胞に沿って存在する辺縁プール（marginated pool）とに分布し，循環血液中の半減期は7.8時間である．ヒトでは両プールの大きさはほぼ同程度で，一定の平衡関係にある．血液検査で計測できるのは循環プールに存在する血球数だけである．一方，好酸球と好塩基球は好中球ほどの貪食能や殺菌力をもたず，もっぱらアレルギー性免疫応答に寄与する．単球も好中球と同じくアメーバ様の有核細胞で，貪食能をもち，組織に入ってマクロファージに分化して，炎症応答や宿主防御機構に中心的な役割を担う．これらは単球食細胞系（monocyte phagocyte system, MPS）とよばれ，骨髄中の単芽球/前単球/単球/マクロファージ，血液中の単球，体腔内マクロファージ（胸腔内，腹腔内）および，様々な組織の遊離ないしは組織固定性のマクロファージ（肝臓のクッパー細胞，肺胞マクロファージ，結合織の組織球，破骨細胞，ミクログリアなど）が含まれる．リンパ球は，主に細胞性免疫を司るT細胞，抗体を産生する形質細胞の前駆細胞であるB細胞，およびウイルス感染や腫瘍免疫に重要なナチュラルキラー（NK）細胞に大別される．

b. 顆粒球の産生や分布に対する異常　骨髄における前駆細胞の増殖活性が高く，好中球の末梢血中の半減期が短いため，骨髄毒性を引き起こす増殖抑制性の抗がん薬は，一般に好中球減少症を引き起こす．シスプラチンやニトロソウレア誘導体などのアルキル化薬は，増殖中の細胞だけでなく休止期にある細胞も障害するが，後骨髄球や，桿状球，成熟好中球など非分裂細胞は比較的抵抗性を示す．リンデン（種子や土壌の殺虫剤）は，曝露されたヒトの血液中や脂肪組織中で計測された濃度で造血前駆細胞である顆粒球マクロファージコロニー形成単位（CFU-GM）に対する細胞毒性を示し，白血球が減少する．整形外科で使われるメタクリル酸メチルモノマーは，臨床用量で好中球と単球に細胞毒性をもたらす．CD20陽性リンパ腫や関節性リウマチの治療に使われる抗CD20抗体（リツキシマブ）は，投与後に遅発性好中球減少症（late-onset neutropenia, LON）を発症する．機序としては，抗CD20抗体によるB細胞の死滅に伴いリソソーム酵素が放出されることで，好中球が崩壊するという仮説が提唱されている．

デキサメタゾンは，成熟好中球を骨髄や辺縁プールから循環プールに放出することで，好中球増多をもたらす．辺縁プールからの好中球の減少には，走化性の変化，接着分子の発現，他の細胞からの介在物質の放出など多くの要因が関与していることが分かっている．こうした辺縁プールへの分配やホーミングの抑制は，抗炎症反応や免疫抑制作用の重要な

表 6.1.8 特異体質性好中球減少症を引き起こす要因の例[4)]

白血球抗体に関連する薬物
アミノプリン，プロピルチオウラシル，アンピシリン，メチアミド，ジクロキサシリン，フェニトイン，アプリジン，サラゾスルファピリジン，クロルプロパミド，クロルプロマジンを代表とするフェノチアジン系薬物，プロカインアミド，ナフシリン，トルブタミド，リドカイン，メチマゾール，レバミゾール，金製剤，キニジン，クロザピン
白血球抗体に関連しない薬物
イソニアジド，リファンピシン，エタンブトール，アロプリノール，フルラゼパム，ヒドロクロロチアジド，クロルプロマジン/フェノチアジン系薬物

機序のひとつと考えられている．

c. 顆粒球の機能に対する影響　白血球の機能を個体レベルで障害する薬物やその他の化学物質の例として，エタノール，糖質コルチコイド，造影剤のイオヘキソールとイオキサグル酸が，貪食能を抑制することが挙げられる．また，非経口ヘロインの投与を受けた患者や，塩酸メタドンによる長期の維持療法を受けている元麻薬中毒者では，殺菌や走化性に必要な過酸化物の産生が減少する．糖質コルチコイド，マクロライド系抗生物質，亜鉛塩（抗ざ瘡薬），クロルダン（殺虫剤），塩化第二水銀/塩化メチル水銀などは，好中球の走化性を抑制する．一方，環境汚染物質としての硫酸ナトリウム，塩化水銀，クロルダン，トキサフェンなどでは，貪食能やスーパーオキシドアニオン（$\cdot O_2^-$）の産生のいずれかもしくは双方の増加を介した炎症性反応の亢進を伴う好中球の活性化が生じる．

d. 薬剤性好中球減少症　化学物質の曝露によって，顆粒球の重篤な減少状態（0.5×10^9/L 以下）をきたす無顆粒球症など，好中球や顆粒球に対して予想外の障害が引き起こされることがある（表 6.1.8）．薬剤性に無顆粒球症が誘発された症例の最初の報告は，アミノプリンによるものだが，その後，様々な化学物質が原因となり得ることがわかった[7)]．最も一般的な原因薬剤としては，抗甲状腺薬と抗生物質，特に，スルホンアミド類が挙げられる．無顆粒球症の70％以上は薬剤性に発症し，その頻度は年間100万人当たり2〜15症例である．発症は原因と考えられる薬物の投与量には依存せず，非臨床試験で予測できることはほとんどないので，一般には多数のヒトに投与されて初めて検出されることになる．他の特異体質性の薬剤性障害（肝毒性，スティーブンス・ジョンソン症候群，再生不良性貧血）と同様，アレルギーないしは免疫原性の機序によると考えられている．その多くは活性化代謝物による障害を介したタンパク質変性を伴い，液性免疫に加え，Th17 細胞が介在する細胞性免疫機構も関与することがわかってきた[8)]．

一方，無顆粒球症を含む特異体質性の薬剤性好中球減少症は，末梢血球そのものの破壊よりは顆粒球系造血，たとえば顆粒球コロニー形成単位（colony-forming unit-granulocyte, CFU-G）の抑制によることが一般的である．循環中の好中球の破壊が併発しない限り進行は遅く，重篤な感染症にかかるまで気がつかれないことも多い．また，再生不良性貧血と異なり，より未分化な幹細胞に障害が及ばず原因物質が取り除かれれば，造血機能は回復する．

6.1.5　血小板と血液凝固に対する毒性影響

止血は，傷ついた血管からの失血を防ぎ，循環血液量を維持するための機構であり，正常では，血液凝固の促進因子とその制御経路は動的な平衡関係にある．血液凝固系の主な構成要因は，循環血液中の血小板，様々な血漿タンパク質，および血管内皮細胞である．治療や，様々な外来異物の毒性影響によって，これらの各要因の変化（血小板の数の減少や機能障害，凝固因子の合成阻害やクリアランスの亢進，など）や，この機構全体の活性化が引き起こされると，過剰な出血や血栓症を含む，臨床的に明らかな凝固系の異常が生じる．

a. 血小板に対する毒性影響　血小板減少症は血小板数が 150×10^9/L 以下に減少した状態をいう．その結果，血液が毛細血管から管外に漏出し，皮膚や粘膜の点状ないしは斑状の出血を生じる紫斑病となる．血小板数の減少は，貧血と同様，産生の阻害もしくは破壊の亢進によって生じる．

免疫が介在する血小板の破壊の亢進の機構として，以下のような外来異物の曝露による抗体の産生を介するものが知られている．ハプテン原性抗体は血小板膜構成分子と薬剤との結合により，薬剤がハプテンとして機能することで誘導される抗体で，ペニシリン系抗生物質が，この抗体を誘導する薬剤の代表例として知られる．獲得性薬物エピトープ原性抗体は，薬剤によって変化した血小板膜糖タンパク質に対して誘導される抗体で，キニジンが，この抗体を誘導する薬剤の代表例として知られる．抗薬物抗原基自然抗体は，薬物の結合によって変化した血小板膜糖タンパク質に対する内在性の抗体で，アブシキマブが，この抗体を誘導する薬剤の代表例として知られる．自己免疫抗体は，血小板膜構成分子に対する自己抗体で，金が，この抗体を誘導する薬剤の代表例として知られる．また，免疫が介在しない血小板破壊の例として，バソプレシンの類似体であるデスモプレシンが挙げられる．

ヘパリン誘導性血小板減少症（heparin-induced thrombocytopenia, HIT）も，ヘパリンと他のタンパク，通常は血小板第4因子（PF4）との複合体に対する抗体によって血小板が破壊されるが，この複合体にIgGが結合すると，血小板のFc受容体を介して血小板が活性化され，凝集が起こる．同時にトロンビンの合成と放出も引き起こす．したがってHITは，血小板の減少と同時に，動脈や静脈内での血栓が増加するリスクを高める．同様の機序によって，他の薬物と抗体の複合体（たとえばストレプトキナーゼ-IgG複合体）が，血小板の活性化と血小板減少症を引き起こすこともある．

血栓性血小板減少性紫斑病（thrombotic thrombocytopenic purpura, TTP）は，突然発症する血小板減少と細血管異常性溶血性貧血および多臓器不全を主徴とする症候群で，しばしば神経異常を伴う．TTPもしくはTTP類似症候群の発症に関連する薬剤として，チクロピジン，クロピドグレル，コカイン，マイトマイシンC，シクロスポリンなどが知られている．

溶血性尿毒症症候群（hemolytic uremic syndrome, HUS）は，臨床所見はTTPに類似した症候群で，細血管異常性溶血性貧血，血小板減少症，および腎不全を伴う．マイトマイシンCなどによる治療中に発生することがある．HUSにおける病因は未だに明らかではないが，実験的な知見から，血小板の活性化と血栓の発生は，血管内皮の障害に引き続いて生じることが示唆されている．

血小板の機能に対する外来異物の作用機序として，ホスホリパーゼA_2/シクロオキシゲナーゼ経路やトロンボキサンA_2の合成の阻害（たとえば，非ステロイド系抗炎症薬），血小板作動薬とその受容体の結合の阻害（たとえば，抗生物質，チクロピジン，クロピドグレル），カルシウムの局在への影響（たとえば，カルシウムチャネル拮抗薬）などがある．ときに薬物介在性抗体が，血小板の受容体に結合することでその機能を阻害することもある．これらの薬物の血小板に対する作用はヒトによって様々であり，おそらくは，血小板機能の個人間のバラツキを反映しているものと考えられる．

b. フィブリン血栓形成に対する毒性影響

フィブリン血栓形成過程は，トロンビン合成に関わる一連のセリンタンパク質分解酵素の反応系によって構成される．外来異物による血栓形成障害の多くは，タンパク合成の低下や，特定の凝固因子に対する抗体の生成に関連した循環血液中からのクリアランスの亢進によって，このプロセスに必須の1つもしくは複数の凝固因子の活性が低下することで生じる．これらの抗体は凝固因子の活性も阻害することがある．たとえば，最も高頻度に抗体が生成する血液凝固第VIII因子では，ペニシリン系抗生物質，アンピシリン，クロラムフェニコール，フェニトイン，α-メチルドパ，ニトロフラゾン，フェニルブタゾンなどの関与が報告されている．原因となる外来異物が排除されることで回復することが多いが，急性期には致死的な出血をきたすことがある．

c. 凝固系を制御するための化学物質の毒性

出血や血栓を伴う患者に対する治療として，遺伝子組換え型凝固因子から凝固系を修飾する化学合成医薬品まで，多様な薬剤が利用可能である．これらの薬剤の毒性反応として，たとえば血液製剤では，C型肝炎のような感染症やアレルギー反応がみられ，時に重篤となる．また，ビタミンK依存性タンパク質の血液凝固因子抗体迂回活性複合体（ファイバやオートプレックス）など，いくつかの薬剤では，血管内血液凝固症候群（disseminated intravascular coagulation, DIC）や，血栓症が生じることがある．

6.1.6 リスク評価

臨床候補薬物やその他の化学物質がヒトに造血毒性を引き起こす可能性を評価するための非臨床試験の多くは，所定の安全性評価試験の一部として施行される．初期の試験研究では，非臨床試験において同定された造血毒性は，ヒトの臨床試験での毒性を，91％の一致率で予測することが示されている[9]．なお，血液が標的組織として想定される場合

表 6.1.9　非臨床安全性試験における造血毒性観察のための追加試験の例

フローサイトメトリー解析	電子顕微鏡検査
ハインツ小体染色	培養性コロニー形成試験
抗血球抗体（赤血球，白血球，血小板）	血小板凝集反応
	血漿フィブリノゲン濃度
赤血球浸透圧脆弱性試験	血液凝固因子解析
赤血球鉄代謝回転試験	トロンビン時間
細胞組織化学染色	出血時間

は，より直接的な ex vivo による評価など，懸念される血液毒性に応じて追加の試験が行われるべきである（表 6.1.9）．一方，がんや自己免疫疾患のような病気や，ヒトの組織を特異的に標的とした，ヒト型の組換えタンパク質やモノクローナル抗体などを含む，高度に標的対象を限定した今日的な医薬候補品に対しても，非臨床の動物試験が予見性をもつかの如何には疑義もあり，これらの新規物質のヒトでの安全性確保のための研究は喫緊の課題である．

造血幹・前駆細胞が半固形培地で単クローン性の増殖能を有することを利用したコロニー形成試験は，マウス，ラット，イヌ，サルなどの試験動物でも確立されており，培地に添加するサイトカインに対応して，赤芽球系前駆細胞由来の赤芽球バースト形成単位（BFU-E）および赤芽球コロニー形成単位（CFU-E），骨髄球系前駆細胞由来の CFU-GM および CFU-G，巨核芽球系前駆細胞由来の巨核球コロニー形成単位（CFU-Mk），より未分化な前駆細胞由来でこれらの混合性のコロニーである顆粒球赤芽球マクロファージ単球コロニー形成単位（CFU-GEMM）が形成されるため，それぞれの系統に対する影響が解析可能である．なお，CFU-GM は，顆粒球の抑制を予測する非臨床毒性試験法として，欧州代替法評価センター（European Centre for the Validation of Alternative Methods, ECVAM）に支持された国際研究によって妥当性が検証された唯一の方法でもある．

造血幹・前駆細胞の in vitro 試験の利点として，まず，ヒトの造血細胞を直接解析できるため，外挿についての考慮が不要となる点が挙げられる．さらに，試験動物種間で比較検討することによって，ヒトの感受性の予測や試験動物種の選択が可能となる．このほか，造血毒性が避けられない抗がん薬や抗ウイルス薬の開発において，骨髄抑制のより少ない同位体の選別や新規薬物のリード化合物候補の同定といったことにも利用され得る．さらに，造血毒性の機序を解明するために検討されるべき指標としても有用である．

造血毒性の検出や，その特徴を明らかにするために，骨髄を評価することは重要である．そのための推奨される手法などに関する行政的なガイドラインはほとんどないが，最近，米国獣医臨床病理学会と毒性病理学会によって構成された骨髄専門家会議が，非臨床毒性試験における骨髄毒性の評価法に関する提言をとりまとめている[10]．

特異体質性に発生するような低頻度で生じる造血毒性は，通常，市販後調査によって検知される．例えばこれまでに市販後調査によって判明した医原性の血球破壊の例として，テマフロキサシン（フルオロキノロン系抗菌薬）による溶血や血小板減少症，フェルバメート（抗てんかん薬）による再生不良性貧血，ノミフェンシン（抗うつ薬）による溶血，アプリンジン（抗不整脈薬）による無顆粒球症などがある．各国の規制当局において，市販後調査における特異体質性の造血毒性などの致命的な有害事象に関連する薬剤の検出力をさらに高めるべく，データマイニング手法の開発が進められている．

［平林容子］

文　献

1) Kaushansky, K.（2016）：Williams Hematology（9th ed.）(Kaushansky, K. et al. eds.), pp.257-275, McGraw-Hill.
2) Sun, J. et al.（2014）：Nature, **514**, 7522, 322-327.
3) Young, N. S.（2008）：Curr. Opin. Hematol., **15**, 3, 162-168.
4) Bloom, J. C. et al.（2013）：Casarett & Doull's Toxicology, The basic Science of poisons（8th ed.）(Klaassen, C. D. ed.), pp.527-558, McGraw-Hill.
5) Lan, Q. et al.（2004）：Science, **306**, 5702, 1774-1776.
6) Leuraud, K. et al.（2015）：Lancet Haematol., **2**, 7, e276-e281.
7) Ibanez, L. et al.（2005）：Arch. Intern. Med., **165**, 8, 869-874.
8) Platanias, L. C.（2010）：Blood, **116**, 20, 4039-4040.
9) Olson, H. et al.（2000）：Regul Toxicol Pharmacol., **32**, 1, 56-67.
10) Reagan, W. J. et al.（2011）：Toxicol. Pathol., **39**, 2, 435-448.

6.2　免 疫 毒 性

6.2.1　免疫毒性の概念

免疫毒性は，免疫系に影響を与えて免疫抑制や免疫亢進を起こす物質の特性と理解される．これまでは免疫抑制が起きた場合には感染症や腫瘍が発生しやすくなり，免疫亢進が起きた場合にはアレルギーや自己免疫疾患になりやすくなったりするとされてきた．アレルギーに関しては，外来物質自体に対するアレルギーと環境抗原（スギ花粉，ダニ抗原など）に対するアレルギーを亢進する所謂アジュバント作用によるものとに分けられる．

しかし，特に物質自体に対するアレルギーや自己免疫に関しては，免疫系は正常に作用しているが，物質による主要組織適合遺伝子複合体（major histocompatibility complex, MHC）抗原（分子）などへの直接的作用に起因したものも含まれていることがわかってきた．また，表現型は免疫亢進であるが，制御性T細胞（regulatory T cell, Treg細胞）の抑制による自己免疫なども考えられる．このように，免疫毒性の表現型のみならず，発現機序も考慮すると従来の免疫毒性の定義を超えることになる．

本節では，免疫毒性学の観点から免疫系の機能と形態ならびに免疫毒性の発現機序を中心に概説する．

6.2.2 免疫系の機能と形態

免疫系は，系統発生学的にも自然免疫と獲得免疫に分けて理解される．下等動物では自然免疫の機能しかもたない．一方，両者を有する高等動物では自然免疫が感染微生物や新生物に対する初期防御を担い，これに連続して抗原に対する特異性と記憶を特徴とする獲得免疫が加わり機能する．

以前は，自然免疫系に属するマクロファージや好中球の主な機能としては貪食による異物処理が考えられていた．近年，初期防御におけるこれらの細胞の抗原認識やタイプIインターフェロンや炎症性サイトカインの産生に至るまでのシグナル伝達経路が明らかにされてきた．すなわち，マクロファージや樹状細胞などは，進化の過程でも保存されたパターン認識受容体（pattern recognition receptors, PRRs）を有し，微生物のもつ病原体関連分子パターン（pathogen-associated molecular patterns, PAMPs）や傷害を受けた細胞からの傷害関連分子パターン（damage-associated molecular patterns, DAMPs）を認識し，感染からの自己防御を担う．PRRsにはToll様受容体（Toll-like receptors, TLRs）とレチノイン酸誘導性遺伝子I様受容体（retinoic acid inducible gene-I（RIG-I）-like receptors, RLRs）がある．TLRs[1]については，現在13種類がわかっているが，このうちTLR1，TLR2，TLR4，TLR5，TLR6は細胞膜上に発現し，微生物のリポタンパク質やリポ多糖を認識する．一方，TLR3，TLR7，TLR8，TLR9はエンドソームに発現しウイルス由来の核酸を認識する．さらに，サイトゾルに発現するタンパク質複合体のインフラマソームは，カスペース-1の活性化を介して炎症性サイトカインのプロセッシングやパイロトーシス（炎症誘導性プログラム細胞死）の誘導に関わる．

獲得免疫[2]に関しては，T細胞とB細胞が中心的な役割を果たすわけだが，それぞれの細胞の分化や協調の過程について組織形態と相関して理解しておくことは重要である．T細胞の分化・成熟の場である胸腺には，まず骨髄細胞が胸腺の皮・髄質境界付近の血管から入り込み胸腺細胞として中隔に沿って被膜直下まで遊走する．この段階では，胸腺細胞はCD8分子のみを発現するが，皮質内ではCD4 CD8ダブルポジティブ細胞として存在し，T細胞受容体に付随する補助刺激分子であるCD3分子の発現強度も弱い．皮質内では，胸腺上皮細胞上のMHCクラスI抗原上に発現する自己抗原と弱い親和性をもつT細胞受容体を有する胸腺細胞はポジティブセレクションを受け髄質へと移動する．このような胸腺細胞は，成熟T細胞としてCD3分子を強く発現するようになり，CD4シングルポジティブあるいはCD8シングルポジティブ細胞として機能的分化も果たす．一方，髄質においてMHCクラスI抗原上に発現する自己抗原と強い親和性をもつT細胞受容体を有する胸腺細胞はネガティブセレクションを受ける．先にポジティブセレクションを受け成熟したT細胞は胸腺外へと遊出するが，自己反応性T細胞は，ネガティブセレクションを受け，通常胸腺外には遊出しない．しかし，時に胸腺外に遊出することもあり，このような末梢での自己反応性T細胞は自己免疫疾患の原因となりうるが，末梢においてアナジー（anergy，免疫不応答）の状態に留まっていたり，アポトーシスに至ったり，あるいはTreg細胞によって自己反応性が抑えられたりして自己免疫は回避されている．免疫毒性の観点からは，外来物質によって，胸腺内T細胞分化の異常や末梢での自己反応性T細胞の活性化がおきることが自己免疫疾患の誘発につながると考えられる．

CD4 T細胞は，現在は主にTh1細胞，Th2細胞，Treg細胞，Th17細胞の4種類に分類されている．CD4 T細胞は，概して抗原提示細胞の細胞膜に発現しているMHCクラスII抗原上に提示された外来抗原ペプチドを認識して活性化される．Th1細胞とTh2細胞は，互いに牽制しあって存在し，病原体に対する自然免疫担当細胞などの産生するサイトカインよってどちらかが優位になる．Th1細胞は，IFN-γやIL-12によって誘導されIFN-γなどを産生し，細胞傷害性T細胞やマクロファージを活性化する．Th2細胞は，IL-4やIL-2によって誘導されIL-4などを産生し，T細胞依存性抗原に対する特異抗体産生のためのB細胞の活性化さらには抗体のクラススイッチを誘導しIgE産生を促す．Treg細胞は，自己免疫などに抑制的にはたらく．Treg細胞には，胸腺内で分化する内因性Treg細胞と末梢で分化する誘導性Treg細胞がある．いずれのTreg細胞も，転写因子のFoxp3を発現していることが特徴である．末梢ではTGF-βなどによって発現が誘導される．Th17細胞は，IL-17やIL-22を産生し，感染初期において局所に好中球を動員するなど自然免疫系を活性化したり，自己免疫にも関わる．

CD8 T細胞は，前述のTh1細胞によって活性化され細胞傷害性T細胞として機能する．この際，赤血球を除く体細胞の細胞膜上にあまねく発現しているMHCクラスI抗原上に提示されたウイルス抗原やがん抗原ペプチドを認識して，ウイルス感染細胞やがん細胞の排除を担う．

B細胞は骨髄細胞由来ではあるが，骨髄内では成熟はせず，未成熟なまま脾臓に遊走する．脾臓のリンパ小節（濾胞）内においてリンパ小節（濾胞）B細胞と辺縁帯B細胞に分化する．骨髄が毒性作用を受けた場合，T細胞は既に胸腺内で分化が進んでいることもあり末梢での影響は比較的小さいが，B細胞は影響を受けやすい．

脾臓において，T細胞とB細胞はそれぞれのコンパートメントに集簇している．すなわち，T細胞は動脈周囲リンパ組織（鞘）に集簇し，B細胞はサブセットに分かれ辺縁帯とリンパ小節（濾胞）に分布している．辺縁帯は，生体防御の最前線として機能する．辺縁帯内の樹状細胞は，血流を介して脾臓に到達した病原体を捕捉し，細胞内で処理してMHCクラスII抗原上にペプチドとして提示する．その後，樹状細胞は動脈周囲リンパ組織（鞘）に移動し，T細胞に抗原ペプチドを提示してT細胞を活性化，T細胞はリンパ小節内のB細胞を活性化する．活性化されたB細胞は胚中心を形成する．胚中心は，形質細胞の産生とメモリーB細胞の生成，維持に関わる．リンパ節においては，傍皮質にある高内皮細静脈から，T細胞は傍皮質に分布し，B細胞は皮質リンパ小節に集簇する．皮膚のランゲルハンス細胞や樹状細胞は，輸入リンパ管経由で傍皮質に入りT細胞を活性化する．さらに皮質のB細胞が幼若化し胚中心を形成する．脾臓と同様に，胚中心は形質細胞の産生とメモリーB細胞の生成，維持に関わる．リンパ節の場合，形質細胞の多くは髄質の髄索に存在する．

6.2.3 自己免疫とアレルギー

a. 自己免疫 Paul Ehrlich（1854〜1915）は，自己構成成分に対する免疫応答性は身につけえない．もし身につければ生体にとって重い障害を招くとする自己中毒忌避（horror autotoxicus）という考えのもと自己免疫の概念を導いた．1960年代には，Frank Macfarlane Burnet（1899〜1985）とPeter Brian Medawar（1915〜1987）によって，獲得性自己免疫寛容が説かれた．これらの考え方は，生体が生存していくために期待される免疫の状態であるが，遺伝的あるいは環境的背景によって自己免疫寛容の破綻が起き，自己免疫疾患が発症することが知られてきた．自然発症する自己免疫疾患としては，全身性エリテマトーデス，自己免疫性甲状腺疾患，I型糖尿病などが挙げられるが，免疫毒性学では，特に外来物質の曝露を含む環境要因による自己免疫の誘導と自己免疫疾患の発症が研究対象になる．これまで，外来物質によって起こる自己免疫は，免疫機能の亢進によって引き起こされるという考え方がされてきたが，この表現は今や正確なものではなくなっている．すなわち，免疫系自体は正常に機能しているが表現型として自己免疫疾患に至る場合やTreg細胞の機能が抑制され自己免疫が成立する場合もあると考えられる．

自己免疫の誘導には，中枢性と末梢性のものがある．前述したように自己抗原に対して高親和性の抗原受容体を有する胸腺細胞は胸腺内でネガティブセレクションされる．胸腺上皮細胞は，自己免疫制御因子（autoimmune regulator, AIRE）という転写因子によって自己組織抗原をMHCクラスI抗原上に発現するとされ，この転写因子の欠損による自己免疫疾患が報告されている．また，胸腺外でアナジー状態にあった自己反応性T細胞が外来物質によって活性化されたり，Treg細胞が外来物質によって抑制されることによって自己反応性T細胞が活性化されたりすることも考えられる．また，全身性エリテマトーデスにおける抗核抗体あるいは抗DNA抗体の産生にはTLRsの関与も考えられる．免疫毒性学領域において，このように免疫系が直接作用を受けておきる自己免疫に関する研究は実は少ない．

これまで述べてきた自己免疫の機序は，自己免疫寛容の破綻によって引き起こされるものである．一方で，免疫系自体は正常にはたらいているにも関わらず表現型として自己免疫をきたすことがある．赤血球を除く体細胞はMHCクラスI抗原上に自己ペプチドを発現しているが，自己抗原，T細胞受容体あるいはMHCクラスI抗原が外来物質によって修飾されることによって，自己の体細胞が非自己としてT細胞などに認識されてしまう場合がある．自己抗原の修飾による機序としては，以下のような例が挙げられる．

まず，タンパク質のジスルフィド結合（S-S結合）が還元されることによって，タンパク質の三次構造が変化し，新たなエピトープ（抗原決定基）が出現することによって起きることがある．薬剤起因性の溶血性貧血は，薬物が赤血球上の自己抗原を変性させたり，ハプテンとして赤血球膜抗原を修飾することによって生じた新たな抗原に対する免疫反応である．自己変性型としてはα-メチルドパなどが知られている．ハプテン型としてはペニシリン，セファロスポリンが挙げられる．また，免疫複合体型では，テイコプラニン，オメプラゾール，リファンピシンなどの薬物と薬物に対する抗体の複合体が赤血球膜に結合し補体との反応によって溶血が起きる．また，アミノ酸が変化することによって自己タンパク質抗原が変性する場合も報告されている．シトルリンは，血管内皮においてアルギニンを基質として一酸化窒素合成酵素によって一酸化窒素が生成する際にも産生されるが，関節リウマチにおいては正常タンパク質中のアルギニンがペプチジルアルギニンデイミナーゼによってシトルリンに変わり，抗シトルリン化タンパク抗体が認められる．

次に，MHCクラスI抗原上の自己抗原の変化に伴い，正常な免疫系によって「自己免疫」が引き起こされる場合があり，以下の2タイプの機序が考えられている[3]．

1）ハプテン-キャリア複合体形成　MHCクラスI抗原上の自己ペプチドと化学物質との共有結合による新たな非自己抗原の出現．

2）免疫受容体への薬理学的作用（pharmacological interaction with immune receptors, p-i反応）　MHCクラスI抗原あるいはT細胞受容体あるいは両方への非共有結合による薬理学的T細胞の活性化．

特異体質性肝毒性は，代謝および免疫の両方の遺伝的拘束性による毒性反応であることが，動物での予知性の難しさやヒトにおける個人差と関係している．特異体質性肝障害に関しては，これまでタイプ1）の機序によるハプテンとして自己抗原の修飾による機序が考えられてきた．この機序に加えて，最近の知見では，アバカビルやフルクロキサシンの例をとると，ヒトのMHC抗原であるヒト白血球抗原（human leukocyte antigen, HLA）のハプロタイプによっては，タイプ2）のp-i反応によるCD8 T細胞の活性化も起き，1）のハプテンによる機序よりも強い反応を誘導するとされている．すなわち，MHCクラスI抗原の溝に化学物質が非共有結合することによって，MHCクラスI抗原に結合できる自己ペプチドが変わり，新たに胸腺内のネガティブセレクションの過程で提示されなかった自己ペプチドがMHCクラスI抗原に結合，これがCD8 T細胞受容体に認識され免疫反応が起きることになる．特異体質性肝障害の発現には，クッパー細胞やTh17細胞が大きく関わっている．

b. アレルギー　1968年に提唱されたCoombs and Gellによるアレルギーの分類は，これまでも臨床診断上有益なものであった．最近，T細胞の機能面からその分類が見直され国際的にもコンセンサスが得られている．その内容はI型～III型アレルギーはそのままに，IV型アレルギーを4つのサブタイプ（a～d）に分けるものである．

I型～III型アレルギーは，アレルギー誘発期に抗体が関わる反応と理解される．I型アレルギーは肥満細胞や好塩基球に結合した抗原特異的IgEクラス抗体に対する抗原の架橋によるヒスタミンなどの遊離による血管透過性の亢進や平滑筋の収縮によるアナフィラキシーの誘発，II型アレルギーはIgG

クラス抗体に依存した補体の活性化を通しての細胞傷害，Ⅲ型アレルギーは組織に沈着した抗原抗体複合体による補体や白血球による細胞傷害である．

さて，Ⅳ型アレルギーは，アレルギー誘発期にT細胞が関わる細胞性免疫である．このうち，Ⅳa型はTh1細胞によるIFN-γを介した単球浸潤反応によるもので湿疹を主症状としているのに対して，Ⅳb型はTh2細胞によるIL-4，IL-5を介した好酸球浸潤によるもので好酸球増加と全身症状を伴う薬疹（drug rash with eosinophilia and systemic symptoms, DRESS）などの主症状を示す．Ⅳc型では，Ⅳa型，Ⅳb型も伴いつつ，エフェクター細胞としての細胞傷害性T細胞がケラチノサイトに傷害を与え，スティーブンス・ジョンソン症候群あるいは中毒性表皮壊死症（Toxic Epidermal Necrolysis, TEN）をもたらす．Ⅳd型は，好中球浸潤によるもので，T細胞からのIL-8が好中球を誘導し顆粒球マクロファージコロニー刺激因子(GM-CSF）が好中球のアポトーシスを抑制する．Ⅳd型は，急性汎発性発疹性膿疱症（Acute Generalized Exanthematous Pustulosis, AGEP）をもたらす．

低分子化合物に対するアレルギー反応においても，ハプテン-キャリア複合体形成以外に樹状細胞などによる抗原提示の際にMHCクラスⅡ抗原やT細胞受容体に対するp-i反応による機序が考えられている．ピペラシリンについてはハプテン-キャリア複合体形成，スルファメトキサゾールについてはこれに加えてp-i反応による皮膚アレルギーが報告されている．

低分子化合物に対する遅延型皮膚過敏症反応の機序に関しては，これまで次のように説明されてきた．皮膚において，低分子化合物は時に皮膚のケラチノサイトやランゲルハンス細胞内で代謝を受け，ハプテンとしてタンパク質と共有結合する．皮膚のランゲルハンス細胞は，成熟しながら所属リンパ節に遊走しT細胞にハプテン抗原を提示し，活性化されたT細胞はエフェクター細胞として皮膚において炎症反応や細胞傷害を引き起こす．しかし，ケラチノサイトの代謝能は肝細胞などと比べても弱く，遅延型皮膚過敏症反応も用量に依存する．したがって，皮膚においてp-i反応を介してT細胞がランゲルハンス細胞から抗原提示を受けることも考えられる．リンパ節においても樹状細胞から抗原提示を受けたT細胞も皮膚に動員され，Ⅳ型（a～d）のアレルギー反応を起こす[4)]．p-i反応を考慮すれば，皮膚感作後のリンパ節内でB細胞も増殖していること，また免疫反応でありながら動物でのヒトに対する予測性も比較的良好であることに対する説明もできる．

6.2.4　受容体と補助刺激分子を介した免疫毒性

a.　受容体を介した免疫毒性　　リンパ球は，抗原受容体以外にも内因性物質に対する受容体を有している．カンナビノイド，エストロゲン，グルココルチコイドに対する各受容体やPPAR（peroxisome proliferator-activated receptor）などが挙げられる[5)]．これらの受容体が類似の外因性物質の刺激を受けると免疫反応が起きる．

カンナビノイド受容体にはCB1受容体とCB2受容体の2種類がある．CB1受容体は，主に脳に発現し大麻を服用した際にみられる精神活動の低下をきたす．CB2受容体は，特にB細胞で強い発現が認められるが，種々の免疫担当細胞に発現している．CB2受容体を介した免疫反応は，曝露用量や頻度にもよる．Δ^9-テトラヒドロカンナビノールの場合，T細胞に対して一般に低用量では亢進，高用量では抑制的に作用する．またTh1タイプのサイトカイン産生を抑制し，Th2タイプのサイトカインを誘導するともいわれている．このことによって，抗体産生能に影響を与えることになり，またTh1型の自己免疫疾患の治療への応用も考えられている．B細胞に対しては，末梢リンパ組織内での成熟，分化や遊走に関わる．

エストロゲン受容体も免疫担当細胞に発現するが，免疫系の場合には生殖器系への作用と異なりエストロゲン応答配列（estrogen response element, ERE）との結合によらない経路によっても転写活性化が起きることがわかってきた．エストロゲン受容体のうちERαはCD4 T細胞に，一方ERβはB細胞に強く発現するが，その意義については明らかになっていない．エストロゲンはT細胞，B細胞ともに胸腺あるいは骨髄内の初期分化段階では抑制的にはたらく．しかし，B細胞の抗体産生能は亢進するとされ，自己免疫疾患との関連も示唆されている．また，低用量のエストロゲンでは，Th1細胞優位へのシフトも報告されている．

副腎皮質ホルモンの1つである糖質コルチコイドは，医薬品としてもステロイド系抗炎症薬や免疫抑制薬として使われてきたように種々の免疫抑制作用を示す．特に胸腺皮質に分布する未熟なCD4 CD8ダブルポジティブ細胞の感受性が高い．また，毒性物質の投与によるストレスを介した免疫毒性でも糖質コルチコイドが関与するため，副腎皮質の肥厚によってこれを評価する．

PPARは，核内受容体スーパーファミリーに属し，脂肪酸の酸化に関わる酵素の調節や脂肪細胞の分化などを通じて生体内の脂質の恒常性に関わっており，PPARα，PPARβ/δ，PPARγの3つのサブタイプに分かれる．このうち，PPARαとPPARγは，それぞれフィブラート系の薬物や生体内プロスタグランジンD_2の主要代謝物である15-デオキシ-$\Delta^{12,14}$-プロスタグランジンJ_2がリガンドとして知られている．これらのPPARsが，末梢$CD4^+CD25^-$ T細胞における転写因子のFoxp3の発現を介したTreg細胞の誘導，樹状細胞からのIL-12の産生抑制によるTh1細胞分化抑制に関係しているとの報告がある．また，撥水剤などの原料に使われてきたペルフルオロオクタンスルホン酸（PFOS）やペルフルオロオクタン酸（PFOA）は，比較的新規の残留性有機汚染物質（persistent organic pollutant, POP）として位置づけられている．PFOSやPFOAが示す免疫抑制作用はPPARを介したものであることが示唆されている．

芳香族炭化水素受容体（aryl hydrocarbon receptor, AHR）は，転写因子として細胞質に存在する．AHRは，細胞質内でリガンドと結合するとシャペロンタンパク質と解離して，importinを介して核内に移行する．核内に移行したAHRは，AHR核輸送因子（AHR-nuclear translocator, ARNT）と結合して，DNA上のGCGTG配列を含むいわゆる異物応答配列（xenobiotic-responsive element, XRE）に結合して転写に必要なタンパク質群を呼び込み，下流にある遺伝子の転写が開始される．AHR/ARNT複合体とXREとの親和性も，リガンドの毒性の強弱や種差に関係する．AHRは免疫担当細胞に広く発現がみられ，抗体産生能や細胞傷害性T細胞活性も抑制する．また胸腺の委縮はAHR/ARNTとXREとの強い結合能によるものである．AHRのリガンド化合物としては，ベンゾ［a］ピレン，7,12-ジメチルベンズ［a］アントラセンなどの多環芳香族炭化水素やダイオキシン類などのハロゲン化芳香族炭化水素が挙げられる．前者の多環芳香族炭化水素の場合は代謝に対する感受性の違いから免疫毒性の発現型も異なるが，ハロゲン化芳香族炭化水素の場合は類似の免疫毒性を発現する．ダイオキシン類には，ポリクロロジベンゾフラン，ポリ塩化ジベンゾ-*p*-ジオキシン，コプラナーポリ塩化ビフェニルが含まれるが，AHRとの親和性が高い2,3,7,8-テトラクロロジベンゾ-*p*-ジオキシン（2,3,7,8-TCDD）は毒性が強く免疫毒性に関する研究も進められてきた．

TLRに関しては，TLR2やTLR4の遺伝子変異と空気力学径が2.5 μm以下の粒子状物質（PM2.5）に対する若年性の喘息との関連が指摘され，またsmall interfering RNA（siRNA）などの核酸医薬品による非特異的炎症反応誘発が懸念されている．RLRsに関しても，非自己のRNAを認識することから，核酸医薬品がこれに結合し炎症反応が誘発されることが想定される．

b. 補助刺激分子を介した免疫毒性　樹状細胞などの抗原提示細胞の細胞膜上のMHCクラスII抗原上のペプチドは，T細胞の抗原受容体に提示され，T細胞は活性化されるが，同時に補助刺激分子（costimulatory molecule）からも第2のシグナルを受ける．この補助刺激分子を介した免疫毒性に関する報告もある[6]．

抗原刺激を受けていないナイーブT細胞の細胞膜に発現するCD28は，抗原提示細胞の細胞膜に発現するCD80/CD86と結合し活性化シグナルを得る．TGN1412は，CD28スーパーアゴニストとして自己免疫疾患や慢性炎症の治療薬として開発されていた抗CD28モノクローナル抗体である．非臨床試験では選択的にTreg細胞が誘導されていたが，臨床試験では他のT細胞サブセットにはたらきサイトカインストームによって第I相試験で健常成人被験者の死亡事故が起きた．CD3は，T細胞受容体に付随する分子である．OKT3は，抗CD3モノクローナル抗体としてT細胞活性を抑制し腎移植後の急性拒絶反応の治療薬として開発された．しかし，OKT3とCD3との反応初期にみられるT細胞の活性化の結果，サイトカインストームが起きた．

T細胞は，B細胞上のMHCクラスII抗原を認識するとCD40Lを発現し，B細胞に発現する補助刺激分子であるCD40と結合しB細胞を活性化する．スタチン系薬物には，これまで免疫調節作用があることが知られているが，CD40の発現を抑制することを示唆する報告がある．

6.2.5 粒子状物質の免疫毒性

a. 浮遊粒子状物質 浮遊粒子状物質のうちPM2.5は，炭素，硝酸塩，硫酸塩やケイ素などの無機元素を成分にもつ．細気管支まで入り込むため，気道における炎症反応や喘息などの呼吸器疾患の悪化をもたらすものとして認識されるようになったが，免疫毒性に関しては自然免疫による炎症とこれに呼応する獲得免疫の亢進あるいは抑制などが明らかになってきた[7]．微小粒子状物質の免疫毒性作用は物質の特性によって特異的とされる．粒子の大きさに関しては，100 nm前後の大きさのものは樹状細胞に取り込まれて強いTh2型の免疫反応をもたらすことから，IgE抗体の産生亢進につながり強いアレルギー反応を誘発するとされる．より大きな粒子の場合は，マクロファージによって貪食され，むしろTh1型の免疫反応が誘導される．

粒子の直径が10 μm前後あるいはそれよりやや小さい黄砂やディーゼル排気微粒子に関して，それらに吸着する物質の作用についても考慮する必要がある．他の物質を吸着させる要因としては，粒子状物質側の構造や電荷などが挙げられる．黄砂に関しては，ベンゾ［a］ピレンなどの多環芳香族炭化水素や微生物（真菌，細菌など）由来成分の吸着が確認されており，これらの吸着物質が気管支喘息などのアレルギー性呼吸器疾患を増悪するとの報告もある．

b. ナノ粒子 直径1〜100 nmのナノ粒子の免疫系への作用[8]は，その大きさ，表面積，電荷，磁性，結晶性，凝集性，被覆物などの性状によるとされ，それぞれの種類のナノ粒子で免疫毒性作用が異なる．ナノ粒子は，異物として樹状細胞，好中球などの自然免疫系にTLRを介して認識され取り込まれる．その後IL-1，TNF-α，IL-6などの炎症性サイトカインが産生される．この際，正の電荷をもつナノ粒子のほうが，強い炎症を引き起こす．同時に活性酸素種も産生され，発がんの可能性につながる．ナノ粒子に対する自然免疫応答を受け，獲得免疫の亢進にもつながるであろう．ナノ粒子は，また自身がハプテンとしてエピトープとなるという報告もある．一方で，いくつかの種類のナノ粒子で免疫抑制作用があることが明らかになりつつあり，炎症や自己免疫疾患の抑制や免疫抑制薬の薬物送達（drug delivery system, DDS）への応用も期待されている．

6.2.6 生殖免疫毒性と発達免疫毒性

a. 生殖免疫毒性 胎児は，母親にとって父親の抗原を受け継ぐアロ抗原であり，妊娠に際して母親は胎児に対して免疫学的寛容を示す必要がある．この点について最初に認識したのも，やはりPeter Brian Medawar（1915〜1987）であったが，その後の研究で母親による巧みな胎児受け入れのための免疫学的機序が明らかにされてきた．胎児は母親にとって後天的に授かるがゆえに，前述のような中枢性の免疫寛容の機序は成立しない．したがって，母親が胎児を受け入れるためには，末梢における免疫抑制が誘導される[9]．しかし，化学物質などの環境の影響によって，その機序が破綻することが考えられ，不育症や子癇の原因の要因として考えておく必要がある．

現象論として，母体では妊娠期に一過性の胸腺退縮が起きていることがわかっている．エストロゲンの作用とも考えられている．また，妊娠の第1トリメスターではプロゲステロンによってTh2細胞優位に傾いている．妊娠の成立・維持に関して，これらの現象が必要なことなのか，あるいは結果なのかについては議論の余地が残されている．最近では，胎児に対する免疫学的寛容誘導の面で，Treg細胞が深く関与していることが明らかになってきている．ヒト絨毛性ゴナドトロピン（hCG）が，Treg細胞の誘導に関わっているとの報告もあり，Treg細胞を枯渇させたマウスは妊娠しない．逆にTh17細胞は，エストロゲンの影響を受け，妊娠期には抑制されている．

胎盤形成に際しては，脱落膜NK細胞ともよばれるuterine NK（uNK）細胞が脱落膜での螺旋動脈形成にかかわっている．uNK細胞は，末梢ではNK細胞全体の5%程度しか存在せず，hCGによって分化・増殖が促進される．その表面膜抗原は，通常のNK細胞の$CD56^{dim}CD16^{+}$と異なり$CD56^{bright}CD16^{-}$を示す．hCGは，さらに脱落膜細胞のFasリガンド（FasL）の発現にもかかわっている．これによって子宮内膜上皮のアポトーシスが誘導され栄養膜の脱落膜への進入を促進したり，脱落膜内のT細胞にアポトーシスを誘導し免疫学的寛容の一要因になると考えられている．マウスでは妊娠中期に白血病阻止因子（leukemia inhibitory factor, LIF）の高い発現が脱落膜にみられ，螺旋動脈形成に関わる．

b. 発達免疫毒性 新たな骨髄由来の胸腺細胞

の胸腺内分化やB細胞の脾臓内分化は継続的に行われているが，リンパ系器官の臨界期について胸腺と末梢リンパ組織である脾臓の形態学的発生の観点から考えてみたい．

ヒトやカニクイザルでは，胸腺原基は胎齢42日，35日にそれぞれ認められ，のちにリンパ球が確認できる．それぞれ胎齢75日，胎齢65日では胸腺の皮質・髄質の区分ができるとされている．ラットの場合，胸腺は胎齢15日に上皮細胞の集塊として認められ，リンパ球が胎齢17日に出現，胎齢21日には高い密度で分布するようになる．したがって，胸腺発生の臨界期は，ヒトでは胎齢42～75日，カニクイザルでは胎齢35～65日，ラットでは15～21日と推定される．

ヒトやカニクイザルの脾臓において，B細胞が出現するのは胎齢84/85日前後で，胸腺の発達とB細胞の出現に伴い脾臓内にコンパートメントが形成されるのは，それぞれ妊娠第3トリメスターの胎齢182日，125日とされる．ラットの脾臓の発生は遅く，胸腺の発達とB細胞の出現（胎齢17日）に伴うコンパートメントは生後6日より形成されはじめ，その完成は生後14日とされる．脾臓発生の臨界期は，ヒトでは胎齢84～182日，カニクイザルでは胎齢85～125日，ラットでは胎齢17日～生後6日といえるのではないだろうか．

ここで重要な点は，ラットの場合，霊長類とは異なり，胸腺の発生は妊娠の第3トリメスターまで要し，また脾臓内コンパートメントの形成は生後という点である．ラットを用いる発達免疫毒性試験においてヒトへの外挿性を考えるうえで留意すべき点である．

発達免疫毒性に関しては，これまで報告が集まりつつある．妊娠期の喫煙によって，子どもでは白血病のリスクが高まり，実験的には妊娠期曝露によって子の細胞傷害性T細胞の活性低下によるとの報告がある．また，内分泌かく乱物質であるジエチルスチルベストロールのマウスへの妊娠期曝露によって仔（雌）の胸腺内のCD4 CD8 ダブルポジティブ細胞のアポトーシスの亢進がみられたとの報告もある．

6.2.7 免疫毒性評価のアプローチ

物質の免疫毒性を明らかにするには，他の毒性と同様にいくつかのアプローチがある．まず，ヒトや動物，生態系への曝露によっておきた有害事象から免疫毒性が懸念される場合には予防法や治療法の模索を念頭に機序の解明がなされる．現実に，環境化学物質によって，特に先進国ではアレルギー，また開発途上国では易感染性宿主の増加が免疫毒性によるものということがわかってきている．

一方，これから特に意図的曝露が想定され，免疫毒性がまったく未知な物質については，安全性評価の観点から免疫機能に関するスクリーニングや網羅的検討が行われる．このことに関しては，基礎研究の成果をもとに，感染症やがんの発生をもたらす免疫抑制の評価を中心とした試験法ガイドラインが作成されている．

6.2.8 免疫毒性試験ガイドライン

a. 基本的な考え方　免疫毒性に関する基礎研究の成果として，環境化学物質や医薬品の免疫毒性試験ガイドラインがある．ガイドラインは，あくまでも免疫毒性に関するスクリーニングや網羅的検討を示しているにすぎないことから，これまで各免疫担当細胞やリンパ組織の機能解明が飛躍的に進んできている点を十分考慮し，試験の実施や結果の解釈にあたるべきである．

免疫毒性試験ガイドラインでは，これまで免疫抑制の評価が主体であり，皮膚感作性を除く低分子化学物質に対する全身性アレルギーや自己免疫の非臨床でのリスク評価は除外されてきた．そこには，低分子化合物に対するアレルギーや末梢性の自己免疫寛容の破綻に関しては，一般に種差や個体差を伴う反応であるということが背景にある．特にIgEなどの抗体を介したアナフィラキシー反応のような免疫毒性に関しては，非臨床ではハザードを同定するにとどまり，臨床からフィードバックされた事象について機序の解明にあたることになり，臨床ではHLAとの相関などをもとにできる限りリスクを回避するという構図になる．抗原性試験では，ハザードの検出感度を高めるために，被験物質のタンパク質結合体やアジュバントが用いられた．なお，皮膚感作性試験法に関しては，モルモットを用いるマキシミゼーション試験（maximization test）やマウスを用いる局所リンパ節試験（local lymph node assay）のヒトとの相関性が確認されている．

通常，反復毒性試験の病理検査ではヘマトキシリン・エオジン（HE）染色標本しか作製されないが，免疫毒性評価にはHE染色標本を用いて各リンパ組織中のコンパートメントごとの所見と評価が求められる[10]．一方で，各免疫担当細胞の機能解析が進んでいるなかでは，フローサイトメトリーや免疫組織化学による免疫毒性評価の重要性は増している．

獲得免疫に関しては，抗原提示細胞に加えてT細胞，B細胞が関わるT細胞依存性抗原に対する抗体産生能はじめ細胞傷害性T細胞活性の試験によって評価されてきた．自然免疫に関しては，好中球やマクロファージの貪食能，NK細胞活性などによって評価されてきた．樹状細胞の機能については，T細胞依存性抗原に対する抗体産生能を調べることで評価されてきた．宿主抵抗性試験では，病原体やがんに対する初期防御で自然免疫，その後は特異抗体や細胞傷害性T細胞による獲得免疫が関わる点において新たな意義が見いだされている．

動物種に関して，ラットを用いる各種試験法は確立されており，病理組織学的検査を起点とした免疫毒性評価に汎用されてよい．しかし，免疫学的基礎データの豊富なマウスの使用も考慮すべきである．また，バイオテクノロジー応用医薬品のために開発された，ヒト以外の霊長類を用いた拡充型出生前および出生後の発生試験（enhanced pre- and postnatal development study，ePPND）において，イムノフェノタイピング，T細胞依存性抗原に対する抗体産生能やNK細胞活性の測定の基礎データも集まりつつある．また，ヒト以外の霊長類やイヌの代替として，ミニブタやマイクロミニピッグを用いる基礎研究も始められている．ミニブタやマイクロミニピッグの場合，各個体でブタ白血球抗原（swine leukocyte antigen, SLA）が決定されている．

b. 医薬品ならびに環境化学物質の免疫毒性試験ガイドライン　ICHのガイドラインとして「医薬品の免疫毒性試験に関するガイドライン（ICH S8）」があるのだが，このガイドラインによってあらゆる免疫毒性評価手順を規定しようとするには無理がある．この点についてはガイドラインも認めている．そもそも，このガイドライン作成の背景には，これまで述べてきた形態と機能，ラットとマウス，免疫抑制と亢進といった議論がある．このうち，前2者については，医薬品の安全性評価の特殊性が考慮されており，後1者については非臨床試験の限界に基づいている．このガイドラインの提案前の2000年に当時の欧州医薬品審査庁（現在：欧州医薬品庁，European Medicines Agency, EMA）が公表したガイダンス（最終）では，すべての新規医薬品について反復投与毒性試験においてリンパ球サブセットの解析とNK細胞活性の測定を行うか，T細胞依存性抗原に対する抗体産生能の測定を行うとされた．一方，2002年に米国食品医薬品局（FDA）が公表したガイダンス（案）では，標準的毒性試験において免疫毒性の懸念がある場合に免疫機能検査を行うというものであった．日本でも，のちにFDAと同様のガイドライン（案）が公表されている．まさに形態と機能の議論であるが，このような状況では製薬企業における免疫毒性評価に混乱をきたすとの判断のもと国際調和を目指すことになった．医薬品に関しては，ラットを用いる反復投与毒性試験のなかで免疫毒性に関する有用な所見が病理組織検査で得られる．加えて，薬理学的性質，適応患者集団，既知の免疫調節薬との構造の類似性，体内分布および臨床情報を考慮して，必要に応じて実施する免疫機能検査を含む評価を判断しようということになった．意図的に投与される医薬品の安全性評価の特殊性に根差した手順といえる．免疫亢進については，免疫毒性の定義から除外したものではなく，前述の観点から非臨床試験の限界が考慮されている．ICH S8の基本的考え方は，獣医毒性病理学者であるJoseph G. Vos（オランダ国立公衆衛生環境研究所）が，1977年に発表した段階的評価法に近いものといえる．

ヒトや動物に対して非意図的に曝露される環境化学物質に関しては，ある程度網羅的な免疫毒性評価が必要であった．環境化学物質の免疫毒性試験ガイドラインに関しては，1988年にMichael I. LusterとJack H. Deanによって確立された米国国家毒性プログラム（National Toxicology Program, NTP）の段階的評価法に起源をおく．マウスでの特異抗体産生能やNK細胞活性の測定などの機能検査を第1段階に含めている．ただし，この評価法は，化学物質の登録申請要件ではないので，現在，厳格な運用はされていない．

6.2.9 免疫毒性学の今後

免疫毒性は，肝毒性，腎毒性，皮膚毒性，発がん性，生殖毒性など様々な毒性に関与している場合があり，今後とも重要な毒性学領域となるであろう．

［中村和市］

文 献

1) Kawai, T. and Akira, S. (2011) : Immunity, **34**, 5, 637-650.

2) 笹月健彦監訳（2010）：Janeway's 免疫生物学（原著第7版），pp.322-420，南江堂.
3) Norcross, M. A. et al.（2012）：AIDS, **26**, 11, F21-F29.
4) Posadas, S. J. and Pichler, W. J.（2007）：Clin. Exp. Allergy, **37**, 7, 989-999.
5) Corsini, E.（2014）：Molecular Immunotoxicology（Corsini, E. and Van Loveren, H. eds.), pp. 11-26, Wiley-VCH Verlag GmbH & Co.
6) Toda, T. and Nakamura, K.（2014）：Molecular Immunotoxicology（Corsini, E. and Van Loveren, H. eds.), pp.145-158, Wiley-VCH Verlag GmbH & Co.
7) He, M. et al.（2015）：Inhalation Toxicol., **27**, 6, 287-299.
8) Kononenko, V. et al.（2015）：Arch. Ind. Hyg. Toxicol., **66**, 2, 97-108.
9) Aagaard-Tillery, K. M. et al.（2006）：Semin. Fatal and Neonatal Med., **11**, 5, 279-295.
10) Nakamura, K.（2008）：Need for specialized immunotoxicity test, Immunotoxicology Strategies for Pharmaceutical Safety Assessment（Herzyk, D. and Bussiere, J. eds.), pp. 45-54, John Wiley & Sons, Inc.

6.3 消 化 管 毒 性

6.3.1 解剖・組織・機能とその特徴

消化管とは，口から肛門まで外界に接する上皮により裏打ちされ，それを結合織や粘膜筋板，血管・リンパ管・神経，筋層，腹腔では漿膜などがおおう管である（図6.3.1）．主な機能は栄養や水分などの消化吸収であり，唾液，胆汁，膵液の流入を受け，ホルモンや神経によってその機能の調節を受けている．本節では主にその機能の主座である胃，小腸，大腸の毒性試験で遭遇する変化を中心に，その理解に必要な背景とともに概説する．

消化管の解剖学的な大きな特徴として消化吸収機能を果たすための広い表面積があり，小腸のそれは体表面積の25～111倍といわれる．消化管の消化吸収機能は，個体の水分・電解質バランス，栄養・健康状態に大きく影響し，その機能不全はしばしば死因とも結びつく．消化管の栄養吸収は小腸近位で最も盛んに行われるが，薬物の吸収は，粘膜に密着した水層，管腔pH，腸管の長さ，および腸内細菌などの影響を受ける．腸管内容物の通過速度は，通常小腸の近位で最も速く，大腸では小腸より遅いとされる．消化管粘膜は摂取された食物，胆汁や消化酵素，腸内細菌や病原体，化学物質など様々な内容物に高濃度でさらされるが，それに対応する高い代謝能，および防御機構を有すると共に，その最大の特徴として，高い再生能力が挙げられる（表6.3.1）．障害と再生・防御機構とのバランスがしばしば毒性の出方を左右し，それに対して様々な因子が影響を与えることを念頭に置いておくことが重要である．また，機能的な変化が必ずしも組織学的には確認されないこと，逆に組織学的な変化があっても，症状などには反映されない場合があることなども念頭におく必要がある．消化管への影響は，諸因子の総和として，嘔吐のほかに便の性状・頻度・タイミングなどの変化として症状に現れる．

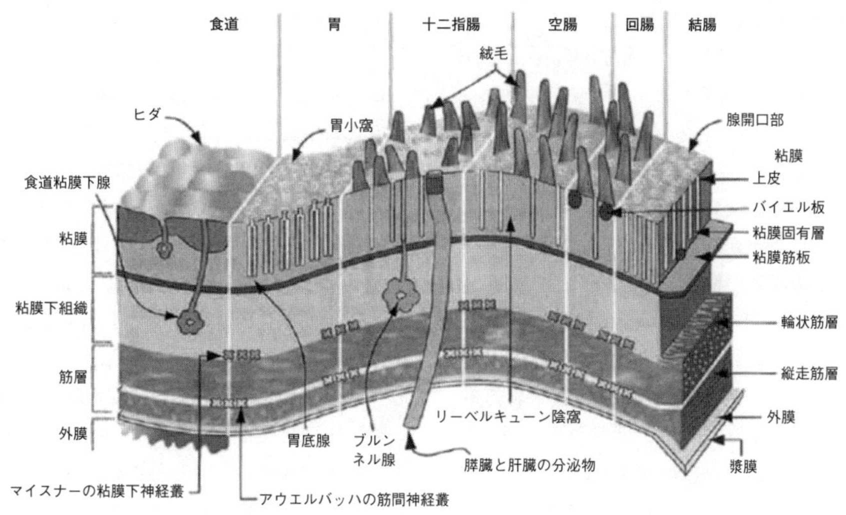

図6.3.1 消化管の基本構造（Kierszenbaum AL.（2006）：上部消化管．組織細胞生物学，南江堂）

表 6.3.1　消化管各部位の細胞動態

部　位	細胞回転	備　考
口腔粘膜上皮	3.2〜5.8 日	口腔粘膜の中では舌背側が速い
胃　表層粘液細胞	3 日〜約 1 週間 6 日（サル）	ガストリン，ソマトスタチン，EGF, PGE_2 のレベルで変化
頸部上皮	30〜40 時間ごとに分裂	
壁細胞・主細胞	100〜200 日 主細胞は 250 日	
幽門腺	2 週間	
小腸　陰窩幹細胞	10〜14 時間ごとに分裂 300〜400 細胞/陰窩/日	48 時間で絨毛先端まで分化しながら移動 分化速度は年齢とともに低下
絨毛上皮	2〜3 日	先端移動後は脱落（アポトーシス）**
パネート細胞	3〜4 週間	
大腸　陰窩幹細胞	6〜8 日	表層に移動後は脱落*

＊：結腸では障害部位に隣接した正常上皮は 15 分以内に移動を開始し，ラットやウサギでは 2 μm/分の速さで障害部位を覆おうとする．
消化管は全長にわたり再生は速い．障害が一過性なら 3 日で元に戻る．
＊＊：サルでは上皮は脱落せず，マクロファージにより貪食されるため，固有層に残渣を含むマクロファージが多数みられる（右写真）．

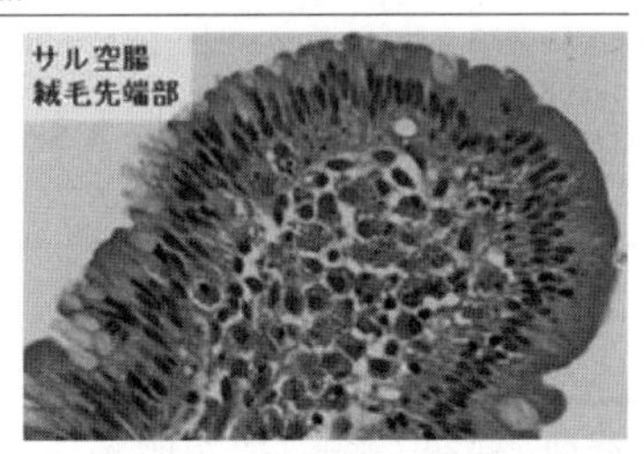

消化管毒性に関与する因子として，薬物の物理化学的性状（溶解性・脂溶性，分子量，pH，粘度，刺激性，浸透圧など），胆汁性状，粘液や腸内細菌などの内容物の状態，神経刺激，局所・全身循環などに加え，消化管組織の維持に必要な増殖活性への影響などがあり，後者は抗腫瘍薬（抗がん薬）が代表例である．

なお，ラット，マウスなどの齧歯類においては，自然発生性の消化管の腫瘍は極めて少ないのが特徴である．誘発性の腫瘍については，3- あるいは 20-メチルコラントレン（前胃の乳頭腫や扁平上皮がん；腸の腺がん），3-(メチルニトロソアミノ)プロピオニトリル（MNPN）(舌から前胃にかけての乳頭腫や扁平上皮がん)，ニトロソアミド類（*N*-メチル-*N'*-ニトロ-*N*-ニトロソグアニジン（MNNG）(胃や腸管の腺がん）などが知られる．

6.3.2　各部位の特徴，種差

a. 胃　ラットやマウスは口腔や食道から続く重層扁平上皮におおわれる前胃を有し，食物を一時的に貯蔵する．一方，すべての動物種は腺胃を有し，胃底腺の壁細胞から胃酸，主細胞からペプシノゲンなどを分泌し，消化と貯蔵を担う．ラットでは胃酸は常時分泌されている．腺胃では粘膜の増殖帯は主に頸部に存在し，粘膜内の上下方向に細胞が供給される．胃粘膜は粘液，重炭酸イオン，プロスタグランジンなどにより保護されている．齧歯類，特にラットでは神経内分泌細胞の比率が高く，特に胃では腸クロム親和性細胞様細胞（enterochromaffin-like cell, ECL 細胞）の比率が高いことが特徴である．

なお，サルではピロリ菌感染に伴う胃炎がみられ，顕著なリンパ球浸潤，反応性/萎縮性変化を伴うことが多い．齧歯類では感染モデルとしてスナネズミがよく知られる．加齢に伴い，胃粘膜は萎縮の方向に向かう種が多いが，マウスでは，萎縮よりは過形成が目立つようになる．

b. 小　腸　小腸には十二指腸，空腸，回腸の各部位が存在し，主に消化および吸収を担う．絨毛や吸収上皮表面の刷子縁が表面積を増加させ，イヌやサルでは粘膜襞がさらに面積を増加させている．上皮表面の刷子縁には多数の消化・代謝酵素が存在する．シトクロム P450（P450）は肝の 1/10 程度存在し，薬物による誘導も受ける．栄養素や薬物は受動的輸送，能動的輸送・共輸送，飲作用（pinocytosis）による取込み，あるいは特異的輸送機構により吸収され，吸収上皮の膜脂質の組成の影響を受ける．一部のペプチドは分解されず取り込まれ血液へ移動する．脂肪酸はモノグリセリドとともに吸収上皮内で中性脂肪に再合成されカイロミクロンとなり，乳び管へ輸送される．陰窩の底にはリゾチームなどの抗菌物質を分泌し先天性免疫の一部を担うパネート細胞，幹細胞（Lgr5陽性細胞）が存在する．パネート細胞の上部の前駆細胞が増殖・分化し，上皮を供給するとともに，細胞は吸収上皮や杯細胞などに分化しながら上部へと移動し，絨毛先端より脱落する（ただしサルの小腸では上皮は脱落せず，マクロファージにより貪食される）．リンパ小節である腸管関連リンパ組織（gut-associated lymphoid tissue, GALT）が散在し，特に回腸に多く認められる．十二指腸では粘膜下の十二指腸腺（ブルンナー腺）が陰窩に粘液と重炭酸イオンを含むアルカリ性分泌物を放出する．ラットでは重炭酸イオン分泌は少ない．十二指腸乳頭からは胆汁と膵液が流入する．

c. 大　腸　主に水分や電解質の吸収を担う．絨毛は存在しない．陰窩の底部に幹細胞が存在し，前駆細胞が杯細胞，吸収上皮などに分化する．GALTも数多く存在する．大腸には盲腸，結腸，直腸の各部位が存在するが，解剖学的に種差が大きい．盲腸はサルでは相対的に小さく短いが，齧歯類のほか，特に草食動物であるウサギでは大きく，多くの腸内細菌を容れる．大腸には最も多くの腸内細菌が存在し，消化を助けるとともに，乳酸菌やビフィズス菌などが腸内において病原体の生育域を事前に占有することで侵入を防ぎ，感染防御に，あるいは，二次リンパ組織成熟やIgA抗体産生誘導などにより，宿主免疫機構調節に役立っている．

d. その他の消化管および付属器　口腔はその粘膜を重層扁平上皮におおわれ，唾液が流入する．舌は重層扁平上皮におおわれ横紋筋が縦，横，斜めに走行する．神経も豊富である．舌表面には小突起が多数並び，その多くには味覚を感じる味蕾が存在する．口腔では食物を唾液とともに歯で細かく咀嚼し消化の第一段階を開始し，反射を含む複雑な機構により嚥下を行う．なお，ラットなどの齧歯類では切歯は生涯成長を続け，切歯端が磨耗することで長さが一定に保たれる．また，ハムスターは頬嚢をもち，食物を一時的に保存する．

唾液腺は消化酵素，粘液，抗菌物質，重炭酸イオンなどを含む唾液を口腔内に分泌する．唾液腺には顎下腺，耳下腺，舌下腺，頬骨腺などがあり，分泌する唾液の組成により，漿液腺，粘液腺，混合腺があるが，唾液の組成および解剖学的な位置などには種差がある．

食道は咽頭から胃まで食物を運ぶ導管であり，重層扁平上皮におおわれる粘膜，粘膜下織と筋層から成り，筋層の一部は骨格筋である．また，粘膜に開口する腺も散在する．

膵臓は糖代謝などをつかさどる内分泌腺の膵島（ランゲルハンス島）に加え外分泌腺が混在する．外分泌腺の腺房においてタンパク質，脂肪，糖質分解酵素などを含む膵液が産生され，腺房から続く導管（膵管）を経て十二指腸に流入する．膵臓の構造には種差があり，イヌやサルでは膵臓は頭・体・尾部などからなる細長い器官として存在し，膵管は十二指腸に開口するが，ラットやマウスでは膵臓は腸間膜に沿って多数の葉に分かれ，膵管は総胆管に開口してから十二指腸へ流入する．血液供給にも種差があり，イヌやサルは膵島を通ってから腺房への血液供給がなされるが，ラットにおいては，それに加え，腺房が直接の血液供給も受ける点が異なる．導管上皮は重炭酸イオンを分泌し，十二指腸腺からのアルカリ性分泌液と共に，胃内容物中の酸を中和する．腺房から不活化された状態で分泌された各種酵素は，十二指腸に到達した後，十二指腸粘膜上皮が産生するエンテロキナーゼによるトリプシノーゲンからトリプシンへの活性化をきっかけに，次々とカスケード反応により活性化され，消化を進める．

なお，ラットには胆嚢がないため，肝細胞からの胆汁は胆嚢に貯められることなく，十二指腸へ流入する．

消化管全長に散在して存在する細胞に神経内分泌細胞がある．主な神経内分泌細胞にはグルカゴンを分泌するA細胞，ソマトスタチンを分泌するD細胞，セロトニンを分泌する腸クロム親和性細胞（enterochromaffin cell, EC細胞），ヒスタミンを分泌するECL細胞，ガストリンを分泌するG細胞など15種類が知られ，体内で最も大きな内分泌系を構成する．その細胞比率には部位ごとの差や種差，性差が知られる．たとえば，ラットの胃では粘膜における神経内分泌細胞の割合は2%弱であり，その65%以上がECL細胞であるのに対し，ヒトでは胃粘膜における神経内分泌細胞の割合は1%に満たず，ECL細胞はその30〜40%でしかない．これらのホルモンには，他にもセクレチン，コレシストキニン，胃抑制ペプチド（gastric inhibitory peptide, GIP），グルカゴン様ペプチド（glucagon-like peptide, GLP），グレリン，モチリンなどがあり，アセチルコリン，ガストリン放出ペプチド（gastrin-releasing peptide）などの神経伝達物質とともに，水分や電解質，酵素分泌，腸管運動や膵臓・胆汁からの分泌や粘膜の増殖，他のホルモン放出などに関わる．

粘膜の下層にはマイスネル粘膜下神経叢，内輪外縦筋層の間にはアウエルバッハ筋間神経叢が存在し，腸管の蠕動運動に関与している．ここに存在し，*c-kit* を発現するカハール介在細胞は腸管運動の「ペースメーカー」である．

消化管には他の臓器同様，血管およびリンパ管が存在する．小腸粘膜の毛細血管は上皮の基底膜直下，数 μm の距離に位置し，直径 500Å の窓開き型の内皮を有し，水分や水溶性の物質などの吸収を助けているが，基底膜を通過しないタンパク質は吸収されないと考えられている．これらの消化管からの血流は門脈，肝臓を通過してから全身循環へ戻る．一方リンパ管は腸管では乳び管を形成し，小腸では絨毛中央部を走行する．上皮の基底膜からの距離は血管よりも遠く，約 50 μm である．リンパ管には基底膜や内皮の窓がなく，カイロミクロンは内皮間を通過して吸収される．血流を介して吸収される場合は肝臓における初回通過効果の対象となるが，脂溶性でリンパ管から吸収された場合，胸管を介し，左鎖骨下静脈などから，全身循環に合流するため，肝臓を通過しない．

e. 腸内細菌 動物において，消化管の特に大腸においては膨大な数の腸内細菌が動物と共生しながら生息している．ヒトでは約 500～1000 種，100 兆個の細菌が，環境による影響を受けてその構成を変化させながら生息し，宿主の代謝や免疫，生理，などに影響し，生体の健康と病的変化とも密接に関係している．

腸内細菌は薬物を活性化し，毒性物質や変異原物質を生成することがある（例：硝酸態窒素の腸内細菌による還元で産生される亜硝酸によるメトヘモグロビン血症）一方，その代謝により薬効のある物質が生成される場合，逆に不活化して薬効を減弱させる場合，あるいは吸収や排泄に影響を与える場合もある．また，胆汁に含まれる胆汁酸やビリルビン，あるいはモルヒネなどの薬物は，十二指腸に到達した後，再度腸管粘膜より吸収され，門脈から肝臓へ戻る．これを腸肝循環（enterohepatic circulation）といい，ビタミン類（B_6，B_{12}，D_3 など）や胆汁酸の効率的な再利用に一役買っている．この過程においては，グルクロン酸抱合体などが腸内細菌により脱抱合されて再吸収される．胆汁酸は一次胆汁酸としてグリシン，タウリン抱合体が胆管，十二指腸へと移動し，小腸下部と大腸で腸内細菌によりさらに脱水酸化され二次胆汁酸となる．一次および二次いずれの胆汁酸も腸内細菌により脱抱合され胆汁酸として再吸収されるほか，一次胆汁酸としても回腸上皮細胞における頂端側依存性胆汁酸輸送体（apical-dependent bile acid transporter, ASBT）によりナトリウムイオンと共役的に再吸収される．

何らかの理由で腸内細菌，エンドトキシンあるいは細菌成分が腸管上皮を通過して体内に侵入，移行することを細菌転移（bacterial translocation, BT）という．その結果，敗血症，および GALT での細菌の取込みに続いて生じるサイトカインカスケードの進行による炎症反応症候群，多臓器機能不全症候群などの重大な全身症状を引き起こす．

6. 3. 3 消化管における防御機構

a. 粘液層 消化管の機能を果たすうえで重要なものに，糖タンパク質であるムチンや少量の脂質，他のタンパク質を含むゲル状の粘液層がある．粘液層は上皮に接し細菌の進入を阻止するとともに，内容物の pH や消化酵素などから粘膜を保護する．消化管の各部位ごとに粘液成分は異なる．粘液分泌の量や成分は様々な要因により変化する．分泌亢進は感染や刺激に対する反応として，あるいは腸では過形成に伴ってよく観察され，分泌の減少は刺激に対する反応として，あるいは炎症に伴い観察される．また粘液の成分の変化は交感神経刺激により，あるいはストレスなどで観察されることがある．粘液層はホルマリンなどの固定で大幅に収縮，流れてしまうため，留意が必要である．

b. 免疫学的防御機構 消化管は，上記のような物理化学的な防御機構に加え，免疫学的な防御機構も発達している．粘膜固有層あるいは粘膜下織に GALT が存在する．GALT は消化管全域で存在し得るが，腸管（特に回腸）ではパイエル板とよばれる集合リンパ節を形成し，絨毛を欠く．パイエル板の表層は M 細胞を含む濾胞関連上皮（follicle-associated epithelium, FAE）におおわれる．M 細胞は細胞内ポケットを有し，上皮内にリンパ球を保持する．M 細胞はこれらのリンパ球に抗原を輸送し，その抗原はリンパ球からさらに抗原提示細胞に引き渡される．樹状細胞は上皮間から腸管腔に突起を伸ばす．また，腸管粘膜の形質細胞が産生する分泌型IgAによる抗原の中和やパネート細胞からの抗菌物質も防御機能に寄与している．空腸の形質細胞の数は骨髄，リンパ節および脾臓のその総数を上回り，ヒトでは1日の粘液へのIgA分泌量は5～15gといわれる．分泌型IgAはJ鎖で結合した二量体として粘膜固有層へ分泌され，腸管上皮の側底膜でpoly-Ig受容体により取り込まれ，管腔側にトランスサイトーシス（transcytosis）の過程を経て運ばれる．上皮のこの受容体は分泌成分（secretory component）と複合体を形成しており，分泌成分はIgAと共に管腔に分泌され，タンパク質分解酵素の作用からIgAを保護する．

c. 消化器症状

1）嘔　吐　　嘔吐も下痢も，体内に摂取された有害物質あるいは刺激を排除するための，重要な生体の防御反応のひとつである．嘔吐においては，唾液分泌の増加，小腸の逆蠕動，胃の特異的運動など，様々な自律神経性の反応，呼・吸息筋群が周期的に同時収縮するえづき（retching）に続き，胃内容物が吐出される．催吐刺激には，（1）腹部迷走神経や内臓神経を介するもの：化学物質の消化管粘膜への化学的・機械的刺激，内因性のセロトニン，（2）血中から第四脳室底の化学受容器引き金帯（chemoreceptor trigger zone, CTZ）を介するもの：化学物質やその代謝物（例：アポモルヒネによる嘔吐はCTZのドパミン受容体を介す），あるいは（3）その他：前庭器官刺激からCTZを介するもの，視覚性入力，強い精神的動揺，脳圧上昇など知られ，いずれも嘔吐中枢へ収束すると考えられている．嘔吐中枢は延髄孤束核や外側網様体などの嘔吐に関わる複数の核の総称をいう．嘔吐中枢には血液脳関門が存在するが，CTZは血液脳関門が疎であるため，同部位のニューロンは血中濃度と同等の濃度で種々の化学物質に晒される．セロトニン5-HT_3，5-HT_2受容体，ドパミンD_2受容体，ニューロキニンNK_1受容体，ムスカリン受容体（AChm），ヒスタミンH_1受容体，非NMDA受容体（イオンチャネル型グルタミン酸受容体を構成する3種類のサブファミリーのうち，NMDA受容体を除いたAMPA受容体，カイニン酸受容体をさす）などが嘔吐に関与することが知られている[1]（図6.3.2）．ホスホジエステラーゼ4（PDE4）阻害薬も嘔吐を引き起こすことが知られ，A～Dまでの4つのPDEアイソザイムのうち，PDE4Dの阻害が嘔吐に関わると考えられている．PDE4Dは孤束核およびCTZにおける発現が知られており，CTZにおけるcAMP上昇は嘔吐反応を惹起することが知られる[2]．最終的には横隔膜や腹筋の同時収縮により胃内容物が吐出される．なお，マウスやラットなどの齧歯類は嘔吐しないが，上記の神経経路が発達していないことや構造上の要因が主な原因ではないかといわれている[3,4]．

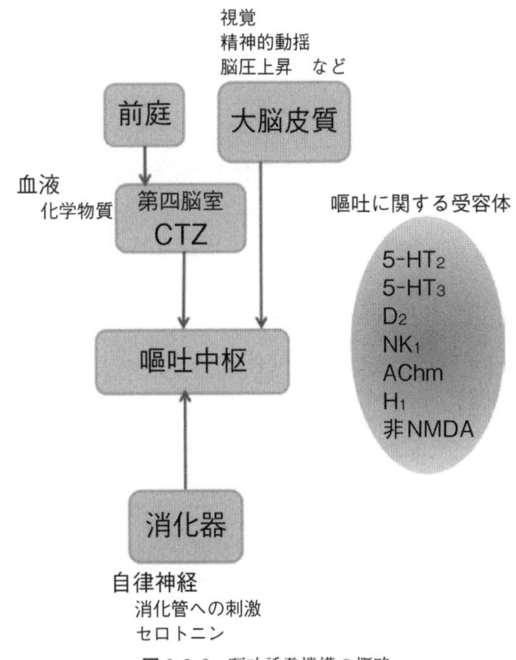

図6.3.2　嘔吐誘発機構の概略

2）下　痢　　下痢は，便中の水分が過剰なため便が緩い状態である．下痢の原因となる代表的な薬物に，抗腫瘍薬，抗菌薬，免疫抑制薬などがあり，抗腫瘍薬にはトポイソメラーゼ阻害薬のイリノテカン，プラチナ製剤，代謝拮抗薬のゲムシタビンや5-フルオロウラシルおよび葉酸誘導体であるメトトレキサート，アルキル化薬，微小管脱重合阻害薬のドセタキセル，一部の分子標的薬ボルテゾミブ，エルロチニブやゲフィチニブなどが知られる．発生機序としては，浸透圧性，分泌性，滲出性，および腸管運動異常によるものなどに分類され，通常はこれら複数が組み合わさる．いずれも体液喪失による脱水，電解質異常，重炭酸イオン喪失による代謝性アシドーシスなど，様々な二次的変化を生じ得る．浸透圧性下痢では，吸収されにくい高浸透圧物質が腸管内に貯留することによって，体内の水分や電解質が腸管腔へ移動する．ポリエチレングリコール，ソルビトール，マンニトール，キシリトール，ラクツロース，マグネシウム化合物などが知られる．また，何らかの理由により消化が不完全な場合にも生じうる．分泌性下痢は腸粘膜への水分の吸収より分泌が上回った際に生じる．上皮細胞内cAMP上昇を介する場合と介さない場合とがあるとされ，細菌毒素（例：コレラ），選択的セロトニン再取込み阻害薬（selective serotonin reuptake inhibitor, SSRI），コリンエステラーゼ阻害薬，プロスタグランジン，分泌促進物質を産生する内分泌腫瘍などが知られる．滲出性下痢では，腸管上皮のバリア機能が破綻した結果，血管やリンパ管の静水圧により血漿，血液，血液からのタンパク質，粘液などが滲出する．腸管運動の異常が原因の下痢では，運動の亢進，抑制のいずれも原因となり得る．腸管運動の亢進の際は内容物の吸収が不十分なうちに体外へ排出されることになる．腸管平滑筋の刺激要因やプロスタグランジン，セロトニンが知られる．自律神経障害や平滑筋障害などによる運動の抑制時には，腸内細菌が小腸においても増殖し，胆汁酸塩脱抱合とミセル形成阻害による脂肪吸収不良に至る．さらに細菌による腸管上皮の刷子縁の糖分解酵素不活化，炭水化物の吸収不良も起こすことから，下痢に至る．また，特定の細菌増殖による下痢も生じうる．

なお，吸収不良症候群の際には，ｉ）膵臓の疾患や胆汁分泌障害などによる脂肪やタンパク質の分解不足や脂肪の可溶化不足，ⅱ）腸管上皮の刷子縁の二糖類，ペプチド，分解酵素阻害による炭水化物やタンパク質の分解阻害，ⅲ）腸管上皮によるトランスサイトーシスの障害などにより下痢や脂肪便がしばしば生じるが，他にも各種栄養素の欠乏症，全般的な栄養不良，体重減少などの症状が現れる．消化管粘膜の障害が原因の場合を原発性，それ以外を続発性吸収不良症候群とよぶ．コレスチラミン，クロフィブラート，ネオマイシンなどは胆汁酸と結合し，その機能を阻害することにより吸収不良を惹起する．

6.3.4　消化管の毒性変化

a. 消化管各部位に共通の変化　消化管に共通する代表的な病変にびらん（粘膜筋板を越えない範囲に留まる粘膜の部分的欠損）あるいは潰瘍（粘膜筋板を越える粘膜の部分的欠損）があるが，化学物質の刺激や物理化学的・機械的刺激，粘液分泌低下（および糖タンパク質など成分の変化），胃酸分泌過剰，重炭酸イオン分泌低下，ピロリ菌（*Helicobacter pylori*）などの感染，ストレス，飢餓，循環障害，非ステロイド性抗炎症薬（nonseroidal anti-inflammatory drugs, NSAIDs）によるPG合成阻害，細胞分裂阻害剤などの多岐にわたる要因によって生じる（表6.3.2）．出血を伴う場合は，便の色調によってある程度，病変部位が推定可能である（肛門に近いほど鮮血色に近い）．進行すると穿孔性潰瘍・腹膜炎に進展することもある．

刺激性・腐食性などの物理化学的性質によって，上記のびらんや潰瘍のほかに，粘膜上皮の萎縮や粘液分泌亢進，腸管運動亢進などがみられることがある．また組織障害を伴う場合は再生性の変化は早期に始まり，最終的な組織像は障害と再生能のバランスにより決まるが，長期にわたる場合は粘膜の萎縮に至る場合がある．たとえばブドウ糖や塩化ナトリウムの高張液の長期投与では，胃粘膜の炎症・出血・びらんなどに続き，萎縮がみられる．なお，このような場合の胃粘膜萎縮は，ヒトでみられる萎縮性胃炎と混同されがちであるが，後者は主にピロリ菌による慢性胃炎の結果起こり，腸上皮化生から胃がんへと進展する，動物でいう粘膜の萎縮とは病態が異なるものであり，混同しないよう注意が必要である．また，粘膜の細胞がアポトーシスで死に至るような場合，あるいは障害を受けても細胞が管腔に脱落するのみで，基底膜は影響を受けないような機序の場合は，粘膜に障害が加えられても必ずしも炎症を引き起こすとは限らない．障害の結果しばしばみられる再生性過形成は，代償性の過形成であり，それが長期にわたり継続しても必ずしも腫瘍性の変化につながるとは限らない．

粘膜の肥大や過形成は，細胞の生存期間延長および脱落の減少による場合，ホルモン，サイトカインなど液性因子の栄養（trophic）作用によるもの，α_2受容体刺激薬，α_1およびβ受容体拮抗薬による消化管粘膜の増殖活性増加に伴い発現するもの，PDE阻害薬による細胞内cAMP増加の結果，小腸・大腸粘膜の過形成（絨毛の長さと腺の深さの増加）がみられる場合などが知られる．

種々の抗腫瘍薬に代表されるような，細胞分裂・増殖に影響する薬物投与では，速い細胞増殖によって維持されている消化管粘膜の組織構築が破綻す

表 6.3.2 実験動物における薬剤誘発性胃腸障害

薬剤	傷害性
非ステロイド性抗炎症薬（NSAIDs）	
アスピリン	ラット，マウス，イヌなどほとんどの種で発症．ほぼ胃体部に限られる．COX 阻害が関与するが，非経口投与での発生が低いので直接刺激の関与も大きい．
その他の酸性抗炎症剤	
インドメタシン ジクロフェナク メフェナム酸 ほか	ラット，マウス，イヌなどほとんどの種で単回使用により発症．絶食下投与数時間で主に胃損傷が発生，非絶食下投与 1〜2 日後には胃潰瘍が発生．COX 阻害が関与し，経口・非経口投与による差は少ない．摂食条件，腸内細菌などで発生部位・障害程度が大きく変化する．
塩基性抗炎症剤	
メピリゾール	ラットとウサギにおいて，穿通性十二指腸潰瘍発生．モルモットでは胃の表層性びらんのみ．マウスやイヌでは障害性なし．
ステロイド性抗炎症剤	
プレドニゾロン	ラットに 3〜4 日連続投与すると腺胃部に潰瘍発生．8 日程度投与すると回腸・空腸にも潰瘍発生．腸潰瘍発生には腸内細菌の関与が大きい．
その他の薬剤	
レセルピン	ラットに 1 回または連続投与すると腺胃部に潰瘍発生．他の種では下痢は発生するが胃・腸粘膜損傷が発生することはまれ．
ハロペリドール	ラット腺胃部に潰瘍発生．レセルピンと類似の機序によると思われる．
ジギトキシン	雌ラットに連続投与すると十二指腸潰瘍が発生する．正常ラットでは発生率低く，妊娠ラットでよく認められる．
システアミン	ラットにおいて単回投与 12 時間程度で胃・十二指腸潰瘍発生．特に十二指腸潰瘍が顕著．摂食の有無はあまり影響しない．
デキストラン硫酸ナトリウム	1.5〜3％飲水中に混入してラット・マウス・モルモットを 1 週間程度飼育すると大腸に潰瘍が発生する．潰瘍性大腸炎のモデル．
2, 4, 6-トリニトロベンゼンスルホン酸	50％エタノール溶液をラット・マウス直腸内に注入すると大腸炎発生．潰瘍性大腸炎のモデル．
オキサゾロン	同上
壊死性物質	
100％エタノール 0.6 N HCl 0.2 N NaOH 熱湯 4M NaCl	ラットに経口投与後 1 時間以内に発生．これらが希釈されると弱起炎物質となり（25％エタノール，0.35N HCl，70℃の湯，1M NaCl など），これは胃粘膜保護効果をもつ（本文参照）．

る．増殖抑制作用の強さによって，絨毛の短縮や消失，粘膜の萎縮あるいはびらん，出血などがみられる．その結果，大きな表面積や上皮細胞の機能により保たれていた消化・吸収機能が果たせなくなり，吸収障害や下痢から徐々に個体の全身状態にも影響していく．また，細菌の侵入などから前述の細菌転移が生じ，全身状態の悪化に拍車をかける事態にもしばしば遭遇する．このような機序の毒性においては，投与開始直後ではなく，数日経ってから変化が明らかとなる場合もある．

b. 消化管各部位における特異的な変化

1）胃　ラットやマウスでは刺激性の強い化学物質の投与により，びらん・潰瘍とそれに伴う隣接部位の上皮の再生性の変化が，肉眼的に“噴火口様”の隆起として前胃粘膜に観察されるケースに比較的よく遭遇する．また，胃から十二指腸に流入する内容物の刺激性が強い場合や酸性が強い場合，浸透性が高い・あるいは低い場合などには，十二指腸における神経の抑制性の反射により，胃からの排出が止まることがある．

薬物による特異的な変化として広く知られているものに，プロトンポンプ阻害薬，H_2 受容体拮抗薬などの胃酸分泌阻害剤による変化がある．短期では壁細胞の空胞化以外目立った変化はみられないことが多いが，胃酸分泌阻害の結果引き起こされる胃内 pH 上昇と，代償性のガストリン分泌増加と高ガストリン血症，またそれが長期にわたる場合は齧歯類では粘膜過形成，特に ECL 細胞の増殖，最終的には ECL 細胞腫瘍（カルチノイド）の発生に至る．これは齧歯類，特にラットで ECL 細胞の粘膜における比率が高いことによるものであり，ヒトではガストリン上昇はみられるものの，その程度は軽く，カルチノイドを誘発するほどには至らないことが知られている．

エラスターゼ阻害薬である DMP-777 は壁細胞の変性・壊死，長期には萎縮を引き起こすことが報告されているが，機序は壁細胞のプロトン逆流といわれており，壁細胞からのプロトン分泌を予め抑制することで壁細胞の変化も予防される[5]．

なお，胃の変化に伴い注意の必要な二次的な病態が知られている．胃粘膜は，ビタミン B_{12} の回腸における吸収に必要な内因子を産生する．産生細胞には種差があるが，胃粘膜の萎縮などにより内因子産生低下が長期にわたる場合，ビタミン B_{12} の吸収抑制による欠乏が生じ，DNA 合成や赤血球形成が障害され悪性貧血が誘発される場合がある．程度の強い場合は他の組織にも影響しうる．上記の吸収不良症候群の際は，他の栄養素とともに注意が必要である．

2）腸　　血管内皮細胞増殖因子（vascular endotherial growth factor, VEGF）受容体阻害薬は，ラットでブルンナー腺の変性・壊死と炎症を惹起し，長期投与では炎症が慢性化するとともに，再生性の変化を伴いながら腺が嚢胞状に拡張する[6]．これはイヌやサルではみられないが，Flt-1/VEGFR1 の発現の種差によるものと推測されている．

γ-セクレターゼ阻害薬はその基質である Notch1 阻害を介し，小腸および大腸陰窩の分化・増殖を杯細胞へと誘導し，その結果，粘液産生が増加する[7]．

グルコース輸送阻害薬である SaH 51-055 や，タンパク阻害作用のある化合物の一部（ピューロマイシン，エチオニン）は，小腸の絨毛上皮やマクロファージの脂質による空胞化を生じることが知られるが，小腸における脂肪の吸収が最も盛んな空腸や十二指腸の絨毛先端において特に明らかであり，脂質の再合成や輸送への影響によると考えられている．

抗生物質では腸内細菌叢の変化により盲腸が肥大するが，組織学的変化を伴わない場合が多い．また，ラットでは，吸収されにくく浸透圧の高い糖類の投与により，盲腸や結腸の粘膜過形成がみられる．非特異的な機能的負荷，拡張刺激は大腸の筋層肥厚を誘発する．

3）その他　　ラットなどの切歯は表面のエナメル質への鉄色素沈着があるため，褐色調を呈す．この機能を担うエナメル芽細胞に，フッ素症，テトラサイクリン，フルオロウラシル誘導体などにより障害が生じた場合，あるいは鉄代謝に影響がある場合などに色調の変化として観察されることがある．また，VEGF 受容体阻害薬や線維芽細胞増殖因子（FGF）受容体阻害薬は，象牙質やエナメル質を作る象牙芽細胞やエナメル芽細胞，特に歯髄における変性・壊死などを引き起こす[8,9]．

なお，歯に毒性がみられる際，歯が歯茎の外に成長し，病変が明らかになるまでには数週間を要するため，注意が必要である．

ラットなどでは，毛づくろいに伴い歯茎に被毛が突き刺さった結果，局所の炎症性病変を形成する場合があり，たとえば SD ラットの 34 週齢ではその頻度は約半数に上る[10]．免疫抑制剤などの投与の際はそこから全身へ細菌感染が波及する場合があるため，注意が必要である．

PDE 阻害薬は，唾液腺，特に舌下腺の腫脹や水腫・炎症などを生じることが知られている．テオフィリンも PDE 阻害により細胞内 cAMP を上昇させ唾液腺の腫脹をきたす．唾液腺はアドレナリンおよびコリン作動（ムスカリン様作用）など様々な刺激により分泌が制御されており，ノルアドレナリンの細胞内シグナルは cAMP，アセチルコリンの細胞内シグナルはカルシウムである．唾液腺は刺激の状態や刺激後のタイミングやステージにより，その形態が様々な像を呈する可能性があること，また，摂餌の低下や状態悪化などの全身状態にも影響を受けることなどに注意が必要である．

ラットやマウスの一部の系統では食道拡張症がまれに生じることが報告されている．また，筋層の運動や神経刺激に影響する薬物も拡張症を誘発する場合がある．経口ゾンデによる投与過誤により食道壁が障害・断裂されると，動物が死亡したり，生存しても線維化，または周囲組織の膿瘍がみられたりする．食道では化学物質によるびらんや潰瘍がときにみられるほか，角化亢進がビタミン A 欠乏で，また有棘層肥厚や錯角化が亜鉛欠乏でもみられる．

ラットにおいては気管や鼻腔へ胃内容物の逆流・誤嚥が生じやすいことが知られる[4]．したがって，胃運動が阻害された場合，あるいは粘度の高い液体や刺激性の高い物質の投与，投与容量が多い場合などの際には，鼻粘膜や咽頭，喉頭の病変，あるいは肺の泡沫状マクロファージ増加や線維化などの変化が，薬物の直接の作用であるのか，逆流や誤嚥による二次的なものであるのか，注意して区別する必要がある．

膵臓には薬物およびそれ以外にも欠乏症などの様々な要因により変性・壊死や炎症が誘発されこ

とが知られているが，機序が明らかになっているものは比較的少ない．長期にわたると萎縮や線維化に至る．膵炎が重篤な場合は炎症の波及などから多臓器不全に至ることもある．薬剤にトリプシン阻害作用があると，コレシストキニン上昇の結果，腺房が増加する．また，摂餌低下など栄養状態や一般状態悪化が続くと腺房の分泌顆粒が減少し萎縮する．

サルでまれにみられる突然死の原因として，鼓腸症が知られる．多くの場合，前駆症状がみられず，肉眼所見が重要である．胃および腸管は発酵に伴う多量のガスにより著明に拡張する．原因は摂餌習慣・方法の変更，餌の量と質や，麻酔との関連性などが疑われているが，複合的で，基本的に明らかにはされていない．直接的死因は循環不全とされる．

特にイヌなどで，尿毒症の二次的変化として出血やびらん・潰瘍などの消化器病変が動脈病変に続発してみられることがある．また，全身性の変化の一環として消化管に好発することが知られるものに，アミロイド症（胃），転移性の鉱質沈着（胃粘膜や平滑筋層），血管炎（自然発生性）などがある．

c. 幼若動物について 幼若動物における毒性試験では，ラットを用いる場合が多いと考えられるため，ラットを中心に概説する．

新生児の消化管は，構造的にも機能的にも未熟である．胃粘膜はペプシンおよび胃酸を分泌しないため，pH は高い．母体からの免疫グロブリンは離乳時までの間，そのまま腸管へ届き，十二指腸と空腸から IgG 受容体複合体を介し選択的に吸収される．回腸においては免疫グロブリン以外のタンパク質は非選択的飲作用により取り込まれ，リソソームの旺盛な機能により消化・吸収する．離乳とともにこれらの機能は低下する．

胃粘膜は（多列）重層扁平上皮から成り，離乳を境に急速に組織構造と機能が発達する．最初に壁細胞，間もなく頸部粘液細胞，続いて主細胞が出現する．ガストリンの分泌が生後 18 日頃より上昇し，胃酸分泌が増加，生後 6 週までには成獣と同程度となる．腸管についても出生時は未熟で，離乳まで 3 週間をかけて細胞が入れ替わり発達し，離乳時には粘膜の厚さは出生時と比較して 2 倍になる．大腸は生後 1〜2 週に近位結腸に絨毛様構造が現れるが，3 週には消失する．小腸の機能を補完すると考えられている．陰窩の深さは出生時は成獣の半分程度であるのが，離乳時期頃までに増加する．離乳後，陰窩数は急速に増加し，成熟時には生後の約 10 倍になる．

出生時まで消化管は無菌であるが，離乳前までは胃を含むすべての消化管で乳酸菌，大腸菌と連鎖球菌がみられ，胃では乳酸菌優位である．離乳後は偏性嫌気性菌が腸内に現れ，急速に成獣レベルに増加するとともに，通性嫌気性菌は減少する．

幼若動物においては急な成長に伴う鉄の要求量が高いにもかかわらず乳汁中の鉄濃度は低く，鉄の貯蔵量が少ないことから，鉄欠乏症とそれに伴う小球性低色素性貧血に陥りやすい．鉄の吸収は胃酸分泌の低下により妨げられるため，胃粘膜に影響がみられる場合，幼若動物では特に，貧血が薬物の直接の影響であるのか，二次的な影響であるのか，見極める必要がある．また，ビタミン B_{12} は主に肝臓で貯蔵されるが，幼若動物では貯蔵量が少ないことから欠乏症に陥りやすく，この場合は巨赤芽球性貧血などとして現れる． ［中野(伊藤)今日子］

文 献

1) 古川直裕（1999）：比較生理生化学，**16**, 3, 171-179.
2) Spina, D. (2008)：Br. J. Pharmacol., **155**, 3, 308-315.
3) Horn, C. C. et al. (2013)：PLoS ONE, **8**, 4, e60537.
4) Damsch, S. et al. (2011)：Toxicol. Pathol., **39**, 2, 348-360.
5) Ogawa, M. et al. (2006)：Dig. Dis. Sci., **51**, 3, 431-439.
6) Inomata, A. et al. (2014)：Toxicol. Pathol., **42**, 8, 1267-1274.
7) van Es, J. H. et al. (2005)：Nature, **435**, 7044, 959-963.
8) Fletcher, A. M. et al. (2010)：Toxicol. Pathol., **38**, 2, 267-279.
9) Patyna, S. et al. (2008)：Toxicol. Pathol., **36**, 7, 905-916.
10) Goto, A. et al. (2012)：J. Toxicol. Pathol., **25**, 3, 229-232.

6.4 肝 毒 性

6.4.1 肝臓の構造

体内最大の腺組織であり，腹腔内で直接横隔膜に接して存在する．原則的には左右両葉に分かれるが，哺乳類ではさらに多数の葉に細分化され，その分葉は動物種により異なる．表面は腹膜（中皮と線維性結合組織）でおおわれ，この線維性結合組織および脈管，胆管，神経は肝門より肝内に進入し，小葉間結合組織として肝実質を無数の肝小葉に分ける．

肝小葉は，周囲の小葉間結合組織（グリソン鞘）の存在により六角形様構造を呈し，その中心に位置する中心静脈から小葉の辺縁に向かって肝細胞が放射状に配列し肝細胞索を形成する．この肝細胞索を形成する隣り合う肝細胞間には毛細胆管があり，肝細胞から毛細胆管に分泌された胆汁は小葉辺縁に向かって流れ，小葉間結合組織中の小葉間胆管に注ぎ，集合胆管を経て肝門より胆嚢に達する（図6.4.1）．

また，肝細胞索の間には洞様毛細血管である類洞が存在し，血液が小葉辺縁部から中心静脈に向かって流れている．この小葉に注ぐ血管系には，一般の循環系に属する栄養血管（固有肝動脈→小葉間動脈）と特殊な門脈循環に属する機能血管（門脈→小葉間静脈）があり，いずれも小葉辺縁部で類洞に注ぐ．すなわち，類洞は動脈血と静脈血が交じり合って流れる特殊な環境となっている．流入した血液（70％は肝門脈由来，30％は肝動脈由来）はすべて類洞を通り中心静脈→集合静脈→肝静脈へと流れる（図6.4.2）．

類洞内には，類洞内皮細胞，クッパー細胞（レジデントマクロファージ），ピット細胞（ナチュラルキラー細胞）および伊東細胞が分布する．類洞壁と肝細胞の間にはリンパ腔であるディッセ腔が存在し，ビタミンAを主体とする脂質を貯蔵する伊東細胞はその腔内に存在する．一方，類洞腔側には類洞内皮細胞，クッパー細胞およびピット細胞が存在する（図6.4.3，表6.4.1）．これらは門脈血が最初に接触する細胞であり，生体防御の最前線に存在する細胞と考えることができる．

肝小葉は肝臓の最小構成単位として，古くKiernanにより提唱された．その後いくつかの変遷を経て，Rappaportらは肝臓の構築的・機能的最小単位として肝細葉の概念を提案するに至った．この概念では，門脈・肝動脈からの血液進入部に最も近い（最も酸素分圧が高く，栄養素に富む血液が供給されている）ところをZone 1とよび，Zone 2がそれに続き，Zone 3では酸素分圧と栄養素が最も減少した血液の供給を受ける．したがって，酸素分圧，栄養素の濃度勾配に伴い，肝小葉（細葉）の部位により肝細胞の機能に不均一性（heterogeneity）が生じる（表6.4.2）．ただし，小葉の辺縁部，中間部，中心部はそれぞれZone 1，Zone 2，Zone 3にほぼ相当することから，現在でも，古典的な肝小葉の概念を使用する研究者も多い（図6.4.4）．

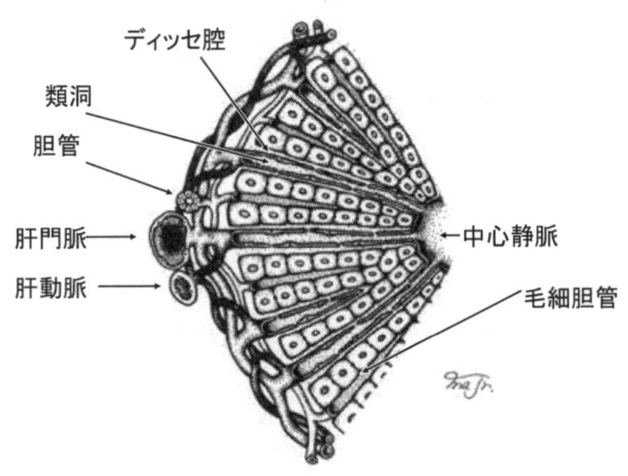

図6.4.1　肝臓の組織学的構造

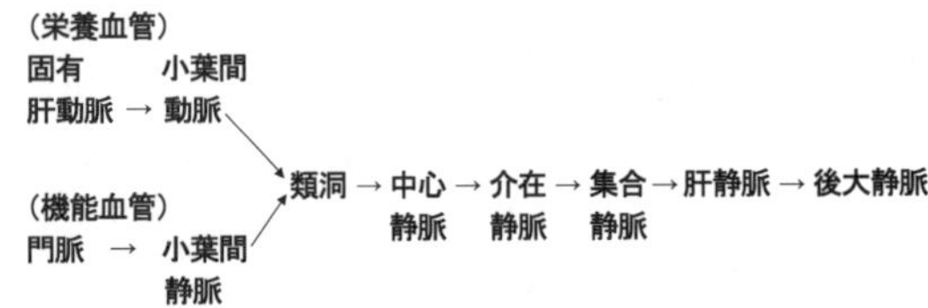

図6.4.2　肝臓の血管支配
薬剤の一次通過効果．これが大きいと全身循環へほとんど入らないことになる．

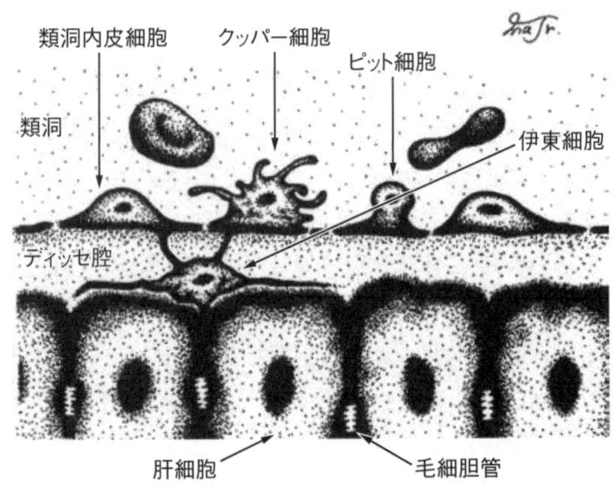

図6.4.3　肝細胞と類洞壁構成細胞

6.4.2　肝臓の機能

肝臓は多彩な機能をもっている（表6.4.3）．

a. 胆汁生成　胆汁はアルカリ性電解質溶液に胆汁酸塩，胆汁色素など（表6.4.4）が溶解したもので，肝細胞から毛細胆管に分泌される．胆汁色素（ビリルビンおよびビリベルジンのグルクロン酸塩）により黄金色を示す．毛細胆管に分泌された胆汁は，小葉間胆管→集合胆管→胆嚢→総胆管を経て，十二指腸に分泌される．ただし，ヒトやマウスと異

表 6.4.1 類洞壁構成細胞の機能および特徴

肝類洞内皮細胞
①類洞の血流の維持 ②有窓 ③基底膜を欠く
クッパー細胞
①レジデントマクロファージ（R-MΦ）
②全身の R-MΦ の 80〜90%
③異物貪食能（例：エンドトキシンの貪食・除去）
④抗原提示能
⑤サイトカイン産生能
ピット細胞
①肝臓固有のナチュラルキラー細胞
②貪食能を欠く
③肝の生体防御に関与
伊東細胞
①ビタミン A（VA）の貯蔵（全身の VA の約 90%が肝臓，その内の約 80%が伊東細胞に貯蔵）
②活性化により筋線維芽細胞化して分裂増殖 コラーゲン産生

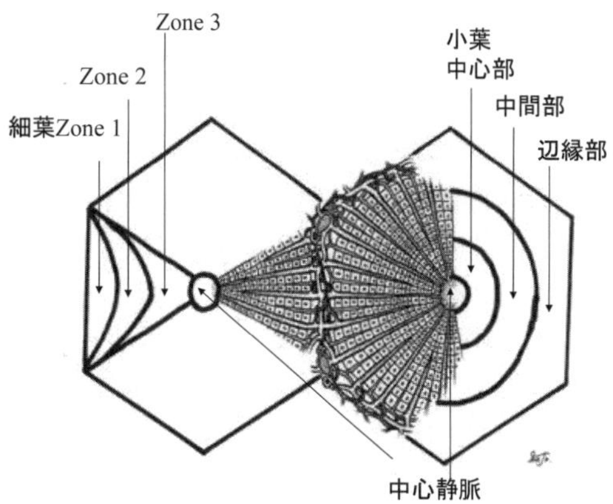

図 6.4.4 肝臓の小葉，細葉の概念

表 6.4.2 肝細胞機能および構造の小葉（細葉）内不均一性

	有意な部位
血液中酸素濃度	Zone 1*
栄養素濃度	Zone 1
類洞内皮：小孔直径	Zone 1
小孔数	Zone 3
クッパー細胞：数，大きさ，貪食能	Zone 1
伊東細胞：貯蔵脂肪量	Zone 1
肝細胞：ミトコンドリアの数と大きさ	Zone 1
滑面・粗面小胞体	Zone 3
脂肪酸酸化能	Zone 1
糖新生，糖代謝	Zone 1
タンパク代謝，タンパク合成	Zone 1
アンモニア解毒能，GSH 濃度	Zone 1
CYP・GST 活性	Zone 3
グリコーゲン貯蔵	Zone 3
アルカリホスファターゼ	Zone 1
アルコール脱水素酵素	Zone 1
乳酸脱水素酵素	Zone 1

*：Zone 1：9〜13%　Zone 3：4〜5%
肝細胞の heterogeneity

表 6.4.3 肝臓の機能

- 糖，脂質，アミノ酸代謝
- リポタンパク代謝
- ビリルビン代謝・胆汁酸合成
- タンパク合成と分泌
- 薬物代謝
- 尿素合成
- ビタミンの貯蔵・代謝
- 金属（鉄，銅）の代謝

表 6.4.4 胆汁の成分

- 水分（97%）
- 胆汁酸塩（0.7%）：コール酸，ケノデオキシコール酸，デオキシコール酸，リトコール酸のナトリウム塩およびカリウム塩
- 胆汁色素（0.2%）：ビリルビンおよびビリベルジンのグルクロン酸塩
- コレステロール（0.06%）
- 無機塩（0.7%）
- 脂肪酸（0.15%）
- レシチン（0.1%）
- 脂肪（0.1%）
- その他：生体異物，アルカリホスファターゼ

なり，ラットでは胆嚢が存在しないため，集合胆管から直接総胆管を経て，十二指腸に分泌される．十二指腸に分泌された胆汁酸は，表面張力を下げて脂質を乳化したり，脂質とミセルを形成することでその吸収にはたらく．また，胆汁酸の 90〜95%は小腸で再吸収を受けて門脈に入り腸肝循環を繰り返す．

一方，ヘモグロビンの分解により生成したビリルビンは血液中ではアルブミンと結合して存在している．アルブミンと結合した非抱合型ビリルビン（間接型ビリルビン）は肝細胞に取り込まれ，UDP-グルクロン酸転移酵素（UGT）の触媒でグルクロン酸抱合を受ける．この抱合型ビリルビン（直接型ビリルビン）は，胆汁の成分として能動輸送により毛細胆管内に分泌される．また，抱合型ビリルビンの一部は血中にも分泌される．小腸に分泌された抱合型ビリルビンは再吸収されにくいが，腸内細菌の作用によりビリルビンから生成するウロビリノーゲンは腸管から門脈中によく再吸収され，腸肝循環を繰り返す．

b. 薬物の代謝および輸送　生体内に摂取された化学物質は，種々の代謝（酸化，還元，加水分解，抱合）を受け体外に排泄される．その代謝に最も大きく貢献しているのが肝臓であり，その酵素群は肝薬物代謝酵素とよばれる．それらは本来，脂肪酸，ステロイドなどの生体内物質の代謝のために存在していたものであるが，実際にはその広範な基質特異性により薬物を含む種々の化学物質の代謝にかかわっている[1]．具体的には，シトクロムP450（P450）による酸化反応や各種抱合酵素（グルクロン酸抱合，硫酸抱合，グルタチオン（GSH）抱合など）による抱合反応がよく知られており，これら薬物代謝酵素は化学物質の生体内での運命を左右し，種差による差異が大きい．化学物質の肝臓への取込みや排出には，一部，トランスポーターによる能動輸送が関与している．有機アニオントランスポーター（OAT，OATP），有機カチオントランスポーター（OCT），多剤耐性関連トランスポーター（MRP，MDR）などが肝臓への化学物質の能動的取込みや排出に関与する．これら薬物代謝酵素やトランスポーターに関する詳細は，第3章を参照されたい．

薬物代謝酵素やトランスポーターには，年齢，性，人種，遺伝，環境などに起因する個人差が大きいことが知られている．後述する特異体質性肝障害の発症原因の1つに薬物代謝酵素やトランスポーターの個人差が関与するとの報告もある．こうした背景から，薬物代謝酵素やトランスポーターの欠損モデル動物を用いた肝障害の研究が多く行われている．

6.4.3 化学物質に対する肝臓の特殊な反応

a. 肝薬物代謝酵素の誘導および阻害 種々の化学物質が肝薬物代謝酵素を誘導や阻害することが知られている．P450の誘導に際しては滑面小胞体が増生し，小葉中心（Zone 3）性の肝細胞肥大が観察される．核内受容体である芳香族炭化水素受容体（aryl hydrocarbon receptor, AHR），構成的アンドロスタン受容体（constitutive androstane receptor, CAR），プレグナンX受容体（pregnane X receptor, PXR）などを介した誘導機序が分子レベルで明らかにされている．薬物代謝酵素の阻害は，当該酵素で代謝される併用薬の肝代謝クリアランスを低下させ，毒性発現閾値を超える化合物の血中濃度の上昇を引き起こし，時として，単独投与でみられない重篤な副作用を生じる．帯状疱疹治療薬であるソリブジンとフルオロウラシル系抗がん薬の併用による致死的副作用（重篤な骨髄抑制）が，ソリブジン代謝物によるフルオロウラシル系抗がん薬の代謝酵素（ジヒドロピリミジン脱水素酵素）の不可逆的阻害（mechanism based inhibition，MBI）によって引き起こされたのは一例である．さらに，MBIは，反応性中間体を含む活性代謝物が酵素分子種に不可逆的に結合（共有結合）することを意味する．そのため，肝臓に発現するP450と共有結合を生成するMBIは，P450の修飾タンパク質あるいはP450自身に対する免疫原性を誘発し，後述する特異体質性肝障害のリスクを高めることも示唆されている．したがって，薬物相互作用や特異体質性肝障害への懸念から，MBIの有無とその強さが新薬開発の特に初期段階で検討されることが多い．

b. ペルオキシソーム増生 クロフィブラートなどの高脂血症薬を齧歯類に投与するとペルオキシソームの増生を伴って肝細胞が肥大する．このような薬物はペルオキシソーム増生物質とよばれ，核内受容体であるPPAR（peroxisome proliferator-activated receptor）との結合により作用を発現する．PPARにはα，β/δ，γの3種類が知られ，ペルオキシソーム増生物質はαとの結合を介して作用する．ペルオキシソーム増生物質は肝細胞肥大に加えて肝細胞増殖も誘導すると報告されており，マウスに肝腫瘍を誘発することも知られているが，このような反応は齧歯類に特異的とされている．一方，PPAR活性化物質，特にα，およびγ，あるいはその両方を活性化する薬物のがん原性試験において，主に，肝臓，膀胱，血管，脂肪組織での陽性率が高いことがFDAにより報告され，現在は，PPAR活性化物質の6カ月を超える臨床試験の実施前にがん原性試験を終了すべきとの立場をFDAを含む各国の規制当局がとっている．

c. 巨大ミトコンドリア アルコール性肝炎に際し肝細胞の膨化（風船様腫大）がしばしば認められるが，この膨化した肝細胞内に巨大ミトコンドリアが出現することがある．また，ヒドラジン，クロラムフェニコールなどをラットあるいはマウスに投与すると肝細胞に巨大ミトコンドリアが出現する．

6.4.4 肝障害の臨床病理像による分類

化学物質による肝障害は，臨床病理像により大きく，急性肝障害と慢性肝障害に分類される．前者は化学物質の有する細胞障害作用によることが多く，結果として肝細胞死，脂肪肝，毛細胆管性胆汁うっ滞，胆管障害性胆汁うっ滞に分類される（表6.4.5）．後者は急性肝障害が慢性の経過をたどった結果，あるいは化学物質の慢性曝露の結果生じ，慢性活動型肝炎，肝硬変，リン脂質症など種々の病理像を示す．また，肝臓は種々の発がん物質の標的となる（表6.4.6）．

a．肝細胞死　肝細胞死は壊死（necrosis）とアポトーシス（apoptosis）に区別される．一般に，肝細胞に限らず，壊死では細胞の腫脹，酵素の逸脱，核崩壊，炎症反応が，アポトーシスでは細胞の萎縮，核の断片化，アポトーシス小体の形成，炎症反応の欠如がそれぞれの形態学的特徴と考えられている．従来，虚血，火傷，ウイルス感染，化学物質による非生理的・偶発的な細胞死はすべて壊死と考えられてきたが，このような壊死を惹起する因子でもその程度や強度，細胞の状態によってはアポトーシスを起こすことがわかってきた．分子メカニズムとしては，“アポトーシス誘発因子（デス因子）”であるFasリガンドやTNF-αと“デス受容体”であるFasやTNF受容体の結合に始まり，細胞死誘導シグナル複合体（DISC）の形成，カスパーゼ（caspase）の活性化（カスパーゼ8および10），ミトコンドリアからのシトクロム *c* やSmac（second mitochondria-derived activator of caspases）の遊離，カスパーゼ9およびカスパーゼ3の活性化を介してアポトーシスに至るシグナル伝達経路が明らかにされている（図6.4.5）．細胞外シグナルをトリガーとするFas受容体媒介型経路に対して，細胞障害性ストレスやDNA障害がトリガーとなる細胞内経路では，最初にp53が活性化され，Baxなどの Bcl-2ファミリーの誘導を介して，Baxのミトコンドリアへの移送が増加し，ミトコンドリアからのシトクロム *c* やSmacの遊離が引き起こされる[1]．その後の経路はFas受容体媒介型経路と同じであ

表6.4.5　急性肝障害の型と肝毒性物質

障害の型	化学物質
脂肪肝	四塩化炭素，エタノール，バルプロ酸，テトラサイクリン，エチオニン
肝細胞死	アセトアミノフェン，ブロモベンゼン，チオアセトアミド，銅，ジメチルホルムアミド，エタノール，鉄，四塩化炭素
毛細胆管性胆汁うっ滞	クロルプロマジン，シクロスポリンA，エストロゲン，エタノール，マンガン，ファロイジン，1,1-ジクロロエチレン
胆管障害性胆汁うっ滞	ANIT，4,4-メチレンジアニリン，スポリデスミン

表6.4.6　慢性肝障害の型と肝毒性物質

障害の型	化学物質
慢性活動型肝炎	エタノール，イソニアジド，アセトアミノフェン，スルホンアミド類
肝硬変	ヒ素，エタノール，ビタミンA，モノクロタリン
リン脂質症	アミオダロン，クロロキン
血管障害	ヒ素，ピロリジジンアルカロイド
肝細胞がん	アンドロゲン，アフラトキシン類
血管肉腫	塩化ビニル，二酸化トリウム

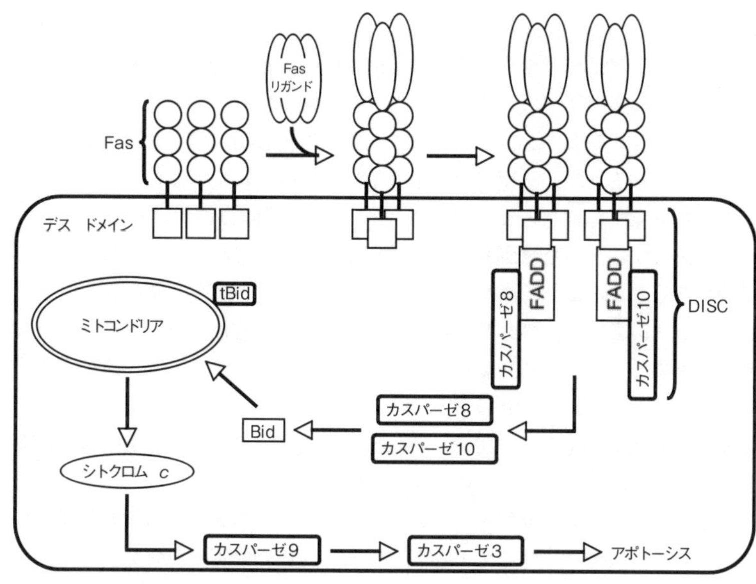

図6.4.5　Fas受容体媒介型アポトーシスのシグナル伝達経路

る．

肝細胞死，特に壊死は，その分布により，局所性，帯状，全小葉（細葉）性壊死に分類される．分布の差異は障害の発現機序に依存している．特に，帯状壊死は障害発現機序と肝小葉（細葉）内の肝細胞の不均一性で説明されることが多い．たとえば，その障害発現にP450による代謝活性化を必要とする化学物質はP450が豊富に存在する小葉中心部（Zone 3）で活性代謝物がより多く産生され，小葉中心（Zone 3）性の壊死を発現する（表6.4.7）．

b. 脂肪肝　肝臓は脂質代謝に重要な器官であり，肝細胞における脂質代謝の障害（中性脂肪の合成と分泌のバランスの障害）は脂肪肝に結び付く．正常な肝臓では脂肪はその重量の2～4%程度含まれるが，重度の脂肪肝では肝重量の50%にも達する．主に蓄積する脂質は中性脂肪である．脂質代謝障害の原因としては，1）食事あるいは脂肪組織由来の遊離脂肪酸の肝臓への過剰供給，2）アセチルCoAからの脂肪酸合成の亢進，3）脂肪酸酸化の低下，4）リポタンパク質の産生低下，5）ミトコンドリアにおける脂肪酸β酸化の低下，6）タンパク質合成阻害がある．ただし，原因がこれらの1つだけではなく，複数が同時に原因となることもある（表6.4.8）．病理組織標本における有機溶媒処理したパラフィン切片では，脂質は肝細胞の細胞質中に空胞として観察される．空胞の内容物は脂肪染色などで確認しておくことが必要である．蓄積する脂肪滴が小型（microvesicular）の場合と大型（macrovesicular）の場合があり，大型の場合には脂肪の蓄積により肝細胞の核は細胞質の片隅に押しやられる．脂肪を蓄積する肝細胞の小葉（細葉）内分布により，小葉中心（Zone 3）性，小葉辺縁（Zone 1）性，びまん性の脂肪肝に分類される．脂肪蓄積に至る脂質代謝の異常の原因は様々で，肝細胞の変性の非特異的な表現型としても出現する．脂肪肝が肝細胞死に進行するかは議論のあるところだが，脂肪肝を誘発することで有名な四塩化炭素では，投与量に依存して脂肪肝から肝細胞死までの変化が観察される．

c. 毛細胆管性胆汁うっ滞　胆管に障害あるいは閉塞がなく胆汁産生が低下する場合で，胆汁の特定の成分の分泌障害として観察されることもある．毛細胆管性胆汁うっ滞は，1）コール酸およびデオキシコール酸などの胆汁酸成分の異常，2）毛細胆管周囲のマイクロフィラメント（アクチンフィラメント）の異常，3）肝細胞密着結合の透過性亢進などが原因と考えられている．形態学的には毛細胆管の拡張，肝小葉（細葉）内での胆汁色素の沈着，胆汁栓形成が認められる．重篤なうっ滞は，肝細胞内に障害性の強い胆汁酸の蓄積により，肝細胞の障害を惹起する場合がある．肝トランスポーターのBSEP（bile salt export pump）は，肝細胞から毛細胆管への胆汁酸輸送に関与しているが，一部の肝障害性化合物では，BSEP阻害作用と肝障害の関連性が推察されている[2]．

d. 胆管障害性胆汁うっ滞　肝内の小型胆管系での胆汁の流れの異常により生じる．アルカリホスファターゼのような胆管に局在する酵素の漏出に加え，毛細胆管性胆汁うっ滞と同様に胆汁成分（コール酸およびデオキシコール酸などの胆汁酸，ビリルビン，コレステロールなど）の血清中濃度が上昇する．化学物質による場合には，胆管上皮の障害（変性・壊死）により発現し，壊死変性性胆管障害ともよばれる．門脈域には炎症性細胞浸潤を伴うこともあり，この障害が慢性化すると門脈域に胆管および結合組織の増生がみられる．

表6.4.7　肝細胞死の分布

化学物質	細胞死の分布				
	Zone 3	Zone 2	Zone 1	M	脂肪肝
アセトアミノフェン	+				
四塩化炭素	+				+
アリル化合物			+		
アフラトキシン類	+		+	+	+
ブロモベンゼン	+				(+)
ガラクトサミン				df	(+)

Zone 1，Zone 2，Zone 3：帯状細胞死発現部位
M：混合型
df：びまん性

表6.4.8　脂肪肝を発現する化学物質とその原因

機　序	化学物質
脂肪酸合成の亢進	エタノール，フェノバルビタール
脂肪酸酸化の低下	エチオニン，コリン欠乏，ビタミン欠乏
リポタンパク質の産生低下	コリン欠乏
ミトコンドリアβ酸化の低下	クロルテトラサイクリン，オキシテトラサイクリン
タンパク質合成阻害	エチオニン，ピューロマイシン，テトラサイクリン，アマトキシン

e. 慢性活動型肝炎 ウイルス性肝炎あるいは自己免疫疾患として知られる慢性活動性肝炎と類似する病変（門脈域へのリンパ球・形質細胞浸潤，単細胞壊死，結合組織の増生）が化学物質によっても惹起される．エタノール，イソニアジド，アセトアミノフェン，抗生物質などの障害が投与の継続により持続した場合に観察される．化学物質の曝露を中止すると障害は回復あるいは回復傾向を示す．

f. 肝硬変 細網線維および膠原線維の増生により結合組織成分が異常増殖したものを線維症とよぶのに対し，線維症に正常肝構築の改変（たとえば，再生する肝細胞の結節を取り囲む瘢痕組織により肝臓が細分化される）が加わったものを肝硬変とよぶ．慢性的な肝障害の最終病態であり，化学物質の慢性曝露の結果生じる．

g. リン脂質症 肝細胞およびクッパー細胞の細胞内，特にリソソーム内にリン脂質タンパクが蓄積する病態である．その結果，細胞は腫大して泡沫様を示す．高い親油性を有する構造と陽イオン極性基を有する両親媒性化合物がリン脂質症を誘発しやすい．高い親油性によってリソソーム膜を容易に通過し，酸性環境下にあるリソソーム内で極性基がプロトン化することによってリソソーム膜を再通過できない結果，リソソーム内に高濃度に化合物が蓄積するためである．リソソーム内で，蓄積した化合物とリン脂質が複合体を形成し，リン脂質分解酵素によって分解されないため[3]，リソソーム内に多層板構造物（lamellar bodies）として観察される．代表的化合物として，抗不整脈薬のアミオダロン，抗マラリヤ薬のクロロキンが知られている．

h. 腫 瘍 肝臓は，アフラトキシンB_1をはじめとする多くの遺伝毒性発がん物質（イニシエーター）やフェノバルビタールをはじめとする非遺伝毒性発がん物質（プロモーター）の標的となる．肝細胞がん，胆嚢がん，および血管肉腫などが誘発される．発がんの分子メカニズムについては5.4節を参照されたいが，肝臓では，B型肝炎ウイルス感染とアフラトキシン曝露に肝細胞がんに対する相乗効果が認められることが報告されるなど，B型肝炎やC型肝炎ウイルスによる影響も無視できない．臨床では，抗アンドロゲン薬の酢酸シプロテロンやX線造影剤のトロトラストによる発症がよく知られている．

表 6.4.9 薬物性肝障害の特徴

	中毒性 (intrinsic)	特異体質性 (idiosyncratic)	
		代謝性	免疫応答性
発症までの期間	2～3日以内	1週～1年	2～4週
用量依存性	あり	なし	なし
個人差	なし	あり	あり
アレルギー反応	なし	なし	時にあり
動物における再現性	あり	なし	なし

戸田剛太郎（1999）：インスリン抵抗性改善薬トログリタゾンによる肝障害，内分泌・糖尿病科，**9**（4），393-400を一部改変

6.4.5 肝障害の発現機序による分類

薬物性肝障害は，本質的に肝障害作用を有する化学物質に曝露された場合に個人差なく誘発されるいわゆる中毒性肝障害（intrinsic hepatotoxicity）と，本質的には肝障害作用をもたない化学物質により感受性の高いヒトだけに特異的に誘発される特異体質性肝障害（idiosyncratic hepatotoxicity）に分類される（表6.4.9）．

a. 中毒性肝障害 薬物を含む化学物質あるいはその代謝物が“中毒量（毒性量）”以上に肝臓に移行したために誘発される障害で，化学物質の肝臓への取込み（濃縮）や代謝活性化あるいは解毒過程により強く影響される．化学物質やその活性代謝物あるいは代謝の過程で生じる活性酸素種やフリーラジカルが，細胞内タンパクとの共有結合や脂質過酸化を通じ，細胞膜や細胞内小器官を直接的に障害するケースと，肝細胞の特定の代謝過程あるいは特定の酵素分子に異常を惹起し，細胞障害を誘発するケースに分類される．具体的には，細胞膜の化学的・生理的特性喪失による細胞壊死，細胞膜障害やミトコンドリア機能障害（電子伝達系の障害，脱共役によるATP産生低下）による細胞内Ca^{2+}濃度の増加，Ca^{2+}依存性酵素（プロテアーゼ，ホスホリパーゼ，エンドヌクレアーゼ）などの活性化に伴う細胞構造成分の破壊，アクチン凝集による細胞骨格の破壊などにより肝障害が誘発される．また障害部位では，クッパー細胞（レジデントマクロファージ）やナチュラルキラー細胞の活性化，ならびに好中球，リンパ球，単球の浸潤により，障害された細胞が貪食，除去されるが，そうした炎症反応の過程で遊離するTNF-αなどのサイトカインや，プロテアーゼおよび過酸化水素や次亜塩素酸などの活性酸

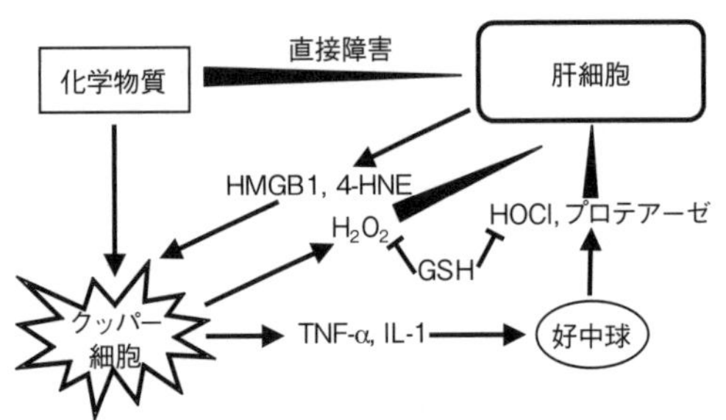

図 6.4.6　炎症反応に伴う細胞障害増悪

素種がさらに障害を増強する場合もある（図6.4.6）.

一般に中毒性肝障害は投与用量とよく相関し，臨床，非臨床のいずれの場でもよく遭遇する．非臨床での再現性が良好であり，臨床試験でも比較的早期に発見可能なことから，過剰服用の場合を除き，臨床での重篤度は軽度な場合が多い．

b. 特異体質性肝障害　古典的には代謝性（非アレルギー性）と免疫応答性（アレルギー性）に分類される[1]．前者は薬物代謝酵素の遺伝的多型などの“特異体質”により，通常のヒトでは生成しない代謝物が生成し誘発される肝障害であるが，“特異体質”により生成する代謝物による点を除けば，発現機序はむしろ中毒性に近い．後者は，活性代謝物（反応性中間体を含む）が細胞内タンパク質と共有結合してハプテンとなり，免疫応答を介して誘発される肝障害である（ハプテン仮説）．特異体質性肝障害の存在が広く知られるまでは，アレルギー性肝障害として位置づけられており，現在でも一部でそのように分類されている．6.4.3項で述べたように，MBIを引き起こす化合物では，肝臓に発現するCYPと共有結合体を形成するために，免疫応答を介した肝障害のリスクは上昇する．ヒトで重篤な肝障害が報告されている利尿薬のチエニル酸は，反応性中間体を介してCYP2C9のMBIを惹起するが，免疫応答を示唆する臨床症状（発熱，発疹，好酸球増多）とともに，肝障害患者の血清中に，CYP2C9の修飾タンパク質およびCYP2C9に対する自己抗体（LKM2抗体）が認められている[4]．また，ヒトにおける肝障害が，臨床投与量を考慮した共有結合体の生成量と良好な相関を示すことも報告されており[5]，いずれもハプテン仮説を支持している．

一方で，共有結合を生成する化合物が投与されても，肝障害がみられるヒトは1/100から1/10000と極めて低いことから，共有結合以外の要因が必要と考えられている．それを補強する仮説として，免疫系を活性化する何らかの危険シグナル（danger signal）を必要とする，いわゆる危険シグナル仮説が有力視されている．danger signalとしては，化合物によって引き起こされる軽度の肝細胞障害・ストレス，また，生体側の環境として細菌・ウイルス感染，炎症下で産生されるサイトカインやhigh mobility group box 1（HMGB1）などのタンパク質が推察されている[6]．さらに，後述するチクロピジンの肝障害では，免疫応答に直接的に関与する白血球型抗原（human leukocyte antigen, HLA）の遺伝型との相関もみられており[7]，遺伝子レベルでの個人差も示唆されている．以上から，化合物，環境，遺伝の複数の要因によって，特異体質性肝障害の発現が決定されることが推察されている（図6.4.7）.

特異体質性肝障害は，臨床での頻度が著しく低く，投与開始から発現までに数カ月以上かかる場合もある．したがって，新薬開発時の臨床試験でもみつからない場合がほとんどだが，多くの市販薬で報告され（表6.4.10），重篤な障害を示すことも多い．一般に，肝障害の発現は投与用量と相関を示さないが，同一の“特異体質”をもつヒトでは用量相関性を示すとの報告がある．正常動物を用いた非臨床試験での再現は困難である．そのため，“特異体質”の要因を調べるために，グルタチオン抱合を中心とした解毒能低下モデルやリポ多糖（LPS）などの併用による免疫機能刺激モデルなど，各種動物モデルを用いた研究が行われている．

6.4.6　代表的な肝障害物質

a. 四塩化炭素　CYPによる代謝でトリクロロメチルラジカル（・CCl_3）およびトリクロロメチルペルオキシラジカル（CCl_3OO・）が生成する．これらにより脂質過酸化，脂質代謝異常ならびに膜透過性亢進に伴うCa^{2+}濃度上昇が誘発され，小葉中心（Zone 3）性の脂肪肝および肝細胞壊死を発現する．

b. アセトアミノフェン　アセトアミノフェンは大部分が硫酸抱合あるいはグルクロン酸抱合により代謝排泄されるが，大量に摂取した場合にはCYPにより*N*-水酸化を受け不安定な*N*-アセチル-*p*-ベンゾキノンイミン（NAPQI）を生じる（図6.4.8）．NAPQIはグルタチオン抱合で解毒される

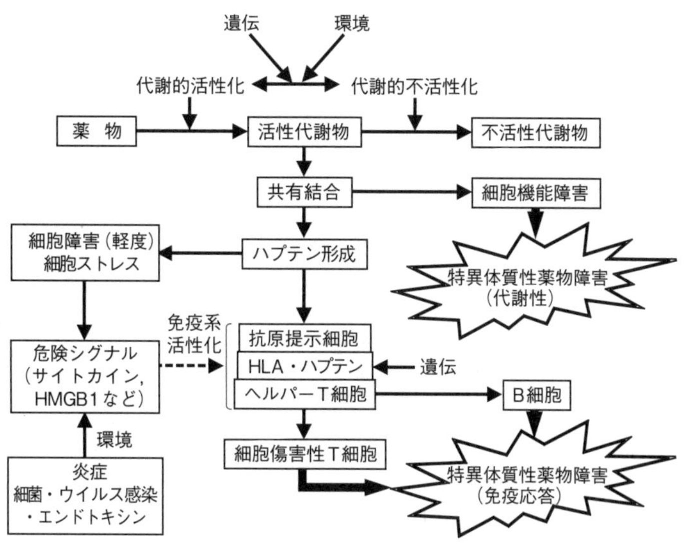

図 6.4.7 特異体質性薬物障害の発現機序

表 6.4.10 特異体質性肝障害物質

A. 代謝性（非アレルギー性）
- アミオダロン
- ブロムフェナク
- ジクロフェナク
- イソニアジド
- ケトコナゾール
- リファンピシン
- トログリタゾン
- バルプロ酸

B. 免疫応答性（アレルギー性）
- ジクロフェナク
- ハロタン
- ニトロフラントイン
- フェニトイン
- チエニル酸
- チクロピジン

が，グルタチオンの枯渇などにより生成量が解毒量を上回ると生体内高分子，特にミトコンドリアタンパク質と共有結合し，小葉中心（Zone 3）性の肝細胞障害が発現する．ミトコンドリアタンパク質への活性代謝物の共有結合が，ミトコンドリア呼吸鎖抑制，酸化的ストレス増強，ペルオキシナイトライトイオンによるタンパク質のニトロ化，ATP レベルの低下などを惹起し，障害を発現すると考えられている．

c. エタノール　エタノールは主にアルコール脱水素酵素によりアセトアルデヒドに変換される（図 6.4.9）．アルコール脱水素酵素以外にカタラーゼあるいは P450 が関与する酸化経路もあるが，正常な肝臓ではその比率は低い．アセトアルデヒドはアセトアルデヒド脱水素酵素によりアセチル CoA を経て酢酸に代謝される．一方，アセチル CoA がクエン酸回路に入ると脂肪酸などが生合成される．したがって，アルコール性肝炎の発症には，クエン酸回路を介した脂肪酸の過度の合成に伴う脂肪肝，P450 を介した代謝反応時に生じる活性酸素による障害作用，栄養状態，さらにサイトカインや免疫応答など複雑な要因が関与するとみられる．なお，アセトアルデヒドは細胞障害性物質であるが，常用量のエタノールの摂取ではこれが障害につながることはないと考えられている．

d. クロルプロマジン　向精神薬である本薬物では，免疫応答を介した障害発現機序が想定されている．障害のほとんどは毛細胆管性の胆汁うっ滞として出現し，肝細胞自体の障害は軽度である．門脈域に好酸球を主体とした炎症反応が観察される．しかし，ごくまれに肝細胞障害性の病態を示すこともある．

e. ファロイジン　タマゴテングタケなどの毒キノコに含まれるファロイジンは，毛細胆管性の胆汁うっ滞を惹起する．アクチンフィラメントの重合促進作用に関連して毛細胆管の微絨毛の減少，胆汁分泌量の減少，収縮運動の減少が認められる．本剤の肝臓への取込みには Oatp1b2 の関与が知られ，Oatp1b2 欠損マウスでは本剤による肝障害が認められない．

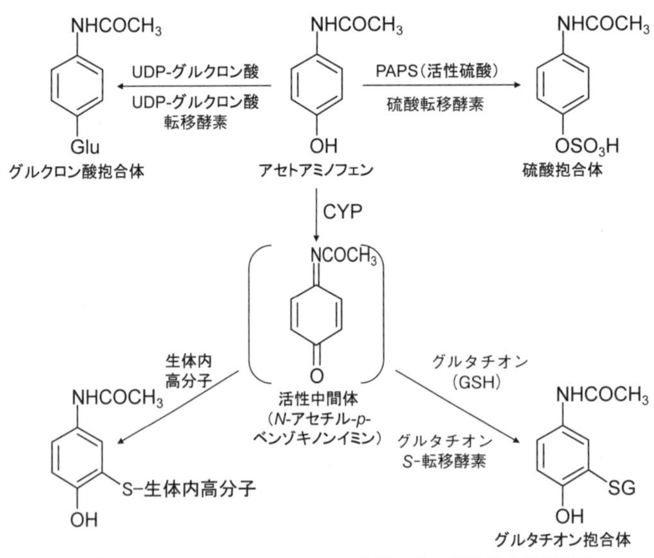

図 6.4.8　アセトアミノフェンの代謝による活性化と不活性化

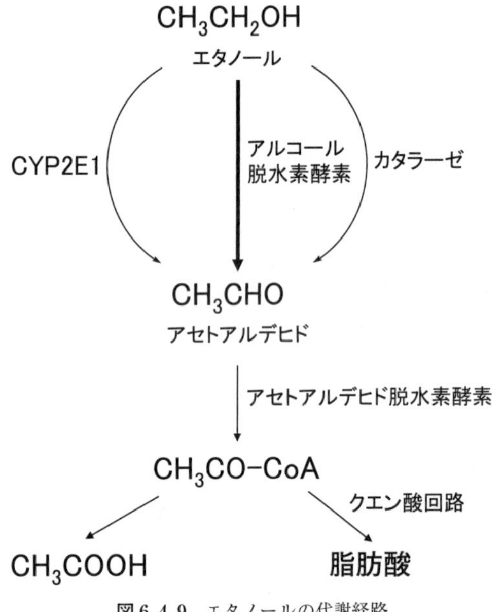

図 6.4.9　エタノールの代謝経路

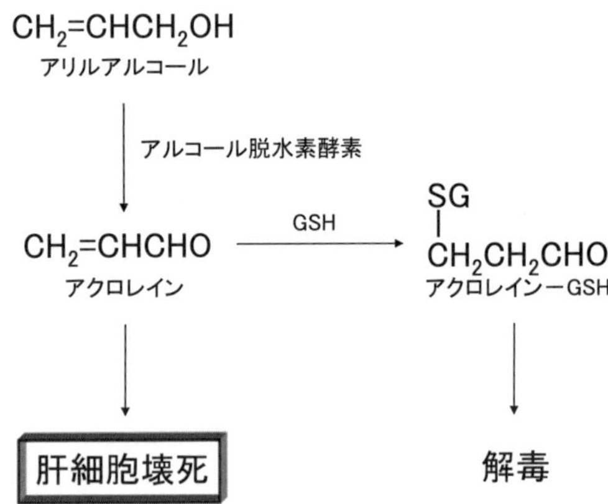

図 6.4.10　アリルアルコールの代謝による活性化と不活性化

f. アリルアルコール　アルコール脱水素酵素により酸化されて生成するアクロレインにより肝障害を発現する（図 6.4.10）．他の化学物質誘発性肝細胞壊死のほとんどが小葉中心部（Zone 3）であるのに対し，本剤は小葉辺縁部（Zone 1）に障害を発現する．アクロレインはグルタチオン（GSH）抱合により非酵素的に解毒される．

g. α-ナフチルイソチオシアネート（ANIT）　胆汁うっ滞，高ビリルビン血症の実験モデル作出に多用されている化学物質で，代謝物が胆管上皮細胞に壊死性の障害を発現する．これに伴い，好中球が特に小葉辺縁部（Zone 1）に浸潤し，肝細胞が障害される．また，肝細胞の胆汁分泌能を障害するとの報告もある．

h. トログリタゾン　2 年間のがん原性試験を含む非臨床安全性試験で肝障害がまったく認められなかったにもかかわらず，上市後に劇症例を含む肝障害が少数で認められ，特異体質性肝障害と診断された．服用患者の遺伝子解析で，グルタチオン *S*-転移酸素のアイソザイムである GSTT1 と GSTM1 を同時に欠損する患者で肝障害の割合が高いことが明らかとなったが，同時欠損者でも肝障害を発症していない患者がいる，同時欠損者の頻度に比べ肝障害の頻度が著しく低いなどのことから，先に述べたdanger signalを含むさらなる因子が肝障害の発症に関与していると考えられる．なお，in vivo，in vitro，ex vivo含め，世界中で精力的に研究が進められているにもかかわらず，トログリタゾンによる特異体質性肝障害を完全に説明するには至っていない．

i. チクロピジン 抗血小板薬チクロピジンは，上市後に重篤な肝障害を含む重症副作用例が報告され，厚生労働省より，緊急安全性情報の発出が指示された．臨床上は，胆汁うっ滞型，あるいは肝細胞障害と胆汁うっ滞の混合型肝障害が主に認められ，特異体質性肝障害に分類される．臨床症状としてアレルギーを示唆する発熱，発疹あるいは好酸球増多を伴うことに加えて，チクロピジンがCYP2C19のMBIにより共有結合体を形成すること[8]，特定のHLA遺伝型をもつヒトで肝障害発症率が高いことから[7]，免疫応答性の肝障害機序と考えられている．

6.4.7 肝障害と臨床検査，バイオマーカー

血液生化学的検査あるいは肝機能検査における種々のパラメータにより肝障害の有無あるいは障害の種類が臨床的に診断される．一般に用いられる臨床検査パラメータについて以下に示す．

a. アラニンアミノトランスフェラーゼ（ALT/GPT） アミノ酸から糖新生の重要なステップであるアラニン⇔ピルビン酸の反応を触媒する細胞質内酵素である．多くの組織に存在するが，肝細胞に特に高濃度に存在するために，肝細胞障害時に肝細胞より血中に漏出し，血清ALTが著明に上昇する．

b. アスパラギン酸アミノトランスフェラーゼ（AST/GOT） アスパラギン酸+α-ケトグルタル酸⇔オキサロ酢酸+グルタミン酸の反応を触媒するミトコンドリアおよび細胞質内酵素である．ほとんどの組織に存在するが，肝細胞，骨格筋，心筋に高濃度に存在し，これらの臓器の障害時に組織より血中に漏出し，血清ASTが上昇する．

c. アルカリ（性）ホスファターゼ（ALP） 肝細胞の毛細胆管側の細胞膜に存在する臓器非特異的ALPは胆道系酵素ともよばれ，胆汁うっ滞に伴いその血清ALP値が著明に上昇する．肝細胞障害時にも軽度に上昇する．臓器非特異的ALP（肝臓，骨，腎臓など）の他，小腸性ALP，胎盤型ALP，生殖細胞性ALPの4種のアイソザイムがあるため，ALP値が上昇した場合には，由来を明確にすることが重要である．

d. γグルタミルトランスペプチダーゼ（γGT） ALP，ロイシンアミノペプチダーゼ（LAP）とともに胆道系酵素とよばれる．胆汁うっ滞に伴い胆管上皮細胞の障害により血中に漏出し，血清γGTは高値を示す．また，飲酒により誘導され高値を示すことも知られている．

e. ビリルビン 血中でアルブミンと結合して存在する非抱合型（間接型ビリルビン）と肝細胞でグルクロン酸抱合を受けた抱合型ビリルビン（直接型ビリルビン）が存在する．非抱合型ビリルビンは溶血時あるいは急性の肝障害で高値を示す．また，抱合型ビリルビンは肝細胞障害あるいは胆道系の閉塞で高値を示す．

f. コレステロール 肝障害に特異的な指標ではなく，食事および栄養状態によっても変動する．しかし，胆汁の成分として含まれるため胆汁うっ滞に伴い高値を示す．

g. 乳酸脱水素酵素（LDH） L-乳酸⇔ピルビン酸の反応を触媒し，肝細胞障害のマーカーとして知られる．肝臓の他にも心臓，骨格筋，腎臓およびがん組織などにも多く分布し，LDH1～LDH5の5種のアイソザイムが存在する．肝臓にはLDH5が多く存在するため，LDH値が上昇した場合は，その由来を明らかにする．ASTなど，他の検査値との比較によって診断的有用性が向上する．

h. 総胆汁酸（TBA） 胆汁酸は肝での輸送障害，胆汁うっ滞による腸肝循環の破綻で高値を示す．肝胆道実質性障害のスクリーニングに有用である．

これらの臨床検査パラメータは，背景データも多く汎用されており，器質的に障害が検出される初期の段階で，毒性所見を予知するのに有用である．ただし，肝障害の検出感度，特異性および予後の予測について完全ではない．オミクス技術の進展でバイオマーカーの網羅的探索が可能になり，各種疾患，障害に対するバイオマーカー探索が活発に行われている．新規肝障害バイオマーカーの一例として，末梢血中に存在するマイクロRNAの1つであるmiR-122が肝障害に高い特異性をもって増加することが，動物実験あるいは臨床研究で報告されており[9]，有用性が期待されている．障害への特異性や

ヒト，動物を通じた普遍性などが検証されている段階であり，既存の臨床検査パラメータに代わるバイオマーカーは現状ないが，規制当局は新規バイオマーカーの重要性を認識しており，今後，肝障害評価の重要項目となる可能性がある．

6.4.8　肝障害に関連するガイダンス/ガイドライン

肝障害のリスク軽減に向け，規制当局がガイダンス/ガイドラインを制定している．FDAは，臨床でのビリルビン上昇を伴うALT，AST上昇を，重篤な肝障害アラートと考えるZimmermanのHy's Lawを支持する立場で，臨床試験での肝障害の徴候の早期発見を目指すガイダンスを2009年7月に公布した．欧州医薬庁（European Medicines Agency, EMEA）は，非臨床での早期発見を目指す立場で，非臨床で肝障害のシグナルを段階的（stepwise）に評価していくための指針をガイドラインとして2010年6月に公布した．こうしたガイダンスやガイドラインを指標にしつつ，最新のテクノロジーを駆使して肝障害のリスク評価をしていくことが必要であろう．

［西矢剛淑・渡邉稔之・眞鍋　淳］

文　献

1) Schuler, M. and Green, D. R. (2001) : Biochem. Soc. Trans., **29**, 6, 684–688.
2) Dawson, S. et al. (2012) : Drug. Metab. Dispos., **40**, 1, 130–138.
3) Xia, Z. et al. (2000) : Prog. Neurobiol., **60**, 6, 501–512.
4) Lecoeur, S. et al. (1996) : Mol. Pharmacol., **50**, 2, 326–333.
5) Nakayama, S. et al. (2009) : Drug. Metab. Dispos., **37**, 9, 1970–1977.
6) Pradeu, T. and Cooper, E. L. (2012) : Frontiers in Immunology, **3**, 287, 1–9.
7) Hirata. K. et al. (2008) : Pharmacogenomics J., **8**, 1, 29–33.
8) Ha-Duong, N.T. et al. (2001) : Biochemistry, **40**, 40, 12112–12122.
9) McGill, M. R. and Jaeschke, H. (2015) : J. Clin. Med., **20**, 4, 1063–1078.

6.5　腎・泌尿器毒性

6.5.1　腎臓の構造と機能[1~3)]

腎臓は一対のそら豆の形をした器官である．矢状断にすると，赤みの濃い皮質，色の薄い髄質，白っぽい乳頭，の3つの領域に区分できる．皮質の血流量は腎臓全体の90%であり，髄質6～10%，腎乳頭1～2%に比べて極めて多い．

組織学的には，血管系，尿細管系，両者の接点として糸球体に大きく分けることができる．腎の最小機能単位をネフロンという．ネフロンは腎小体（糸球体とボーマン嚢）と尿細管から構成される．ネフロンには，表在ネフロンと深在（傍髄質）ネフロン，の2つの種類がある．表在ネフロンは皮質表層に近いところに糸球体があり，髄質外帯にとどまるヘンレのループをもつことから短ループネフロンともよばれる．一方，深在ネフロンは髄質に近いところに糸球体があり，ヘンレのループを深く髄質内帯へ送っている（図6.5.1）．

a. 血管系　腎動脈は腎門部で数本の枝に分岐して葉間動脈となり，腎実質の間に入る．葉間動脈は皮質と髄質の境界部で皮質表面とほぼ平行に走行する弓状動脈となる．弓状動脈から直角に分岐した小葉間動脈は，皮質を走行する途中で側枝を出し，輸入細動脈に血液を供給する．輸入細動脈は糸球体に入り，糸球体毛細血管係蹄を形成する．係蹄は合流して輸出細動脈となり，糸球体から出る．

輸入細動脈が糸球体に入る直前の部分では，中膜の平滑筋は立方状の上皮様細胞に特殊化している．レニンを産生する細胞は傍糸球体細胞とよばれ，血圧調節に対して重要な役割を担う傍糸球体装置（後述）を構成する．レニンは血中のアンジオテンシノーゲンをアンジオテンシンIに変え，これがアンジオテンシン変換酵素によってアンジオテンシンIIとなり副腎皮質のアルドステロン分泌を刺激する（レニン・アンジオテンシン・アルドステロン系）．レニンはナトリウム制限，循環血漿量の低下，血圧の低下によって分泌されるほか，交感神経の刺激，プロスタグランジンなどによっても分泌が促進される．

b. 糸球体　毛細血管内皮細胞（有窓），基底膜，足細胞（糸球体上皮細胞），メサンギウム細胞により構成される（図6.5.1）．輸入細動脈から入った血液は，毛細血管壁内外の静水圧差によって限外濾過され，残りが輸出細動脈から出る．成人の糸球体濾過量は100～150 mL/分，腎血漿流量は500～700 mL/分であり，約20%が濾過されることになる．糸球体における濾過は分子の大きさによる障壁と陰荷電による障壁の2つによって制御される．中性の物質であれば，有効分子半径2 nm以下の物質はほぼ自由に濾過されるが，4 nm以上になるとほ

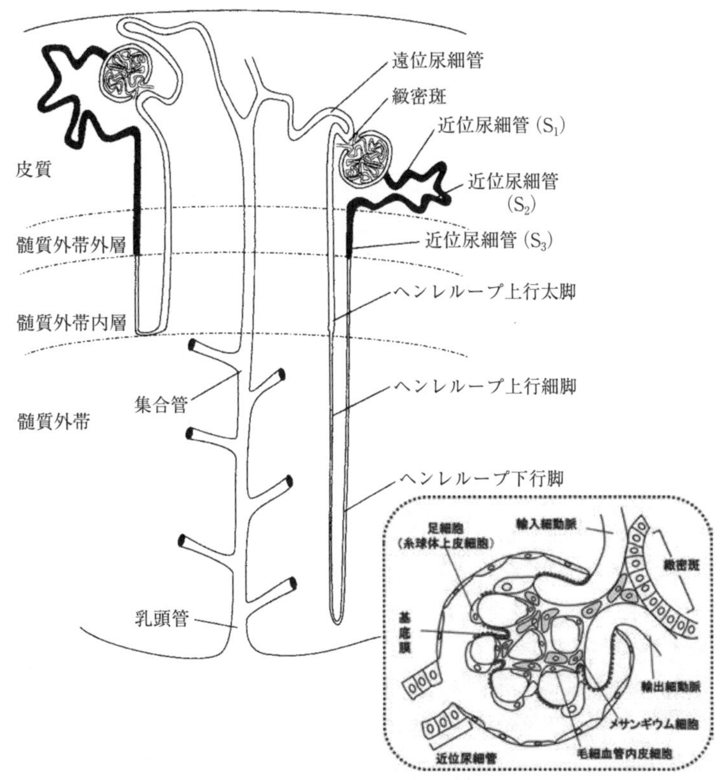

図 6.5.1　ネフロンの構造と名称（挿入図：糸球体の構造）

表 6.5.1　近位尿細管の各分節における生化学的・生理学的不均一性

生化学的・生理学的機能	S_1		S_2		S_3
HCO_3^-，低分子タンパク，アミノ酸，グルコース再吸収		＞		＞	
有機陰イオン，有機陽イオン分泌		＜		＞	
酸素消費，Na^+, K^+-ATPase 活性，グルコース新生能		≒		＞	
GSH 代謝，輸送，γ-GTP 活性		≒		＜	

とんど濾過されない．2〜4 nm の物質では，荷電状態も影響し，アニオン性物質はカチオン性物質に比べて濾過されにくい．このため分子量 69000 と大きくアニオン性を示すアルブミンはほとんど糸球体濾過されない．

c. 尿細管　尿細管は形態および機能の違いによって，近位尿細管，ヘンレのループ，遠位尿細管および集合管の 4 つの部分に大別できる．

1）近位尿細管　S_1（曲部），S_2（曲部と直部の移行部），S_3（直部）よりなり，糸球体で濾過された溶質・水分の約 60〜80％を再吸収する．活発な再吸収や能動輸送を行うために，管腔側にはブラシの毛のような刷子縁とよばれる構造をもち，基底部にはとなりの細胞と深くかみあったひだ状の膜がみられ，その間にはミトコンドリアが配列している．3つの分節には生化学的・生理学的に不均一性（heterogeneity）があり，たとえば炭酸水素イオン（HCO_3^-），低分子タンパク質，アミノ酸やグルコースの再吸収は S_1 分節で最も高い（表 6.5.1）．これらの不均一性が障害部位の選択性と関係していると考えられている．

2）ヘンレのループ（正確に分類すると近位尿細管直部からはじまる）　下行脚（細脚）と上行脚（細脚と太脚）よりなり，糸球体で濾過されたナトリウムイオン（Na^+）とカリウムイオン（K^+）の約 20〜30％を再吸収する．この部位は，尿の濃縮機構と深くかかわり，対向流増幅機構によって髄質の間質を高張に保つはたらきをしている．下行脚における管腔液の浸透圧は腎間質のそれと等しく，水の透過は自由で，電解質と尿素などの溶質は間質から管腔へ移動する．上行細脚では水に対して比較的透過性が低く，Na^+，塩素イオン（Cl^-）が受動的拡散により吸収される．上行太脚では水の透過性がなく，Na^+，Cl^-が能動的に吸収される．上行太脚はNa^+，K^+-ATPase活性と酸素需要が比較的高いために，低酸素障害が起こりやすい．なお，短ループネフロンは上行細脚がなく，下行脚から上行太脚に直接移行する．

3）遠位尿細管　　ヘンレのループを上行するうちに間質内に塩化ナトリウム（NaCl）を奪われて，低張となった尿は，ここで再び等張に戻る．副腎皮質から分泌される鉱質コルチコイド（アルドステロン）や下垂体後葉から分泌される抗利尿ホルモン（antidiuretic hormone, ADH；バソプレシン）などのホルモンの調節下に，電解質と水の再吸収が行われる．また，集合管に移行する途中で糸球体の血管極に近づいて輸入細動脈と接する特殊な構造をもつ．この部位の遠位尿細管上皮細胞は丈の高い円柱状でしかも密に配列しており緻密斑（macula densa）とよばれ，NaCl濃度を感知する．この緻密斑と，傍糸球体細胞（輸入細動脈の直前のレニンを産生する細胞），ゴールマハティヒ細胞（輸入細動脈と緻密斑の間にある偏平な細胞）から構成される傍糸球体装置（juxtaglomerular apparatus）は，血圧調節に重要な役割をもつ．ナトリウムや塩素の濃度が上昇すると，輸入細動脈が収縮して糸球体内圧は低下し，糸球体濾過量（glomelular filtration rate, GFR）を減少させる．この恒常性保持機構を尿細管糸球体フィードバックという．

4）集合管　　集合管は合流を繰り返して太い乳頭管となり，腎乳頭の先端に至って腎杯に開口する．集合管における水透過性はADHにより調整される．ADHが存在しないときは水に対して不透過性であるが，ADH存在下では水透過性であり水分は再吸収される．

d. 間　質　　間質は血管と尿細管に囲まれ，静脈・尿路に次ぐ第3のドレナージといわれるリンパ管の開口部が存在している．主体となる細胞は線維芽細胞と樹状細胞である．線維芽細胞は，皮質でのエリスロポエチン産生，髄質における尿の浸透圧差を保つ機能やプロスタグランジンE_2産生など，部位により様々な機能を発揮している．樹状細胞は免疫機能を有する遊走細胞で，抗原を処理し，その抗原情報をT細胞に提供している．

e. 排泄機能と代謝機能　　腎臓の機能は大きく排泄機能と代謝機能に分けることができる．

1）排泄機能　　尿の生成過程を通じて，ｉ）代謝産物や異物の排泄，ⅱ）体液量と体液組成の調節，を行っている．後者には，循環血液量，血漿浸透圧，体液電解質組成・濃度，体液pH（酸-塩基平衡）などの調節が含まれる．排泄機能を発揮するためには，①糸球体での濾過，②尿細管での再吸収，③尿細管からの分泌，の3つの要素が必要である．

尿素（分子量60）はタンパク代謝の最終産物であり，尿中の主要な排泄物でもある．大部分の摂取された窒素化合物の窒素は尿素の形で排泄され，窒素バランスが保たれている．尿素クリアランスは尿量が定常状態のときはイヌリンクリアランス（GFRに相当）の約1/2で，濾過量の約1/2は尿細管で受動的に再吸収される．慢性の腎不全などでGFRが著しく低下すると血中の尿素濃度は上昇し，窒素血症となる．

2）代謝機能　　代謝機能として，ｉ）ホルモンやオータコイドの産生（活性型ビタミンD_3，レニン，カリクレイン，プロスタグランジン，エリスロポエチン），ⅱ）エネルギー代謝（特に肝障害がある場合には腎からの糖新生による供給），ⅲ）糖，脂質，タンパク質，ポリペプチドの代謝などの機能をもち，直接または間接的に排泄機能を制御している．

6.5.2　腎のトランスポーターと薬物相互作用[1,4,5]

生体物質や栄養物質などの内因物質の輸送にはたらくと考えられてきたトランスポーターは構造の類似した一部の薬物も輸送し，薬物の体内動態に重要な吸収，分布，排泄の各過程にかかわっている．トランスポーターを阻害する薬物は，その基質となる他の薬物と相互作用を起こし，排泄にかかわるトランスポーターが阻害を受ければ全身クリアランスが低下する可能性がある．治療域が狭い薬物ではこのような薬物相互作用が臨床上問題となる．尿細管における主なトランスポーターの発現を図6.5.2に示す．

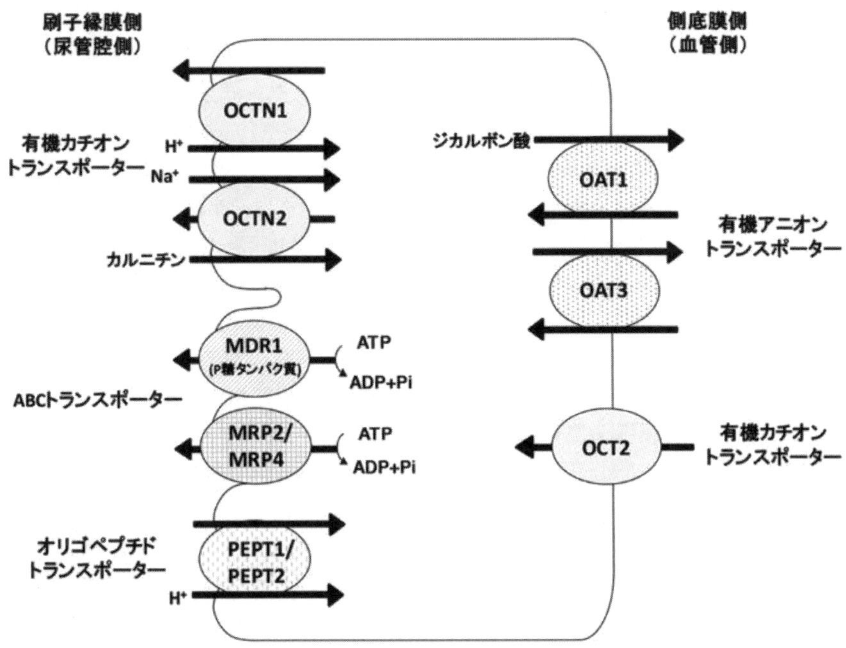

図 6.5.2 ヒトの腎尿細管におけるトランスポーターの発現

a. 有機アニオントランスポーター（OAT ファミリー） 有機アニオントランスポーター（organic anion transporter 1, OAT1）が薬物の尿細管分泌において最も重要な役割を果たしている．OAT1 は近位尿細管（S_2 分節）の側底膜に局在し，パラアミノ馬尿酸（PAH）を代表とする有機アニオンを細胞内のジカルボン酸（α-ケトグルタル酸など）との交換輸送により能動的に取り込む．痛風治療薬プロベネシドは，OAT1 を非常に強く阻害することから他のアニオン性薬物との相互作用が起こり，ベンジルペニシリンの腎排泄が阻害されることによる血中半減期の遅延，フロセミドの利尿作用の著しい減弱，腎クリアランスが全身クリアランスの83%を占めるアシクロビルの腎クリアランスの低下などを起こすことが知られている．細胞内に取り込まれたアニオン性薬物は，刷子縁膜に発現する PAH や Cl^- との交換輸送系などを介して管腔に排泄される．

b. 有機カチオントランスポーター（OCT ファミリー，OCTN ファミリー） 側底膜に局在し細胞内負の膜電位差に依存して血液から細胞内に取り込む輸送系である有機カチオントランスポーター（organic cation transporter, OCT）と，刷子縁膜に局在し細胞内外の pH 勾配を輸送駆動力とする輸送系である OCT Novel（OCTN）が機能的に同定されている．OCTN2 はカルニチンの再吸収にはたらくトランスポーターで全身性カルニチン欠損症の原因遺伝子として知られるが，OCTN2 によるカルニチン輸送はキニジン，ベラパミルなどの薬物で強く阻害されることから，相互作用により二次性カルニチン欠損症が起こる可能性が考えられている．

c. ABC トランスポーター 腎臓では主に多剤耐性タンパク 1（multidrug resistance protein 1, MDR1・P 糖タンパク質，P-glycoprotein），多剤耐性関連タンパク 2（multidrug resistance-associated protein 2, MRP2），MRP4 が近位尿細管の刷子縁膜側に発現している．P 糖タンパク質は脂溶性薬物の尿中排泄を担っている．強心配糖体ジゴキシンは治療域が狭く，血中濃度モニタリングを必要とする薬物である．ジゴキシンの主な排泄経路は腎臓で，P 糖タンパク質を介して尿細管分泌するが，キニジンの併用によりジゴキシンの尿細管分泌が阻害され血中濃度が上昇する．同じように，マクロライド系抗菌薬クラリスロマイシンや抗真菌薬イトラコナゾールが P 糖タンパク質を介したジゴキシンの尿中排泄を阻害することによってジゴキシンの血中濃度を中毒域まで上昇させる．MRP2 は多くの化合物のグルクロン酸抱合体やグルタチオン抱合体などを基質としている．MRP4は内因性物質の環状ヌクレオチドやプロスタグランジンなどのエイコサノイドを基質としており，腎臓ではアニオン性薬物の排泄において薬物相互作用が想定されている．

d. オリゴペプチドトランスポーター 近位尿細管の刷子縁膜には，糸球体濾過された2，3個のアミノ酸残基からなるオリゴペプチドを再吸収するペプチドトランスポーター（peptide transporter, PEPT）が存在する．基質に低親和性のPEPT1は近位尿細管のS_1に，高親和性のPEPT2はS_3に局在しており，尿細管起始部に存在する高濃度のオリゴペプチドはPEPT1によって再吸収され，尿細管終末部での低濃度のオリゴペプチドはPEPT2によって効率的に再吸収される．ペプチド構造をもつβ-ラクタム抗菌薬であるセファドロキシルをセファレキシンと併用すると血漿中濃度が減少するのは，小腸からの吸収の競合阻害および尿細管からの再吸収の競合阻害によると考えられている．

6.5.3 腎毒性の臨床検査[1)]

a. 尿検査 尿量，尿浸透圧，pH，尿構成成分などを測定する．特異性に欠けるが，簡単な非侵襲性の評価法である．

1）尿浸透圧 尿細管間質障害が進み，髄質内の浸透圧勾配が形成できなくなると，尿を濃縮することができなくなる．また，尿浸透圧の低下・尿量増加はADH合成・分泌の低下を示唆する．

2）尿pH pHが高い状態で推移する場合は遠位尿細管障害を考慮する．すなわち，水素イオンの排泄障害があるため，pHが低下しない．

3）尿 糖 近位尿細管にはNa^+/グルコース共輸送体（Na^+/glucose co-transporter）が存在し，糸球体濾過されたグルコースをほぼ100％再吸収する．しかし，近位尿細管障害が存在すると，血糖は正常でもグルコースは尿中に排泄される．

4）尿タンパク 高分子タンパク質（アルブミン）の排泄は糸球体の障害を示唆する．近位尿細管が障害されると糸球体を通過した低分子タンパク質が再吸収されないため，低分子タンパク質（$β_2$-ミクログロブリン）の尿中への排泄が増加する．$β_2$-ミクログロブリンの産生が亢進している場合は血清中の量と比較する必要がある．また，糸球体障害があると排泄障害のため血清中量は高値を示すことや酸性尿中では酸性プロテアーゼにより分解され低値を示すことがあることに留意すべきである．

5）尿中酵素 刷子縁に局在する酵素であるアルカリホスファターゼ（ALP），γ-グルタミルトランスペプチダーゼ（γ-GTP），ロイシンアミノペプチダーゼ（LAP）の排泄は刷子縁をもつ近位尿細管の障害を，乳酸脱水素酵素（lactate dehydrogenase, LDH）の排泄はより一般的な細胞障害を示唆する．*N*-アセチル-β-D-グルコサミニダーゼ（NAG）は分子量150000と大きいため，血中のNAGは尿中に排泄されない．尿中NAGは様々なネフロンセグメントに存在するが，主に近位尿細管のリソソーム由来であり，尿中NAGの増加は近位尿細管の障害を示す．精液の混入で尿中NAGは増加するので，注意が必要である．

6）尿沈渣 尿細管障害によっても血尿は認められる．糸球体由来の赤血球は糸球体を通過した後，尿細管を通る間に浸透圧変化を受けるため，変形した赤血球を多く認める．尿細管性の血尿も同じように形態的変化を生じる．しかし，腎盂以降の出血では赤血球の変化は少ない．白血球は腎尿路の感染または炎症を意味する．円柱はヘンレ上行脚から分泌されるタム-ホースフォール（Tamm-Horsfall）タンパク質を基質として形成される．硝子円柱，上皮細胞円柱，顆粒円柱，白血球円柱などがある．

b. 腎機能検査

1）GFR 内因性クレアチニンクリアランスを簡便なため目安として用いることが多いが，イヌリンを使用するほうがGFRを正確に反映する．尿細管で再吸収も分泌もされないイヌリンと違って，クレアチニンはイヌではイヌリンにほぼ等しいものの，ヒトやラットでは再吸収や分泌がある．

2）腎血漿流量（renal plasma flow, RPF） PAHが広く用いられている．腎を1回循環する間に糸球体での濾過と尿細管からの分泌によって尿中に完全に排泄される物質が理想的だが，PAHの除去率は約90％である．

3）尿細管機能を推測する指標 ナトリウム排泄率や重炭酸排泄率がある．酸塩基平衡の調節は腎の重要な機能の1つであり，塩化アンモニウム負荷試験は遠位尿細管のH^+分泌能を評価するものである．

c. 血清生化学検査 老廃物の除去能の低下として，血中尿素窒素（blood urea nitrogen, BUN）や血中クレアチニンの増加が現れるが，必ずしも排泄機能の障害のみだけではない．たとえば，BUN

表6.5.2 腎バイオマーカー

尿中バイオマーカー	検出可能な障害部位	特 徴
尿中総タンパク	糸球体/近位尿細管	高分子タンパク質の排泄は糸球体障害，低分子タンパク質の排泄は近位尿細管障害を示唆する．
アルブミン	糸球体	分子量約69000のアニオン性タンパク質であり，糸球体の分子の大きさによる障壁と陰荷電による障壁によってほとんど糸球体濾過されないとされている．
β_2-ミクログロブリン	近位尿細管	分子量約12000の低分子タンパク質であり，糸球体濾過されるが，尿細管においてほとんどが再吸収または分解される．糸球体障害などで糸球体の分子篩が崩壊し，アルブミンや高分子タンパクが漏出すると近位尿細管で再吸収されるため，代償的に尿中量が増加する．
クラスタリン	近位尿細管/遠位尿細管	分子量約80000の糖タンパク質であり，腎障害時には抗アポトーシス作用などを介して腎保護に寄与していることが報告されている．
シスタチン-C	近位尿細管	すべての有核細胞で産生される分子量約13000の低分子タンパク質であり，糸球体濾過されるが，尿細管において再吸収・分解される．糸球体障害などで糸球体の分子篩が崩壊し，アルブミンや高分子タンパクが漏出すると近位尿細管で再吸収されるため，代償的に尿中量が増加する．
Kidney injury molecule-1 (KIM-1)	近位尿細管	T細胞免疫グロブリン・ムチンドメイン1（T cell immunoglobulin and mucin domain-1, TIM-1）やA型肝炎ウイルス受容体（hepatitis A virus cellular receptor-1, HAVCR-1）としても知られているI型膜糖タンパクである．腎障害の初期から発現誘導され，近位尿細管から細胞外ドメインが脱落する．
Trefoil factor 3（TFF3）	近位尿細管	6個のシステイン残基によるクローバー様構造を有し，様々な組織の粘液産生細胞/上皮細胞から分泌され，粘膜表面の維持や修復に関与している．
肝臓型脂肪酸結合タンパク（Liver-type fatty acid-binding protein, L-FABP）	近位尿細管	主に肝臓や腎臓の近位尿細管細胞質に発現している分子量約14000の低分子タンパク質であり，脂肪酸のβ酸化に寄与している．
N-アセチル-β-D-グルコサミニダーゼ（NAG）	近位尿細管	様々なネフロンセグメントに存在するが，近位尿細管のリソソーム中に多く存在している．
好中球ゼラチナーゼ関連リポカリン（Neutrophil gelatinase-associated lipocalin, NGAL）	近位尿細管/遠位尿細管	リポカリンファミリーに属している細胞質性の分泌型糖タンパク質であり，腎保護に寄与しているという報告もある．
オステオポンチン	近位尿細管/ヘンレのループ/遠位尿細管	分泌型糖タンパク質であり，腎障害時の単球やマクロファージの集積や細胞の再生に関わっていることが報告されている．

やクレアチニンの増加はGFRの減少を示唆する．

d. 血液ガス　尿細管障害により酸排泄が低下するため，尿細管性アシドーシスになる．このアシドーシスではアニオンギャップが正常の高塩素性代謝性アシドーシスをきたす．近位尿細管性アシドーシスではHCO_3^-は著明な低下を示さないが，遠位尿細管型では低下する．

e. 新規腎バイオマーカー　従来のバイオマーカーであるBUNおよびクレアチニンは腎毒性の検出感度が低く，機能的・病理組織学的な腎障害が進行してから変動するため，新規の腎バイオマーカーが求められている．近年，腎バイオマーカーとして尿中総タンパク，アルブミン，シスタチンC，β_2-ミクログロブリン，クラスタリン，kidney injury molecule-1（KIM-1），trefoil factor 3の7種が提唱された[6]．病態の有無やグレードとの関連性から非臨床試験での有用性が示されており，腎障害が懸念される場合にはBUNおよびクレアチニンに加えて，これらバイオマーカーの測定が推奨されている．代表的な尿中腎バイオマーカーの検出可能な障害部位や特徴を表6.5.2に示した．

6.5.4 腎臓の病態生理学的反応[1,7,8]

a. 急性腎不全　化学物質による腎毒性で最も多くみられ，GFRの急激な低下と窒素血症を特徴とする．その経過は，腎機能の著しい変化を示す障害相，腎機能の低下を特徴とする障害継続相，細胞増殖（再生）と機能回復がみられる回復相に分けることができる．急性腎不全の病理発生は，尿細管壊死だけでなく，腎血管収縮や糸球体障害によるGFRの減少，尿細管閉塞，尿細管間質障害など多岐にわたる．腎前性因子（血液量不足，不十分な心拍出量，腎動脈の収縮）や腎後性因子（尿管閉塞）も急性腎不全の原因になり得る．また，炎症性細胞（T細胞，B細胞，好中球，マクロファージ）が虚血によって誘発される急性腎障害に重要な役割を果たしている．すなわち，血管内皮の損傷がケモカインやサイトカインの産生および好中球の接着を引き起こすと考えられている．障害を受けた尿細管上皮細胞がタンパク尿によって活性化され，炎症性分子である単球走化性タンパク質1（monocyte chemoattractant protein-1）や血管作動性ペプチドであるエンドセリン1（endothelin-1）を産生するとともに，炎症細胞との相互作用により，間質の炎症細胞浸潤，間質線維化や尿細管萎縮といった尿細管間質病変の形成に関与し，進行性の腎機能低下につながることも明らかになってきている．

b. 障害に対する適応　腎臓は高い代償能をもつ．片腎摘出後における残存腎のGFRは40～60％増加するが，これは糸球体血流量・圧の増加による．また，GFRの増加に比例して近位尿細管での水分・溶質の吸収も増加する．したがって，腎障害による機能変化は，代償メカニズムが保持されていれば検出は難しい．代償性メカニズムに加えて，腎障害に対して防御応答が起こり障害を減弱することが知られている．熱ショックタンパク質（heat shock protein, HSP）などのストレスタンパク質やメタロチオネインのカドミウムなどによる誘導である．腎障害からの回復には組織の修復と再生を必要とする．尿細管再生などの修復に，表皮増殖因子（epidermal growth factor, EGF）やインスリン様成長因子1（insulin-like growth factor-1, IGF-1）などの増殖因子がかかわることが示唆されている．

c. 慢性腎不全　慢性腎不全は単純な腎臓の一次性障害によって引き起こされるのではなく，障害により誘発される二次的な病態生理学的変化が慢性腎不全への進展に関与すると考えられている．障害によりネフロン数が減少すると，残存するネフロンの糸球体内圧が上昇し，単一ネフロン当たりのGFRが増加して，腎全体としての濾過機能を維持するような適応現象がみられる．しかし，糸球体内圧の上昇は，毛細血管の機械的な損傷，透過性亢進，メサンギウムの肥厚，高分子沈着により糸球体硬化を引き起こし，腎障害はさらに進展して悪循環に陥ると考えられている．

表 6.5.3　腎臓に毒性が発現しやすい理由

1. 単位重量当たりの血流量が大きいため薬物に曝露されやすい．
2. 糸球体濾過により薬物が排泄される．
3. 尿細管で薬物の再吸収・分泌が行われる（特に，刷子縁膜，側底膜に存在する輸送系によって細胞内に取り込まれやすい）．
4. 尿の生成過程において尿細管内で水分濃縮が起こり，管腔内薬物濃度が上昇する．
5. 酸素消費が高いため，酸素欠乏の影響を受けやすい．
6. 各種ホルモン受容体が存在し，ホルモンの動態異常を受けやすい．
7. その他（CYPによる活性中間体産生，pH変化による薬物析出など）．

6.5.5　腎毒性の障害機序と障害部位[1,8)]

腎臓は薬物や化学物質の主要排泄路であり，毒性が発現しやすい臓器であるが，これは単位重量当たりの血流量が大きいこと，尿の生成過程において尿細管腔内で水分濃縮が起こりこれに伴って管腔内薬物濃度が上昇すること，上皮細胞の刷子縁膜，側底膜に存在する輸送システムによって薬物が細胞内に移行することなど，腎臓の生理学的，機能的な特徴と関連する（表6.5.3）．

腎毒性の障害機序は，化学物質，薬物あるいは代謝産物によって直接的に障害されることが多いが，それ以外にも免疫学的な機序による障害，血行動態の変化を介した障害など様々で，障害部位は最も発現しやすい近位尿細管だけでなく，その障害機序により糸球体や間質も標的となる（表6.5.4）．

a. 直接的な障害　化学物質，薬物あるいはその代謝産物によって直接的に，しかも用量依存的に障害を引き起こす．主な障害部位は近位尿細管上皮細胞であり，アミノグリコシド系抗生物質，セファロスポリン系抗生物質，シスプラチン，カドミウム，水銀など腎毒性物質の多くがこれに含まれる．糸球体を障害する場合もあり，ピューロマイシンアミノヌクレオシドやドキソルビシンは足細胞を障害する．

b. 免疫学的機序による障害　ヒトでは，病理形態学的に尿細管間質性腎炎を呈する薬物性過敏型の腎障害が発現する．薬物の使用期間・使用量にかかわらず発症する．血中の免疫複合体は糸球体基底膜やメサンギウム領域に顆粒状に沈着する．抗基底膜抗体による場合は，直接基底膜抗原と反応して免

表 6.5.4　腎障害機序と障害部位

1) 直接的な障害
- 尿細管（主に近位尿細管壊死を発現）
  - アミノグリコシド系抗生物質［ゲンタマイシン］(刷子縁リン脂質と結合．ミエロイド体形成．リソソーム酵素漏出)
  - セファロスポリン系抗生物質［セファロリジン］(血中からの能動輸送により細胞内移行．活性酸素)
  - シスプラチン（代謝物，酸化的ストレス）
  - カドミウム（メタロチオネインからのカドミウムイオン遊離）
  - 水銀（SH 基と反応．ミトコンドリア酵素の阻害）
  - アムホテリシン B（イオン透過性の亢進．酸化的ストレス）
  - ハロゲン化炭化水素［クロロホルム，テトラフルオロエチレン，ブロモベンゼン］
  - マイコトキシン［オクラトキシン A，シトリニン，フモニシン］
- 糸球体
  - ピューロマイシンアミノヌクレオシド（活性酸素の生成．足突起の融合）
  - ドキソルビシン（キノン/セミキノン体となりラジカル生成．足細胞の障害）
  - プロタミン（抗ヘパリン薬で陽性荷電物質．陰性荷電している基底膜の機能を障害し，タンパク尿）

2) 免疫学的機序による障害
- 間質
  - NSAIDs（尿細管間質性腎炎）
- 糸球体
  - 水銀，D-ペニシラミン，金製剤（免疫複合体の沈着．糸球体腎症）

3) 血行動態の変化を介した障害
- 髄質
  - NSAIDs（プロスタグランジン合成阻害による循環障害．腎乳頭壊死）
- 糸球体
  - シクロスポリン（糸球体内皮障害）
- 血管系
  - メトキサミン（α-アドレナリン作用により血管収縮．動脈中膜壊死・腎実質壊死・腎梗塞）
  - ヨード造影剤（血管収縮による虚血および近位尿細管障害との相互作用）

4) 閉塞性障害
- 尿細管
  - メトトレキサート（尿細管内析出）
  - エチレングリコール（シュウ酸カルシウムとして沈着）
  - アセタゾラミド（尿 pH 変化によるリン酸カルシウム結石形成）

5) その他
- 尿細管
  - *d*-リモネン（リソソームへの蓄積，α2u-グロブリン腎症）

疫複合体を形成するため基底膜に沿って線状に沈着する．

c. 血行動態の変化を介した障害　非ステロイド性抗炎症薬（non-steroidal anti-inflammatory drugs, NSAIDs）はプロスタグランジン合成を抑制することによって腎循環に影響する代表例で，急性腎不全や腎乳頭壊死を起こす．シクロスポリンは糸球体内皮を障害する．α-アドレナリン受容体を活性化するメトキサミンは血管収縮により動脈中膜壊死・腎実質壊死・腎梗塞を引き起こす．

d. 閉　塞　化学物質が尿細管中で非常に高濃度になると，これらの物質は溶解度を越えて結晶を形成する．物理的に尿細管が閉塞されると，尿細管内圧が上昇し，これにより GFR や腎血流量は低下し，組織の虚血などが起こる．葉酸代謝拮抗薬のメトトレキサートは，尿中排泄されたものが尿細管で析出し，閉塞を引き起こす代表例である．エチレングリコールは，アルコール脱水素酵素により酸化されてシュウ酸となり，尿中のカルシウムと結合してシュウ酸カルシウムを形成する．炭酸脱水酵素阻害薬であるスルホンアミド系薬物アセタゾラミドは，尿の生成にかかわる酵素を抑制するため，尿の pH が変化し，カルシウム結石を形成する．

6.5.6　代表的な腎毒性物質[1,7]

a. 重金属　水銀，カドミウム，クロム，鉛，白金，ウランなど多くの重金属は腎毒性物質である．

1) 水　銀　　無機，有機いずれの水銀化合物も腎毒性を有する．水銀は腎臓に極めて高い親和性をもって蓄積し，S_3 に最初の毒性が発現する．投与量や投与期間が増すと S_1，S_2 に障害が拡大する．近位尿細管の壊死に伴う急性腎不全が障害の特徴である．水銀の近位尿細管の取込みメカニズムに，刷子縁の γ-GTP や側底膜の有機アニオン輸送系がかかわっている（図 6.5.3）．SH 基との結合性が高いことが細胞レベルでの毒性発現において重要で，特

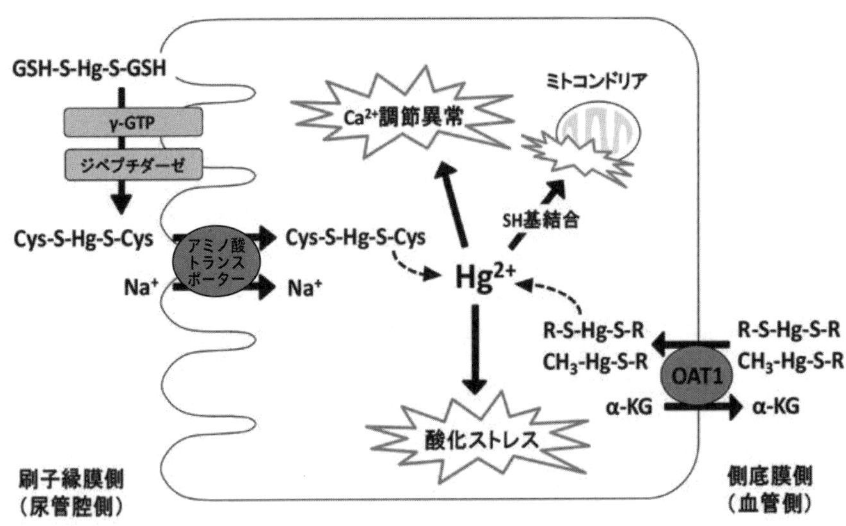

図 6.5.3 水銀による腎毒性の発生機序

①：刷子縁膜側でジグルタチオン抱合体（GSH-S-Hg-S-GSH）がγ-GTPとジペプチダーゼで代謝され，ジシステイン抱合体（Cys-S-Hg-S-Cys）が形成される．
②：刷子縁膜側からはCys-S-Hg-S-Cysがアミノ酸トランスポーターで，側底膜側からはHg抱合体（R-S-Hg-S-R，CH_3-Hg-S-R）が有機アニオントランスポーター（OAT1）で細胞内に取り込まれる．
③：細胞内に取り込まれた水銀は，ミトコンドリア毒性，酸化ストレス，Ca^{2+}調節異常などの細胞障害を引き起こす．

にミトコンドリアの酵素系への障害にはたらくと考えられている．一方で，酸化的ストレスが重要な役割を演じているとする考え方もある．また，無機水銀の慢性曝露によって，糸球体基底膜に対する抗体の産生と免疫複合体の沈着が生じ，膜性糸球体腎炎が起こる．腎障害の早期のマーカーはALPやγ-GTPのような刷子縁酵素の尿中排泄である．障害が重度になると，LDHなどの細胞内酵素が尿中に増加する．障害が進行すると，溶質と水の尿細管再吸収は減少し，グルコースやアミノ酸，タンパク質の尿中排泄が増加する．

2）カドミウム　ヒトでの半減期は10年以上と長い．体内に蓄積されたカドミウムの50％は腎臓で検出される．近位尿細管機能障害（S_1, S_2）を起こし，グルコース，アミノ酸，カルシウムおよび細胞酵素の尿中排泄を特徴とする．カドミウムや水銀などの中毒でアミノ酸尿を起こしやすい理由は，アミノ酸輸送系の担体の結合部位が重金属と結合しやすく輸送が阻害されるためである．ヒトでは腎毒性の予測マーカーとして，尿中カドミウム量に加えて，β_2-ミクログロブリンの尿中排泄量が有用とされている．カドミウム腎毒性の興味深い点はメタロチオネインの役割である．血中で形成されたカドミウム-メタロチオネイン複合体は糸球体を通過し，近位尿細管で再吸収される．リソソームで複合体は分解され，カドミウムが遊離する．尿細管上皮自身のメタロチオネインのプールが飽和すると，遊離したカドミウムが細胞に障害を与える（図6.5.4）．

b. 医薬品

1）アセトアミノフェン　解熱鎮痛薬アセトアミノフェンは，大量投与によって肝障害に加え腎（近位尿細管）障害を発現する．毒性発現にはシトクロムP450（CYP）による代謝活性化が必要だが，マウスではS_1とS_2が，ラットではS_3が標的部位になるなど毒性・発現機序には種差がある．マウスでは腎CYP2E1により活性中間体*N*-アセチル-*p*-ベンゾキノンイミン（NAPQI）が生成され，タンパク質がアリール化される．ラットでは*p*-アミノフェノール（PAP）に変換される．PAPはフェナセチンやアニリンの代謝物でS_3に障害を起こすことが知られており，腎毒性発現のためにはベンゾキノンイミンあるいは他の活性中間体にさらに酸化される必要があるとされている．

2）NSAIDs　アスピリン，インドメタシンなどの消炎鎮痛薬は急性腎不全，腎乳頭壊死，間質性腎炎の3種のタイプの障害を発現する．急性腎不全は大量投与数時間以内に発現し，GFR減少，乏尿，ナトリウム貯留を特徴とする．シクロオキシゲナー

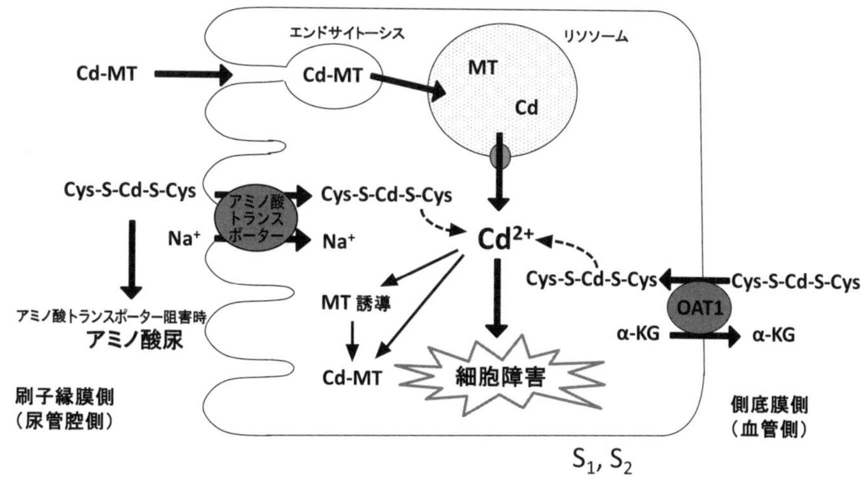

図 6.5.4 カドミウムによる腎毒性の発生機序

①：カドミウム-メタロチオネイン複合体（Cd-MT）は，管腔側からエンドサイトーシスによりリソソームに取り込まれ，リソソーム内でカドミウムが遊離し，細胞質内へ放出される．
②：管腔内のカドミウムのシステイン抱合体（Cys-S-Cd-S-Cys）はアミノ酸トランスポーターで，血中のシステイン抱合体は有機アニオントランスポーター（OAT1）により細胞内に取り込まれる．
③：細胞内に取り込まれたシステイン抱合体は，細胞質中で遊離型カドミウム（Cd^{2+}）となり，近位尿細管細胞（S_1，S_2 分節）の障害を引き起こす．
④：細胞質中の Cd^{2+} はメタロチオネイン（MT）を誘導し，MT と結合して Cd-MT となり，腎臓に蓄積するが，尿細管上皮自身の MT プールが飽和すると，遊離した Cd^{2+} が細胞に障害を与える．

ゼ（COX）阻害作用によって，腎内で血管拡張としてはたらくプロスタグランジンのアラキドン酸からの合成が抑制されるために，維持されていた腎循環が影響されることが NSAIDs による腎障害の最も大きな原因である．COX-2 選択的阻害によっても GFR 低下などの影響がみられる．腎乳頭壊死は慢性服用により発現する鎮痛薬性腎症として知られる．間質性腎炎は炎症性細胞浸潤，間質性水腫を特徴とするまれな障害で，アレルギー性機序を介して発症するとされている．

3）アミノグリコシド系抗生物質　ゲンタマイシン，トブラマイシン，カナマイシンなどがある．水溶性のカチオン性薬物であるアミノグリコシド（アミノ配糖体）系抗生物質の主排泄経路は腎であり，投与された大部分は糸球体濾過を受けた後，未変化体のまま尿中に排泄されるが，一部は近位尿細管上皮細胞内へと取り込まれる．刷子縁膜の陰性荷電しているリン脂質と結合するため，膜のリン脂質組成は変化して，膜の機能（透過性，Na^+，K^+-ATPase 活性，カチオン輸送）も変わり，細胞内のホルモンのシグナル伝達にかかわるリン脂質であるホスホイノシトールと複合体を形成するなどの生化学的な変化が生じる．エンドサイトーシスによって取り込まれるとリソソーム内に蓄積してミエロイド体（myeloid body）を形成する．リソソームが破壊され，リソソーム酵素の細胞質内放出により細胞障害が起こる（図 6.5.5）．実験的に，抗酸化剤の投与によって腎毒性が軽減することから，活性酸素の関与も考えられている．エンドサイトーシスにはメガリンという受容体が介在する．

4）セファロスポリン系抗生物質　セファロリジンが代表例である．近位尿細管上皮細胞に能動的に取り込まれて蓄積し，壊死を引き起こす．有機アニオン輸送系で取り込まれ，PAH やプロベネシドで阻害される．幼若齢のラットでは，輸送系がまだ発達していないため毒性が発現しない．いったん細胞内に入ると，分泌はわずかである．セファロリジンの反応中間代謝物が毒性の本体と考えられており，CYP を阻害すると毒性は弱まる．ラジカルの形成とそれによる酸化ストレスが毒性発現にかかわっているようで，還元型グルタチオンは毒性を防御し，グルタチオン枯渇の前処置により毒性は強まる．グルタチオンペルオキシダーゼの活性中心であるセレンや抗酸化作用をもつビタミン E の含有量を低くした飼料を与えると，セファロリジンの腎毒性はより鋭敏となる．

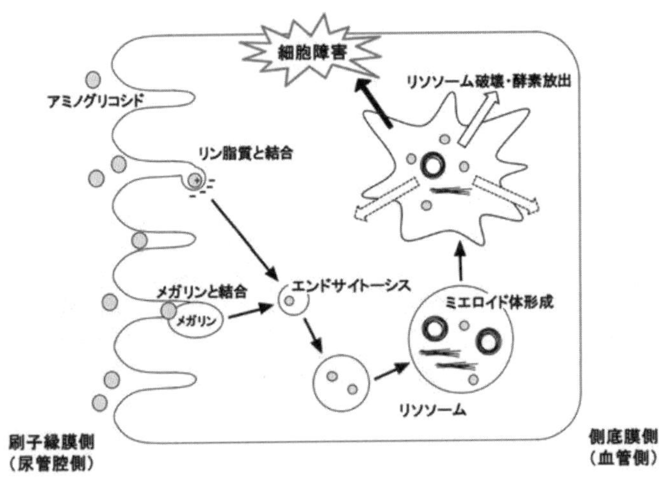

図 6.5.5　アミノグリコシドによる腎毒性の発生機序

5) シスプラチン　抗悪性腫瘍白金錯体シスプラチンは，腎移行性が高く，腎障害が投与量制限因子である．初期病変としてラットでは近位尿細管の S_3 が障害されるが，この障害性変化には種差が存在する．シスプラチンの代謝物やフリーラジカルが障害に関与していると考えられている．また，抗酸化剤を使用した in vivo および in vitro 実験で酸化的ストレスが腎毒性の発生に重要な役割を果たしているとされている．臨床においては，腎毒性を軽減するために，投与の前後に 1～2 L の輸液を 4 時間以上することや投与時にも 1 L 程度の生理食塩液に混和して 2 時間以上かけて点滴静注する処置がとられ，必要に応じてマンニトールやフロセミドなどにより強制利尿が行われる．

6) ヨード造影剤　血管内に投与された造影剤はほとんどが尿中に排泄されるため腎臓に負荷がかかる．イオン性のものは高浸透圧性のため非イオン性のものに比べて腎毒性を起こしやすい．血行動態の変化（血管収縮）と近位尿細管の障害が腎毒性を引き起こすと考えられている．

7) ドキソルビシン　アントラサイクリン系の抗腫瘍性抗生物質であり，非臨床では巣状糸球体硬化症モデル作製に使用され，足細胞が初期障害の標的となっている．キノン類であるドキソルビシンは，ミクロソームでの NADPH 系を介して活性中間体であるセミキノン体となり，活性酸素を生成する．急性期の細胞障害の要因として，DNA インターカレーションやクロスリンク，トポイソメラーゼ II 阻害，活性酸素の産生を介した DNA 障害や脂質過酸化などが考えられている．また，遅発性の病態進行には活性酸素の産生が関与しており，呼吸鎖不全を伴うミトコンドリア DNA 障害，糸球体のヘパラナーゼ発現増加や障害を受けた腎細胞からのケモカイン放出が関わっている[9]．

8) ピューロマイシンアミノヌクレオシド　抗生物質の一種で，ドキソルビシンと同様に巣状糸球体硬化症モデル作製に古くから使用されている．ラットへの投与後に糸球体での足細胞の足突起の融合や消失が生じるが，その原因は活性酸素の産生に伴う直接的な DNA 障害であり，投与前に活性酸素スカベンジャーを処置するとタンパク尿および足細胞障害が減弱されることが示されている[9]．

c. ハロゲン化炭化水素　ハロゲン化炭化水素の腎毒性では，生体内変換が障害機序において重要である．

1) クロロホルム　近位尿細管が標的となる．腎の CYP2B1 および CYP2E1 によりトリクロロメタノールに代謝され，これは不安定なためさらに HCl が遊離してホスゲンとなり，毒性を発現する．マウスでみられる腎毒性発現の性差は，CYP アイソフォーム量の差に関係している．雄マウスの去勢は腎毒性を弱め，雌へのテストステロン前処置では逆に強まるとともに，CYP アイソフォームは前者では減少し，後者では増加するという関係がみられる．

2) テトラフルオロエチレン　肝グルタチオン

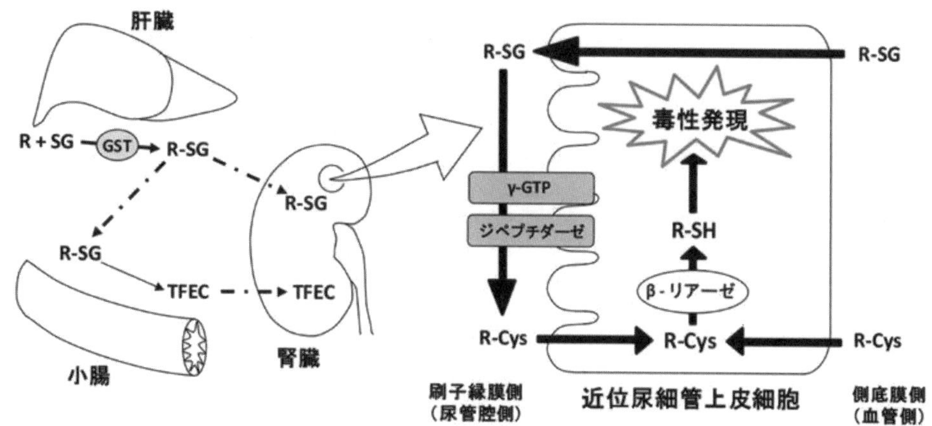

図 6.5.6 テトラフルオロエチレンによる腎毒性の発生機序

①：テトラフルオロエチレン（R）は肝臓のグルタチオン*S*-転移酵素（GST）で代謝されて，グルタチオン抱合体（R-SG）になる．
②：R-SG は腎臓に運ばれる，あるいは胆汁や小腸へ分泌され，そこで分解されてシステイン-*S*-抱合体（TFEC）となり，再吸収されて腎臓へ運ばれる．
③：血中の R-SG は側底膜から細胞内に輸送され，刷子縁膜を通って管腔に分泌される．
④：血中および管腔の R-SG はγ-GTP とジペプチダーゼにてシステイン抱合体（R-Cys）に分解される．
⑤：血中および管腔の R-Cys は細胞内に輸送される．細胞内の R-Cys はβ-リアーゼによって反応性のチオール化合物（R-SH）に変換され，毒性を発現する．

S-転移酵素によってグルタチオン抱合体に代謝される．グルタチオン抱合体は胆汁に分泌され，小腸でシステイン-*S*-抱合体テトラフルオロエチル-L-システイン（TFEC）となり，腎臓に運ばれる．また，グルタチオン抱合体そのものも腎臓に運ばれ，近位尿細管刷子縁に局在するγ-GTP とジペプチダーゼによってシステイン抱合体に変換される．システイン抱合体は腎β-リアーゼによって反応性チオールを生成して毒性を発現する（図 6.5.6）．また，TFEC はミトコンドリアを一義的に標的とするとされている．

d. マイコトキシン　マイコトキシンは食料品や飼料に混入したカビが産生する代謝物である．いくつかのマイコトキシンには腎毒性があり，オクラトキシン A，シトリニン，フモニシンによって近位尿細管障害が起こる．実験的に，オクラトキシン A による腎障害を起こさせるには，大量投与では下痢のために死に至るため，少量を繰り返し与える必要がある．シトリニンは 1 回大量投与で近位尿細管壊死が誘発され，腎皮質のグルタチオン低下と共有結合が認められることから，障害は活性代謝物によると考えられている．フモニシンは構造的にスフィンゴイド塩基に類似しており，スフィンゴシン *N*-アシル転移酵素を阻害することが障害機序と考えられている．

e. α2u-グロブリン腎症　無鉛ガソリン，*d*-リモネン，ジクロロベンゼン，テトラクロロエチレン，デカリンなどを雄ラットに投与すると，近位尿細管の S_2 に硝子滴（hyaline droplet）の集積を特徴とするα2u-グロブリン腎症（α2u-globulin nephropathy）が起こる．炭化水素性腎症（hydrocarbon nephropathy）ともよばれる．この腎症の発現にはα2u-グロブリンの存在が必要で，*d*-リモネンなどの化学物質と結合物が形成されることによる．雄ラットにのみ認められる性および動物種特異的な変化である．α2u-グロブリンは雄ラットの主に肝臓で産生される低分子タンパク質（分子量 18700）でアンドロゲン制御下にある．糸球体を容易に通過して S_2 で再吸収されるが，リソソームで加水分解されにくいため，無処置の動物でも病理組織学的に硝子滴として観察される．*d*-リモネンなどの化学物質がα2u-グロブリンと結合すると，リソソームでの分解がより一層困難となり，その結果として硝子滴の著しい集積が起こる．リソソームへの過負荷による細胞死は持続的な細胞増殖を招き，慢性投与によって雄ラットに腫瘍が発生するが，ヒトには外挿されない．

6.5.7 下部尿路（尿管・膀胱・尿道）の機能および毒性[8)]

下部尿路を構成する尿管・膀胱・尿道は，移行上

表6.5.5 排尿障害を起こしうる薬物

薬　物	主な作用機序
1）尿排出障害，尿閉	
フェノチアジン系抗精神病薬	
チオリダジン，クロルプロマジン	抗コリン作用による膀胱平滑筋の収縮障害
三環系抗うつ薬	
イミプラミン，アミトリプチリン	抗コリン作用による膀胱平滑筋の収縮障害
第一世代抗ヒスタミン薬（抗アレルギー薬）	
ジフェンヒドラミン，クロルフェニラミン	抗コリン作用による膀胱平滑筋の収縮障害
麻薬	
モルヒネ，コデイン	オピオイド受容体を介した排尿反射の抑制
抗がん薬	
ビンクリスチン，パクリタキセル	軸索変性による自律神経系機能の障害
気管支拡張薬	
クレンブテロール	β_2-アドレナリン受容体刺激による膀胱平滑筋の弛緩
起立性低血圧治療薬	
ミドドリン	膀胱頸部の α_1-アドレナリン受容体刺激による尿道括約筋の収縮
2）頻尿，尿失禁	
アルツハイマー型認知症治療薬	
ドネペジル	アセチルコリンエステラーゼ阻害を介したコリン作動性作用による膀胱平滑筋の過剰収縮
中枢性筋弛緩薬	
バクロフェン	中枢性筋弛緩作用による膀胱平滑筋および尿道括約筋の弛緩
高血圧治療薬	
プラゾシン	α_1-アドレナリン受容体遮断による尿道平滑筋の拡張，および前立腺の α_1 受容体遮断による前立腺肥大の改善を介した尿道拡張
副交感神経作動薬	
ベタネコール	ムスカリン受容体刺激による膀胱平滑筋の過剰収縮
ネオスチグミン	アセチルコリンエステラーゼ阻害を介したコリン作動性作用による膀胱平滑筋の過剰収縮
気管支拡張薬	
テオフィリン	強心作用と腎血管拡張作用による利尿作用
抗 NSAIDs 潰瘍薬	
ミソプロストール	PGE1 誘導体であり，EP 受容体刺激を介した尿道弛緩

皮を有する．集合管を経て腎盂に集まった尿は，尿管の蠕動によって膀胱に運搬，蓄積後，尿道を介して排出される．尿管の蠕動運動はヒトで毎分 3 回程度行われ，速度は 2〜3 cm/秒である．膀胱における尿の蓄積（蓄尿）や膀胱からの排出（排尿）には自律神経系が重要な役割を担っている．交感神経は α-アドレナリン受容体を介して内尿道括約筋を収縮して膀胱からの尿の流出を防ぎ，β-アドレナリン受容体を介して膀胱平滑筋を弛緩させて蓄尿的にはたらく．α 受容体は膀胱頸部や近位尿道に多く，β 受容体は膀胱体部に認められ膀胱の弛緩に関与する．一方，副交感神経は主にコリン作動性のムスカリン受容体を介して膀胱排尿筋を収縮させて尿を排出する．排尿時には交感神経は抑制されて内尿道括約筋が弛緩し，また体性神経を介して外尿道括約筋が弛緩し排尿に関与する．排尿障害を起こしうる薬物を表 6.5.5 に示した．

a. 膀胱の毒性および毒性発生機序　膀胱は尿中に濃縮された物質が長時間滞留するため毒性標的になりやすく，膀胱内に蓄積された尿に直接的に接触する膀胱上皮への障害が主体である．

1）シクロホスファミド　アルキル化薬に分類される抗がん薬で，急性の出血や炎症が発生し，特に出血性膀胱炎が臨床的にも高頻度で認められる．シクロホスファミドは肝臓で代謝され，代謝産物であるアクロレインが尿中に排泄される．アクロレインは尿路上皮細胞に取り込まれ，細胞質内で活性酸素やペルオキシナイトライトイオン（$ONOO^-$）を産生して酸化ストレスを引き起こし，DNA 傷害などにより尿路上皮細胞を障害する．シクロホスファミドによる膀胱がんの発生も報告されている．出血性膀胱炎の発現を抑制する薬物として 2-メルカプトエタンスルホン酸ナトリウム（別名：メスナ）が使用されており，アクロレインと直接的に結合してアクロレインの尿路上皮細胞への取込みを防ぐ作用がある．シクロホスファミドと同様にアルキル化薬であるイホスファミドでも出血性膀胱炎が認められ，代謝により発生するアクロレインが膀胱炎の発症に関与している．

2）結石形成　尿中に結晶や結石を形成する化学物質としてエチレングリコール，ウラシル，メラミンなどが知られている．また，カルシウムやリン酸を尿中に過剰に排出させる薬物はリン酸カルシウム結石を誘発する．尿 pH は結晶形成に影響を与え，リン酸カルシウムやリン酸アンモニウムマグネシウムなどのリン酸塩の結晶化はアルカリ尿で発生しやすく，逆に尿酸やシュウ酸は酸性尿で結晶化しやすい．結晶成分は飼料中の鉱質成分の含有量によっても変化する．尿中の結晶物や結石は物理的な接触により尿路粘膜を傷害し，炎症や修復過程における肥厚などで尿路内腔の狭窄や閉塞を引き起こす可能性があるため注意が必要である．

3）膀胱腫瘍　ヒトの膀胱がんの特徴として，喫煙や化学物質曝露による職業性環境要因ががん化に関与する．膀胱を標的とする発がん物質としてニトロソ化合物である *N*-ブチル-*N*-(4-ヒドロキシブチル）ニトロソアミン（BBN），ニトロフラン系化合物の *N*-[4-(5-ニトロ-2-フリル)-2- チアゾリル］ホルムアミド（FANFT），芳香族アミン類の 2-ナフチルアミンなどが知られている．特に BBN では齧歯類に長期投与することにより高率に膀胱がんが発生し，膀胱化学発がんのモデルとして用いられる．また，水質汚染と膀胱発がんの関連性の疫学調査においてヒ素が膀胱がんリスクに関与すると示されており，実験的にもヒ素の発がん作用が示されている．

b. 毒性のヒトへの外挿性　齧歯類の尿は高度に濃縮されており結晶が形成されやすく，pH も種々の要因により大きく変動する．尿中に排泄された化学物質は，その動物種に特異な尿環境下において析出したり，イオン化したり，あるいは化学反応を受けて異なる物質に変化したりする可能性がある．

人工甘味料のサッカリンナトリウムはラットに膀胱上皮がんを発生させる．その発生機序として，リン酸カルシウムを含む尿中結晶物が形成されて膀胱上皮を傷害し，その傷害に対する再生性過形成により細胞増殖が促進されて上皮がんが誘発されると考えられている．ラットの尿 pH は通常 6.5～8.5 でヒトに比べて高いが，尿 pH を低下させる飼料でラットを飼育した場合や，尿 pH を酸性化させる塩化アンモニウムとの併用投与実験ではサッカリンナトリウムによる細胞増殖反応は認められず，アルカリ尿における尿中結晶物の発生が原因として考えられている．ヒトではサッカリンナトリウムによる発がん促進作用の報告はなく，ヒトへの外挿性はないとされている[10]．

このように動物種間で尿環境が大きく異なることから，動物実験で認められた毒性のリスク評価を行う場合には，その毒性機序を解明し，尿中の構成成分などが動物種間で異なることを十分に考慮してヒトへの外挿性を判断すべきである．

［田保充康・赤井　翔・鈴木雅実］

文　献

1）杉本哲朗（2009）：新版トキシコロジー（日本トキシコロジー学会教育委員会編），pp. 293-303，朝倉書店．
2）藤田尚男，藤田恒夫（2010）：標準組織学各論（第 4 版），pp. 211-242，医学書院．
3）今井　正（2005）：標準生理学（第 6 版），pp. 759-822，医学書院．
4）杉山雄一他（2003）：ファーマコキネティクス　演習による理解，pp. 326-333，南山堂．
5）乾　賢一（2009）：薬物トランスポーター活用ライブラリー，羊土社．
6）Dieterle, F. et al.（2010）：Nat. Biotechnol., **28**, 455-462.
7）Klaassen, C. D.（2013）：Casarett & Doull's Toxicology, The basic science of poisons (8th ed.), McGraw-Hill.
8）高橋道人，福島昭治（2013）：伊東毒性病理学，pp. 273-302，丸善出版．
9）Pippin, J. W. et al.（2009）：Am. J. Physiol. Renal Physiol., **296**, F213-F229.
10）IARC（1999）：IARC Monographs on the Evaluation of Carcinogenic Risks to Humans, Vol. 73.

6.6 呼 吸 器 毒 性

呼吸器毒性は曝露物質と呼吸器の相互作用によって発現する器官毒性を意味し，経口摂取後のパラコートによる肺障害のように，吸入以外の経路によって発現する毒性も扱う．一方，吸入毒性は吸入経路によって発現する毒性をいい，一酸化炭素による中枢障害も含む．吸入物質による呼吸器障害は職業病としてよく知られており，炭坑労働者によくみられる肺に炭素粒子が沈着する黒色肺，石材の切り出しを長くしていたヒトのケイ肺症や肺結核性病変と合併したケイ肺結核，造船所でのアスベスト粒子の吸入による石綿（沈着）症などが有名である．アスベスト，ニッケル，ベリリウム，カドミウムなどの職業曝露は肺がんの原因となりうる．20 世紀になると職業曝露のみならず，大気汚染物質の影響が危惧されるようになった．ここでは主として吸入物質による局所作用としての呼吸器毒性・吸入毒性を取り上げる．また，この局所作用と密接に関係する呼吸器の構造と機能については特に断らない限りヒトについて述べる．

6.6.1　呼吸器の構造と機能

a. 鼻咽頭・喉頭部　鼻咽頭部は吸入された空気を濾過し，湿度と温度を与え，空気調整と防御の役割を果たしている．鼻腔の前庭部は角質化した扁平上皮でおおわれている．それ以降の呼吸部は線毛立方および円柱上皮でおおわれている．また，多数の杯細胞・粘液腺・漿液腺からの分泌物と鼻涙管からの涙液が上皮の表面に粘液層を形成している．この粘液は線毛細胞の線毛のはたらきによって後方に送られ，咽頭に達して嚥下される．上鼻甲介とそれに対向する鼻中隔部には嗅上皮があり，嗅細胞，支持細胞，基底細胞からなる．嗅上皮は化学物質に対する感受性が特に高い．鼻腔壁は複雑な凹凸を示すとともに，鼻甲介の存在により著しくその表面積を増している．粘膜下組織は静脈に富み海綿のような構造をしている．吸入された空気はここで十分な湿度と温度を与えられる．鼻腔は後端で狭くなり，急激に下方に屈曲し，咽頭部で消化管と交差して喉頭に至る．喉頭はそのなかに発声器を入れており，空気の流速が急激に変化する場所である．このように鼻咽頭部は複雑な構造をもち，空気の流速および方向が急激に変化するために，主として5 μm 以上の空気力学的等価径（後述のエアロゾル参照）をもつ比較的大きな吸入粒子の沈着の起こる場所である．

b. 気管・気管支部　気管・気管支部分は空気の導管に当たり，この部分と，鼻咽頭部分の容積が死腔を形成する．なお鼻咽頭部分を上気道，気管・気管支部分を下気道とよぶこともある．ヒトの気管は2つに分かれて気管支となる．気管支は10回程度分岐して直径1 mm 以下の細気管支となる．細気管支はさらに5回ほど分岐して直径0.5 mm 程度の終末細気管支となる．この分岐に伴い，個々の気道断面積は小さくなるが，総断面積は大きくなるので，流速は遅くなる．

図6.6.1に気道の分岐を示す．気管・気管支部分は線毛上皮でおおわれている．気管・気管支は分泌腺を有するが，細気管支には存在しない．気管・気管支には多数の杯細胞が存在するが，末端に行くに従って次第にその数を減じ，終末細気管支で消失する．気管・気管支部分の上皮は分泌腺や杯細胞からの分泌液でおおわれ，線毛細胞の線毛の動きによって上方へ送られており，これを粘液エスカレータと呼ぶ．粘液をすべて上方へ送るためには線毛細胞が杯細胞よりも気道の末端まで存在している必要があり，呼吸細気管支の上皮細胞も線毛を有している．図6.6.2に気道構造の差を示す．気道の粘液層の厚さは末端に行くに従って薄くなる．また粘液エスカレータの速さも下部に行くほど遅くなる．

気管支・細気管支の平滑筋はこれらの部分の収縮・拡張に重要な役割を果たす．細気管支以下では総気道断面積が著しく大きくなるので，正常な状態での気道抵抗の大部分は，区域・小気管支などの中等サイズの気管支で発生する．終末細気管支から呼

平均直径(mm)	名称	形態	平均的分岐数
13～22	鼻咽頭　喉頭	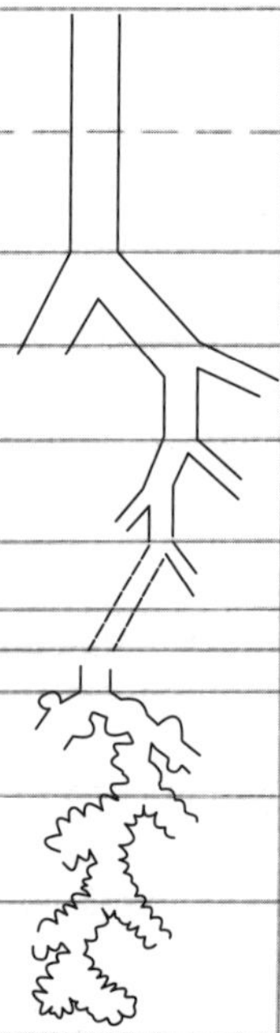	0
	気管		
10	主気管支		1
7	肺葉気管支		2
5	肺区域気管支		3～4
1～4	小気管支		5～10
0.5～1	細気管支		11～14
	終末細気管支		15～16
	呼吸細気管支		17～18
0.4	肺胞道		19～20
0.3～0.4	肺胞嚢 肺胞		21～22

図6.6.1　気道の分岐

部位	鼻腔	気管	気管支		細気管支		
			大	小	通常	終末	呼吸
上皮	角質化 重層　→ 扁平	多例　線毛　円柱 （気流の激しい所で一部重層扁平）			多列 線毛→ 円柱	単層 線毛→ 円柱	単層 線毛 立方
杯細胞	多		中	少	まれ	なし	
腺	多	中		少	なし		

図6.6.2　呼吸気道構造

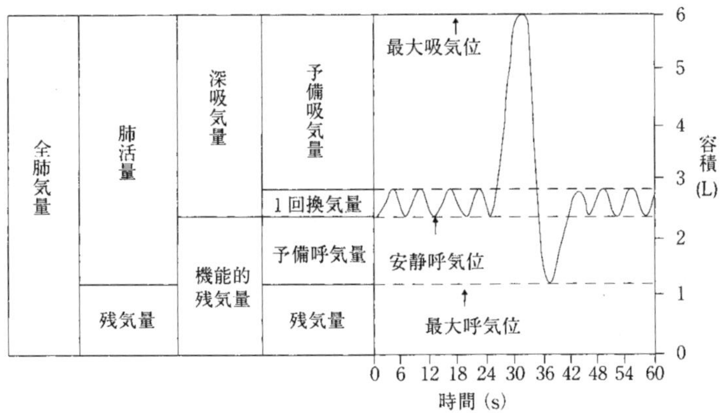

図 6.6.3 肺気量分画

吸細気管支領域のみにクララ細胞が存在する．この細胞は上皮細胞の幹細胞であり，線毛を欠き，リン脂質を産生する分泌顆粒を多量に含んでいる．また呼吸器系で最も多くシトクロム P450（P450）を含み，P450 で代謝活性化される化合物に対する感受性の高いことを特徴とする．

c. 肺実質部分　肺は動物によって異なるが，多くは5つの肺葉に分かれる．肺実質部分は血液のガス交換が行われる場所であり，呼吸細気管支，肺胞管，肺胞囊，肺胞およびこれらに付属する毛細血管からなる．終末細気管支から分岐した呼吸細気管支の直径は 0.5～1 mm である．この呼吸細気管支は分岐して肺胞道となり，その終わりは行き詰まりの肺胞囊となっている．呼吸細気管支の一部には肺胞が開口し，肺胞道表面はすべて肺胞でおおわれている．この1本の呼吸細気管支に属する肺胞系をそれに関与する血管・リンパ管なども含めて肺の構造と機能の最小単位と考えて細葉（acinus）とよぶことがある．呼吸細気管支は平滑筋を含み，上皮は線毛を有するが，杯細胞は消失している．肺胞上皮は呼吸上皮といわれるⅠ型とⅡ型の細胞からなっている．Ⅰ型細胞は極めて薄い扁平な細胞であり，数のうえではⅡ型細胞より少ないが，肺胞の 90％以上をおおっている．Ⅱ型細胞は立方形の細胞であり，Ⅰ型細胞と異なり，代謝酵素が豊富でリン脂質を含む界面活性物質を分泌している．このリン脂質は肺胞の表面をおおいその表面張力を下げる役割をもっている．このⅡ型細胞はⅠ型細胞に移行することができる．肺胞は球形ではないが，球形と仮定したときの直径は約 0.3 mm で，その数は平均3億個程度である．したがって，肺胞総表面積は呼気時で約 35 m^2，深呼吸時で 100 m^2 にも達するといわれている．この肺胞表面の約 90％に毛細血管が分布している．肺胞腔の空気と，毛細血管内の血液を隔てる膜は極めて薄く，呼吸上皮・基底膜・血管内皮細胞のすべてを合わせても 0.35～2.5 µm 程度である．肺の主な仕事であるガス交換の行われる場所を実質といい，気腔・肺胞上皮細胞・毛細血管を加えたものであるべきであるが，呼吸器病領域で実質は毛細血管を含まないとされている．一方，実質を支える間質は基底膜と内皮細胞の間の粗な結合組織からなる部分で，コラーゲン，エラスチン，線維芽細胞，末梢神経の受容体（J 型受容体）や軸索，肥満細胞や単球などの遊走細胞も存在する．間質の線維芽細胞はコラーゲンを産生し，弾性線維とともに肺胞の構造維持に関与している．肺胞腔内にはマクロファージが存在する．大きさはほぼ 20 µm で，主な機能は肺胞内に到達した 1 µm 内外の大きさの細菌や異物の取込みである．

d. 呼吸機能　肺の生理機能を示す目的で肺気量分画（図 6.6.3）が用いられる．これらのうち，肺活量，深吸気量，予備吸気量，1回換気量および後述する最高換気速度や1秒量はスパイロメーターで測定でき，さらに窒素（N_2）やヘリウム（He）などのガス希釈法と併用して全肺気量，機能的残気量，残気量などの肺気量分画測定が行われる．

正常の呼吸では1回換気量は少なく，全肺気量の 5％程度である．肺線維症のような拘束性換気障害では全肺気量の減少が特徴的であり，気管支喘息のような閉塞性換気障害では残気量の増加が認められる．肺におけるガス交換を円滑に行うためには，気道におけるガスの通りやすさと肺の伸縮性が重要な要因となる．肺のコンプライアンスは圧量関係：ΔV/ΔP で表される．すなわち，大きいと膨らみやすく，小さいと肺が固く膨らみにくいことを示している．したがって，肺気腫症では肺胞壁の破壊，弾性線維の減少などで，肺コンプライアンスは上昇するが，特発性間質性肺炎や肺線維症では低下する．

呼吸機能は肺胞と血液の間での酸素と二酸化炭素のガス交換であるから，呼吸機能における肺循環系の役割は換気系と同様に重要である．肺循環系の特徴はそれが大循環と直列に連なっており，心拍出量のすべてが肺を通ることである．また，全長は極めて短いが，広大な毛細血管表面積をもつ低圧循環系であり，この血管抵抗の増大はいわゆる肺性心という右心肥大を引き起こす．また肺の毛細血管は極めて薄いバリヤを通して気相と接しているので，左心不全が発生して左房圧が上昇したときには肺毛細血管からの水分の漏出が亢進し，肺水腫が起こる．一方，成人型呼吸切迫症候群（adult respiratory distress syndrome, ARDS）は，毛細血管の透過性の亢進した，非心原性の肺水腫である．ガス交換にとって換気血流比は極めて重要である．ガス交換は肺胞換気量（V_A）と肺毛細管血流量（Q）の比が1のときに最も効率がよい．実際の肺は V_A/Q の異なるガス交換単位の集合体とみなすことができ，$\Sigma\ V_A/Q$ が1でも個々にアンバランスが生じたときにはガス交換効率は悪くなる．

e. 呼吸器の代謝機能　鼻腔粘膜細胞や肺はかなりの薬物代謝機能と解毒機能をもっており，肺の全CYP量は肝臓の10分の1から3分の1程度であるが，その代謝活性には種差があり，細胞の種類によっても大きく異なる．CYP量はクララ細胞，II型細胞，血管内皮細胞に多く含まれるがクララ細胞の含量が一番多い．鼻腔粘膜上皮では嗅上皮が“metabolic hot spot”といわれており，ある種のCYP（たとえばCYP2G1，CYP2A3，CYP2A13）は特に多く嗅上皮に存在し，嗅上皮のみに存在するものもある．嗅上皮の代謝は吸入物質の脳への移行を制御している可能性がある．たとえば，吸入されたキシレンはそこで代謝されて軸索輸送によって脳に移行する可能性がある．嗅上皮特異的なUDP-グルクロン酸転移酵素は臭シグナルの終止に関与していると示唆されている．CYP1A1，CYP1B1，CYP2A3，CYP2B6，CYP2B7，CYP2E1，CYP3A，CYP4B1などの第I相反応にかかわる酵素が呼吸器系に存在すると報告されている．それ以外にエポキシド水解酵素，フラビン含有モノオキシゲナーゼ，プロスタグランジン合成酵素，UDP-グルクロン酸トランスフェラーゼ，硫酸抱合酵素，グルタチオン *S*-転移酵素などの第II相反応にかかわる酵素がある．肺のグルタチオン *S*-転移酵素活性はヒトで肝臓の30%，齧歯類で5〜15%程度あり，肺の毒性発現に大きくかかわっている．呼吸器はプロスタグランジン，アンジオテンシンI，セロトニンなどの体内物質の代謝部位として知られている．血液は1回の循環ごとに必ず肺を通るから，生体内物質を代謝するのに効率のよい器官である．経口投与・静脈投与などの吸入以外の投与経路でも全身循環に入る前に肺を通過するので，これらの経路による化学物質の肺における分解や活性化も考慮に入れる必要がある．表6.6.1に呼吸器系における代謝酵素の分布を，表6.6.2に健常肺を一巡する間に変化する代表的な活性物質を挙げた．

f. 呼吸器系の防御機能　呼吸器系の防御機能は免疫反応の関与するものと関与しないものに大別される．免疫反応の関与しない防御機構としては，咳・くしゃみといった神経反射による異物の体外への排除，粘液線毛機能，およびマクロファージによる食作用が挙げられる．肺胞内に到達した異物はマクロファージに貪食されて消化されるか，リンパ系または器官・気管支の粘液エスカレータによって排除される．この粘液層による気道からの異物の排除は通常24〜48時間以内に完了する．しかし，この速さは異物や微粒子などにより遅くなり，気道系が有害物質に曝露される機会が多くなる．気道系上皮の密着結合（tight junction）は他の上皮よりも密で，その下にある神経受容器などを刺激性物質から守っている．またこの上皮をおおう粘液層も上皮の防護に重要なはたらきをもっている．呼吸器系では免疫系がよく発達しており，粘膜周囲には粘膜関連リンパ組織（mucosa-associated lymphoid tissue, MALT）が存在し，鼻腔では鼻咽頭関連リンパ組織（nasal-associated lymphoid tissue, NALT），気管支では気管支関連リンパ組織（bronchus-associated lymphoid tissue）とよばれている．これらMALTの特徴的な構造として，病原体や化学物質が粘膜から侵入してくるため，輸入リンパ管を欠

表 6.6.1. 呼吸器系における代謝酵素の分布

酵　素	鼻腔組織	気管・気管支		肺		
		上　部	下　部	肺　胞	マクロファージ	血管内皮
シトクロム P450	+++	++	+++	++	++	++
エポキシドヒドロラーゼ	+++	++	+++	++	+	++
フラビン含有モノオキシゲナーゼ	+	++	+++	++	−	+
グルタチオン *S*-トランスフェラーゼ	+	++	+++	+	U	U
UDP-グルクロン酸トランスフェラーゼ	+	U	++	+	U	U
硫酸トランスフェラーゼ	++	+	+	±	U	U

−：なし，±：一部で存在（条件により検出される），+：軽度存在，++：中等度に存在，+++：高度に存在，U：不明

表 6.6.2 健常肺を一巡する間に変化する代表的活性物質

物質	変化
セロトニン	ほとんど完全に除去
ノルアドレナリン	30%まで除去
ブラジキニン	80%まで除去
アンジオテンシンⅠ	アンジオテンシンⅡに変換
プロスタグランジン E_2	ほとんど完全に除去
プロスタグランジン $F_{2\alpha}$	ほとんど完全に除去
ATP	ほとんど完全に除去
AMP	ほとんど完全に除去

き，髄質構造をもたないことが知られている．MALT を被う粘膜上皮は M 細胞（microfold cell）とよばれ，抗原の取込みに特殊化した機能を有している．また，MALT には形質細胞前駆細胞が存在し，形質細胞からは IgA が産生される．粉塵・細菌・真菌・花粉・化学物質などが抗原刺激となって生体が感作され，アレルギー性肺疾患を引き起こすことがある．

6.6.2 呼吸器障害

a. 気道反応性・喘息　気管支の気道は平滑筋によって取り巻かれており，この平滑筋の緊張は自律神経系の支配を受けている．たばこの煙や大気汚染物質などの刺激物質によって気管支反射性収縮が起こる．気道平滑筋緊張に重要な役割をもつメディエータとしてアセチルコリン，ヒスタミン，種々のプロスタグランジン，ロイコトリエン，サブスタンス P や一酸化窒素が知られている．喘息患者は健常人に比べてはるかに弱い刺激によって気管支収縮を起こす．気管支収縮は気道系の縮小とそれに伴う気道抵抗の増加を引き起こす．喘息の主症状は喘鳴，呼吸困難，咳，喀痰である．

b. 肺水腫　毒性物質により惹起される肺水腫は肺障害の初期に起こる浸出性炎症性反応であり，水腫液は換気・循環関係を変化させ，酸素と二酸化炭素の拡散を妨げる．ヒスタミンによる肺水腫のような軽いものは完全に回復しうるが，アロキサンなどによって肺胞・毛細血管表面が剥離したような組織傷害を伴う重度の水腫では回復は起こらない．アロキサンの場合ほどではないが，パラコート投与後に起こる肺水腫のような激しい炎症反応には肺線維症が続発する．強酸のような刺激性物質は微量でも知覚されて，息ごらえなどによって過剰な曝露から逃れることができることが多いが，もし曝露が続けば肺胞壁の透過性の亢進や細胞壊死を引き起こす．塩化水素，二酸化窒素，アンモニア，ホスゲンは吸入時にはほとんど呼吸器に傷害を与えないが数時間後には肺胞上皮の傷害によってしばしば致死性の肺水腫を起こす．極めて反応性の高いオゾンは肺胞上皮をおおう液層を通過し直接細胞に到達するとは考えにくい．オゾンによる傷害は一連の二次反応生産物，たとえば上皮をおおう液層の脂肪酸その他の物質のオゾン分解などによって起こるアルデヒドやヒドロペルオキシド，およびラジカル反応によって起こる活性酸素などによって引き起こされる．活性酸素はブレオマイシン，パラコート，および酸素毒性の原因ともされている．

c. 間質性肺炎　肺の間質にあたる肺胞壁の炎症性変化をさし，好中球，リンパ球やマクロファージなどの炎症性細胞の浸潤に伴い，肺胞壁が線維性に肥厚する．パラコート，ブレオマイシン，ブスルファンの投与などで誘発され，間質性肺炎の慢性化は，肺線維症に進展する．

d. 線維症　肺線維症とは，結合組織の増加した状態をさし，限局的にも，びまん性に全体的にも

起こりうるが，臨床的には間質性線維症を示す．特徴的病理所見は肺胞間隙中のコラーゲン線維の増加であり，生化学的に測定されたコラーゲン量の増加と一致する．毒物による肺線維症では肺胞間隙のみならず，肺胞管や呼吸細気管支領域にも認められる．すべての哺乳動物には少なくとも13種類の遺伝的に異なったタイプのコラーゲンが誘導され，そのうち7種類のタイプが正常な肺で知られている．そのうちでⅠ型コラーゲンとⅢ型コラーゲンで肺の全コラーゲンの90%以上を占め，両者の比率は2：1である．このうちⅠ型コラーゲンは組織学的にマッソントリクローム染色などにより線維状に青色に染色され，Ⅲ型コラーゲンはレチキュリン（reticulin，細網線維）といわれ細網状を呈している．オゾンのような毒性物質による肺線維症ではこのコラーゲンタイプの比率に変化を生じることがある．この比率の変化が肺の固さにどの程度関与しているかは不明であるが，Ⅰ型コラーゲンはⅢ型コラーゲンより固いので，この増加は肺のコンプライアンスの減少に関与する可能性がある．またコラーゲン間の架橋の変化も肺の固さと関係する可能性がある．実験的ケイ肺症やブレオマイシンによる肺線維症でこのコラーゲン間の架橋の変化が報告されている．

e. 肺気腫　肺気腫は「肺胞壁の破壊的変化により終末細気管支末梢から末梢の含気区域が異常に拡大していることを特徴とし，線維化を伴わない状態」と定義され，肺胞炎を中心とする重篤かつ再発性の炎症反応によって起こるとされている．この肺気腫の変化は肺線維症と反対の様相を呈する．すなわち，肺気腫では肺は大きくなりコンプライアンスは増加する．ガス交換に関与する肺胞の破壊により拡張した肺は，空気のトラッピングと組織の欠損により効果的なガス交換が困難になる．ヒトでの肺気腫の最大因子は喫煙である．一般に毒物による肺気腫は白血球や肺胞内マクロファージからのエラスターゼ（および，おそらくコラゲナーゼ）などのタンパク分解酵素の放出によるエラスチン（および，おそらくコラーゲン）の過剰分解によって起こるとされ，α_1-アンチトリプシン（現在はα_1-アンチプロテアーゼとよばれている）はこのエラスターゼを分解する．喫煙などでは炎症反応によって誘引活性化された白血球や肺胞内マクロファージからエラスターゼや活性酸素が過剰放出される．また，たばこの煙やタールの中には活性酸素が含まれており，活性マクロファージなども活性酸素を放出する．この活性酸素はα_1-アンチトリプシン活性を阻害する．このような機序によって肺気腫が起こると考えられている．

f. リン脂質症　肺でのリン脂質症は，特にⅡ型肺胞上皮や血管内皮細胞に空胞化あるいは泡沫状変化として現れ，電顕的にはリソソーム内にリン脂質タンパクが蓄積した結果，層板状構造物の増加する病態である．リソソームのリン脂質にアミンが結合することにより，リソソームのリン脂質分解が障害され発生する．陽イオン性両親媒性薬物により惹起されることが知られている．

g. 肺がん　肺がんは20世紀の初頭までは極めてまれな疾患であったが，今日がんによる死因のうちで最も多いものである．喫煙は疫学的研究によって肺がんの原因と確認され，肺がんの80～90%が喫煙によると推定されている．通常の喫煙者で約10倍，ヘビースモーカーで約20倍肺がんの危険性が増すとされている．アスベスト繊維やヒ素，ベリリウム，カドミウム，クロム，ニッケルなどのダストやヒュームの吸入も呼吸器系の発がん要因とされている．クロロメチルエーテルやマスタードガスの製造作業者でも肺がんの危険性が増す．ヒトの肺がんの潜伏期は極めて長く20～40年くらいと考えられており，曝露物質と発がんの関係を明らかにするのは困難である．ヒトにおいて実験動物でしばしば認められる鼻腔の悪性腫瘍のような上部気道のがんはまれであるが，ニッケルの精錬工のような職業では発生する．発がんの機序としてはDNA損傷が最も重要と考えられている．ニトロソアミン類の代謝で発生するアルキルジアゾニウムイオンのような親電子物質がDNA付加体をつくり，O^6-アルキルデオキシグアノシンの存続が発がんと相関するようである．しかしながら，DNA付加体ができれば必ず発がんが起こるわけではなく，DNA付加体の生成は発がんのための必要条件であるが十分条件ではないと考えられている．

6.6.3　呼吸器毒性物質

呼吸器毒性物質の多くはすでに呼吸器障害の項で述べた．なお表6.6.3にヒトに急性ないし慢性呼吸器疾患を起こす毒性物質を示した．急性ないし慢性呼吸器疾患の予防・治療のためには肺傷害の細胞・分子生物学的機序の知識が必要である．そこでヒト

表 6.6.3　吸入毒性物質と呼吸器障害

毒性物質（一般病名）	職　業	急性効果	慢性効果
アスベスト（石綿症）	鉱業，建設業，造船業，石綿含有物質の製造		線維症，胸膜の石灰化，肺がん，胸膜中皮腫
アルミニウムダスト（アルミニウム症）	花火，陶磁器，塗料，電気製品，研磨剤，アルミニウム製品の製造	咳，息切れ	間質性線維症
アルミニウム研磨剤（ボーキサイトじん肺（症））	研磨剤の製造，精錬	肺胞水腫	間質性線維症，肺気腫
アンモニア	アンモニア，肥料，爆薬の製造	上部・下部気道の刺激，肺水腫	慢性気管支炎
ヒ素	農薬，塗料，ガラス，合金の製造	気管支炎	肺がん，気管支炎，喉頭炎
ベリリウム（ベリリウム症）	鉱業，陶磁器・合金の製造	肺水腫，肺炎	線維症，進行性呼吸困難，間質性肉芽腫症，肺がん
酸化カドミウム	溶接，合金・塗料の製造，精錬	咳，肺炎	肺気腫
タングステン，チタン，タンタルの炭化物（超硬合金症）	刃先の製造	気管支上皮の過形成・化生	気管支周囲性・血管周囲性線維症
塩素	パルプ，紙，プラスチック，塩素化合物の製造	咳，喀血，呼吸困難，気管支肺炎	
クロム（VI）	クロム化合物・塗料の製造，クロム鉄鋼の還元	鼻腔の刺激，気管支炎	肺がん，線維症
炭塵（じん肺）	炭鉱業		線維症
綿塵（綿肺）	繊維産業	喘鳴，呼吸困難	肺機能の低下，慢性気管支炎
フッ化水素	化学物質，フィルム，溶媒，プラスチックの製造	肺の刺激，出血性肺水腫	
酸化鉄（鉄沈着性肺疾患）	溶接，製鉄，ヘマタイト採掘		胸膜下および血管周囲性マクロファージの凝集，びまん性線維症様じん肺，気管支炎
イソシアネート	プラスチック，化学物質の製造	気道刺激，咳，呼吸困難	喘息，肺機能低下
カオリン（カオリンじん肺症）	陶磁器の製造		線維症
マンガン（マンガン肺炎）	化学・金属業	しばしば致死性の急性肺炎	再発性肺炎
ニッケル	ニッケル鉱業，精錬，化石燃料	肺水腫	鼻腔・肺の扁平上皮細胞がん
窒素酸化物	溶接，サイロ内作業，爆薬製造	肺のうっ血・充血，肺水腫	閉塞性細気管支炎
オゾン	溶接，小麦粉の漂白，防臭	肺水腫	線維症
ホスゲン	プラスチック，農薬，化学物質の製造	肺水腫	気管支炎，線維症
ペルクロロエチレン	ドライクリーニング，穀物燻蒸	肺水腫	肺がん
シリカ（ケイ肺）	鉱業，石の切り出し，建築	急性ケイ肺	線維症，ケイ肺結核
二酸化硫黄	化学物質の合成，冷却，漂白，燻蒸	気管支狭窄，咳	慢性気管支炎
タルク	ゴム，化粧品の製造		線維症
スズ	鉱業，スズの加工		臨床徴候を欠く広範なX線の斑点像
バナジウム	製鉄業	気道刺激と粘液過剰生成	慢性気管支炎

に肺傷害を起こす代表的物質を，吸入によってヒトに肺傷害を起こす物質と血液によって肺に到達してヒトに肺傷害を起こす物質に分けて，その機序についての最近の知見を述べる．

a. 吸入によってヒトに肺傷害を起こす物質

1）アスベスト　　石綿ともいい，天然の繊維状ケイ酸塩鉱物で，カールするセルペンチン系（クリソタイル）と直線状のアンフィボール系に大別される．石綿による人体影響は，石綿肺（アスベスト肺），肺がん，悪性中皮腫などである．危険性は繊維の長さに依存し，2 μm ではアスベスト肺，5 μm では中皮腫，10 μm 以上で肺がんを起こすと思われる．繊維の直径も重要である．3 μm では肺実質に到達しない．直径 0.15 μm 以上で中皮腫や肺がんを誘発すると考えられるが，中皮腫は主に直径 0.5 μm 以下のアスベストに起因すると思われている．肺のアスベスト傷害はまずマクロファージによる繊維の取込みに起因する炎症反応として起こり，それに随伴して発がんのイニシエーション（DNA 損傷）やプロモーションが起こるものと思われる．

2）シリカ　　結晶性の二酸化ケイ素（シリカ）を吸入し，肺内沈着により生じた結節性コラーゲン線維化肺をケイ肺という．高濃度の 5 μm 以下のシリカの比較的短時間曝露（数カ月から 2〜3 年）による急性型と，10 年以上もの潜伏期の後に現れる慢性型に分けられる．急性型では呼吸困難，発熱，咳，体重減少が現れ，1〜2 年のうちに呼吸不全により死の転帰をとる．慢性型では合併症がなければ X 線検査で線維性結節が認められてもほとんどの場合無症状で，しばしば肺結核などの合併症を伴う．線維化には粒径が関与しており約 1 μm の粒子が最も線維化を起こしやすい．慢性ケイ肺症は粒子取込み後の肺胞内マクロファージの活性化によるサイトカインの放出と，それによる線維芽細胞のコラーゲン生成の亢進と考えられている．

3）ナフタレン　　ナフタレンはタールや石油に含まれていて，様々な化合物の合成に用いられる．また，たばこの煙や大気中にも含まれている．吸入や非経口的曝露によるナフタレンの毒性は動物種・組織特異性をもち，マウスの気管支上皮の選択的壊死を起こすが，ラットやハムスターでの壊死作用は強くない．マウスではナフタレンは主に CYP2F によって代謝され，生成したナフタレン-1,2-エポキシドはグルタチオン抱合されて解毒されると思われる．ナフタレンエポキシドはまた，1-ナフトールを経て毒性のあるキノンに代謝される．ラットやおそらくヒトのナフタレン-1,2-エポキシド生成速度はマウスよりも遅く，このことが種差の原因であるとも考えられる．

4）酸　素　　酸素毒性は，酸素が部分的に還元されたスーパーオキシドアニオン，過酸化水素，ヒドロキシラジカルなどの活性酸素種の過剰生産によって引き起こされる．新生児が酸素療法によって気管支肺形成不全を起こすことがある．このときの肺の病理所見は壊死性気管支炎，線維芽細胞の増殖，気管支上皮の扁平上皮化生および肺胞管の破壊である．動物を 95〜100％の酸素に曝露すると，びまん性の肺傷害が起こり通常 3〜4 日後に死亡する．このとき肺胞や毛細管隔壁の細胞に激しい傷害がみられ，1 型上皮細胞と毛細管内皮細胞の壊死性変化が認められる．毛細管の傷害によりタンパク性液と血球成分の肺胞内への漏出が起こる．細胞破片によるヒアリン膜の形成とタンパク性液浸出は肺の酸素毒性の特徴的所見である．酸素毒性を起こした動物を空気中に戻すと活発な細胞増殖が認められる．

5）ナノ粒子　　最近 100 nm 以下の，いわゆるナノ粒子の肺傷害に対する関心が高まっている．これらの微粒子は工業製品として用いられ，環境中への放出，作業現場でのヒトへの曝露の機会が急激に増加している．さらにディーゼルエンジンなどの内燃機関や工場などの排気処理装置は大粒子は効率よく捕捉するがナノ粒子は捕捉できない．毒性学的には，質量当たりにして極めて大きな表面積をもつナノ粒子の吸着特性やナノチューブの形状による毒性，さらにこれらの微粒子に対して生体が効果的に防御反応を示すかが重要な課題である．これらの問題を解決するための実験方法として現在のところナノ粒子の気管内注入が多く用いられている．しかしながら，気管注入法が吸入曝露を再現できるかについては議論がある．また疫学的にこのナノ粒子の吸入毒性を予測する方法は確立されていないが，最も積極的に研究の行われている領域の 1 つである．

b. 血液によって肺に到達してヒトに肺傷害を起こす物質

1）パラコート　　除草剤として広く用いられているパラコートはヒトに摂取されたときに重篤な肺傷害を起こす．肺傷害は初期の広範な肺胞上皮の壊死に続く，びまん性の間質性・肺胞性線維症を特徴とする．パラコートはポリアミン輸送系によって肺胞細胞に蓄積され，酸化還元サイクルを繰り返すことによって活性酸素を放出する．in vivo の試験では脂質過酸化を引き起こす．それ以外に，細胞内では NADPH の酸化による肺胞細胞内 NADPH の枯渇が関与するものとも考えられている．

2）モノクロタリン　モノクロタリン（MCT）は肝毒性物質であるが，遅発性の肺傷害を引き起こす．肺傷害は毛細管内皮細胞の過形成，中動脈肥厚から，毛細管の閉塞を起こし，肺動脈圧の亢進，右心肥大へと進行する．モノクロタリンは肝の CYP3A によって，反応性の高いピロール誘導体に代謝される．その一部はグルタチオンやシステインと抱合して解毒されるが，一部は赤血球の ββ-鎖に結合して，肝から肺などの他の臓器に運ばれ，その場所の酵素反応などによってグロビン鎖からはずれ，内皮傷害を起こす．

3）シクロホスファミド　抗腫瘍薬・免疫抑制薬として用いられているシクロホスファミドは出血性膀胱炎と肺線維症を副作用としてもつ．シクロホスファミドは主に CYP2B6 によってアクロレインとホスホラミドマスタードという 2 種類の高反応性物質に代謝される．肺ではそこでの活性が高いプロスタグランジン H 合成酵素系によっても酸化される可能性がある．シクロホスファミドによる肺傷害の機序はまだ確立していないが，シクロホスファミドとアクロレインが脂質過酸化を起こすことが知られている．

4）カルムスチン　抗腫瘍薬としての効力の高さが知られているカルムスチンは DNA 内および DNA と高分子の架橋剤であるが，ヒトで肺毒性が知られている．肺毒性はまずガス拡散の減少として現れ，続発する肺線維症は致死的である．その機序としてカルムスチンがグルタチオントランスフェラーゼを阻害して GSH/GSSG 状態を変化させ，酸化ストレスに対する肺細胞の防御機構を損傷することが示唆されている．

5）陽イオン性両親媒性薬　抗不整脈薬のアミオダロンや食欲抑制薬のクロルフェンテルミンは特徴的類似構造を有し，陽イオン性両親媒性薬（cationic amphophilic drugs, CADs）とよばれていて，肺のリン脂質症を起こす．陽イオン性両親媒性薬は，おそらくリン脂質と結合して非消化性の複合物をつくることにより，ホスホリパーゼ A および B を阻害する．肺界面活性物質の分解は妨げられて，貪食細胞に蓄積する．アミオダロンはヒトで咳と呼吸困難を起こし得る．

6）ブレオマイシン　抗がん薬の 1 つであるブレオマイシンによって起こる肺線維症はしばしば致死的である．傷害の経過は毛細血管内皮と I 型肺胞細胞の壊死，水腫・出血，II 型肺胞細胞の増殖（1～2 週間後），最後に線維化による肺胞壁の肥厚である．ブレオマイシンは細胞質性の酵素であるブレオマイシンヒドロラーゼによって解毒される．標的臓器である皮膚と肺ではこの酵素の活性が低い．ブレオマイシンはコラーゲンの生成を亢進させる．コラーゲン生成の亢進に先立ってフィブロネクチンやプロコラーゲンの mRNA レベルの増加がみられるが，おそらくブレオマイシンによる TGF-β と TNF などのサイトカイン放出によるものと思われる．ブレオマイシンはまた Fe（II）および分子状酸素と結合する．ブレオマイシンはヒドロキシラジカルを発生させ，DNA の鎖切断を起こす．

6.6.4 吸入毒性試験

吸入毒性試験は被験物質を大気に混入して，一定の時間動物に吸入させ，その作用を解析して人に対する安全性を評価する．吸入毒性が特殊毒性の範疇に入れられているのは，曝露形態が特殊なことによるためで，動物における反応の観察・解析などは他の一般毒性試験と大差ない．そこで，ここでは特に曝露形態と，この曝露形態に随伴するクリアランスについて述べる．

a. 濃度・曝露時間　通常，吸入物質濃度は単位体積中に含まれる重量で表現し，mg/L や mg/m^3 のように表示する．気体の濃度に関しては ppm（または ppb）がよく用いられる．これは気体の体積がその気体を含む空気の体積の 100 万分の（または 100 億分の）いくつになっているかを表す体積比表示である．どの化学物質の気体体積も等温・等圧・等モルでは同一であるから，同じモル数の気体が単位体積の空気に混入していれば，物質によらずその ppm（または ppb）は等しくなる．安全性の評価において，吸入毒性の強さを他の投与経路による毒性と比較するためには，ppm 表示を mg/L または mg/m^3 表示に換算する必要が生じることがある．ppm から mg/m^3 へは次式によって換算される．

$$\mathrm{mg/m^3} = \mathrm{ppm} \times \frac{\text{分子量}}{22.41} \times \frac{273.15}{273.15 + \text{気温}} \times \frac{\text{気圧}}{1013.25}$$

22.41（L）：0℃の1気圧での分子1 molの容積

273.15（K）：絶対温度目盛，0℃は273.15 K

1013.25（P）：気圧（hPa），1気圧は1013.25 hPa

吸入曝露量は濃度×曝露時間×呼吸量で与えられる．ただし，その急性毒性の強さは吸入曝露量が同じでも，一般に濃度の増加に伴って増加し吸入時間の増加に伴って減少する．また，呼吸量は化学物質の曝露によって変化する可能性があるので注意が必要である．

b. ガス・蒸気　蒸気（ベーパー）はその物質の沸点以下の温度における気相部分であり，吸入毒性においてはガスと同様に扱う．吸入された気体の種類によって呼吸器の傷害部位が異なる．この原因の1つとして気体の水溶性がある．たとえば，亜硫酸ガスのような水溶性の高い気体は気道上皮をおおう粘液層に吸収されるため，肺深部まで到達しにくい．そのため亜硫酸ガスは気道上部に傷害を与える．水溶性の低いオゾンは呼吸器の深部まで到達して，粘液層の薄い下部気道や肺胞に傷害を起こす．

気体の全身作用を考えるときには鼻腔から肺までを吸収部位として考える必要があるが，通常は表面積が大きく血液循環の豊富な肺胞からの吸収が最も多い．肺胞中の気体は単純拡散によって血中に取り込まれる．気体の血中への取込みは主にその血中への溶解度と血中濃度に依存する．血中の物質は他の組織に取り込まれるので，他の組織における蓄積や代謝および排泄によって左右される．

c. エアロゾル　エアロゾルは空気中に固体粒子や液滴が分散して，ある程度の安定性を保った状態をいう．エアロゾルにはダスト，ヒューム，煙，ミスト，スモッグなどがある．スモッグ（smog）はsmokeとfogの合成語であり，大気汚染では重要であるが，毒性試験の対象となるのは主としてダストとミストである．ダストは微細な固体粉末が空気中に浮遊した状態のエアロゾルであり，固体の粉砕・磨砕・切断などの過程で発生する．ミストは液体の微粒子が空気中に浮遊したエアロゾルであり，多くの場合蒸気を含むので吸入毒性評価のときには注意が必要である．また，上述のごとく蒸気はその物質の沸点以下の温度における気相部分であり，ガスと同様に扱うべきであるが，実際の吸入試験ではベーパー発生時にミストが混入していることがあるのでその評価には注意を必要とする．

ある物質のエアロゾルの毒性はそこに含まれる粒子が呼吸器系のどの場所にどのくらい沈着したかに依存する．もし粒子が呼吸器内に沈着しないならば毒性は発現しない．粒子の空気中での挙動と呼吸器内での沈着は，慣性衝突，沈降，拡散（ブラウン運動），引っ掛かりによって決定される．この沈着部位および沈着量を決定する要因は，生体側では呼吸器の構造と呼吸パターンであり，物質側の要因は粒子の大きさ・密度・形態である．したがってどの粒径の粒子がどの部位に沈着するかを一義的に予測するのは困難である．さらに，粒径の定義が問題となる．ミストはその表面張力により空気中では球形を示す．

しかしながら，固体の粉砕などによって生じるダストなどは多様な形態をしており，形態学的・幾何学的に表現することは困難である．そこで，空気力学的等価径（aerodynamic diameter, AD）が粒径の代表として用いられ，単にエアロゾルの粒径というときは一般的に空気力学的等価径を意味する．空気力学的等価径は密度1の球形粒子と同様の挙動を空気中で演じる粒子の等価径と定義される．空気中での挙動として実際に用いられる指標は一般に慣性衝突・沈降・拡散である．したがって，引っ掛かりによって気道に付着するアスベストのような長い繊維の場合は幾何学的な長さと太さで表されることが多い．粒径と呼吸器内の沈着量の関係は連続的なものであり，生体側の要因によっても変わるが，一般に10 μm以上の粒子は慣性衝突により鼻咽頭部に沈着する．5 μm以下0.003 μm以上の粒子はかなり肺に沈着するが，極めておおざっぱにいって1 μm以下の粒子が肺に到達する可能性が高い．一方，実際のエアロゾルは種々の粒径の粒子を含んでいる．そこで，この粒径分布を空気力学的質量中位径（mass median aerodynamic diameter, MMAD）または空気力学的個数中位径（count median aerodynamic diameter, CMAD）とそれらの幾何標準偏差（geometric standard deviation, σ_g）で表す．この粒径分布測定器としては，カスケードインパクター（cascade impactor）がある．この構造を図6.6.4に示す．エアロゾルをノズルから吹き出し，衝突板に吹き付けると，ある粒径よりも大きな粒子は慣性により衝突板に衝突して付着し，それより小さな粒

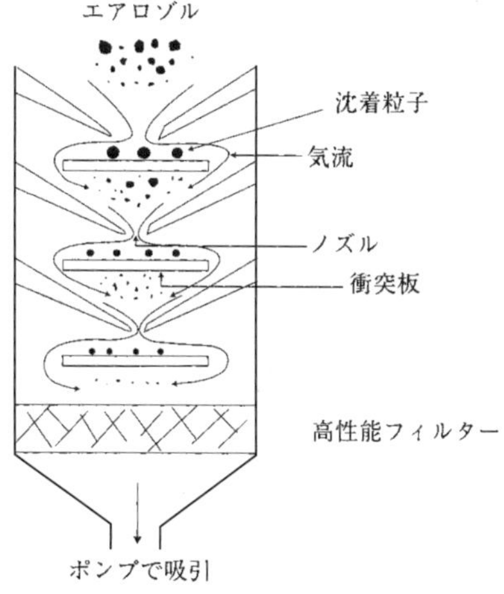

図 6.6.4 カスケードインパクターの構造

子は衝突することなくそれてしまう．このときノズルの直径が小さければ小さいほど，より小さな粒子までが衝突板に付着する．したがって，このノズルの直径を順次小さくしたノズルと衝突板よりなる何組かの衝突器（impactor）を順番に（cascade）重ねて，各衝突板上の付着した粒子の数量を測ればエアロゾルの粒径分布を求めることができる．付着粒子の測定に当たって，付着粒子数を計数することと，付着粒子の重量を計量することが可能であるが，毒性発現にはどれだけの量がどの部位に沈着したかが重要であるので，通常は重量を測定する．細菌などがどれだけ肺胞内に吸入されるかを明らかにする必要がある場合は個数を測定する．個数基準に基づく粒度分布と，重量基準に基づく粒度分布はそれぞれ異なるが，ここでは重量基準について説明する．一般に，エアロゾルはその粒径を対数で表すと正規分布に近似することが知られているので，それに基づいて MMAD および σ_g を求める．MMAD は空気力学的等価径（AD）について重量（mass,M）を基準として測定し，そのヒストグラムの面積を 2 分する中位径（median, M）である．正規分布する場合には中位径と平均径は一致する．また σ_g とは対数正規分布する場合に 1 標準偏差分累積頻度を増すのに必要な粒径の倍数をいう．この求め方を，対数正規分布し，その MMAD が 2 μm，σ_g が 1.5 のエアロゾルを例にとって説明する．使用したインパクターの各段の分級径はそれぞれ 4.5，3，1.3，0.9 μm であり，最後に高性能フィルターを備えているものとする．すなわち，各段でその分級径以上

表 6.6.4 カスケードインパクターによる分級

段	分級径 (μm)	付着粒子径 (μm)	重量 (mg)	%	累積 %
1	4.5	4.5 以上	5	2.5	100
2	3	3～4.5	27	13.5	97.5
3	2	2～3	68	34	84
4	1.3	1.3～2	68	34	50
5	0.9	0.9～1.3	27	13.5	16
フィルター	0	0～0.9	5	2.5	2.5
総量			200	100	

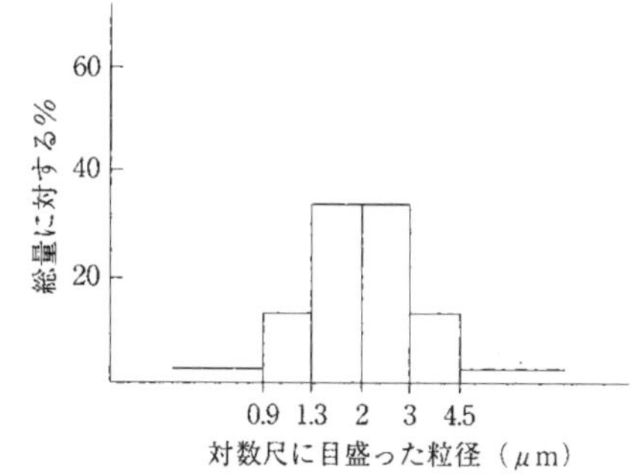

図 6.6.5 表 6.6.4 から得られた粒系のヒストグラム

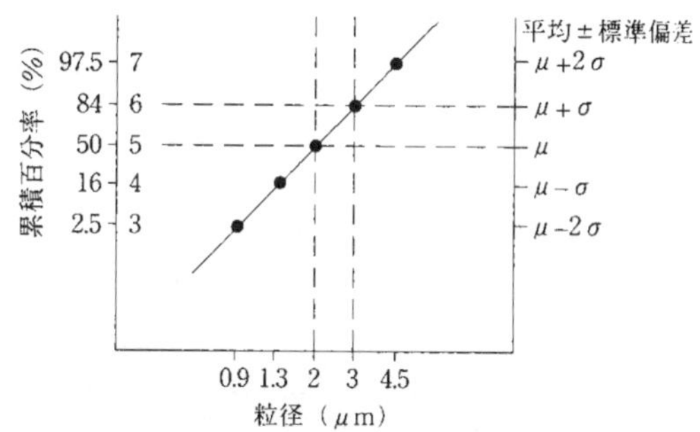

図 6.6.6 表 6.6.4 から得られた粒系の累積百分率を対数プロビット目盛にプロットしたもの

の粒子はすべてその段に付着するものとし，高性能フィルターでは残りのすべての粒子が捕集されるものとする．このエアロゾルの濃度が 1 mg/L であり，ポンプを用いて毎分 20 L の流量で 10 分間引いた結果は表 6.6.4 のようになる．この表では，たとえば第 4 段で粒子の沈着率が 34% となっている．このことは，1.3 以上 2 μm 未満の粒子がエアロゾル中に 34% 含まれていることを意味する．これをヒストグラムにすると図 6.6.5 のようになる．この累積百分率を対数-プロビット目盛りにプロットすると図 6.6.6 のようになる．MMAD はヒストグラ

ムの面積を2分する径であるから，図6.6.5より2μmであることがわかる．これは図6.6.6のプロビットの5の点に相当する．また，図6.6.6より粒径が1.5倍になると累積百分率が1標準偏差分増すので，σ_gが1.5であることがわかる．通常の手順としては表6.6.4から対数確率紙を用いて図6.6.6をつくり，50%（すなわちプロビット5）の値を与える粒径（2μm）をMMADとし，84%（すなわちプロビット6）の与える粒径（3μm）を求めてその粒径をMMADで割ってσ_gとする．すなわち，

$$\sigma_g = 3\ (\mu m)/2\ (\mu m) = 1.5$$

となる．

MMADはエアロゾル全体としての粒径の大小の指標である．また，σ_gはエアロゾル中に含まれる粒子の大きさのばらつきの指標である．たとえば，MMADがともに1μmであり，σ_gが2と1.5のエアロゾルを比較すると，その平均粒径はともに1μmであるが，前者の場合は0.5から2μmの間にエアロゾル粒子の総重量の68%が含まれ，0.25から4μmの間に95%が含まれる．後者の場合には0.67から1.5μmの間に68%が含まれ，0.44から2.25の間に95%が含まれる．すなわち，σ_gが小さければ小さいほど粒径のばらつきが小さく，σ_gが1のときにはエアロゾルは同一の粒径の粒子のみから成り立っていることになる．

d. クリアランス　薬物動態学でクリアランスというときには薬物の消失がどれだけの体液に由来しているかを示しているが，吸入毒性では沈着粒子の呼吸器からの消失除去をクリアランスという．

1）不溶性物質のクリアランス　鼻腔には5μm粒子のほぼ80%，10μm粒子のほぼ100%が沈着する．この鼻腔の前3分の1の部分は粘液層と線毛細胞を欠くため，この部分に沈着した不溶性粒子は，鼻をかむなどの特別の行為がない限り長くとどまるといわれている．鼻腔の後ろ3分の2に沈着した粒子は粘液層の動きに伴い，すみやかに咽頭部に送られ嚥下される．この粘液層の動きは1cm/分程度（7mm/分）であり，クリアランスの半減期（half-time）は数時間といわれている．気管・気管支部分に沈着した粒子も粘液エスカレータに乗って喉頭部に達して嚥下される．この粘液エスカレータの速さは気管で約1cm/分，上部気管支で約1mm/分，下部気管支で約0.5mm/分であり，それに対応する半減期はそれぞれ約0.5，2.5，5時間といわれている．肺胞内に沈着した不溶性粒子のクリアランスには肺胞内マクロファージによる貪食が重要なはたらきをしている．マクロファージに取り込まれた粒子は粘液エスカレータによって排出されるか，リンパ系を介して移行する．肺胞内に取り込まれた不溶性粒子は一般に長く肺胞内にとどまる．

2）可溶性粒子のクリアランス　可溶性の粒子のクリアランスには沈着後の溶解と吸収が伴う．鼻腔の前3分の1は顔の表面と類似した皮膚で被われているのでこの部分からの吸収は経皮吸収と類似していると思われる．すなわち，吸収は単純拡散によって起こり，物質の吸収速度は脂溶性に比例し，分子量に逆比例すると思われる．鼻腔の後ろ3分の2と気管・気管支部分へ沈着した粒子の吸収は粘液層への溶解とその粘液層の動き，およびその下にある細胞の脂質膜の透過性で決まると思われるが，気管・気管支部分への沈着率は鼻咽頭部や肺への沈着に比較して少ないし，この部分の血流量もそう多くないので，全身作用を考えるときにはあまり問題にならないと思われる．肺胞に沈着した物質の吸収に関してはShankerの説によると，脂溶性物質は脂質バリヤーを通過して肺から速やかに吸収される．水溶性物質は水溶性チャネル（aqueous channel）を通って吸収される．一般に脂溶性物質の吸収は速くその吸収の半減期は1分前後であるが，水溶性物質のそれは分子量150〜200で約1時間である．それでもこの水溶性物質の吸収は消化管からの吸収に比べるときわめて速い．また能動輸送系も存在し，フェノールレッドなどはこの系によっても吸収される．

［津田修治・佐藤　洋］

文　献

1) Feron, V. J. et al. (1996): Toxicology Principles and Applications. (Niesink, R. J. M., et al. eds.), pp. 574-604, CRC Press.
2) Feron, V. J. et al. (1996): Toxicology Principles and Applications. (Niesink, R. J. M., et al. eds.), pp. 530-573, CRC Press.
3) Junqueira, L. C. et al. (1992): Basic Histology (7th ed.) Prentice-hall International Inc.
4) Witschi, H. R. and Last, J. A. (2001): Casarett & Doull's Toxicology The basic science of poisons (6th ed.) (Klaassen, C. D. ed), pp. 515-534, McGraw-Hill.
5) Witschi, H. R. et al. (2007): Casarett & Doull's Toxicology The basic science of poisons (7th ed.) (Klaassen, C. D. ed), pp. 609-630, McGraw-Hill.
6) Witschi, H. R. et al. (2013): Casarett & Doull's Toxicology The basic science of poisons (8th ed.) (Klaassen, C.

D. ed), pp. 691–731, McGraw–Hill.
7) 泉　孝英編（2007）：標準呼吸器病学，医学書院.
8) 本間日臣編（1992）：呼吸器病学 第3版，医学書院.
9) 粉体工学研究会編（1975）：粒度測定技術，日刊工業新聞社.

6.7　神経行動毒性

6.7.1　神経系の構造と機能

脳は終脳（大脳），間脳，中脳，橋，小脳，延髄に区分され，脊髄とともに中枢神経系を構成している（図6.7.1）．脳の各領域は相互に連絡し，運動，感覚，記憶，学習，認知，情動，思考などの高次機能を担っている．これらの神経機能は神経細胞が形成するシナプス回路により生み出され，その支持機構としてグリア細胞が重要な役割を果たしている．

a．脳の構造[1)]

1）終脳（大脳）　終脳は外套，大脳基底核，嗅脳の3部位からなる．

ｉ）外　套　外套の主要な部分は大脳皮質であり，前頭葉，頭頂葉，後頭葉および側頭葉の4つに大きく分けられる．大脳皮質は層構造になっており，哺乳類では6層構造を示し，層ごとに神経細胞の種類や入出力の関係が異なっている．また，大脳皮質には感覚野，運動野，視覚野，聴覚野，言語野などと名づけられている特定の領域が存在し，その部位により機能が異なっている（機能局在）．

ⅱ）大脳基底核　終脳の基底部に位置し，線条体（尾状核，被殻），淡蒼球，視床下核などからなる．大脳皮質が発達していない下等脊椎動物では運動の最高中枢である．基底核は錐体外路系の中枢であり，骨格筋の運動や緊張を無意識に支配し，身体の姿勢やバランスを保持する．

ⅲ）嗅　脳　嗅覚に関係する終脳の前下部の脳領域をさし，嗅球，嗅索，嗅結節，前嗅核や扁桃体および梨状皮質の一部を含む．

2）大脳辺縁系　脳幹（終脳と小脳を除く領域）を取り囲む領域で，帯状回，歯状回，海馬，中隔，扁桃体，脳弓などを含む．哺乳類の脳に共通して存在しており，下等な哺乳類では終脳の大部分を占める．情動脳ともよばれ，本能，感情，怒り，恐れ，欲求などの行動に関係している．また，海馬は記憶に重要なはたらきをしている．

3）間　脳　視床と視床下部からなる．視床は嗅覚以外のすべての感覚性情報を受け，大脳皮質の特定の領野に中継している．知覚，視覚および聴覚にはそれぞれ後外側腹側核・後内側腹側核，外側膝状体および内側膝状体が関与しており，大脳皮質の感覚野，視覚野および聴覚野に投射している．視床下部は生体の恒常性を維持するための自律神経系の中枢であり，睡眠，覚醒，血圧，体液，体温，消化，摂食，摂水，性行動などを調節している．ま

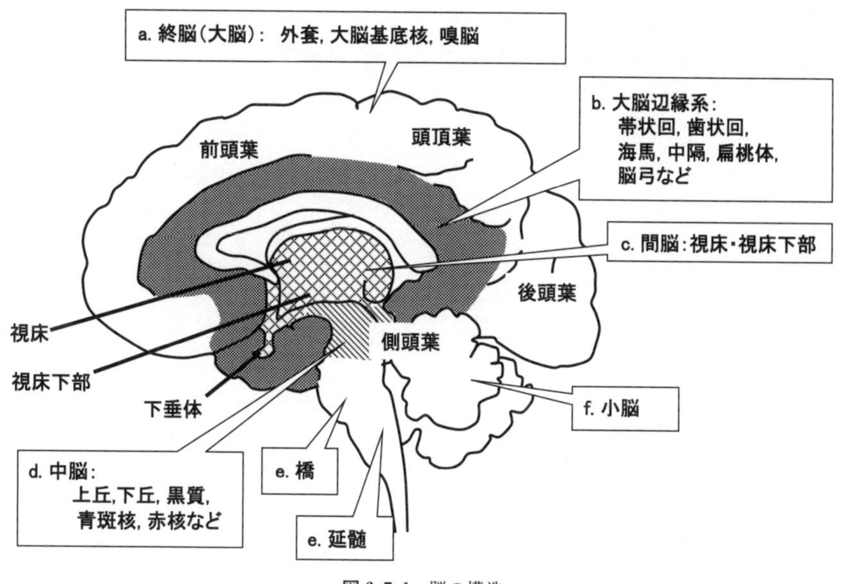

図6.7.1　脳の構造

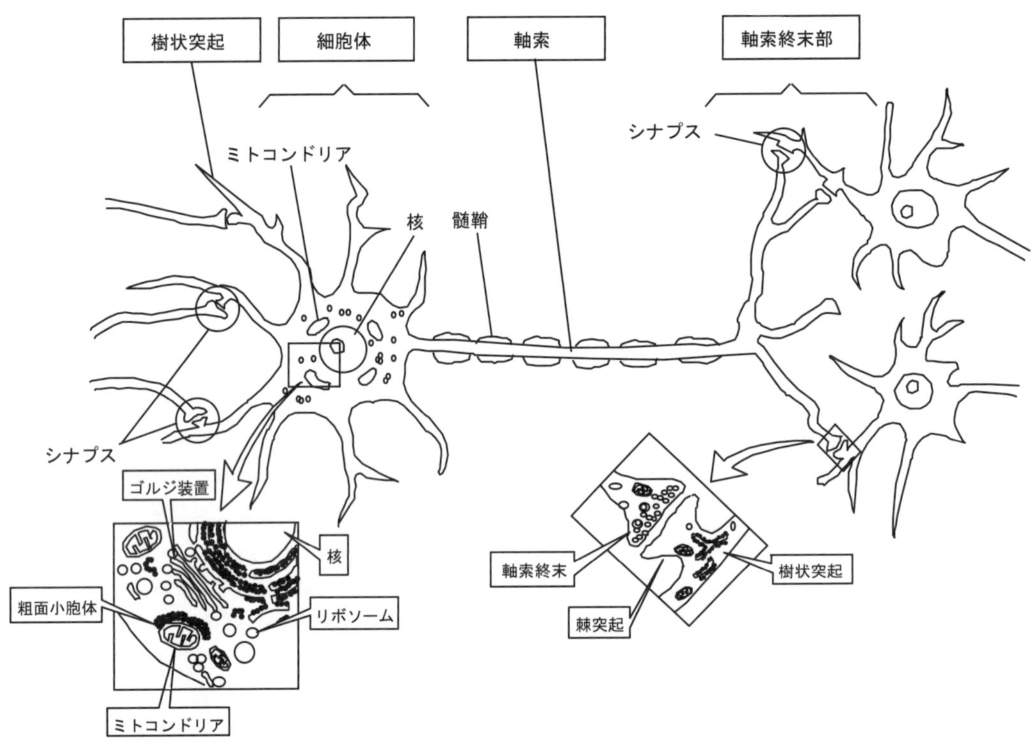

図 6.7.2　神経細胞の基本構造（文献 1，2 を一部改変）

た，下垂体から分泌されるホルモンの調節も行っている．

4）中　脳　　間脳と橋・延髄の間に位置し，上丘，下丘，黒質，青斑核，縫線核，赤核などが含まれる．上丘と下丘は，それぞれ視覚と聴覚の中継核となっている．黒質はメラニンを多量に含み，黒くみえることから命名された．黒質は錐体外路系に属し，黒質からはドパミン作動性神経が大脳基底核の1つである線条体に投射している．この黒質のドパミン神経細胞が脱落すると運動系の変性疾患であるパーキンソン病が発症することが知られている．また，青斑核と縫線核からは，それぞれノルアドレナリン作動性神経とセロトニン作動性神経が脳の広い領域に投射している．赤核は小脳からの入力を受け，錐体外路系の中継核にもなっている．

5）橋，延髄　　延髄には多数の神経核（舌咽神経，舌下神経，迷走神経，三叉神経，顔面神経），錐体路（随意運動の伝導路），錐体外路などが存在する．錐体の外側にはオリーブとよばれる隆起があり，錐体外路系に関与している．延髄網様体には生命維持に必須である呼吸中枢や血管運動中枢が存在する．橋は中脳と延髄の間にあり，三叉神経，外転神経および顔面神経の神経核が存在する．

6）小　脳　　小脳皮質は分子層，プルキンエ細胞，顆粒層からなる．プルキンエ細胞は樹状突起が多数分岐している特徴を有し，小脳皮質からの唯一の出力細胞となっている．小脳の重要な機能として筋運動と筋緊張の調節があり，姿勢や運動の制御に関与している．

b. 神経細胞[2]　　神経細胞は細胞体，樹状突起，軸索および軸索終末部の4つの基本構造から構成されている（図 6.7.2）．

1）細胞体　　細胞体の中心には核があり，その周囲にミトコンドリア，ゴルジ装置，粗面小胞体，リボソームなどの細胞内小器官が局在し，これらは遺伝情報の保持，遺伝子発現，タンパク質の合成と代謝を担っている．

2）樹状突起と軸索　　細胞体からは2種類の突起が出ている．1つは樹状突起で，その名の通り樹状構造をしており他の神経細胞からの情報を受け取る．もう1つは細胞体から伸長した軸索であり，他の神経細胞に情報を伝達している．神経細胞はシナプスとよばれる接点において連結し，ここでは神経伝達物質を介した化学的伝達が行われる．樹状突起はシナプス後部の構造要素となり，その表面にはシナプスを形成するために棘突起とよばれる突出構造が存在する．また，軸索は細胞体で発生した刺激を軸索終末部（シナプス前部）に伝達するとともに，細胞体から軸索終末部あるいは軸索終末部から細胞体へ神経伝達物質などを輸送する．軸索中にはミトコンドリア，微小管，神経線維はみられるが，リボソームなどのタンパク質の合成装置は存在しない．

3）軸索終末部　軸索終末部はシナプス前部として，神経情報の出力部となる．神経活動電位が軸索終末部に到達すると終末部（シナプス前部）のシナプス小胞から神経伝達物質が放出される．シナプス間隙に放出された神経伝達物質は，シナプス後部の細胞膜に存在する各種受容体に結合し，細胞内に情報を伝達する．また，放出された神経伝達物質は，シナプス前部の細胞膜に存在する受容体（自己受容体）にも作用し，それ自身の放出を調節するほか，その一部は再取込み機構（トランスポーター）を介してシナプス前部に取り込まれ，再利用される．

c. グリア細胞　中枢神経系には星状膠細胞，希突起膠細胞，小膠細胞の3種類のグリア細胞が支持細胞として存在する．

1）星状膠細胞（アストロサイト；アストログリア）　他の神経構成要素と血管周囲との間に多数の突起を張り巡らせ，中枢神経系の支持細胞の主体となっている．血管周囲においては血管内皮細胞とともに脳内への物質の流入を制限している血液-脳関門を形成している．また，神経細胞やシナプスにおいては神経細胞の伝達機能や物質代謝に重要な役割を果たしている．

2）希突起膠細胞（オリゴデンドロサイト；オリゴデンドログリア）　末梢神経のシュワン細胞に相当する細胞で，中枢神経において軸索のまわりに髄鞘（ミエリン）を形成する．髄鞘は脂質の含有率が70％と高く，神経細胞の電気的絶縁効果を高めている．

3）小膠細胞（ミクログリア）　全グリア細胞の10％を占める．貪食作用を有し，神経細胞に損傷や変性が起こると増殖する．

d. 血液脳関門（blood-brain barrier）　脳の毛細血管の構造は他の組織の血管とは異なり，内皮細胞に隙間がなく，さらにその周囲はグリア細胞により取り囲まれている．この特殊な構造により，化学物質の脳内への移行は他の組織と比較して制限されている．有機溶媒をはじめ，脂溶性の高い有機系低分子ほど脳内へ移行しやすく，酸性薬物やポリペプチドを含む高分子化合物などは一般に移行しにくいといわれている．しかし，内皮細胞には様々なトランスポーターが存在し，水溶性（極性）の高い化学物質でもトランスポーターによる能動的な輸送により，脳内へ移行する可能性がある．一方，能動的に脳から血液へと輸送される系も存在し，この系で血液側へ輸送されると，脂溶性の高い化学物質でも脳への移行性が低くなる．P糖タンパク質は，がん細胞の形質膜で見出された薬物トランスポーターであり，水溶性の薬物（シクロスポリンやドキソルビシン）などをすみやかに毛細血管へ排出する．

e. 神経伝達物質[3,4]　神経伝達物質は，神経細胞間または神経細胞とその標的細胞間のシナプスにて細胞間の情報伝達を担っている．現在，60種類以上の物質が神経伝達物質の候補として挙げられているが，神経伝達物質として以下の基準を満たす必要がある．

①神経細胞のシナプス前終末部に局在している．
②伝達物質の前駆物質（原料）と生合成酵素がシナプス前終末部に存在する．
③神経刺激により生理的に有効な量の伝達物質の放出が起こる．
④シナプス後部の標的細胞膜に特異的な受容体が存在する．

神経伝達物質のシナプスにおける動態を以下に示す（図6.7.3）．

ⅰ）前駆物質からの生合成　シナプス前終末部において，終末部に存在する前駆物質および神経細胞から軸索内輸送された前駆物質より神経伝達物質は酵素的に生合成される．

ⅱ）貯　蔵　生合成された神経伝達物質は，シナプス小胞に貯蔵される．

ⅲ）開口放出　神経刺激がシナプス前終末部に到達すると終末内へカルシウムイオン（Ca^{2+}）が流入する．これによりシナプス小胞膜と終末部の細胞膜が融合し，神経伝達物質が開口放出される．

ⅳ）受容体への結合　シナプス前終末部より放出された神経伝達物質はシナプス間隙中を拡散し，シナプス後部の膜表面に存在する受容体に結合する．神経伝達物質が受容体に結合すると，シナプス後部の膜透過性の変化（脱分極または過分極）や受

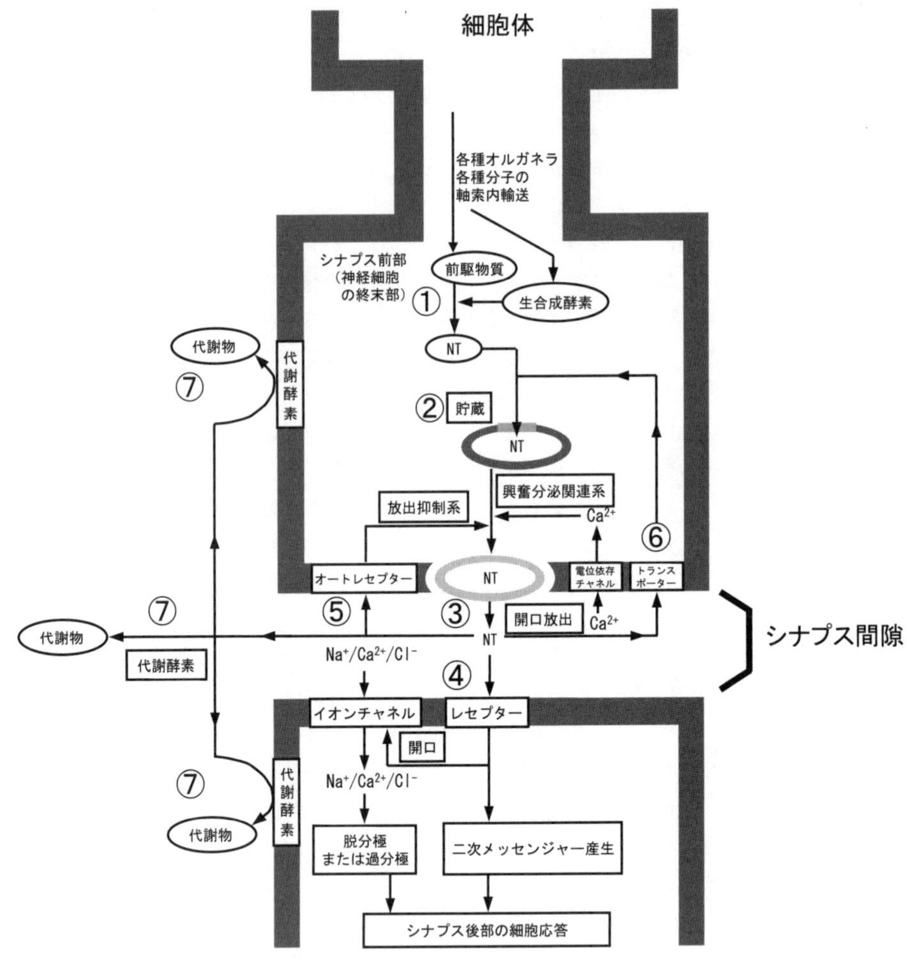

図 6.7.3　シナプスにおける神経伝達物質の動態（文献 3 を一部改変）

NT：神経伝達物質

容体と連結している細胞内情報伝達系の活性化を介して情報伝達が行われる.

v）自己受容体（オートレセプター）による神経伝達物質の放出制御　　シナプス前終末部の細胞膜にはオートレセプターが存在する. このオートレセプターにシナプス間隙中に放出された神経伝達物質が結合すると神経伝達物質の放出が抑制される. また, オートレセプターは神経伝達物質の生合成の制御にもかかわることが知られている.

vi）神経伝達物質のシナプス前終末部への取込み　シナプス前終末部には神経伝達物質の再取込み機構（トランスポーター）が存在する. シナプス間隙中に放出された神経伝達物質は, この機構を介してシナプス前終末部に再取込みされ, 神経伝達物質として再利用される.

vii）神経伝達物質の不活性化　　シナプス間隙中に放出された神経伝達物質は, シナプス間隙中などに存在する代謝酵素により不活性化される.

表 6.7.1 に主な神経伝達物質の局在部位, 生理機能, 受容体および病態への関与について示す.

6.7.2　毒性発現機序

a. パーキンソン症候群　　パーキンソン症候群（パーキンソニズム）とは, パーキンソン病およびパーキンソン病症状（無動, 筋固縮, 振戦, 姿勢反射障害など）を呈する疾患の総称である. 症状の原因が明らかでないパーキンソニズムを本態性パーキンソニズムといい, そのほとんどがパーキンソン病である. パーキンソン症状の要因が明らかなものを症候性パーキンソニズムといい, 以下に, 特定の原因によって生じる二次性パーキンソニズムと神経変

表 6.7.1 主な神経伝達物質の局在部位，生理機能，病態への関与，受容体（文献 3，4 を一部改変）

神経伝達物質	局在部位	主な生理的機能	病態などへの関与	受容体	受容体の種類（細胞内情報伝達系）
アセチルコリン	前脳基底部，大脳皮質，海馬	記憶	アルツハイマー型認知症では前脳基底部などで神経細胞脱落	ムスカリン M_1〜M_5	G タンパク質共役型（イノシトールリン脂質，cAMP，K チャネル）
				ニコチン（神経型：Nn，筋肉型：Nm）	イオンチャネル連結型（Na，K）
ドパミン	黒質，線条体 腹側被蓋野，側坐核	運動 情動，精神	パーキンソン病では黒質での神経細胞変性 統合失調症 薬物依存	D_1，D_5	G タンパク質共役型（cAMP レベルの上昇）
				D_2，D_3，D_4	G タンパク質共役型（cAMP レベルの低下）
ノルアドレナリン	青斑核，大脳皮質，視床下部	感情，意識，食欲	感情障害	α_1，α_2	G タンパク質共役型（α_1：イノシトールリン脂質，α_2：cAMP レベルの低下）
				β_1，β_2	G タンパク質共役型（cAMP レベルの上昇）
セロトニン（5-HT）	縫線核，扁桃体，視床下部，延髄	感情，睡眠	感情障害，幻覚 統合失調症，嘔吐	5-HT_1	G タンパク質共役型（cAMP レベルの低下）
				5-HT_2	G タンパク質共役型（イノシトールリン脂質）
				5-HT_3	イオンチャネル連結型（カチオン）
				5-HT_4〜5-HT_7	G タンパク質共役型（cAMP レベルの上昇）
ヒスタミン	大脳皮質，視床下部	覚醒，摂食抑制	鎮静，催眠，肥満	H_1	G タンパク質共役型（イノシトールリン脂質）
				H_2	G タンパク質共役型（cAMP レベルの上昇）
グリシン	中枢神経の抑制性神経，脊髄や脳幹の抑制性神経	NMDA 受容体の機能調節，運動神経機能の制御	統合失調症，痙攣		イオンチャネル連結型（Cl）
γ-アミノ酪酸（GABA）	中枢神経全体の抑制性神経	睡眠，骨格筋緊張	痙攣	$GABA_A$	イオンチャネル連結型（Cl）
				$GABA_B$	G タンパク質共役型（K チャネル，Ca チャネル）
グルタミン酸	中枢神経全体の興奮性神経	記憶，感覚情報伝達，シナプス可塑性	神経細胞死	AMPA*	イオンチャネル連結型（Na，K）
				カイニン酸	イオンチャネル連結型（Na，K）
				NMDA 型	イオンチャネル連結型（Na，K，Ca）
				代謝型	G タンパク質共役型（イノシトールリン脂質，cAMP）

*：α-アミノ-3-ヒドロキシ-5-メチル-4-イソオキサゾールプロピオン酸

性疾患に伴うパーキンソニズムについて述べる．

1）二次性パーキンソニズム

i）脳血管障害性パーキンソニズム　大脳基底核（被殻，尾状核，淡蒼球など）から中脳に至る部位の血管性病変（多くは多発性の小梗塞）により，筋強剛，動作緩慢，小刻み歩行，姿勢反射障害などのパーキンソン病に類似した症状が発現する．

ii）薬剤性パーキンソニズム　原因薬物としては，ドパミン D_2 受容体遮断作用を有する抗精神病薬が多いが，他にも制吐薬，抗潰瘍薬などの種々の薬物で発現する．抗精神病薬では定型（第一世代）抗精神病薬であるブチロフェノン系（ハロペリドール，スピペロン），ついでフェノチアジン系（クロルプロマジン，フルフェナジン）の順に高頻度にパーキンソニズムを誘発する．また，非定型（第二世代）の抗精神病薬リスペリドン，ペロスピロン，ブロナンセリン，クエチアピン，オランザピン，アリピプラゾールは比較的パーキンソニズムは起こりにくい．抗精神病薬と同様にドパミン D_2 受容体遮断作用を有する制吐薬（メトクロプラミド，ドンペリドン），定型抗精神病薬であり抗潰瘍薬としても使用されてきているスルピリドもパーキンソニズムを起こす．薬剤性パーキンソニズムは，無動，筋固縮，振戦，姿勢反射障害のすべての症状が出現し，パーキンソン病と極めてよく似た症状を呈する．また，発症後の進行が非常に速く，振戦は姿勢・動作時振戦の場合が多いが，パーキンソン病の特徴とされる安静時振戦も出現する．

iii）中毒性パーキンソニズム　パーキンソニズムの原因となる神経毒には一酸化炭素，二硫化炭素，シアン化合物，1-メチル-4-フェニル-1,2,3,6-テトラヒドロピリジン（MPTP）やロテノンなどがある．一酸化炭素は血中ヘモグロビンと強く結合して脳への酸素供給を低下させることにより，また，二硫化炭素とシアン化合物は細胞内呼吸を阻害することにより，大脳基底核における神経細胞を障害してパーキンソニズムを誘発する．

iv）脳炎後パーキンソニズム　エコノモ脳炎（嗜眠性脳炎）では中脳が特に強く障害され，脳炎後パーキンソニズムが生じる．日本脳炎やその他の流行性脳炎でもパーキンソニズムが後遺症として出現することがある．

2）神経変性疾患に伴うパーキンソニズム

i）進行性核上性麻痺　50～70歳代に発症し，初発症状として目立つのは，易転倒性，不安定性などの歩行障害，うつ状態，痴呆，無欲状態などの精神症状，体軸優位の筋強剛である．病期の進行に伴い，眼球の下転制限と首の後屈位，痴呆が顕著となる．病理学的には脳幹被蓋部，線条体，小脳歯状核の神経細胞脱落とアルツハイマー神経原線維変化の出現を特徴とする．中脳から橋の被蓋部の萎縮が認められる．

ii）びまん性レビー小体病　本疾患は初老期から老年期に発症する進行性の痴呆を中核症状とし，幻覚，妄想などの精神症状，振戦，筋固縮，無動などのパーキンソン症状，起立性低血圧などの多彩な自律神経症状を伴う．病理学的には，多数のレビー小体（パーキンソン病にみられるα-シヌクレインを主成分とする細胞内封入体）が黒質や青斑核だけでなく，マイネルト核や大脳皮質にも広範に出現すること，また，老人斑と神経原線維変化が大脳皮質に広範に出現することを特徴とする．

iii）大脳皮質基底核変性症　顕著な左右差のある失行症（麻痺はないが，動作がぎこちない）と無動，筋固縮が特徴である．また，他人の手徴候（手が自分の意思に反して勝手に動く），ジストニア（筋肉が硬直し，四肢や体幹が捻転した異常姿勢をとる），ミオクローヌス（四肢や体幹に不規則な筋痙攣が起こる）などの不随意運動が出現することが多い．末期には50％に痴呆が出現する．病理学的な特徴としては，頭頂葉・前頭葉に一側優位の高度な萎縮を認め，神経細胞内に染色性に乏しい腫大細胞が出現する．また，黒質の神経細胞内に弱塩基性封入体が出現する．

iv）多系統萎縮症　多系統萎縮症は，オリーブ橋小脳萎縮症，シャイ・ドレーガー症候群および線条体黒質変性症の総称である．オリーブ橋小脳萎縮症およびシャイ・ドレーガー症候群では筋固縮や寡動などがみられるが，オリーブ橋小脳萎縮症では運動失調，シャイ・ドレーガー症候群では起立性低血圧などの特徴的な症状を示すことから，パーキンソン病と鑑別することは困難ではない．一方，線条体黒質変性症は初期から寡動や無動を主とし，振戦の目立たないパーキンソニズムを呈するが，パーキンソニズムが出現する前にふらつきなどの小脳症候が軽度ながら認められる．線条体黒質変性症の病理学的な特徴としては，線条体の中で特に被殻に褐色調を帯びた萎縮と黒質や青斑核にメラニン色素の褪色が認められる．また，多系統萎縮症に共通して認められ，疾患特異的と考えられる所見として，脳白質のオリゴデンドログリア内に存在する抗α-およびβ-クリスタリン抗体や抗ユビキノン抗体の免疫組織染色に陽性の封入体が挙げられる．

b. 薬物依存　薬物依存とは「生体と薬物の相互作用の結果生じた生体の精神的もしくは精神的・身体的状態をさし，薬物の精神状態に及ぼす効果を反復体験するために，また，ときには退薬による苦痛から逃れるために，薬物を絶えず衝動的に求める

表 6.7.2 WHO による依存形成薬物の分類

タイプ	身体依存	精神依存	例
麻薬性鎮痛薬	+++	+++	モルヒネ，ヘロイン，コデイン，ペチジン，フェンタニル
バルビツール酸誘導体	+++	++	フェノバルビタール，ベンゾジアゼピン誘導体
アルコール	+++	++	アルコール
コカイン	−	+++	コカイン
アンフェタミン類	−	+++	アンフェタミン，メタンフェタミン
大麻	−	++	マリファナ
幻覚発現薬	−	+++	LSD-25，メスカリン，シロシビン
有機溶剤	−	+	トルエン，シンナー，アセトン，エーテル，クロロホルム

+：依存を有することを示し，数によりその強さを示す.
−：依存がないことを示す.

行為あるいは薬物の使用による反応」として特徴づけられている．代表的な依存性薬物としてモルヒネ（麻薬），コカイン（麻薬），アンフェタミン類（覚醒剤）などがあり，これらをヒトや動物に長期間連用すると依存が形成される．一方，2000 年頃からインターネットの普及などに伴い，法律に基づく取締りの対象になっていない薬物が乱用され，それらの中には薬物依存症を惹起させる化合物もある．厚生労働省は平成 17 年 2 月 25 日よりこれらを無承認無許可医薬品として，薬事法（現：医薬品医療機器等法）で取り締まることとした．薬物依存は，薬物の精神的な効果に依存する精神依存と退薬による不快な生体反応を示す身体依存（退薬症状の発現）の 2 つに大別される．精神依存では薬物摂取の欲求が非常に強く摂取できない状態ではおちつきがなくなるような様子を示す．身体依存では退薬により体調が悪くなり振戦や痙攣などを起こし死にいたることもある．

精神依存は依存性薬物に一般的に認められるが，身体依存は中枢神経抑制作用を有する薬物（モルヒネ，バルビツール酸誘導体，アルコールなど）で強く，興奮作用を有する薬物（コカイン，アンフェタミンなど）にはないとされている（表 6.7.2）．個々の薬物でその薬理作用が異なっていても精神依存という現象そのものの発現には多くの共通点が認められ，その発現には相通じる精神薬理学的および神経生理・生化学的機序が介在するものと考えられている．身体依存についても同様で，その形成機序にある程度相違があるにしても，身体依存という現象そのものに関してはいろいろな面で共通点がみられることから，その形成機序にも共通の基盤があるものと考えられている．

1）危険ドラッグ　かつて販売サイドからは合法ドラッグとよばれ，その後，脱法ドラッグ，違法ドラッグといった用語が使われ，2014 年から危険ドラッグとよばれる．その化学構造や性質，形状などにより分類されている．

i）ケミカルドラッグ　化学的に合成された危険ドラッグであり，多くは試薬などの名目で販売されている．

ii）トリプタミン系　トリプタミン骨格をもち幻覚作用を示す．麻薬指定された主な物質はシロシン，シロシビン，5-メトキシ-*N*,*N*-ジイソプロピルトリプタミン（5-MeO-DIPT），5-メトキシ-*N*,*N*-ジメチルトリプタミン（5-MeO-DMT），α-メチルトリプタミン（AMT）などである．トリプタミン系危険ドラッグはセロトニン受容体に作用し，多幸感や幻覚を誘発する．モノアミン酸化酵素阻害作用を有する化合物も多い．

iii）フェネチルアミン系　フェネチルアミン骨格をもち幻覚作用を示す．トリプタミン系と同様，多数の違法ドラッグがフェネチルアミン系であり，アンフェタミン，メスカリン，3,4-メチレンジオキシメタンフェタミン（MDMA），*N*-メチル-1-(1,3-ベンゾジオキソル-5-イル)-2-ブタンアミン（MBDB）などは覚醒剤もしくは麻薬指定されている．興奮作用を示す化合物も多い．

iv）合成カンナビノイド系　大麻に含まれるテトラヒドロカンナビノールの化学構造を模して合成された，もしくは類似の作用を示す危険ドラッグである．

v）ナチュラルドラッグ　観賞用やお香などの

名目で販売され，レクリエーション目的に使用される．ナチュラルドラッグには，遅効性の薬物が多く存在し，有効成分がトリプタミン系やフェネチルアミン系に分類される化合物が多い．麻薬指定された著名なナチュラルドラッグはシロシビンまたはシロシンを含むマジックマッシュルームである．

vi）エフェドラ系　マオウやエフェドリンが含まれている薬物はエフェドラ系とよばれる．マオウ自体にエフェドリンが含まれており，エフェドリンはフェネチルアミン系化学物質であり，興奮効果を示す．

vii）ニトライト系・亜硝酸エステル類　亜硝酸エステルを主成分としている危険ドラッグは，ニトライト系あるいは亜硝酸エステル類とよばれ，お香やビデオクリーナーの名目で販売されている．気化したドラッグを経鼻摂取する．使用により酩酊感が得られ，オーガズム時に摂取するとその快感が上昇するとされる．著名なものとしてラッシュがある．

2）薬物依存の神経化学的機序

i）精神依存　依存性薬物により惹起される強化効果や報酬効果は，精神依存と深くかかわっており，その機序の解明には薬物弁別法，薬物自己投与法，条件づけ場所嗜好性試験などの行動薬理学的な手法が汎用されている．モルヒネは，条件づけ場所嗜好性試験において著明な報酬効果を示し，この効果はμ受容体拮抗薬により緩解される．さらに，μ受容体の遺伝子欠損マウスが開発され，このマウスにおいてモルヒネによる報酬効果は観察されないことから，モルヒネの報酬効果の発現にはμ受容体が重要な役割を果たしていることが結論づけられている．

一方，依存性薬物の強化効果や報酬効果には，腹側被蓋野から側坐核に投射している中脳辺縁系のドパミン作動性神経系が関与していることがよく知られている（図 6.7.4）．この中脳辺縁系のドパミン作動性神経の細胞体が存在する腹側被蓋野には，モルヒネが作用するμ受容体が高密度に存在する．モルヒネは，腹側被蓋野側において介在神経である抑制性のγ-アミノ酪酸（GABA）作動性神経上にあるμ受容体に結合し，この神経活動を減弱させる．その結果，中脳辺縁系ドパミン作動性神経系を活性化する．活性化された中脳辺縁系ドパミン作動性神経系は，その投射先である側坐核からドパミンの著明な遊離を引き起こす．モルヒネを反復投与すると側坐核でのドパミン遊離量は単回投与時より減少するが，側坐核のドパミン受容体以降の細胞内情報伝達系が亢進されているので反応性は増大する．一方，コカインは中脳辺縁系におけるドパミン作動性神経の前シナプス終末へのドパミンの再取込みを阻害し，アンフェタミン類などの覚醒剤は前シナプス終末からドパミンを遊離し，モルヒネの場合と同様に側坐核でのシナプス間隙の遊離ドパミン量を増加させる．このように側坐核におけるドパミン作動性神経の細胞内情報伝達系の亢進やドパミン量の増加が，モルヒネ，コカイン，アンフェタミンの反復投与による強化効果や報酬効果の発現の引き金になると考えられている．しかし，モルヒネの反復投与によってGABA作動性神経系がどのように変化するのかは十分に解明されていない．

危険ドラッグの1つであるMDMAは，精神依存を形成し，遊興的使用量でも明らかな精神障害を惹起させる．MDMAはその化学構造の類似性から覚醒剤と同様にドパミン遊離作用を有するが，それ以上に強力なセロトニン遊離作用も有する．すなわち，神経終末におけるセロトニンの遊離促進作用とともに再取込み阻害作用，セロトニンの代謝酵素の1つであるA型モノアミン酸化酵素（MAO-A）阻害作用によって一過性にシナプス間隙のセロトニン量を増加させる．高用量のMDMAは，セロトニン合成律速酵素であるトリプトファン水酸化酵素を阻害するために数時間以内にシナプス内のセロトニンを枯渇させ，劇的にセロトニン量を減少させる作用を有している．セロトニンの枯渇からの回復には，1日かかると報告されている．MDMAの精神依存の形成にはセロトニン作動性神経系を介するドパミン作動性神経系の賦活化が関与していると示唆されている．すなわちMDMAによってシナプス間隙のセロトニン量が増加し，増加したセロトニンによりセロトニン 5-HT_2 受容体が活性化されることでGABA作動性神経からのGABAの遊離が減少し，その結果，GABAにより制御されていたドパミン作動性神経系が賦活されることにより形成される．

ii）身体依存　身体依存を誘発する薬物としてモルヒネがよく知られている．身体依存は，薬物を一定期間反復投与した後に起こるが，投与時でなく薬物の効果がなくなったとき（退薬時）に起こる．μ受容体の遺伝子欠損マウスにおいては，モルヒネによる跳躍や身震いなどの退薬症候が観察されない

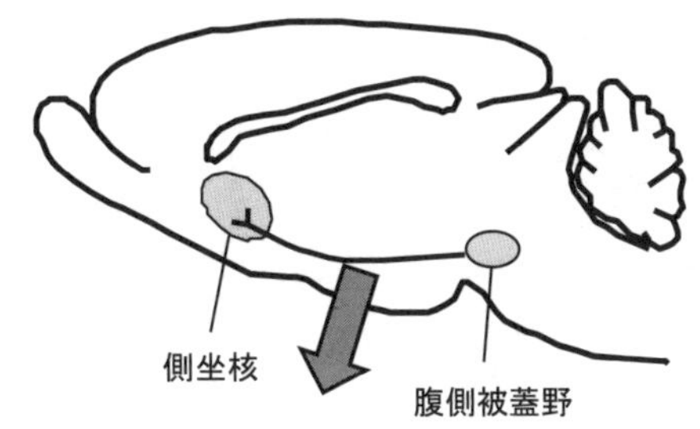

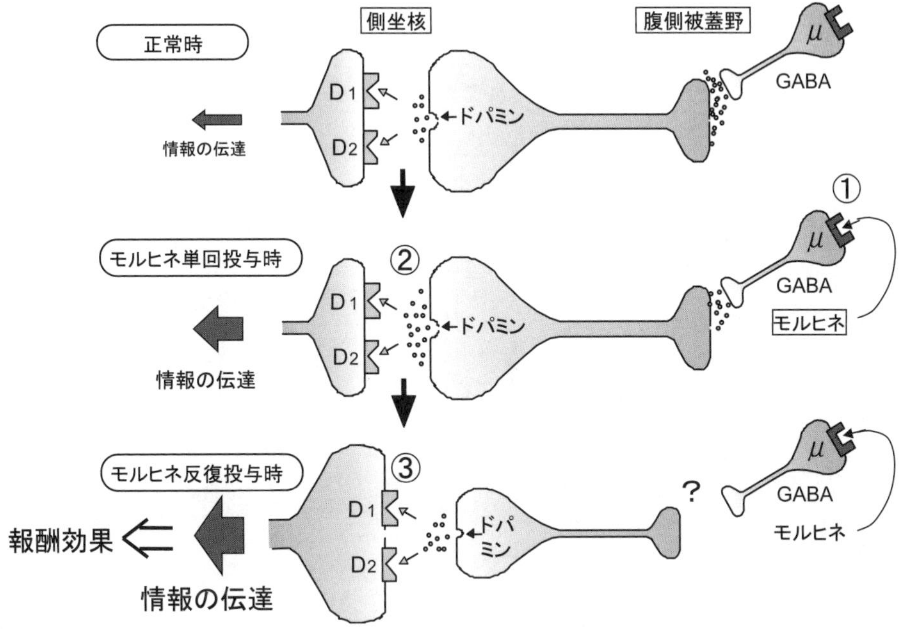

図 6.7.4 モルヒネの精神依存形成における神経化学的機序

μ：μ受容体，D_1：ドパミン D_1 受容体，D_2：ドパミン D_2 受容体

モルヒネは，①中脳辺縁系ドパミン作動性神経の細胞体である腹側被蓋野における介在神経である抑制性の GABA 作動性神経系上に存在するμ受容体を刺激して，中脳辺縁系ドパミン作動性神経を活性化する．活性化された中脳辺縁系ドパミン作動性神経は，②その投射先の側坐核からドパミンの遊離を促進させる．モルヒネを反復投与することにより，③側坐核での遊離ドパミン量は減少するが，遊離ドパミンが受容体に結合して次の神経へ情報を伝達する働きは増大するので，これが引き金となりモルヒネによる報酬効果が発現する．

ことから，μ受容体がモルヒネの身体依存の発現に必須であることが明らかになっている．さらに，ラットを用いてモルヒネの退薬症候と脳部位との関連性を詳細に検討した研究において，ラットにモルヒネを反復投与した後に麻薬拮抗薬の *N*-メチルナロキソンを脳各部位に注入すると，青斑核に注入した場合に跳躍，立ち上がり，自発運動亢進などの退薬症候が最も高感度に観察される．この青斑核は大脳皮質に投射しているノルアドレナリン作動性神経系の起始核であり，また，その細胞体上にはμ受容体が多く存在している．さらに，モルヒネの退薬時には大脳皮質におけるノルアドレナリン量が増加していることから，モルヒネによる身体依存の形成には青斑核から大脳皮質に投射しているノルアドレナリン作動性神経系の過剰興奮が深く関与しているものと考えられている（図 6.7.5）．

c. 抗コリンエステラーゼ薬　有機リン系およびカルバメート系の殺虫剤は，正常な神経伝達に必要な酵素であるアセチルコリンエステラーゼを阻害し，中毒作用を示す．有機リン系殺虫剤としては，パラチオン，パラオキソン，ダイアジノン，マラチオン，メタミドホスなどがあり，カルバメート系殺

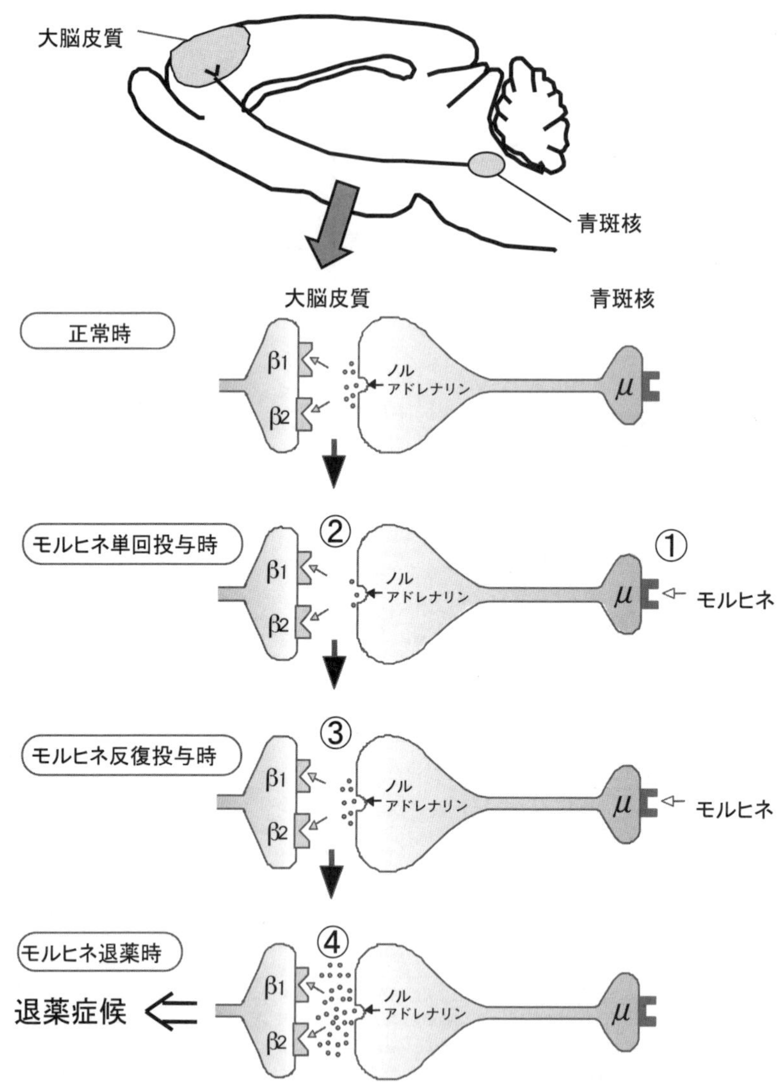

図 6.7.5 モルヒネの身体依存形成における神経化学的機序

μ：μ受容体，β_1：β_1 受容体，β_2：β_2 受容体
モルヒネは，①ノルアドレナリン作動性神経の細胞体である青斑核に存在するμ受容体を刺激して，ノルアドレナリン作動性神経を抑制する．これにより，②青斑核からの投射先である大脳皮質からのノルアドレナリンの遊離が減少する．しかし，モルヒネを反復投与すると，③モルヒネの単回投与時に生じる大脳皮質での遊離ノルアドレナリン量の減少はみられなくなり，モルヒネの反復投与を中止すると（退薬時），④大脳皮質での遊離ノルアドレナリン量が著明に増加する．この退薬時におけるノルアドレナリン作動性神経の活性化がモルヒネの退薬症候の発現に関与している．

虫剤では，カルバリル，プロポキシル，ゼクトラン，カルバフランなどがある．

アセチルコリンは神経伝達物質として神経のシナプス前終末部から放出され，シナプス後膜に存在するアセチルコリン受容体に結合することにより興奮を伝達する．アセチルコリンエステラーゼはこのアセチルコリンを加水分解し，神経刺激の持続を遮断するものである．このアセチルコリンエステラーゼが阻害されると，シナプス間隙に放出されたアセチルコリンが蓄積し，シナプス伝達が過剰となり，種々の中毒症状を起こす．有機リン剤はアセチルコリンエステラーゼの活性中心にあるセリンの水酸基をリン酸化し，カルバメート剤はセリンの水酸基をカルバモイル化することにより，酵素活性を低下させる.

アセチルコリン受容体にはムスカリン受容体とニコチン受容体の2種類が存在する（表6.7.1）. ムスカリン受容体は気管支, 心筋などの内臓平滑筋, 内分泌腺, 神経節, 中枢神経などに広く分布している. また, ニコチン受容体は骨格筋の神経-節接合部, 自律神経節, 副腎髄質中枢神経に存在する. 有機リン系およびカルバメート系の殺虫剤の中毒症状は, 主にムスカリン性, ニコチン性および中枢神経作用により分類される. ムスカリン性症状では発汗, 嘔気, 嘔吐, 頭痛および下痢, ニコチン性症状では筋線維性攣縮, 全身痙攣および呼吸筋麻痺, 中枢神経症状では興奮, 錯乱状態, 意識混濁および昏睡などが認められ, 重度の場合には死に至る.

d. 興奮性神経毒　カイニン酸, イボテン酸, グルタミン酸, ホモシステイン酸, *N*-メチル-D-アスパラギン酸（NMDA）などの興奮性アミノ酸は, 多量に投与するとその神経細胞を非可逆的に障害する. この中でも最も強力な毒性を示すカイニン酸の神経毒性作用について述べる.

カイニン酸は, シナプス後膜に存在するグルタミン酸受容体サブタイプのカイニン酸受容体（表6.7.1）に結合し, 神経細胞を脱分極させる. すなわち, 神経細胞のカイニン酸受容体に作用し, 細胞膜のナトリウム透過性を上昇させる. この結果, ナトリウムイオン（Na^+）を細胞外に汲み出すナトリウムポンプの能力を超えるナトリウムイオンが細胞内にとどまることになり, 細胞を障害, 変性に至らしめると考えられている. カイニン酸を動物の脳室内に投与すると, カイニン酸受容体が分布している海馬錐体細胞, 扁桃核, 大脳皮質第ⅢおよびⅤ層の神経細胞が障害され, 細胞体と樹状突起の変性が起こる.

e. シアン化合物　シアン化合物にはシアン化水素（青酸）, シアン化ナトリウム（青酸ソーダ）, シアン化カリウム（青酸カリ）などがある. シアン化合物が吸収されると体内でシアンイオン（CN^-）量が増える. このシアンイオンが細胞呼吸にかかわる細胞内電子伝達系のシトクロム *c* 酸化酵素を阻害する. シアンイオンはシトクロム *c* 酸化酵素の中にあるヘム鉄と結合することにより酵素と酸素との結合を阻害し, その結果, 細胞呼吸が停止する. シアン化合物の中毒症状は, 呼吸器疾患, 頭痛, 痙攣, 運動失調, チアノーゼ, 昏睡などであり, 摂取2分後に死亡する場合がある.

f. 天然神経毒

1）ボツリヌス毒素　ボツリヌス菌が生成する神経毒であり, A, B, C_1, C_2, C_3, D, E, F, G の9種類が知られている. この毒素は末梢におけるアセチルコリン作動性神経に作用し, 神経終末部からのアセチルコリンの放出を阻害する. これにより, 神経-筋の伝達障害が起こり, 四肢や呼吸器の筋の麻痺とともに中枢神経の麻痺がみられる.

2）テトロドトキシン　フグ毒の成分として知られており, 神経細胞の外膜に局在するナトリウムチャネルを阻害する. ナトリウムチャネルが阻害されることにより, 神経細胞内へのNa^+の流入が阻止され, 神経伝達に必要な脱分極が発生しなくなる. その結果, 神経の興奮伝達が阻害される. また, 貝毒のサキシトキシンも同様なナトリウムチャネルの阻害作用を有する.

3）α-ラトロトキシン　クロゴケグモやセアカコケグモの毒の成分として知られており, 末梢におけるアセチルコリンおよびノルアドレナリン作動性神経に作用し, 神経終末部からの両神経伝達物質の放出を促進する. これにより, アセチルコリンの放出促進による筋肉の痙攣, ノルアドレナリンの放出促進による局所的発汗, 心悸亢進などがみられる.

g. 神経軸索障害（axonopathies）　神経細胞から長く伸びる軸索は遠位部分に障害を受ける場合と近位に障害を受け, 変性を起こす場合がある. 前者は末梢より細胞体に向かって逆行性に障害が進み, 軸索変性（dying-back）として知られている. アクリルアミドおよび *n*-ヘキサンやメチル-*n*-ブチルケトンなどのヘキサカーボン類は, いずれも逆行性の軸索変性を起こす. アクリルアミドを0.35%含有する飼料をラットに28日間与えると, 脛骨神経などの有髄神経の軸索および脊髄の上行路に逆行性変性が起こり, 運動失調を呈し, 末梢筋の無力化が生じることが報告されている. 変性の初期所見としては異常なフィラメント, ミトコンドリア, その他異常小器官の増加がみられ, 軸索が破壊される直前にはニューロチュブルとニューロフィラメントが消失し, 軸索鞘は溶解している. このアクリルアミドによる軸索障害はSH基依存性解糖系酵素の抑制によるのではないかと考えられている.

h. 神経髄鞘障害（myelinopathies）　中枢神経系では有髄神経線維に富む部位は白質とよばれ,

脳の顕著な虚血状態においては，大脳皮質白質に浮腫をきたし壊死が起こる．また，抗菌剤のヘキサクロロフェンおよびトリエチルスズも神経の髄鞘に浮腫をきたし，脱髄を起こす．ヘキサクロロフェンの25 mg/kg を飼料に混入してラットに投与すると，2 週間後には後肢の無力状態を呈し，麻痺に至る．このとき，脳と脊髄の白質に浮腫が認められる．このヘキサクロロフェンの作用機序については明らかではないが，ヘキサクロロフェンが直接細胞膜に作用し，膜のイオン透過性を障害するためと考えられている．このような障害はトリエチルスズによっても認められている．

i. 末梢神経障害　6-ヒドロキシドパミン（6-OHDA）は，選択的に交感神経を変性させるカテコールアミン（ノルアドレナリンおよびドパミン）神経毒として知られている．6-OHDA はカテコールアミン神経終末より取り込まれると，容易に酸化され，6-OHDA-パラキノンが形成される．また，この過程で過酸化水素や水酸基などが形成される．これらが細胞膜を構成するタンパク質に結合し，その構造を変化させ，膜としての機能を消失させる．6-OHDA を末梢に投与しても血液-脳関門を通過しないため，末梢交感神経系は選択的に除神経された状態になる．すなわち，軸索は腫脹し，軸索の膜は破れ，軸索内に異常な壊死状のミトコンドリアが出現する．

j. 遅発性神経毒

1）有機リン系殺虫剤　有機リン系の殺虫剤の中で，トリクロルホン，レプトホス，ミパフォックスなどの化合物は急性神経毒性症状のほかに，投与後，一定期間後（ニワトリでは 8～14 日後，ヒトでは約 4 週間後）に神経病変を発現させることが知られている．この毒性は遅発性神経毒性とよばれている．その症状は，下肢部の麻痺による運動麻痺，運動失調（起立不能）であり，組織学的には軸索の膨化，崩壊および髄鞘の 2 次的崩壊を主体とする神経線維変性である．遅発性神経毒性の発現機序は明らかにされていないが，遅発性神経毒性の初発反応は Ca^{2+}/カルモジュリンキナーゼⅡ（CaM kinase Ⅱ）のリン酸化が関与していることが報告されている．リン酸化により活性化された CaM kinase Ⅱにより Ca^{2+} の軸索内の濃度が上昇し，Ca^{2+} により活性化された分解酵素により細胞骨格構成タンパク質の分解が促進される．また，活性化された CaM kinase Ⅱにより α-および β-チュブリンのリン酸化が起こり，これらのタンパク質の重合が阻害される．これらの反応により最終的に軸索に障害が起きると考えられている．

2）一酸化炭素　一酸化炭素は，ヒトにおいて頭痛，吐き気，痙攣，呼吸不全，昏睡などの中毒症状を示すが，これらの中毒症状が回復したにもかかわらず，その数週間後に記憶障害（遅発性記憶障害）が惹起されることが知られている．また，組織学的には，一酸化炭素の曝露により大脳皮質，海馬および黒質に神経細胞壊死が認められる．実験動物に一酸化炭素を曝露すると，ヒトの場合と同様に遅発性の記憶障害が惹起されることが報告されている．すなわち，マウスを用いた受動的回避反応試験（6.7.4. 項の d 参照）において，記憶の獲得試行 1 日後にマウスを一酸化炭素に曝露し，その 1，3，5 および 7 日後に記憶の再生試行を行ったところ，記憶障害は 1 および 3 日後には認められないが，5 および 7 日後には認められる．また，組織学的には，一酸化炭素の曝露により，マウスの海馬における神経細胞が脱落し，その脱落は一酸化炭素の曝露 3 日後よりも 5 日後のほうが顕著である．これらのことから，一酸化炭素の曝露による遅発性記憶障害は，一酸化炭素による遅発性細胞壊死に起因していることが考えられている．さらに，一酸化炭素による遅発性細胞壊死はグルタミン酸受容体のサブタイプの 1 つである NMDA 受容体の非競合的拮抗薬ジゾシルピンにより認められなくなることから，この遅発性細胞壊死には NMDA 受容体が関与していることが考えられている．

6. 7. 3　毒性物質

金属は便宜的に亜鉛，鉄，銅などの生体の生理機能を維持するうえで必要な必須金属と生体にとっては有害な非必須金属に分けられる．鉛，水銀，スズなどは環境汚染物質としても知られる代表的な非必須金属であり，生体に種々の毒性を示す．以下に鉛，水銀およびスズの神経毒性について述べる．

a. 鉛　鉛は血液-脳関門を通過し，中枢神経系を中心に毒性症状を示す．中枢神経系への障害は脂溶性の有機鉛である四アルキル鉛による中毒症状が知られており，その急性中毒では頭痛，嘔吐，幻視，幻覚，錯乱，意識混濁がみられ死に至ることがある．また，鉛の慢性中毒では鉛脳症が重大であり，痙攣や昏睡がみられる．鉛は微小血管の形成に関与している星状膠細胞の分化を抑制することから，血液–脳関門を障害し，その結果，脳内にまずアルブミンなど，次にイオンおよび水が透過し，鉛脳症特有の脳水腫を引き起こすことが示唆されている．一方，特徴的な末梢神経の症状としては，神経節症状や手首の伸筋麻痺による下垂手がある．鉛によって実験動物において，運動神経の軸索変性が認められており，鉛中毒時の末梢神経障害は軸索変性型であることが示唆されている．

b. 水　銀　水銀はその化学的形態によって金属水銀，無機水銀および有機水銀（アルキル水銀，アリル水銀など）の3つに分類される．それぞれの水銀は生体内で特異的な毒性をもち，有機水銀は神経障害を示すことが知られている．

有機水銀は血液–脳関門を通過し，主に大脳皮質や小脳に障害を与える．低級アルキル水銀のうちメチル水銀は水俣病をはじめ，しばしば集団的な中毒発生の原因となっている．メチル水銀の中毒症状はハンター・ラッセル症候群とよばれ，口唇周辺や肢体末端の知覚異常に始まり，運動失調，構音障害，聴力障害，求心性視野狭窄などの神経系障害が発現する．エチル水銀，プロピル水銀もメチル水銀と同様な神経毒性を発現するが，ブチル水銀以上の長鎖アルキル水銀では典型的な神経毒性症状はみられない．これらの有機水銀の神経毒性の発現機序として，脳や末梢神経のタンパク質合成能の低下や活性酸素による酸化的障害などが報告されている．

c. ス　ズ　有機スズ化合物はその種類によって毒性は異なるが，一般に無機スズ化合物よりは毒性が強い．有機スズ化合物の中でトリエチルスズは，その機序は明らかでないが，脳と脊髄に浮腫を引き起こす．また，トリメチルスズは，実験動物において，発作，痙攣，異常啼鳴などを伴った過敏反応のほかに，運動量の増加，能動的回避反応の低下，視覚，痛覚障害などの知覚異常が明らかにされており，病理学的には海馬，扁桃核などの神経細胞の壊死・脱落がみられる．

6.7.4　行動毒性試験

外因性の中枢神経作動性化学物質による影響として，生体には様々な行動様式の変化が生じる．行動毒性試験は行動様式の変化の中でも生体に有害影響を示す化学物質による行動異常を捉えようとするものである．脳は，他の器官と比較して捉えることが難しく，また機能的な障害を生じやすいことから，行動毒性試験は化学物質の中枢神経系に対する毒性を予測する有用な手段の1つであり．マウスやラットが汎用され，観察事項に応じてイヌやサルが用いられる．

一般に，行動毒性試験は段階的に行われ，まず最初に化学物質を投与したときの動物の反射反応や自発反応などを一般行動観察や自発運動量測定といった比較的簡便な方法で測定し，次に，運動機能，感覚機能，記憶，薬物依存性などの高次機能への化学物質影響について，より精密に分析できる各試験法を用いての検討がなされる．本項では，一般行動観察方法，運動機能，感覚機能，情動行動，認知行動および薬物依存の検出方法について，特に遺伝子改変動物の行動様式解析を主たる目的として開発が大きく進んだマウスの行動様式解析手法の中でも，特にスループット性が高いものを中心に説明する．

a. 一般行動観察による方法

1）RIKEN Modified-SHIRPA　マウスを目視で観察することで多くの表現型が得られる．しかしながら従来，それらの観察は定められた手順および規格化された器具を用いたものではなく主観的であり，観察の結果として得られた表現型の記述も，客観的で普遍的とは言い難い状況であった．そこで英国医学研究審議会（Medical Research Council, MRC）などにてマウスの行動異常を網羅的かつ客観的に評価して既知の神経疾患モデルに分類するための検査法としてSHIRPA法が開発された．このオリジナルのSHIRPA法の1次スクリーニングに形態に関する項目を追加する形で，理化学研究所バイオリソースセンター・マウス表現型解析開発チームによりマウス可視的表現型解析法であるRIKEN Modified-SHIRPAが提唱された．この方法は特殊な器具を使わず，オリジナルのSHIRPA法と同一の簡単な器具（図6.7.6）と観察者の手と目のみを使って評価する方法であり，1匹当たり15分程度での観察が可能である．また，この方法は，国際マウス表現型解析コンソーシアム（International Mouse Phenotyping Consortium, IMPC）などにより，網羅的な形態観察項目を追加したCombined Modified SHIRPA and Dysmorphology（CSD）法として国際的に標準化されつつある．

これらの方法は遺伝子改変による変異体マウス解析分野にて発展してきたが，現在では神経科学分野において精神神経疾患モデルマウスなどの評価法と

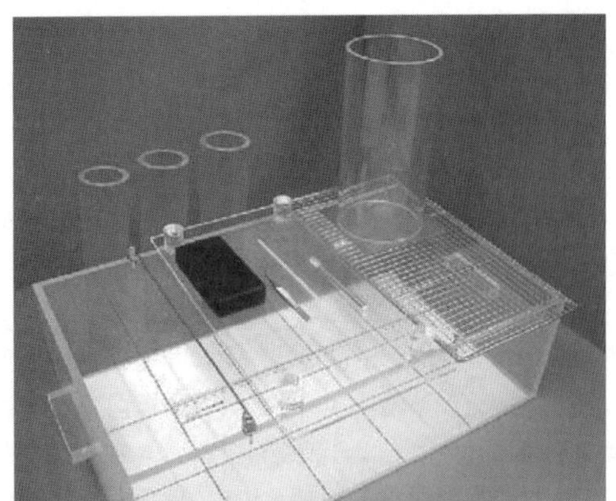

図 6.7.6　RIKEN Modified-SHIRPA セット（小原医科産業）

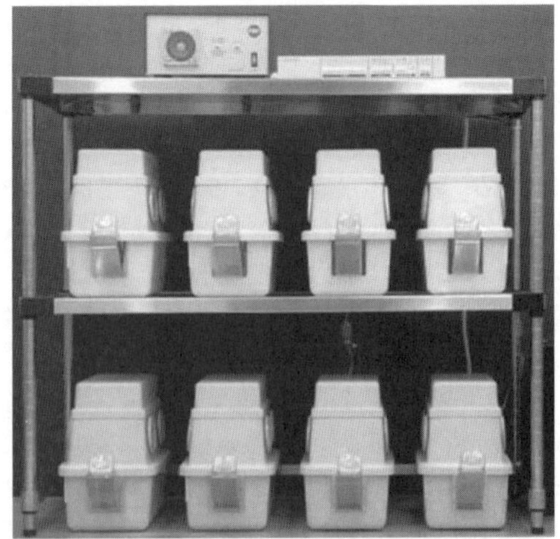

図 6.7.7　マウスホームケージ内活動測定試験装置（8 ケージ分）（小原医科産業）

しても使用されている．毒性学分野でこれらの評価法を用いることで，既知の薬物の曝露処置により，どのような形態・行動異常が起こるかが，極めて客観的かつ網羅的に記述することが期待できる．これらのデータが集積されることで，観察された形態・行動異常がどのような薬物に由来するものか，どのような生体機序によるものか類推することが可能になる．

RIKEN Modified-SHIRPA の内容（抜粋）

1）In the Viewing Jar　マウスを落ち着かせ観察する．

評価指標：毛色，振戦，糞の有無，尿の有無など

2）In the Arena　アリーナ内でマウスの行動を観察する．

評価指標：活動量，驚愕反応，歩行，接触逃避行動など

3）Above the Arena 1　網上でマウスの行動を観察する．

評価指標：保定する際の抵抗性，腹筋運動様行動の有無など

4）On the Arena　網上でマウスの形態などを観察する．

評価指標：握力，体を触ったときの硬さ，頭部の形態，耳翼の反射，角膜の反射，肢を挟んだときの反応など

5）Above the Arena 2　保定して，マウスの形態を観察したり，アリーナを使って，マウスの運動能力を検査したりする．

評価指標：体長，心拍数，ワイヤーへのぶら下がりなど

6）Additional Comments & Body ratio parameters　マウスの行動，体型を総合的に評価する．

評価指標：すくみ行動（フリージング）の有無，攻撃の有無，発鳴の有無，体重など

b. 運動機能障害の検出法

1）自発運動量測定試験　　マウスの自発運動様式については，夜行性であるマウスの活動時間帯に関しても赤外線センサーや撮影画像解析によって，飼育ケージ内における自発運動様式を自動的に測定するホームケージ内活動測定試験が用いられる（図 6.7.7）．

また，オープンフィールド試験では，新規場面における探索行動を含めた行動様式の変化を捉えることができる．一般にオープンフィールド試験装置は，0.5〜1 m 四方のフィールドを用いる装置が多い（図 6.7.8）．フィールド内が均一な明るさになるように設定する．フィールドの真上にビデオカメラを設置し，あるいは赤外線フォトビームセンサーを XY 軸に並べて，動物の位置情報と行動距離の推移を記録する．

2）カタレプシー試験　　カタレプシーは，動物が強制的にとらされた不自然な姿勢を一定時間以上とり続ける状態である．この試験法としては，通常，マウスやラットの両前肢を一定の高さに固定した水平棒に掛け，後肢で立った姿勢をとらせる．筋弛緩を伴わずこの姿勢を一定時間以上保持した場合を陽性とする．ハロペリドールやクロルプロマジン

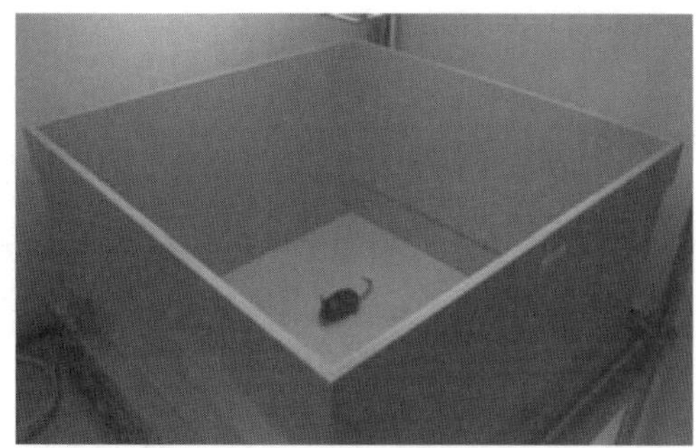

図 6.7.8 オープンフィールド試験装置（小原医科産業）

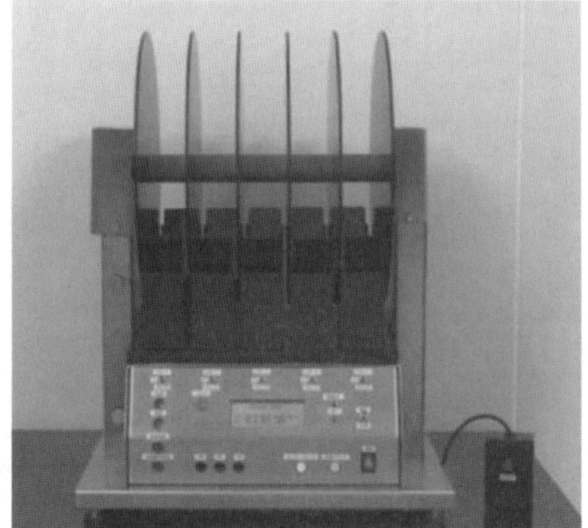

図 6.7.9 ローターロッド試験装置（小原医科産業）

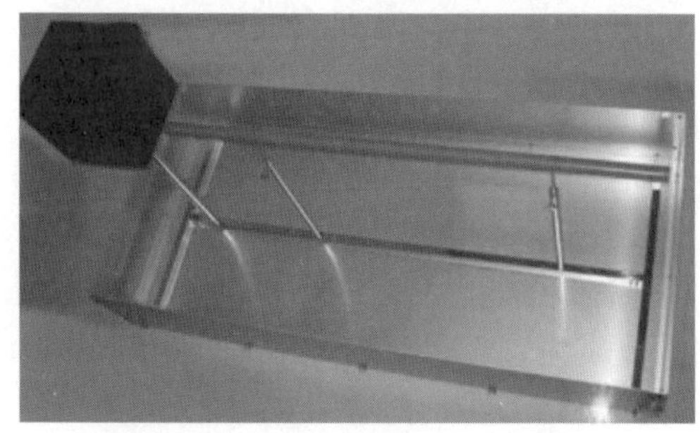

図 6.7.10 ビーム試験装置（小原医科産業）

などの抗精神病薬はカタレプシーを惹起し，これは錐体外路系障害として検出される．

3）協調運動試験　一般には，薬物の筋弛緩作用の検出などにローターロッド試験が行われるが，これによって協調運動機能への影響を評価できる．マウスやラットを一定速度で回転している水平な棒上に乗せ，動物が棒上でバランスを保ちながら滞る時間を測定する．ベンゾジアゼピン系化合物やバルビツール酸系化合物は，回転棒に滞っている時間を短縮させ，協調運動の失調を引き起こすことが知られている（図 6.7.9）．

他に，床から 50 cm の高さに地面と平行に 1 m 程度の棒を設置し，棒の先端から動物を歩かせて，反対側にある退避箱に到達するまでの行動を観察するビーム試験が挙げられる（図 6.7.10）．棒の太さを段階的に細くしていくことで，動物は進むことが難しくなったり，足を踏み外したりする．観察項目は退避箱に到達する潜時，足を踏み外した回数をカウントする．協調運動の試験ではあるが，同時に平衡感覚試験としても用いられる．

4）筋弛緩試験　傾斜板法と懸垂法がある．傾斜板法はマウスを斜面の下向きに置き，一定速度で斜面の傾斜角度を上げ，マウスが滑り落ちる角度を測定する．また，懸垂法は水平に固定した鉄線をマウスの前肢で握らせて懸垂させ，マウスが落下するまでの時間を測定する．ベンゾジアゼピン系化合物は傾斜板法においては低い傾斜角度で滑り落ち，また懸垂法おいては懸垂時間を短縮させ，筋弛緩作用を示す．

c. 感覚機能障害の検出法

1）感覚刺激試験　シャトルボックス法を用いて，薬物による視覚障害や聴覚障害の有無を簡便に調べることができる．動物はラットを用い，2 つの部屋がつながった細長いボックスを使用する．ボックスの床にはラットの四肢に電撃を負荷することができるようにグリッドを施している．試験の手順としては，まず音あるいは光刺激（条件刺激）の提示中にラットが隣の部屋に移動しないと電撃（無条件刺激）を負荷し，ラットが音と光刺激を提示するだけで隣の部屋に移動（回避）するように 3 日間程度馴化する．この馴化後に条件刺激として同時に提示していた音と光を別々に分け，これらをランダムに 50% ずつの割合で提示するスケジュールを用いてさらに 4～5 日間訓練を行う．この馴化後に被験薬を投与し，ラットの条件回避反応率（条件刺激を提示している間に反対側の部屋に移動できた回数の割合）を調べる．たとえば，被験薬が視覚障害を発現させる場合は，音刺激に対する条件回避反応率は薬物投与前と変わらないが，光刺激に対する条件回避反応率は低下する（聴覚障害を発現させる場合はこの逆である）．このとき，被験薬が記憶障害，抗精神病作用，筋弛緩作用を有していれば，光刺激のみならず音刺激に対する反応性も低下する．したがって，この方法は薬物の視覚や聴覚に対する毒性を特異的にスクリーニングできる利点があると考えられている．

また，不意に強い感覚刺激を与えることにより，瞬目や身震いなどの驚愕反応を計測する試験として，驚愕反応試験が挙げられる．聴覚刺激を用いると刺激強度に依存して，反応の大きさが変化する．マウスやラットで試験を行う場合は，身震いを検出するように加速度センサーの上に動物を固定し，一定の強度の聴覚刺激を与え，反応幅を評価する（図6.7.11）．

刺激を与える直前（60から120ミリ秒）に弱い刺激を提示することにより，驚愕反応が抑制される．これはプレパルス抑制（pre pulse inhibition）とよばれる現象で，ヒトの精神疾患（特に統合失調症）でプレパルス抑制が減弱しているという知見があり，ヒト，サル，マウス，ラットと種を超えて観察される現象であることから，精神疾患時に見受けられる生理学的指標の一つとされている．

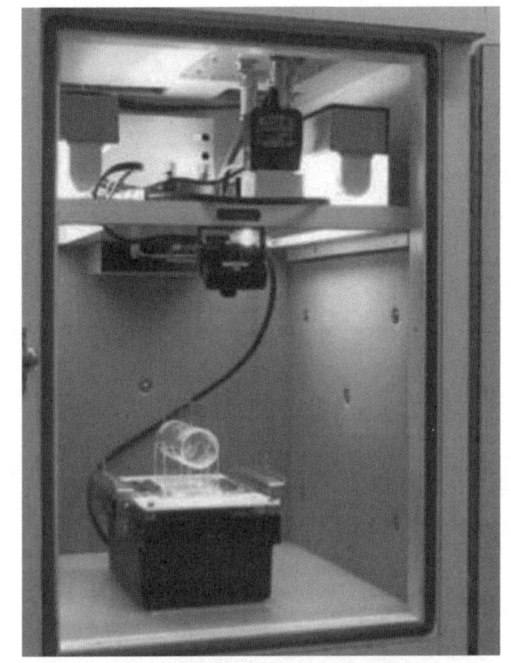

図6.7.11　プレパルス驚愕反応抑制試験装置（小原医科産業）

2）痛覚試験　　動物において痛みの強さや性質を測定することは困難である．動物に侵害刺激を与えることによって生じる動物の反応（逃避または防御反応）は仮性疼痛反応とよばれ，この反応の抑制度を指標として鎮痛効果を推定する方法が用いられている．この場合，筋弛緩作用や鎮静作用を有する化学物質も陽性となるおそれがあるため，その判定には十分な注意が必要である．以下に侵害刺激の種類によって分類した測定法ついて示す．

ⅰ）機械的刺激法

・テイルピンチ（tail pinch）法（定圧刺激法）マウスの尾根部を一定圧の動脈クレンメまたは鉗子で挟む方法であり，簡便で一般的である．マウスの尾根部を動脈クレンメまたは鉗子で挟み，マウスが動脈クレンメまたは鉗子に噛みつくまでの時間を測定する．

ⅱ）熱刺激法

・テイルフリック（tail flick）法　　炭末などで黒く塗ったラットあるいはマウスの尾部中央あたりに輻射線を照射し，尾を振るまでの時間（秒）を測定する．

・ホットプレート法　　装置は，通常，55～56℃に熱した銅板上に，マウスでは直径15 cm，高さ20 cm，ラットでは直径20 cm，高さ25 cmのガラス製やステンレス製の円筒を置いたものを使用する．動物を円筒内に入れ，動物が後肢をなめる行動や跳躍する行動が発現するまでの時間（秒）を測定する．

ⅲ）電気刺激法

・尾刺激　　電気刺激装置を用いて，マウスの尾部に毎秒1回，25ミリ秒，50～70 Vの電気刺激を与え，啼鳴するまでの時間（秒）を測定する．他にイヌの歯髄やラットの肛門粘膜に電気刺激を負荷する方法がある．

ⅳ）化学的刺激法

・酢酸ライジング法　　マウスの腹腔内に，0.6％あるいは0.7％の希酢酸溶液を体重10 g当たり0.1 mLの割合で投与する．希酢酸溶液の投与後，マウスは後肢を伸展させ，腹部を伸張させる特異な苦悶反応（ライジング反応）を示す．このライジング反応の発現回数を指標として，あらかじめ投与した被験薬がどの程度抑制するかを検定する．

d. 学習記憶障害の検出法　　学習記憶には記銘（記憶の獲得），保持，再生の過程が含まれ，いずれか1つでも異常が生じた場合に，結果として記憶障害が起こることになる．動物における学習記憶障害は，動物の行動観察を通じて間接的に推察することに他ならない．この動物の行動には，感覚機能や運動機能などの学習や記憶以外の様々な機能が関与し

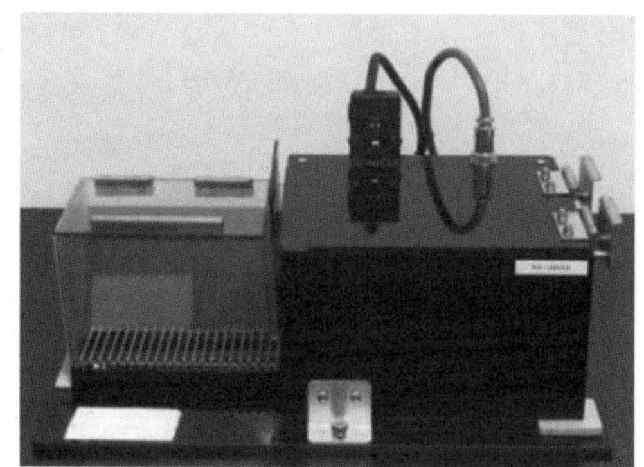

図6.7.12 ステップスルー型受動的回避反応試験装置（小原医科産業）

ている可能性があることから，化学物質によって引き起こされる行動変化が学習や記憶に対する影響によるものであるかどうかを判定するには十分慎重でなければならない．以下に代表的な学習・記憶試験法について述べる．

1）受動的回避反応試験

i）ステップスルー型　　マウスやラットが暗い場所を好む習性を利用した方法であり，評価期間が短く，試験手順が簡便であることから，薬物の薬効評価などに汎用されてきた．試験装置は，白色光で照明した明室と，床にグリッドを取り付けた暗室からなるボックスを使用する（図6.7.12）．2室の間は可動式のギロチンドアで仕切られている．試験手順は，記憶の獲得試行と再生試行の2段階からなっている．獲得試行では動物を明室に入れ，暗室に移動したところでギロチンドアを閉め（あるいは閉めず），床のグリッドから動物の四肢に電撃を負荷する．すなわち，暗室に入ると電撃が与えられるという嫌悪体験を動物に記憶させる．この獲得試行から一定時間経過後（通常，24時間後），再生試行を行う．再生試行では，獲得試行と同様に動物を明室内に置き，動物が暗室に入るまでの時間（反応潜時）を測定する．このとき，動物が獲得試行における嫌悪体験を記憶していれば，暗室内になかなか入ろうとしない．逆に，記憶障害があれば反応潜時が短くなる．したがって，再生試行における反応潜時を指標として，被験薬による記憶障害を検出できる．なお，被験薬を獲得試行前に投与する場合（記憶の獲得障害を測定する場合），動物の電気ショックに対する感受性が低下していないかどうか，また，再生試行前に投与する場合（記憶の保持，再生障害を測定する場合），鎮静作用などの運動機能障害が生じていないかどうかについて注意する必要がある．

ii）ステップダウン型　　ステップスルー型と同様な試験方法として，グリッドからなる床の中央部に狭いプラットホームを設置した装置を用いたステップダウン型の試験がある．この試験では，獲得試行として動物をプラットホーム上に乗せ，動物がプラットホームから降りると同時に床のグリッドを通じて動物の四肢に電撃を負荷する．再生試行では再び動物をプラットホーム上に乗せ，プラットホームから降りるまでの時間を反応潜時として測定する．

2）能動的回避反応試験　　能動的回避反応は前述した受動的回避反応とは異なり，動物がみずから積極的に行動を起こして嫌悪刺激を避けるための学習行動である．受動的回避反応は1回試行型であるのに対して，能動的回避反応では動物が回避反応を習得するまで試行を繰り返して行うことから，動物の学習過程における障害を検出するのに適している．この能動的回避反応を用いた試験法は多種多様に存在するが，ここでは学習・記憶試験に比較的適していると考えられているシャトル型の回避反応について述べる．なお，本試験方法では，いずれも強化因子として電撃を用いることから，前述した受動的回避反応と同様に動物の電気ショックに対する感受性が低下していないかどうかについて注意する必要がある．

試験装置は，2つの部屋がつながった細長いボックスを使用し，ボックスの床には動物（マウスあるいはラット）の四肢に電撃を負荷することができるようにグリッドを施している（図6.7.13）．警告刺激（音あるいは光刺激）を一定時間提示し，提示中に動物が隣の部屋に移動しないと電撃（嫌悪刺激）が負荷される．観察指標は前述したレバー押し型と同様に，回避成功率（回避反応数/試行回数×100）を用いる．

3）空間記憶を測定する試験法

i）①8方向放射状迷路試験（作業記憶課題）　装置は中央のプラットホームとそこから放射状に張り出した8本のアームからなっている（図6.7.14）．試験の手続きとしては，最初に各選択アームの先端に設置した餌皿に報酬用の餌を入れ，あらかじめ食餌制限しておいた動物を中央のプラットホームに置く．ついで，動物がすべての餌をとり終わるまで

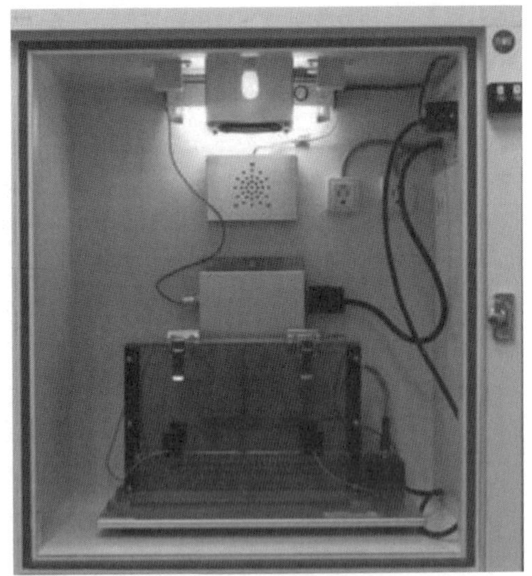
図 6.7.13　能動的回避反応試験装置（小原医科産業）

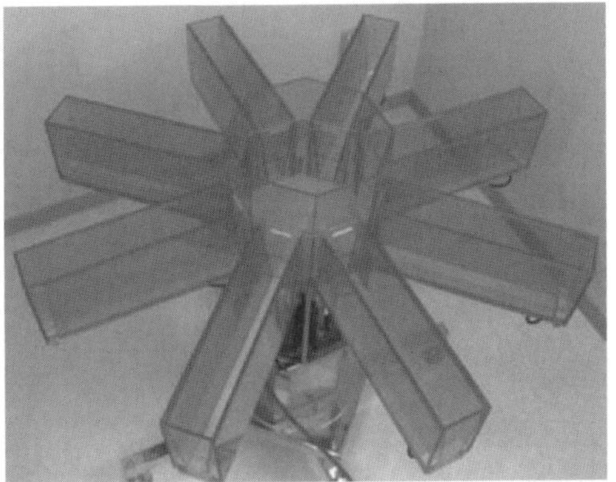
図 6.7.14　8 方向放射状迷路試験装置（小原医科産業）

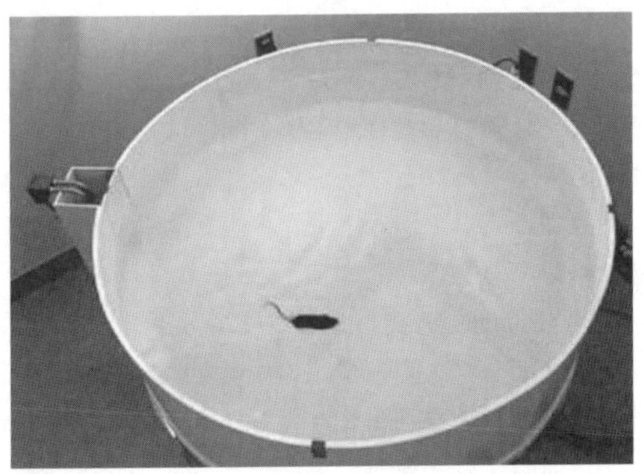
図 6.7.15　モーリス水迷路試験装置（小原医科産業）

（あるいは実験時間を決めて）自由に探索させる．もともと餌のないアームに入ることを誤反応として，選択行動を記録する．通常，1 日 1 試行の馴化を 1～2 週間繰り返すことにより，誤反応がほとんどなくなり，正反応（餌のある選択肢を選ぶ）を示すようになる．

観察指標としては，1 度訪れたアームに 2 回以上訪れたときの総数（誤選択数），遂行速度（1 本のアームに要した時間），行動軌跡を記録する．

i ）②8 方向放射状迷路試験（参照記憶課題）　作業記憶課題と同じ装置・実験環境を利用する．8 本の選択アームのうち，たとえば半数の 4 本の餌皿にだけ報酬用の餌を入れる．餌を置く選択アームは一連の実験の中では変えない．そしてあらかじめ食餌制限しておいた動物を中央のプラットホームに置き，動物がすべての餌をとり終わるまで自由に探索させる．すでに餌をとって空になったアームに再び入ることを誤反応として選択行動を記録する．通常，1 日 1 試行の馴化を 1～2 週間繰り返すことにより，誤反応がほとんどなくなり，8 回の選択のうち 7 回以上の正反応（餌のある選択肢を選ぶ）を示すようになる．本試験では，作業記憶課題と同様に，動物が迷路外の実験室の環境，すなわち空間記憶を手がかりに選択肢の選択を行っていることが示唆されている．観察指標としては，餌のないアームを訪れた回数（誤選択数），1 度訪れたアームに 2 回以上訪れたときの総数（誤選択数），遂行速度（1 本のアームに要した時間），行動軌跡を記録する．遂行速度・行動軌跡は動物の運動機能が障害されていないかどうかを知るうえで重要な指標となる．

ii ）モーリス水迷路試験（hidden platform test）　装置は，水深 30～50 cm に水を張った直径 1～1.8 m の円筒形水槽と，動物（マウスやラット）が水から回避できるためのプラットホームからなっている（図 6.7.15）．動物が水槽内のプラットホームをみえないように，プラットホームは水面下 1 cm 程度に位置する．水温は重要で，動物施設内の気温と同じ 23±1℃ に設定し，水槽の周囲には，3 次元の視覚刺激物をいくつか配置する．試験の手続きとしては，まず動物を水槽内の壁面に頭部を向けて，静かに水中に入れる．動物は，最初は壁沿いに泳ぎ，徐々に中央の方へ泳ぎ出し，最終的にプラットホームをみつける．ゴールがある 1/4 円を避けて，それ以外の 3 カ所の壁際をスタート地点とし，各スタート地点からランダムに 1 日 3～12 試行の馴化を実施する．4～7 日間馴化を続けると，動物はどのスタート地点からでも最短距離にプラットホームに到

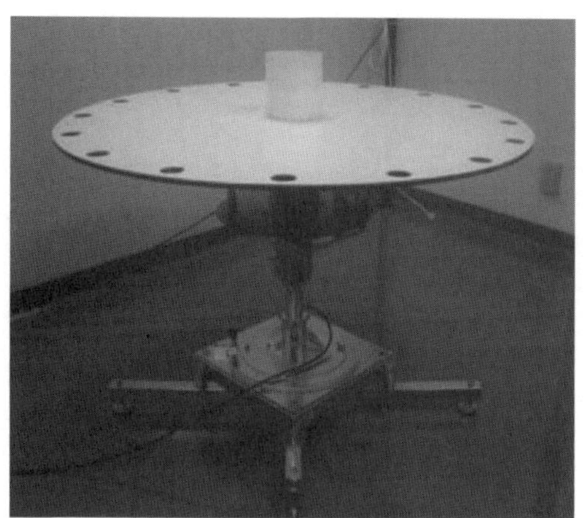

図 6.7.16　バーンズ円形迷路試験装置（小原医科産業）

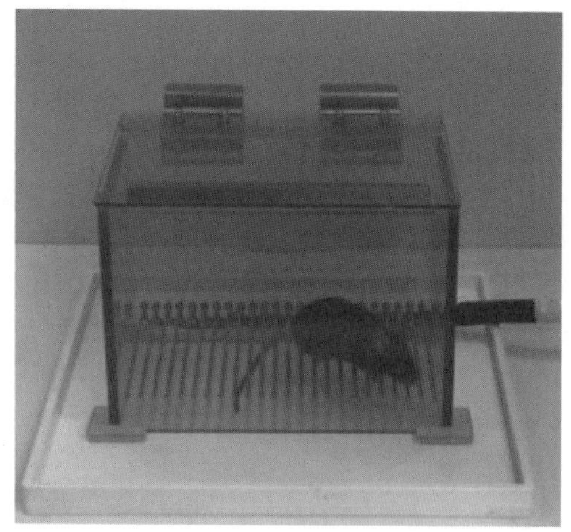

図 6.7.17　Contextual fear conditioning 試験装置（小原医科産業）

達するようになる．動物が水から逃避するために，装置の周囲の環境条件を手がかりにして自分の存在場所を認識し，回避できる目的地（プラットホーム）を探し出す．訓練施行では，指標としてゴール到着（プラットホームに乗る）までの時間，壁際を泳いでいた時間，動物が水槽内を泳ぐ軌跡，水泳速度を記録する．壁際を泳いでいた時間は訓練の進行具合を示す．水泳速度は運動機能の評価に重要である．訓練施行で一定の試行数を終えたら，あるいは動物が一定時間内にプラットホームに到達できるようになったら，評価試行を実施する．評価試行ではプラットホームを取り除き，動物を一定時間自由に遊泳させる．このとき，もともとゴールがあった1/4円の滞在時間，もともとゴールがあった場所の横切回数を測定し，この結果をもって空間認知機能を評価する．

iii）バーンズ円形迷路　　動物に負荷が少ないことから，近年利用が増加傾向にある．装置は，1〜1.8 m の円盤で，円盤は床から 1 m 程度の高さに位置するので，動物は円盤の外へ逃亡することができない（図 6.7.16）．円盤の外周に近いところに，穴が 10〜20 個均等に空いている．この穴のいずれか 1 つに動物が逃げ込むことのできる暗くて小さな箱が取り付けられるようになっている．ラットやマウスは明るくて壁のない空間を嫌うので，暗い小さな箱を目指す．試験の手続きとしては，動物を円盤中央に置いた円筒に入れて，一定時間後に円筒を取り除き，試験を開始する．動物は，円盤状を探索しながら歩き，すべての穴も探索しつつ，最終的に逃避ボックスをみつける．1 日 4〜8 試行を数日間続けると，動物は最短距離に逃避ボックスに到達するようになる．モーリス水迷路と同様に，動物は装置の周囲の環境条件を手がかりにして，自分の存在場所を認識して，目的地（逃避ボックス）を探し出す．観察指標としては，ゴール到着（プラットホームに乗る）までの時間と行動軌跡を記録する．動物の行動軌跡は，動物の移動速度（動物の運動機能）や逃避ボックスに近い場所での滞在時間の占有率（空間認知の習得の程度）を知るうえで重要な指標となる．

iv）恐怖条件付け試験

①文脈的恐怖条件付け試験（contextual fear conditioning test）　　試験装置は床がグリッドからなるボックスを用いる（図 6.7.17）．試験は，記憶の獲得試行（conditioning）と再生試行（contextual test）の 2 段階からなっている．獲得試行では，動物（マウスやラット）に条件刺激として音あるいは光刺激を一定時間提示し，ついで無条件刺激として床のグリッドから動物の四肢に電撃を提示する．獲得試行から一定時間経過後に再生試行を行う．再生試行では，動物は音あるいは光刺激を提示せず，しかし動物を実験箱に入れるまでの手順は獲得試行とまったく同一にする．一般的に再生試行では，文脈手がかり学習により，恐怖反応（すくみ行動）を示すようになる．動物が条件刺激と無条件刺激との関連を学習（連合学習）し，この連合学習では，文脈による恐怖反応には海馬が重要な役割を果たしていることが示唆されている．本試験の観察指標としては動物が試験装置の中で恐怖反応を呈している時間

(恐怖反応時間, freezing time) を用い, この恐怖反応時間が短縮されると連合学習が障害されたことになる.

②手がかり恐怖条件付け試験 (cued fear conditioning test)　一般的には再生試行を終えた動物に対して試験を実施する. つまり記憶の獲得試行, 再生試行, 音あるいは光刺激手がかり試行 (cued test) の3段階からなる. 再生試行から一定時間経過後に音あるいは光刺激手がかり試行を実施する. 再生試行では, 動物は音あるいは光刺激を提示せず, しかし動物を実験箱に入れるまでの手順は獲得試行とまったく同一にした. 音刺激手がかり試行では, 音あるいは光刺激以外の手順・環境・実験箱のすべてを変化させる. 一般的に, 音あるいは光刺激手がかりにより, 恐怖反応 (すくみ行動) を示すようになる. 動物が条件刺激と無条件刺激との関連を学習 (連合学習) し, この連合学習では, 音あるいは光刺激による恐怖反応には扁桃体が重要な役割を果たしていることが示唆されている. 本試験の観察指標としては動物が試験装置の中で恐怖反応 (すくみ行動) を呈している時間を用い, この恐怖反応時間が短縮されると連合学習が障害されたことになる.

③潜在抑制試験 (latent inhibition test)　文脈的恐怖条件付け試験の一定時間前 (通常は24時間前) に, pre-conditioning として, 数十回の音あるいは光刺激に曝露させる試行を実施すると, 条件刺激と無条件刺激との関連を学習 (連合学習) が抑制される. これを潜在学習とよぶ.

v) 新規物体認識試験 (novel objet recognition test)　動物の物体に対する認知記憶を測定する方法である. 試験装置はオープンフィールドを用いる. 試験の手続きとしては, 最初に訓練試行として, 2つの対象物をフィールド内に置き, 動物にフィールド内を自由に探索させる. 次に, この訓練試行を行った通常24時間後に再生試行を行う. 再生試行では, 訓練試行時にフィールド内に置いた2つの対象物のうち, いずれか1つを新しい対象物と置き換え, 訓練試行時と同様に動物にフィールド内を自由に探索させる. このとき, 動物が訓練試行時と同じ対象物と, 訓練試行時とは異なる新しい対象物に対して, それぞれ探索 (接触, 臭いかぎなど) している時間を測定する. 動物が訓練試行時に置いた対象物を記憶していれば, この対象物に対する探索時間は減少し, 逆に再生試行時に置いた新しい対象物に対する探索時間は増加する. 2つの対象物に対する探索時間を測定することにより, 動物の認知記憶障害を検出することができる. ただし2つの対象物は, 動物が弁別できるような違いがあり, しかし動物の選好性が同程度のものを選ばねばならない.

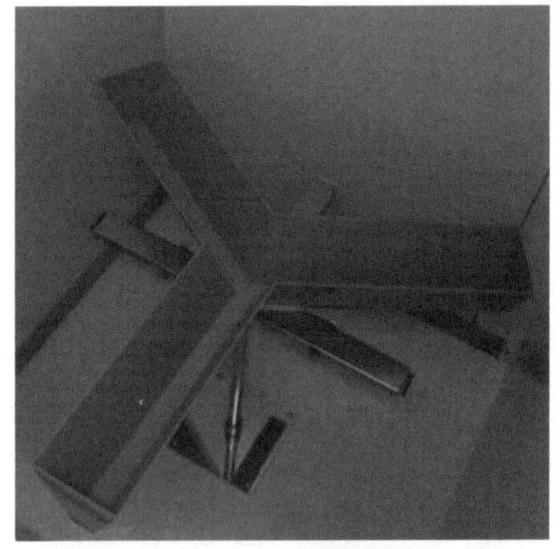

図6.7.18　Y字型迷路試験装置 (小原医科産業)

vi) Y字型迷路試験　作業記憶を計測するための方法である. 3つのアームが120度の角度でつながったY字型の迷路を用いる (図6.7.18). 動物の活動量によって結果が変化するため, できるだけ動物がストレスなく探索できる環境を作ることが重要な要素になる. 動物を迷路内に静かに置いて, 自由に探索する行動を評価する. 通常, 直前に滞在していたアームを記憶しているので, それとは異なるアームを選択して探索をする行動が観察される. 3回でそれぞれ異なるアームを選択した場合には, 交替 (alternation) が起きたと判断する. この行動を自発交替 (spontaneous alternation) とよび, 試行全体での自発交替数 (number of spontaneous alternation), 自発交替率 (spontaneous alternation ratio) を用いて評価を行う. これらの指標に変化がある場合は, 作業記憶をつかさどる前頭前野機能の障害が疑われる.

e. 情動性異常の検出法

1) オープンフィールド試験　前述のオープンフィールド試験は, 自発的な活動性を測定するのみならず, 情動性の評価にも用いられる. 測定項目は, 移動距離・中央区画滞在時間・壁際滞在時間・

無動・常同行動・立ち上がり回数などで，これらの数値により，新奇環境における自発的活動性・不安様行動などを評価する．

2）高架式十字迷路試験　動物は壁際を好み，また高所を避けるという行動を取るのを利用した不安様行動の評価試験である．壁のあるクローズドアームと壁のないオープンアームを十字状に組み合わせ，床面が 50 cm の高さになる迷路を用いる（図 6.7.19）．動物を中央部に置いて，一定時間自由に探索行動をさせ，その間のアームへの進入回数，滞在時間，移動距離，無動を計測する．オープンアームへの進入回数，滞在時間，滞在割合を用いて不安様行動を評価する．数値の増加は不安様行動の低下，減少は不安様行動の増加が示唆される．

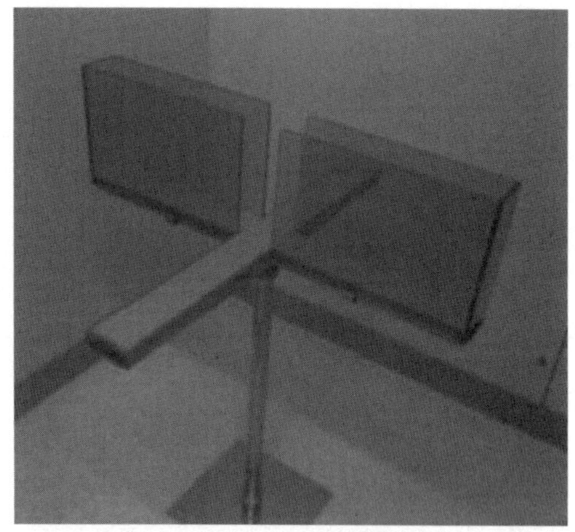

図 6.7.19　高架式十字迷路試験装置（小原医科産業）

3）明暗往来試験　動物が明るい環境を避ける性質と新規環境の探索欲求を利用した不安様行動試験である．明るい箱（明箱）と暗い箱（暗箱）を連結させた環境に動物を入れて試験を行う（図 6.7.20）．それぞれの箱での滞在時間，移動距離，最初に反対側に移動するまでの潜時，移動回数などを計測する．移動回数の増加，明箱での滞在時間の増加が不安様行動の低下を示し，逆の傾向を示せば不安様行動の増加が示唆される．前述の高架式十字迷路試験と明暗往来試験はともに代表的な不安様行動試験で，抗不安薬の検定にもよく用いられる．両試験で共通の要因とそれぞれ異なる要因を含むと考えられる．そのため，一方では不安様行動の変化が検出されるが，他方では検出されない場合もある．

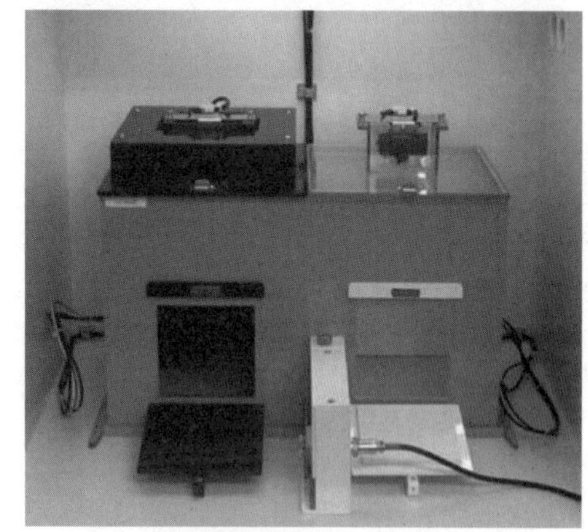

図 6.7.20　明暗往来試験装置（小原医科産業）

4）強制水泳試験　逃避不可能で強制的に泳がされた動物が遊泳しなくなる現象を利用した試験である．円筒状の水槽で尾が床面につかない程度に水を入れて動物を泳がせる（図 6.7.21）．初期は逃避箇所を探して泳ぐが，次第に水面に浮遊して無動時間が増加する．抗うつ薬の投与によって無動時間が減少することが知られており，抗うつ薬のスクリーニング試験やうつ様行動の評価試験として用いられる．無動時間が長ければうつ様行動の増加，短ければ減少が表現されていると考えられる．

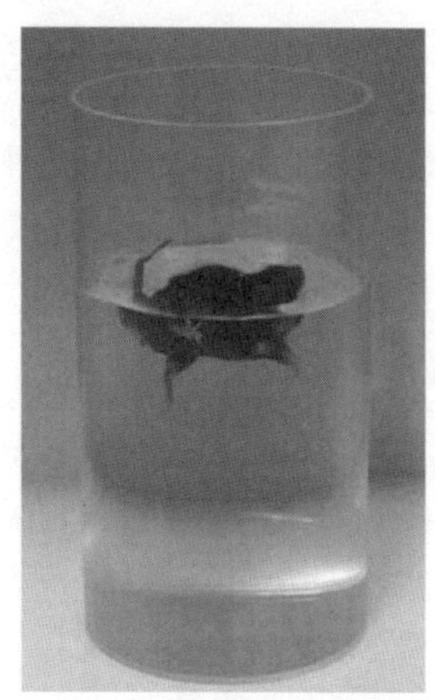

図 6.7.21　強制水泳試験

5）尾懸垂試験　尾で吊り下げたマウスが次第に無動になる行動を測定する試験である（図 6.7.22）．ラットは自重が大きく行うことができない．吊り下げられたマウスは逃避しようともがくが，次第に無動になる．抗うつ薬の投与で無動時間が減少することから薬のスクリーニング試験やうつ

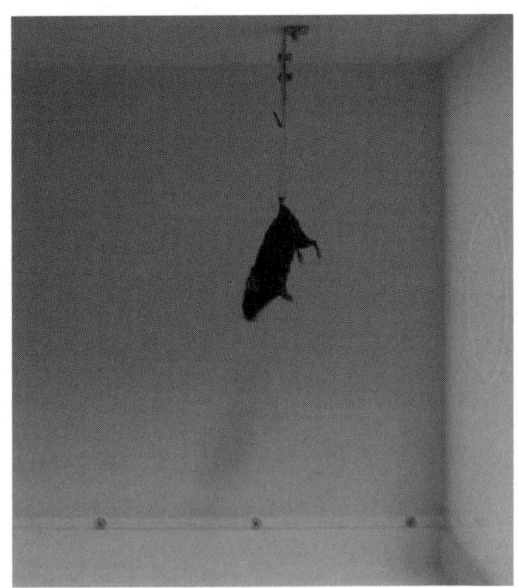

図 6.7.22 尾懸垂試験

様行動の指標として用いられる．前述の強制水泳試験と尾懸垂試験ともに代表的なうつ様行動試験で，抗うつ薬の検定にもよく用いられる．両試験で共通の要因とそれぞれ異なる要因を含むと考えられる．一方では不安様行動の変化が検出され，他方では検出されない場合もある．

f. 薬物依存の検出法　薬物依存はヒトに限らず，マウス，ラット，サルなどの種々の動物においても引き起こすことができる．以下に実験動物を用いた薬物弁別，精神依存および身体依存の試験法について述べる．

1）薬物弁別試験（drug-discrimination 法）　ヒトは，アルコールを含む飲料を飲むと高揚感や多幸感が得られることを酒やビールなどの種類にかかわらず共通して経験している．この例のように，ヒトはある種の薬物の摂取体験からその薬物を認知し，自覚する．これは摂取感覚効果（アルコールの場合は高揚感や多幸感）とよばれ，ヒトばかりでなく，サルをはじめ多くの動物でも認められる．依存性薬物は，それぞれ特異的な感覚自覚効果を有しており，この自覚効果が快感であればそれを求めて乱用される．ヒトでの自覚効果は薬物を投与したときの摂取感覚を質問表によって調べる方法がとられている．実験動物の場合は，自覚効果を直接知ることはできないので，薬物の摂取感覚効果を利用した試験が用いられる．この方法は薬物弁別試験とよばれ，2 つのレバーが備え付けられた装置を用いる．サルやラットに依存性薬物（たとえばモルヒネ）が投与されたときは，決められたほうのレバー（薬物レバー）を押すと餌が摂取でき，溶媒（水など）が投与されたときには，もう片方のレバー（溶媒レバー）を押すと餌が摂取できるように訓練する．依存性薬物と溶媒とを区別（弁別）してレバー押しができるようになった動物に，ある薬物を投与しても薬物レバーは押さず，溶媒レバーを押した場合，依存性薬物とは感覚自覚効果が異なることを意味する．しかし，依存性薬物と同様な薬理作用を有する化合物を動物に投与すると薬物レバーを激しく押す．これは依存性薬物と同じ感覚自覚効果を有していることを意味する．このような反応を「般化」という．この般化により，依存性薬物としての効果を予測することができる．

2）精神依存性試験

i）薬物自己投与法（self-administration 法）動物のオペラント行動を利用したものであり，動物がレバーを押すことにより薬物が自動的に投与される方法である．薬物の投与方法としては静脈内，腹腔内，脳室内，胃内などがあり，中でもサルやラットを用いた薬物の静脈内投与による試験が汎用されている．試験手順としては，まず，動物にレバー押しの訓練を施し，生理食塩水などの溶媒を注入したときのレバー押しの回数が数日間連続して安定した後，薬液を溶媒と置き換える．薬液に置き換えたときのレバー押し回数が溶媒を注入したときのそれよりも増加した場合，その薬物は動物の薬物摂取行動を強化していることを示す．この方法により薬物が生体にそれを摂取させるような性質，すなわち薬物による強化効果の有無を検索することができる．動物においてこの強化効果を示す薬物のほとんどがヒトにおいて精神依存を発現させることが知られている．さらに，薬物の強化効果の強度（薬物に対する欲望の強さ）を評価する方法として，レバー押し比率累進試験がある．これは，薬液を 1 回摂取するのに必要なレバー押し回数を設定し（たとえば 100 回レバーを押すごとに 1 回薬液が注入される），このレバー押し回数をある比率で増加させ，動物が何回レバーを押して薬液を摂取するかを測定する試験であり，このレバー押し回数により薬物の強化効果の強度を予測することができる．

ii）条件付け場所嗜好性試験（conditioned place preference 法）　薬物に対する欲求効果を試験装

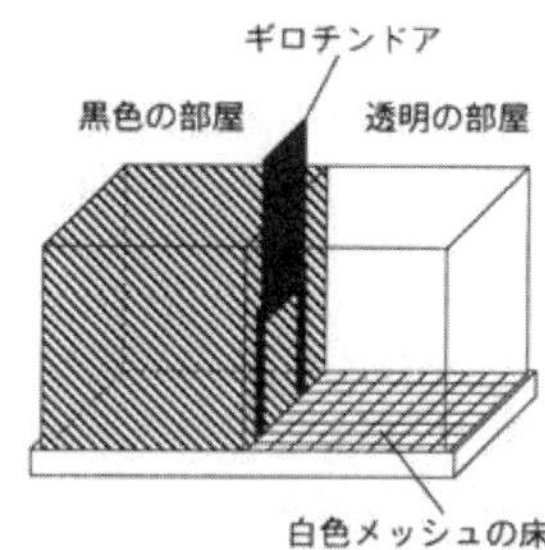

図 6.7.23 条件付け場所嗜好性試験に用いる装置

置の環境と関連づけて評価する方法であり，評価期間が短く，かつ簡便であることから，現在では薬物自己投与法よりも汎用されている．動物はマウスあるいはラットを用い，試験装置は図 6.7.23 に示すように任意にギロチンドアで仕切ることができる黒色の部屋と床面に白色の網を敷いた透明の部屋の 2 部屋からなるボックスを使用する．試験手順としては，まず最初に，装置内のギロチンドアを開けた状態で動物を装置に入れ，動物が各部屋に滞在した時間を測定し，個々の動物において長く滞在した部屋を preferred side，逆の部屋を non-preferred side とする．その後，薬物を動物に投与しギロチンドアを閉めた状態で non-preferred side に一定時間（20～60 分間）入れ，次に溶媒を投与しギロチンドアを閉めた状態で preferred side に一定時間（20～60 分間）入れる．この操作（条件付け）を数回繰り返した後，試験を行う．試験は，薬物も溶媒も投与せずに動物をギロチンドアを開けた状態で 2 つの部屋の中央に置く．その後，動物が preferred side あるいは non-preferred side のどちらの部屋にどれだけの時間滞在するかを測定する．動物がその薬物を好むならば（薬物の欲求効果がある場合），preferred side（溶媒投与側）よりも non-preferred side（薬物投与側）での滞在時間が増える．この薬物の欲求効果は，薬物自己投与法における強化効果とよく相関していることから，本試験法における欲求効果の有無により薬物の精神依存性を検索することができる．さらに，本試験において薬物投与側の部屋での滞在時間が溶媒投与側のそれよりも減少した場合には，その薬物は嫌悪効果を有していることを示しており，本試験法では薬物の欲求効果のみならず嫌悪効果も検出できるためその有用性は高いものと考えられている．

表 6.7.3 アカゲザルにおけるモルヒネ (a) およびバルビタール (b) の退薬症候

a モルヒネ

重症度	症　候
軽症	過敏表情，持続性あくび，流涙，流鼻，ふるえ，発汗，啼鳴，不和闘争
中等	振戦，摂食低下，筋の攣縮・硬直，抱腹姿勢，立毛
重症	極度の落ち着き欠如，奇異姿勢，嘔吐，重症下痢，不眠，持続性発生，著明な筋硬直
極重症	死亡，循環ショック，疲労困憊，体重減少，呼吸困難，脱水症状，皮膚蒼白，抵抗喪失，斜視

b バルビタール

重症度	症　候
軽症	軽度の振戦，摂食低下，過敏表情，被刺激性の高進，立毛
中等	強度の振戦，嘔吐，嘔気，体重減少，腹筋硬直，運動障害
重症	痙攣，幻覚様行動，体温上昇（1.5℃以上）

3）身体依存性試験

i）身体依存形成試験　動物に薬物を長期間にわたり反復投与し，その後休薬を行い，退薬症候の出現の有無を調べる方法である．退薬症候の誘発には原則的に薬物投与の中止による休薬が行われるが，モルヒネ型薬物のように特異的拮抗薬が存在する場合にはナロキソンなどの麻薬性拮抗薬による退薬症候の誘発試験も行うことができる．モルヒネ型薬物の退薬症候としては，マウス，ラットの小動物では，体重減少や振戦，跳躍の発現回数がその指標として汎用されている．また，サルではふるえ，食欲不振，不眠，下痢，筋硬直，体重減少，顔面蒼白，斜視，無関心，痙攣などヒトと同様な退薬症候を示すことが報告されている．薬物の身体依存の形成には薬物の投与方法，投与量，投与頻度，投与期間が重要な要因となる．現在では投与量を自由に調節できる持続性注入装置（ミニポンプ）を動物の皮下に植え込む方法が広く用いられている．

ii）交差依存性試験　既知のモルヒネやバルビタールなどの標準薬によって身体依存を形成し，その後休薬を行い，退薬症候が発現した後に被験薬を投与する．この被験薬の投与により標準薬による退薬症候が抑制されるかどうかを観察し，被験薬の身体依存性の有無と依存性のタイプを評価する．

表 6.7.3 にアカゲザルにおけるモルヒネおよびバルビタールの退薬症候について示した．アカゲザルにおける鎮痛鎮咳薬の交差身体依存性試験では，モ

ルヒネ（3 mg/kg）を1日4回，反復皮下投与して身体依存を形成したアカゲザルにおいて，コデイン，メサドン，オキシメテバノール，ペチジンおよび *d*-プロポキシフェンがモルヒネの退薬症候を抑制することが報告されている．一方，アカゲザルにおける鎮静催眠薬の交差身体依存性試験では，バルビタール（75 mg/kg）を1日2回，反復胃内投与して身体依存を形成したアカゲザルにおいて，フェノバルビタール，ペントバルビタール，アルコールがバルビタールの退薬症候を抑制することが報告されている．また，この試験において，ベンゾジアゼピン系薬物であるジアゼパム，クロナゼパム，フルニトラゼパム，アルプラゾラム，トリアゾラムなどもバルビタールの退薬症候を抑制することが認められている．

［亀井浩行・野田幸裕・鍋島俊隆・種村健太郎］

文 献

1) 渡辺雅彦（2000）：脳神経科学イラストレイテッド（森 寿他編），p.40，羊土社.
2) 森 寿（2000）：脳神経科学イラストレイテッド（森 寿他編），p.30，羊土社.
3) 野村靖幸（1998）：神経伝達物質 update ―基礎から臨床まで―（中村重信編），p.1，中外医学社.
4) 前山一隆，渡邊建彦（2007）：NEW 薬理学 改訂第5版（田中千賀子，加藤隆一編），pp.138-146，南江堂.

6.8 運動器毒性，感覚器毒性

この節では運動器毒性として骨毒性および筋肉毒性を，感覚器毒性として視覚器毒性および聴覚器毒性について説明する．

6.8.1 骨毒性[1]

a. 骨組織の構造 骨表面は一般に骨膜または関節軟骨によって，骨内面は骨内膜によりおおわれており，髄腔には骨髄を満たす．骨組織は各種の骨構成細胞とその間を埋める細胞間基質からなる．骨の構成細胞としては，骨吸収を営む破骨細胞（osteoclast），骨形成で中心的な役割を果たす骨芽細胞（osteoblast）や骨細胞（osteocyte）が存在する．また，髄腔には多数の骨髄細胞が存在する．

b. 骨組織の発生と生理

1）骨の発生　骨の形成様式には，結合組織から発生するもの，すなわち「結合組織性（膜性）骨化または直接骨化（membranous ossification or direct ossification）」と，「間接または軟骨性骨化（indirect or chondral ossification）」の2つがある．結合組織性骨化は結合組織から骨が出てくることで，頭蓋骨などにみられる骨形成をさし，軟骨を経由することなく未分化間葉系細胞が骨芽細胞に分化して骨が形成される．一方，軟骨性骨化は長骨など骨格の大部分でみられる骨形成様式で，軟骨細胞が増殖して軟骨からなる骨原基が形成され，その後，軟骨が石灰化し最終的に骨に置換される．この置換骨形成には軟骨内骨化と軟骨外骨化の2種が知られている．

2）骨の再構築（リモデリング）　骨は骨形成と骨吸収を繰り返しながら組織新生を行う器官で，この組織新生をリモデリング（remodeling）といい，骨代謝は活性化相（期）→吸収相→反転相（逆転期）→形成相→静止相（休止期）と繰り返す（図6.8.1）．破骨細胞による骨吸収に続いて，骨芽細胞によって新しい骨を形成するバランスが保たれた場合には骨量が保たれ，骨のホメオスタシスが正常に保たれる．骨の中で海綿骨の1サイクルは通常3〜6カ月を要する[2]．骨代謝は内分泌以外に，免疫系や神経系から多彩な制御を受け，他の生体制御系と密接な関係をもつことが近年明らかになってきた．ノックアウトマウスを用いた試験から，形態形成異常，骨形成異常，骨吸収異常，骨粗しょう症，関節炎などの骨に現れる表現型が見出されている．

3）カルシウム調節ホルモン

i）副甲状腺（上皮小体）　副甲状腺ホルモン（parathyroid hormone, PTH，上皮小体ホルモン，パラトルモン）の合成，分泌を行う．PTH は直接骨に作用して骨の吸収とカルシウム動員を引き起こす．腎臓ではリンの排泄を促進しカルシウムの排泄を抑制する．ヒトでは副甲状腺摘除により血漿カルシウム濃度は進行性に低下し，重篤な低カルシウム血症性テタニー（筋の痙攣）が起こる．

ii）カルシトニン　カルシトニン受容体は骨と腎臓に存在し，カルシトニンは血漿中のカルシウムとリン酸濃度を低下させる．カルシトニンの血漿中のカルシウム低下作用は骨吸収を抑えることによる．また，カルシトニンは破骨細胞の活性を抑制し，尿への排泄を増加させる．

iii）ビタミンD　カルシフェロールともいう．抗くる病作用をもつ脂溶性ビタミンで代表的なものはビタミンD_2，D_3である．小腸からのカルシウム

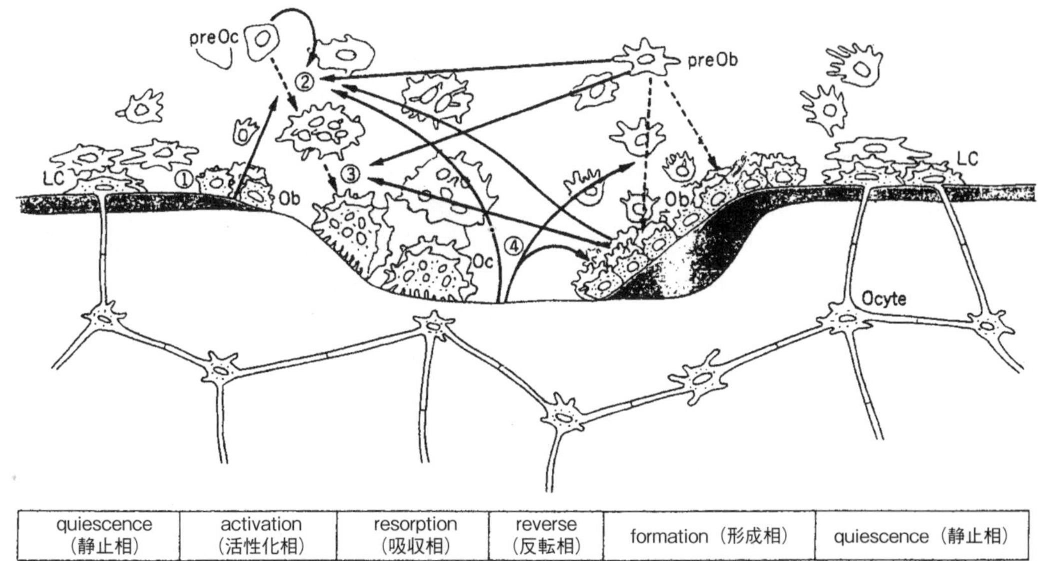

図 6.8.1 骨の再構築（リモデリング）と細胞間相互作用[1)]

①：類骨の溶解，②：破骨細胞の分化・形成，③：破骨細胞の活性化，④：骨基質中の成長因子.
Ob：骨芽細胞，preOb：骨芽細胞前駆細胞，Oc：破骨細胞，preOc：破骨細胞前駆細胞，Ocyte：骨細胞，LC：lining cell.
──►：作用の方向，---►：分化の方向

とリン酸の吸収を促進し，腎尿細管でもリン酸とカルシウムの再吸収を促進する．その他，状況により，骨からのカルシウムの動員（骨吸収），骨石灰化の調節を行う．

c. 骨組織の検査法　硬組織ではEDTAを用いて脱灰後にパラフィン切片を作製するか，特殊な樹脂包理を用いる．また，骨組織の病理組織学的検査では，アルシアンブルー染色，トルイジンブルー染色，フォンコッサ染色，TRAP 染色などが目的に応じて使用される．骨粗しょう症の診断には骨密度を測定する．骨密度の測定法としてはX線あるいは超音波が用いられる．また，骨代謝マーカー（骨形成，骨吸収）による生化学的診断を血清および尿の測定により行うことができる．骨代謝の評価は，細胞で産生される酵素やタンパク質，骨コラーゲン形成の過程で産生されるプロペプチド，およびコラーゲンの分解の結果出現するコラーゲン分解産物がある[5)]．

d. 骨組織の病変と原因[6)]（表 6.8.1）

1）関節症　キノロン系抗菌薬（ナリジクス酸，オフロキサシン）の投与により，滑液の滲出や関節軟骨の水疱形成を伴う関節症が生じる．関節症は若年齢で発現しやすいため，エノキサシン，オフロキサシン，レボフロキサシンおよびシプロフロキサシンなどでは小児への投与は認められていない．

表 6.8.1 骨組織の病変と原因

骨毒性の表現型	原　因
くる病（小児）(rickets)	ビタミン D_3 欠乏，上皮小体（副甲状腺）機能低下
腎性骨異栄養症 (renal osteodystrophy)	慢性腎不全による骨障害（線維性骨炎，骨軟化症，無形成骨）
骨軟化症（成人）(osteomalacia)	過剰の活性型ビタミン D，パラトルモン（PTH），フェニトイン，フェノバルビタール，コルヒチン，ビンブラスチン
骨粗しょう症 (osteoporosis)	エストロゲン欠乏，クッシング症候群，副腎皮質ステロイド剤，抗凝血薬（ヘパリン）
関節症 (arthropathy)	キノロン系抗菌薬（ナリジクス酸，フルオロキノン）

（土井邦雄（1993）：毒性学：毒性発現のメカニズム，pp.159-160，中山書店より改変）

2）くる病と骨軟化症　石灰化障害をきたした時期が骨端線閉鎖前のものはくる病とよばれ，骨端線閉鎖後のものは骨軟化症とよばれる．くる病のX線像では長幹骨の骨幹端の変化が，骨生検像では全身の骨において類骨の増加が認められる．骨軟化症は男性よりも女性に多く，しばしば妊娠中に発病する[7)]．フェニトイン，フェノバルビタールなどの抗てんかん薬の長期投与により骨軟化症が発生しやす

いので注意する必要がある．

3）骨粗しょう症　骨形成と骨吸収のバランスが崩れ，過剰な骨吸収が起こることで骨が脆弱となり，骨の微細構造が変化して骨折しやすくなる代謝性疾患である．その発生には遺伝因子と環境因子の両方が関与している．閉経後のホルモンバランスの崩れ（卵巣からのエストロゲン分泌消失など）により生じる．閉経後，骨粗しょう症においては骨代謝回転が約5倍亢進し，破骨細胞も約2～3倍増加することが報告されている．糖質コルチコイドの長期投与による骨粗しょう症が知られている．また，メトトレキサート，シクロスポリンは骨細胞の分化や活性に影響を与え，骨粗しょう症を起こすと考えられている．ビスホスホネートは骨粗しょう症の治療薬であり，破骨細胞の機能を阻害することにより，骨代謝回転を低下させ，骨吸収を抑制する．骨粗しょう症の診断には骨量減少を調べるため骨密度を測定するが，二重X線吸収法（dual energy X-ray absorptiometry，DEXA）法により正確に評価できる．

4）腎性骨異栄養症（renal osteodystrophy，ROD）慢性腎不全に伴って起きる骨障害は腎性骨異栄養症とよばれ，骨軟化症，無形成骨および線維性骨炎に分類される．骨軟化症はアルミニウムの蓄積によることが多い．無形成骨は副甲状腺ホルモンが低いために骨形成ができなくなって生じる．一方，線維性骨炎は二次性副甲状腺機能亢進症によって骨吸収と骨形成が激しく回転し，骨量が減少しそれに伴い生じる．

6.8.2　筋肉毒性[2)]

a. 筋肉の構造

1）骨格筋（skeletal muscle）　横紋（striation）の認められる筋線維から構成され多核細胞からなる．ほとんどの骨格筋が腱に始まり腱に終わり，筋線維はその間に並列に配列されているため，各線維の収縮力は加え合わされる．収縮タンパク質であるアクチンとミオシンは筋に豊富にあり，筋を収縮させる．人体には約400の骨格筋があり，体重の約50%を占める．

骨格筋はミオグロビンの含量によって色が異なり，ミオグロビンの多い赤筋（red muscle）と，少ない白筋（white muscle）に区別される．I型線維とよばれる赤筋は応答が緩慢で長時間収縮が可能である．一方，II型線維とよばれる白筋は短時間収縮で持続時間が短い．

2）心筋（cardiac muscle）　骨格筋と同様に横紋が認められ，単核細胞からなる．心筋は介在板で結合し，刺激強度にかかわらず常に極大の収縮を行う．心筋層の中に自発的に活動電位を発生する歩調取り細胞（pacemaker cell）があるために，心臓外からの神経支配がなくても律動的に収縮する．

3）平滑筋（smooth muscle）　横紋がなく，単核細胞からなり，大多数の中空性内臓器官をつくっている．この平滑筋には不規則に活動電位を発生する歩調取り細胞がある．

b. 筋肉の検査法

1）筋電図（electromyogram）　筋肉の活動電位を記録した曲線で，皮膚の表面に電極を貼り付ける表面導出法と，針電極を筋肉内に刺入して筋肉局所の活動電位を導出する針電極法がある．筋電図は筋疾患の患者にとどまらず，脱力あるいは麻痺が筋疾患によるのか，運動ニューロンあるいは中枢神経疾患なのか，神経筋接合部の疾患なのかを鑑別しようとするときに有効である．骨格筋の静止膜電位は約－90 mVで，活動電位の持続は2～4ミリ秒，伝導速度は約5 m/秒である．一方，絶対不応期は1～3ミリ秒で，電気刺激に対して閾値の変動を伴った後分極は比較的に長い．神経伝導速度検査では筋活動電位の潜時を指標として，運動神経伝導速度（motor nerve conduction velocity），感覚神経伝導速度（sensory nerve conduction velocity）を測定する．

2）臨床検査　筋肉障害では，血液検査により筋肉の異常を予測できる．横紋筋融解症などの筋損傷，仮性肥大型筋ジストロフィーでは血清中のクレアチンキナーゼ（creatine kinase, CK）が高値を示す．また，筋炎では赤沈が亢進し，Jo-1抗体などの抗核抗体が出現する．CKの軽度の上昇は運動中あるいは筋肉内注射などの局所障害によっても起きる．CKにはMM（筋肉型），MB（心筋型），BB（脳型）の3種類のアイソザイムがあり，このアイソザイム比率の分析によって，障害部位の特定も可能である．MMは骨格筋に由来する．また，MBは心筋梗塞の診断に有用である．その他，骨格筋の障害により，アスパラギン酸アミノトランスフェラーゼ（aspartate aminotransferase，AST），アラニンアミノトランスフェラーゼ（alanine aminotransferase，ALT），乳酸脱水素酵素（lactate dehydrogenase，LDH）が増加する．

3）病理組織検査　抗生物質などの薬剤誘発による筋肉の局所障害性を調べるために，反復投与毒性試験で筋肉内投与部位の詳細な病理組織検査を実施する．筋肉の変化は通常，10％中性緩衝ホルマリン液で固定し，パラフィン包埋し薄切切片を作製するが，酵素組織化学検査では，液体窒素で凍結させてクレオスタットで薄切する．

c. 筋肉の病変　骨格筋がおかされる疾患は，神経原性のものと筋原性（ミオパチー，myopathy）のものに大別される．さらにミオパチーには遺伝性のものと非遺伝性のものがあり，遺伝性の代表的なものが進行性筋ジストロフィーで，これがミオパチーの大半を占める．

1）筋ジストロフィー[3]（muscular dystrophy）

i）デュシェンヌ型進行性筋ジストロフィー　進行性に骨格筋の筋組織の変性が起こり，その結果，筋力の低下と筋萎縮が著しくなり，随意運動が困難となるX染色体の関係する遺伝性疾患で，男子のみに発症する．ジストロフィン遺伝子の突然変異による．

ii）ベッカー型筋ジストロフィー　デュシェンヌ型と同じ遺伝子の異常に起因し，同様の病変がみられるが，発症が遅く症状も軽い．

2）横紋筋融解症（rhabdomyolysis）　外傷性（挫滅症候群）および非外傷性（アルコール，ハロタン）により生じる．横紋筋融解症は骨格筋の変性・壊死によって筋細胞内成分が血中に流出する病態であり，重症になると腎不全や多臓器不全を併発して死に至る場合が多い．傷害された筋細胞から細胞内酵素が血液中に漏出するために，臨床検査では，CK，ALT，ASTおよびLDH値が上昇する．本症は種々の原因で出現するが，薬剤起因性のものとしては，向精神薬，ニューキノロン系抗菌薬，フィブラート系リポタンパク代謝改善薬，ヒドロキシメチルグルタリルCoA（HMG-CoA）リダクターゼ阻害薬により発症するが，腎障害をもつ患者ではリスクが高い．また，横紋筋融解症の原因の1つとして筋ジストロフィーが挙げられる．

横紋筋融解症などにより，筋が融解して尿中に筋色素（ミオグロビン）が排泄された病態をミオグロビン尿症という．ミオグロビンは尿細管を閉塞させ，腎不全を起こす[4]．HMG-CoAリダクターゼ阻害薬による横紋筋融解症の発生メカニズムとして諸説が挙げられているが，詳細は不明である．

表 6.8.2　化学物質やビタミンなどの過剰・欠乏による骨・筋肉の異常

化学物質	過剰症	欠乏症
フッ素	骨硬化作用，斑紋歯	—
ビタミンA	脂溶性で排泄が遅いことから四肢での長管骨の腫脹	四肢骨の短縮，欠乏による神経障害に続発する骨格筋障害
ビタミンD	高カルシウム血症，腎障害←骨からのカルシウム動員の促進	低カルシウム血症←腸管からのカルシウム吸収低下
ビタミンE	筋力低下	骨格筋の変性

（梶川欽一郎（1993）：骨・軟骨・関節・脊柱（現代病理学体系21B）（飯島宗一他編），pp.25-32，中山書店）

3）アルコール性筋疾患（alcoholic myopathy）　長期間多量のアルコールを摂取することによって，筋力低下，筋萎縮，痙攣を発現し，1つまたは多数の筋肉に強い疼痛，圧痛，腫脹をきたし，ミオグロビン尿症を起こす．

4）化学物質の過剰・欠乏による骨・筋肉の異常　表6.8.2を参照されたい．

5）ヒトおよび動物で骨格筋の壊死あるいは変性を惹起する化学物質[5]　表6.8.3を参照されたい．

6.8.3 視覚器毒性

a. 視覚器の構造（図6.8.2）

1）結膜（conjunctiva）　上皮と固有層からなり，血管およびリンパ管を有する組織で，上皮間には杯細胞がみられる．

2）角膜（cornea）　眼の前面をおおう透明な無血管組織で，角膜輪部から粘膜および強膜に移行する．角膜は光を単に通過させるばかりでなく，涙液層の働きで表面が平滑であることと角膜固有の湾曲性により眼の主たる光屈折をつかさどる．

3）水晶体（lens）　両面凸の透明な組織でレンズの役割をもつ．光屈折の大部分は角膜で起こるが，水晶体では屈折率を調節することができ，網膜上に焦点を結ぶ．水晶体は免疫系から隔絶されているが，感染などで水晶体抗原が免疫系に曝露されると，非自己として認識され，自己免疫の病態になる．

4）硝子体（vitreous body）　水晶体と網膜の間に位置するゲル状組織で，98％以上の水分と，骨格となる膠原線維，およびその間隙を埋めるヒアルロン酸を主とする粘液多糖類により構成される．

5）網膜（retina）　色素上皮，杆体錐体層，外顆粒層，外網状層，内顆粒層，内網状層，神経節細

表6.8.3　ヒトおよび動物で骨格筋の壊死あるいは変性を惹起する薬物および有害化学物質（文献5より引用，一部改変）

	原因物質	骨格筋		心筋障害	障害を認める動物種
		壊　死	変　性		
キノロン系抗菌薬	レボフロキサシン	+	+	−	ラット，ヒト
抗マラリア薬	クロロキン	+	+	±	ラット，ヒト，ウサギ
	キニーネ	+	+	±	ラット，ヒト，ウサギ
免疫抑制薬	ビンクリスチン	+	+	±	ラット，ヒト
コルチコステロイド	コルチゾン	+	+	±	ウサギ，イヌ，ヒト
麻酔薬	ハロタン	+	+	±	ラット，ヒト
抗コレステロール製剤	ロバスタチン	+	+	−	ラット，ヒト，ウサギ
抗菌薬	クロラムフェニコール	+	+	−	マウス，ヒト
	ストレプトマイシン	+	+	−	マウス，ヒト
	ペニシリン	+	+	−	マウス，ヒト
カチオン性両親媒性薬物	アミオダロン	−	+	−	ヒト
全身製剤	エタノール	+	+	±	ラット，ヒト
全身性追加製剤	デキストラン鉄	+	+	+	ブタ
	インスリン	+	+	+	ウサギ
	クロフィブラート	+	+	−	ラット，ヒト
	ヨウ化物	+	+	−	ラット
	コルヒチン	+	不明	−	ウサギ
	チロキシン	−	+	−	ウサギ
	シメチジン	+	+	−	ヒト
	アンフェタミン	+	+	−	ヒト
	ジアゼパム	+	+	−	ヒト

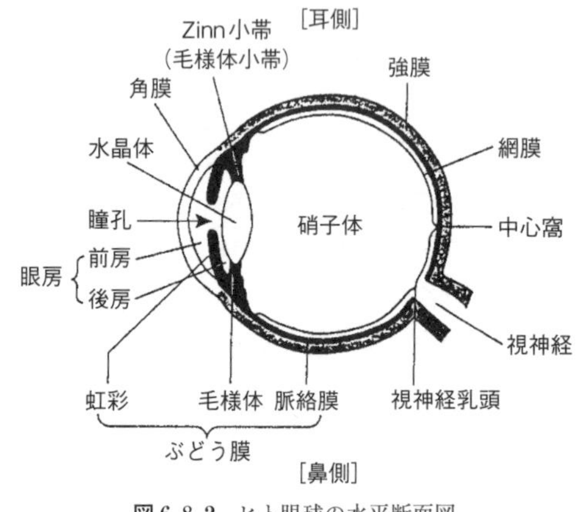

図6.8.2　ヒト眼球の水平断面図

胞層からなる．網膜の中で直接に光を感受する細胞を視細胞（visual cell）とよび，形態学的に桿体（桿状体細胞；rod cell）と錐体（錐状体細胞；cone cell）に分類されている．桿体は明暗視を錐体は色覚視をつかさどることから，夜行性の哺乳動物では桿体が，昼行性の動物では錐体が多い．色素上皮細胞に隣接する視細胞の先端を外節とよび，櫛状の特徴的な層板状構造を示し，視物質が規則正しく並んでいる（図6.8.3．ヒトでは眼の後極に黄色に着色した点がある．これを黄斑（macula）といい，その中心窩（fovea）は網膜で最も薄く，桿体がなく錐体が密集し，血管がまったくない．中心窩（脈絡膜および網膜）から血液供給を受けている．

網膜血管系では，血液網膜関門（blood-retinal barrier）を形成するが，視神経乳頭部（optic disk）には血液網膜関門が存在していないため，視神経（optic nerve）は選択的に障害を受けやすい．

b. 眼科学的検査法

1）外観の観察　　左右の対称性，分泌物，発赤，痛み，眼瞼，涙膜．

シルマー試験：涙液分泌量の臨床的検査法，幅5 mm，長さ35 mmの濾紙を下眼瞼外半部結膜嚢に懸垂させ，5分間の濡れた長さを測定する（イヌでは1分間値を測定する）．濡れた長さが5 mm以下の場合はドライアイを疑う．他に，結膜嚢内涙液量の測定には，15秒で測定する簡便な綿糸法がある．

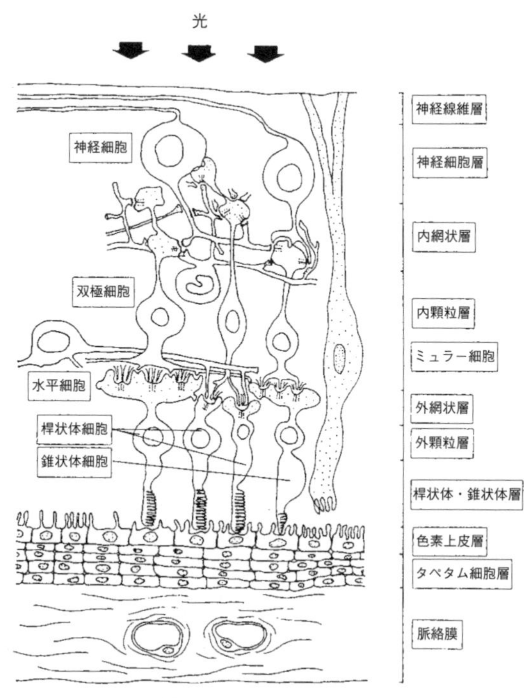

図 6.8.3 イヌ網膜の模式図

2) 中間透光体（視診） 角膜，眼房水，水晶体，硝子体の透過性．

3) 神経学的観察 視線固定反射，角膜反射，瞳孔反射．

4) 一般検査

i) 細隙灯顕微鏡検査（slit lamp） 前眼部および中間透光体の検査

眼瞼縁→眼球結膜→虹彩→角膜→前眼房→水晶体→前部硝子体

ii) 倒像検眼鏡検査 各種の集光レンズを用いることにより，大小を問わずすべての動物種の眼検査に使用できる．

5) 眼底検査（ophthalmoscopy） あらかじめ散瞳剤を点眼し，散瞳させた後，眼底カメラを用いて眼底観察あるいは撮影を行う．眼底像で観察する部位は，網膜の色調，視神経乳頭の色および形態，網膜，脈絡膜の血管などである．網膜血管について細部を観察したいときには，蛍光色素（フルオレセイン）を静脈内投与して蛍光眼底観察および撮影を行う．動物種によって眼底像は異なるので，正常時の眼底像の状態を十分に把握しておく必要がある．

6) 眼圧測定（tonometry） 房水の循環は眼球内の圧力を維持するために需要な役割を演じている．房水の流出機構のいずれかに通過障害が生じると，眼圧が上昇して緑内障へと進む．眼圧は測定時間によって変動し，ヒトでの眼圧は午前中に高く，午後には低い．各種眼圧計を用いた動物における眼圧測定の文献がみられるが，正常なイヌでは 15～18 mmHg と報告されている．

7) 電気生理学検査

i) 網膜電図（electroretinogram，ERG） 網膜の光に対する反応を記録するもので，光刺激を受けた網膜にある光受容器細胞が光の刺激を電気的信号に変換して脳に伝える現象を利用したものである．コンタクトレンズに埋め込んだ電極を装着し，光刺激装置で光刺激し，網膜で生じる微小電気反応を増幅記録する．暗順応下で桿体・錐体の機能を，明順応下で錐体の機能を調べることができる．暗順応により網膜のロドプシンが再生され，桿体の機能を亢進することができる．ロドプシンの再生時間は動物により異なり，ネコでは約 15 分，ラットでは約 50 分であり，桿体の機能を調べるためにはそれ以上の暗順応時間を必要とする．暗順応下での光刺激により，下向きの波（a 波）およびそれに続く上向きの波（b 波）が認められ，b 波に重畳する一連の小波群を律動様小波（oscillatory potentials）とよぶ．a 波の起源は視細胞であり，a 波の異常は視細胞レベルでの障害発生を示唆する．b 波は視細胞に連なるミュラー細胞の脱分極が主体であり，b 波発生に関与している内網状層，内顆粒層および外網状層の一部は網膜血管系で養われ，特に網膜循環血流に敏感に反応する．律動様小波は網膜の神経細胞（双極細胞，アマクリン細胞）に直接由来すると考えられ，糖尿病性網膜症（diabetic retinopathy）では a 波や b 波の異常に先立って特異的に変化する．得られた各波形の潜時および振幅を計測することにより異常の有無を評価するが，振幅は量的変化を，潜時は質的変化を反映するとされる．

国際臨床視覚電気生理学会（ISCEV）では，ERG 測定の標準として下記に示す 5 つの波形の記録を推奨している（図 6.8.4）．

・暗順応下で弱い光刺激による ERG（桿体反応）
・暗順応下で強い光刺激による ERG（桿体錐体混合反応）
・律動様小波
・明順応下で強い光刺激による ERG（錐体反応）

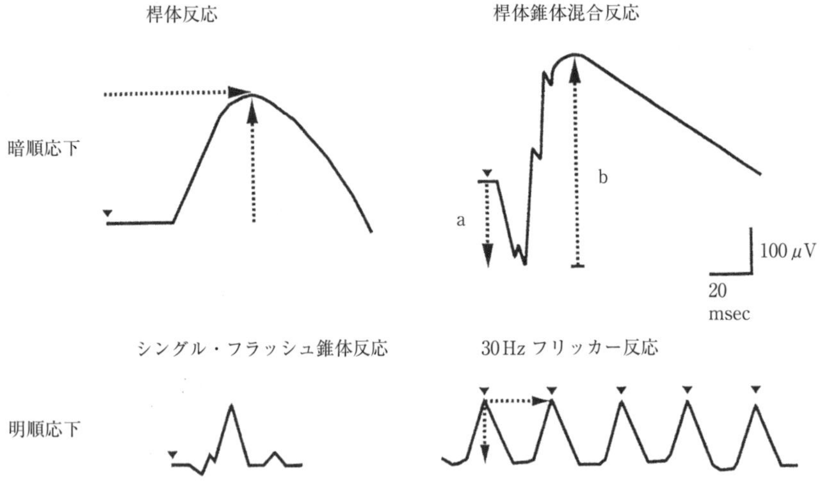

図 6.8.4 ERG の標準的検査法（国際臨床視覚電気生理学会，ISCEV による）2004 年改定

・明順応下で速い反復刺激（フリッカー）による ERG（錐体反応）

この方法では，桿体と錐体の反応を分離することにより，障害の起きた視細胞を特定することができる．近年，コンタクトレンズ電極に発光部を組み込んだ LED（light-emitting diodes）電極，網膜の障害部位を特定できる多局所 ERG（multifocal ERG）が利用されている．

ii ）視覚誘発電位（visual evoked potential, VEP）　視覚誘発電位は網膜の視細胞からの視覚情報が視神経，視交叉，視索，外側膝状体，視放線，大脳皮質視覚領と伝達される視覚伝導路の機能を評価する検査法である．VEP は微弱な電位のため，反復して光刺激を与え，加算し記録する．光刺激としては，フラッシュ刺激あるいは格子模様のビデオモニターを反転させるパターンリバーサル刺激を用いる．出現する波形の潜時および電位を計測して評価する．

8）新しい眼検査機器　近年，角膜内皮細胞の状態などを観察できるスペキュラ・マイクロスコピーや，光干渉断層計（optical coherence tomography, OCT）などの新しい眼検査機器が開発され，臨床から非臨床試験においても使用されつつあり，眼病変の診断に有用である．

9）病理組織検査法[6]　脳と同様に網膜では死後変化が早いため，早期に固定する必要がある．また，眼球の固定では固定液の選択が重要で，眼球の光顕組織標本の固定液として formaldehyde-glutaraldehyde 液が推奨される．

ゼブラフィッシュの視覚器はヒトの眼組織に類似しており，近年，眼毒性を調べる報告が多数認められる．

c. 網膜組織構造の違いによって変化する網膜毒性

1）タペタム　多くの家畜や夜行性動物において脈絡網毛細管板の外側にタペタム（脈絡膜壁紙）が存在し，これは脈絡膜が特殊分化した組織である．動物の種類によって血管膜内にあるものと，色素上皮層中にあるものがある．タペタムは眼に入った光が網膜を通過後，再び光を反射させて，光の感受性を高める役割を果たしている．ジンクピリチオン投与において，イヌやネコなどタペタムを有する動物で特異的に眼病変を引き起こす（図 6.8.5）．

2）メラニン色素　眼組織には，網膜色素上皮，毛様体などメラニンに富む組織が多く，特に網膜色素上皮は，網膜の光受容細胞の機能に大きな役割を果たしていることから，薬物のメラニン親和性は視覚器毒性に関与することがある．

クロルプロマジンはフェノチアジン誘導体のメジャートランキライザーで，メラニンと親和性を有し，長期の全身投与によって，水晶体，結膜の上皮および実質，および角膜の実質および内皮にメラニン沈着を引き起こす．水晶体の所見は特徴的で，初期には前嚢に淡褐色の微塵状，顆粒状の沈着がみられ，次第に前嚢および前嚢下に褐色の星状混濁を呈し，さらに進行すると白色の明瞭な点状混濁が出現するが，水晶体前部表層に限局し内部へ広がること

(a)
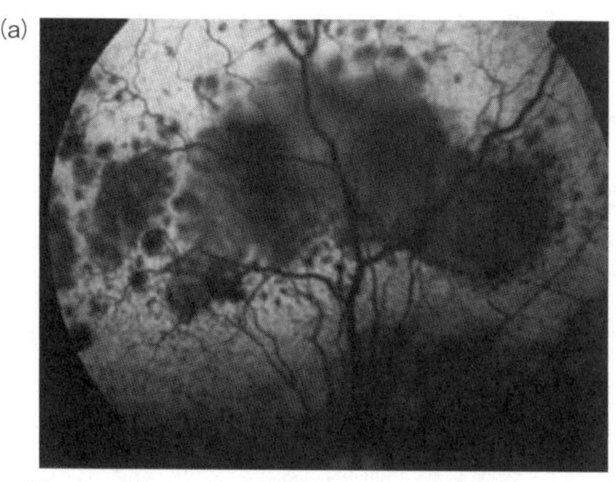
(b)
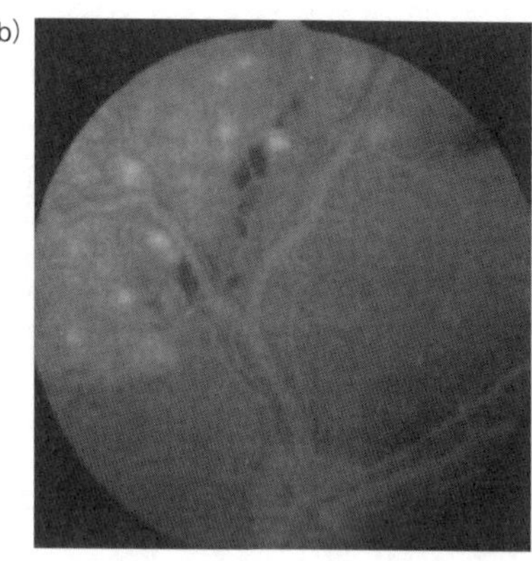

図 6.8.5 (a) ジンクピリチオンを 40 mg/kg で 3 回経口投与したイヌの眼底写真．タペタムに浮腫および点状出血が認められる．
(b) ジンクピリチオンを 40 mg/kg で 3 回経口投与したイヌの蛍光眼底写真（フルオレセイン静注 120 秒後）．血管から漏出した色素が点在して認められる．

表 6.8.4 視覚器毒性を示す薬物および化学物質

角膜上皮障害	点眼薬：ピレノキシン，アシクロビル，塩化ベンザルコニウム 化学物質：アンモニア，酢酸，水酸化ナトリウム，ホルムアルデヒド，硫化水素，塩化水素，アセトン，エチルエーテル，クロロホルム，クレゾール，メタノール
白内障	2, 4-ジニトロフェノール，コルチコステロイド，クロルプロマジン，タリウム，ブスルファン，トリパラノール，ナフタレン，ガラクトース，アミオダロン，ピロカルピン
網膜・脈絡膜障害	クロロキン，フェノチアジン系トランキライザー（クロルプロマジン），インドメタシン，酸素，アドレナリン，ヨード酢酸，タモキシフェン，キニジン，インターフェロン，シルデナフィル
視神経障害	メタノール，エタンブトール，キノホルム，二硫化炭素，タリウム，キニーネ，グルタミン酸，ナリジクス酸

はない．本薬によるメラニン沈着は非可逆的で，投与を中止しても消失することはない．その他のメラニン親和性薬物としては，クロロキン，アミノ配糖体系抗生物質およびニューキノロン系抗菌薬などがある．

d. 視覚器毒性を示す薬物および化学物質[7]（表 6.8.4） 1990 年ごろからインターフェロンの投与により，網膜に出血や白斑を生じるインターフェロン網膜症が報告されている．抗結核薬として用いられたエタンブトールは，ヒトにおいて視神経症を起こすことで知られているが，イヌやネコではヒトと網膜組織が異なり，タペタムをもつことから，タペタム部の褪色が認められる．一方，ヒトでは視野の狭窄や色覚障害もみられる．視神経症を起こす薬物としては，キノホルム，メタノールがよく知られている．ホスホジエステラーゼ 5（PDE5）阻害薬であるシルデナフィルは勃起不全（ED）の治療薬として知られているが，副作用として霧視，羞明等が発症する．これらの作用は PDE6 阻害によると考えられている．

1）白内障　中間透光体の 1 つである水晶体が混濁した状態をいう．一部でも混濁すれば定義としては白内障といえるが，マウス，ラット，イヌ，サルなどの実験動物では正常範囲の変動として，ときに混濁がみられるので，正常の状態をよく把握しておく必要がある．通常は老年性の変化として混濁がみられることから，混濁の部位，程度，大きさ，発症時期から，老年性の変化か薬剤および化学物質によるものかを判断して評価する．薬物誘発白内障にはコルチコステロイドのように水晶体の代謝異常をもたらし，水晶体タンパク質の凝集により混濁が生じるものと，クロルプロマジンのように水晶体表面への薬物沈着によるものの 2 種類に分かれる．アミオダロンは化学構造上から両極性化合物に属し，親和性で，体内では極性脂質と結合し，薬物・脂質複合体となってリソソーム中に蓄積され，層状・結晶状構造物を形成し白内障を引き起こす．

2）緑内障　眼球と角膜の間を満たしている液体（房水）の循環障害により，房水が溜まって，持続的に眼圧が上昇し，上昇した眼圧によって視神経が圧迫され，一時的あるいは永久的な視野欠損，視力低下を起こす視機能障害を特徴とする眼疾患の総称である．ベタメタゾンやデキサメタゾンの投与では，高い頻度で副作用として緑内障が発症する．眼局所投与で特に問題となるが，全身投与でも発症する．進行例では視力障害や視野障害も生じるが，単に眼圧が上昇している場合では自覚症状を認めない症例もある．通常は，休薬によって眼圧は正常化するが，長期投与例では眼圧が下降しない場合もある．プレドニゾロンやデキサメタゾンの全身投与では，白内障も副作用として発症することが知られている．臨床的には後嚢下混濁を特徴としているが，発症機序は明らかになっていない．

3）ガラクトース　実験的糖白内障をラットに引き起こすことで知られているが，ヒトでは先天的なガラクトース-1-リン酸ウリジリルトランスフェラーゼあるいはガラクトキナーゼの欠損のために発症することがある．ガラクトースは血中濃度が高くなると，アルドース還元酵素によってガラクトチオールに代謝される．ガラクトチオールは高浸透圧物質で，また水晶体から排除されにくい．このため，水晶体にガラクトチオールが蓄積すると，これに並行して水分含有量も増加し，膨潤化して水晶体が混濁する．

4）メタノール　強い神経毒として作用し，譫妄，昏迷，循環不全とともに視神経や網膜に障害を起こしてしばしば失明に至るが，誤飲や職業的な蒸気の吸引などの特殊な症例に限られる．網膜では，初期に視神経乳頭の充血・うっ血および浮腫を認め，後に重篤な萎縮がみられる．また，軸索消失を伴う網膜神経節細胞の変性が観察される．

5）点眼あるいは化学物質の曝露による眼障害　点眼薬では，ピロカルピン（縮瞳薬）で白内障が，また，アシクロビル（抗ウイルス薬），ピレノキシン（白内障治療薬）では角膜上皮障害が誘発される．化学物質では，酸（酢酸），アルカリ（水酸化ナトリウム），有機溶剤（メタノール，エチルエーテル，クレゾール）などの眼曝露による角膜上皮障害が知られている．

6）光誘発網膜障害　光の作用で白色ラットの網膜に萎縮が生じる．実験動物としての白色ラットは通常，12時間明，12時間暗の条件下で飼育されるが，24時間明るい場所で飼育するだけで網膜に障害が生じる．一方，有色ラットでは同条件でもまったく障害は認められない．白色ラットの網膜は，有色ラットと比べて光に対して感受性が高い（図6.8.6）．

6.8.4 聴覚器毒性

a. 聴覚器の構造と周波数分別

1）外耳：外介，外耳道

2）中耳：鼓膜，鼓室，耳小骨，耳管

3）内耳：蝸牛（血管条，有毛細胞），前庭，半規管（図6.8.7，図6.8.8，図6.8.9）

i）蝸　牛　聴覚受容器であるラセン器は内耳蝸牛管の下面部にあり，3列の外有毛細胞と1列の内有毛細胞が支持細胞によって基底板の上に固定されている．聴覚器毒性薬物はラセン器を標的とすることが多い．

ii）血管条　内耳蝸牛管の外側でラセン靭帯の表層部に毛細血管に富む血管条がある．血管条は内リンパの分泌あるいは吸収機能と関係があると推定され，蝸牛直流電位（endocochlear DC potential, EP）の産生部として重要な組織である．ループ利尿薬（フロセミドなど）は血管条の辺縁細胞や中間細胞に細胞質の空胞化，細胞腫大，細胞間水腫を起こすが，この変化は可逆的である．

iii）有毛細胞　内耳の有毛細胞を変性または消失させる化学物質は聴覚器毒性薬物とよばれる．カナマイシンなどのアミノ配糖体抗生物質は聴覚器毒性薬物の代表的なものであり，ループ利尿薬であるエタクリン酸，フロセミド，抗がん薬のナイトロジェンマスタードやシスプラチンも聴覚器毒性をもつことが知られている．

iv）前庭および三半規管　内耳の膜迷路は聴覚に関係する蝸牛管と平衡感覚に関係する卵形嚢，球形嚢，半規管から成っている．半規管は膨大部稜とよばれる感覚領域を有し，そこには感覚有毛細胞と支持細胞が存在する．有毛細胞の感覚毛はゼラチン様層でおおわれており，ゼラチン様層には炭酸カルシウムを主成分とする小さな耳石が存在している．重力の変化や直線加速度により耳石が移動し，感覚毛を屈曲させることが有毛細胞の刺激となる．聴覚器毒性物質は前庭器（卵形嚢，球形嚢，半規管）の有毛細胞に傷害を起こし，なかでも半規管膨大部稜の中心部の有毛細胞に最も傷害が起こりやすい．前庭器に傷害を起こす薬物としてアミノ配糖体抗生物質であるストレプトマイシンがよく知られている．

4）周波数の弁別　高い周波数の音では進行波

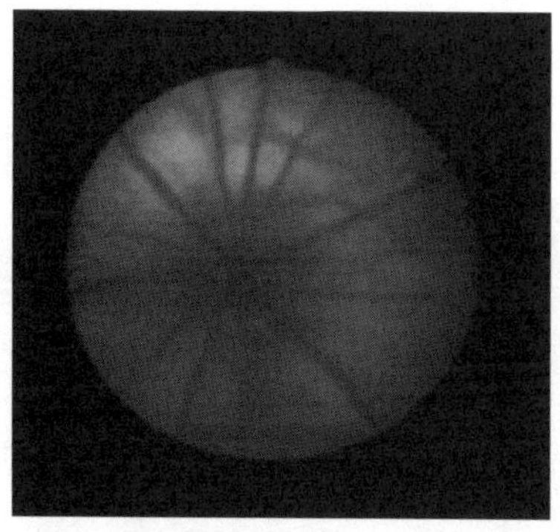
ラット (Slc：SD) 眼底

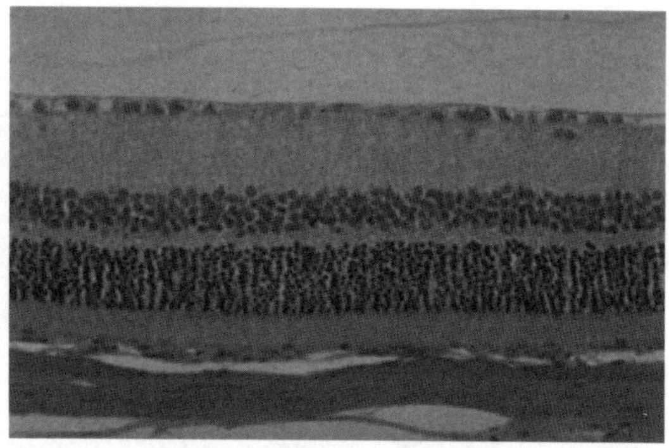
網膜組織 (Slc：SD)，HE染色

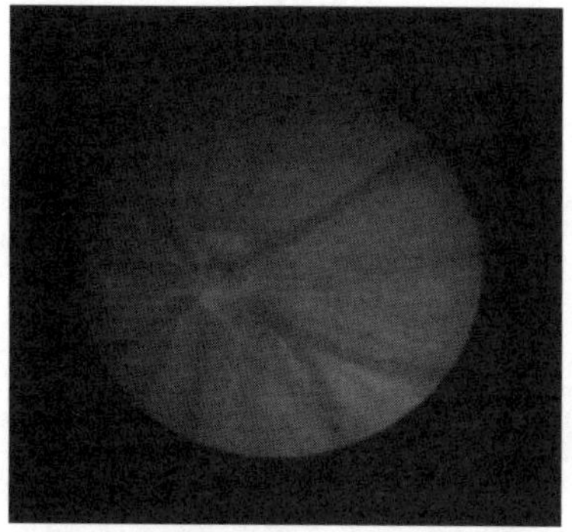
有色ラット (ACI) 眼底

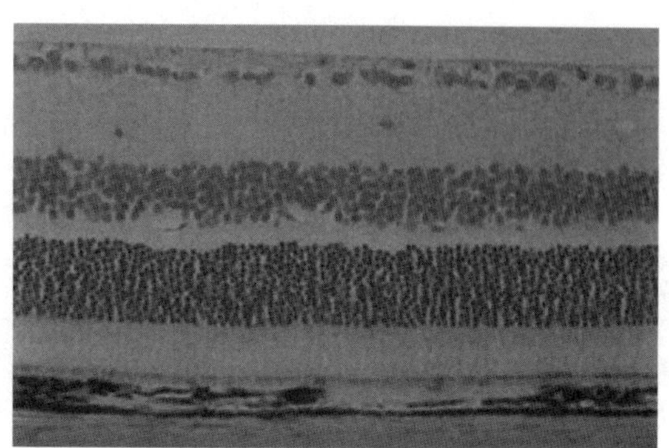
網膜組織 (ACI)，HE染色

図 6.8.6　上段はアルビノラットの眼底および網膜組織像，下段は有色ラットの眼底および網膜組織像．メラニン色素の有無により眼底および組織像に相違が認められる．

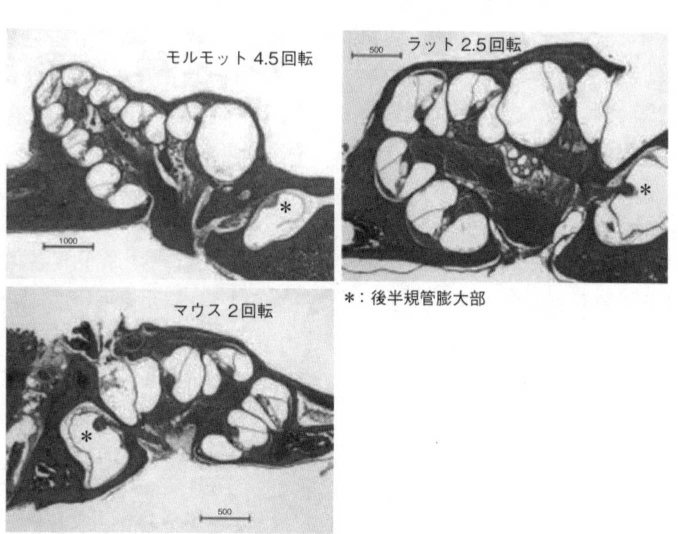

図 6.8.7　マウス，ラットおよびモルモットの聴覚器（蝸牛）の相違

は基底版が最も狭い基部の回転にとどまり，中間の周波数の音では蝸牛のほぼ中程までに及び，低い周波数の音では最も広い基底版をもつ最上の回転まで進行波が波及してくる．この振動（進行波）が音の周波数別に最大幅を示す部位としては，高周波音ほどアブミ骨の付着部つまり卵円窓に近い部位の基底

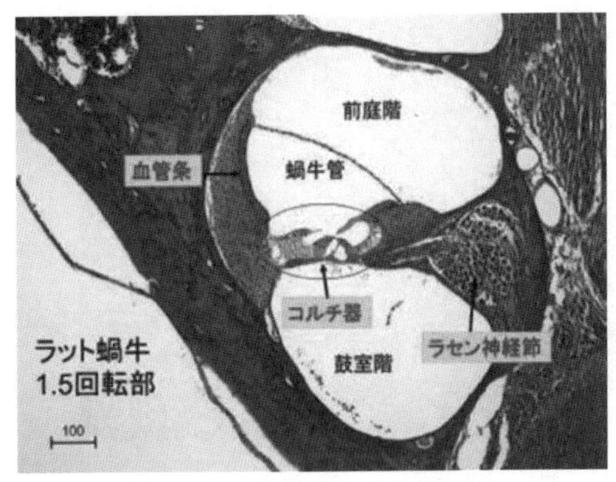

図 6.8.8　ラット蝸牛の HE 染色標本

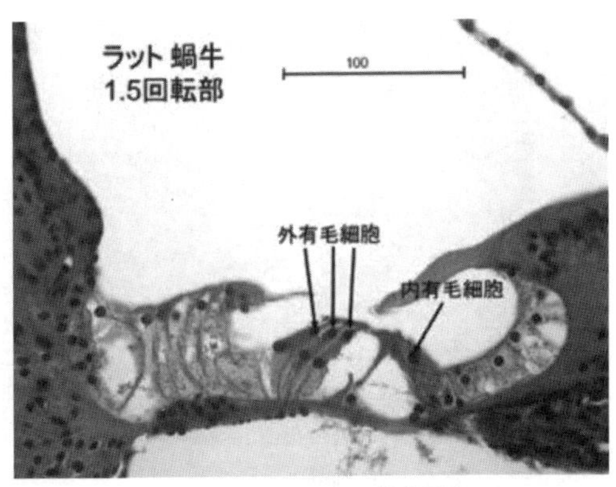

図 6.8.9　図 6.8.8 の拡大写真

膜が振動し，低周波音数ほど先端部位のそれが振動する．内耳の基底膜でも進行波による周波数弁別が行われているが，求心性聴覚路では中枢に近い核ほどその応答野はニューロン間の相互抑制によって狭くなる．最も狭くなるのは内側膝状体で，周波数の解析は内側膝状体で完成する．

b. 聴覚検査法

1）耳介反射検査法　音刺激による耳介の攣縮を，耳介反射という．これは音刺激による反射で，その反射弓は，蝸牛ラセン器有毛細胞-蝸牛神経-蝸牛核-上オリーブ核-外側毛体-顔面神経核-顔面神経-耳介筋-耳介である．簡便性と非侵襲性から，実験動物の聴力検査に利用される．アミノ配糖体抗生物質による聴覚障害では，高周波数域から低周波数域に向かって耳介反射の消失が拡大する．

2）驚愕反射検査　拍手の音に驚いて，跳び上がったり，跳ね回ったりする反応の有無を調べる．

3）条件付け行動による検査　シャトルボックス（shuttle box）型条件回避反応では条件刺激として 400 Hz，約 70 dB の純音を 5 秒間与え，この間にラットが他区間に移動しなければ，床のグリッドに交流電流が無条件刺激として与えられる．

4）電気生理学的検査

i）聴性脳幹反応　音刺激によって誘発される脳の電位変動のうち，約 10 ミリ秒以内の応答を，聴性脳幹反応（auditory brainstem response, ABR）という．動物によって異なるが，5～7 個のピークをもち，潜時の早い順にⅠ～Ⅶ波あるいは P1～P7 と命名される．Ⅰ波は蝸牛神経，Ⅱ～Ⅶ波は脳幹由来とされ，各聴覚伝導路の機能診断に利用される．イヌでは個体により変異がみられるものの，5 個の波形が認められ，生後 6 週齢でほぼ安定した波形が得られる．音刺激は，波形の違いによりクリック，トーンバーストおよびトーンピップに分類され，それぞれ目的に応じて使い分けられる．ABR は，刺激音の初めの部分に反応する on 反応であるため，立ち上がりの鋭い音刺激が必要である．したがって，音刺激として立ち上がりが鋭く，広い周波数を含んでいるクリック音が多く用いられるが，特定の音周波数に対する反応を測定する場合には，一定の周波数で刺激するトーンバーストあるいはトーンピップが用いられる．

ii）蝸電図　音刺激によって，蝸牛や蝸牛神経に発生する一連の反応電位のことを蝸電図という．蝸電図は蝸牛マイクロホン電位（cochlear microphonics, CM），加重電位（summating potential, SP）および蝸牛活動電位（compound action potential, AP）から成り，蝸牛の機械-電気信号変換，神経伝達系の機能診断に利用される．

蝸牛マイクロホン電位はコルチ器の内外有毛細胞に由来し，神経複合活動電位は蝸牛神経に由来，加重電位は有毛細胞性の直流反応である．

5）病理組織検査（組織化学，電子顕微鏡）　電子顕微鏡標本の作製では，内耳が硬い骨組織内に存在するために手早く採取することが必要なことから，グルタルアルデヒドなどの固定液を全身還流したり，中耳腔を開いて固定液を流し込んだりする方法がとられる．一方，酵素組織化学を調べるためには内耳の骨包を剥離して骨迷路を取り出し，組織化学反応液に一定時間浸漬して反応産物を形成させた後に固定する．テトラゾリウム塩を用いる方法では各種の酵素活性を調べることができる．

表 6.8.5 蝸牛障害を起こしうる主な薬物

抗生物質	アミノ配糖体系抗生物質	ストレプトマイシン，カナマイシン，ベカマイシン，ジベカシン，アミカシン，リビドマイシン，ゲンタマイシン，トブラマイシン，シソマイシン，フラジオマイシン
	ポリペプチド系抗生物質	バイオマイシン，ポリミキシンB
	その他の抗生物質	クロラムフェニコール
利尿薬		フロセミド，エタクリン酸
鎮静薬		アスピリン，フェンタニル，モルヒネ
抗マラリア薬		キニーネ，クロロキン
抗がん薬		ナイトロジェンマスタード，シスプラチン
麻酔薬		リドカイン，コカイン，プロカイン，テトラカイン
駆虫薬		ヘノポジ油，キナクリン，チアベンダゾール
殺虫薬		ベンゼンヘキサクロリド（BHC）
重金属		ヒ素，コバルト，鉛，リチウム，水銀
その他		アニリン，ベンジン，一酸化炭素，ジメチルスルホキシド

表 6.8.6 前庭障害を起こしうる主な薬物

抗生物質	アミノ配糖体系抗生物質	ストレプトマイシン，ゲンタマイシン，カナマイシン，トブラマイシン，アミカシン
	その他の抗生物質	ミノサイクリン，エリスロマイシン，クロラムフェニコール，ポリミキシンB，コリスチンメタンスルホン酸，アンピシリン，バンコマイシン
利尿薬		フロセミド，エタクリン酸，ブメタニド，アセタゾラミド，*d*-マンニトール
抗がん薬		ブレオマイシン，シスプラチン，ナイトロジェンマスタード
その他		アスピリン，キニーネ

c. 各種薬物による聴覚障害[8]（表6.8.5，表6.8.6）

1）利尿薬　　ループ利尿薬であるエタクリン酸，フロセミドは聴覚器毒性をもつことが知られている．ループ利尿薬を動物に投与すると一過性の耳介反射消失が起こるが，その後短時間で急速に回復する．エタクリン酸やフロセミドは血管条の辺縁細胞や中間細胞に細胞質の空胞化，細胞腫大，細胞間水腫を起こすが，このような血管条の変化は可逆的である．血管条における高度の細胞間水腫はループ利尿薬が有する膜 ATPase 阻害作用によって生じると考えられており，内リンパの分泌過程が障害されていることを示唆するものである．血管条を一過性に障害する利尿薬とアミノ配糖体系抗生物質あるいは抗がん薬を併用することにより内耳障害が増強される．

2）アミノ配糖体系抗生物質　　アミノ配糖体抗生物質（カナマイシン，ゲンタマイシン，ストレプトマイシンなど）は内耳有毛細胞の変性または消失の原因として最も重要な聴覚器毒性薬物である．アミノ配糖体系抗生物質の過量投与または腎機能の低下した動物への投与は著しく聴覚器の危険性を増加させる．イヌにカマナイシンを連続皮下投与した試験では，腎機能障害を示唆する臨床検査所見の後にABR の変化を認めている（図 6.8.10）．アミノ配糖体による聴覚障害の特徴は次の通りである．ｉ）コルチ器では外有毛細胞が内有毛細胞より早く消失する．ⅱ）外有毛細胞の障害は蝸牛 1 回転下端から上方の頂回転方向へ拡大してゆく．ⅲ）外有毛細胞のうち最内列（第 1 列）が第 2 列，第 3 列より早くから障害される．ⅳ）上方回転では，内有毛細胞の消失が外有毛細胞の消失より先行する場合がある．一方，前庭器では半規管膨大部稜の中心部の有毛細胞に最も障害が起こりやすく，ついで卵形嚢斑の有毛細胞に障害が起こる．これらの部位ではⅠ型有毛細胞のほうがⅡ型有毛細胞より冒されやすい[9]．対照例（図 6.8.11）とともにイヌにカナマイシンを500 mg/kg の投与量で連続皮下投与した際のコルチ器の走査電顕像を図 6.8.12 に示した．

なお，ラットにおいてもカナマイシン 700 mg/kg の投与量で 10 日間の連続皮下投与後，ABR およびコルチ器に同様の変化を認めている．

ストレプトマイシン難聴において内耳の遺伝性素

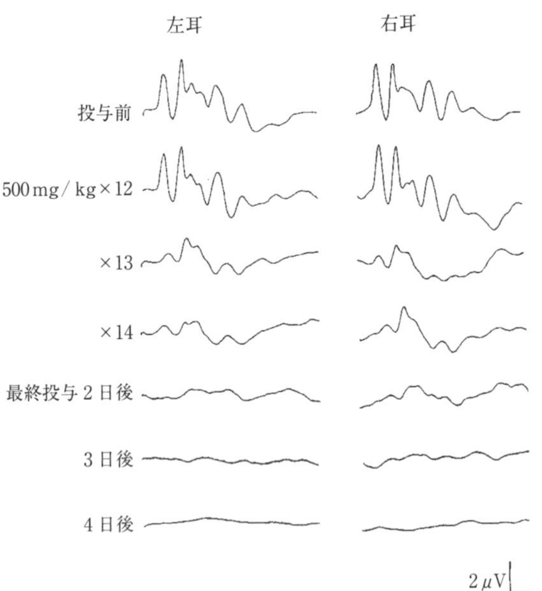

図6.8.10　カナマイシンを500 mg/kgの投与量で14回皮下投与したイヌのABR変化（久世　博他（1989）：J. Toxicol. Pathol., **2**：253–259.）

13回投与後から各波の電位は低くなり，潜時は延長し，14回投与後には波形は消失している．

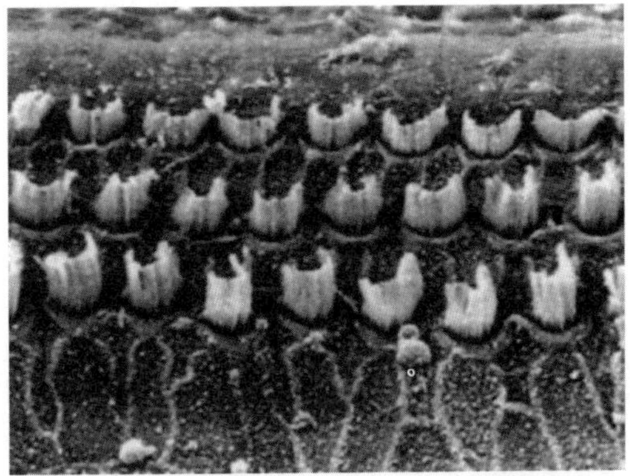

図6.8.11　正常イヌのコルチ器（走査電顕像）

上から下に第1，第2，第3列に並んだ外有毛細胞がみえる．

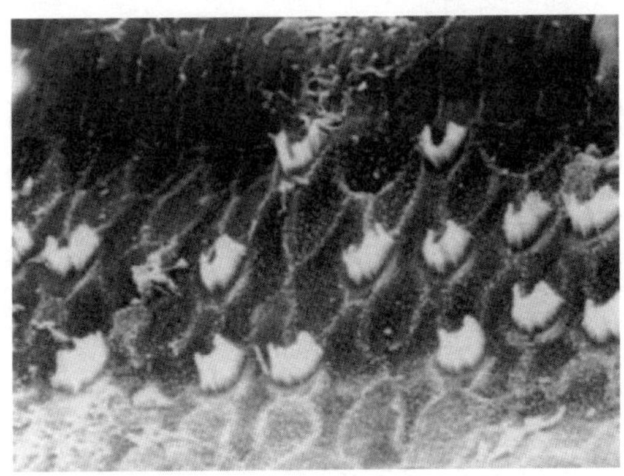

図6.8.12　カナマイシンを500 mg/kgの投与量で13回皮下投与したイヌのコルチ器（走査電顕像）

外有毛細胞の第1列はほとんど消失し，第2，第3列にも一部の脱落がみられる．

因が調べられ，ミトコンドリア遺伝子の1555番目の塩基がAからGに置換することにより，アミノ配糖体系抗生物質に対して高感受性になることが分子生物学的に明らかになっている．これらの遺伝子変異の検索を行うことによって聴覚障害を予防することができる．

3）抗がん薬　　抗がん薬のナイトロジェンマスタードやシスプラチンは聴覚器毒性をもつことが知られている．シスプラチンによる蝸牛障害の特徴は外有毛細胞のほうが内有毛細胞より障害を受けやすく，外有毛細胞では最内列の細胞の受傷性が高いことであり，アミノ配糖体系抗生物質の場合と似ている．しかし，外有毛細胞の障害は非連続性かつ散在性に起こり，障害の個体差も大きい．血管条の辺縁細胞に変性や消失が見られることがある．

4）各種薬物　　クロロキン，サリチル酸，有機水銀は聴覚器毒性を起こすことがある．また，シルデナフィルの毒性では突発性難聴がみられる．

［久世　博］

文　献

1）佐藤哲男他（2010）：医薬品トキシコロジー，pp.233–237，南江堂．
2）Ganong, W. F.（2013）：ギャノング生理学（原書24版）（岡田泰伸他訳），丸善．
3）Bear, M. F. et al.（2007）：ベアーコノーズパラディーソ神経科学—脳の探求（加藤浩司他監訳），pp.339–341，西村書店．
4）島峰徹郎（1992）：筋肉（骨格筋）運動器Ⅰ（現代病理学体系21A）（飯島宗一他編），pp.389–396，中山書店．
5）Van Vleet, J. F. et al.（2002）：Cardiovascular and Skeletal Muscle System, Handbook of Toxicologic Pathology（2nd ed.）（Haschek, W. M. et al. eds.），pp.429–455, Academic Press.
6）Onodera, H. et al.（2015）：J. Toxicol. Sci., **40**, 3, 295–307.
7）Klaassen, C.D.（ed.）（2013）：Casarett & Doull's Toxicology（8th ed.），MacGraw-Hill.
8）中島　章，秋吉正豊編（1980）：薬物と感覚障害，ソフトサイエンス社．
9）梶村哲世（1991）：毒性病理学（毒性試験講座5）（前川昭彦，林　裕造編），pp.493–501，地人書館．

6.9 循環器毒性

6.9.1 循環器毒性学概説

循環器毒性学では，心臓および血管系に対する薬物，化学物質および天然毒などの毒性とその影響を取り扱う．循環器系は血液循環のためにその構成要素が統合的に機能しているが，本節では便宜的に心と血管とを分けて解説する．循環器毒性は心血管それぞれ単独の影響にとどまらず循環器系全体に変化を起こすものであり，さらに循環の変化を通じて他の器官，特に肺や腎などに続発的な影響を及ぼす．また心血管系に直接の作用がなくても，中枢神経系，自律神経系あるいは内分泌系に作用する物質がそれらの器官の変化を通じて心血管系に影響を及ぼすことがある．一方，循環器の機能は各種の調節機能で支えられており，細胞レベルで異常が生じたとしても，生体の代償機構によって全身循環の機能異常として現れないこともある．

6.9.2 心毒性学総論

a. 心毒性物質の影響の様式

1）機能的影響　生理学・薬理学では，心機能に対する外来の（心以外の体内体外からの）刺激の影響を次の4種の作用＝効果に分類できる．

i）変力作用（inotropic action）　収縮力を変化させる作用．収縮力の増強を陽性の，減弱を陰性の変力作用とする．

ii）変閾作用（bathmotropic action）　興奮の閾値を変化させる作用．閾値の低下（興奮性の亢進）を陽性の，閾値の上昇（興奮性の抑制）を陰性の変閾作用とする．

iii）変時作用（chronotropic action）　心拍動の頻度を変化させる作用．頻度の上昇（拍動数の増加）を陽性の，頻度の低下（拍動数の減少）を陰性の変時作用とする．

iv）変伝導作用（dromotropic action）　興奮伝導速度を変化させる作用．伝導の促進を陽性の，遅延を陰性の変伝導作用とする．

2）代謝・生化学的影響

i）心筋酸素需要と冠循環　心臓が全身に向けて血液を拍出する仕事にはATPが使用される．ATPは主に酸素を消費する好気性代謝によって産生される．心筋への酸素の供給は冠循環によって行われる．心筋酸素需要は血圧と心拍数で規定される．心筋細胞にはエネルギーを酸化的リン酸化によって供給するミトコンドリアが多数存在する．正常心筋の嫌気性代謝によるエネルギー供給は全体の1％程度であるが，心筋虚血時には最大10％程度まで増加する．

虚血性心疾患は，動脈硬化性病変を基盤とする冠動脈狭窄による血液供給の制約下で心筋酸素需要が増大すると発生する．虚血によって心筋細胞の傷害が発生し，アスパラギン酸アミノトランスフェラーゼ（aspartate aminotransferase，AST），クレアチンキナーゼ（creatine kinase，CK），乳酸脱水素酵素（lactate dehydrogenase，LDH）などが血中へ放出される．虚血が持続的で高度であれば心筋梗塞となる．

ii）酸化ストレス　心筋はミトコンドリアの電子伝達系の活動によってATPを補給するために盛んに酸素を消費しているので，活性酸素が生成される機会が多い．組織中には，スーパーオキシドジスムターゼ（superoxide dismutase，SOD），カタラーゼ（catalase，CAT），グルタチオンペルオキシダーゼ（glutathione peroxidase，GPX）などの抗酸化酵素やグルタチオン，アスコルビン酸，トコフェロールなどの低分子の抗酸化物質による抗酸化機構が備わっているが，活性酸素による過酸化物が抗酸化機構の処理能力を上回って生成されると組織傷害が生じる．さらに，心筋傷害には活性酸素が膜などの脂質にはたらいて生じる過酸化脂質が関与することも多い．過酸化物は細胞の種々の部分と反応し，機能を阻害し，構造を破壊し，一過性に心筋の収縮力が低下する気絶心筋（myocardial stunning）や心筋壊死を発生させる．この影響は臨床的には不整脈として現れることが多い．

iii）虚血再灌流傷害とカルシウム過負荷　冠動脈の異常や心停止による心筋虚血は心筋内の酸化的代謝を阻害し，細胞内アシドーシスおよびATP枯渇をもたらすが，血流が再開して虚血が解消されるとかえって組織傷害が増悪し細胞死を招くことがある．これが（虚血）再灌流傷害（reperfusion injury）である．この成因は，急激な酸素供給による過酸化物の過剰生成（酸素逆説；oxygen paradox），細胞内カルシウムイオン（Ca^{2+}）の過剰による各種細胞機能の異常活性化（カルシウム逆説；calcium paradox）およびアシドーシスの急激な是正による障害（pH逆説；pH paradox）などで説明されている．

Ca^{2+}は各種細胞機能の重要な調節因子であり，心筋においては特に収縮発生の機能を担っている．細胞には細胞内カルシウム濃度［Ca^{2+}］$_i$を調節する機構が備わっており，静止（弛緩）時の心筋細胞の［Ca^{2+}］$_i$は10^{-8}M以下に調節されている．虚血による低酸素状態や化学物質の作用によってこの調節が障害されると，［Ca^{2+}］$_i$の異常な持続的上昇が起こり，エネルギー代謝系の破壊，細胞膜の泡状変形（blebbing），カルシウム依存性酵素（ホスホリラーゼ類やプロテアーゼ類）の活性化による細胞内物質の分解およびDNAの分断が起こる．組織学的には筋原線維の過収縮に起因する横紋の濃縮も観察される．

3）構造（形態）的影響

ⅰ）心肥大　持続的な高血圧や血液流出路障害（弁狭窄など），容量負荷（弁閉鎖不全など）あるいは頻脈（甲状腺機能亢進症など）があって心筋の負荷が増大すると，心筋は代償的に肥大し心筋線維の肥大と共に心室壁が肥厚する．肥大した心筋は酸素供給が不十分になりやすく，負荷が大きく長期に及ぶ場合には心不全に進展する．カテコールアミン類，甲状腺ホルモン，成長ホルモン，あるいは高血圧を誘発する薬物はこうした状態を誘発することがある．また，セロトニン5-HT_{2B}受容体刺激作用を有する薬物（麦角アルカロイド：カベルゴリン，ペルゴリド）は弁の線維増生を介して弁膜症による逆流を起こすことがある．食欲減退薬デキスフェンフルラミン（セロトニン再取込み遮断薬）は弁の異常を惹起することから販売中止を余儀なくされた．

ⅱ）心筋の変性と心筋症　カテコールアミン類（ノルアドレナリン，アドレナリン，ドパミンなど）を大量に投与すると冠動脈の支配領域に一致しない心筋細胞の巣状壊死を生じる．これは直接の心筋毒性により発生すると考えられている．一方，大量のイソプロテレノールは心室内膜側より発生する梗塞状の心筋壊死を起こすことがある．これは，β受容体の刺激がアデニル酸シクラーゼ-cAMP-Aキナーゼ系を亢進させ，高度の頻脈と収縮期血圧の増加および拡張期血圧の減少による冠灌流圧の低下を引き起こし，酸素需要の増加と供給の減少をきたすことが原因である．

心筋細胞に対する直接の作用によって心筋の肥大や変性が起こることがある．大量のエタノールで誘発されるアルコール心筋症はその1つである．エタノール自体は陰性変力作用があるが，回復性は良好である．心筋障害はエタノールの肝における代謝物であるアセトアルデヒドによってタンパク質合成やミトコンドリアの呼吸が抑制されるため生じる．ただし，慢性アルコール中毒に伴う心筋障害には，栄養不良の影響（ビタミンB_1欠乏による脚気心など），喫煙，高血圧の影響なども加味されるので，その成因にはまだ不明な点がある．心不全を惹起する抗悪性腫瘍薬としてアントラサイクリン系抗生物質（ドキソルビシン，ダウノルビシン），分子標的薬のうちのモノクローナル抗体型のベバシズマブやトラスツズマブ，低分子型のラパチニブやスニチニブ，ダサチニブなどは心筋障害の報告がある．アントラサイクリン系抗生物質の心筋障害は心筋内での過度のフリーラジカル発生による心筋変性とされているが，分子標的薬の心筋障害の機序はまだ解明されていない．チアゾリン誘導体のピオグリタゾンは，脂肪細胞の核内転写調節因子であるPPARγ（peroxisome proliferator-activated receptor γ）の作動薬であり，水・Na^+貯留作用を介して慢性心不全患者の心機能を悪化させる．重金属ではコバルトが添加されたビール飲用者に心不全が発生した例がある．また，人工股関節に含まれているクロム，コバルトが溶出し拡張型心筋症様の症状を起こし，別の素材を用いた人工股関節への再置換により回復したという症例が報告されている．

薬物過敏症による細胞浸潤が心筋炎を引き起こし，発生した線維化が心筋障害の原因となる．免疫機序が関与して起こると考えられる過敏性心筋炎は，スルホンアミド類，ペニシリン，ストレプトマイシンなどで知られており，間質に好酸球や単核球の浸潤を認める．

4）他器官経由の間接的影響

自律神経系に影響する化学物質は，心機能にも影響を及ぼす．喫煙に伴う頻脈はニコチンの自律神経節興奮作用による．しかし，長期的な喫煙で生じる冠循環に対する悪影響は血管に対する直接の毒性によると考えられる．フィゾスチグミンや有機リン系殺虫剤のようなコリンエステラーゼ阻害薬は徐脈を起こす．

肺線維症をきたすような病態は肺高血圧を誘発し，右心系の肥大（肺性心）を続発する．肺線維症を起こす薬物には，抗がん薬（ブレオマイシン，ビンブラスチン），抗不整脈薬（アミオダロン）などがある．

内分泌系の異常に起因する心毒性としては，甲状腺製剤の過剰投与で誘発される甲状腺機能亢進症（頻脈・血圧上昇・心房細動），抗甲状腺薬（メチルチオウラシル，放射性ヨード剤）の過剰投与で生じる甲状腺機能低下症（徐脈・心収縮力低下）が知られている．

b. 心毒性の表現（徴候と検査）　毒性試験において，心毒性の表現として観察すべき一般状態の項目としては，心不全の症状としての姿勢の異常，呼吸の変化，皮膚や粘膜の色調（蒼白，充血，チアノーゼ），体表温度の低下，浮腫や腹水の発生がある．尿所見（尿量，比重）も参考になる．心拍動の異常（数，調律，拍出力）を観察することは基本的である．脈拍の触診によって不整脈，高血圧，低血圧が判定できる（規則性，強弱の所見による）が，小動物では詳細な観察は困難である．

心電図検査も行われ，特に不整脈の診断に有用である．心電図については次項で述べる．血液生化学検査所見の異常として，心筋細胞の保有する酵素の血液中への遊離が心筋傷害の指標となる．CK，AST，LDH，血中トロポニン値（cTnT または cTnI）などが利用されている．

6.9.3 心筋の興奮と不整脈

a. 解剖生理の基礎　心臓は，興奮性膜と収縮能をもつ心筋細胞（心筋線維ともいう）を主たる構成要素とする器官であり，血液の拍出という機能を果たすために，興奮伝導を速やかに系統的に行う刺激伝導系が作業心筋の間に組み込まれている．心筋の興奮はまず，自動的に周期的興奮を起こす洞房結節の細胞で起こり，その興奮が心房全体に波及した後，房室結節を経てヒス束，左右の分枝（左脚と右脚），そしてプルキンエ線維を通って心室全体に広がる．刺激伝導系の細胞はすべて自動的に興奮する性質を有しているが，通常は洞房結節細胞が高頻度に興奮してペースメーカーとなり，他の刺激伝導系の細胞は興奮を心臓全体に伝達する役割を担っている．

心筋細胞の興奮は，細胞膜を通してのイオンの出入りを伴う急速な変化で，活動電位という電気的な変化として捉えられる．哺乳類の心室筋細胞は静止時に細胞膜の内側が外側に対し −80〜−90 mV の陰性に分極している．この電位差は膜内外のイオン分布の差によって生じている．膜のナトリウム/カリウム交換ポンプのはたらきによって，細胞内液にはカリウムイオン（K^+）が多くナトリウムイオン（Na^+）が少なくなっており，一方，細胞外液には Na^+ が多く K^+ が少なくなっている．隣接する細胞の電位変化などの影響で膜電位が減少して（浅くなって）−60〜−70 mV（閾電位）に達すると，電位依存性 Na^+ チャネルが開いて興奮が誘発される．まず，大量の Na^+ の細胞内流入が起こり，膜電位は急速に脱分極して 0 mV を超えてオーバーシュートする（活動電位の 0 相）が，ただちに電位依存性 K^+ チャネルが開いて K^+ の流出が起こるため電位は小さく戻る（第Ⅰ相）．続いて電位依存性 Ca^{2+} チャネルも活性化され，Ca^{2+} の細胞内流入が起こる．活性化された Na^+ チャネルはすぐに閉じ，細胞内 Na^+ は再び低下し始めるが，Ca^{2+} チャネルが開いているので，電位はしばらく保持され，プラトーを形成する（第Ⅱ相）．遅延整流 K^+ チャネルが開いて K^+ が細胞外に流出して膜電位は再分極に向かい，Ca^{2+} チャネルが閉じ（第Ⅲ相），静止膜電位に戻って次の脱分極に備える（第Ⅳ相）．

一方，洞房結節細胞に代表される刺激伝導系の細胞は，自動的に脱分極する自動能を有する．第Ⅳ相の膜電位が静止せず，自動的に浅くなって閾電位に達し，自発的に脱分極する．この脱分極が他の心筋細胞に波及していって興奮が心臓全体に伝導される．最も早く興奮する細胞の興奮が心臓全体の興奮を支配するので，その細胞をペースメーカー（歩調取り）細胞といい，自発的に変化する第Ⅳ相をペースメーカー電位という．

b. 心電図　毒性試験における心電図検査ではイヌ，サルが用いられるが，近年ミニブタも使われるようになっている．モルモットは心電図波形がヒトに類似するので，薬物の評価に用いられている．ラット，マウスは心筋に発現しているイオンチャネルがヒトと異なるので，QT 間隔の評価には使用されない．

心電図検査では以下のような異常を検出できる．

1）調律の異常（不整脈）　興奮発生あるいは伝導の異常で発生する．自律神経異常も原因となる．

2）位置の異常　心臓の形または位置が変化すると心臓の刺激伝導系の電気興奮ベクトルの角度（電気軸）が変位する．心周辺（肺，縦隔）の異常による圧迫または牽引，先天奇形，心室の肥大・拡張による変位もある．

3）波形の異常　　低電位は，起電力の低下（心不全）または心臓から体表の電極までの電気伝導の障害（心嚢水腫，皮下浮腫）を示す．波形の変化は，心筋の虚血・梗塞，あるいは電解質代謝異常や内分泌異常などによるそれぞれ特徴的な変化を表す．

c. 心臓の調律異常：不整脈　　不整脈とは不規則な調律だけではなく，調律の速度の異常すなわち頻脈と徐脈も含まれる．

1）心筋の興奮性と拍動数の異常（頻脈と徐脈）

安静時心拍数の正常範囲は動物種によって異なるが，それを超えて多い場合を頻脈，少ない場合を徐脈という．洞房結節細胞がペースメーカーになっている洞調律の場合，洞性頻脈，洞性徐脈という．心拍数の異常はペースメーカー細胞の自動性の変化によって起こる．すなわち，その静止膜電位の深さと，活動電位の第Ⅳ相の変化いわゆるペースメーカー電位の勾配によって変わる．

洞房結節細胞に対し陽性変時作用を示すもので，洞性頻脈を起こす物質は，交感神経刺激または副交感神経（迷走神経）抑制と同等の効果を有し，β-アドレナリン受容体刺激物質，ムスカリン受容体遮断物質がある．また，血圧低下を起こす物質は自律神経反射によって頻脈を誘発することがある．たとえば，洞房結節に対する直接作用としては陰性変時作用をもつジヒドロピリジン系カルシウム拮抗薬は生体では徐脈よりは頻脈が観察されることが多い．これは他の血管拡張薬にも一般に生じうる．甲状腺ホルモンは交感神経活動への感受性を高め頻脈を起こすが，これはβ-アドレナリン受容体の発現が増加するためと考えられている．その他，頻脈は薬品，化学物質の影響以外にも，精神的興奮，発熱，高温環境，疼痛で起こり，コーヒー，タバコ，アルコールの影響でも起こりうる．

陰性変時作用によって洞性徐脈を起こすものは，交感神経抑制または副交感神経（迷走神経）刺激作用と同等の効果を示すもので，β-アドレナリン受容体遮断物質，ムスカリン受容体刺激物質，コリンエステラーゼ阻害物質（有機リン系殺虫剤など）がある．カルシウム拮抗薬はペースメーカー細胞に直接作用した場合，自動能にかかわるカルシウム電流を抑制して徐脈を起こす．ただし，カルシウム拮抗薬の多くは血圧低下を起こすので反射性の交感神経緊張が起こり，薬物の直接作用が修飾される．一方，血圧上昇を起こす化合物は迷走神経反射によって徐脈を起こす．ジギタリスは治療用量で迷走神経刺激による徐脈を起こす．ただし，ジギタリス中毒においては房室ブロックによる徐脈や異所性自動能の亢進による心室頻拍など他の形の不整脈も発生する．

洞房結節のペースメーカー活動が抑制され徐脈が高度になると，下位の心筋細胞の自動能が先んじて異所性の興奮が発生するようになる．特に心筋に傷害部位があれば，そこが焦点になって異所性興奮を起こしやすい．異所性興奮は不規則で単発の期外収縮が多いが，複数の焦点からの期外収縮が頻発することもある．規則的な興奮を起こし続け，心臓全体の新しいペースメーカーになる場合もある．房室結節がペースメーカーになった場合を房室結節調律（単に結節調律ともいう），心室内の一部にペースメーカーが生じたものを心室調律という．これら異所性興奮焦点は，房室結節以外は自律神経の調節を受けない．

異所性興奮は，自動能の亢進あるいは興奮閾値の低下によって増加する．β-アドレナリン作用にはこの陽性変閾作用があり，イソプロテレノールやアドレナリンは期外収縮を誘発する．また，クロロホルムはかつて全身麻酔薬として用いられたが，カテコールアミンの不整脈誘発作用を増強することが報告された．この作用は吸入麻酔薬として用いられたハロゲン化炭化水素各種に認められ，トリクロロフルオロメタンが最も強力であった．ハロタンにもこの作用がある．ハロゲン化炭化水素は，有機溶剤として工業的に用いられることが多く，不整脈誘発には注意が必要である．

2）興奮伝導の異常　　興奮の伝導が途絶するのは，発生する電位が弱いか，伝導を受ける細胞の興奮性が低いか，伝導経路に障害があるかの理由による．心臓の興奮伝導が生理的に遅延する房室結節細胞の活動電位は，Ca^{2+}チャネルに依存しており，カルシウム拮抗薬の影響を強く受ける．この薬物の主要な副作用として房室ブロックがあるのはこのためである．

房室伝導時間は心電図のPR（またはPQ）間隔に反映される．ヒトの場合，PR間隔が0.2秒を超えた場合を1度の房室ブロックといい，これのみでは心機能に大きな影響は生じない．房室結節で一部の心房興奮の伝導が中断され，心室の拍動が脱落するものを2度房室ブロック，すべての興奮伝導が房室結節で途切れてしまうものを3度（または完全）房室ブロックという．前述のカルシウム拮抗薬のほかに，強心配糖体やβ-アドレナリン受容体遮断薬がこの種の異常を起こす．カルシウム拮抗薬はCa^{2+}電流を抑制して結節細胞の興奮を抑制する．ジギタリスは中枢性の迷走神経緊張亢進を介してPR間隔を延長する．β遮断薬もPR間隔を延長する．コリンエステラーゼ阻害薬は迷走神経機能を増強して房室ブロックを起こす．

ヒス束以下の刺激伝導系において伝導障害を生じると，心電図上QRS幅が広くなる（脚ブロック）．心室内興奮伝導の時間の遅延のほか伝導経路も変わることがあるので，QRSに切痕（notch）が生じたりする．臨床的には，先天性心疾患，心肥大，冠循環障害，心筋炎などで起こるが，この部分に影響のある化学物質としては，キニジン，プロカインアミドなどのNa^+チャネルを遮断する作用を有する抗不整脈薬がある．また，抗不整脈薬以外でNa^+チャネル遮断作用を有する化合物には三環系抗うつ薬（イミプラミンなど）が知られている．Na^+チャネル遮断作用を有する薬物をブルガダ症候群（東アジアに多い，Na^+チャネルの機能低下が主因となる疾患）の患者に投与した場合，まれに多形性心室頻拍や心室細動が誘発される．

心電図所見では，QT間隔の延長が重視されている．それはQT間隔が著明に延長すると，病的な心筋が早期後脱分極（early afterdepolarization, EAD）を起こし，トルサードドポワント（torsade de pointes, TdP．倒錯頻拍ともいう）や心室細動のような重症の心室不整脈を引き起こすからである．QT延長の成因は単一のものではなく，心筋興奮後の再分極の遅延（活動電位の持続時間の延長）によるほか，心室内伝導遅延によっても発生する．QT間隔は心拍数と連動して変化するため，延長の有無を判断するには補正が必要である．通常ヒトではBazettの補正式（$QT_C=QT/\sqrt{RR}$）やFridericiaの補正式（$QT_C=QT/\sqrt[3]{RR}$）が用いられる．これは基準となる心拍数を60 bpmすなわちRR＝1（s）とするものである．毒性試験においてQT延長を評価する際には実験動物の心拍数を考慮に入れなければならないので，より精密な評価のためには実験動物の心拍数に基づいた補正式が必要である．ハロタンで麻酔したモルモットの場合，基準となる心拍数を200 bpmとして補正するにはFridericiaの補正式が最も適していることが報告されている．

QT延長は薬物や電解質異常で誘発される場合もある．K^+チャネルを遮断するクラスⅢ抗不整脈薬は，再分極を遅延することによって抗不整脈作用を表すが，受攻期（vulnerable period）とよばれる再分極中の不安定な時間を延長させる薬剤もある．受攻期に心室期外収縮が重なると心室細動やTdPなどの致死性不整脈を起こしやすくなる．キニジンやプロカインアミド，ジソピラミドなどの抗不整脈薬は，Na^+チャネルを遮断する主作用のほかに，K^+チャネルを遮断する作用もあるため，こうした致死性不整脈を誘発する場合がある．TdPが報告されて市場から撤退を余儀なくされた薬物に，ヒスタミンH_1受容体遮断薬テルフェナジンおよびアステミゾール，消化管運動改善薬のシサプリド，抗精神病薬のチオリダジンなどがある．これらの薬物はK^+チャネルの一種のhERG（human ether-a-go-go-related gene）チャネルを遮断する．エリスロマイシンやアゾール系の抗真菌薬などはCYP3A4などの代謝酵素を阻害するので併用薬の血中濃度を高める．このため，併用薬に催不整脈作用があると不整脈が起こりやすくなる．徐脈も併用薬のTdPのリスクを上げる．徐脈を起こす薬物としてはβ遮断薬，洞房結節If電流阻害薬（イバブラジン），コリンエステラーゼ阻害薬などが知られている．一方，低カリウム血症がQTを延長させることが知られている．ただし，実際にはQT延長ではなく，T波の平低化とU波の増高によってそのようにみえる場合が多い．低カリウム血症は併用薬のTdPのリスクを上げることがある．カリウム排泄を促進するループ利尿薬（フロセミドなど）およびチアジド系利尿薬（ヒドロクロロチアジドなど）の過剰使用は低カリウム血症を誘発するので，浮腫の治療に使用する際には特に注意が必要である．高カリウム血症は，心電図上T波の増高を示すが，血中カリウム濃度が極度に高まると興奮伝導遅延によってQRS幅が拡大し，心室細動に至る．高カリウム血症は腎不全に伴う代表的な変化である．カリウムイオンを含む輸液製剤の不適当な投与によっても誘発される．また，カリウム保持性利尿薬，アンジオテンシン変換酵素阻害薬およびアンジオテンシンⅡ受容体拮抗薬によっても発生する．

6.9.4 心筋の収縮機能と心不全

a. 解剖生理の基礎　心筋の収縮は，他の種類の筋の収縮と基本的に同じく，収縮タンパクのアクチンとミオシンの立体配置の変化によって起こる．心筋の場合，筋細胞（筋線維ともいう）の長軸に沿って束ねられた筋原線維（myofibrils）が同時に収縮することによって筋の収縮が起こる．筋原線維はミオシンのつくる太いフィラメントとアクチンからなる細いフィラメントによって構成され，電子顕微鏡像では濃い帯（A–帯）と明るい帯（I–帯）が交互に繰り返される構造になっている．I–帯は中間のZ–帯で仕切られている．2つのZ–帯の間を筋節（sarcomere）といい，収縮の基本単位である．

心筋の収縮は，膜の脱分極に伴って細胞外から Ca^{2+} チャネルを通過して流入する Ca^{2+} によって筋小胞体（sarcoplasmic reticulum, SR）から放出される Ca^{2+} がトロポニンと結合し，収縮抑制タンパクのトロポミオシンがはずれ，アクチンがミオシンとの位置関係を変えて滑走し，筋節の長さが変化することで発生する．

b. 心臓の拍出機能　心臓は，左心室から大動脈を通じて全身へ，また右心室から肺動脈を通じて肺へ血液を拍出している．1回拍出量に1分間の心拍数を掛けると心拍出量が得られる．心室が1拍ごとに拍出する血液量は，そのつど心房から送り込まれる量であり，それは静脈還流量そのものである．流入する血液量が増加すると心室の容積は増大し，心室筋は伸展される．心筋の発生張力は初期長に比例する性質（スターリングの心臓の法則）があるので，静脈還流量が増加すると心室の収縮力は増加し拍出量が増加する．しかし，こうした基本的な筋の性質を保てなくなると拍出が不十分になり，末梢での血液の貯留が起こってくる．これをうっ血性心不全という．

c. 心収縮機能に対する毒性　心筋の興奮時に上昇する $[Ca^{2+}]_i$ を増加させる作用は収縮力を強める．すなわち陽性変力作用（強心作用）となる．各種の交感神経作用アミンにこの作用がある．一方，陰性変力作用は交感神経活動の抑制で起こる．β遮断薬プロプラノロールは受容体遮断作用を示す用量よりもさらに用量を増やすと，局所麻酔作用（Na^+ チャネル遮断）による心筋抑制作用を示す．これは心不全の原因になる．低血糖を起こしにくい糖尿病薬であるジペプチジルペプチダーゼ4（DPP-4）阻害薬に心不全発生リスクがあるとの報告がある．

6.9.5 心毒性物質リスト

心機能に影響する毒性を有する物質は数多い．心疾患治療薬でも用量が過剰になると，薬効と同じ作用機序でも不都合な影響に変わるものが少なくない．強心配糖体製剤は治療量の安全域が狭く，蓄積しやすいので，副作用を起こしやすい．医薬品の過剰効果も含めて，心毒性を有する物質とその毒性および作用機序の概要を表6.9.1に示す．

6.9.6 血管の毒性学

a. 血管の構造と機能　血管系は心臓から拍出される血液を全身末梢器官に送って，組織に酸素と栄養素を供給し，かつ組織代謝老廃物を搬出する経路である．血管系は大動脈および肺動脈から次々に分岐して，太さを変えて中動脈から小動脈，細動脈，毛細血管を経て，また同様に太さの異なる各種の径の静脈系を経て心臓に戻る．血管の基本構造は，1層の内皮細胞が基底層の上に配列する内膜，結合組織（弾性線維，膠原線維）と平滑筋が主体の中膜，その外側を囲む結合組織の外膜の3層である．大動脈は中膜の弾性線維が発達し，心室の収縮期に拍出する血液を受けて伸展し，拍出された圧力を緩和している．一方，心室の拡張期には弾性で収縮し，血液の末梢への送達に寄与する．細動脈は平滑筋が壁の主体をなし，交感神経の支配を受けて収縮し，血流に対する抵抗を形成している．毛細血管は，壁がほとんど内膜のみの細い管で，ここで血液と組織の間のガス交換および物質の交換が行われる．細静脈は細動脈に比して内腔が広く，平滑筋は動脈ほど多くないが，神経支配を受けて収縮し，血管の容積の調節をしている．

血管平滑筋は，交感神経から放出されるあるいは血流によって運ばれるノルアドレナリンが細胞膜の受容体と結合すると，様々な反応を呈する．血管平滑筋のアドレナリン作動性受容体は α_1 受容体が収縮を，β_2 受容体が弛緩を支配している．皮膚，内臓等を灌流する血管には α_1 受容体が，骨格筋，心筋の血管には β_2 受容体が，多く分布している．

血管内皮は血流に対する滑らかな接触面をつくるだけでなく，血管緊張（血管トーヌス）の調節（一酸化窒素，プロスタグランジン類などの産生），血管新生の調節（血管構成細胞の誘導，増殖，分化）に関与し，活性酸素の産生も行っている．

b. 血圧調節とその異常　血圧とはヒトでは一般に上腕動脈における血圧をいう．血圧は心拍出量

表 6.9.1 心毒性物質一覧

物質名	心臓作用	作用機序
Ⅰ．医薬品		
1. 強心作用薬		
強心配糖体		
ジキトキシン	収縮力増大，活動電位幅拡大，	Na^+, K^+-ATPase 抑制，$[Ca2^+]_i$ ↑
ジゴキシン	徐脈，房室伝導抑制	副交感神経刺激作用
ウアバイン	不整脈（心室性期外収縮，房室ブロックなど）	
交感神経作用アミン		
ノルアドレナリン	頻脈，不整脈，心筋壊死（巣状）	α，β-アドレナリン受容体刺激，$[Ca2^+]_i$ ↑
アドレナリン	血圧上昇，血管収縮	酸化ストレス
イソプロテレノール	頻脈，不整脈，心筋壊死（巣状）	β-アドレナリン受容体刺激，酸化ストレス
サルブタモール	頻脈	β-アドレナリン受容体刺激
キサンチン誘導体		
テオフィリン	頻脈，不整脈，前部胸痛	ホスホジエステラーゼ阻害
カフェイン		
2. 抗不整脈薬		
Ⅰa：キニジン	興奮伝導障害，QT 延長，徐脈，不整脈	Na^+チャネル阻害，K^+チャネル阻害
プロカインアミド	（TdP など）	
ジソピラミド		
Ⅰb：リドカイン	興奮伝導障害	Na^+チャネル阻害
メキシレチン	（QT 短縮傾向）	
Ⅰc：プロパフェノン	興奮伝導障害，PQ 延長，	Na^+チャネル阻害
フレカイニド	QRS 拡幅，QT 延長，徐脈	
Ⅱ：プロプラノロール	心拍数減少，心拍出量低下，	β-アドレナリン受容体遮断，
アセブトロール	房室ブロック，心収縮力抑制	Na^+チャネル阻害，心不全増悪
Ⅲ：アミオダロン	QT 延長，興奮伝導障害，	K^+チャネル阻害
ブレチリウム	不整脈（TdP など），心不全増悪	
ソタロール		
Ⅳ：ベラパミル	房室ブロック，徐脈，血圧低下	Ca^{2+}チャネル阻害，血管拡張作用
ジルチアゼム		
3. 中枢神経作用薬		
三環系抗うつ薬		
アミトリプチリン	興奮伝導障害，ST-T 変位，QT 延長，	ノルアドレナリン，5-HT 再取込み阻害，ムス
イミプラミン	不整脈（TdP など），頻脈，起立性低血圧	カリン受容体遮断，Ca^{2+}チャネル阻害，Na^+
デシプラミン		チャネル阻害，K^+チャネル阻害
抗精神病薬		
クロルプロマジン	起立性低血圧，頻脈，PR 延長	α-アドレナリン受容体遮断，Na^+チャネル阻害，
チオリダジン	QT 延長，心室性不整脈	ムスカリン受容体遮断
全身麻酔薬		
ハロタン	陰性変力作用，心拍数減少，血圧低下，	Ca^{2+}チャネル阻害，β-アドレナリン受容体の感
エンフルラン	陽性変閾作用，不整脈誘発	受性亢進
エタノール	（急性）頻脈，血圧低下，興奮伝導抑制	血管拡張，アセトアルデヒド産生，血管運動中
	（慢性）高血圧，心筋症	枢抑制，酸化ストレス，ミトコンドリア傷害
局所麻酔薬		
コカイン	頻脈，血圧上昇，興奮伝導障害，心筋虚	ノルアドレナリン再取込み阻害，Na^+チャネル
	血，心不全	阻害，血管収縮
リドカイン，プロカイン	興奮伝導障害（QT 短縮傾向）	Na^+チャネル阻害
4. 抗ヒスタミン薬		
テルフェナジン	QT 延長，不整脈（TdP）	K^+チャネル阻害
5. 抗腫瘍薬		
アントラサイクリン系		
抗生物質		
ドキソルビシン	不整脈，頻脈，血圧低下，	活性酸素の産生，ミトコンドリア傷害，アポ
ダウノルビシン	心嚢炎，心筋変性，心不全	トーシス誘導
代謝拮抗薬		
5-フルオロウラシル	胸痛，心電図異常（ST 上昇），血圧低下	冠動脈攣縮，フルオロ酢酸の生成による代謝障害
免疫抑制薬		
シクロホスファミド	出血性の心筋壊死	酸化ストレス

（次ページに続く）

表 6.9.1　心臓毒性物質一覧（つづき）

物質名	心臓作用	作用機序
6. 抗菌薬		
アミノグリコシド系		
ゲンタマイシン	陰性変力作用	内向き Ca^{2+} チャネル阻害
アミカシン		
マクロライド系		
エリスロマイシン	QT 延長，不整脈（TdP）	K^{+} チャネル阻害，CYP3A4 阻害
フルオロキノロン系		
グレパフロキサシン	QT 延長，不整脈（TdP）	K^{+} チャネル阻害，CYP3A4 阻害
7. 抗真菌薬		
アゾール系		
ケトコナゾール	QT 延長，不整脈（TdP）	K^{+} チャネル阻害，CYP3A4 阻害
イトラコナゾール		
ポリエン系		
アンホテリシン B	陰性変力作用	Ca^{2+} チャネル阻害
II．産業化学物質		
1. 有機溶剤		
ハロゲン化炭化水素		
クロロホルム	不整脈誘発	心筋アドレナリン作用感受性亢進，中枢性副交感神経活動抑制
トリクロロフルオロメタン		
その他		
トルエン	不整脈誘発	心筋アドレナリン作用感受性亢進，中枢性副交感神経活動抑制
メチルエチルケトン		
2. 重金属		
カドミウム	陰性変力作用，高血圧，心肥大	Ca^{2+} との干渉，腎障害
コバルト	陰性変力作用，心肥大	Ca^{2+} 拮抗作用
鉛	陰性変力作用，不整脈，心筋変性	複合物形成し Ca^{2+} と干渉
III．天然物		
強心配糖体		
G-ストロファンチン	徐脈，房室伝導抑制，不整脈	Na^{+}，K^{+}-ATPase 抑制，$[Ca^{2+}]_i$ ↑
コンバラトキシン		
スキラレン		
アコニチン（トリカブト毒）	不整脈	Na^{+} チャネルの不活性化の抑制

と末梢血管抵抗によって規定されるが，心拍出量（分時拍出量）は 1 回拍出量と心拍数によって定まり，これらは循環血液量と交感神経活動の影響を受けている．心臓（心室）は，正常の場合，静脈から戻ってきた血液（静脈還流）をすべて拍出するので，循環血液量の増加は心拍出量の増加になる．一方，心拍数が増加すれば，同じ循環血液量でも心拍出量が増し循環速度が増加する．運動時には心拍出量は安静時の数倍に増加する．末梢血管抵抗は全身の細動脈（抵抗血管）の径（総断面積）によって定まる．細動脈は交感神経の強い支配を受け，血管径を調節している．さらに，血液の粘性，局所組織の活性物質（キニン類，プロスタグランジン類），代謝産物（二酸化炭素，アデノシン）および血管平滑筋による筋原性の自動調節も血管抵抗に関与している．しかし，血圧の恒常性は自律神経の緊張性支配に依存する部分が大きい．

血圧は上記の多数の因子の関与により恒常性を維持しているが，それらの因子に何らかの異常が発生すると正常範囲を外れることになる．多数の調節機構によって，変動した血圧は反射的に正常範囲内に戻る傾向を示すが，ときには異常な値が継続する事態になる．持続的な血圧の上昇を高血圧症という．ヒトの高血圧には，腎動脈の狭窄により腎血流量が減少し，レニンの分泌が刺激され，血中のアンジオテンシン II 濃度が高まるために起こる腎血管性高血圧や，副腎髄質の褐色細胞腫（ノルアドレナリン，アドレナリン分泌腫瘍），副腎皮質のアルドステロン分泌腫瘍（原発性アルドステロン症）で起こるものなど二次性（症候性）高血圧もあるが，大多数は遺伝的素因に基づく本態性高血圧である．

肺循環系における血圧も同様の機序で調節されているが，通常測定されることはほとんどない．肺高血圧症は多くの場合，肺病変または左心系の異常によって発生する.

1）高血圧を起こす原因物質　一過性の血圧上昇を起こす物質は多数あって，医薬品としては，交感神経作用アミン類（アドレナリン，エフェドリン），バソプレシンがある．尿崩症治療のための下垂体後葉ホルモン製剤には血管作用をもたない選択的バソプレシン V_2 受容体作用薬も開発されているが，市販されているバソプレシン製剤には副作用として血管収縮作用がある．毒性学的に記載すべきものとしては，モノアミン酸化酵素阻害薬投与中にチラミンを含む食品（チーズ，ワイン，魚介類）を摂取して起こる急性血圧上昇がある（チラミン様作用）．ニコチンは自律神経節刺激作用があるが，心血管系に対しては交感神経系の刺激効果が現れやすく，心拍数増加や血圧上昇を起こす.

持続的な血圧上昇を起こす物質には，血圧調節にかかわるホルモン（副腎皮質ステロイドなど）製剤の副作用があるが，類似のものとして甘草（*Glycyrrhizae Radix*）がある．長期連用すると，その成分グリチルリチンの鉱質コルチコイド様作用により，ナトリウム貯留，循環血液量の増加を起こし，高血圧を誘発する．経口避妊薬はエストロゲン作用がアンジオテンシノーゲンの産生を増加させるので，高血圧の素因になる．エタノールが高血圧を起こすことは飲酒者の疫学調査から確認されている．腎障害を起こす物質は高血圧を誘発しやすく，フェナセチンの慢性毒性として腎障害に伴う高血圧が知られている．非ステロイド性抗炎症薬（NSAIDs）でもシクロオキシゲナーゼ（cyclooxygenase，COX）抑制を介する腎血流量の減少，糸球体濾過率の低下，Na と水の貯留および血圧の上昇が知られている．血管内皮細胞増殖因子（抗VEGF）抗体であるベバシズマブは非常に高い確率で高血圧を誘発し，結果として心不全をきたす．ベバシズマブが高血圧を惹起する機序は明らかではないが，一酸化窒素による血管拡張を阻害することによると考えられている.

血管を傷害する物質は血管抵抗を増大して血圧上昇をきたすことが多い．鉛中毒では血管内皮増殖阻害に起因する高血圧がみられる．カドミウムによる高血圧は直接的な細胞毒性による血管内皮傷害が原因と考えられており，特にメタロチオネインの少ない血管壁に沈着するといわれている．一方で，亜鉛は鉛やカドミウムによる血管傷害を抑制することが知られている．ただし，カドミウムは尿細管の障害も起こすので，その結果，腎臓からのナトリウム排泄の異常が起こると血圧に対しては複雑に影響する．その他，血管傷害のある元素にはヒ素，水銀，セレン，タリウムが挙げられる.

2）低血圧を起こす原因物質　高血圧治療薬は過剰投与によって血圧低下を起こす．特に血管拡張薬は末梢血管抵抗の減少によって血圧低下を起こす．このとき，通常は交感神経の緊張反射を介して心拍数および心拍出量を増加させ，血圧低下をある程度代償する．β-アドレナリン遮断薬の併用などによってこの反射が抑制された状態では，血圧の低下はより顕著になる．心収縮力を抑制する物質は結果として血圧低下をきたす．中枢神経系抑制薬は過剰投与によって血圧低下を起こす．その他，一般に急性中毒の激しいものでは血圧低下がみられるが，その機序は心抑制，血管の弛緩，脱水などの複合したものである.

3）ショック　血圧低下が高度となって末梢器官への血液循環が不十分になる状態をショックというが，その原因は様々である．失血性ショック，外傷性ショック，心原性ショック，敗血症性ショックなどの他に，毒性と関係するものとして，中毒性ショック，薬物ショック，アナフィラキシーショックが挙げられ，心毒性（収縮力抑制，不整脈誘発）によるショック状態，血管拡張薬の過剰効果による高度の低血圧も含まれる.

c. 血管傷害性毒性の影響

1）局所循環障害　器官組織の栄養血管の強い収縮が起こると血液供給が途絶し，その器官の機能不全や組織の壊死が起こる．強い持続的な血管収縮は血管自身にも傷害を起こし，さらに傷害を重篤化させる．未熟児治療中の過度の酸素供給によって起こる血管の収縮から網膜の傷害が発生する．麦角中毒における末梢組織の壊疽も血管攣縮に基づく変化と考えられる.

2）血管透過性の異常

i）浮　腫　毛細血管では血液と組織との間で物質の交換を行っているが，血管の透過性が高まると血液の高分子成分が漏出し，浮腫を生じる．ヒスタミン，セロトニン，ブラジキニンなどは局所で血管透過性を高める．これらの血管作動物質は，細静脈を収縮してその上流に血液うっ滞を起こして浮腫を増強する.

表 6.9.2 血管毒性物質一覧

物質名	血管作用	作用機序
I．医薬品		
麦角製剤		
ジヒドロエルゴタミン エルゴタミン	血管攣縮誘発，血栓形成，末梢組織壊疽	血管 α-アドレナリン受容体遮断/刺激，セロトニン受容体刺激
エルゴノビン	血管攣縮（冠動脈），狭心症，中膜萎縮	血管セロトニン受容体刺激，α-アドレナリン受容体刺激
メチセルジド	冠血管疾患，冠血管閉塞	血管セロトニン受容体刺激，血管内皮増殖
自律神経作用薬		
交感神経作用アミン	血管収縮，内皮障害，血栓形成促進	α-アドレナリン受容体刺激，循環障害，血小板凝集促進
ニコチン	心筋梗塞，梗塞増悪	ニコチン受容体刺激，PGI_2 産生阻害
コカイン	内皮障害，局所壊死	α-アドレナリン受容体刺激，局所循環障害
抗腫瘍薬		
5-フルオロウラシル	血栓性微小血管障害	
ドキソルビシン	血栓性微小血管障害	
マイトマイシン C	血栓性微小血管障害	
ビンブラスチン	血栓形成促進	血小板凝集促進
ベバシズマブ	心不全，血管拡張障害	
非ステロイド系抗炎症薬		
アスピリン	消化管粘膜びらん，内皮傷害，細小血管閉塞	PG 産生阻害
COX-2 阻害薬	心筋梗塞	PGI_2 産生阻害
経口避妊薬	血栓症，深部静脈血栓，血栓栓塞症	血管壁脂質沈着促進，血小板凝集促進
血管造影剤	血栓栓塞症	
II．産業化学物質		
アルキルアミン類		
アリルアミン	動脈硬化症	血管内膜・平滑筋損傷
重金属		
カドミウム	動脈硬化症，高血圧，大動脈内皮傷害	血管壁内沈着，微小循環傷害
鉛	高血圧	血管内皮傷害
水銀	腎血管収縮	血管内皮傷害，毛細血管拡張・溶出
ヒ素	動脈硬化症，黒足病（血管閉塞性壊死）	
ニトロ化芳香族		
2,4-，2,6-ジニトロトルエン	動脈硬化症	血管平滑筋増殖
芳香族炭化水素		
ベンゾ［a］ピレン	動脈硬化誘発・促進	血管内皮・平滑筋細胞増殖
3-メチルコラントレン	動脈硬化誘発・促進	血管内皮・平滑筋細胞増殖
1,3-ブタジエン	血管肉腫（心，肝，肺，腎）	

ii）出血素因　血管壁の傷害によって血液の漏出が起こり，点状出血を生じることがある．上記のような局所のうっ血で起こる．血管の結合織の構造に異常が起こり，血管が脆弱になる場合がある．ビタミン C の欠乏症（壊血病）がそれであるが，中毒で同じような異常を起こすものにラチルスの中毒がある．この結合織合成阻害が太い血管で起こると，動脈瘤の形成，血管の破裂が生じることがある．

3）血栓形成促進　血管内皮の傷害が生じると，通常その部位に血栓が形成される．損傷の防御機構としてはたらく血栓は，一方で局所の血流の障害となり，あるいは剥離して栓塞を起こすこともある．内皮に傷害を及ぼす化学物質としては，シクロホスファミド，アクロレイン，ホモシステイン，鉛などがある．さらに，血液成分にはたらいて血栓形成を促進する物質が，アドレナリン，セロトニン，エストロゲンなど多数ある．一方，COX-2 を選択的に阻害する非ステロイド抗炎症薬は胃腸障害が少なく理想的と考えられていたが，血栓形成を促進し脳血管障害や心筋梗塞を誘発することが明らかになった．従来，血小板のトロンボキサン A_2（thromboxaneA_2）（TXA_2）も血管壁のプロスタサイクリン（prostacyclin, PGI_2）も COX-1 由来と考えられていたが，血管壁の PGI_2 は実は COX-2 由来であり，COX-2 を選択的に阻害すると TXA_2 の産生にバランスが傾き，血栓形成が促進されると説明されている．

4）動脈硬化症の誘発　血管内皮が傷害される

と，平滑筋細胞の増殖，内膜の肥厚，細胞の変性が起こり，そこに結合織の増殖と脂質の沈着が起こる．脂質異常症（高コレステロール血症，高リポタンパク血症）があるとこの変化は助長される．このような変化は最終的には局所に多量の脂質を蓄積したアテローム（粥腫）を生じ，炎症細胞と共に血管壁の線維化亢進を伴うアテローム性硬化（粥状硬化）となる．アテローム性硬化はしばしば石灰沈着を伴う．血管は弾性を失い，内腔の狭窄が起こり，ときに血栓を伴って閉塞に至る．大動脈，冠動脈，腎動脈，大腿動脈および頸動脈に好発し，狭窄や閉塞の発生する個所によって特有の症状が生じる．

動脈硬化症は通常「自然発生」性の疾患と考えられ，生活習慣病に位置づけられるが，その初期変化は血管内皮の傷害であると考えられるので，化学物質の毒性による血管傷害が最終的に動脈硬化に進展することも考えられる．

自動車排気ガスや煙草煙に含まれる有害物質であるアリルアミン（3-アミノプロペン）は実験的に動物で動脈硬化を誘発することが知られている．アリルアミンは血管壁で酸化的代謝を受けて反応性の強いアルデヒドであるアクロレインに変化すると，細胞のタンパク変性や核酸合成阻害作用を示す．この作用の反復は，ラットの血管平滑筋において平滑筋細胞の増殖，リン脂質代謝の変化，プロテインキナーゼCの活性化を起こす．いくつかの芳香族炭化水素（3-メチルコラントレン，ベンゾ[a]ピレンなど）はアテローム性硬化を促進することが動物実験で観察されている．

5）腫瘍誘発性傷害　　血管傷害に対する反応として，増殖性の変化を介して動脈硬化が発生する機序は，腫瘍の発生と類似することが指摘されている．1,3-ブタジエンに曝露されたスチレン工業作業者において，血管腫の頻度が高いことが疫学調査で報告された．実験動物でこの物質の血管内皮傷害作用が認められており，長期的にはアテローム性硬化症を起こすが，内皮由来の腫瘍も発生する．腫瘍は，心内膜，肝，肺，腎の血管に発生する．塩化ビニルのモノマーによっても肝に血管内皮腫や内皮肉腫が発生することが知られている．肝の血管性腫瘍には二酸化トリウムによるものも知られているが，これはかつて造影剤として使われていた．

化学物質の血管毒性の一覧を表6.9.2に示す．

［安東賢太郎・中村裕二・杉山　篤］

文　献

1）Katzung, B. G. ed. (2015)：Basic & Clinical Pharmacology (13th ed.), McGraw-Hill Medical.
2）Hinz, B. and Brune, K. (2008)：Trends Pharmacol. Sci., **29**, 8, 391-397.
3）Sugiyama, A. (2008)：Br. J. Pharmacol., **154**, 7, 1528-1537.

6.10　皮膚・粘膜毒性

哺乳動物の表面を構成し，日常的に外部からの物理的・化学的障害および生物外敵にさらされる皮膚や粘膜（眼粘膜，口腔粘膜，膣粘膜など）は，生体機能を保持する防御器官として重要な役割を果たしている．

6.10.1　皮膚毒性

a. 皮膚の構造と機能　　皮膚は主に3つの組織に大別される（図6.10.1）．表皮，真皮，皮下組織である．表皮は0.06～0.2 mmの厚さで体内組織を守っており，最下層から最表層に向かって基底層，有棘層，顆粒層，角質層で構成される．真皮の厚さは表皮の約9倍あり，その間には基底膜がある．表皮を構成する細胞は主に，角化細胞であり，他にはランゲルハンス細胞やメラノサイト，毛包などが混在する．これらは，化学物質などや紫外線，物理的な圧力などから生体を守るために重要な役割を果たしている．一方，主にコラーゲンなどの細胞外マトリックスからなる真皮とその下には脂肪細胞が多い皮下組織が存在する．主に，真皮の線維芽細胞が細胞外マトリックスの産生と制御に寄与している．皮下組織には脂肪細胞の産生する脂肪組織が豊富にあり，血管，リンパ管および神経線維が分布している[1]．

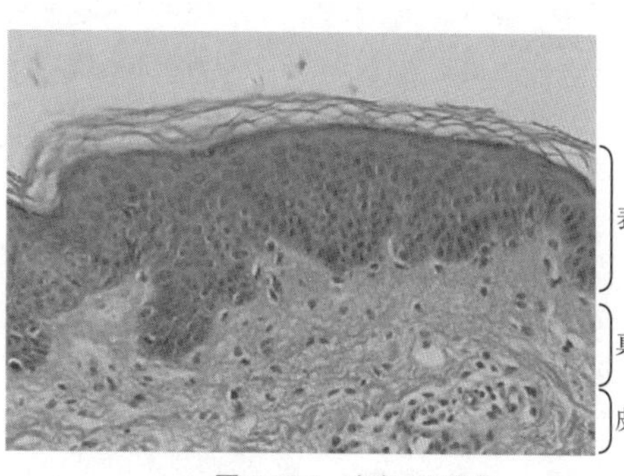

図6.10.1　皮膚の組織像

これらの組織が，外界からの物理化学的な刺激への保護機構として作用し，体温や水分の調節，免疫応答，生体の恒常性維持に寄与している．ただし，内因性の障害あるいは別箇所での広範囲の外因性の障害により症状が現れることもある．

b. 皮膚透過性・経皮吸収　経皮吸収とは，皮膚を通して物質が体成に吸収されることをさすが，経皮吸収試験とは本来，皮膚透過後に吸収された薬物の体内移行や代謝，排泄までを評価する試験であり，化学物質（関連医薬品や農薬など）のリスク評価には避けて通れない方法である．経皮吸収（percutaneous absorption）という言葉が皮膚透過性（skin permeation）と混同されて用いられている現状を考慮して，まず，皮膚透過性，次に全身循環系に吸収された量を測定する経皮吸収，それぞれの方法の実施上の留意点についてまとめてみた．

1）皮膚透過性試験　皮膚透過性を評価するに当たり，重要な項目を表 6.10.1 に列記した[2]．

表 6.10.1　皮膚透過性・経皮吸収の評価に必要な情報

パラメーター	
被験物質	純度 分子量 n-オクタノール/水分配係数
溶媒	溶媒の種類，または処方構成 溶解性 揮発性 経皮吸収促進剤の有無 pH
チャンバー	種類 レセプター液の循環の有無
レセプター	溶液の種類 被験物質の溶解性
皮膚	種，系統 年齢，性別 部位 温度 保管状態（温度，期間，損傷の有無） 調整方法（厚さ，洗浄，ストリッピング方法）
適用	適用面積 適用量/cm^2 適用期間 閉塞性の有無
サンプリング	回数 時間 量 ドナー側の残存量 皮膚中の量 洗浄液中の量

i）皮膚透過部位　皮膚透過は最外層の厚さに依存しているので，どの部位を実験に用いるかで結果が異なる．一般的に動物では腹側部または背部が実験に用いられる．ヒトでは上腕内側部や腹部，背部，顔面が使われる．足底部や手のひらは透過性が低い．皮膚透過は表皮から真皮へと至る透過と付属器官からの透過に分かれる．毛孔や汗腺は高分子やイオン性物質の透過性が高いが，それらは皮膚全体の 0.1% を占めるにすぎない．皮膚付属器官を介する低分子の拡散速度は角質実質部より 10 倍ほど高い．一方，脂溶性が高く，分子量が小さい薬物は皮膚への拡散性が大きく，ほとんどの薬物は受動拡散される．このように，ほとんどの物質の透過経路は角質上層部にあり，部位およびその厚さに影響を受ける．

ii）種差，性差，匹数　ラットが一般的で，ヘアレス動物を用いる場合も多い．モルモットやブタおよびサルの皮膚透過性はヒトのそれに似ており，ラットやウサギは透過しやすい．この点を考慮して実験系を組まなければならない．性差のデータは不明である．匹数は 4 匹以上が必要と考えられる．

iii）適用方法および皮膚損傷の有無　動物を用いる場合には，薬剤をなめないようにカラーをつけたり，ケージにつかないようにランドセルのようなチャンバーを装着させたりする．チャンバーの適用状態も透過に大きな影響を及ぼす．乾燥した皮膚や，脱脂したり，テープストリッピングした後の皮膚に薬剤を適用するなどの方法が，ケースバイケースで利用される．閉塞貼布が開放塗布よりも透過が高い．

毛刈も重要な問題であり，ヘアレス動物を用いるならともかく，ラットやモルモットを用いる場合には剃毛か刈毛かの状態で結果が異なる．さらに，損傷部位があれば吸収に影響を及ぼし，ばらつきの原因になる可能性が高い．

iv）物　性　「i）皮膚透過部位」でもふれたが，皮膚からの透過には脂溶性，イオン化，分子量，溶媒などの影響が大きい．皮膚透過性は n-オクタノール/水分配係数が大きいほど高くなる．ニトログリセリンなどは脂溶性で，分子量が小さく，経皮吸収が極めて高い．このような薬物の物性を考慮に入れた実験系の構築が重要である．

溶媒による溶解度も大きな影響因子である．溶解度限界近辺の薬物を適用すれば，皮膚透過性は最大となる．それ以上に可溶化剤を加えても，溶解度が加えた薬物量を上回ると皮膚透過性は減少するので，可溶化剤による皮膚透過性の増加はみられない．

v）試験環境　有機物は化学物質の透過性や吸収を増大させる．したがって，pHはこれらに対する大きな変動因子である．局所温度が常温であれば大差はないが，より低温では吸収は少なく，高温では大きくなる．温熱法がこの原理を利用している．湿度も同様に，低湿での透過は少なく，適度な高湿度では大きくなる．

経済協力開発機構（Organisation for Economic Co-operation and Development, OECD），欧州化粧品香料協会（The European Cosmetic Toiletary and Perfumery Association, COLIPA），消費者安全科学委員会（Scientific Committee on Comsumer Safety, SCCS），EU，米国環境保護庁（U.S. Environmental Protection Agency, EPA），欧州代替法評価センター（European Centre for the Validation of Alternative Methods, ECVAM），WHOからガイドラインやガイダンス，提案がなされている．SCCS基準は，OECD試験法ガイドライン（TG）428を受け，ヒトまたはブタの摘出皮膚が推奨され，他の動物の使用は認めていない．

2）経皮吸収試験　経皮吸収試験の影響因子を表6.10.1に示すとともに，試験法の注意点をまとめてみた[2]．

i）皮膚，血，尿，糞中の被験物質濃度測定　一般的な経皮吸収においては，被験物質は皮膚を経て，血液を介して各臓器に運ばれる．皮膚で結合，代謝，排泄される場合もあるが，体内に分布し，代謝，排泄される．

これを明らかにするため，OECD TG427では，あらかじめ設定された皮膚領域に適当なチャンバーを用いて，被験物質の吸収・分布・代謝・排泄を調べるため，適量を適切な時間（6または24時間）適用した後，代謝ケージを用いて皮膚，血，尿，糞中（場合によっては呼気），残存物の被験物質濃度が正確な回収率になるように要求している．これを全身循環系で確認するためには，放射性同位元素で標識した被験物質を用い，放射活性比が100±10%となるようにしなければならない．経時的に採血して観察を行う場合もある．

ii）その他　放射性同位元素で標識した被験物質を用い，適切な時間に適用された薬物の吸収・分布を経時的に病理標本を作製して確認する全身オートグラフィー法，微小透析プローブの半透膜を介して被験物質を連続的に回収するマイクロダイアリシス法（microdialysis method），ディスク状の寒天ゲルを麻酔下あるいは覚醒下のラット腹部の真皮と皮下組織の間に埋め込み，移行量を測定する方法がある．

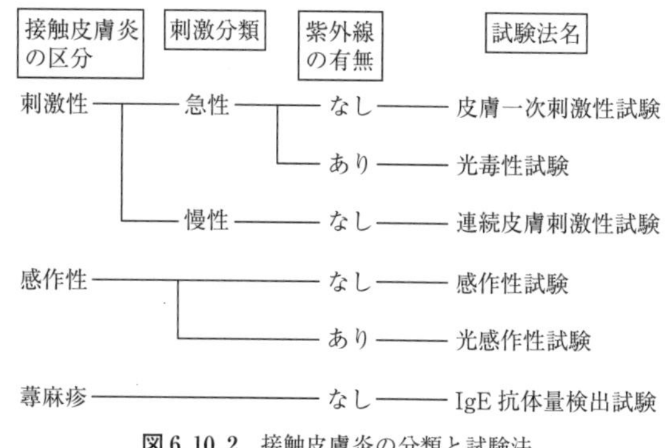

図6.10.2　接触皮膚炎の分類と試験法

c. 皮膚毒性の種類，物質，検出法　化学物質の皮膚毒性は経皮毒性と局所毒性に分類される．前者は皮膚に曝露された化学物質が吸収されたために示す全身毒性である．一方，後者は化学物質が曝露された皮膚の局所傷害である．

接触皮膚炎の分類方法を図6.10.2にまとめた[3]．皮膚の局所傷害は接触皮膚炎と総称され，外来性の刺激物質や抗原（ハプテン）が皮膚に接触することによって発症する湿疹性の炎症反応をさす[4]．このほかに，化学物質によって引き起こされる蕁麻疹，ざ瘡，色素沈着異常などが皮膚毒性といわれる．これらを評価する試験法は多岐にわたるが，以降には昨今汎用されている方法のみを示す．

1）腐食性　化学物質の直接的な作用により，皮膚は不可逆的な傷害を受ける．これは腐食性と呼ばれる[5]．代表的な腐食性物質は，表6.10.2に示す強酸，強アルカリ性物質などである[5]．これらを評価する試験法として，OECDでは動物試験を廃止し，in vitroの3試験法がTG430，TG431およびTG435として承認されている．腐食性以外に，強度の皮膚一次刺激性（可逆的な皮膚反応）の予測も代替法により可能である．

2）皮膚一次刺激性　紫外線や化学物質などにより，皮膚に可逆的な刺激性皮膚炎（紅斑や浮腫など）が認められる現象を皮膚一次刺激性とよぶ．皮膚刺激性物質としては，界面活性剤や脂肪酸（塩を

表 6.10.2 代表的な腐食性物質

物質名
アンモニア
一酸化カルシウム
クロリン
エチレンオキサイド
塩化水素
フッ化水素
過酸化水素
臭化メチル
酸化窒素
リン
フェノール
水酸化ナトリウム
ジイソシアン酸トルエン

表 6.10.3 主な光毒性または光接触皮膚炎に関与する物質

分　類	物質名
光増感物資	8-メトキシソラレン
	5-メトキシソラレン
	トリメトキシソラレン
多環芳香族	アントラセン
	フルオロアントラセン
	アクリジン
外用薬	ケトプロフェン
	スプロフェン
内用薬	クロルプロマジン
	ビチオノール
殺菌剤	ヘキサクロロフェン
	ナリジクス酸
	3,3,4',5-テトラクロロサリチルアニリド（TCSA）
	3,4',5-トリブロモサリチルアニリド
	サルファ薬
	トリクロサン
香料	6-メチルクマリン
	ムスクアンブレット
染料	エオジン
	アクリジンオレンジ
紫外線吸収剤	オキシベンゾン
	パラアミノ安息香酸（PABA）
	ベンゾフェノン
	ケイ皮酸エステル類

含む），グリコール類などが挙げられる．従来から，評価法としてウサギやモルモットなどの動物を用いる皮膚一次刺激性試験が汎用されてきた[6]．OECD TGにも掲載されており，簡便で，感度がヒトよりも高いとされている．ところが，動物愛護運動の高まりを受け，この方法をなくすため，培養皮膚モデルを用いた試験法が開発され[7]，培養表皮モデルがOECD TG439として認められている．ただし，本試験法は4時間の閉塞貼付試験のin vitro試験であり，医薬部外品の許認可で求められる24時間閉塞貼付の結果を予測できない．すなわち，弱い皮膚一次刺激性を評価できず，強い刺激物質を検出するための方法にすぎない．したがって，種々の情報からリスク評価を行う試験法の組合せガイダンスがOECDより発行されている．in vitro試験の限界を考慮のうえ，弱い皮膚刺激性の確認のためにはヒトパッチや使用試験を利用すべきである．ヒトの皮膚刺激性そのものがばらつきの大きいものであることを認識して，皮膚トラブルを起こさないような対処に心掛けるべきである．また，特に中～弱程度の刺激性は判定者により大きな差が生じるため，判定者の教育および判定者間での判定基準の統一が重要である．

3）慢性皮膚刺激性　皮膚への連続適用により，化学物質，特に界面活性剤などの弱い刺激性物質を評価する試験法である．動物の皮膚は皮脂がヒトとケタ違いに多く，水溶性物質は皮膚になじみにくい．一方，油溶性物質を使用すると累積刺激性を起こしやすい．特に，基剤として汎用する白色ワセリンでも連続皮膚刺激性を起こしやすい．つまり，偽陽性の出やすい試験法である．臨床的な評価には，ヒト繰り返し塗布試験または使用試験が妥当である．これらの方法により，弱い刺激性や経皮水分蒸散量（transepidermal water loss, TEWL）の低下や，健常人でも季節や体調の変わり目で起こすスティンギング（ひりひり，ぴりぴり感）のような肌荒れを評価できる．

4）光毒性　接触皮膚炎が惹起される際に，光を必要とするものが組織・細胞傷害を起こすものを光毒性という[4]．これは光刺激性を意味しており，光感作性（光アレルギー性）や光遺伝毒性，光がん原性を含まない．とはいえ，臨床的には光毒性と光感作性物質や感作性物質が重複している場合が多く，明確な線引きができにくい．フロクマリン類，多環芳香族炭化水素，医薬品，香料，染料，紫外線吸収剤などの主な光接触皮膚炎物質を表6.10.3に示す[4]．光毒性を評価するため，従来から，ウサギやモルモットなどの動物を用いる光毒性試験が汎用されてきた[6]．これらは簡便で，感度がヒトよりも高いとされている．動物愛護運動の高まりを受け，これらの代替法として，OECD TG432に示される3T3細胞を用いたニュートラルレッド取込み試験法（3T3NRU）が汎用されている[7]．本法は紫外線照射にソーラーシミュレーターを用いるなど，従来の

表 6.10.4 わが国の標準アレルゲンのパッチテスト陽性率

順位	アレルゲン	分類	割合 (%)
1	硫酸ニッケル	金属	14.28
2	ウルシオール	植物由来	10.68
3	コバルト塩酸塩	金属	7.98
4	重クロム酸カリウム	金属	7.50
5	*p*-フェニレンジアミン	化粧品	6.73
6	香料混合物	化粧品	6.20
7	硫酸フラジオマイシン	医薬品	6.15
8	塩化第二水銀	金属	5.48
9	ペルーバルサム	化粧品	4.95
10	チラム混合物	ラバー添加物	4.40
11	チオ硫酸金ナトリウム	金属	4.10
12	チメロサール	防腐剤	3.80

2009～2012年の過去4年間で平均3%以上のアレルゲンを記載した．年間平均症例数2230.

試験法の短所も改善されている．さらに，2014年に制定された「医薬品の光安全性評価ガイドラインについて（ICH S10）」では，3T3NRUに加え，活性酸素種（ROS）アッセイも推奨されている．本試験法を用いれば，光毒性の有害性の同定は可能であるが，偽陰性が少ない一方で偽陽性が多く出る欠点も抱えている[7]．これらに加え動物実験を用いたリスク評価法もICH S10には記載されている．

5）感作性　微量のハプテンが遅延型のアレルギー性接触皮膚炎を引き起こすことをいう[4]．感作性物質として，医薬品，化粧品，日用品，香料，防腐剤，食物，植物，金属など多数の物質が報告されており[4]，さらに類似構造による交差反応まで考慮しなければいけない．ただし，臨床で報告されている発現頻度の高い物質と表6.10.4に示すような診断パッチテスト陽性率の高い物質が必ずしも感作性が高い物質とは限らない．接触アレルギー性皮膚炎は原因物質の感作性強度だけでは説明がつかず，曝露頻度，曝露条件，個体差などに左右されやすい．したがって，リスク評価する場合には，種々の条件を加味して安全係数を求める必要がある．感作性物質の中には，パラフェニレンジアミンやパラオキシ安息香酸エステル（パラベン）のようによい代替品がない物質も含まれており，これらにはリスクコミュニケーションが重要である．

代表的な試験法としては，モルモットを用いる試験方法[6]，特にフロイトの完全アジュバントを用いるMaximization法，アジュバントと被験物質の混合物を皮内投与できるように調整できない場合に用いるアジュバントパッチテスト法，およびアジュバントを用いない方法としてBuehler法が汎用されてきた．ヒトでもBuehler法と同様の手順で評価する反復傷害パッチテスト（repeat insult patch test, RIPT）が汎用されている[6]．

しかし，昨今の動物愛護運動の流れを受け，OECD TG429に示されるマウスを用いた局所リンパ節アッセイ（local lymph node assay, LLNA）の利用が増えている[7]．従来のモルモットを用いた試験法やヒトの試験法との相関性が高いとされている．この試験法を用いれば，感作性の有害性の同定は可能であるとされてきた．ただし，ラジオアイソトープ（RI）を用いなければならず，どこの施設でも可能な試験法ではない．そこで，RIを用いない代替法として，ATP測定を指標としたLLNA-DAや放射線標識したチミジンの代わりに5-ブロモ-2'-デオキシウリジン（BrdU）の取込みを指標としたLLNA-BrdUが日本において開発され，それぞれOECD TG442Aおよび442Bとして承認されている．

これら方法が確立されたとしても，マウスを用いることにはかわりがない．そこで，さらなるin vitro試験として，感作性物質とペプチド中のアミノ酸の結合による構造変化を高速液体クロマトグラフィー（HPLC）で調べるペプチド結合試験や角化細胞株を用いたARE-Nrf2レポーター試験，ヒトリンパ球由来細胞株が発現する表面抗原の変化を指標としたヒト細胞株活性化試験（human Cell Line Activation Test, h-CLAT）の研究・開発が進み，OECDでそれぞれTG442C，442Dおよび442Eとして認められている．

ただし，これら試験法を用いても，単独では強い感作性物質しか同定できないといわれており，皮膚感作性に関するAOP（adverse outcome pathway）が開発され，それをもとにリスクを評価するための試験法の組合せが国際的にも議論されている．

6）光感作性（光アレルギー性）　光抗原特異的な免疫反応機序によって起こる接触皮膚炎である．臨床的には光毒性と光感作性物質が重複している場合が多く，明確な線引きができにくいが，主な光接触皮膚炎物質を表6.10.3に示す[4]．本毒性が注目され始めた例として，抗菌剤として使用されたハロゲン化サリチルアニリドが光アレルギーにより販売を中止した事件が1960年代にあった[5]．

この評価には，モルモットを用いた試験法が汎用されてきた[6]．ただし，OECDやEUで定められた

表 6.10.5 蕁麻疹の誘発型と原因

誘発型	原　因
アレルギー性	食物，薬品，植物（天然ゴム製品を含む），昆虫毒素
食物依存性運動誘発アナフィラキシー	特定食物（コムギなど）
非アレルギー性	造影剤の静脈注射，豚肉，サバ，タケノコ
アスピリン	アスピリンなどの NSAIDs
物理性	機械的擦過，寒冷曝露，日光照射，温熱負荷，圧迫，水との接触，振動
コリン性	入浴，運動，精神的緊張などの発汗ないし発汗を促す刺激

表 6.10.6 皮膚色素かく乱が報告されている物質リスト

症　状	物質名
黒　化	揮発性コールタール，アントラセン，ピクリン酸，水銀，鉛，ビスマス，フルオロクマリン，クロロキン，クロルプロマジン，フェノチアジン，アミオダロン，ブレオマイシン，ブスルファン，ジドブジン（AZT），ミノサイクリン
白　斑	ヒドロキノン，ヒドロキノンエステル誘導体，4-*t*-ブチルフェノール，メルカプトアミン，フェノール性殺菌剤，4-*t*-ブチルカテコール，ジブチルヒドロキシトルエン

公的な試験法はなく，光感作性物質を評価できる適切な動物実験はないと ICH ガイドラインにも記載されている．代替法としてバリデーション，評価が進行中の試験法もない．

7）蕁麻疹　　肥満細胞からのヒスタミンおよび血管性ペプチドの放出による急速な血管透過性の増加により，痒みを伴い，一過性の膨疹や紅斑などの症状が起こる過敏反応である[4]．化学物質に曝露された皮膚局所で，曝露後数分から 1 時間以内に起こる．鼻炎，結膜炎，喘息，まれにアナフィラキシーショックを引き起こす場合があり，注意が必要である．IgE とアレルゲンの結合を介しての免疫反応を含めて，表 6.10.5 に蕁麻疹の誘発型と原因を示す[8]．天然ゴム製品に残存するラテックスタンパク，食物，昆虫毒素に関与したアレルギーが一般的である．免疫が関与しないヒスタミンの放出を促進する薬物には，アスピリンなどがあり，薬物以外には食物などがある．

本アレルギーの評価方法としては，IgE 抗体量検出試験が一般的であるが，免疫が関与しない場合には原因を同定できない[8]．

8）ざ　瘡[5]　　ざ瘡（acne）の中で最も代表的な疾患である尋常性痤瘡は脂腺性毛包をおかす慢性炎症性疾患で，一般にざ瘡といえば「尋常性ざ瘡」，すなわち「ニキビ」のことをさす．ざ瘡は毛包の角化細胞の過剰増殖を特徴とする病変であり，毛包内にケラチン栓の形成あるいは皮脂の貯留が起こり，毛包腔の拡張が起こる．ざ瘡には多くの疾患が含まれており，その原因も極めて多岐にわたっている．もっとも一般的な病変は顔，背中，および胸に生じる．ざ瘡を引き起こす化学物質は，面皰（めんぽう）形成性物質とよばれる．コールタールや切削油，リノレン酸などの化粧品原料が著名である．このほかに最もひどい形態を示す疾患が，ハロゲン化芳香族炭化水素によって引き起こされる塩素ざ瘡である．ポリ塩化ビフェニル，ヘキサクロロベンゼン，ダイオキシン類で引き起こされる．比較的にまれな疾病であるが，職業病および環境に起因する疾患として重要である[5]．

試験法としては，ウサギの外耳道に化学物質を最低 2 週間塗布し，毛包中の過角化の程度を肉眼および顕微鏡などを用いて病理組織学的に評価する方法がある[9]．昨今では，ヒトボランティアの協力を得た使用試験で確認されている[9]．

9）色素沈着異常[5]　　色素過剰沈着および色素沈着減少が含まれる．色素過剰沈着は，接触皮膚炎や光毒性によって認められることが多い．直接的または間接的に下垂体ホルモンを介してメラノサイトを活性化させる化学物質（エストロゲン，ヒダントイン誘導体，コルチコトロピン）の他に，表 6.10.6 に示すようなメラニン非依存性に皮膚成分と結合して色素沈着を引き起こす化学物質は他にもタール色素，防腐剤，香料がある[5]．

また，表 6.10.6 に示すメラノサイトに選択的な毒性を示し，メラニンの主要な生成過程を阻害することで白斑を引き起こすヒドロキノン，フェノール類，カテコール類，メルカプトアミンなども知られている[5]．

評価法として，有色モルモットを用いた試験法やヒトによる使用試験などが知られている[9]．

10）腫　瘍　　皮膚発がんを引き起こす物質としては，放射線，紫外線，ヒ素，タールおよびその関連物質，ベンゾ［a］ピレンなどの多環式芳香族炭化水素，ベンゾアクリジンなどの複素環式化合物，発がんプロモーターであるオカダ酸やクロトン油のホルボールエステルが知られている[5]．

評価法として，皮膚への連続塗布による発がん性試験または遺伝子改変マウスを用いる方法などが有用である[9]．

6.10.2　粘膜毒性

粘膜といっても，口腔，眼，泌尿生殖器，直腸などそれぞれ組織，透過性，分泌物などに大きな相違がある．粘膜に皮膚科外用剤や眼薬，口腔内洗浄剤，生理用品，下剤などを用いる場合には，刺激性の評価は必須である．しかし，眼刺激性以外，国際的に定められた方法はない．

a．眼刺激性

1）眼構造と機能[10]　化学物質に曝露される眼球前部の構造は，主に角膜，虹彩，結膜からなっている．角膜は上皮および内皮の間に間質を有しているが，間質には血管がなく，水和膠原線維が薄層状に配列している．角膜上皮の細胞毒性や細胞間結合障害により角膜は混濁する．損傷が強い場合にはこの混濁は戻らなかったり，角膜が薄くなったり，溶けてしまう．間質では水和の程度を増強させるような化学物質によって角膜水腫が起こり，角膜は混濁する．結膜は，血管に富む間質を支持組織とする非角化扁平上皮からなる粘膜で，眼瞼の内部表面と前眼球の外側縁をおおっている．虹彩は眼球内部の膜構造であり，血管に富み，眼房水中に位置している．

2）毒性の種類，毒物，検出法　強酸や強アルカリは角膜の浸潤性傷害を起こし，浮腫に始まり，ついで損傷部への炎症細胞の浸潤，さらに角膜辺縁からの血管および線維芽細胞の侵入が起こる．ブタノールやアリルアルコールの曝露による角膜傷害，溶剤や洗剤などの飛沫あるいは点眼薬の長期反復投与においては刺激性結膜炎が多い．化学物質による結膜傷害の機序や反応は皮膚の場合と同様である．ある種の化学物質によるⅠ型あるいはⅣ型アレルギー性結膜炎も多い．アンモニアなどのある種の刺激物はすみやかに角膜を透過して眼房水や虹彩にも影響を及ぼす．虹彩は刺激性化学物質に反応して充血と浮腫を起こす．高度の場合にはタンパクに富む浸出液による眼房水の混濁が起こる．

眼刺激性の評価方法には，ウサギが一般に用いられてきた．ウサギの眼はヒトと比較して，角膜およびボーマン膜が薄く，角膜上皮の新生が遅い，眼瞼が緩い，瞬膜がよく発達している，角膜における血管増殖がしばしば起こる，眼房水の pH が異なることから，ウサギのほうがヒトより刺激性に対して感度が高いといわれている．これをもとに，ドレイズ試験が汎用され[6]，角膜，結膜，虹彩を点数化して評価されてきた．しかし，本試験も動物に苦痛や痛みを与えるという実験動物福祉の関係から動物実験代替法の検討が増えている．この背景として，研究室間で試験結果のばらつきが大きいことや，スコア化が主観的，ヒトの刺激性を評価するには予測性が乏しいことなどが挙げられている．

そこで，代替法による評価が進んでおり，強度の角膜損傷や無刺激性を捕らえる目的でウシ摘出角膜の混濁および透過性試験（OECD TG437）やニワトリ摘出眼球試験（TG438），フルオレセイン漏出試験 TG460，短時間曝露法（TG491），培養角膜モデル法（TG492）が承認されている[7]．

腐食性物質は皮膚や粘膜にかかわらず毒性を示すが，刺激性の強度によっては皮膚と同等の傷害を起こすとは限らない．したがって，評価の際には注意が必要である．

b．その他粘膜毒性　昨今以下の方法は，医薬部外品の添加剤の評価に必須となった．

1）口腔粘膜刺激性　一般的な口腔粘膜毒性物質としては，誤飲による刺激性物質のほかに，歯牙に対するフッ素イオンおよびテトラサイクリン系抗生物質が有名である．米国パーソナルケア製品協議会（The Personal Care Products Council, PCPC）の CTFA ガイドラインが示す試験法として，歯磨きや口腔洗浄剤のような衛生用品の評価をハムスターやラットの口腔に多数回適用後（FDA では 4 回/日，28 日間），目視および病理組織学的評価が挙げられている．

ヒトの口腔モデルを用い，細胞毒性やインターロイキンの放出を測定し，病理組織学的検査を行う in vitro 試験やヒトの臨床試験なども PCPC では推奨している．

2）膣粘膜刺激性　ウサギを用いる試験法が PCPC ガイドラインに記載されている．5～10 日間連続適用により，膣粘膜への毒性（潰瘍，炎症浸潤，紅斑，浮腫）を肉眼および組織学的に観察する．

3）陰茎粘膜刺激性　衛生製品の評価のため，ウサギを用いる試験法が PCPC ガイドラインに記載されている．1 回適用後に，紅斑や浮腫を肉眼で観察する．

［小島肇夫］

文献

1) 富田　靖監修（2013）：標準皮膚科学 第10版，pp.5-29，医学書院.
2) Bronaugh, R. L. et al.（2005）：化粧品・医薬品の経皮吸収（ロバート L. ブロナー，ハワード I. メイバック編著，杉林堅次監訳），pp.163-168，フレグランスジャーナル社.
3) 松永佳世子（2002）：薬局，**53**，2733-2738.
4) 日本皮膚科学会接触皮膚炎診療ガイドライン委員会（2009）：日皮会誌，**119**，9，1757-1793.
5) Rice, H. R. and Mauro, T. M.（2013）：Casarett & Doull's Toxicology（8th ed.）（Klaassen, C. D. ed.），pp.839-859，McGraw-Hill.
6) 小林敏明他（1990）：機能毒性学（毒性試験講座 7）（福原武彦，小野　宏編），pp.268-302，地人書館.
7) 小島肇夫（2014）：化粧品・医薬部外品 安全性評価試験法，pp.1-138，じほう.
8) 日本皮膚科学会（2011）：日皮会誌，**121**，7，1339-1388.
9) 正木　仁監修（2006）：機能性化粧品Ⅳ，シーエムシー出版.
10) Fox, A. D. and Boyes, K. W.（2013）：Casarett & Doull's Toxicology（8th ed.）（Klaassen, C. D. ed.），pp.767-798，McGraw-Hill.

6.11 生殖器毒性

生殖器の分化にはY染色体上の性決定領域（*SRY*）遺伝子が重要な役割を果たし，未分化な生殖腺は*SRY*遺伝子が作用することで精巣に，作用しないことで卵巣に分化する.

発生学的に生殖腺の原基となる生殖隆起は，中皮由来の表面上皮によりおおわれており，原始生殖細胞を取り込んで増殖・肥厚して皮質を形成し，1次生殖索として髄質に分化する間葉組織に向かって下降する．雄では生殖索より精細管，表面上皮よりセルトリ細胞，原始生殖細胞より精祖細胞，生殖索を取り囲む間葉細胞よりライディッヒ細胞が分化する．雌では1次生殖索は退化し，表面上皮が増殖して2次生殖索を形成し，間葉内に伸長し原始生殖細胞を取り囲むことで，原始卵胞が形成される．原始卵胞は卵祖細胞とそれを取り囲む1層の卵胞上皮細胞よりなる．卵祖細胞は1次卵母細胞にまで分化して休止する．生殖隆起の側面にはウォルフ管とミュラー管の2対の生殖管が発達する．雄ではライディッヒ細胞からのテストステロンにより，ウォルフ管は精巣上体および精管に分化し，セルトリ細胞からのミュラー管抑制物質により，ミュラー管は退行する．雌ではミュラー管が子宮，卵管および膣上部1/3に分化し，ウォルフ管は退行する．外部生殖器も同様に，それぞれの表現型へと分化する.

6.11.1 雄性生殖器毒性

a. 雄性生殖器の構造と機能[1〜3]　精巣は多数の精細管とその周囲の間質よりなる．精細管を構成する細胞は精上皮細胞とよばれ，筋様細胞と基底膜に囲まれている．精上皮細胞は生殖細胞とセルトリ細胞よりなる．生殖細胞は精祖細胞，精母細胞，精子細胞および精子よりなり，精細管は構成する生殖細胞の成熟過程に従って，組織学的にいくつかのステージに分類され（ラット：14ステージ，マウス・サル：12ステージ，イヌ：8ステージ，ヒト：6ステージ），精子はこれらステージが進行することで形成される．同じステージは一定の周期で反復し，この周期を精子形成サイクルという．精祖細胞から精子形成までは4〜4.5サイクルを要し，1サイクルに要する時間はラットでは12.9日，マウスでは8.6日，イヌでは13.6日，ヒトでは16日である．セルトリ細胞は精子形成のための栄養供給とホルモン環境調整に関与する．隣接するセルトリ細胞は相互に密着結合することにより血液精巣関門を形成する．間質のライディッヒ細胞はテストステロンを産生し，精子形成を促進する.

精巣上体は肉眼的には精巣の上端から後縁にかけて密接して存在し，1本の精巣上体管により精巣と精管はつながっている．精巣に近い部分から頭部，体部および尾部に区分され，尾部の末端で精管と連絡する．精子はラットでは10〜13日，イヌでは12〜14日，ヒトでは2〜6日，サルでは約10日かけて精巣上体を移動し，その間に成熟し，潜在的な授精能を獲得する.

副生殖器は精嚢（イヌでは存在しない），前立腺，凝固腺（前立腺前葉：齧歯類のみ）および尿道球腺（イヌでは存在しない）よりなり，いずれもアンドロゲン依存性臓器であるため，大きさの変化はその作用の指標となる．構造的には複合管状胞状腺で，これらより分泌される副生殖器液（精漿）は射精された精子のトランスポーターとして機能する.

b. ホルモン調節[4]　生殖機能は雌雄ともに視床下部-下垂体-性腺軸とよばれる生殖内分泌系により支配されている（図6.11.1）．視床下部には性腺刺激ホルモン放出ホルモン（GnRH）放出因子と考えられているキスペプチンを産生するキスペプチン神経細胞群が存在する．これら神経細胞群はGnRHサージジェネレーターとGnRHパルスジェネレー

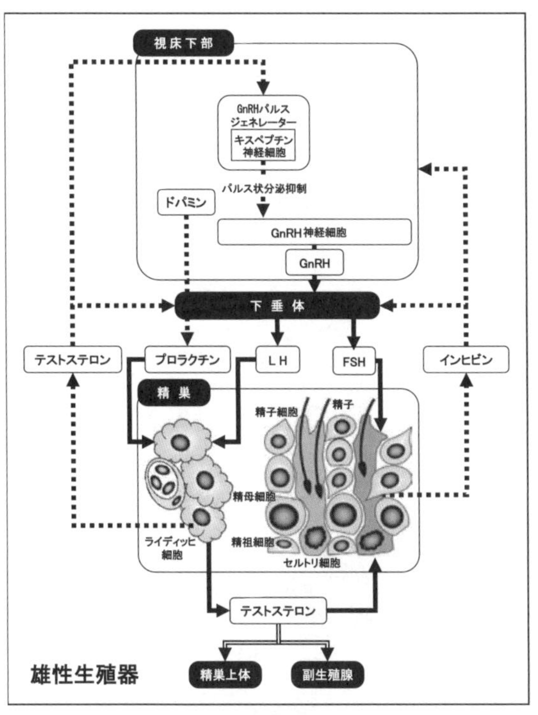

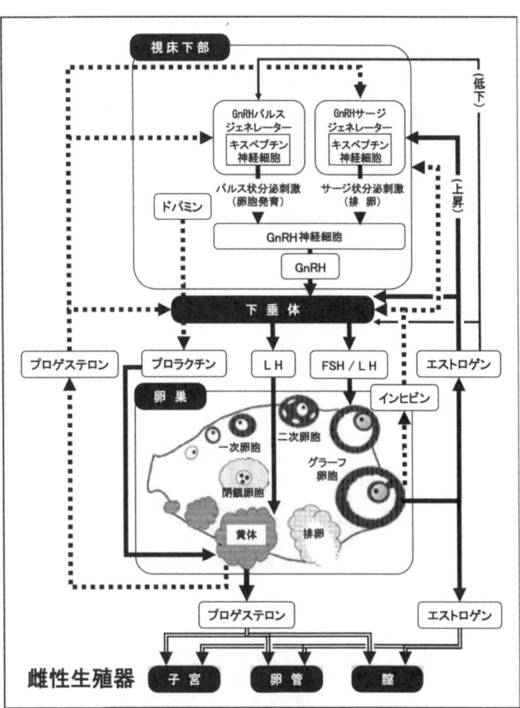

図 6.11.1 視床下部-下垂体-性腺軸のホルモン作用（左）雄性生殖器，（右）雌性生殖器

GnRH ：性腺刺激ホルモン放出ホルモン
FSH ：卵胞刺激ホルモン，LH ：黄体形成ホルモン
→ ：促進作用，⇢ ：抑制作用，⇒ ：作用

ターを構成し，おのおのサージ状およびパルス状のGnRH分泌を調節している．GnRHは下垂体に作用し，性腺刺激ホルモンである卵胞刺激ホルモン（FSH）と黄体形成ホルモン（LH）が分泌される．

雄における視床下部-下垂体-精巣軸は，テストステロンによるGnRH分泌に対する負のフィードバック機構により調節されている．この負のフィードバック機構では，テストステロンが視床下部のGnRHパルスジェネレーターに作用し，パルス状GnRH分泌やFSHおよびLH分泌を抑制する．FSHはセルトリ細胞に作用し，精子形成を促進する．セルトリ細胞から分泌されるインヒビンは視床下部/下垂体に作用してFSH分泌を調節する．LHおよび下垂体から分泌されるプロラクチンはライディッヒ細胞に作用し，テストステロン分泌を促進する．テストステロンはセルトリ細胞に取り込まれた後，生殖細胞に移送され，精子形成を促進する．

c. 雄性生殖器障害（表 6.11.1）[2,3,5]

1）直接障害　精巣において精祖細胞および精母細胞は増殖活性が高く，これらの細胞はトキシカントによる核酸合成阻害，細胞分裂阻害および細胞毒性などの直接障害を受けやすい．ドキソルビシンおよびシクロホスファミドは精祖細胞，エチレングリコールモノアルキルエーテルは精母細胞，2-メトキシエタノールの代謝物（メトキシ酢酸），テオブロミン，エノキサシン，トリフルオロエタノールおよびトリフルオロアセトアルデヒドは精母細胞と精子細胞，メタンスルホン酸メチル，ジブロモ酢酸およびホウ酸は精子細胞を障害する．フタル酸エステルおよびその代謝物は精母細胞，精子細胞とセルトリ細胞，テトラクロロジベンゾジオキシンは精子形成の全ステージの細胞を障害する．セルトリ細胞への直接障害としてはセルトリ細胞間結合，セルトリ細胞-生殖細胞結合および細胞骨格への障害，代謝阻害ならびに細胞分裂阻害などがある．*n*-ヘキサンはその代謝物（2,5-ヘキサンジオン）がチューブリンに作用することで微小管を変化させ，セルトリ細胞を障害する．セルトリ細胞を障害することにより精細管に対して障害を誘発する物質として，1,3-ジニトロベンゼン（精子形成ステージ IX-XIV を障

表 6.11.1　代表的な雄性生殖器毒性誘発物質

臓器	障害機序		物質名
精巣	直接障害	精祖細胞	ドキソルビシン，エトポシド，シクロホスファミド，ブスルファン，ブレオマイシン，プロカルバジン
		精母細胞	エチレングリコールモノアルキルエーテル，エトポシド，エノキサシン，ジメチルジカルバミルメチル-2,4-ジニトロピロール，メトキシ酢酸（2-メトキシエタノールの代謝物），テオブロミン，トリフルオロアセトアルデヒド，トリフルオロエタノール，ピリメタミン，フタル酸エステル，ブレオマイシン，プロカルバジン，ニトロフラゾン
		精子細胞	エトポシド，エノキサシン，塩化メチル，カルモフール，ジブロモ酢酸，ジクロロ酢酸，テオブロミン，トリフルオロアセトアルデヒド，トリフルオロエタノール，ニトロフラゾン，フタル酸エステル，プロカルバジン，ホウ酸，メタンスルホン酸メチル，メトキシ酢酸（2-メトキシエタノールの代謝物）
		精子形成全ステージ	2,3,7,8-テトラクロロジベンゾ-*p*-ジオキシン
		セルトリ細胞	カドミウム，カルモフール，1,3-ジニトロベンゼン，鉛，ニトロベンゼン，フタル酸ジ（2-エチルヘキシル），2,5-ヘキサンジオン（*n*-ヘキサンの代謝物）
		ライディッヒ細胞	エタン-1,2-ジメタンスルホン酸
	ホルモンを介した障害	ホルモン/抗ホルモン作用	アンドロゲン，エストロゲン，酢酸シプロテロン，シメチジン，ビンクロゾリン，フルタミド，プロシミドン
		ホルモン合成/代謝阻害	アミノグルテチミド，エタン-1,2-ジメタンスルホン酸，ケトコナゾール，スピロノラクトン
		ホルモン分泌刺激/抑制作用	スルピリド，ハロペリドール，レセルピン
	その他		アドレナリン，カドミウム，ヒスタミン，亜鉛欠乏，ビタミンA欠乏，ビタミンE欠乏
	過形成/腫瘍		2-アセチルアミノフルオレン，シメチジン，ヒドララジン，フルタミド，メチル-*t*-ブチルエーテル
精巣上体	上体管上皮障害/血管内皮障害/肉芽腫		エタン-1,2-ジメタンスルホン酸，エチオニン，塩化メチル，カドミウム，グアネチジン，クロサンテル，α-クロロヒドリン，L-システイン
副生殖器	ホルモンを介した障害	ホルモン/抗ホルモン作用	エストロゲン，オキセンドロン，カプロン酸ゲストノロン，酢酸クロルマジノン，酢酸シプロテロン，ジクロロジフェニルトリクロロエタン，ジヒドロテストステロン，シメチジン，スピロノラクトン，ディルドリン，フルタミド，プロゲステロン，ベンゾジアゼピン，ポリ塩化ビフェニル，メトキシクロル
		ホルモン合成/代謝阻害	エタン-1,2-ジメタンスルホン酸
	過形成/腫瘍		アンドロゲン，エストロゲン，ジエチルスチルベストロール，3,2'-ジメチル-4-アミノビフェニル，*N*-ニトロソビス（2-オキソプロピル）アミン，ポリ塩化ビフェニル，メチルニトロソウレア，ビタミンA欠乏

害）およびフタル酸エステル（精子形成ステージXI-XIVとI-IIを障害）がある．

精巣上体においてエチオニンおよびグアネチジンは精巣上体管の収縮能を消失させることにより，精子が精巣上体管外から間質に遊出し炎症性反応（精子肉芽腫）を誘発する．塩化メチルおよびエタン-1,2-ジメタンスルホン酸は精巣上体管上皮，カドミウムは精巣上体頭部の血管内皮を障害する．α-クロロヒドリンは低用量では解糖系に作用し，ATP産生を抑制することで精巣上体管内精子の運動性を低下させる．高用量では毛細血管透過性を亢進することで精巣上体管上皮を障害する．

2）ホルモンを介した障害　　精巣においてホルモン/抗ホルモン作用としては，アンドロゲンおよびエストロゲンはゴナドトロピン（FSHおよびLH）分泌の抑制，フルタミド，酢酸シプロテロン，シメチジンおよびビンクロゾリンは抗アンドロゲン作用により，精巣障害を誘発する．ホルモン合成/代謝阻害作用としては，ケトコナゾール，スピロノラクトンおよびアミノグルテチドはライディッヒ細胞でのテストステロン合成機能を阻害することにより，精巣障害を誘発する．エタン-1,2-ジメタンスルホン酸はライディッヒ細胞の壊死を誘発しテストステロン合成を阻害することにより，精巣障害および副生殖腺の萎縮を誘発する．ホルモン分泌刺激/抑制作用としては，ドパミン拮抗作用を有するレセルピン，ハロペリドールおよびスルピリドはプロラクチン分泌を亢進して高プロラクチン血症を誘発し，ゴナドトロピンが低下することにより，精巣障害を誘発する．

副生殖器においてエストロゲン，ジヒドロテストステロン（DHT），ジクロロジフェニルトリクロロエタン（DDT）およびポリ塩化ビフェニルはホルモンバランス障害，酢酸クロルマジノン，オキセンドロンおよびスピロノラクトンは抗アンドロゲン作用により，副生殖器の萎縮を誘発する．

3）その他障害　精巣は血行が比較的緩慢で相対的に血管分布が乏しいため，循環障害の影響を受けやすく，カドミウムは梗塞型の壊死を誘発する．亜鉛，ビタミンAあるいはビタミンEなどの栄養素欠乏は精巣障害を誘発する．

4）腫瘍/過形成　精巣においてフルタミド，シメチジン，メチル-*t*-ブチルエーテルおよび2-アセチルアミノフルオレンはライディッヒ細胞過形成/腫瘍を誘発する．

副生殖器においてビタミンA欠乏，エストロゲン，ポリ塩化ビフェニルおよびジエチルスチルベストロールは扁平上皮化生，過剰のアンドロゲン投与は過形成および肥大を誘発する．メチルニトロソウレア，*N*-ニトロソビス（2-オキソプロピル）アミンおよび3,2′-ジメチル-4-アミノビフェニルは前立腺がんを誘発する．

d. 雄性生殖器毒性評価[1)]　精巣毒性評価において，精巣毒性は単回曝露では検出できず，一定期間の複数回曝露が必要である．ICH（医薬品規制調和国際会議）では最低2週間の投与期間，精巣の組織観察に適した固定方法（ブアン液などを推奨）に加え，精子形成段階を考慮した病理組織学的検査を実施することで，ラット精巣毒性は評価できることで合意されている．

ハーシュバーガー試験はアンドロゲン作用および抗アンドロゲン作用を検出する試験である．生体内（内因性）のアンドロゲンの影響を除くために，未成熟ラットまたは精巣摘出術を行った成熟雄のラットに，7または10日間被験物質を皮下または強制経口投与する．これにより副生殖器重量が増加した場合，アンドロゲン作用あり，減少した場合，抗アンドロゲン作用ありと判断する．

ラット雄思春期試験は抗甲状腺ホルモン活性，アンドロゲン/抗アンドロゲン作用影響および視床下部-下垂体-精巣軸の機能異常を検出する試験である．21日齢の雄ラットに約53日齢まで被験物質を投与し，テストステロンおよび甲状腺ホルモン測定，精巣，精巣上体，副生殖器，肝臓および甲状腺などの重量測定，精巣，精巣上体，腎臓および甲状腺の病理組織検査を実施する．

6.11.2　雌性生殖器毒性

a. 雌性生殖器の構造と機能[1~3)]　卵巣において卵胞は原始卵胞，一次卵胞，二次卵胞およびグラーフ卵胞へと成熟する．卵胞は卵細胞とそれを取り囲む卵胞上皮細胞よりなる．卵胞の発育とともに卵胞上皮細胞は単層扁平（原始卵胞），単層立方（一次卵胞）から多層（二次卵胞）へと分裂・増殖する．多層となった卵胞上皮細胞は顆粒膜細胞とよばれ，その外側には内莢膜細胞（内卵胞膜）と外莢膜細胞（外卵胞膜）が配列するようになる．内卵胞膜内には小腔が形成され，これが癒合して成熟卵胞である卵胞腔（グラーフ卵胞）となり，排卵する．卵細胞は第一減数分裂前期の段階で停止（卵母細胞）しており，排卵直前に第一減数分裂は完了（卵娘細胞）し，受精後に第二減数分裂する．排卵後，顆粒膜細胞と内莢膜細胞は黄体細胞となり黄体が形成され，黄体は受精卵が着床しないと退縮して白体となる．成熟過程で多くの卵胞は排卵に至らず変性し閉鎖卵胞となる．ヒトでは45〜50歳，ラット（Long-Evans）では10〜12カ月齢で排卵は終了する．

子宮は肉眼的に卵管が開口する一対の体部（角部），頸部および膣部の3つに区分され，膣へと続く．子宮/膣とも組織学的に粘膜層，筋層および漿膜層の3層構造をとる．粘膜層の子宮内膜は単層あるいは偽重層円柱上皮，膣上皮は重層扁平上皮よりなる．子宮/膣はエストロゲン/プロゲステロン依存性臓器であり，子宮ではエストロゲン/プロゲステロンにより子宮内膜は増殖/肥厚，膣上皮はエストロゲンにより角化，プロゲステロンにより粘液上皮化する．

b. ホルモン調節[4)]　雌における視床下部-下垂体-卵巣軸は，雄とは異なりエストロゲンによるGnRH分泌に対する正および負のフィードバック機構により調節されている（図6.11.1）．正のフィー

表 6.11.2 代表的な雌性生殖器毒性誘発物質および胎盤通過/不通過物質

臓器	障害機序		物質名
卵巣	直接障害		*N*-アセチル-L-システイン，アナスタゾール，シクロホスファミド，シスプラチン，ニトロフラントイン，4-ビニルシクロヘキサンジエポキシド，ブスルファン，1,3-ブタジエン，2-ブロモプロパン，芳香族炭化水素，放射線
	ホルモンを介した障害	ホルモン/抗ホルモン作用	エストロゲン，酢酸メドロキシプロゲステロン，タモキシフェン，ノニルフェノール，ビスフェノール A，プロゲステロン，プロラクチン，ミフェプリストン，FSH，LH
		ホルモン合成/代謝阻害	アトラジン，アロマターゼ阻害薬，インドメタシン，エチレングリコールモノメチルエーテル/代謝物，フタル酸エステル類，PPARα/γ デュアル作動薬
		ホルモン分泌刺激/抑制作用	クロルプロマジン，レセルピン，スルピリド，ハロペリドール，フェノチアジン，ブロモクリプチン，モノアミンオキシダーゼ阻害薬，モルヒネ
	その他		血管内皮増殖因子阻害薬，ストレス，摂餌量低下
	過形成/腫瘍		7,12-ジメチルベンズ［a］アントラセン，タモキシフェン，*N*-ニトロソビス（2-オキソプロピル）アミン，ニトロフラントイン
子宮/膣	過形成/腫瘍		インドール-3-カルビノール，エストロゲン，オクチルフェノール，ジエチルスチルベストロール，タモキシフェン
胎盤	直接障害	胎盤胎児部/胎盤子宮部	アザシチジン，アザチオプリン，アドレノメデュリン拮抗薬，シタラビン，アロキサン，アロマターゼ阻害薬，エストロゲン，エチルニトロソウレア，カドミウム，糖質コルチコイド，クロルプロマジン，コカイン，ジエチルスチルベストロール，シスプラチン，ストレプトゾトシン，タモキシフェン，T-2 トキシン，バルプロ酸，ブスルファン，メタンスルホン酸メチル，メトトレキサート，6-メルカプトプリン，リポ多糖
		卵黄嚢	ショ糖，2,4-ジニトロフェノール，トリトン WR-1339（界面活性剤），トリパンブルー，ポリビニルピロリドン，ヨード酢酸，ロイペプシン
	胎盤を通過する主な物質		アミノ酸，アンチピリン，一酸化炭素，合成黄体ホルモン，吸入麻酔薬，チロキシン，酸素，ジアゼパム，ジドブジン，ストロンチウム 90，テストステロン，トリヨードチロシン，二酸化炭素，ビタミン類，ビスフェノール A，ブドウ糖，免疫グロブリン G（IgG），ワルファリン
	胎盤を通過しない物質		ウロキナーゼ，ヘパリン，免疫グロブリン A（IgA），免疫グロブリン M（IgM）

ドバック機構では，エストロゲンの上昇が視床下部の GnRH サージジェネレーターを駆動し，GnRH が大量放出されることで，LH が急激に上昇し（LH サージ），排卵が起こる．負のフィードバック機構では，エストロゲンの低下が GnRH パルスジェネレーターを駆動し，GnRH のパルス状放出頻度が増加することで，FSH および LH 分泌が促進される．LH は卵巣の内莢膜細胞に対して作用し，テストステロン分泌を刺激する．一方，FSH は顆粒膜細胞に対して作用し，テストステロンからエストロゲンへの合成を刺激する．LH と FSH は協同して卵胞の発達/成熟を促進する．顆粒膜細胞はインヒビンを分泌し，卵胞数の情報を下垂体に伝達し，FSH 分泌を調節している．LH は黄体に対してプロゲステロン分泌を刺激し，プロゲステロンは GnRH パルスジェネレーターおよび GnRH サージジェネレーターの活動を抑制する．齧歯類ではプロラクチンも黄体の消長と退縮抑制に作用している．

c. 雌性生殖器障害（表 6.11.2）[2,3,6~8]

1）直接障害　卵巣において原始卵胞/一次卵胞数が減少すると，早期の無排卵さらには萎縮を誘発する．ブスルファン，4-ビニルシクロヘキサンジエポキシドおよび芳香族炭化水素は，原始卵胞/一次卵胞を直接障害する．*N*-アセチル-L-システインは卵細胞を取り囲む透明帯を菲薄化，ニトロフラントインは卵胞上皮細胞の障害，シスプラチンは大型卵胞の減少およびシクロホスファミドは閉鎖卵胞の増加と黄体萎縮を誘発する．

2）ホルモンを介した障害　卵巣においてホルモン/抗ホルモン作用としては，プロゲステロン，プロラクチン，エストロゲン，ノニルフェノールおよびビスフェノール A はゴナドトロピン分泌の抑制，選択的エストロゲン受容体修飾物質であるタモキシフェンは，齧歯類において抗エストロゲン作用により，卵巣障害を誘発する．ゴナドトロピンおよびその類縁物質は卵巣大型化を誘発する．ホルモン合成/代謝阻害作用としては，アロマターゼ阻害薬はエストロゲン合成阻害，フタル酸ジ（2-エチルヘキシル）とその代謝物は卵胞および顆粒膜細胞の分化障害によるエストロゲンとプロゲステロン合成低下，アトラジン，エチレングリコールモノメチルエーテルとその代謝物は黄体からのプロゲステロン分泌の亢進により，卵巣障害を誘発する．インドメタシンおよびPPARα/γデュアル作動薬はプロスタグランジン合成抑制により，排卵抑制を誘発する，ホルモン分泌刺激/抑制作用としては，クロルプロマジン，レセルピンおよびスルピリドはプロラクチン分泌を亢進して高プロラクチン血症を誘発し，黄体からのプロゲステロンが上昇することにより，卵巣障害を誘発する．ドパミン作動薬であるブロモクリプチンは黄体消長を抑制する．

3）その他障害　卵巣において血管内皮増殖因子阻害薬は血管新生抑制により黄体形成阻害，摂餌量低下やストレスは非特異的な要因により卵巣障害を誘発する．

4）腫瘍/過形成　卵巣においてニトロフラントインは卵胞への直接障害によるゴナドトロピンの増加が増殖刺激となり，腫瘍を誘発する．発がん物質である7,12-ジメチルベンズ［a］アントラセンおよび*N*-ニトロソビス（2-オキソプロピル）アミンは，卵巣腫瘍を誘発する．子宮においてエストロゲンおよびエストロゲン作用を有する物質は，持続的に曝露することにより，腫瘍を誘発する．また，卵巣が萎縮するとエストロゲンおよびプロゲステロン産生がともに低下し，特にプロゲステロン低下が著しいと，血中のエストロゲン/プロゲステロン比において相対的にエストロゲンが高値となり，子宮腫瘍を誘発する．さらに，エストラジオールは通常，肝臓中の水酸化酵素によりほとんどエストロゲン活性のない2-水酸化エストラジオールに代謝される．しかし，インドール-3-カルビノールによりCYP1Bが誘導されると，エストラジオールは高いエストロゲン活性を有する4-水酸化エストラジオールに代謝されることにより，子宮腫瘍を誘発する．また，エストロゲン代謝阻害および子宮局所におけるアロマターゼ活性上昇は子宮腫瘍を誘発する．その他，齧歯類において4-*t*-オクチルフェノールおよびタモキシフェンの胎児期あるいは新生児期曝露は子宮あるいは膣腫瘍，ジエチルスチルベストロールの胎生期曝露は思春期の女性に膣がんを誘発する．

d. 雌性生殖器毒性評価[1]　卵巣毒性評価において，卵巣の組織観察（卵胞減少，閉鎖卵胞増加および黄体増減など）が雌性生殖パラメーターを反映しており，アルキル化薬を除き2週間の投与期間でその評価は可能とされている．

子宮増殖試験はエストロゲン作用および抗エストロゲン作用を検出する試験である．内因性のエストロゲンの影響を除くために，性周期が始まる前の未成熟雌ラットまたは卵巣の摘出術を行った成熟雌のラットに，3または7日間被験物質を皮下または強制経口投与する．これにより子宮重量が増加した場合，エストロゲン作用ありと判断する．抗エストロゲン作用検出系では被験物質とエチニルエストラジオールを同時に投与し，子宮重量が減少した場合，抗エストロゲン作用ありと判断する．

ラット雌思春期試験は抗甲状腺ホルモン活性，エストロゲン/抗エストロゲン活性影響および視床下部-下垂体-卵巣軸の機能異常を検出する試験である．21日齢の雌ラットに約42日齢まで被験物質を投与し，性周期および膣開口の観察，甲状腺ホルモン測定，子宮，卵巣，肝臓および甲状腺などの重量測定，卵巣，子宮，腎臓および甲状腺の病理組織検査を実施する．

e. 胎盤毒性

1）胎盤の構造と機能[9,10]　胎盤は胎児由来の絨毛膜（胎盤胎児部）と母体の子宮内膜由来の脱落膜など（胎盤子宮部）からなる胎児母体器官である．胎盤の主要な機能は胎児の子宮壁への定着，母体と胎児間の血液循環，栄養物質輸送，老廃物除去，薬物代謝，胎盤関門，内分泌能および母体免疫系からの胚子/胎児への攻撃防御などである．胎盤の形態は他の臓器と比べ動物種差が顕著で，胎盤絨毛の分布様式/絨毛膜と子宮内膜の結合様式により，汎毛胎盤/上皮絨毛膜胎盤（ウマ，ブタ），叢毛胎盤/上皮絨毛合胞体性胎盤（反芻獣），帯状胎盤/内皮絨毛膜胎盤（イヌ，ネコ）および盤状胎盤/血絨毛膜胎盤（ヒト，齧歯類，ウサギ）に大別され，胎盤関門を構成する細胞は動物種によって異なる．卵黄嚢は尿膜絨毛膜胎盤が確立される前の妊娠初期に一過性の卵黄嚢胎盤として機能する．多くの哺乳類では卵黄嚢は消退するが，齧歯類およびウサギでは卵黄嚢は反転卵黄嚢胎盤として妊娠後期まで胎盤としての機能を有しており，ヒトの胎盤機能と比較するうえでの相違点となる．

胎盤の通過性は脂溶性に従った拡散透過とトランスポーターを介した選択的透過によって規定される．これにより一般的に分子量が600までの物質は容易に胎盤を通過するものの，分子量が1000以上の物質は通過しにくい．脂溶性の高い物質およびイオン化していない塩基性物質は通過しやすいが，イオン化の大きい物質や血漿タンパク質と結合した物質は通過しにくい（表6.11.2）．

2）ホルモン調節[10]　胎盤ではエストロゲン，テストステロン，プロゲステロンの胎盤ラクトゲンが分泌され，特にヒトにおいてはヒト絨毛性性腺刺激ホルモン（hCG）が分泌される．ヒト胎盤ではプレグネノロンをアンドロゲンに変換する酵素（CYP17），ラット胎盤ではアンドロゲンをエストロゲンに転換するアロマターゼ（CYP19）が発現しておらず，ステロイド代謝臓器としては不完全であるが，母体や胎児から前駆物質を受け取ることで，妊娠中のステロイドホルモン動態を形成している．

3）胎盤障害（表6.11.2）[10]　胎盤は妊娠の進行とともに急速に増殖/発達し，血流量が豊富であるため，トキシカントの影響を受けやすい．胎盤の機能低下および障害は胎児の発生/発育に重篤な影響を及ぼし，胚子吸収や先天異常を誘発する．実験動物においてブスルファン，6-メルカプトプリン，シスプラチンなどの各種抗がん薬，エチルニトロソウレア，メトトレキサート，バルプロ酸，カドミウム，糖質コルチコイドおよびクロルプロマジンは，胎盤胎児部の胎盤関門を構成する栄養膜細胞を直接障害することにより，小胎盤を誘発する．アロマターゼ阻害薬は栄養膜細胞の肥大および増殖，アロキサン誘発性糖尿病モデルでは栄養膜細胞の増殖，さらに胎児数の減少は代償性変化により，胎盤肥大を誘発する．エストロゲンおよびタモキシフェンは胎盤子宮部の低形成を誘発する．トリパンブルー，ショ糖および界面活性剤は卵黄嚢上皮細胞の変性を誘発する．

［古川　賢］

文　献

1) Klaassen, C. D. (ed.) (2013)：Casarett & Doull's Toxicology, The basic science of poisons (8th ed.), McGraw-Hill.
2) 高橋道人，福島昭治（2013）：伊東毒性病理学，丸善出版．
3) 日本毒性病理学会編（2017）：新毒性病理組織学，西村書店．
4) 日本繁殖生物学会編（2013）：繁殖生物学，株式会社インターズー．
5) Sakai T. et al. (2000)：J. Toxicol. Sci., **25**, Special Issue, 1-21.
6) Sanbuissho A. et al. (2009)：J. Toxicol. Sci. **34**, Special Issue I, 1-22.
7) Taketa Y. et al. (2011)：Toxicol. Sci., **121**, 2, 267-278.
8) Yoshida M. et al. (2015)：J. Toxicol. Pathol., **28**, 4, 207-216.
9) Furukawa S. et al. (2014)：J. Toxicol. Pathol., **27**, 1, 11-18.
10) Furukawa S. et al. (2011)：J. Toxicol. Pathol., **24**, 2, 95-111.

6.12　内 分 泌 毒 性

6.12.1　内分泌総論

内分泌系では分泌細胞が集合して腺組織を形成し，ホルモンを直接血中に分泌している．分泌されたホルモンは血流に乗って全身あるいは特定の臓器組織に到達し，その生理機能を調節している（表6.12.1）．内分泌腺は外分泌腺と異なり，導管をもたない．代わりにホルモンを運搬するための毛細血管網が発達している．また，化学伝達物質による細胞間情報伝達の様式は，①化学伝達物質がそれを産生した細胞自身に作用する自己分泌（autocrine），②近傍の細胞に作用する傍分泌（paracrine），③血流に乗って遠隔の細胞に作用する内分泌（endocrine）があるが，ホルモンの伝達様式は③である．

ホルモンはその化学構造から，ペプチド系，ステロイド系，アミン系ホルモンの3種類に大別され，その合成細胞内の小器官が異なる．ペプチド・アミン系ホルモン合成細胞では，よく発達した粗面小胞体やゴルジ装置が目立ち，辺縁部には分泌顆粒やその前駆体顆粒が細胞質内で観察される．ステロイド系ホルモン合成細胞ではコレステロールやその前駆体を含む脂肪滴が滑面小胞体に近接して観察され，各種酵素を含む大きなミトコンドリアも散見されるが，分泌顆粒やホルモン前駆体貯留はない．また，水溶性ホルモンであるカテコールアミンやペプチドホルモンは，標的細胞の膜貫通型受容体に結合し，

表 6.12.1 内分泌器官，ホルモン，作用および化学構造[2)]

内分泌腺/組織	ホルモン	主な作用	化学構造
視床下部	甲状腺刺激ホルモン放出ホルモン（TRH）	TSH 分泌促進	ペプチド
	コルチコトロピン放出ホルモン（CRH）	ACTH 分泌促進	ペプチド
	成長ホルモン放出ホルモン（GHRH）	GH 分泌促進	ペプチド
	成長ホルモン放出抑制ホルモン（GHIH）（ソマトスタチン）	GH 分泌抑制	ペプチド
	ゴナドトロピン放出ホルモン（GnRH）	LH,FSH 分泌促進	ペプチド
	ドパミンまたはプロラクチン抑制因子（PIF）	プロラクチン分泌抑制	アミン
下垂体前葉	成長ホルモン（GH）	成長促進・タンパク同化作用	ペプチド
	甲状腺刺激ホルモン（TSH）	甲状腺ホルモン分泌促進	ペプチド
	副腎皮質刺激ホルモン（ACTH）	副腎皮質ホルモン分泌促進	ペプチド
	プロラクチン（PRL）	乳汁産生	ペプチド
	卵胞刺激ホルモン（FSH）	卵胞発育/精子形成促進	ペプチド
	黄体形成ホルモン（LH）	黄体形成/テストステロン分泌促進	ペプチド
下垂体後葉	抗利尿ホルモン（ADH）(バソプレシン）	水の再吸収促進・血圧上昇	ペプチド
	オキシトシン	射乳・子宮筋収縮	ペプチド
甲状腺	チロキシン（T_4），トリヨードチロニン（T_3）	代謝促進・熱産生	アミン
	カルシトニン	骨吸収抑制	ペプチド
副腎皮質	糖質コルチコイド	糖新生・タンパク異化促進	ステロイド
	鉱質コルチコイド	ナトリウム再吸収促進	ステロイド
	アンドロゲン（DHEA）	タンパク同化・精子形成促進	ステロイド
副腎髄質	アドレナリン	心拍出量増大・グルコース放出	アミン
	ノルアドレナリン	血管収縮	アミン
膵臓	インスリン	血糖低下	ペプチド
	グルカゴン	血糖上昇	ペプチド
上皮小体	副甲状腺ホルモン（PTH）	骨吸収・カルシウム再吸収促進	ペプチド

チロシンキナーゼやGタンパク質を介して細胞内情報伝達系を活性化させる．脂溶性ホルモンであるステロイドホルモンや甲状腺ホルモンは，細胞膜を通過して核または細胞質に存在する細胞内受容体に結合し，転写調節因子としてDNAに結合して特定のmRNA転写を促進し，タンパク質合成を促す．水溶性ホルモンに比べ脂溶性ホルモンの作用発現は遅く，持続的である．ホルモンによるホメオスタシスの大きな特徴としてフィードバック機構がある（図6.12.1）．フィードバック機構には，ホルモンあるいは神経伝達物質の分泌を抑制・亢進させるネガティブあるいはポジティブフィードバック作用があり，微量でその効果を発揮し生体の微妙なバランスを保っている．ホルモンバランスに影響する因子として，遺伝子や合成・分泌・運搬・代謝過程の異常，作用濃度，相加・相乗効果や拮抗作用を有する物質などがある．

本節では，視床下部-下垂体系，甲状腺（上皮小体），副腎および膵臓（膵島）のホルモン調節機構および化学物質により発現する影響・毒性について記載した．なお，内分泌かく乱化学物質については第7章を参照されたい．

6.12.2 視床下部-下垂体系

視床下部（神経系）によって下垂体（内分泌系）が制御される機構を神経内分泌という．視床下部には体温調節中枢や浸透圧受容器が存在し，摂食/飲水行動，性行動，睡眠などの本能行動および怒りや不安などの情動行動の中枢も含まれる．解剖学的には，漏斗核（弓状核・隆起核），室傍核，視索上核・前核などより形成され，生体内物質（ブドウ糖，遊離脂肪酸など）やホルモンなどの情報に加え，摂食，睡眠，生殖，ストレスなどの情報などを感知して，多くの神経ペプチドホルモンを合成して，神経終末より分泌している．室傍核，弓状核や視索前核などより伸びた短い小細胞性ニューロンで生成・放出されたホルモンは下垂体門脈に入り，前葉に到達して前葉ホルモンを合成・分泌あるいは抑制しており，視床下部より分泌される神経分泌物質は視床下部放出ホルモン（hypothalamic releasing hormone, RH），または視床下部抑制ホルモン（hypothalamic inhibiting hormone, IH）とよばれている．また，室傍核や視索上核より長く伸びた大細胞性ニューロンは後葉に達し，神経終末から神経ペプチドホルモンを血中に分泌している．

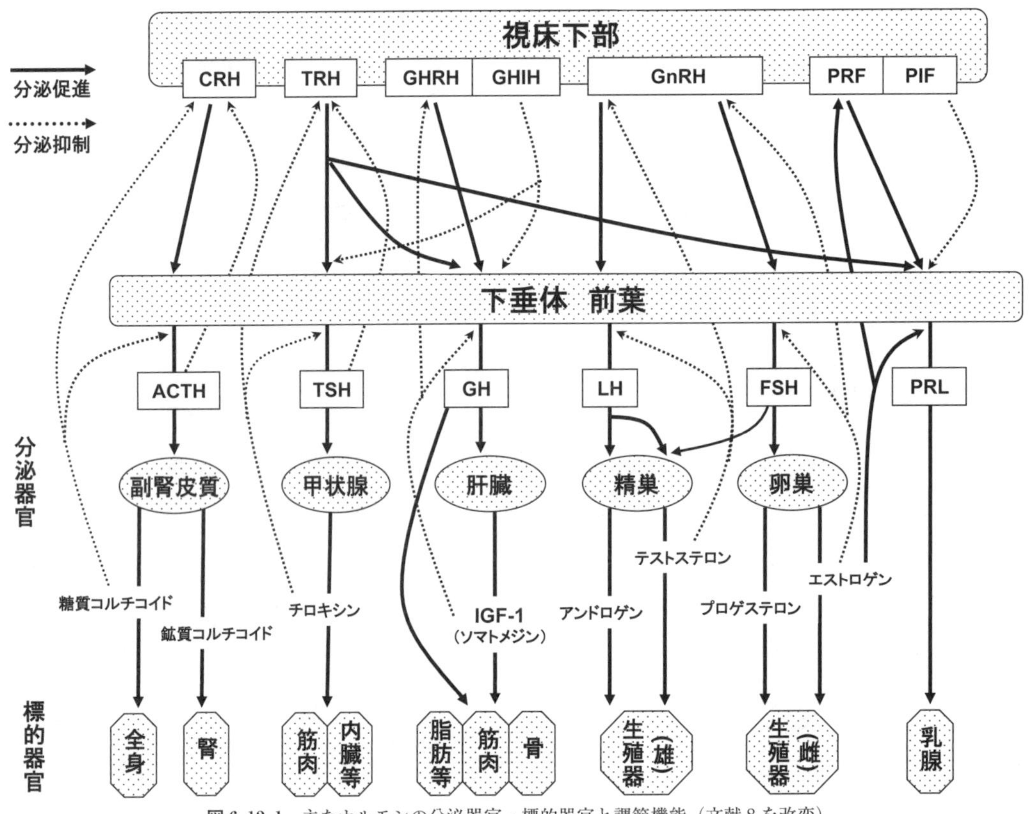

図 6.12.1 主なホルモンの分泌器官・標的器官と調節機能（文献 8 を改変）

下垂体は，解剖学的に前葉（腺葉），中間葉および後葉（神経葉）の 3 つに区別されるが，毒性の主体は前葉/後葉である．前葉細胞はヘマトキシリン・エオジン染色標本上で好酸性細胞，塩基性細胞および嫌色素性細胞の 3 種類に分類されている．また，前葉で合成・分泌される各ホルモンに対する免疫組織化学によって 5 種類のホルモン産生細胞，すなわち，GH 分泌細胞（somatotroph），PRL 分泌細胞（mammotroph），ACTH 分泌細胞（corticotroph），TSH 分泌細胞（thyrotroph）およびゴナドトロピン分泌細胞（gonadotroph）に区別することができる．後葉ホルモンは視床下部の神経細胞で合成され，神経線維を介して下垂体後葉に送られる．視床下部-下垂体系は副腎皮質，甲状腺などの下位の内分泌器官のホルモン分泌を調節する中枢としての役割も果たしている．

中枢に作用する薬物や中枢に移行・蓄積する薬物においても，神経分泌受容体などに作用して視床下部ホルモンを分泌させ，下垂体ホルモンの分泌抑制・亢進によるホルモン標的臓器毒性を発現させることがある．下垂体機能に影響を与える薬物を表 6.12.2 に示す．

a. 下垂体前葉ホルモン

1) 副腎皮質刺激ホルモン（adrenocorticotropic hormone, ACTH） 視床下部より分泌されるアミノ酸 41 個からなるコルチコトロピン放出ホルモン（corticotropin releasing hormone, CRH）によって調節されるペプチドホルモンで，好塩基性/色素嫌性細胞によって合成分泌される．CRH は各種中枢神経刺激（日内リズム，ストレスなど）や薬物（ヒスタミン，エーテルなど）と関係し，特に，ストレスに敏感に反応して分泌される．CRH は糖質コルチコイドおよび下垂体 ACTH 濃度による負のフィードバック制御を受ける．

ACTH には副腎および副腎以外に対する作用があり，副腎皮質に対してはステロイドホルモンの合成促進や皮質細胞増殖作用などを有している．また，副腎皮質以外に対する作用としては，メラニン細胞刺激，脂肪分解促進，血糖降下作用がある．

クッシング病/症候群の場合は，ACTH の分泌増

表 6.12.2 脳下垂体の機能に影響を与える薬物（文献8を改変）

薬物名	作用機序	臨床適用疾患
1. 脳下垂体前葉ホルモン作用		
酢酸テトラコサクチド	ACTH 作用	点頭てんかん，気管支喘息，関節リウマチ
酒石酸プロチレン・モンチレリン・タルチレリン水和物	TSH 放出ホルモン作用	頭部外傷，くも膜下出血などの意識障害機能検査
ヒト成長ホルモン	GH 作用	成長ホルモン分泌不全性低身長症
酢酸ソマトレリン	成長ホルモン作用	成長ホルモン分泌機能検査
塩酸プラルモレリン	成長ホルモン作用	成長ホルモン分泌機能検査
酢酸オクトレオチド	持続性ソマトスタチン放出抑制作用，成長ホルモン分泌抑制作用	消化管ホルモン産生腫瘍，末端肥大症
酢酸ゴナドレリン	ゴナドトロピン分泌ホルモン作用	下垂体性小人症，下垂体下部器質性障害
ダナゾール	抗ゴナドトロピン作用	子宮内膜症，乳腺症
酢酸リュープロレリン	抗ゴナドトロピン作用および Gn-RH 受容体の下方調節による抗エストロゲン作用	子宮内膜症，乳腺症
酢酸ブセレリン		
テルグリド	プロラクチン分泌抑制作用	高プロラクチン血症性排卵障害，乳汁漏出症
2. 脳下垂体後葉ホルモン作用		
オキシトシン	子宮収縮，乳管洞平滑筋収縮	分娩誘発，微弱陣痛，弛緩性子宮出血，流産
バソプレシン	抗利尿ホルモン作用	脳下垂体性尿崩症，腸内ガス除去
酢酸デスモプレシン	持続性バソプレシン作用	中枢性尿崩症，夜尿症，外傷・抜歯・手術時の止血管理
3. その他		
ブロモクリプチン	ドパミン受容体刺激作用	高プロラクチン血症，パーキンソン病
レボドパ	ドパミン受容体刺激作用	パーキンソン病
フェントラミン	α 受容体遮断作用	褐色細胞腫の診断，末梢循環障害の治療
イソプロテレノール	β 受容体刺激作用	心停止，気管支拡張
塩酸クロルプロマジン	中枢神経 D_2 および α_1 受容体遮断	統合失調症，悪心，嘔吐，神経症
ハロペリドール	中枢神経 D_2 受容体遮断，抗ドパミン作用	統合失調症
塩酸イミプラミン	脳内神経終末ノルアドレナリン，セロトニン取込み阻害	うつ病
スルピリド	ドパミン D_2 受容体遮断作用	抗精神病薬，抗潰瘍薬
α-メチルドパ，レセルピン	ドパミン生成を抑制	降圧剤
レボメプロマジン	中枢神経 D_2 および α_1 受容体遮断	統合失調症，悪心，嘔吐，神経症
フルフェナジン	中枢神経 D_2 および α_1 受容体遮断	統合失調症
ペルフェナジン	中枢神経 D_2 受容体遮断，セロトニン取込み阻害	統合失調症，メニエール症候群
塩酸アミトリプチリン	脳内神経終末ノルアドレナリン，ドパミン，セロトニン取込み阻害	うつ病
アモキサピン	脳内神経終末ノルアドレナリン，ドパミン，セロトニン取込み阻害	うつ病
塩酸マプロチリン	脳内神経終末ノルアドレナリン取込み阻害	うつ病
マレイン酸フルボキサミン	選択的セロトニン再取込み阻害	うつ病
塩酸パロキセチン	選択的セロトニン再取込み阻害	うつ病，パニック障害
塩酸ミルナシプラン	脳内神経終末ノルアドレナリン，ドパミン取込み阻害	うつ病
塩酸メチルフェニデート	脳内神経終末ノルアドレナリン，ドパミン取込み阻害	うつ病，ナルコレプシー

加が認められるが，ACTH 過剰分泌に伴う多量のメラニン細胞刺激ホルモン（meranocyte stimulating hormone, MSH）によっても皮膚色素沈着症は発現する．また，ACTH は副腎皮質機能不全，ACTH 不応症などの診断目的に使われることがある．CRH アナログはクッシング症候群の鑑別診断（ACTH 分泌予備能検査）に用いられるが，ACTH の分泌を促進し，副腎皮質に作用してコルチコイドおよびアルドステロン作用を全身に発現する．

2）甲状腺刺激ホルモン（thyroid stimulating hormone, TSH）　視床下部より分泌されるアミノ酸3個からなる甲状腺刺激ホルモン放出ホルモン（thyrotropin releasing hormone, TRH）によって調節されているペプチドホルモンで，好塩基性細胞によって合成・分泌される．TRH は血中の甲状腺ホルモンおよび TSH 濃度による負のフィードバック制御を受ける．

TSH は甲状腺濾胞上皮細胞に作用して，細胞へのヨード取込み促進，甲状腺ホルモンの合成・分泌を促進する．

TSH は下垂体-甲状腺系疾患の in vivo 診断に以前は用いられたが，現在では甲状腺機能低下症の治療に用いられている．TRH には TSH を分泌させる作用のほかに中枢神経賦活作用があり，酒石酸プロチレンなどは間脳-下垂体性疾患の鑑別診断薬（下垂体 TSH 分泌機能検査薬）として用いられている．

3）成長ホルモン（growth hormone, GH）　視床下部より分泌されるアミノ酸 44 個からなる成長ホルモン放出ホルモン（growth hormone releasing hormone, GHRH）およびアミノ酸 14 個からなる成長ホルモン抑制ホルモン（growth hormone inhibiting hormone, GHIH）によって調節されているペプチドホルモンで，好酸性細胞によって合成・分泌される．GHRH やソマトスタチン（somatostatin, STH）ともよばれる GHIH は，血中のインスリン様増殖因子（insulin-like growth factor-I, IGF-I：別名；ソマトメジン）によって調節されている．

GH はストレス，運動，絶食によって GHRH を介して分泌を亢進し，ブロモクリプチンやレボドパのようなドパミン作動薬も分泌を亢進させる．一方，ブドウ糖，遊離脂肪酸，REM 睡眠は GHIH を介して GH 分泌を抑制するが，交感神経作動薬のうち，α-遮断薬（フェントラミンなど）や β-刺激薬（イソプロテレノールなど）も GH 分泌を抑制する．

GH には，標的細胞に直接作用する場合と肝臓に作用して IGF-1 を分泌させ，IGF-1 を介して作用を発現する間接作用がある．直接作用あるいは IGF-1 との協同作用としては，炭水化物・タンパク質・脂質の代謝促進，肝臓でのグリコーゲン分解促進作用による血糖値上昇作用，カルシウム濃度などを一定に保つことによる体内の恒常性維持および脂肪細胞からの遊離脂肪酸の放出作用があり，主に IGF-1 を介した作用としては，骨の伸長（軟骨細胞の分裂・増殖促進），筋肉の成長（特定のアミノ酸の取込みを促し，タンパク合成促進）作用がある．ヒト成長ホルモンの精製製剤，遺伝子組換え型の製剤は，下垂体性小人症のみならず，ターナー症候群，小児慢性腎不全に適用されている．

GHIH（STH）は下垂体前葉からの GH 分泌を抑制するばかりでなく，TSH，グルカゴン，インスリン，ガストリンの分泌も抑制する．また，下垂体 TSH 産生腫瘍や GH 産生腫瘍，カルチノイド，褐色細胞腫などで特異なサブタイプの STH 受容体が発現していることを利用して，先端肥大症（GH 産生下垂体腫瘍），TSH 産生腫瘍，ホルモン過剰分泌を伴う膵内分泌腫瘍（インスリノーマ，ガストリノーマなど），カルチノイドなどに対する治療に用いられる．

4）黄体形成ホルモン（lutenizing hormone, LH）および卵胞刺激ホルモン（follicle stimulating hormone, FSH）　視床下部より分泌されるアミノ酸 10 個からなる黄体形成ホルモン放出ホルモン（luteinizing hormone releasing hormone, LH-RH）/卵胞刺激ホルモン放出ホルモン（follicle stimulating hormone releasing hormone, FSH-RH）によって調節されているペプチドホルモンで，好塩基性細胞によって合成・分泌される．これらはゴナドトロピン放出ホルモン（gonadotropin-releasing hormone, GnRH）ともいわれており，上昇した GnRH は血中のテストステロンあるいはエストロゲン量によって調節されている．

FSH は LH とともに卵巣の顆粒膜細胞，精巣のセルトリ細胞の細胞膜に作用し，雄ではライディッヒ細胞からテストステロン分泌を，雌では卵胞を成熟させてエストロゲン分泌を刺激し排卵を誘発している．LH-RH 様作用を有する化合物の投与では，過剰な薬剤によって下垂体にある LH-RH 受容体のダウンレギュレーションが起こり LH および FSH 分泌が抑制される．この作用を利用して，間脳-視床下部-下垂体系疾患の鑑別診断（LH-RH テスト）や性腺機能低下症の治療が行われている．また，酢酸リュープロレリンと酢酸ブセレリンなどの代表的な LH-RH アナログは，抗ゴナドトロピン作用による Gn-RH 受容体の感受性低下が引き起こした抗エストロゲン作用で，子宮内膜症，子宮筋腫，前立腺がん，乳がん，思春期早発症に適用されている．LH および FSH のホルモン作用ならびに精巣や卵巣への機能調節の詳細について 6.11 節を参照されたい．

5）乳腺刺激ホルモン（プロラクチン，Prolactin, PRL）　視床下部からの TRH などのプロラクチン放出因子（prolactin releasing factor, PRF）やドパミンなどのプロラクチン抑制因子（prolactin inhibiting factor, PIF）によって調節されているペプチドホルモンで，好酸性細胞によって合成・分泌される．そのほかに，PRF としてセロトニン，メラトニン，サブスタンス P，オピオイドペプチド類が，PIF としてノルアドレナリン，ソマトスタチン，アセチルコリンなどの神経分泌物質が同質の作用をすることが知られている．PRL 分泌は，授乳期では搾乳刺激が，発情期にはエストロゲン濃度が視床下部へ伝わり調節されている．

PRL は，泌乳関連作用（乳腺組織の発育，乳汁合成・分泌）および妊娠維持機能作用（黄体機能維持，プロゲステロン分泌維持）を有している．

高プロラクチン血症例では無月経，生理不順，インポテンツが起こるが，多くの向精神薬がプロラクチン分泌を亢進して薬剤性高プロラクチン血症を発症することがある．フェノチアジン系薬物（クロルプロマジンなど），ブチロフェノン系薬物（ハロペリドールなど）および三環系抗うつ薬（イミプラミンなど）などの中枢神経系作用薬はドパミン D_2 受容体遮断作用により，α-メチルドパやレセルピンはドパミン生成抑制により高プロラクチン血症を発症する．また，麻薬・鎮痛薬によるオピオイド受容体刺激作用もしくはドパミン神経遮断作用も高プロラクチン血症を発症する．高プロラクチン血症には分泌阻害剤として視床下部の D_2 受容体を刺激して RIF を放出させるブロモクリプチンが使用される．

b. 下垂体後葉ホルモン

1）オキシトシン（oxytocin, OXT）　室傍核の神経細胞より長く伸びた神経終末より分泌される神経ペプチドで，子宮に対しては収縮作用を，乳腺に対しては乳汁射出作用を有している．血中濃度が高い疾患に，切迫流産や胞状奇胎がある．

2）バソプレシン（vasopressin）　多くの動物ではアルギニンバソプレシン（arginine vasopressin, AVP）であり，抗利尿ホルモン（antidiuretic hormone, ADH）ともよばれる視索上核より長く伸びた神経終末より分泌される神経ペプチドで，腎臓に対して抗利尿作用を，血管に対して平滑筋収縮・血圧上昇作用を有する．アンジオテンシンⅡは AVP 分泌を増大する．

血中濃度が低い疾患には，尿崩症や心因性多飲症の症状があり，脱水・血圧低下・体液量減少・低酸素血症時には放出が増加し，血圧上昇・低張液投与・輸液・体液量増加・寒冷曝露時には分泌が抑制される．

c. 下垂体に対する毒性および腫瘍　下垂体に発現する毒性は，ホルモン環境の変化や神経伝達物質の変化に関連した二次的な変化が主体であり，低分子抗がん剤の直接作用による毒性以外にほとんどない．

フィードバック作用により下垂体ホルモンの合成・分泌作用が亢進した細胞は肥大し，脱顆粒を示す空胞が細胞質内に出現することもある．また，その作用が長期間続くと過形成病巣が出現し，さらなる刺激により腫瘍が発生することもある．また，ホルモンの分泌を抑制するような場合は細胞の萎縮が観察される．これらの場合には，血清中のホルモン濃度や免疫組織染色による細胞の同定が腫瘍発現のメカニズム解析に必要である．

外科的な甲状腺の摘出，放射線や抗甲状腺薬の投与による TSH 細胞の過形成や腫瘍の発生は，甲状腺機能低下により血清中のチロキシン，トリヨードチロニンの低下による TRH あるいは TSH の分泌亢進に関連している．外因性のエストロゲンおよびエストロゲン活性を示す物質（ジエチルスチルベストロール，エストラジオールなど）投与によって PRL 産生細胞の腫瘍が発生することは，エストロゲンの PRL 分泌機構への直接刺激が原因と考えられる．また，ラットにドパミン受容体作動薬であるブロモクリプチンや拮抗薬であるハロペリドールを投与すると D_2 受容体が存在する中間葉では，萎縮やびまん性過形成が生じることがある．

6.12.3　甲状腺，副甲状腺（上皮小体）

甲状腺は，濾胞細胞で囲まれた球状構造の濾胞で構成され，濾胞腔は濾胞細胞の産生するチログロブリンを主成分とするコロイドで満たされる．濾胞間の結合織内には濾胞細胞とは発生起源の異なる傍濾胞細胞（C 細胞）が存在する．濾胞上皮細胞および C 細胞は，各々甲状腺ホルモンおよびカルシトニンを合成分泌している．上皮小体は甲状腺上に接着している器官で，主細胞によって副甲状腺ホルモン（parathyroid hormone, PTH：別名；パラトルモン，parathormone）を合成・分泌している．甲状腺および上皮小体の機能に影響を与える薬物を表 6.12.3 に示す．

a. 甲状腺ホルモン

1）チロキシン（T_4），トリヨードチロニン（T_3）

表 6.12.3　甲状腺・上皮小体の機能に影響を与える薬物（文献 8 を改変）

薬物名	作用機序	臨床適用疾患
甲状腺機能に影響を与える薬物		
1. 甲状腺ホルモン作用薬		
乾燥甲状腺，レボチロキシンナトリウム（T_4），リオチロニンナトリウム（T_3）	甲状腺ホルモン作用	甲状腺機能低下症，粘液水腫，甲状腺腫，クレチン症，慢性甲状腺炎
2. 甲状腺疾患治療薬		
プロピルチオウラシル	ヨウ素有機化阻害，甲状腺ペルオキシダーゼ阻害	甲状腺機能亢進症
チアマゾール	甲状腺ペルオキシダーゼ阻害	濾胞上皮細胞腺腫
過剰のヨード	甲状腺ホルモン分泌阻害	甲状腺機能亢進症
3. その他		
ヨウ化カリウム，ヨウ素レシチン	甲状腺ホルモン分泌抑制	甲状腺機能亢進症，バセドウ病
フェノバルビタール	甲状腺腫プロモーター作用	不眠症，てんかん
エチオナミド	甲状腺機能低下	肺結核
副甲状腺機能に影響を与える薬物		
活性型ビタミン D_3	副甲状腺ホルモン合成抑制	低カルシウム血症，副甲状腺機能亢進症
イプリフラボン	骨吸収抑制，エストロゲンのカルシトニン分泌促進作用増進	骨粗しょう症
エルカトニン	骨吸収抑制，抗副甲状腺ホルモン作用	骨粗しょう症

甲状腺ホルモンは，T_4，T_3 やリバース T_3（rT_3）の総称であり，それらの活性比は，$T_4:T_3:rT_3=100:500:5$ である．血中に放出される甲状腺ホルモンの 98％は T_4 で，T_3 はごくわずかであるが，T_4 の 80％は肝臓，腎臓，脳，脂肪組織などに分布する 5'-脱ヨウ素酵素により T_3 に変換される．T_3 は受容体親和性が T_4 の約 10 倍高いが，血中半減期は短い．一方，多くの組織に分布する 5-脱ヨウ素酵素は，T_4 をホルモン活性のないリバース T_3（rT_3）に変換する．

甲状腺ホルモンはヨウ素イオンとチログロブリンより生合成された前駆体から生成される．前駆体はコロイド中に一時貯留され，TSH 刺激によって濾胞上皮細胞に取り込まれた前駆体は加水分解されてホルモンとなる．合成・分泌は下垂体の TSH の作用によって調節されるが，合成過程では濾胞上皮細胞内の甲状腺ペルオキシダーゼ（thyroid peroxidase, TPO）がヨウ素の有機化において重要な役割を演じている．

甲状腺ホルモンはすべての細胞を標的としており，酸素消費量を増大させ基礎代謝を亢進させる作用に加え，中枢神経の発達や骨の成長などにも関与する．

甲状腺ホルモンの低下は粘液水腫を引き起こす．ヒトではクレチン病（動物では矮小化）が機能低下の症候群であり，過剰な分泌はバセドウ病（別名；グレーブス病）を発症する．

ヨウ素はホルモン合成に必須であるため，海藻類の摂取が少ない地域においてはヨウ素欠乏に起因した甲状腺機能低下による甲状腺腫（goiter）が発症する．また，ヨウ素を過剰摂取した場合においても，ホルモン合成抑制による甲状腺機能低下により甲状腺腫が発症することが知られている．甲状腺ホルモン製剤は甲状腺機能低下症の補充治療薬として使用されており，甲状腺機能亢進症の治療薬としてメチマゾールやプロピルチオウラシル（PTU）などが甲状腺ホルモン合成阻害薬として使用されている．

2）濾胞上皮細胞に対する毒性および腫瘍　濾胞上皮細胞に発現する毒性は，ホルモン合成・分泌を調節する環境の変化に関連した二次的な TSH の分泌刺激によって生じるものに加え，直接，上皮細胞に作用して機能障害を誘発する化合物も報告されている（図 6.12.2）．

i）ホルモン合成過程における直接阻害作用　甲状腺ホルモン合成過程を直接阻害することによって，血中の T_4，T_3 濃度が減少する作用を抗甲状腺作用といい，その作用によりネガティブフィードバックを介して下垂体から TSH が分泌されて甲状腺が腫大することがある．抗甲状腺作用は機能が亢進した甲状腺疾患の治療薬として利用されている．ホルモンの合成過程と阻害化合物を以下に記載する．

①濾胞上皮細胞の無機ヨード取込み過程　血中

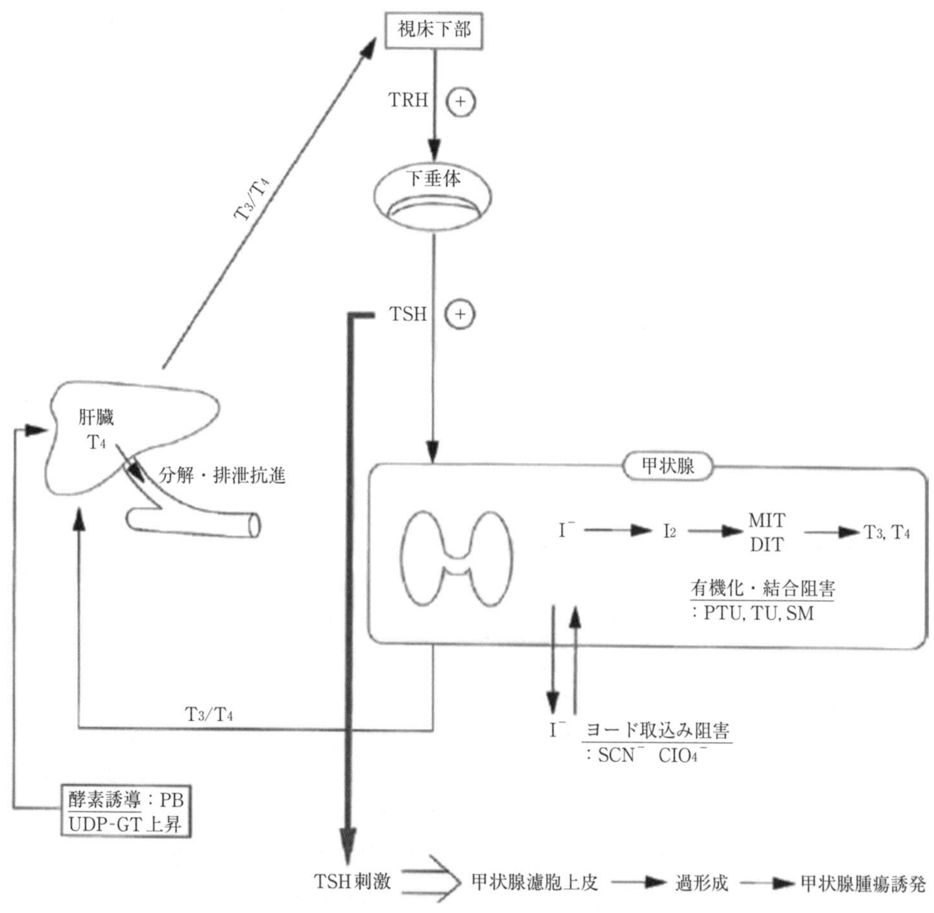

図 6.12.2 甲状腺に影響を及ぼす種々のメカニズム（文献9を改変）

TRH：甲状腺放出ホルモン，TSH：甲状腺刺激ホルモン，MIT：モノヨードチロシン，DIT：ジヨードチロシン，T_3：3,5,3'-トリヨードチロニン，T_4：3,5,3',5'-テトラヨードチロニン，薬物（SCN-：ロダン塩，ClO_4-：過塩素酸塩，PTU：プロピルチオウラシル，TU：チオウレア，SM：スルファジメトキシン，PB：フェノバルビタール）

のヨードを能動輸送（active transport）で取り込み濃縮する過程のうち，過塩素酸イオン（ClO_4^-），チオシアン酸イオン（SCN^-）などは取込みを阻害する．

②ホルモン合成過程　ヨードの有機化，タンパクとの結合あるいは縮合による過程のうち，PTU，メチマゾール，スルファジメトキシン，アミノトリアゾールなどはTPOを阻害する．

③ホルモン分泌過程　加水分解によって生成された T_4 および T_3 の分泌を過剰のヨードやリチウムなどは阻害する．

ii）甲状腺ホルモンの代謝に関連した二次的作用

①肝薬物代謝酵素の誘導　血中に分泌された甲状腺ホルモンは，チロキシン結合グロブリン（thyroxine-binding globulin, TBG），ポスト/プレアルブミンおよびアルブミンに結合しており，この結合タンパク量は動物によって異なる．結合していないホルモンの半減期は短く，TBGがないラットでは甲状腺ホルモンの代謝回転（turn-over）が他の動物種よりも速い．

甲状腺ホルモンは肝臓のUDP-グルクロン酸転移酵素（UDP-GT）によって代謝される．したがって，UDP-GTが亢進するような化合物を投与すると，甲状腺ホルモンの代謝も同時に亢進する．ラットにこのような化合物（フェノバルビタール，3-メチルコラントレン，PCB，DDT，2,3,7,8-TCDDなど）を投与すると，肝臓における甲状腺ホルモンの代謝が亢進するとともに，血中の甲状腺ホルモンの肝臓での代謝回転がさらに進んで，血中の甲状腺ホルモンが減少して，下垂体からのTSH分泌が亢進し甲状腺が肥大することがある．

② T_4 から脱ヨードによって T_3 を生成するチロキシン-5'-脱ヨウ素酵素（thyroxine-5'-deiodenase）過程　T_4 の outer ring 5' 位のヨウ素の脱ヨード化によって T_3 が，inner ring 5 位のヨウ素の脱ヨード化によって rT_3 が生成される．エリスロシン，PTU，イオパノ酸，β-遮断薬はチロキシン 5'-脱ヨウ素酵素阻害作用を有し，T_3 の低下，rT_3 と TSH の増加を生じて甲状腺が肥大することがある．

iii）その他の作用　いくつかの薬剤で濾胞に種々の色素沈着が認められる．抗生物質のミノサイクリンは，代謝物と考えられる物質が濾胞上皮細胞の粗面小胞体およびリソソームに蓄積し，動物およびヒトの甲状腺を黒色化させる．

iv）濾胞上皮細胞腫瘍　濾胞上皮細胞腫瘍の誘発は，血中の甲状腺ホルモンの減少に関連したネガティブフィードバック作用による TSH 分泌亢進が関与していることが多い．実験動物を用いた毒性試験では腫瘍の発生には種差があり，ラットは感受性が高い．その理由は，T_4 の TBG が欠損していることによるホルモンの代謝回転が速いことに関連している．したがって，ラットで甲状腺腫瘍が発生した場合，血中甲状腺ホルモン濃度の測定および UDP-GT 亢進の有無を確認することがメカニズム解明の上で非常に重要になる．

直接作用により腫瘍を誘発する化合物としては，放射能活性を有するヨードが甲状腺に蓄積して甲状腺腫および腫瘍を発症することはよく知られているが，X 線照射も甲状腺に腫瘍を発生させる．また，2-アセチルアミノフルオレン，*N*-メチル-*N*-ニトロソウレア，*N,N*-ビス（2-ヒドロキシプロピル）ニトロソアミンなどの化合物も直接作用して，過形成病変あるいは腫瘍を発生させる．

b. C 細胞ホルモン

1）カルシトニン（calcitonin）　甲状腺濾胞間の結合組織内にある傍濾胞細胞（C 細胞）によって合成・分泌されるホルモンであり，ガストリン，グルカゴン，コレシストキニンなどの消化管ホルモンなどによって分泌が促進し，血中カルシウム・マグネシウム量などによって調節される．上皮小体から分泌される PTH はカルシトニンと拮抗的に作用する．これらのホルモンによる血中カルシウム濃度の調節機構を図 6.12.3 にまとめた．

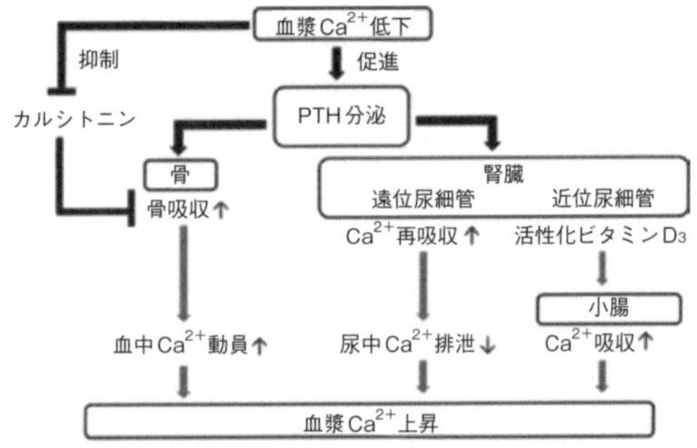

図 6.12.3 ホルモンによる血中カルシウム濃度の調節機構（文献 1 を改変）

ブタカルシトニン（カルシタール），ウナギカルシトニン（エルシトニン），サケカルシトニン（サーモトニン）が閉経後骨粗しょう症などに使われている．

カルシトニンは血清中のカルシウムを調節するために，骨・腎臓に対する作用に加え，消化管からのカルシウムの吸収にも関与する．

i）骨に対する作用　カルシウムの血中への溶出を抑制し，骨へのカルシウムとリン酸の沈着を促進する．また，破骨細胞に作用して骨からのカルシウムの取込みを抑制するが，長期的には，新たな破骨細胞の形成を抑制して骨形成作用を相対的に増加させる．これらの作用によって，血中に流出するカルシウムとリンイオンを低下させる．

ii）腎臓に対する作用　カルシウム排泄を増加させて血中のカルシウムとリンイオンを低下させる．

2）C 細胞に対する毒性および腫瘍　C 細胞に発現する毒性は，他の内分泌臓器と同様に，ホルモン環境の変化，すなわち，フィードバック作用に関連した分泌促進や低下などの二次的な変化と関連して発現し，高カルシウム濃度などの刺激が長期間継続すれば過形成病変あるいは腫瘍が発生する．ヒト型 PTH であるテリパラチドやグルカゴン様ペプチド-1（GLP-1）受容体作用薬であるエキセナチドが 2 年間の発がん性試験で C 細胞腫瘍を誘発したが，そのメカニズムはカルシトニン分泌を亢進させるホルモン環境の変化が関連したものと推測されている．

c. 副甲状腺（上皮小体）ホルモン

1）PTH　副甲状腺の主細胞によって合成・分泌されるホルモンであり，主細胞に存在するカルシウム受容体が細胞外のカルシウム濃度を感知して，血中のカルシウム濃度が増加すると分泌が抑制するフィードバック機構によって，血中カルシウム濃度を調節している．

その作用はC細胞から分泌されるカルシトニンとは拮抗的に作用する．PTHは血清中のカルシウムを調節するために，骨・腎臓に対する作用に加え，消化管からのカルシウムの吸収にも関与する．

i）骨に対する作用　骨芽細胞のPTH受容体と結合して，破骨細胞分化因子であるNFκB活性化受容体リガンド（receptor activator of NF-κB ligand, RANKL）を出現させ，破骨細胞の前駆細胞に発現している受容体（receptor activator of NF-κB, RANK）との結合体によって，前駆細胞からの破骨細胞の分化と活性化を促すことで，血中のカルシウム量を増加させる（破骨細胞の活性化の詳細については6.8節の項を参照されたい）．

ii）腎臓・消化管に対する作用　遠位尿細管とヘンレ係蹄上行脚上皮細胞に作用して，カルシウムの再吸収を促進し，リンの再吸収を抑制する．また，近位尿細管においては，25-ヒドロキシビタミンD_3の1α-水酸化反応を促進させる．活性型ビタミンDである1,25-ジヒドロキシビタミンD_3によって，腸管におけるカルシウムの吸収を促進する．

2）主細胞に対する毒性および腫瘍　主細胞に発現する毒性は，他の内分泌臓器と同様に，ホルモン環境の変化，すなわち，フィードバック作用に関連した分泌促進や低下などの二次的な変化と関連して発現する．

オゾンによる曝露により細胞の萎縮が起こるが，PTHは血中カルシウム濃度によって調節されていることから，低カルシウム濃度を誘発するような臓器（骨・腎臓など）障害が長期間継続した場合には，過形成病変ならびに腫瘍が発生することがある．

6.12.4 副　腎

副腎は皮質と髄質からなり，皮質はステロイドホルモン，髄質はカテコールアミンを産生する．副腎皮質はさらに外側から内側に向かって球状帯，束状（索状）帯，網状帯の3層に区別され，球状帯からは鉱質コルチコイド，束状帯からは糖質コルチコイド，網状帯からはアンドロゲンが分泌される．副腎は他の内分泌腺と同様，ホルモンを運び出すための血管が発達しており，皮質と髄質が協同して急激なストレスに対する適応反応を可能にしている．また，機能は十分解明されていないが，マウスでは霊長類の胎生期皮質と類似したX-Zoneが皮髄境界部にみられる．一方，髄質はカテコールアミンを合成分泌しているクロム親和性（chromaffin）細胞によって構成されている．

副腎皮質および髄質の機能に影響を与える薬物を表6.12.4に示す．

a. 副腎皮質ホルモン

1）鉱質コルチコイド（アルドステロン）　球状帯で合成分泌されるステロイドホルモンで，腎臓遠位尿細管，腸管，唾液腺に作用して血中電解質の調節（Na^+の再吸収とK^+の排泄を促進）し，水分の体内貯留を促進する．

レニン・アンジオテンシン系に属し，特にアンジオテンシンによって分泌を促進する．また，循環血漿量の減少，血中K^+の増加やNa^+の減少によって分泌亢進するが，生理的条件下ではACTHの影響をあまり受けない．高血圧に関連する原発性アルドステロン症は，腺腫などによる鉱質コルチコイドの高値が関連する．

2）糖質コルチコイド（コルチゾール，コルチコステロン）　束状帯で合成・分泌されるステロイドホルモンで，下垂体ACTHにより分泌が促進され，筋肉・脂肪組織・肝臓・リンパ系組織に様々な作用を発現する．副腎皮質における糖質コルチコイドの合成には種差があり，副腎皮質においてシトクロムP450（CYP）の分子種の1つであるCYP17A1が触媒するステロイド17αハイドロラーゼの発現があるヒト，サルおよびイヌの主な糖質コルチコイドはコルチゾールで，発現がないラットおよびマウスではコルチコステロンである．クッシング症候群は糖質コルチコイドの過剰分泌が関連する．糖質コルチコイドは表6.12.1で挙げた作用を含めて様々な作用を有しており，そのうち主な4つの作用を以下に示す．

i）代謝に対する作用　肝細胞における糖新生（非糖質からのグルコース合成）促進，筋細胞におけるタンパク質合成抑制および分解促進，脂肪組織におけるトリグリセリド合成抑制作用を有している．

ii）抗ストレス作用　飢餓，消耗，寒冷，高熱，外傷，出血などのストレスが加わると，下垂体ACTH分泌が著明に亢進し，糖質コルチコイド分泌も急増する．これにより，効率のよいエネルギー源であるグルコースを大量に供給することになり，

表 6.12.4　副腎の機能に影響を与える薬物（文献 8 を改変）

	薬物名	作用機序	臨床適用疾患
皮質機能に影響を与える薬物	1. 副腎皮質ステロイド系薬		
	酢酸コルチゾン	副腎皮質ホルモン作用	副腎皮質機能低下，甲状腺炎，
	プレドニゾロン	副腎皮質ホルモン作用	関節リウマチ，紫斑病，湿疹，
	デキサメタゾン	副腎皮質ホルモン作用	皮膚炎
	2. 副腎皮質刺激ホルモン（ACTH）		
	酢酸テトラコサクチド	副腎皮質ホルモン合成促進	副腎皮質機能不全，気管支喘息，関節リウマチ
	3. 副腎皮質ホルモン合成阻害薬		
	ミトタン	副腎皮質ホルモン作用の減弱	副腎がん，クッシング症候群
	トリロスタン	副腎皮質ホルモンの合成阻害	クッシング症候群，特発性アルドステロン症
	4. 副腎皮質ホルモン分泌低下薬		
	ヒドロクロロチアジドなど	副腎皮質ホルモン分泌抑制	利尿，高血圧症，浮腫
髄質機能に影響を与える薬物	1. 循環器系作用薬		
	塩酸イソプロテレノール	交感神経 β 受容体刺激→心拍数増加	徐脈，心筋梗塞，心不全
	塩酸ドパミン	選択的交感神経 β 受容体刺激→腎血流増加→血圧上昇	急性循環器不全
	ニトログリセリン	血管内皮細胞 NO 産生→ cGMP 生成亢進	狭心症，急性心筋梗塞
	レセルピン	末梢交感神経カテコールアミン枯渇作用	本態性高血圧症
	2. 向精神薬		
	ニコチン	コリン作動性ニコチン受容体刺激	喫煙補助
	クロルプロマジンなど	副腎髄質機能刺激作用および α_1 受容体阻害作用	統合失調症，うつ病，悪心，嘔吐
	3. その他		
	フェノチアジン系抗ヒスタミン薬（塩酸イソチペンジル，プロメタジンなど）	H_1 受容体遮断	アレルギー性疾患
	ベンゾジアゼピン系抗不安薬（アルプラゾラム，オキサゾラムなど）	$GABA_A$ 受容体遮断	不安神経症，うつ病
	三環系抗うつ薬（アモキサピン，塩酸ノルトリプチリンなど）	脳内神経終末ノルアドレナリン，セロトニン取込み阻害	うつ病
	四環系抗うつ薬（塩酸ミアンセリン，マレイン酸セチプチリン）	ノルアドレナリンの代謝亢進，遊離促進	うつ病
	MAO-B 阻害薬（塩酸セレギリン）	脳内ドパミンの補充作用	パーキンソン病
	レボドパ	脳内ドパミンの補充作用	パーキンソン病

ストレスからの回復を図る作用があると考えられている．

iii）カテコールアミン，グルカゴンに対する許容作用　カテコールアミンによる脂肪分解作用や気管支拡張作用，グルカゴンによる糖新生作用には，いずれも糖質コルチコイドの存在が必要である．

iv）抗炎症作用　コルチゾールは，リソソーム膜を安定化させることでプロテアーゼの放出を防ぐとともに，プロスタグランジンやロイコトリエンなどの chemical mediator の産生を抑制し，血管透過性を低下させ，好中球の遊走，肥満細胞からのヒスタミン放出や，食細胞による貪食も抑制する．コルチゾールの大量投与は，関節リウマチなどの慢性炎症性疾患の治療に用いられる．ただし，リンパ球による細胞性免疫も抑制されるため，感染症に対する抵抗性が減弱する．

3）アンドロゲン　網状帯で合成・分泌されるアンドロゲンの主体はデヒドロエピアンドロステロン（dehydroepiandrosterone, DHEA）で，雌雄ともに分泌されるが，特に，雄では生殖器の発育・維持，FSH と協同して精子形成促進作用を有す．下垂体 LH の作用により分泌を促進する．また，副腎皮質においてステロイド 17α ハイドロラーゼがないラットおよびマウスでは副腎アンドロゲンは合成，分泌されない．

なお，アンドロゲンは，雄では主に精巣のライディッヒ細胞から分泌され，雌では卵胞顆粒細胞から分泌されたアンドロゲンは顆粒膜細胞に送られてエストロゲンに変換されて作用を発揮する（詳細は 6.11 節を参照されたい）．

b. 副腎髄質ホルモン（アドレナリンおよびノルアドレナリン）　髄質細胞で合成・分泌されるホ

ルモンは神経節や脳神経系における神経伝達物質と同質で交感神経の活動と関連する．分泌されたカテコールアミンの約80％がアドレナリンで20％がノルアドレナリンである．ノルアドレナリンまでは交感神経節後線維（アドレナリン作動性）や脳においても合成されるが，アドレナリンへの変換に必要なフェニルエタノールアミン *N*-メチルトランスフェラーゼ（PNMT）は副腎髄質のみに分布し，PNMTの合成は，副腎皮質由来の糖質コルチコイドによって誘導される．血中に放出されたアドレナリンは，ノルアドレナリンと同様に心臓に対しては心拍数や血圧を上昇させ，肝臓におけるグリコーゲン分解促進によるブドウ糖の血中濃度上昇作用を発現するが，その作用はアドレナリンの方が強い．

c. 副腎に対する毒性および腫瘍　副腎皮質に発現する毒性は，ホルモン合成・分泌を調節する環境の変化に関連した二次的な変化として生じるものに加え，各細胞に直接作用して機能障害を誘発する化合物も報告されている．

皮質では，コレステロールを取り込んでステロイドホルモンを合成する酵素系を障害するような化合物によって毒性が発現することがある．すなわち，脂溶性の高い化合物は皮質細胞に取り込まれて蓄積しやすい特性を有しているために，酵素阻害やCYPにより活性型の代謝物を生じる化合物の場合は脂質蓄積症などの様々な毒性を皮質細胞に発現する．アクリロニトリル，アリルアミン，システアミン，3-アミノプロピオニトリルなどの脂肪族化合物は網状帯・束状帯の脂質蓄積症を，中性コレステロールエステル水解酵素（neutral cholesterol ester hydroxylase, NCEH）を阻害するリン酸トリ-*o*-クレジルや他のリン酸トリアリル類はコレステロールエステルの蓄積症を，アシルCoA転移酵素（acyl CoA transferase, ACAT）阻害薬はコレステロールの細胞内蓄積を促して脂質蓄積症を誘発する．タモキシフェン，トリパラノール，クロロキンやクロルフェンテルミンなどはリソソームに作用してリン脂質症を発症する．ステロイド系薬物，ヒドロクロロチアジドのような利尿薬やカプトプリルのようなアンジオテンシン変換酵素（angiotensin converting enzyme, ACE）阻害薬は球状帯細胞の萎縮を起こす．その他，四塩化炭素は細胞内小器官のミトコンドリアや滑面小胞体に作用して皮質細胞の変性を起こすことがある．

また，副腎はストレスに対抗するホルモンを産生する臓器のため，非臨床毒性試験において，高用量群でみられる持続的な摂餌量低下および体重減少，あるいは腫瘍や外傷，出血などによるストレスによっても，皮質束状帯細胞の脂肪滴消失や副腎重量の増加を伴う肥大がみられることがある．

副腎皮質腫瘍を誘発する化合物として，ジブロモクロロプロパン，パラチオン，テトラクロルビンホス，ウレタン，リノレン酸などがラットに腫瘍を誘発することが報告されているが，そのメカニズムにはフィードバック作用によるACTHなどのホルモン環境の変化が強く関連している．

副腎副腎髄質に発現する毒性もホルモン環境の変化（高GHや高PRL血症）によって，増殖性病変が生じるが，レセルピン，ニコチンや各種抗うつ薬などの神経伝達物質へ作用する薬物が髄質細胞の増生を誘発することも知られている．また，高カルシウム血症もカテコールアミン合成を促進することから，ラットにビタミンD_3やカルシウムの吸収を促進する化合物を投与すると副腎髄質の過形成および腫瘍（褐色細胞腫）が誘発される．

6.12.5 膵臓（膵島）

膵臓組織の90％以上はアミラーゼなどの消化酵素を十二指腸に分泌する外分泌腺であるが，その中にランゲルハンス島（膵島，pancreatic islets）という内分泌細胞が存在している．膵島を構成する細胞をヘマトキシリン・エオジン染色標本で区別するのは困難であるが，特殊染色，各ホルモンの免疫組織化学や電子顕微鏡により，グルカゴンを分泌するα細胞，インスリンを分泌するβ細胞，ソマトスタチンを分泌するδ細胞および膵ポリペプチドを分泌するPP細胞の4種の細胞に区別することができ，このうちβ細胞が膵島の約70％を占める．膵島の主な役割が血糖値コントロールであることから血糖値を上昇あるいは低下させる薬物を表6.12.5，表6.12.6に示す．

a. 膵島ホルモン

1）インスリン　β細胞によって合成・分泌されるホルモンで，受容体をもつ多くの組織・細胞に作用し，特に，肝臓・骨格筋・脂肪組織において以下のような重要なはたらきをする．

i）肝臓に対する作用　グリコーゲン合成促進，グリコーゲン分解抑制，解糖系酵素の誘導と糖新生系酵素の誘導抑制作用，タンパク合成促進，脂

表 6.12.5 血糖値を上昇させる代表的な薬物（文献 8 を改変）

薬物名	作用機序	臨床適用疾患
1. インスリン分泌関連		
インターフェロン α/β, γγ	インスリン分泌抑制作用, 抵抗性増強作用	悪性腫瘍, C 型肝炎, ウィルス性肝炎
中枢性 α 受容体遮断薬		
塩酸クロニジン	インスリン分泌抑制	本態性高血圧症
L-アスパラギン酸カリウム	インスリン分泌抑制, グルカゴン分泌促進	悪性腫瘍
カテコールアミン, ドパミン, レボドパ	α_2 受容体刺激→インスリン分泌抑制	心不全
チアジド系利尿剤		
ヒドロクロロチアジド	インスリン分泌抑制	高血圧症
シクロスポリン	膵 β 細胞破壊→インスリン分泌不全	免疫亢進症
インドメタシン	インスリン分泌抑制	炎症, 発熱, 疼痛
フェニトイン	インスリン分泌抑制	てんかん発作
塩酸ベラパミル	インスリン分泌抑制	狭心症
フェノチアジン系薬物		
マレイン酸フルフェナジン, 塩酸クロルプロマジン	インスリン分泌抑制	統合失調症
Ca 受容体拮抗薬		
ニフェジピン	Ca^{2+} の β 細胞内流入抑制→インスリン分泌抑制	免疫亢進症 高血圧症
ループ利尿薬		
アゾセミド	PGE 合成促進→インスリン分泌抑制	高血圧症
塩酸モルヒネ	インスリン分泌抑制, グルカゴン分泌促進	疼痛
2. 糖新生とインスリン抵抗性薬物		
ACTH	インスリン抵抗性作用	副腎皮質機能低下
甲状腺ホルモン		
レボチロキシンナトリウム	インスリン抵抗性増強, 消化管における糖の吸収促進	甲状腺機能低下
アドレナリン	cAMP 増加→グリコーゲン分解促進	気管支喘息, ショック時低血圧
糖質コルチコイド		
酢酸コルチゾン	肝臓における糖新生作用, インスリン抵抗性増強	副腎皮質機能低下
ニコチン酸, ニコチン酸アミド	肝臓におけるブドウ糖同化作用	ニコチン酸欠乏症
3. 耐糖能関連薬		
イソニアジド	糖代謝障害, 耐糖能の異常	結核
酢酸ブセレリン	下垂体の感受性低下による耐糖能の悪化	子宮内膜症, 中枢性思春期早発症
HIV プロテアーゼ阻害薬		
硫酸イソジナビル, サキナビル, リトナビル	耐糖能の悪化	HIV 感染症
4. その他		
リファンピシン	インスリンの肝臓での代謝促進	結核
経口避妊薬		
エチニルエストラジオール	機作不明	避妊
タクロリムス水和物	機作不明	免疫抑制

肪酸合成促進作用.

ii）筋肉に対する作用　糖・アミノ酸取込みの促進，カリウム摂取促進，グリコーゲン合成促進，タンパク合成の促進，タンパク分解抑制作用.

iii）脂肪組織　糖取込みの促進，脂肪の合成促進，脂肪分解抑制作用.

インスリンは血糖を下げる唯一のホルモンであり，分泌の調整因子は以下のように様々である.

i）分泌促進因子：糖（ブドウ糖，マンノース），アミノ酸（アルギニン，リジン），ホルモン（グルカゴン，消化管ホルモンなど），迷走神経刺激，交感神経 α 受容体遮断，β 受容体刺激，薬物（スルホニルウレア，モノアミン酸化酵素阻害薬（MAO）など）.

ii）分泌抑制因子：糖代謝拮抗物質（2-デオキシグルコース，セロトニン，グルコサミン），ホルモン（カテコールアミン，ソマトスタチンなど）.

2）グルカゴン，ソマトスタチン，ニューロペプチド　α 細胞によって合成・分泌されるグルカゴンの主な標的臓器は肝臓（グリコーゲン分解促進，

表 6.12.6 血糖値を低下させる代表的な薬物（文献 8 を改変）

薬物名	作用機序	臨床適用疾患
1. 糖尿病治療薬		
インスリン製剤		
遺伝子組換えインスリン	インスリン受容体に結合し糖の取込み促進．肝臓・筋肉でのグリコーゲン合成促進などのインスリン作用	糖尿病
速効性インスリン分泌促進薬		
ナテグリニド	膵β細胞を刺激して，インスリン分泌促進	Ⅱ型糖尿病の食後血糖上昇防止
DPP-4 阻害薬		
シタグリプチン	インスリンの作用増強	Ⅱ型糖尿病
GLP-1 受容体作動薬		
リラグルチド	インスリンの作用増強	Ⅱ型糖尿病
インスリン抵抗性改善作用		
塩酸ピオグリタゾン	インスリンの作用増強	Ⅱ型糖尿病
α-グルコシダーゼ阻害薬		
ボグリボース，アカルボース	腸管における選択的α-グリコシダーゼ阻害→糖質の消化遅延	糖尿病の食後血糖上昇防止
スルホニルウレア薬系薬物		
トルブタミド，グリベンクラミド，グリメピリド	膵β細胞を刺激して，インスリン分泌促進	Ⅱ型糖尿病
ビグアナイド系薬物		
塩酸メトホルミンなど	肝臓での糖新生抑制，解糖作用促進	Ⅱ型糖尿病
SGLT-2 阻害薬		
イプラグリフロジンなど	近位尿細管に作用し，糖の再吸収抑制	Ⅱ型糖尿病
2. インスリン分泌関連		
アセトアミノフェン	インスリン分泌の増強作用	解熱
スルホンアミド系薬物		
スルファメトキサゾール	インスリン分泌の増強作用	感染症
硫酸キニーネ	インスリン分泌の増強作用	マラリア
α_1 受容体遮断薬		
塩酸プラゾシン	インスリン分泌の増強作用	高血圧症
ウラピジル		
MAO-B 阻害薬		
塩酸セレギリン	インスリン分泌の増強作用	パーキンソン病
3. 糖新生抑制とインスリン抵抗性		
β_1 受容体遮断薬		
塩酸カルテオロール	糖新生抑制	高血圧症
塩酸プロプラノロール		
アルドース還元酵素阻害薬		
エパルレスタット	神経細胞におけるソルビトールの蓄積抑制	糖尿病性末梢神経障害
テトラサイクリン系抗菌薬		
塩酸テトラサイクリン	インスリン感受性増強	感染症
酢酸オクトレオチド	グルカゴン，成長ホルモン分泌抑制	消化管性ホルモン産生腫瘍

糖新生作用，血糖上昇作用）・脂肪組織（中性脂肪分解促進）・膵臓（インスリン・ソマトスタチン分泌促進）に加えガストリン分泌促進や消化管運動抑制作用がある．低血糖，絶食，遊離脂肪酸・アルギニンなどのアミノ酸の減少などによって分泌が促進する．

δ細胞によって合成・分泌されるソマトスタチンは，膵臓β・α細胞に作用してインスリンやグルカゴンの分泌抑制のほかに，消化管に作用してガストリン，セクレチンの分泌を抑制する．

PP 細胞によって合成分泌される膵ポリペプチドは，膵外分泌腺酵素の分泌阻害，胆嚢弛緩作用などを有す．

b. 膵島に対する毒性および腫瘍 膵島に発現する毒性は，ホルモン合成・分泌を調節する環境の変化に関連した二次的な変化として生じるものに加え，各細胞に直接作用して機能障害を誘発する化合物も報告されている．

インスリン投与によって急性低血糖が起こることは知られており，β細胞が傷害され血中のインスリン濃度を一過性に増加させる化合物では低血糖が発現する．アロキサンやストレプトゾトシンは，β細胞障害によるインスリン合成・分泌を障害して糖尿病を誘発する化合物として知られているが，ほかにもβ細胞を障害する化学物質として，クロロゾトシン，シプロヘプタジン，フロセミド，シクロスポリンなどがある．また，コバルト塩，デカメチレンジグアニジン，フェニルエチルジグアニドなどはグルカゴン血症や α 細胞の空胞化を引き起こす．

腫瘍を誘発する化合物として，ストレプトゾトシンやアロキサンが知られているが，6-ジエチルアミノエチル-4-ヒドロキシアミノキノリン 1-オキシド，ヘリオトリン，ピロリジンアルカロイドなどもラットに膵島腫瘍を誘発する．

6.12.6 毒性評価アプローチ

非臨床毒性試験において内分泌系臓器の変化に遭遇した場合，それが薬物の直接的な作用によるものか，または他の要因に関連した二次的な変化なのかを考察する必要がある．たとえば，甲状腺濾胞上皮の肥大については，抗甲状腺薬による甲状腺ホルモン合成阻害により誘発されるが，ラットでは肝薬物代謝酵素を誘導する薬物による甲状腺ホルモンの代謝亢進によっても生じることがあるため，肝臓における薬物代謝酵素活性測定，血漿中甲状腺ホルモン量測定は機序を推測するための有益なアプローチである．副腎皮質の肥大は，コレステロール生合成阻害により誘発されるが，一般状態の悪化などで動物が強いストレス下にある場合には非特異的に生じることがあるため，一般状態，体重，および臓器重量の変化に加え，潰瘍などの消化管障害の有無などについての関連情報を含めた考察が必要である．また，副腎皮質機能の低下が疑われた場合には，副腎の重量や組織所見のみならず，脱毛などの症状の有無，血中 Na^+，K^+ およびグルコースの値，ACTH，アルドステロン，コルチゾールなどの血中ホルモンレベル，下垂体および腎臓の組織所見を確認することも重要になる．

一方で，内分泌系臓器は視床下部-下垂体系など，上位器官から分泌される上位ホルモンなどの制御下におかれているため，出現した毒性変化の表現型と発現機序の関連を説明することが困難なケースも少なくない．このようなケースでは，関連臓器やホルモンによる制御下から独立した，特定の内分泌臓器由来の培養細胞を用いた系やレポータージーンアッセイなど，in vitro 評価系が有効である．近年，ホルモン受容体と細胞内情報伝達系，DNA とホルモンの相互作用に関する知見がさらに増えつつあり，同時にオミクス手法を用いたアプローチも盛んになってきている． ［猪又　晃・髙岡雅哉］

文　献

1) 坂井建雄，河原克雅共編（2012）：カラー図解 人体の正常構造と機能，pp.536-573，日本医事新報社．
2) 岩尾　洋他監修（2011）：実験薬理学 創薬研究のストラテジー 下，pp.184-190，金芳堂．
3) Haschek, W. M. et al. (eds.) (2002) : Handbook of Toxicologic Pathology Vol.2. (2nd ed.), pp.227-254, pp.681-783, Academic Press.
4) Klaassen, C. D. (ed.) (2007) : Casarett & Doull's Toxicology, The basic science of poisons. (7th ed.), pp.807-879, MacGraw-Hill.
5) Boekelheide, K. et al. (eds.) (1997) : Comprehensive toxicology vol.10, pp.637-649, pp.651-669, pp.679-689, pp.701-724, Pergamon.
6) Greaves, P. (2000) : Histopathology of preclinical toxicity studies, interpretation and relevance in drug safety evaluation (2nd ed.), pp.503-515, pp.736-822, Elsevier.
7) Riddle, R. H. (ed.) (1982) : Pathology of drug-induced and toxic diseases, pp.607-629, pp.631-648, Churchill-Livingstone.
8) 佐藤哲男他編（2006）：医薬品のトキシコロジー，pp.156-170，南江堂．
9) 伊東信行編（1994）：最新毒性病理学，pp.281-316，中山書店．
10) 大地陸男（2003）：生理学テキスト第 4 版，pp.381-424，文光堂．

7

環 境 毒 性

7.1 環境毒性とは

7.1.1 概 要

環境毒性とは，広義には生物群集と大気，水，土壌，光などの無機的環境から構成される生態系への化学物質の悪影響をさし，生態毒性ともいう．しかし複雑な生態系の中で，化学物質の影響を検出するのは困難なことから，ある一定の条件下において生物に化学物質を曝露させてその反応を観察する生態毒性試験が実施され，その結果により生態系での悪影響が推測される．

生態毒性試験に用いられる生物は，一般的には生態系における機能，取扱いの容易さ，感受性の高さなどに基づいて選定される．また自国の風土に適した生物，棲息の歴史，経済的な利用価値などによって選ばれることもあり，国ごとに土着の試験生物が用いられる場合も多い．生物試験をその試験手法から分類すると広義には in vitro 試験，in vivo 試験，フィールド試験（メソコスム，マイクロコズムなど）を指すが，狭義には in vivo 試験を生態毒性試験とよぶことが多い．

7.1.2 生態系と生態毒性試験

生態毒性試験は生態系への悪影響の推測に用いられるが，必ずしも生態系全体または一部の影響を代替する試験法ではなく，ある生物に対する化学物質の影響を調べているにすぎない．生態系ピラミッドまたは食物連鎖（food chain）の考え方によると，ある階層の生物（群）に影響があるとその1つ上や下の階層の生物に影響を与え，その結果として全体のバランスが崩れると説明される．藻類，メダカやミジンコがその階層の象徴的な生物として扱われている．しかし生態毒性試験で用いられている試験生物は，自然界では必ずしもその階層を代表する生物ではなく，試験生物への影響を拡大解釈して環境リスクを過大評価してはいけない．ただし同時に，試験生物に生じる悪影響は同類の生物種（階層）にも起こりうると容易に推測できるため，環境リスクを過小評価する可能性にも注意が必要である．フードウェブ（食物網）の考え方では，実際の生態系は網目のように複雑かつ柔軟で，ある種の生物への影響は直接・間接的につながり全体に影響を与える（図7.1.1）．しかし影響生物の代替など環境の有する自己修復機能（緩衝効果）により，何らかの要因でバランスが崩されても時間が経過すると同等または異なる平衡状態に達する（必ずしも復元ではない）と考えられる．環境の良し悪しについて，概念的にも具象的にも説明することは難しいため，厳密に定義付けることはできないが，一般的には持続（再生産）可能な生態系を有していることがよい環境とみなされる．つまり，たとえ生物個体が生きていても，繁殖できないような環境はよくない．よって生態系評価には生態毒性試験法の中で生物の持続可能性が推定できる慢性毒性試験（後述）の結果または急性毒性値から推定される慢性毒性値が用いられる．

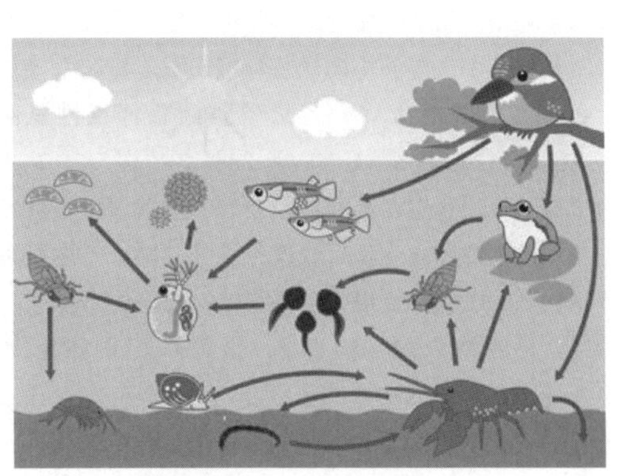
図 7.1.1 生態系の食物網の例

7.1.3　ヒト健康影響と生態毒性の違い

一般的に生態毒性試験は，化学物質の生態系への影響を推測する試験と考えられるが，ヒトの健康影響の代替試験として用いられる場合もある．ヒト健康のリスク評価に野生生物の試験を用いる場合には，魚類，甲殻類および藻類と哺乳類の間には化学物質の作用機序や作用点，また解毒のしくみなどが異なることを十分理解しておく必要がある．たとえば甲殻類への悪影響が生じた物質に必ずヒトの健康に対する有害性があるわけではない．ただし，魚類と哺乳類を比較すると，同じ脊椎動物なのでそれらの生理作用の類似性は甲殻類や藻類よりは高く，ある種の化学物質については同様の反応を示すと考えられている．そこで，魚類（メダカ，コイなど）がヒト健康のリスク評価に使われる場合もある．実験動物福祉の観点から哺乳類を使った動物試験は減らす傾向にあるため，実験動物福祉の対象として哺乳類よりは厳しくない魚類がヒト健康の代替 in vivo 試験生物として着目されているが，どこまで代替できるかに関しては現在研究が進められている．

よって，ここでは生態毒性試験は前者の，環境リスクの評価手法あるいは環境健全性を推測する手法として位置づける．

7.1.4　様々な生態毒性試験

in vivo 試験の他にも化学物質管理に用いられる広い意味での生物試験が存在する．これら生物試験の種類と化学物質影響との関係を図 7.1.2 に示した．

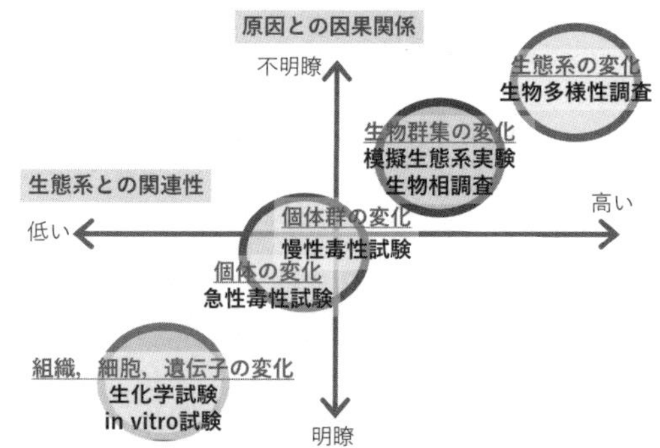

図 7.1.2　生物試験の種類と化学物質との因果関係

in vitro 試験は，ヒト健康影響に関する試験では，染色体異常試験など多くの試験が使われているが，生態毒性分野では少ない．ダイオキシン類，多環芳香族炭化水素や内分泌かく乱化学物質などある種の環境汚染化学物質の検出には受容体結合試験が用いられている．培養細胞を用いてある種の機能を特化した試験法が近年多く開発されている．厳密な定義では当てはまらないが，魚類胚期急性毒性試験（OECD TG236）は OECD テストガイドラインの中では in vitro 生態毒性試験として位置づけられている．日本では化学物質管理の規制に関する生態毒性試験としてはまだ用いられてはいないが，欧州における化学物質の登録，評価，認可および制限に関する規制（Regulation concerning the Registration, Evaluation, Authorisation and Restriction of Chemicals, REACH）では採用されており，実験動物福祉の観点からこれらの in vitro 試験は今後普及する可能性が高い．

メソコスム試験とは，自然に近い環境を人工的に作り出し，複雑な水生生態系への被験物質の影響を調査する高次の試験である．生態系を模した試験とされ現実に近い結果が得られるとされているが，そこに生育させる生物種と量，試験フィールドの大きさ，観察期間などの設定によって得られる結果が変化することや，同一条件でも再現性を得ることが難しいなどの問題点がある．また観察点が多岐にわたるため，影響の重み付けが多様化し，有害性の解釈の仕方によって総合的な評価も変化する．化学物質の有害影響を，生物間のバランスを重視すると過大に評価し，生態系の許容性に視点を置くと過小に評価する可能性があるので注意を要する．

マイクロコズムとは生態系の一部を何らかの手段で閉鎖的（半閉鎖的）に隔離して条件のコントロールを可能にした試験系である．比較的低次栄養段階の生物により構成されたマイクロコズムは再現性が高いとされているが，高次栄養段階の生物を含むマイクロコズムでは，ライフスパンの違いなどにより構成種の組成・量を制御することが難しい．マイクロコズムは生態系のミニチュアではなく，化学物質による種の遷移，競合・共生，濃縮などの事象・機能を再現するものと考えられる．先に述べた環境の緩衝効果を有しているため個別生物を用いた生態毒性試験より生態系に近い結果が得られる一方で，有害化学物質の蓋然性が低下する可能性がある．

7.1.5　急性毒性と慢性毒性

生物試験の分類方法の一つに急性毒性と慢性毒性という分け方がある．ヒト健康影響と生態毒性ではその急性毒性と慢性毒性の考え方が異なる．ヒト健康影響を調べる試験では，試験生物としてラットなどの実験動物を用い，急性毒性は1回または短時間曝露したときに短時間で現れる毒性をさし，慢性毒性は長期間の継続曝露（反復投与）により引き起こされる毒性をさす．一方，生態毒性試験では数時間で分裂を繰り返す緑藻類から数年生きる小魚類まで様々な寿命・生活史の試験生物が用いられるため，時間軸で急性と慢性を区別することはできない．そのため一般には，個体の生死を調べるのが急性毒性試験，個体群（個体群とは，ある空間内に存在する同一種または亜種による均一な個体の集団をさし，他の集団と区別できるものである）または種の存続可能性を示唆する試験が慢性毒性試験とされる．つまり，前者は，死亡，遊泳阻害，呼吸・血流・心拍の停止などを指標（エンドポイント）とする．後者は，成長，生長，繁殖，増殖などがエンドポイントとなる．たとえば卵期と仔期，幼生期から成熟期といった2つ以上の異なる成長ステージをまたいで影響を観察する試験は慢性毒性試験とされる．試験生物の生涯の中で最も鋭敏とされるステージでの試験，または変態，産卵，ふ化，受精や脱皮など生死ではなく次のステージへの移行可能性が示唆される特殊なエンドポイントの場合には亜急性または亜慢性毒性試験とよぶこともある．しかし，どちらにも定義できない例もあり，急性毒性・慢性毒性の区別は試験ガイドラインごとに決められている．藻類増殖試験のように，慣例によって同一試験内の統計処理の違いで急性と慢性が区別されている例（最大無影響濃度を慢性毒性値，半数影響濃度を急性毒性値として取り扱う）もある．

健康影響の急性毒性の程度は半数致死量（LD_{50}）で示され，慢性毒性の程度は無毒性量（NOAEL）または無影響量（NOEL）で示される．健康有害性を評価する試験の場合は曝露経路が経口または吸入であることが多いため，耐容1日摂取量（tolerable daily intake，TDI）が毒性の程度の指標として用いられることも多いが，生態毒性では，そのような摂取量を基準とした考え方は今のところ一般的ではない．生態毒性試験では，試験生物が動物ではなく植物の場合もあり，主な曝露経路は試験生物によって異なる．魚類では主として，体表，鰓経由や経口による曝露が考えられるが，それぞれの経路の割合は生物種，曝露環境や生物のステージ（成長段階）によって変化する．個体当たりの投与量（摂取量）を正確に測ることが難しいため，水中濃度が曝露量の代わりに用いられている．そのため環境基準値やリスク評価の結果も水中濃度により規定され，その単位もモル（量）ではなくmg/Lなどの濃度単位が用いられる．

わが国の水生生物の保全にかかわる水質環境基準は，公共用水域において通常維持されるべき水質の水準を検討するものであることから，基本的に慢性影響の観点から目標値を導出することが妥当とされている．つまり持続可能な生態系を維持するためには個体の生存より種の存続に重点を置くべきだと考えられる．ただし，試験ガイドラインの内容から急性毒性の指標となる半数致死濃度（EC_{50}）は，慢性毒性指標となる無影響濃度（NOEC）よりは必ず大きくなる．死亡が認められない状況下で繁殖量への影響を調べるのが通常の慢性毒性試験手法である．自然界では生物は様々な要因によってほとんど淘汰されて死んでおり，繁殖に関与できるのはごく少数であるということから，慢性毒性値>急性毒性値と誤解される場合もあるが，それは化学物質だけの影響を考えた生態毒性の場合には当てはまらない．不確定係数（後述）の設定の仕方と存在する生態毒性データの質と量にもよるが，現時点では慢性毒性値から求められた環境影響予測の方が急性毒性値から求められた予測よりも妥当性が高いと評価される．

7.1.6 化審法で用いられている生態毒性試験

平成15年の化学物質の審査及び製造等の規制に関する法律（化審法，後述）改正により，平成16年度からは，事業者は新規化学物質の製造または輸入の届出を行う際に生態毒性試験の試験成績の提出が求められることとなった．OECDのテストガイドラインまたは化審法テストガイドラインに基づき，水生生物（藻類，甲殻類，魚類および底生生物）を対象とした生態毒性に関する試験が環境省のGLP（Good Laboratory Practice）に適合している試験施設で実施されている．

藻類は単細胞緑藻類の一種である *Pseudokirchneriella subcapitata*（旧 *Selenastrum capricornutum*）を使用して，藻類生長阻害試験（OECD TG201）に従い，化学物質に72時間曝露した際の藻類の生長および増殖に及ぼす影響を，急性毒性の場合には50%生長阻害濃度（EC_{50}）を，慢性毒性の場合にはNOECを求める．藻類では同一試験であるが統計処理の仕方によって慢性と急性を使い分けている．

甲殻類はミジンコの一種であるオオミジンコ（*Daphnia magna*）を使用し，急性毒性はミジンコ急性遊泳阻害試験（OECD TG202）に従い，化学物質に48時間曝露した際のミジンコの遊泳に及ぼす影響を，半数遊泳阻害濃度（EC_{50}）として求める．慢性毒性はミジンコ繁殖試験（OECD TG211）に従い，化学物質に21日間曝露した際のミジンコの繁殖に及ぼす影響を，その最小影響濃度（LOEC）およびNOECとして求める．

魚類はメダカ（*Oryzias latipes*）を使用し，急性毒性は魚類急性毒性試験（OECD TG203）に従い，化学物質に96時間曝露した際の魚類に及ぼす影響を半数致死濃度（EC_{50}）として求める．慢性毒性は魚類初期生活段階毒性試験（OECD TG210）に従い，化学物質に受精直後の卵からふ化後約30日まで曝露した際に試験魚の成長や行動に及ぼす影響を，そのLOECおよびNOECとして求める．

底生生物はユスリカの一種であるセスジユスリカ（*Chironomus yoshimatsui*）を使用している．化学物質を底質に添加するユスリカ毒性試験（OECD TG218）に従い，ユスリカのふ化後一齢幼虫から羽化まで（20〜28日間）化学物質に曝露した際に成長に及ぼす影響を，羽化率を測定することにより求める．

なお，OECDテストガイドラインの中に，慢性毒性の指標としてX%阻害濃度（inhibition concentration X%，IC_X）を用いてもよいと記載されているが，Xの数値は試験方法や使用目的によって変わるため，今のところ統一された数字は示されていない．

7.2　環境リスクの考え方

現在，流通している化学物質の中に存在するヒトや野生生物に対して有害なものが大気，水，土壌，食品等の媒体を経由してヒトの健康や生態系に影響を与えている可能性がある．これらの環境汚染の影響を未然に防止するためには，環境中に排出された化学物質がヒトの健康や生態系に有害な影響を及ぼす可能性，すなわち環境リスクを評価し，その結果に基づき適切な対策を講じていく必要がある．

環境リスクの大きさは，化学物質の有害性の程度と，生物への曝露量（呼吸，飲食，皮膚接触などの経路由来）の積で決まる．ただし環境中への化学物質の排出量と曝露量とは異なることは留意すべきである．

7.2.1　科学的な知見に基づく環境リスク評価

ヒトの健康に対するリスク評価の考え方が生態リスク評価より先に確立されたため，生態系については健康リスクにおける考え方を参考にしている．

7.2.2　化学物質の生態リスク評価とは

一般的には環境中に放出される化学物質の生態リスク評価は，化学物質が環境中の生物に与える「有害性の強さ（予測無影響濃度，predicted no-effect concentration，PNEC）」と環境中に放出された化学物質がどの程度生物に到達するかの「曝露量（予測環境中濃度，predicted environmental concentration，PEC）」によって示される．その2つの値の比（PEC/PNEC）をハザード比（hazard quotient, HQ）とよび，HQが1以上ならばリスクの懸念があると考える．

a. 有害性評価　有害性評価は，化学物質が生態系に及ぼす有害影響を特定し，用量（濃度）と反応（影響）の関係を基にして定量的に有害性の強さで表す．化学物質の生態リスクは，国際的に採用されている代表的な生物（緑藻類，甲殻類，魚類など）を用いた試験データを利用して評価される．

b. 曝露評価　曝露評価では，生態系中の生物に対する化学物質の曝露量を推定する．化学物質の環境中濃度の測定データに基づき環境中の生物に対する曝露量を把握する方法や，発生源からの排出量に基づいて化学物質の性質と環境中の挙動を考慮した上で数理モデルを使って環境中濃度を予測し，曝露量を推定する方法などが用いられている．

c. リスクの判定　以上の結果に基づき，生態系に対する影響の種類や程度，それらの影響が生じる曝露レベルを明らかにして，環境リスクの程度を総合的に判定する．

7.2.3　リスクの判定の考え方

化学物質によっては，あるレベル（閾値）以下であればまったく影響が生じないと考えられる場合と，発がんなど閾値がなくどのような量でも影響が生じると考えられる場合がある．通常，生態毒性の場合には発がんを考慮しないため，閾値がない影響の例は少ない．

閾値がある場合は，試験データにより求められた無影響濃度（NOEC）と，曝露量を比較することにより生態系影響の有無について判定が行われる．

評価の過程には不確実な要因がいくつか含まれて

おり，安全側で評価を行うために不確実係数の考え方が用いられる．NOECなどの値を，生物試験データのばらつき，急性・慢性毒性試験の違い，生物種間感受性差，データセットの有無などをもとに決められた不確実係数（10～1000）で割ることにより安全側の評価が行われる．

リスク評価は生物試験で影響が生じるレベルよりもかなり安全側の値で判定されていることに注意すべきである．

7.2.4　環境リスク評価の活用

a.　環境リスク初期評価　相対的に生態毒性などの環境リスクが高いと考えられる物質を抽出することを目的として行われているスクリーニング的な評価を指す．環境省では化学物質の環境リスクに関する初期評価を行っており，その結果，次に詳細な評価を行う候補物質や情報収集に努める必要がある物質を抽出している．

b.　環境リスクの詳細評価　リスク初期評価の結果，環境リスク低減に向けた対応の必要性を判定し，より詳細なリスク評価が行われる．

c.　地域における環境リスク評価　化学物質の地域における環境中濃度などの情報に基づき，地域の特徴に基づいた環境リスク評価を行うことができる．環境省の化学物質環境汚染実態調査結果や「特定化学物質の環境への排出量の把握等及び管理の改善の促進に関する法律」(化学物質排出把握管理促進法，または化管法）に基づく排出データが活用される．

d.　様々な価値判断に基づく環境リスクの解釈　環境リスク評価は科学的な根拠に基づいて得られた確かな事実であるが，それをどう解釈し，受け止めるかは，受け取る側の理解度，経験，知識，立場，哲学により様々に変化する．ときには地域住民の感情，政治判断，対策の実現可能性や経済事情によって解釈が異なる．ヒト健康影響でも，医薬品を服用する場合には，医師の処方に任せるばかりではなく，その作用と副作用，効果，コスト，時期なども考慮して決める．同様に，環境リスク評価は一つの判断基準であるが，それ自体が絶対的な意味をもつものではないことに留意し，様々な状況をふまえて適切に使用されるべきである．

7.2.5　環境中医薬品と生態毒性試験

後述するヒトおよび動物用医薬品も化学物質の一種なので，基本的には既存の化学物質に対する環境リスク評価の考え方を適用できると考えられる．欧州医薬品庁（EMEA）による生態影響評価の内容

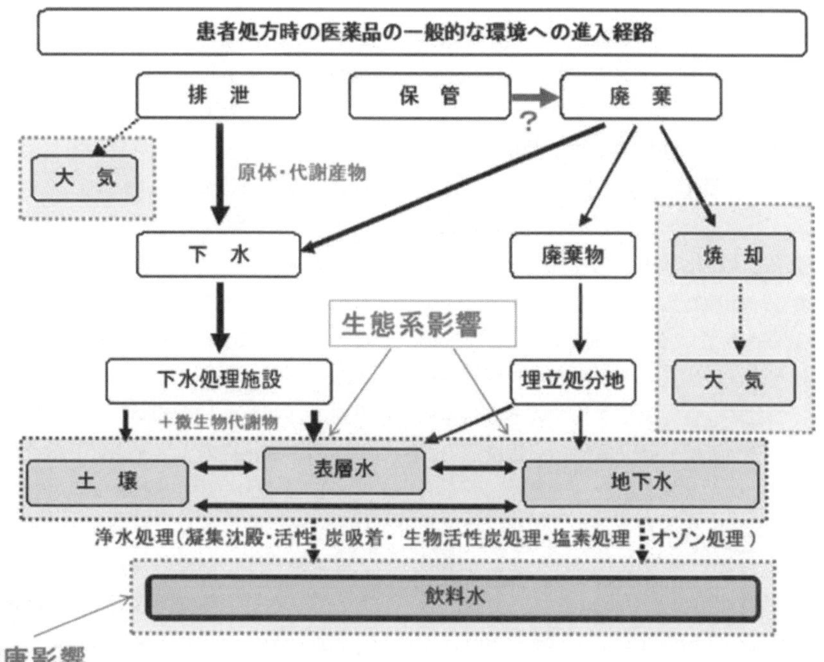

図 7.2.1　医薬品の環境動態（厚生労働省科学研究費補助金（医薬品・医療機器等レギュラトリーサイエンス総合研究事業）医薬品の環境影響評価法に関する研究（平成17年度～平成19年度　総合報告書）を一部改変）．

もほぼ既存の化学物質管理の方法に沿っている．生態毒性試験としてOECDテストガイドラインのTG201（藻類），TG202，TG211（甲殻類），TG203，TG210（魚類），TG207（ミミズ）などを基にしてPNECが算出される（図7.2.1）．

しかしこの一般化学物質の環境リスクの考え方を単純に並行移動させて医薬品に適用するには，いくつかの問題点を整理しておく必要がある．医薬品はヒトに対して何らかの生理活性をもつ．しかしそれらの作用が，生理反応が異なり，臓器の有無さえ異なる場合もある多種多様な野生生物に対してもヒトと同じように作用するとは限らない．よって医薬品の分類（抗がん薬，消炎薬，向精神薬など）は野生生物への影響を考えるうえでは参考にしかならない．どこに作用するかわからない物質の生物試験のエンドポイントはどうすればよいのか，上記の生態毒性試験だけでよいのかなどは科学的な検討が行われているところである．

ヒト医薬品の環境への排出（曝露経路，動態）は，大部分下水処理場を介している．そして下水処理場では必ず複数の医薬品が存在し，医薬品同士または医薬品と一般化学物質との相互作用が存在する可能性がある．ヒトは禁忌医薬品を避けて服用できるが，野生生物は避けることができない．つまり個別物質のリスク評価ではわからない影響が懸念される．そこで米国では事業所排水全体をそのままで生物試験を行う排水規制（whole effluent toxicity，WET）が行われている．

7.3　環境汚染の規制

7.3.1　化管法および化審法

前述のとおり，化学物質の製造または輸入に際して化審法が定められている．化審法は，「環境中の動植物への被害防止の観点からも審査・規制や監視を行う」ことなどについて改正されている．化審法の第一種特定化学物質は，難分解性，高蓄積性であり，長期毒性または高次捕食動物への慢性毒性を有する化学物質として定義されている．これにはポリ塩化ビフェニル（PCB）やジクロロジフェニルトリクロロエタン（DDT）などが指定されており，原則的に製造・輸入が禁止されている．第二種特定化学物質は，ヒトまたは生活環境動植物への毒性を有し，被害のおそれのある環境残留のある化学物質として，トリクロロエチレン，トリブチルスズ化合物などが指定されている．その他，難分解性・高蓄積性でヒトおよび高次捕食動物への長期毒性が明らかでないものとして監視化学物質が指定されている．

また，化学物質の管理や環境保全に関しては化管法が定められている．この中で，ヒトの健康や生態系に有害な恐れがある化学物質については，環境中への排出量および廃棄物に含まれての移動量を事業者が自ら把握して行政庁に報告し，さらに行政庁は事業者からの報告や統計資料を用いた推計に基づき排出量・移動量を集計・公表する化学物質排出移動量届出（pollutant release and transfer register，PRTR）制度が定められている．安全データシート（safety data sheet，SDS）では，化学物質の適切な管理の改善を促進するため，対象化学物質またはそれを含有する製品を他の事業者に譲渡または提供する際には，その化学物質の性状および取扱いに関する情報を事前に提供することを義務付けている．

7.3.2　大気汚染物質などに関する規制

大気汚染物質として環境基準が設定されている物質は，二酸化硫黄，一酸化炭素，浮遊粒子状物質（大気中に浮遊する粒経10 μm以下の粒子状物質，7.5.4項参照），二酸化窒素，光化学オキシダント（オゾンやその他光化学反応により生成される酸化性物質），ベンゼン，トリクロロエチレン，などである．大気汚染物質は大気汚染防止法により指定・規制されている．大気汚染防止法は，ⅰ）ばい煙規制，ⅱ）揮発性有機化合物の排出抑制，ⅲ）粉じん規制，ⅳ）有害大気汚染物質対策の推進，などの項目から成り立っている．

オゾン層については，「オゾン層保護のためのウィーン条約（1985）」，「オゾン層を破壊する物質に関するモントリオール議定書（1987）」があり，日本では，「特定物質の規制等によるオゾン層の保護に関する法律（オゾン層保護法）」を1988年に制定した．京都で行われた気候変動枠組条約第3回締約国会議では，二酸化炭素，メタン，一酸化二窒素（亜酸化窒素），ハイドロフルオロカーボン類，パーフルオロカーボン類，六フッ化硫黄の6種類の温室効果ガスを対象とする削減の実施が求められた．

7.3.3　水質汚濁物質などに関する規制

水質汚濁にかかわる環境基準は「環境基準法」第16条1項の規定に基づき，公共用水域の水質について達成・維持することが望ましい基準を定めたものである．この基準はⅰ）ヒトの健康の保護に関する環境基準，ⅱ）生活環境の保全に関する環境基準の2つから成り立っている．水質汚濁防止法は工場・事業場からの公共用水域への排出水と地下への浸透水を厳しく規制している．1980年代より問題化したゴルフ場の農薬による水質汚濁は，殺虫剤，殺菌剤，除草剤などが暫定指導指針の対象物質とされている．一方，水道水の水質基準は，水道法に基づき厚生省（当時）令で定められている．

7.3.4　土壌汚染物質などに関する規制

土壌汚染とは，大気汚染や水質汚染などを通じて，カドミウム，銅，トリクロロエチレンなどの有害物質が土壌中に蓄積することをさす．土壌汚染に関する環境基準は，環境基本法に基づき，環境基準が設定されている．

7.3.5　廃棄物などに関する規制

「廃棄物の処理及び清掃に関する法律（廃棄物処理法）」により規制されている．廃棄物は一般廃棄物と産業廃棄物に区分されるが，爆発性，毒性，感染性などの有害特性を有する廃棄物については，特別管理一般廃棄物，特別管理産業廃棄物として区別されている．特別管理一般廃棄物にはPCBを含む電化製品や煤塵，感染性一般廃棄物があり，特別管理産業廃棄物には燃えやすい廃油，腐食性を有する廃酸や廃アルカリ，PCB・水銀・アスベストなどを含む産業廃棄物が含まれる．

7.3.6　農薬に関する規制

国内で販売されるすべての農薬は「農薬取締法」により，毒性・残留性などについて検査を経て登録を受けなければならない．また平成15年度の改正により，無登録農薬は製造・輸入・使用についても禁止となった．

7.3.7　ダイオキシン類に関する規制

ダイオキシン類は，ポリ塩化ジベンゾ-*p*-ジオキシン（polychlorinated dibenzo-*p*-dioxins，PCDDs）およびポリ塩化ジベンゾフラン（polychlorinated dibenzofurans，PCDFs），そしてPCBの中でも平面構造をもつコプラナーPCBsの総称である．WHOヨーロッパ事務局や国連環境計画（United Nations Environment Program，UNEP），国際労働機関（International Labor Organization，ILO）などが参加し，1998年5月にジュネーブで開催された国際化学物質安全性計画（International Program on Chemical Safety，IPCS）の専門家会議では，ダイオキシン類のTDIについて，1～4 pg/kg/日に設定しなおされた．

わが国では，平成11年よりダイオキシン類対策特別措置法が定められ，ダイオキシン類による大気の汚染，水質の汚濁および土壌の汚染に係る環境基準が設けられている．ダイオキシン類の基準値は，最も毒性の高い，2,3,7,8-テトラクロロジベンゾ-*p*-ジオキシンの毒性に換算した毒性等量（toxicity equivalency quantity，TEQ）として提示されている．

また，ダイオキシン類の排出についても規制が設けられている．廃棄物焼却炉，製鋼用電気炉，鉄鋼業焼結施設，亜鉛回収施設，アルミニウム合金製造業，塩素系漂白施設，PCBの分解施設，洗浄施設，金属溶解炉などの特定施設について，排ガス・排水の排出規制基準が設けられている．

7.3.8　アスベストに関する規制

1970年代よりアスベストに関して，大気汚染防止法などで特定粉塵として，工場や事業場からの排出が規制されてきた．廃棄物処理法では，アスベストを含む廃棄物は特別管理産業廃棄物に指定されている．2005年には，石綿障害予防規則が施行されている．2006年には，石綿による健康被害の救済に関する法律が成立した（7.5.3項参照）．

7.4　環境汚染に関する国際的な取組み

7.4.1　国際条約

現在では，環境化学物質の越境汚染問題が国際的な課題として取り上げられており，有害廃棄物の国境を越える移動およびその処分の規制に関するバーゼル条約をはじめとする各種国際法が設置され，化学物質の使用規制の国際的な体制が整いつつある．環境中での残留性が高いPCB，DDT，ダイオキシン類などの残留性有機汚染物質（persistent organic pollutants，POPs）について，一部の国々の取組みのみでは地球環境汚染の防止には不十分であり，国際的に協調してPOPsの廃絶，削減などを行う必要から，2001年5月，「残留性有機汚染物質に関するストックホルム条約」が採択された．この条約では，製造，使用の原則禁止，非意図的生成物質の排出の削減，POPsを含むストックパイル・廃棄物の適正管理および処理などについて規制されている．

7.4.2　高生産量化学物質点検プログラム

1990年のOECD理事会における既存化学物質の

点検とリスク削減のための協力に関する決定に基づいて，1992 年から国際的な取組みが開始された．高生産量化学物質（high production volume, HPV；OECD 加盟国の少なくとも 1 カ国で年間 1000 t 以上生産されている化学物質）について，有害性の初期評価を行うために必要と考えられるデータを加盟国で分担して収集し，評価を行っている．

7.4.3 水棲環境有害性の GHS 勧告

化学品の分類および表示に関する世界調和システム（Global Harmonized System of Classification and Labelling of Chemicals, GHS）が勧告され，環境有害性に関する GHS 基準として「水棲環境有害性」が定められている．

7.4.4 国際的な化学物質管理のための戦略的アプローチ（SAICM）

化学物質によるリスクを削減するためのさらなる手法の必要性や，化学物質に関する国際的な活動をより調和のとれ効率のよいものとすべきとする議論などをふまえ，2006 年の第 1 回国際化学物質管理会議で，「国際的な化学物質管理のための戦略的アプローチ」(Strategic Approach to International Chemicals Management，SAICM）が採択された．2020 年までに化学物質が健康や環境への影響を最小とする方法で生産・使用されるようにすることを目標とし，科学的なリスク評価に基づくリスク削減，予防的アプローチ，有害化学物質に関する情報の収集と提供，各国における化学物質管理体制の整備，途上国に対する技術協力の推進などを進めることを定めている．

7.5 環境汚染物質

7.5.1 金属類（重金属，半金属）

a. 有機スズ（Sn） 船底防汚塗料や魚網防汚剤として多く用いられてきた有機スズ化合物の一種であるトリブチルスズは，海水中 1 ng/L という低濃度でも，海産巻貝類に対して不可逆的にインポセックス（ペニスや輸精管などの雄性生殖器が雌に形成され，産卵不能に陥る症状）を引き起こすと考えられている．

1970 年に報告されたヨーロッパチヂミボラ（*Nucella lapillus*）をはじめとして，100 種類以上の腹足類のインポセックスが世界各地で観察されるようになり，日本でも，イボニシ（*Thais clavigera*）やレイシガイ（*T. bronni*）など，ほぼ全国的に高率でインポセックス個体が観察された．

近年の日本における状況については，環境省が海洋環境モニタリング調査を行い，有機スズ化合物も含めた対象物質に関して，継続した定期モニタリング・監視を行っている．

b. 鉛（Pb） 鉛はトランスフェリン結合鉄および非結合鉄の網状赤血球への取込み障害，ピリミジン 5′-ヌクレオチダーゼ活性障害，カリウムイオン（K^+）チャネルの活性低下および赤血球細胞膜のナトリウム（Na^+）ポンプ阻害によって溶血性貧血を引き起こす．また，δ-アミノレブリン酸脱水酵素（δ-aminolevulinic acid dehydratase，δ-ALAD）を阻害することによって，ヘム合成を阻害する．そのため，尿中の δ-アミノレブリン酸（aminolevulinic acid，δ-ALA），コプロポルフィリン排泄が増加する．また，鉛は血液脳関門を通過し，中枢神経系の毒性も示す．

鳥類は餌を筋胃ですり潰すため，砂や小石を取り込む習性があることから，誤飲した鉛散弾や釣具の重りを胃酸によって溶解し，鉛中毒症を呈する水鳥が報告されてきた．また，猛禽類は散弾を受けた水鳥やシカなどの大型獣を餌とするため，鉛弾を体内に取り込み，二次的に鉛中毒症となる．鳥類における鉛中毒症の主症状として，行動異常，体重減少，削痩，翼の下垂，弛緩性麻痺，食欲不振，衰弱，緑色下痢，嗜眠，起立不能，貧血などが挙げられる．また，病理解剖により，肝臓の黒緑色化，腺胃の拡張，骨髄の水腫化，糞便の緑色化が観察される．死亡個体の病理解剖により，胃内に残存した鉛弾が摘出される事例も存在する．

日本ではオオハクチョウ（*Cygnus cygnus*）やコハクチョウ（*Cygnus columbianus*）の水鳥，オオワシ（*Haliaeetus pelagicus*），オジロワシ（*Haliaeetus albicilla*）などの猛禽類が鉛中毒症を呈し，また鉛中毒によって死亡していることが確認されている．

北海道では，2004 年以降，エゾシカなどの大型獣の狩猟における鉛弾使用が完全に禁止されているが，2004 年から 2011 年の間に 45 羽のオオワシ，オジロワシの鉛中毒による死亡が報告されている．2013 年および 2014 年に死亡したオオワシ 2 検体においても，鉛中毒を示す高濃度の鉛が肝臓から検出された．特にオオワシは世界的にみても個体数が 5000 羽と少なく，絶滅危惧が懸念されている．オオワシは約30％の個体が北海道で越冬するため，北海道内における鉛中毒の発生は深刻な問題である．また，北海道以外の地域ではほとんど使用規制されていないが，本州に棲息するイヌワシ（*Aquila chrysaetos*）の鉛中毒個体が2013年に発見された．猛禽類の鉛中毒問題は全国規模で起きている可能性があり，詳細な調査研究が必要である．

c. 水銀（Hg）　無機水銀はチオール（SH）基に結合し，その活性を阻害する．腎臓では，脂質の過酸化を促進する．また，メチル水銀による脳や末梢神経のタンパク質合成能の低下や酸化障害が報告されている．

メチル水銀（化合物）が原因で引き起こされた公害病として水俣病（Minamata disease）が知られている．合成酢酸の原料アセトアルデヒドをつくるための触媒として，硫酸水銀が用いられた．この過程で硫酸水銀が有機化してメチル水銀が副生される．熊本県の水俣湾や周辺では，有機水銀（メチル水銀）を含有する魚介類を食べたことで中毒性の中枢神経疾患である水俣病が発生した．その主な症状は，手足のしびれや運動障害，視野狭窄などであり，チッソ水俣工場から不知火海（八代海）への排水に含まれる有機水銀が魚介類の体内に蓄積されたのが原因であった．

近年，水銀汚染は世界的に拡大しており，特に，ブラジルのアマゾン川流域では，金の精練に使用されている金属水銀による汚染が深刻化している．エクアドル，ペルー，タンザニア，ガーナ，インドネシア，フィリピン，タイ，ジンバブエ，モンゴルなどにおける同様の水銀汚染も問題である．環境に放出された金属水銀は蒸発し，オゾンで酸化され水銀イオンとなり，降雨により地上へ落ち，土壌が酸性であれば有機化してメチル水銀となる．近年の研究では，深海だけではなく，深さ数十mほどの浅海域においてもメチル水銀が生成されるとの報告もされている．無機・有機の水銀サイクルにより，水銀は食物連鎖系に入ることが報告されており，無機・有機の水銀を1つのサイクルとしてとらえ，環境動態や生物における蓄積特性，毒性影響などを考える必要があろう．2013年10月には，ヒトの健康や環境に与えるリスクの低減を目的として，水銀を国際的に管理するための条約である「水銀に関する水俣条約（The Minamata Convention on Mercury）」が熊本市で採択・署名された．

d. カドミウム（Cd）　生体に取り込まれたカドミウムの50～70％は肝臓および腎臓のメタロチオネイン結合体として蓄積される．カドミウムの主な標的器官は腎臓で，尿細管傷害や糸球体変化がみられる．日本ではカドミウムによる汚染で発生した，多発性近位尿細管機能異常および骨軟化症を主徴とするイタイイタイ病（itai-itai disease）が知られている．カドミウム濃度の高い食品を長年にわたり摂取すると，腎機能障害を引き起こす可能性がある．また，カドミウムはIARCによりGroup 1に分類され，ヒトに対する発がん性がある物質と指定されている．

e. ヒ素（As）　インド，バングラデシュ，ネパール，パキスタン，ミャンマー，カンボジア，ベトナム，タイ，ラオスなどのアジア諸国では，深刻な飲料水のヒ素汚染が起きている．これらの地域では，慢性的なヒ素曝露による皮膚の角化症，皮膚がん，臓器障害などの，人体への影響が報告されている．「ヒ素およびヒ素化合物」は，IARCによりGroup 1に分類されている．

7.5.2　有機ハロゲン化合物

有機ハロゲン化合物は，一般的に難分解性かつ脂溶性であるため，環境における残留期間が長い．食物連鎖や哺乳を通して，生物に蓄積される．有機ハロゲン化合物の中でも，DDTをはじめとする有機塩素系農薬やPCBなどの有機塩素化合物は，現在では製造や使用を規制している国が多いが，大気相により地球規模で拡大している．近年では難燃剤に用いられるポリ臭素化ジフェニルエーテル（PBDEs）類などの臭素系化合物や，撥水剤の有機フッ素化合物による汚染も問題になっている．臭素系難燃剤は，スウェーデンにおいて1979年ごろに初めて環境中から検出された．それ以降，親化合物および水酸化体の環境動態や生物への影響に関して，精力的に研究が行われている．

ダイオキシン類は，農薬の不純物として含まれるほか，金属精錬の燃焼工程や紙などの塩素漂白工程，さらに廃棄物の焼却などの過程によっても生成される．コプラナーPCBは，主としてPCBを含む電機・電気製品中に含まれるもののほか，一部は廃棄物の焼却によっても生成される．ダイオキシン類による曝露事件として，ベトナム戦争における枯葉剤散布，イタリア・セベソの農薬工場の爆発事故，日本や台湾における油症事件などが報告されてきた．ダイオキシン類は，微量ながらも常に環境中に存在し，難分解性で生体に蓄積しやすいことから慢性毒性が問題となる．その毒性は，発がん性，生殖毒性，催奇形性，免疫毒性など多岐にわたる．

北米大陸とカナダにまたがる五大湖は，DDT やダイオキシン類など有機塩素化合物による汚染が進み，1970 年頃から鳥類で数多くの奇形や卵殻の薄化，胚の死亡率の増加，繁殖異常が報告されるようになった．1979 年から 1987 年にかけて行われた調査によれば，五大湖周辺に棲息するミミヒメウ（*Phalacrocorax auritus*）の雛 3 万 1168 羽の奇形発生率は 0.22％であり，その他の地域に棲息する同種の奇形発生率（0.0095％）をはるかに超える値であった．

現在では，前述の POPs 条約も含め，DDT は多くの国で製造・使用が禁止されているが，2006 年以降，マラリア対策のために DDT の屋内での使用が認められている．WHO では，DDT を室内散布に限定して使用すること，殺虫剤処理の蚊帳を使用すること，感染者に抗マラリア薬を併用治療すること，でマラリアを防止するとしている．一方で，アフリカやアジア，中南米諸国における DDT 使用再開に伴う環境への拡散や，生物における蓄積，および生物に対する毒性影響評価に関する研究の重要性が再認識されている．エチオピアのリフトバレー渓谷の湖では，魚類やアフリカハゲコウ（*Leptoptilos crumeniferus*）などの野生鳥類の肝臓や筋肉中に高濃度の DDT 類が蓄積している．また，エチオピアにおいては，現在では使用されていない「オブソリート農薬（obsolete pesticides）」が大量に貯蔵されている事実が報告されている．これら未整備の貯蔵施設や不適切な管理による，これらのオブソリート農薬の環境中への拡散は今後問題となることが懸念されている．

7.5.3 アスベスト

石綿（アスベスト）は耐熱性，耐薬品性，断熱性，保湿性，防音性など，優れた鉱物繊維として，化学工業や建築材料に用いられてきた．アスベストは，繊維が束状になった形で天然に存在する鉱物の一群を指している．クリソタイル（白石綿，$Mg_3Si_2O_5(OH)_4$），アモサイト（茶石綿，$(Mg,Fe)_7Si_8O_{22}(OH)_2$），クロシドライト（青石綿，$[NaFe^{2+}_3Fe^{3+}_2+Si_8O_{22}(OH)_2]$，アンソフィライト（直閃石綿，$Mg_7Si_8O_{22}(OH)_2$），トレモライト（透閃石綿，$Ca_2Mg_5Si_8O_{22}(OH)_2$），アクチノライト（陽起石綿，$Ca_2(Mg,Fe)_5Si_8O_{22}(OH)_2$）はいずれもケイ酸を主体とする結晶構造をもち，法律上でアスベストに分類される．現在まで，国内で使用されたアスベストはほとんどがクリソタイルである．

アスベストは IARC により発がん性 Group 1 に分類されている．アスベストを吸入すると，約 20 年以上もの潜伏期を経て，肺がん，肺線維症や悪性中皮腫を発症することがある．1970 年代より，その有害性が指摘され国際的な問題となった．日本では，アスベストを使用した建築物の解体のピークは 2020 年から 2040 年にくることが予想されている．

7.5.4 浮遊粒子状物質

浮遊粒子状物質（suspended particulate matter, SPM）は，大気中に浮遊する粒子状物質のうち，粒径が 10 μm 以下のものをさす．微小なため，大気中に長期間滞留し，肺や気管などに侵入・沈着する．燃焼による煤塵や，ディーゼル排気，物の破砕などにより飛散することが汚染源となる．10 μm よりも小さな粒径 2.5 μm 以下および 1.0 μm 以下の SPM をそれぞれ PM2.5，PM1.0 とよぶ．通常の SPM よりも微小で，肺の奥まで到達するため，喘息や気管支炎を起こす確率が高い．その発生源の多くはディーゼル排気との報告があるが，ディーゼル排気粒子には多環芳香族炭化水素，スルホン酸塩，ケトン，アルコール，飽和脂肪酸，シクロアルカン，芳香族酸，キノン，硝酸塩，硫酸塩，金属などが含まれる．

近年では，都市部を中心に大気汚染が深刻化している．中国北京市環境保護局の報告によると，北京における 2013 年および 2014 年の年間平均の PM2.5 濃度（$\mu g/m^3$）は，89.5 および 85.9 であり，これは China National Ambient Air Quality Standard の基準値（35.0 $\mu g/m^3$）よりも 2 倍以上高い．大気汚染の深刻化を受けて，SPM の種類と濃度をリアルタイムでモニタリングを行っている地域もある．また，インドや中国を中心として，世界では約 28 億人が固形燃料を調理や暖房目的で使用しており，固形燃料の燃焼由来で発生する PM2.5 への曝露と疾病発症との関連性も調査が行われつつある．また，二次生成有機エアロゾルの割合の増加も近年になって明らかになってきている．PM2.5 をはじめとした大気汚染が原因の早期死亡率は，2050 年までに 2 倍になるとの予測結果もある．

表7.5.1 抗凝血作用をもつ殺鼠剤に対するラットおよび鳥類の LD_{50} (mg/kg)(文献2を改変)

動 物	ブロジファクム(第2世代ヒドロキシクマリン)	ジフェチアロン(第2世代ヒドロキシクマリン)	ダイファシノン(インダンジオン誘導体)	クマテトラリル(第1世代ヒドロキシクマリン)
ラット	0.27	0.56	2.3	16.5
鳥 類	0.31(マガモ) 4.5(ニワトリ)	0.264(コリンウズラ)	3158(マガモ)	2000(ウズラ)

7.5.5 多環芳香族炭化水素(PAHs)

ベンゾ[a]ピレン,ベンゾ[j]フルオランテンなど,多環芳香族炭化水素の多くは遺伝毒性や発がん性を有する.しかし,一般的に野生動物の寿命は飼育動物の1/2から1/3程度とされており,多くの場合,多環芳香族炭化水素類の通常の汚染濃度では,野生動物に実際に発がんなどの病態を引き起こす可能性は低いと考えられる.野生動物において報告されている腫瘍などの病態はその多くがウイルスによることも報告されている.

一方,高レベルで多環芳香族炭化水素類に汚染された地域に棲息する野生動物では,実際に環境汚染物質への曝露が原因と考えられる病理所見が報告されている.セントローレンス川にはシロイルカ(*Delphinapterus leucas*)が棲息しているが,この河口域は世界有数の工業地域の排水が流入する場所であり,この地域に棲息するシロイルカは有機塩素系化合物,多環芳香族炭化水素類,重金属などに慢性的に曝露されてきた.1983年から1990年の間に死亡したこの地域のシロイルカからは,多環芳香族炭化水素類の1つであるベンゾ[a]ピレンのDNA付加体が11検体中10検体の脳から検出されている[1].また,悪性腫瘍,肺炎,炎症やがんなどの乳腺異常がみられた.1987年から2007年における,セントローレンス川に棲息するシロイルカのPOPs濃度の経年変化が報告されており,ジクロロジフェニルトリクロロエタン(DDTs),ポリ塩化ビフェニル(PCBs),ヘキサクロロシクロヘキサン(HCHs),ヘキサクロロベンゼン(HCB)などは減少傾向を示し,ポリ臭化ジフェニルエーテル(PBDEs)は増加傾向を示しており,多環芳香族類以外にも様々な環境汚染物質に曝露されている.

7.5.6 農 薬

有機塩素系殺虫剤など,環境中での残留性が高い農薬の製造や使用が中止された後,環境中の残留性の低い有機リンやカルバメート,ピレスロイドなどの農薬が使用されるようになった.

また,昆虫だけではなく,ドブネズミやポッサムなどの外来性の野生動物を駆除するためにも農薬が使用されている.哺乳類の駆除には,ワルファリンなどクマリン系の殺鼠剤や,モノフルオロ酢酸ナトリウム(別名1080剤)などが使用されているが,これらの薬物は残留性による対象生物種以外への影響・被害が懸念されている.特に,クマリン系殺鼠剤のうち,ブロジファクムなど第2世代殺鼠剤といわれる抗凝血作用をもつ殺鼠剤は,クマテトラリル,クマフリル(フマリン),ワルファリンなどの第1世代殺鼠剤に比べると毒性が高く,少量の摂取で効果を発揮するため(表7.5.1)[2],大規模な環境中への散布によって,標的動物種以外の鳥類などにも被害が出ていることが報告されている.実際,ニュージーランドでドブネズミを撲滅するために,第2世代殺鼠剤ブロジファクムが大量散布された際には,その後の鳥類の棲息種や数に影響が出ていることが,事後調査で報告された.最終的には,多くの鳥類種において,その棲息数が80〜0%まで減少している.また,抗凝血作用をもつ殺鼠剤の繰返しの散布は,殺虫剤と同じく,野生齧歯類に耐性個体を発生させる.

除草剤のアトラジンによる水生生物,特に両棲類における個体の成長,生殖機能,および発達に及ぼす影響も懸念されている.環境中から検出される濃度のアトラジンが,両棲類における異物代謝に関連する様々な遺伝子のmRNAおよびタンパク質発現量の変動,あるいは生体内ホルモン濃度の変動を引き起こすという報告もある.しかし,個体群レベル(population-level)でのエンドポイント(成長阻害,生殖機能障害,発達障害,個体数減少,種の絶滅など)に影響を与えるかどうかの科学的根拠の提示には至っておらず,決着がついていない.近年のヨーロッパ諸国の地下水における化学物質のスクリーニング調査では,アトラジンの検出頻度が最も高く,水生生物に及ぼす影響に関するさらなる研究が求められている.

殺虫剤のネオニコチノイド系農薬による環境への影響も懸念されている．クロロニコチニル系殺虫剤をネオニコチノイドと総称している．ニコチン様アセチルコリン受容体に結合し，持続的な神経の興奮を惹起することで毒性作用（殺虫効果）を示すとされている．2012年には，チアメトキサムがミツバチの帰巣能力に有害作用を示すことで，蜂群崩壊症候群（colony collapse disorder，CCD）を引き起こしている可能性が指摘された．

このような背景の中，2013年に欧州連合（EU）は，イミダクロプリド，クロチアニジン，チアメトキサムの3種類のネオニコチノイド系農薬の使用を，2年間の期限付きで禁止した．一方，2015年7月にはイギリスにおいて，クロチアニジンとチアメトキサムに限り，条件付き（国内のナタネ畑のうち5%に対し，年間120日間に限り使用を許可）でその使用を認めている．CCDの発生原因は，ネオニコチノイドを含む殺虫剤だけでなく，感染症や生息環境の変化などとの複合要因とする報告もあり，現在もその要因や及ぼす影響について論議中である．

7.5.7　内分泌かく乱化学物質（EDCs）

ダイオキシン類を含む有機塩素系化合物や多環芳香族炭化水素などの環境汚染物質，植物エストロゲン，薬物，産業・生活用製品の原料の一部は，内分泌かく乱作用が疑われ，社会現象になった．これまで，医薬品や農薬として使用されてきた化学物質の中にも，ホルモン作用をかく乱して次世代に影響を及ぼしているものがある．1930年代から製造され，主に1960〜1970年代に使用されたジエチルスチルベストロール（DES）は強いエストロゲン作用を有する合成エストロゲンである．胎児期にこの物質の曝露を受けると，出生後に女性生殖器のがん（膣がん）発生率が増加する．

しかし，実際には，内分泌かく乱作用をもつといわれる化学物質が人体に取り込まれる量は非常に低く，低用量で毒性を有するとの報告もあるが，その低用量作用に関しては決着がついていない．近年，ビスフェノールAに関して，新たにその胎児毒性に関する報告がなされており，一部の企業では哺乳瓶などについてポリカーボネートの使用を取りやめるなどの動きがみられているが，国によって対応はまちまちである．フランスでは，ビスフェノールAを含む食品容器の製造，輸出入，市場投入を2015年1月から禁止している．また，代替として使用されているビスフェノールSおよびビスフェノールFの毒性も指摘されており，今後の詳細な研究が望まれる．

一方，野生動物，特に哺乳類以下の両棲類，爬虫類，鳥類では，ホメオスタシス機構が哺乳類よりも発達しておらず，これらの内分泌かく乱作用をもつ化学物質に対して比較的感受性が高いと考えられている．爬虫類は卵生時の環境によって性が決定される種類が多く，また孵化時の性ホルモンは生殖器の形成・発育に大きな影響を与える．フロリダのアポプカ湖では1980年代にアリゲーター（*Alligator mississippiensis*）の棲息個体数が急激に減少した．孵化率の低下がその主な原因であると考えられているが，幼体の生殖腺の発生異常や血中の性ホルモン濃度の異常もみつかっている．雄のアリゲーターでは，雄性ホルモンであるテストステロン濃度の低下，陰茎の発育不良が観察され，雌では雌性ホルモンである血中のエストラジオール濃度の上昇，多卵性濾胞や多核卵が報告されている．アポプカ湖は生活廃水や肥料，農薬の流入を受けてきたが，1980年にはジコホルの流出事故によって，副生成物であるDDTに汚染された．この頃からアリゲーターの個体数異常が報告されており，DDTやその代謝物の*p,p'*-ジクロロジフェニルジクロロエチレン（DDE）は内分泌かく乱作用をもつため，これがアリゲーターの生殖器異常の原因ではないかと疑われている．また，DDTの使用時期に，鳥類の卵殻の薄化が起こったことも，一種の内分泌かく乱作用として考えられている．一方で，野生動物における対照群の設定の難しさが，野生動物における毒性の検出と環境汚染物質との因果関係の洗い出しを困難にしている．

環境省では，1998年5月に出された環境ホルモン戦略計画SPEED'98を2000年11月に改訂し，65種類の内分泌かく乱作用の疑われる化学物質を呈示したが，その後，化学物質の内分泌かく乱作用に関して，化学物質の内分泌かく乱作用に関する環境省の今後の対応方針（Enhanced Tack on Endocrine Disruption 2005，ExTEND 2005）を取りまとめ，その中では化学物質の呈示をやめ，今後の対応方針について提言をしている．その後，ExTEND 2005を踏襲する形で2010年にEXTEND2010が公表されている．

7.5.8 PPCPs，プラスチック汚染，E-waste 問題

近年では，ヒト・動物用医薬品および化粧品などの生活関連物質（pharmaceuticals and personal care products，PPCPs）の環境中への拡散および動物における蓄積や2次的な中毒による死亡例の報告もされている．たとえば，インドやパキスタン，ネパールにおいて，治療のためにジクロフェナクを投与された家畜の死肉をハゲワシ（*Gyps indicus*）が食べることで2次的中毒を起こし，腎障害や内臓痛風（尿酸沈着）により大量に死亡した例がある．1992年から2003年にかけて，この地域のハゲワシの個体数は95%以上も減少したと報告されている．

また，海洋中および海岸に漂着したプラスチックを野生動物が誤飲する事例や，電気電子機器廃棄物（E-waste）による無機・有機物汚染も，近年の深刻な環境汚染問題として挙げられる．2050年までには，海鳥の99%の種における95%以上の個体が，漂流プラスチック片を誤飲することになるというモデル結果も報告されており，700種以上の海洋動物種に対するプラスチック汚染の影響が懸念されている．近年では，環境中で摩耗により破片化したり，製品ビーズとして用いられている微細なマイクロプラスチックの海洋汚染も指摘されている．また，先進国を中心に各国から輸出されたE-wasteの70%は中国に，残りはインド，パキスタン，ベトナム，フィリピン，マレーシア，ナイジェリア，ガーナなどに運ばれ，これらの地域における深刻な環境汚染問題を引き起こしている．

7.5.9 化学物質の使用と野生動物の耐性個体の出現

化学物質の使用による環境中への拡散，長期間の残留などにより，世代を超えてその化学物質に長期的に曝露されることで，野生動物がその物質に対する耐性を獲得することがある．1947年から1976年にかけて，米国のハドソン川河口の上流315 kmほどに位置する工場から，590 tものPCBsがハドソン川に流出した．この川に棲息するアトランティックトムコッド（*Microgadus tomcod*）は，通常では棲息できないほどの高濃度のPCBsを体内に蓄積している．このようなPCBsに対する耐性メカニズムの要因の一つとして，PCBsがリガンドとして機能するための受容体である芳香族炭化水素受容体-2（aryl hydrocarbon receptor-2，AHR-2）遺伝子における塩基配列の一部が欠損していることが明らかになっている．

また，陸圏動物における化学物質に対する耐性獲得の例として，上述した野生齧歯類のワルファリン耐性（抵抗性）が報告されている．この耐性メカニズムの1つは，血液凝固系で重要なビタミンKサイクルにおいて，還元型ビタミンKを生成する酵素であるビタミンKエポキシド還元酵素（VKOR）の遺伝子変異である．ワルファリンはこのVKORに結合し，そのはたらきを阻害することで，血液凝固不全により標的の齧歯類を失血死させる．いくつかのパターンにおけるVKOR遺伝子変異を有する齧歯類であるドブネズミ（*Rattus norvegicus*）やクマネズミ（*Rattus rattus*）の個体では，致死量のワルファリンに曝露されても死亡しないことが報告されている．一方，この耐性メカニズムとして，ワルファリンの代謝を担う異物代謝酵素であるシトクロムP450（P450）の発現量の増加や機能の亢進も報告されている．

上記2つの例のように，化学物質の乱用や不適切な管理，あるいは適切に使用されていても，その環境中残留性の高さから，長期間にわたり動物が曝露されることで耐性を獲得し，生態系のかく乱を起こすことがある．また，野生齧歯類は人獣共通感染症の媒介生物でもあるため，野生齧歯類のワルファリン耐性の獲得は，ペストコントロールが困難となり，公衆衛生上の重要な問題を引き起こす恐れがある．このように水圏および陸圏のどちらの環境においても，人の生活の利便性のために使用された化学物質が，環境中に長期間残留し，動物がその耐性を獲得することで，生態系や人間の生活にも影響を及ぼす可能性があることを理解し，適切な使用や管理を行っていく必要がある．

［石塚真由美・中山翔太・鑪迫典久］

文献

1) Martineau, D. et al. (1994)：Sci. Total Environ., **154**, 2-3, 201-215.
2) Petterino, C. and Paolo, B. (2001)：Vet. Hum. Toxicol., **43**, 6, 353-360.

8

動物実験代替法

8.1 動物実験に関する国際動向

Russel と Barch が動物実験の 3Rs を提唱して以来[1]，欧米を中心に動物実験の規制が強まってきた．動物実験の 3Rs とは，Reduction：実験動物の削減，Refinement：実験動物の苦痛の軽減，Replacement：実験動物の置き換えをさす．動物実験代替法とは動物実験の 3Rs を前提としている．動物実験の最終的なゴールは Replacement であるが，その実現の道は極めて遠い．そこで，Reduction および Refinement を確実に施行していくことが重要である．まずは，動物実験代替法（以下，代替法）を語るうえで必須な動物実験の規制についてふれる．

2000年以降では，欧州協定ETS123 (2005) が「実験その他の科学的目的に使用される動物の施設と飼育に関するガイドブック」を示した．さらに，欧州指令（EU directive）において，実験動物保護に関する条例が記された動物保護法（Animal Protection Act）が 2010 年に発効された．この法律に関係して，" Caring for Animals "として種々の文書が発行されている．

・チンパンジーなどの類人猿の使用禁止（一部の例外を除く）．

・事前の倫理的・科学的な評価の権威化．

・実験動物のすべての繁殖業者，供給業者，使用者が，機器や動物のケージの選択および教育訓練などに関する法令を順守すること．

・EU と加盟国レベルにおける医学研究や教育などを含むすべての分野での，非動物の方法の開発および推進．

一方，米国においては，実験動物は動物福祉法（Animal Welfare Act），動物実験は健康科学推進法（Health Research Extension Act）で規制されている．これらを国立科学アカデミー（National Academy of Sciences, NAC）傘下の実験動物研究協会（Institute for Laboratory Animal Research, ILAR）が関係省庁の支援を受けて，実験動物に関する指針を編集し，実験動物および動物実験の倫理・科学的な自主管理を促している．ILAR第8版のガイド "8th Guide for the Care and Use of Laboratory Animals" は 2011 年に発行された[2]．これら米国の動物実験への考え方は日本に近いが，日本との一番大きな相違点は，獣医師の役割にある．日本学術会議の動物実験の適正な実施に向けたガイドライン（2006）では，獣医師の役割はほとんど書かれていないが，ILAR の指針では，実験動物を専門とする獣医師が科学と実験動物福祉の推進役として定められている．

国際機関においては，経済協力開発機構（Organisation for Economic Co-operation and Development, OECD）が 2009 年，認知，評価と安全評価において使われる実験動物のための人間のエンドポイントとしての臨床徴候の使用に関するガイダンス文書 No. 19 を承認し，国際獣疫事務局（World Organisation for Animal Health, OIE）は実験動物福祉綱領施行 "Terrestrial Animal Health Code" を 2010 年に発効した．

このような 3Rs の思想が法律的な問題や経済にまで波及した事例が，化粧品開発における動物実験の規制問題および化学物質の登録，評価，認可および制限（Registration, Evaluation, Authorisation and Restriction of CHemicals, REACH）に関する規則問題である．

化粧品の規制に関しては，EU では 2003 年に化粧品指令 7 次改正が公布され，2009 年 3 月に代替法が確立されている試験がある場合には，① EU 域内での動物試験の完全禁止，②動物試験を行った製品，動物試験を行った原料を含む製品の販売禁止が決められ，2013年3月をもってすべての動物実験が禁止された．

一方，REACHの安全性評価はハザードベースでなく，リスクベース（ハザードと曝露評価）をさす．事前登録された約18万の化学物質について，70％の試験を2017年までに実施しなければならない．実験を行う場合には統合的試験戦略（Integrated Testing Strategies, ITS）に従い，Read-acrossという関連物質情報の調査，構造活性相関（Quantitative Structure-Activity（またはAffinity）Relationship, QSAR）などのin silicoの利用，代替法を優先せざるを得ないと記されている．1t以上の製造/輸入物質には代替法により有害性を同定する．一方，ヒトと動物の種差や個体差からくる副作用リスクの予測性が悪いことを解決するため，米国国立科学アカデミーが，動物実験からin vitroへの移行を促したことが，Tox21やToxCastというプロジェクトにつながるとともに，トランスレーショナルリサーチとして[3]，病態またはトランスジェニックモデル動物の利用やヒト細胞研究を促す結果となっている．これらも広義にいえば，代替法の普及につながっているといえよう．

規制に関わる国際協調組織である，国際標準化機構（International Organization for Standardization, ISO），医薬品規制調和国際会議（International Conference on Harmonization of Technical Requirements for Registration of Pharmaceuticals for Human Use, ICH），動物用医薬品の承認審査資料の調和に関する国際協力会議（International Cooperation on Harmonization of Technical Requirements for Registration of Veterinary Products, VICH），化粧品国際規制会議（International Cooperationon Cosmetics Regulations, ICCR）においても3Rsに関する声明を発表している．これら多くの国際的標準，指針は原則，考え方，体制整備を定めており，具体的な方法は記載されていない．具体的な動物（実験）試験方法，試験を行う際の考え方などはOECDの試験法ガイドライン（TG）に記載されている．

8.2　日本の動物実験に関する動向

8.2.1　「動物の愛護及び管理に関する法律の改訂」および関連指針

昭和48年（1973）に制定された「動物の愛護及び管理に関する法律」(動愛法）が2006年6月，環境省より施行され，第41条　動物を科学上の利用に供する場合の方法，事後措置などが改訂された．これまでの，「できる限り動物に苦痛を与えない方法によって実験を行わなければならないこと」に加え，「できる限り動物を供する方法に代わり得るものを利用すること，できる限りその利用に供される動物の数を少なくすること等により動物を適切に利用することに配慮するものとすること」が付記された．また「実験動物の飼養及び保管並びに苦痛の軽減に関する基準」が環境省より告示された．その基本的な考え方には，動物を科学的に利用することは必要不可欠であるので，3Rs[1]を徹底するために，適正な飼養および保管ならびに科学上の利用に努めることが記載されている．

これらを受け，同時期に文部科学省，厚生労働省，農林水産省が関連「研究機関等における実験動物の実施に関する基本指針」を告示した．動物実験責任者の責務，動物実験委員会の設置，機関内規定の策定，動物実験計画の承認，データの信頼性を確保する観点から，適切な動物実験方法の選択，動物実験などの施設および設備をふまえて動物実験計画を立案し，適正に実施することが記載されている．実験方法の選択には代替法の利用，実験動物の選択，苦痛の軽減への配慮が明記されている．

さらに，日本学術会議は「実験動物の適正な実施に向けたガイドライン」を示している．動愛法の基本指針をふまえて，各研究機関が動物実験などに関する規定を整備するに際してモデルとなる共通ガイドラインを作成した．この他にも，日本実験動物学会，日本薬理学会，日本トキシコロジー学会（現：日本毒性学会），日本生理学会，日本神経科学会，日本実験動物協会などがそれぞれに指針を示している[4]．

さらに，動愛法の附則第9条に基づき，2012年9月に動愛法が改定された．動物実験に関する部分では若干の改定に留まったが，参議院の付帯決議では，関係者による自主管理の取組みおよび関係府省による実態把握の取組みをふまえつつ，国際的な規制の動向や科学的知見に関する情報の収集に努めること，また，関係府省との連携を図りつつ，3Rsの実効性の強化などにより，実験動物の福祉の実現に努めることが記載された．

8.2.2　動物実験施設の第三者認証機関

日本学術会議の「実験動物の適正な実施に向けたガイドライン」には，実験動物などの適正化に必要な教育訓練，自己点検・評価および検証ならびに情報公開に関する記述がある．この自己点検・評価には，「当該機関以外の者による検証を行うことを考慮する」と示されている．この検証機関として，米国では国際実験動物ケア評価認証協会（Association for Assessment and Accreditation of Laboratory Animal Care International，AAALAC）が国際認証をできる組織としてよく知られている．日本では2006年まで当該機関以外の者が評価する公的なしくみがなかったが，2007年にヒューマンサイエンス振興財団が第三者認証機関を設立したことに始まり，現在では複数の認証制度が稼働している．昨今では，機関ごとに実験動物・動物実験機関に「福祉向上」と「適正化」を併せた規程を作成し，委員会を設置することがわが国でも徹底されつつある．

8.3　代替法の公定化

代替法の開発の中で，化学物質などの安全性試験の公定化には厳密な国際ルールが作られている．これが2005年に発行されたOECDガイダンス文書（Guidance Document，GD）No.34である．この文書の中には，今後，新規試験法が公定化される場合のバリデーションや第三者評価に関する手順，手法が記載されている．すなわち，図8.3.1に示すように，新規試験法が公定化されるにはバリデーションや第三者評価，行政的な受入れのための評価を経なければいけない．ところが，バリデーションや第三者評価を実施するといっても，再現性や予測性の確認に種々の過程を要する．ましてやバリデーションの実施や組織の構築にはノウハウが多い．第三者評価においても種々の専門家への要請，公的な認証までの手順をも考慮する必要がある．そこで，このガイダンスに先立ち，世界各地にバリデーションセンターが設立された．1990年代に米国では代替法評価に関する毒性学プログラム省庁間センター（The National Toxicology Program Interagency Center for the Evaluation of Alternative Toxicological Methods，NICEATM）/動物実験代替法に関する評価を行う複数省庁の合同委員会（Interagency Coordinating Committee on the Validation of Alternative Methods，ICCVAM），欧州には欧州代替法評価センター（European Centre for the Validation of Alternative Methods，ECVAM）が設立された．これらのセンターの役割はそれぞれ法律で規定されており，代替法への関与を粛々と進めている．さらに，遅れて2005年には日本に日本動物実験代替法評価センター（Japanese Center for the Validation of Alternative Methods，JaCVAM）が設立され，2009年には韓国とブラジルにもバリデーションセンターが設立された．2009年4月には代替試験法協力国際会議（International Cooperation on Alterna-

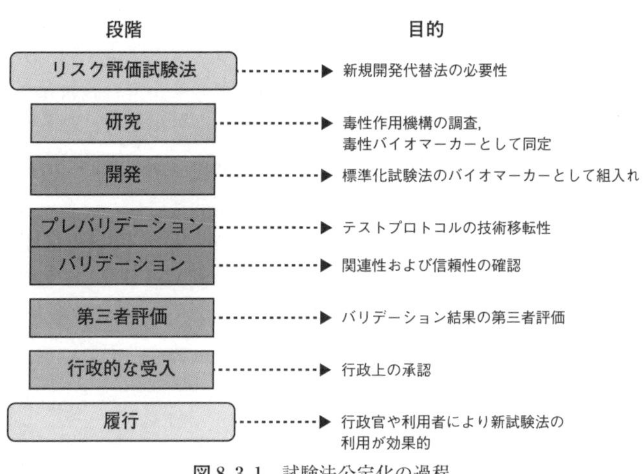

図8.3.1　試験法公定化の過程

tive Test Methods, ICATM) が設立され，代替法の開発に国際協調の重要性が謳われている．このICATMが設立された理由は，限られた人的・物量的な資源の中，それぞれのセンターが重複した検討を避け，代替法研究を加速することにある．

8.4 動物実験代替法に関した安全性試験に関する国際動向

前述したように，EUでは2013年3月より，化粧品成分の動物実験禁止（testing ban）が施行された．国際的な経済活動が活発になる昨今，この状況はEUだけの問題でなく，イスラエルやインドが追随するなど世界的に波及しつつある．

このような状況下，昨今開発が進んでいるin silico法による構造活性相関や「動物を用いない代替法（in vitro試験法）」の利用による行政的な安全性評価が必要となっている．その中心はOECDのTGである．2015年までに成立した代替法に関するOECDのTGを表8.4.1に示し，in vitro試験のみを表8.4.2にまとめた．開発されているin vitro試験は，皮膚刺激性，光毒性，眼刺激性および遺伝毒性試験などに限られており，これらのin vitro試験法は増え続けている．この理由は，化粧品に関連した試験法として，その必要性から多くの研究がなされてきたことにもよるが，遺伝毒性や局所毒性という作用機構に絞られていることによる[5]．ただし，安全性評価項目のそれぞれに必要な試験法，たとえば，トキシコキネティクス，感作性試験，反復投与毒性試験，生殖発性毒性試験，発がん性試験などの全身毒性試験においては，ほとんどin vitro試験法が開発されていない[6]．そこで昨今，全身毒性試験の代替法を確立する手始めにAOP（adverse outcome pathway）の確立が盛んになりつつあり，OECDも積極的に後押ししている．AOPとは，毒性経路を初期の分子的な反応から始まり，細胞レベル，組織レベルで考え，動物実験を経てヒトや環境への影響を毒性作用機構のレベルで把握しようというものである．

医薬品の場合でも，動物実験は種差による代謝の影響が大きいと報告されて以来[7]，ICHにおけるガイドラインにおいても動物実験の3Rsと安全性評価レベルの維持を念頭に，動物種の削減などの改訂が進められている．

日本特有の制度である医薬部外品においては，代替法の採用に関し，厚生労働省からの事務連絡「医薬部外品の製造販売承認申請及び化粧品基準改正要請に添付する資料に関する質疑応答集（Q&A）について」において，「OECD等により採用された代替試験法あるいは適切なバリデーションでそれらと同等と評価された方法に従った試験成績であれば差し支えない」とされている．さらに，厚生労働省は，医薬部外品の承認申請資料の作成においては，JaCVAMのホームページに掲載されている情報も参考のうえ，適切な資料を作成し，また化粧品のポジティブリスト改正要望などにおいても活用が図られるよう，周知されている．加えて代替法の普及率を上げるために，厚生労働省主導で代替法の活用に関するガイダンスを作成している[5]．これまでに，表8.4.3に示すようなガイダンスが公表されている．

表8.4.1 代替法が関与したOECDのTG（2017）

分類	試験法
単回投与毒性試験	Acute Dermal Toxicity：TG402 Fixed Dose Procedure (FDP)：TG420 Acute Toxic Class Method (ATC)：TG423 Up and Down Procedure (UDP)：TG425 Acute Inhalation Toxicity：Fixed Concentration Procedure：TG433 Inhalation Toxicity-Acute Toxic Class Method：TG436
遺伝毒性試験	In Vivo Mammalian Alkaline Comet Assay：TG489
皮膚刺激性試験	Acute Dermal Irritation/Corrosion：TG404
眼刺激性試験	Acute Eye Irritation/Corrosion：TG 405
皮膚感作性試験	Murine Local Lymph Node Assay (LLNA) for Skin Sensitisation：TG429 Nonradioactive LLNA Protocol, LLNA：DA：TG442A Nonradioactive LLNA Protocol (LLNA：BrdU-ELISA)：TG442B
生殖発生毒性試験	Reproduction/Developmental Toxicity Screening Test：TG421 Combined Repeated Dose Toxicity Study with the Reproduction/Developmental Toxicity Screening Test：TG422

表 8.4.2　in vitro 試験法が関与した OECD の TG（2017）

分類	試験法
皮膚腐食性試験	In Vitro Skin Corrosion：Transcutaneous Electrical Resistance Test Method（TER）：TG430 In Vitro Skin Corrosion：Reconstructed Human Epidermis（RHE）Test Method：TG431 CORROSITEX Skin Corrosivity Test：TG435
皮膚刺激性試験	In Vitro Reconstructed Human Epidermis（RhE）Test Methods, EpiDerm, EPISKIN, SkinEthic, LabCyte EPI-Model：TG439
光毒性試験	3T3 NRU Phototoxicity Test：TG432
眼刺激性試験	Bovine Corneal Opacity and Permeability Test Method for Identifying i）Chemicals Inducing Serious Eye Damage and ii）Chemicals Not Requiring Classification for Eye Irritation or Serious Eye Damage：TG437 Isolated Chicken Eye Test Method for Identifying i）Chemicals Inducing Serious Eye Damage and ii）Chemicals Not Requiring Classification for Eye Irritation or Serious Eye Damage：TG438 Fluorescein Leakage Test Method for Identifying Ocular Corrosives and Severe Irritants：TG460 Short Time Exposure In Vitro Test Method for Identifying i）Chemicals Inducing Serious Eye Damage and ii）Chemicals Not Requiring Classification for Eye Irritation or Serious Eye Damage：TG491 Reconstructed Human Cornea-like Epithelium（RhCE）Test Method for Identifying Chemicals Not Requiring Classification and Labelling for Eye Irritation or Serious Eye Damage：TG492
皮膚感作性試験	In Chemico Skin Sensitisation, Direct Peptide Reactivity Assay（DPRA）：TG442C In Vitro Skin Sensitisation, ARE-Nrf2 Luciferase Test Method：TG442D In Vitro Skin Sensitisation assays addressing the Key Event on activation of dendritic cells on the Adverse Outcome Pathway for Skin Sensitisation：TG442E
内分泌かく乱スクリーニング	Performance-Based Test Guideline for Stably Transfected Transactivation In Vitro Assays to Detect Estrogen Receptor Agonists and Antagonists：TG455 H295R Steroidogenesis Assay：TG456 BG1Luc Estrogen Receptor Transactivation Test Method for Identifying Estrogen Receptor Agonists and Antagonists：TG457 Stably Transfected Human Androgen Receptor Transcriptional Activation Assay for Detection of Androgenic Agonist and Antagonist Activity of Chemicals：TG458 Performance-Based Test Guideline for Human Recombinant Estrogen Receptor（hrER）In Vitro Assays to Detect Chemicals with ER Binding Affinity：TG493
遺伝毒性試験	Bacterial Reverse Mutation Test：TG471 In Vitro Mammalian Chromosome Aberration Test：TG473 In Vitro Mammalian Cell Gene Mutation Tests using the *Hprt* and *Xprt* Genes：TG476 In Vitro Mammalian Cell Micronucleus Test：TG487 In Vitro Mammalian Cell Gene Mutation Tests Using the Thymidine Kinase Gene：TG490
経皮吸収試験	Skin Absorption：*In Vitro* Method：TG428

表 8.4.3　代替法ガイダンス一覧（2017）

No.	試験法
1	皮膚感作性試験代替法としての LLNA を化粧品・医薬部外品の安全性評価に活用するためのガイダンス
2	光毒性試験代替法としての in vitro 3T3 NRU 光毒性試験を化粧品・医薬部外品の安全性評価に活用するためのガイダンス
3	皮膚感作性試験代替法としての LLNA：DA を化粧品・医薬部外品の安全性評価に活用するためのガイダンス
4	皮膚感作性試験代替法としての LLNA：BrdU-ELISA を化粧品・医薬部外品の安全性評価に活用するためのガイダンス
5	眼刺激性試験代替法としての牛摘出角膜の混濁および透過性試験法（BCOP）を化粧品・医薬部外品の安全性評価に資するためのガイダンス
6	眼刺激性試験を化粧品・医薬部外品の安全性評価に活用するためのガイダンス
7	眼刺激性試験代替法としての鶏摘出眼球試験法（ICE）を化粧品・医薬部外品の安全性評価に資するためのガイダンス
8	In vitro 皮膚透過試験（in vitro 経皮吸収試験）を化粧品・医薬部外品の安全性評価に資するためのガイダンス

8.5　in vitro 試験の問題点

前述した GD No.34 により，再現性と予測性を重視したバリデーションを経て試験法は公定化される．特に予測性においては，安全性評価を重視するため，偽陰性を限りなく少なくしたプロトコルが求められる．この過程で，プロトコルが洗練され，適用範囲が絞られる[8)]．

よって，安全性評価を行う場合，試験法ごとに異なる特徴や適用限界を把握して in silico，in vitro 試験を選択せねばならない．しかし，それらを用いても，以下に示す大きな 4 つの問題を抱えている．

①予測性の中でも感度が高い（偽陰性が少ない）方法が開発される．その一方で，偽陽性が多くなる可能性が高い．安全性上で問題ない有用な成分が，市場に出ないことになる．②細胞を用いる試験など

では培養液に被験物質を溶解しなければならない．溶媒の選択，溶解性などにより結果が異なる可能性があり，難水溶性物質や揮発性物質を適切に適用できないことから，多くの試験法で適用限界が設けられている．すなわち，すべての物質を適用できるin vitro 試験は少ない．③単独試験法で安全性を担保できるin silico やin vitro 試験はない．試験法の組合せで陰性結果を確認することが重要となる．④有害性の評価には有用だが，リスク評価はできない．組合せ法などはOECD が承認している試験法と評価のための統合アプローチ（Integrated Approach on Testing and Assessment，IATA）が参考となる．すなわち，in vitro 試験法で陽性となった成分を生かすためには，動物を用いた適切な適用経路による曝露量を算出し，安全係数を考えねばならない．現状では動物実験でリスク評価を行わないならば，代替法で認められた陽性結果を覆すことはできない．　［小島肇夫］

文　献

1) Russell, W. M. S. and Burch, R. L.（1959）：The Principles of Humane Experimental Technique, Methuen.
2) 日本実験動物学会（2011）：実験動物の管理と使用に関する指針 第8版，アドスリー．
3) 日本医師会学術推進会議（2014）：わが国におけるトランスレーショナルリサーチの現状と課題．
4) 重茂浩美（2006）：動物実験に関する近年の動向，科学技術動向，**62**，10-21．
5) 小島肇夫（2014）：化粧品・医薬部外品 安全性評価試験法，じほう．
6) Adler, S. et al.（2011）：Arch. Toxicol., **85**, 5, 367-485.
7) Frank, R. and Hargreaves, R.（2003）：Nat. Rev. Drug Discovery, **2**, 7, 566-580.
8) 小島肇夫（2013）：動物実験代替安全性試験プロトコル集，シーエムシー出版．

9

毒性オミクス

9.1 毒性オミクス研究

生体は，ゲノムDNAを基本設計図として，RNAを合成し，RNAをもとにタンパク質を合成し，内因性代謝を変動させる．毒性学分野において，その生体反応のメカニズムを理解するためには，毒性物質と生体分子の相互作用というダイナミズムを考慮し，これらの生体分子情報を網羅的に解析していく必要がある．こうしたオミクス研究は，何を解析の対象とするかにより，細分類されており，DNAあるいはRNAを対象とするtoxicogenomics（うち，遺伝子多型などのDNAの塩基配列を対象とするものをtoxicogenetics，転写産物のみを対象とするものをtranscriptomicsともよぶ），タンパク質を対象とする（toxico）proteomicsおよび内因性代謝物を対象とする（toxico）metabonomicsなどが，その代表である（表9.1.1）．また，DNAの配列変化によらない後天的なゲノムの修飾による遺伝子発現の制御・伝達機構を解析の対象としたepigeneticsの重要性が提唱されている．

表9.1.1 主なオミクスデータ測定技術

分　野	測定法
genomics/epigenetics	マイクロアレイ 次世代シーケンサー
proteomics	2次元電気泳動 LC-MS SELDI TOF-MS 放射線標識親和性タグ（isotope coded affinity tag, ICAT） 抗体アレイ
metabonomics/metabolomics	NMR LC-MS SELDI TOF-MS

9.2 バイオマーカー

バイオマーカーは，生理学的過程，病理的過程もしくは治療行為に対する薬理学的応答の指標として客観的に測定・評価可能な指標と定義される[1]．

毒性学分野におけるバイオマーカーの役割は大きく2つに分けられる．1つは，創薬の段階から安全性を予測できるバイオマーカーを活用し，理論的・効率的・迅速な新薬開発を行うことである．もう1つは，臨床において，副作用を予測するバイオマーカーを活用し，患者ごとに治療法を選択する個別化医療を行うことである．米国食品医薬品管理局（Food and Drug Administration，FDA）は，バイオマーカーを確実性のエビデンスレベルに応じて3つのクラスに分類している．よく確立された実行特性をもつ分析試験系で測定され，試験結果の生理的，毒性的，薬理的もしくは臨床的意義について広く合意されたものが，known valid biomarkerであり，一方，広く合意に達していないものの，その変動の意義を説明し得ると思われる科学的枠組みがあるものがprobably valid biomarker，変動の意義が示唆されているが再現性などは未確認のものがexploratory biomarkerに分類される．probably validおよびexploratory biomarkerがどのような条件を満たせばknown validとなるかは明確には定義されていないが，レベルの高いエビデンスの積み重ねを経て，known validと認知される．オミクス研究により，確実性のエビデンスの高い新規の安全性バイオマーカーの同定につながることが期待されている．

9.3　オミクスデータ解析（バイオインフォマティクス）

オミクス研究では，従来の研究技術では実現し得なかった大規模データが得られることから，より詳細な毒性発現機作の理解と毒性発現の種差解析を通し，ヒトにおける医薬品の適切なリスク評価につながると期待されている．こうした膨大なオミクスデータの解析には，情報処理技術などのスキルと統計学に関する知識を応用したバイオインフォマティクスの技術が欠かせず，毒性学者とバイオインフォマティシャンの協力体制が必須となる．通常オミクスデータ解析には，多変量解析や機械学習（machine learning）などのデータマイニング手法が応用されている（表9.3.1）．

クラスタリングは，データの集合を一定の手順に基づいて部分集合（クラスタ）に分類し，その中から意義のある情報，すなわち，類似の変動パターンを示す生体分子（遺伝子など）あるいは化合物などを分析する基本的なデータ解析法である．このように，クラスタ分析は，データの分類時に，あらかじめ「毒性あり」，「なし」などの評価基準が与えられていない「教師なし」の解析法であり，相関係数やユークリッド距離などを指標として，サンプル同士がお互いに類似しているかどうかを基準にデータの集合をクラスタに分類する．クラスタリング手法は大きく，最短距離法などの階層的（hierarchical）手法と，k平均（k-means）法や自己組織化マップ（self-organizing map，SOM）などの非階層的手法に分けられる．

主成分分析（principal component analysis，PCA）は，多くの特性をもつ多変量のデータを互いに相関のない少ない個数の特性値（主成分）に縮約する手法である．この解析手法は，網羅的な測定により得られた高次元のデータを2次元や3次元に落として視覚化し，これにより，変動の類似度が高いもの同士が近い配置になるようなプロットを作ることが可能である．

機械学習は，クラスタ分析や主成分分析と異なり，データの分類時に，あらかじめ「毒性あり」，「なし」などの評価基準が与えられた「教師あり」の解析法である．機械学習では，そのデータにおける評価基準に基づく既知の変動の特徴をもとに，

表9.3.1　オミクスデータ解析手法

大分類	小分類
多変量解析	階層的クラスタリング k平均法（k-means）クラスタリング 自己組織化マップ（SOM） 主成分分析（PCA）
機械学習（判別分析）	サポートベクターマシン（support vector machine, SVM） k最近傍法（k-nearest neighbor 法，kNN） マイクロアレイについての予測分析（prediction analysis of microarray, PAM）
モデル・マーカーの精度検証	交差検証 ROC解析
機能解析	Gene ontology解析 Pathway解析 Network解析

「毒性あり」，「なし」などを判別するモデルを構築することで，新規の毒性未知化合物のデータに対して，最適な予測を可能とする．構築したモデルの判別結果の妥当性の検証のためには，学習用データの集合を分割し，その一部（training set）をまず解析してモデルを作成し，残る部分（test set）でその判別結果の検証を繰り返し行う，交差検証（cross validation）の手法が用いられる．こうして構築した判別モデルにより計算された値，あるいは，単一のバイオマーカーの測定値に基づいて「毒性あり」，「なし」などを判別する際には，最適なカットオフ値を求めることが必要であり，そのために，受信者動作特性曲線（receiver operator characteristic curve，ROC曲線）などの手法が用いられる．ROC曲線は，縦軸に感度（sensitivity），横軸に偽陽性率［＝1－特異度（specificity）］をとって，カットオフ値を変動させながらプロットしたときに得られる曲線であり，それによりバイオマーカーの最適なカットオフ値や，また，その濃度時間曲線下面積（area under curve，AUC）に基づく正答率の指標を算出することができる．

こうした上述の多変量解析や機械学習手法に加え，複数の生体分子（遺伝子など）の変動の意義を生物学的に推定するための解析手法としては，遺伝子オントロジー（gene ontology，GO）とよばれる遺伝子の生物学的プロセス，細胞の構成要素および分子機能に関するアノテーション情報を使用したGO解析や，KEGGなどのパスウェイ解析，文献情報に基づく分子間の相互作用情報を視覚化したネットワーク解析などがある．

9.4　遺伝子発現解析（トキシコゲノミクス）

トキシコゲノミクス解析では主にマイクロアレイ技術を用いて，医薬品，食品あるいは環境汚染物質などの曝露に起因する数万以上の遺伝子の発現上昇・低下に関するデータを活用して，毒性発現機序解析，あるいは毒性発現の早期予測を行う．医薬品の毒性研究に関しては，これまでに毒性発現機序解析，あるいは毒性予測・評価用バイオマーカーの候補が多数報告されている（表9.4.1）．特にがん原性試験のように長期の試験を要する毒性エンドポイントに関して，トキシコゲノミクスによる毒性予測実現への期待は高く，これまでに多数の研究成果が報告されている[2,3]．また，マイクロアレイは，その網羅性から生体の分子応答のプロファイリングに極めて有用な手法である．フェノバルビタールやクロフィブラートなどの肝薬物代謝酵素誘導剤[4]に関しては多くの解析報告があり，評価化合物がいずれの核内受容体を活性化するかに関しては比較的容易に判断できる．また，腎臓に関しては，ヒトでの急性腎毒性の組織・尿バイオマーカーとしても提唱されている腎障害分子1型（kidney injury molecule-1, KIM-1）の相同遺伝子発現量が，抗生物質，抗がん薬，あるいは重金属などにより腎毒性を惹起したラット，マウスの腎臓においても増加することがマイクロアレイ解析によっても報告されており，マイクロアレイ解析の毒性バイオマーカー探索への有用性を示すものと考えられる．

トキシコゲノミクス解析の典型的な解析方針の一つとして，薬物代謝，細胞増殖調節，炎症反応，ストレス応答など，毒性発現に関与する各種生物学的パスウェイ関連遺伝子群に着目した解析を行うものがある．その際，毒性メカニズムの解明が進んでいるモデル化合物に関して構築されたデータベースを用いることにより，毒性未知の評価化合物が生体に及ぼす影響を適切に評価可能になると考えられる（図9.4.1）．このような解析を行うためには，大規模かつ高品質なトキシコゲノミクスデータベースの活用が必須であり，これまでに国内外で様々なデータベース構築が進められている（表9.4.1）．日本国内では大規模なトキシコゲノミクスデータベース・知識ベースの構築を目指し，産官学共同のトキシコゲノミクス・インフォマティクスプロジェクト（TGP2）[5]が進められ，最終成果物であるトキシコゲノミクスデータベース（Open TG-GATEs[6]）が一般公開されている．しかしながら現状では，生物試料の取得からトキシコゲノミクスデータ取得までの実験操作と，データの統計学的解析方針に関して明確な標準指針は確立されておらず，トキシコゲノミクスデータの適切な生物学的解釈のためには，曖昧さをなるべく排した実験条件，データの品質チェック，統計解析手順の標準化などを定めることによる適切なデータ共有体制が必要である．また，異なる施設あるいはマイクロアレイプラットフォームに起因したデータ互換性の低下はしばしば議論の的となっている．マイクロアレイ品質管理（MicroArray quality control, MAQC）コンソーシアムは，比較的項発現レベルが高く，発現変動レベルの大きい遺伝子に関しては，施設間および異なるプラットフォームのマイクロアレイデータの間で高い互換性が認められることを報告したものの[7]，その解析手

表9.4.1　トキシコゲノミクス研究における主要バイオマーカー分類およびデータベース

項目	臓器	バイオマーカー分類
トキシコゲノミクス研究	肝臓	肝薬物代謝関連，肝発がん性，酸化ストレス，グルタチオン枯渇，リン脂質症，PPARα活性化，脂肪肝など
	腎臓	尿細管障害，腎乳頭障害
	他臓器	心毒性，貧血
	in vitro 細胞	遺伝毒性，in vivo 各種毒性予測
データベース	Gene Expression Omnibus（GEO）https：//www.ncbi.nlm.nih.gov/geo/ Array Track https：//www.fda.gov/ScienceResearch/BioinformaticsTools/ArrayTrack8482HCA-PCAStandalonePackage/default.htm ArrayExpress https：//www.ebi.ac.uk/arrayexpress/ Open TG-GATEs http：//toxico.nibiohn.go.jp/ The Comparative Toxicogenomics Database（CTD）http：//ctdbase.org/ Chemical Effects in Biological Systems（CEBS）http：//www.niehs.nih.gov/research/resources/databases/cebs/index.cfm	

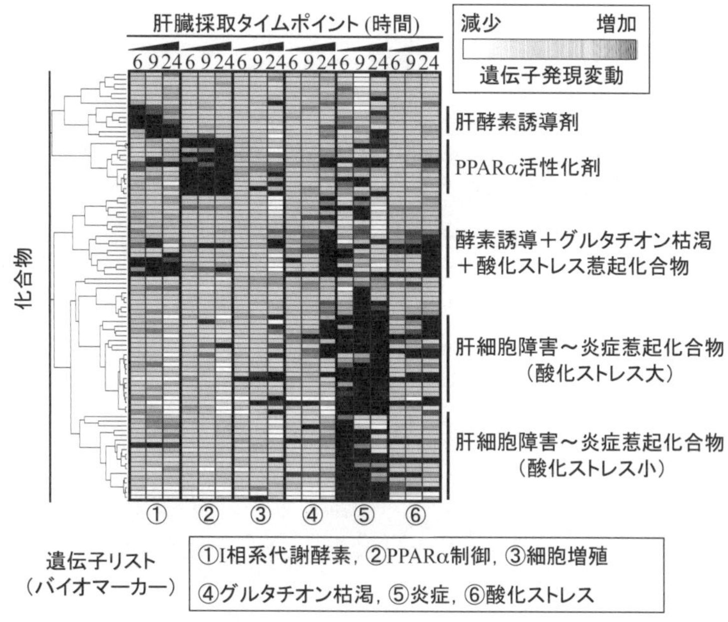

図 9.4.1 バイオマーカー遺伝子を用いたトキシコゲノミクスデータ解析

6 種類の生物学的パスウェイに関連する遺伝子群を用い，トキシコゲノミクスプロジェクト（Toxicogenomics project, TGP；厚生労働科学研究費補助金 H14-トキシコ-001 および H19-トキシコ-001）のデータベース・解析システム（TG-GATEs）によって遺伝子発現変動レベルの大きさ（TGP1 score）を計算し，階層的クラスタリングを行った．網羅的遺伝子発現データの活用により，化合物ごとに特徴的なパスウェイ活性化を観察できる．

法の妥当性検証の必要性も提示されており[8]，未だ明確な結論に達していないのが現状である．さらに，マイクロアレイデータは検出の特異性，感度，および定量性の面で若干信頼性が低いことから，毒性発現に関連して特に重要と思われる遺伝子の発現データについては，マイクロアレイ解析に加えて，従来法のノーザンブロット法や逆転写ポリメラーゼ連鎖反応（reverse transcription polymerase chain reaction, RT-PCR）法による検証を求められることが多い．

9.5 タンパク質発現解析（トキシコプロテオミクス）

数十～数千種類のタンパク質発現量を測定するプロテオミクス解析としては，2 次元電気泳動[9]，液体クロマトグラフィー/質量分析法（liquid chromatography mass spectrometry, LC-MS），表面増強レーザー脱離イオン化飛行時間質量分析法（surface-enhanced laser desorption ionization time of-light mass spectrometry, SELDI TOF-MS）などによる組織，血液，尿中タンパク質（あるいはペプチド）の解析結果が報告されている（表 9.1.1）．遺伝子情報から翻訳されたタンパク質は必ずしもそのまま機能するのみではなく，リン酸化，糖鎖付加などの翻訳後修飾を受けるものも多いことから，修飾後タンパク質を含めて網羅的に発現解析を行うプロテオミクス手法は病態，あるいは生体の薬理学的反応を機能面から捉えるのに有用である．しかしながら，試料処理の煩雑さ，検出特異性と感度の限界，および検出タンパク質同定の難しさなどの問題により，一般的にプロテオミクス解析はゲノミクス解析に比べてスループットが低く，大規模解析が困難である．また，プロテオミクスのデータ間比較解析はソフトウェアによる自動化が難しく，ある程度解析技術の熟練が要求される．したがって，多くの場合プロテオミクス解析（あるいは少数の標的タンパク質発現解析）は，トキシコゲノミクス解析のような網羅的発現情報の大規模プロファイリングよりも，毒性バイオマーカー候補遺伝子の妥当性を確認することや，リン酸化などの翻訳後修飾の有無を確認することなどに特に有用であるといえる（図 9.5.1）．標的タンパク質が同定された場合には，抗体や特異的基質などを用いた測定系の構築により，バイオマーカーとして活用可能である．肝毒性評価

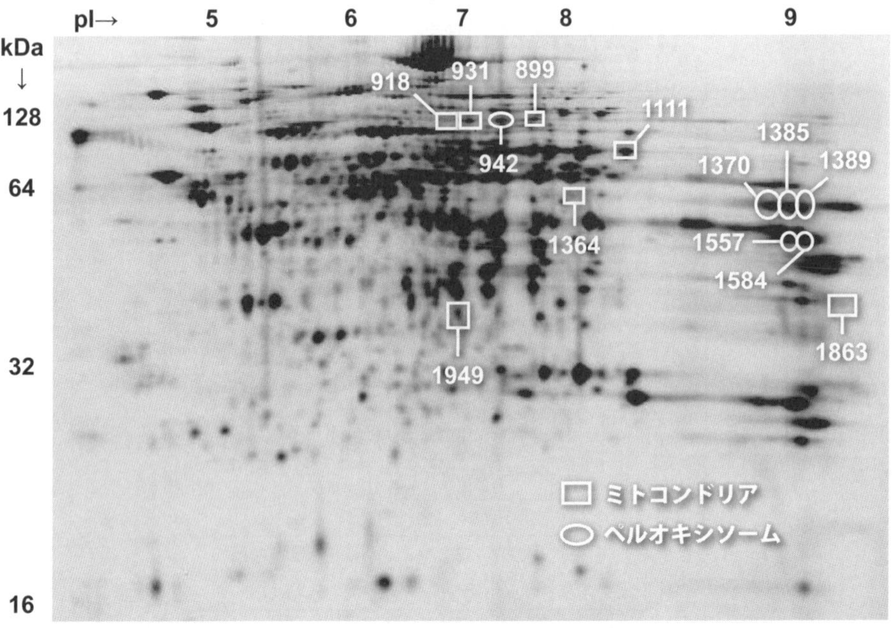

組織	Spot No.	特定されたタンパク質	発現 mRNA	発現 タンパク質
ミトコンドリア	942	**Methylcrotonoyl-CoA carboxylase 1 (alpha)** (メチルクロトニルCoA カルボキシラーゼ1(アルファ))		
	1370	**3-hydroxy-3-methylglutaryl-CoA synthase 2** (3-ヒドロキシ-3-メチルグルタリルCoA 合成酵素2)		
	1385			
	1389			
	1557	**Acetyl-CoA acyltransferase 2, mitochondrial** (ミトコンドリア アセチルCoA C-アシルトランスフェラーゼ)		
	1584	**Acetyl-CoA acetyltransferase 1** (アセチルCoA アセチルトランスフェラーゼ1)		
ペルオキシソーム	899	**Acyl-CoA synthetase long-chain family member 1** (長鎖アシルCoA 合成酵素1)		
	918			
	931			
	1111	**Catalase** (カタラーゼ)		
	1364	**Acyl-CoA oxidase 1, palmitoyl** (パルミトイル アシルCoA オキシダーゼ)		
	1863	**Peroxisomal trans-2-enoyl-CoA reductase** (ペルオキシソーム トランス-2-エノイル-CoA レダクターゼ)		
	1949	**Enoyl-CoA hydratase 1, peroxisomal** (ペルオキシソーム エノイルCoA ヒドラターゼ)		

Not change　　High

図 9.5.1　プロテオミクスとゲノミクスのデータ比較解析

PPARα活性化物質を投与したラット肝臓の遺伝子およびタンパク質の発現プロファイルを，マイクロアレイおよび2次元電気泳動法によりそれぞれ観察し，比較解析を行った．遺伝子により，mRNA とタンパク質の発現レベルの相関に差が認められる．

のためのアラニンアミノトランスフェラーゼ活性のように，血液などの侵襲性の低い生物試料で測定可能な項目に関しては，臨床でも活用可能なバイオマーカー候補として有望であろう．

9.6　内因性代謝物解析（トキシコメタボノミクス）

生体では種々の代謝経路により内因性の代謝物が産生されており，化学物質の曝露により，これらの内因性代謝物量が変動することが知られている．トキシコメタボノミクス解析では生体内で産生される低分子代謝物を網羅的に解析し，化学物質曝露後の代謝物の量的変化から毒性機作の解明とリスク評価を行う．分析機器としては核磁気共鳴（nuclear magnetic resonance, NMR），あるいはSELDI TOF-MS，LC-MSなどが汎用されている（表9.1.1）．

プロテオミクス解析と同様，メタボノミクス解析においても測定物質の同定がデータ解釈の律速となっている．しかし，生体内代謝物のプロファイル変動は，遺伝子発現・タンパク質発現プロファイル変動の結果によるものであり，毒性フェノタイプと最も関連の高い分子と考えられること，尿，あるいは血液を用いたメタボノミクス解析は生体への侵襲性が低いこと，生体試料採取から測定までのプロセスは比較的標準化が容易でありデータ取得のスループットが高いことから，今後汎用されてくると思われる．また，侵襲性の低い試料を検査対象とすることから，臨床での有用性も期待されている．今後，メタボノミクスデータを十分活用するためには，ゲノミクス解析と同様に種々のモデル化合物を用いた大規模データベースの構築とバイオマーカーの同定，さらに得られたバイオマーカーの各代謝経路における意味づけが必要である．

9.7　エピジェネティクス

エピジェネティクスとは，DNAのメチル化修飾や，ヒストン修飾によるクロマチン構造変換など，DNAの塩基配列の変化を伴わない遺伝子発現調節機構を対象とした研究分野である．DNAのメチル化修飾は，エピジェネティクス制御の中心を担うものであり，遺伝子上流にあるCpG配列（CpGアイランド）がメチル化修飾を受けると，ヒストン修飾を介してクロマチン構造を変換し，遺伝子発現が抑制される．こうしたDNAのメチル化修飾の異常は，遺伝子発現を乱し，発生異常や発がんの原因となることが知られている．

さらに近年，タンパク質の遺伝子配列（コード）をもたないノンコーディング領域からも膨大な数のRNA（non-cording RNA，ncRNA）の転写が起こっていることが明らかになっている．ゲノムから転写されるncRNAの長さは，20塩基長ほどの短いものから200塩基長を超えるものまで様々である．なかでも，マイクロRNA（miRNA）は，22塩基程度の短いRNAをさし，他の遺伝子の発現を負に調節する機能性RNAの一種である．主要なmiRNAは動物種を超えてその発現が保存されており，毒性のみならず，発生や免疫応答などの様々な生理機能との関与が報告されている．近年，こうした種々のmiRNAが循環血や尿などの体液中に含まれることが明らかとなり，さらに，臓器障害やがんなどの疾患に応じて血漿中miRNA量が変動することから，疾患や安全性バイオマーカーとしての応用が期待されている．中でも特に，miR-122は，肝臓において，miR-208は心臓において特異的に発現していることが知られており，血漿中のこれらのmiRNA量が，それぞれ肝毒性，心毒性のバイオマーカーとなることが報告されている．

9.8　展　望

近年医薬品の安全性への関心の高まりとともに，より広範かつ詳細な毒性プロファイリングに加え，毒性発現機作解明への要求が高まっている．それに伴って非臨床安全性試験に要する費用と時間はますます増大していることから，臨床試験段階に進んでからの予期せぬ毒性などによる医薬品開発中止は，製薬企業にとって莫大な費用と時間の損失につながる．臨床試験開始前の開発失敗予測精度を10％改善するだけで，1億ドルもの研究開発費の浪費を防げるとも見込まれている．毒性オミクス手法を用いた安全性バイオマーカーの探索および情報の蓄積は，従来法では実現できなかった効率的かつ高感度な生物反応評価の実現，ヒトにおけるより適切な毒性予測とリスク評価への活用，および非臨床安全性試験結果のヒトへの外挿に貢献するものと期待されている．また，オミクスデータの測定系を生体（in vivo）から培養細胞系（in vitro）にスケールダウンすることにより，ヒト生体組織を活用した毒性評価や，実験動物の使用数削減につながることが期待される．

個々のオミクス技術は，それぞれ単独でも毒性評価に有用であるものの，より総合的な毒性機序理解のためには，従来法である臨床検査，代謝酵素活性などの生化学的アプローチ，病理学的検査から得られたバイオマーカーとも関連づけた総合的な毒性パスウェイ解析（systems biologyの毒性学への応用；systems toxicologyともよばれる）[10]が極めて有効である．しかしこれらの解析手法で生成するデータは膨大であり，従来の手法で得られたデータを含めたすべてのデータを同時に解析することは，ハードウェア面でも，また解析ソフトウェア構築面でも容易ではない．また毒性試験で主に用いられるラットに関しては，ヒト，マウスに比較してゲノムへのアノテーションづけが遅れており，オミクスデータの解釈に際しての課題となる．理想的な毒性バイオマーカーは，検出感度が高いこと，毒性標的組織・発現機作ごとの特異性が高いこと，さらにヒトで精度高く毒性予測ができることである．今後のオミクス研究の進展により，理想的な毒性バイオマーカーとその測定系が開発されることが期待される．

［上原健城・矢本　敬］

文　献

1) Biomarkers Definitions Working Group (2001)：Clin. Pharmacol. Ther., **69**, 3, 89-95.
2) Uehara, T. et al. (2008)：Toxicology, **250**, 1, 15-26.
3) Uehara, T. et al. (2011)：Toxicol. Appl. Pharmacol., **255**, 3, 297-306.
4) Hamadeh, H. K. et al. (2002)：Toxicol. Sci., **67**, 2, 219-231.
5) Uehara, T. et al. (2010)：Mol. Nutr. Food Res., **54**, 2, 218-227.
6) Igarashi, Y. et al. (2015)：Nucleic Acids Res., **43**, D1, D921-D927.
7) MAQC Consortium (2006)：Nat. Biotechnol., **24**, 9, 1151-1161.
8) Chen, J. J. et al. (2007)：BMC Bioinf., **8**, 412.
9) Ruepp, S. U. et al. (2002)：Toxicol. Sci., **65**, 1, 135-150.
10) Waters, M. D. and Fostel, J. M. (2004)：Nat. Rev. Genet., **5**, 12, 936-948.

10

リスクアセスメント・リスクマネージメント

毒性学において「リスク」とは，化学物質の曝露により有害な影響が発現する確率（可能性）をさしている．化学物質が本来もっている潜在的な有害性すなわち物質固有の有害性は「ハザード」とよばれ，「リスク」は，化学物質の有害性（ハザード）と曝露量（摂取量）から見積もられる．すなわち，どんなに有害な化学物質であっても，曝露量がゼロであればリスクはゼロである．

化学物質によるリスクに関して科学的な評価を行い，ヒトの健康に悪影響を及ぼす可能性がある場合に，その発生を未然に防止し，リスクを最小限にするための枠組みをリスク分析とよび，リスクアセスメント（リスク評価），リスクマネージメント（リスク管理）およびリスクコミュニケーションの3要素から構成される．リスクアセスメントとは，化学物質のハザードを特定し，曝露によってもたらされるヒトへの有害影響を定性的および定量的観点から統合的に評価し，リスクを判定する科学的評価過程である．また，リスクアセスメントの結果に基づいて，リスクの監視，リスク低減・回避のための行政施策などの対策を講じる過程がリスクマネージメントである．さらに，リスクアセスメント機関，リスクマネージメント機関，消費者，生産者，事業者，流通業者などの関係者がそれぞれの立場から相互にリスクに関する情報や意見を交換し，共有することがリスクコミュニケーションである．

トキシコロジストには，科学的な証拠や手法に基づいてリスクの性質や程度および評価における不確実性などについて説明をする役割が期待されている．

10.1　リスクアセスメント

リスクアセスメントは，図10.1.1にあるような基本的なフレームから成り立っている[1]．リスクアセスメントを行う前には，まず解決すべき課題を定義すると共に，リスクを解析したり特徴付けたりするための計画を立案するステップとして問題の定式化（problem formulation）が行われる．問題の定式化においては，①そのリスクアセスメントが必要であるか，②誰がリスクアセスメントとリスクマネージメントに関与するか，③施策の決定において，どのような評価結果が必要であるか，④リスクを把握するために利用可能なデータがあるか，⑤どんなレベルの情報源が利用可能か，⑥アセスメントを完了するためのタイムライン，について明確にしておく必要がある．問題の定式化に従い，有害性評価（hazard assessment）と曝露評価（exposure assessment）が行われ，双方の評価結果を比較・統合することによってリスクの判定（risk characterization）が行われる．有害性評価は，さらに有害性の確認（hazard identification）と用量反応評価（dose-response assessment）に分けることができる．

医薬品以外の化学物質をヒトが摂取した場合の安全性（有害性）は，ヒトに直接投与して安全性を確かめることが難しいため，実験動物を用いた毒性試験，疫学研究および毒性発現機構に関する研究などに基づいて，ヒトでの安全摂取量あるいは毒性の種類を推定しなければならない．一方，実際に対象とする化学物質にヒトがどの程度曝露されているか，あるいは可能性があるかについても正確に見積もることは通常困難であり，食品や環境モニタリングなどの情報やシミュレーションモデルを用いた推定作業に依存することになる．こうした2つの推定作業に基づく不確実性を認識しつつ，ヒトへの健康影響を科学的に判定することが化学物質のリスクアセスメントに求められている．

以下では，リスクアセスメントの各手順の詳細を示す．

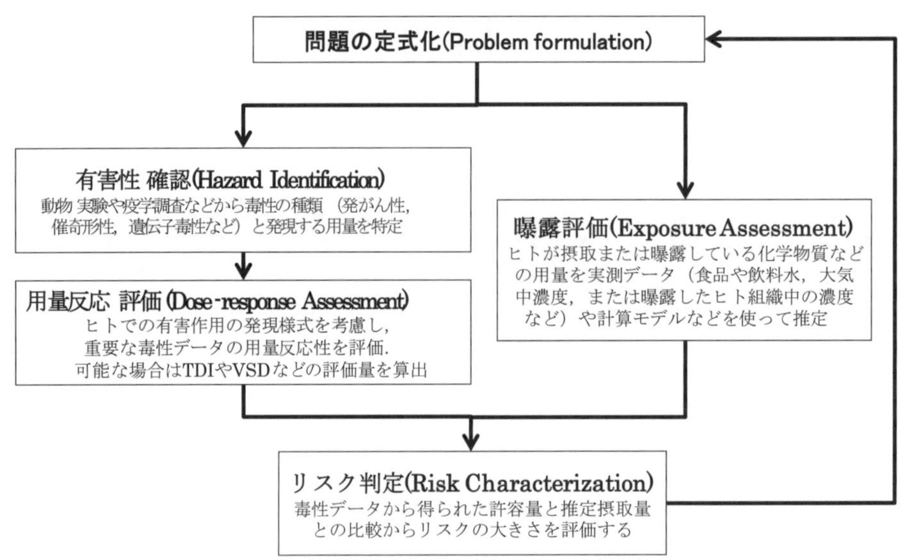

図 10.1.1　リスクアセスメントの構成要素と評価過程

10.1.1　有害性確認

各種の毒性試験結果や疫学研究結果，学術論文などの情報を基に，対象化学物質の有害性，毒性の種類，標的臓器，性質や毒性発現量について評価を行う．実際には一般毒性，生殖発生毒性，発がん性について，それぞれの毒性試験などにおける毒性の種類や程度，無毒性量（no-observed adverse effect level, NOAEL）および最小毒性量（lowest observed adverse effect level, LOAEL），有害性の発現機序に関しての確認を行うとともに，ヒトへの外挿性に関しても検討する．個々の化学物質に要求される毒性試験は，その化学物質の用途などに応じて適用される規制状況により大きく異なるが，多くの場合，化学物質の毒性に関する情報は限られており，リスク評価に十分なデータが得られていない場合には，in vitro 試験結果や構造活性相関など入手可能なすべての情報についても検討を行う必要がある．

a. 情報の収集　有害性確認の第1段階として既存情報の収集を行う．評価対象の化学物質について国際機関および各国のリスク評価機関において評価が実施されていれば，リスク評価書および有害性評価書を参考にすることで，毒性の全体像を把握することができる．リスク評価書や有害性評価書は，専門家が多数の研究論文をレビューし，信頼性を評価したうえで，有害性情報が掲載されている．表10.1.1に，国際機関などより公開されている主なリスク評価書を示す．IARC や NTP で評価が実施されていれば発がん性や遺伝毒性の情報を入手できる．

化学物質に関する情報源は多岐にわたるため，情報収集を行う際には，OECD eChemPortal などの各種の情報源を横断的に検索できるウェブサイトも有用である．米国国立労働安全衛生研究所（National Institute for Occupational Safety and Health, NIOSH）の化学物質毒性データ総覧（Registry of Toxic Effects of Chemical Substances, RTECS）からは毒性に関する全般的な情報を入手することが可能である．また，わが国の既存化学物質点検で試験が実施されていれば，国立医薬品食品衛生研究所の既存化学物質毒性データベース（Japan Existing Chemical Data Base, JECDB）から反復投与毒性試験や Ames 試験，染色体異常試験などの報告書が入手可能である．さらには，米国医学図書館が運営する MEDLINE（PubMed）や米国化学会が運営する CAS（Chemical Abstracts Service）などの学術誌を中心とする情報を含むデータベース，これらを系統的に検索できる商用のデータベースなども用いて最新情報を広範に収集する必要がある．

b. 毒性試験の実施　リスクアセスメントを行うための十分な情報が得られない場合や，医薬品や農薬などの規制対象物質では当局への申請データと

表 10.1.1 国際機関等の化学物質の安全性に関するリスク評価書

評価文書名	評価機関
	(国際機関)
IARC Monographs Programme on the Evaluation of Carcinogenic Risk to Humans	WHO/IARC
Environmental Health Criteria (EHC)	WHO/IPCS
Concise International Chemical Assessment Document (CICAD)	WHO/IPCS
JECFA Monographs and Evaluations : Toxicological evaluations of food additives and contaminants and of residues of veterinary drugs in food	FAO/WHO JECFA
JMPR Monographs and Evaluations : Toxicological evaluation of the toxicity of pesticide residues in food	FAO/WHO JMPR
Screening Information Data Set (SIDS) Initial Assessment documents	OECD
	(各国機関)
Integrated Risk Information System (IRIS)	EPA, USA
Documentation of the threshold limit values for chemical substances	ACGIH, USA
Toxicological Profile	ATSDR, USA
National Toxicology Program (NTP) Report	NIEHS, USA
EU Risk Assessment Report (EU RAR)	EU
食品安全委員会評価書	食品安全委員会，日本

EHC：環境保健クライテリア，CICAD：国際簡潔評価文書，SIDS：スクリーニング情報データセット，IRIS：統合リスク情報システム，NTP：米国国家毒性プログラム，EU RAR：欧州連合リスク評価書，WHO：World Health Organization（世界保健機関），IARC：International Agency for Reseach on Cancer（国際がん研究機関），IPCS：International Program on Chemical Safety（国際化学物質安全性計画），FAO：Food and Agriculture Organization of the United Nations（国際連合食糧農業機関），JECFA：Joint Expert Committee on Food Additives（合同食品添加物専門委員会），JMPR：Joint Meeting on Pesticide Residues（合同残留農薬専門家会議），OECD：Organisation for Ecomomic Co-operation and Development（経済協力開発機構），EPA：Enviromental Protection Agency（米国環境保護庁），ACGIH：American Conference of Governmental Industrial Hygienists（米国産業衛生専門家会議），ATSDR：Agency for Toxic Substances and Disease Registry（米国有害物質・疾病登録局），NIEHS：National Institute of Environmental Health Sciences（米国国立環境衛生研究所）

して必須項目となる毒性情報が得られていない場合には，新たな毒性試験の実施が必要となる．新たに毒性試験を実施する際には，毒性試験の信頼性を確保するために，後述する GLP（Good Laboratory Practice）に準拠して，原則として評価の目的に対応する毒性試験ガイドラインに従って試験を実施する．

c. 各種の毒性試験の評価および整理　収集した毒性試験結果については，データの信頼性を評価し，その後，収集した情報を定性的・定量的に検証し，主要な毒性プロファイルを同定するとともに，発現した毒性の種類，発がん性の有無，生殖発生毒性の有無，遺伝毒性の有無を判定し，さらに必要に応じて表 10.1.2 に示す毒性指標とその設定の根拠を整理する．

d. 動物で特異性の高い毒性　ほとんどの毒性試験は齧歯類を用いて行われている．しかし，発現した毒性によっては，その発現機構から齧歯類で感受性もしくは特異性が高いことが示されているものもあり，そのような毒性については，ヒトへの外挿性の評価に注意が必要である．以下のような例が知られている．

1）甲状腺濾胞上皮のびまん性過形成/腫瘍　血中甲状腺ホルモンレベルの低下によるフィードバック機構による甲状腺刺激ホルモンの過剰刺激に起因する影響である．ヒト血液中には，甲状腺ホルモンレベルの変化に対して緩衝作用をもつチロキシン結合グロブリン（thyroxin binding globulin）が存在するため起こりにくいが，齧歯類や鳥類の血液中には存在しない．

2）α2u-グロブリン腎症/腫瘍　雄ラットの血中のみに存在するα2u-グロブリンがある種の化学物質と複合体となり腎に蓄積するのが原因となって誘発される．

3）ペルオキシソーム増生作用による肝細胞肥大/腫瘍　抗高脂血症薬やプラスチック可塑剤などの投与によるペルオキシソーム増生作用には種差が大きく，齧歯類の感受性は高いが，ヒトにおける感受性は低く，発がんの危険性は少ないと考えられている．

4）Fischer ラットの大型顆粒リンパ球（large granular lymphocyte，LGL）白血病　LGL 白血病は F344 ラットで特異的に自然発生率が高く，他の系統のラット，マウスおよびヒトではまれであるため，ヒトへの外挿性は低いと考えられる．

5）種特異的な代謝産物による影響　マウスの肝および肺に特異的に腫瘍を誘発するジクロロメタンなどは，同じ曝露条件ではラットには同じ腫瘍を

表 10.1.2　各種毒性試験における毒性指標

lethal dose 50 (LD_{50})：	半致死量で，急性毒性試験で半数の動物が死亡すると推定される投与量（計算値）.
lethal concentration 50 (LC_{50})：	半致死濃度で，急性吸入毒性試験で半数の動物が死亡すると推定される吸気中の濃度（計算値）で，曝露時間の記載が必要である.
toxic dose 50 (TD_{50})：	50％毒性量で，半数の動物に毒性が発現すると推定される投与量（計算値）.
no-observed effect level (NOEL)：	無作用量または無影響量といい，複数の用量群を用いた反復投与毒性試験，生殖発生毒性試験などの安全性試験において，生物学的なすべての影響が対照群に対して統計学的に有意な変化を示さなかった最高投与量．吸入毒性試験では，無作用濃度（no-observed effect concentration, NOEC）を求める.
no-observed adverse effect level (NOAEL)：	無毒性量といい，複数の用量群を用いた反復投与毒性試験，生殖発生毒性試験などの安全性試験において，毒性学的な有害影響が認められない最高投与量．有害影響であるかどうかの判断は毒性専門家による．吸入毒性試験では，無毒性濃度（no-observed adverse effect concentration, NOAEC）を求める.
lowest observed effect level (LOEL)：	最小作用量または最小影響量といい，複数の用量群を用いた反復投与毒性試験，生殖発生毒性試験などの安全性試験において，なんらかの生物学的な影響が対照群に対して統計学的に有意な変化を示した最小の投与量．吸入毒性試験では，最小作用濃度（lowest observed effect concentration, LOEC）を求める.
lowest observed adverse effect level (LOAEL)：	最小毒性量で，複数の用量群を用いた反復投与毒性試験，生殖発生毒性試験などの安全性試験において，毒性学的な有害影響の認められた最小の投与量．吸入毒性試験では，最小毒性濃度（lowest observed adverse effect concentration, LOAEC）を求める.

誘発しない．それらの物質の発がんには代謝産物であるグルタチオン抱合体が関係しており，マウスではその代謝に関わるグルタチオン *S*-トランスフェラーゼ（転移酵素）活性が，ヒトやラットに比較して高く，発がん作用機序には動物種差があることが示されている.

6) 実験動物に固有の臓器（ジンバル腺や前胃など）への影響　ヒトには存在しない臓器のため，関連臓器や他の動物種に類似の病変が認められない場合は，ヒトにおけるリスクは低いと考えられるが，その意義については意見が分かれる.

e. 構造活性相関　構造活性相関とは，対象物質の活性を化学構造や既知の類似物質の活性から予測する手法である．評価対象の化学物質が，ある種の毒性発現に共通した特異的な化学構造を有する場合，共通の毒性発現が疑われる．たとえば，ニトロソ基，芳香族アミン，アゾ化合物などによる発がん性や変異原性，芳香族アミン化合物による溶血作用が知られている．このような毒性の類似性は，上述した情報収集の段階から最終的な評価において十分に考慮する必要がある.

化学物質と DNA との反応性に起因する変異原性については，比較的高精度の予測が可能であることが示されており，「潜在的発がんリスクを低減するための医薬品中 DNA 反応性（変異原性）不純物の評価及び管理ガイドライン（ICH M7）」においては，医薬品中の DNA 反応性（変異原性）不純物の評価に構造活性相関が適用されている．また，後述する FAO/WHO JECFA の香料物質の安全性評価における毒性学的懸念の閾値（threshold of toxicological concern, TTC）設定における毒性クラス分類，わが国における危険ドラッグの包括指定，ダイオキシン類に含まれる個々の化合物の毒性等価係数（toxicity equivalency factor, TEF）による類似化合物の混合物の評価などにも構造活性相関手法が活用されている.

化学構造から評価を行う構造活性相関は，コンピュータを用いた構造活性相関ソフトウエアを用いれば，迅速に予測結果を得ることができる簡便な手法である．現時点では，動物試験による一般毒性や生殖発生毒性などの予測精度は最終的な判断に用いるほど十分とはいえないが，数万ともいわれる未評価の物質を効率的に評価するための優先順位付けや，初期評価などにおける活用が期待されている.

一方，動物試験結果の予測については，試験結果の得られている既知の類似物質の試験結果から試験結果の得られていない物質の毒性について類推評価を行うカテゴリーアプローチによる評価の検討が進められている．後述の OECD 高生産量既存化学物質点検プログラムおよび化学物質共同評価プログラムにおいては，類似する複数の化学物質をまとめて評価するカテゴリー評価による評価書が作成されている．現在，OECD では，カテゴリーアプローチをはじめとした化学構造からの評価を推進するための

表 10.1.3 発がん性の評価

分類名：		基準内容
IARC		
	Group 1：	ヒトに対して発がん性がある
	Group 2A：	ヒトに対しておそらく発がん性がある
	Group 2B：	ヒトに対して発がん性の可能性がある
	Group 3：	ヒトに対する発がん性について分類できない
	Group 4：	ヒトに対しておそらく発がん性はない
EU*		
	Category 1A：	ヒトに対して発がん性のあることが既知である
	Category 1B：	ヒトに対して発がん性があると考えるべきである
	Category 2：	ヒトに対して発がん性の懸念はあるが，情報が不十分である
US EPA	Carcinogenic to humans：ヒトに対して発がん性がある	
	Likely to be carcinogenic to humans：ヒトに対して発がん性の蓋然性がある	
	Suggestive evidence of carcinogenic potential：ヒトに対する発がん性を示唆する証拠がある	
	Inadequate information to assess carcinogenic potential：ヒトに対する発がん性を評価するには証拠が不適切	
	Not likely to be carcinogenic to humans：ヒトに対して発がん性の蓋然性がない	

*：EUの発がん性の分類は，2015年6月よりCategory 1A，1B，2に変更された．それぞれ，以前のCategory 1，2，3に相当する．

ツールとしてOECD QSAR Toolboxを開発しており，無償で利用可能である．

f. 疫学研究 化学物質の影響がヒトで現れているかどうかを判断する手段として以下のような疫学研究が行われている．しかし，実際には職業曝露，工場での事故，工場排水の垂れ流しなどにより，ある程度高濃度で曝露されないと，健康影響が現れたかどうかを明確に判断することは難しい．さらに，正確な判定のためには，飲酒や喫煙などの生活習慣の違い，化学物質に対する感受性の違いの一因となる遺伝的な多型などの交絡因子（confounding factor）を考慮しなければならない．

1）横断研究（cross-sectional study） 特定の集団に対して化学物質などの危険因子への曝露と疾病の発生状況を調査する研究．

2）コホート研究（cohort study） 一般にコホート研究という場合は，特定の集団（コホート）を調査対象として，長期的な追跡調査を行い，特定の病因を疑われる化学物質や放射線などへの曝露と疾病の頻度など（死亡率，罹患率，発がん率など）を比較して，その関連を調べる前向き（prospective）の調査研究をさす．一方，特殊な職業集団のような過去の曝露が明らかとなっている集団について追跡調査を行い，過去の曝露状況と疾病の発生との関連を調べる後向きコホート研究（historical cohort study）などの手法もある．

3）症例対照研究（case-control study） 特定の病気に罹患している集団とその病気に罹患していない対照集団について，過去の曝露状況を調べる後向き（retrospective）の調査研究．

定量的な評価については，大規模なコホート研究を除いてNOAELなどを設定できるような曝露用量依存性を検証できる研究は極めて限られており，複数の疫学研究を統合するメタアナリシスのような横断的な解析手法が必要になる．しかし，異なる研究間では，研究対象集団の特性，疾病の発生や健康状態などの影響指標および曝露指標などの評価基準が異なっていることが多く，これらを調整する必要がある．また，曝露指標が食品や飲料水などの汚染濃度である場合には，測定していない他の経路による曝露量を考慮しないと，総摂取量に依存する毒性影響の用量依存性を評価することが困難となる．血中濃度や尿中濃度などのように，直接あるいは間接的に曝露レベルを評価できる指標であれば，このような欠点を補うことは可能であるが，現在のデータ収集においては限界があり，これらの生体試料中濃度に基づく総摂取量の推定には不確実性を伴う．さらに，メタアナリシスの結果の解釈においては，ポジティブな研究結果だけが公表されることによるバイアスを考慮する必要がある．

g. ヒトにおける発がん性の評価 WHOの下部組織であるIARCでは，全世界から招集した専門家により，ヒトに対する化学物質などの発がん性を評価し，表10.1.3に示した5段階に分類している．この評価結果は実際にリスクマネージメントを行う際には非常に重要である．その他にも，欧州連合（EU）および米国EPAで類似した評価を行っている．

発がんメカニズムとしてDNAを直接障害することによって誘発される発がん性には，反応性が消失する閾値が存在せず，曝露量がゼロにならない限りは，がんの誘発率はゼロにならないと考えられている．そのため，発がん性の評価にあたっては，遺伝毒性の判断が重要であり，その違いにより用量反応評価の手法が大きく異なってくる．しかし，IARCなどにおける発がん性の評価では，ヒトにおける発がんの蓋然性を主眼として発がん性を示す科学的証拠の充足度や信頼性について評価が行われており，表10.1.3に示す発がんクラスの分類は遺伝毒性の有無や発がんリスクの強さを直接反映するものではないことに注意が必要である．

h. 証拠の重み付けと作用機作　有害性確認において，毒性試験や疫学調査などで得られた影響の毒性学的な意義や動物実験などで認められた影響のヒトへの外挿性についての証拠の重み付け（weight of evidence, WoE）を精査することは，有害影響を引き起こす作用機作（mode of action, MoA）を同定あるいは推定するためには必要なステップである．同定あるいは推定された作用機作は，その後の用量反応評価手法の選定根拠やリスク判定の際の不確実性の説明として重要であり，さらには化学物質の適切な管理施策の策定のために重要な判断情報をリスク管理者に提供する．特に評価可能なデータが動物を使った研究に限定されている場合は，上記のd.（動物特異性）とg.（ヒト発がん性）のステップにおいて重要となる．米国EPAの最新の発がん性評価ガイドライン[2]でも，作用機作を推定するための評価フレームはヒト発がんの蓋然性と感受性を判定するために重要な位置を占めている．また，こうした作用機作の推定には，毒性学的な試験研究に加えて，分子生物学的アプローチを用いた知見やオミクス解析データに基づく情報が有用であることは明らかであり，これらの最新の知見をより実用的に有害性評価ステップに統合していくことが全米研究評議会（National Research Council, NRC）によってまとめられた「21世紀の毒性試験：展望と戦略」[3]において提言されている．現在，OECDでは，毒性メカニズムに立脚した新たなリスク評価法として，化学物質と生体との初期の分子反応（molecular initiating event, MIE）から毒性影響の発現（adverse outcome, AO）に至る主要な分子反応（key event, KE）のカスケードで構成されるAOP（adverse outcome pathway）を様々な化学物質の毒性発現過程について構築し，測定可能なMIE, KEの組合せにより評価を行う試験および評価に関する統合的アプローチ（integrated approaches to testing and assessment, IATA）の開発が進められている．

10.1.2　用量反応評価

用量反応評価は，有害性の確認に続く作業で，ヒトが摂取したときに有害影響が生じないと推定される量を動物実験などから外挿する定量的な毒性評価である．化学物質を摂取しても十分に少ない量であれば有害影響は起こらないと考えられる場合，すなわち毒性発現に閾値があると考えられる毒性（遺伝毒性による発がん以外の毒性）については，1日摂取許容量（acceptable daily intake, ADI）または耐容1日摂取量（tolerable daily intake, TDI）を求める．ADIは残留農薬や食品添加物などの意図的に使用される物質の評価に用いられる用語で，ヒトが摂取することを前提としているため“許容できる（acceptable）”と表現されている．一方，TDIは環境汚染物質の評価に用いられる用語で，本来ヒトが曝露されることを許容しているわけではないので“耐容できる（tolerable）”と表現される．ADIおよびTDIは，ともにヒトが生涯にわたり継続的に曝露されても健康に影響を与えないと推定される摂取量と定義される．これに対して近年，急性期曝露の評価指標として急性参照用量（acute reference dose, ARfD）が設定される場合もある．一方，閾値がないと考えられる毒性（DNA障害性の遺伝毒性による発がん）の場合は実質安全量（virtually safe dose, VSD）などを求める．用量反応評価におけるその他のリスク評価関連の用語を表10.1.4に示す．

a. 閾値があると考えられる場合の評価

1）ADI, TDIの評価　動物実験または疫学研究から得られたNOAELを安全係数（safety factor, SF）または不確実係数（uncertainty factor, UF）で割って，それぞれADIまたはTDIを求める．SFはADIの，UFはTDIの算出に用いる用語であるが，それらの意味はほぼ同等と考えてよい．生涯曝露による影響を評価することを前提としているため，動物試験の結果を用いる場合，原則として最も長期の試験で得られたNOAELをもとに評価を行うが，短期試験で得られたNOAELが長期試験のNOAELより低い場合には，用量設定や毒性プロファイルか

表 10.1.4　その他のリスク評価関連の用語

用語名	用語の解説
TI：tolerable intake	耐容摂取量．WHO のガイダンスバリューの際に使用される TDI 相当値
PDE：permitted daily exposure	1 日許容曝露量．ICH の残留溶媒基準値の際に使用される TDI 相当値
RfD：reference dose	参照容量．米国で使用される経口経路での TDI 相当値
RfC：reference concentration	参照濃度．米国で使用される吸入経路での TDI 相当値
TLV：threshold limit value	作業環境許容濃度．米国の職業曝露基準として使用される環境濃度
TWA：time-weight average	時間荷重平均．上記 TLV の 1 つで 8h/日または 40h/週曝露の安全濃度
DNEL：derived no-effect level	導出無毒性量．REACH 規制（EU）で用いられるヒト健康有害性評価指標，NOAEL などを不確実性係数（assessment factor，AF）で除して求める
RCR：risk characterisation ratio	リスク判定比．REACH 規制（EU）で用いられるリスク評価指標，曝露量を DNEL で割って求める
PNEC：predicted no-effect concentration	予測無影響濃度．ある化学物質が水生生物に対して有害な影響を及ぼさないと予想される濃度で試験生物種の毒性値をアセスメント係数で除して求める 生態リスク初期評価において化学物質について詳細な調査の必要性を判定する指標として用いられる

ら総合的に判断する必要がある．特に生殖発生毒性や神経毒性のように短期曝露でも起こりうる毒性の NOAEL が慢性曝露の NOAEL よりも低い場合，それらを根拠として ADI，TDI の設定を行う，もしくは個別に ADI，TDI を設定することがある．

SF または UF は評価機関により多少の違いはあるが，ほぼ以下の 5 つの要素からなっている[4]．

i）種差（interspecies differences）　実験動物での NOAEL を一般ヒト集団の NOAEL に外挿するための係数．疫学研究から得られた NOAEL には適用しない．

ii）個体差（individual differences）　一般のヒト集団の NOAEL から高感受性集団，たとえば新生児や高齢者などの NOAEL へ変換するための係数．

iii）投与期間の不十分さ（inadequate exposure duration）　生涯曝露を原則として評価するため，曝露期間が不十分な場合に適用する短期曝露 NOAEL から長期曝露 NOAEL への外挿係数．

iv）毒性データの不十分さ（inadequate experimental data）　LOAEL しか得られなかった場合に，NOAEL の代用として LOAEL を使用する際の外挿係数．

v）毒性の重大性と重篤性（nature and severity of effect）　発現した毒性影響に回復性がなく重大な有害影響であることなどにより，追加 UF/SF の適用を考慮すべき場合に付与される係数．

以下に各要素の詳細を示す．

i）動物からヒトへの外挿係数として，多くの場合，すべての動物に対してデフォルト値として UF＝10 が用いられるが，その他の補正法として①体表面積補正法，②カロリー需要（caloric demand）に基づいた尺度補正法などが用いられる．

①体表面積補正法では，抗がん薬の最大耐量（maximum tolerated dose，MTD）を比較した研究により，動物種による感受性の違いが，体表面積が体重の 2/3 乗に比例することに基づいて補正を行うことにより消失することから，次式に従い外挿係数は体重の 1/3 乗の比として求めることが可能であるとしている．

$$\frac{\text{Animal}}{\text{Human}} = \frac{K_a}{10^4 \times W_a^{1/3}} \times \frac{10^4 \times W_h^{1/3}}{K_h} \doteqdot \frac{W_h^{1/3}}{W_a^{1/3}}$$

上式において W は体重（g），K は動物種で異なる補正値（ヒトでは 9.0〜11.0，マウスで 9.0，ラットで 9.0，サルで 11.8，イヌで 10.1）である（a，h はそれぞれ動物，ヒトの値を示す）．K はいずれの動物種でもほぼ同じ値であることから，上式右辺の近似が可能である．この計算方法で，体重をヒトで 60 kg，マウスで 30 g，ラットで 350 g，サルで 3 kg，イヌで 10 kg としたとき，ヒトの体重当たりの体表面積を 1 とすると，マウスは 12.6（$60000^{1/3}$ / $30^{1/3}$），ラットは 5.6（$60000^{1/3}$ / $350^{1/3}$），サルは 2.7（$60000^{1/3}$ / $3000^{1/3}$），イヌは 1.8（$60000^{1/3}$ / $10000^{1/3}$）となる．

一方，②のカロリー需要に基づいた尺度補正法では，農薬や既存化学物質のラット，マウス，イヌでの NOAEL 比の分布を解析した研究より，エネルギー消費量が体重の 3/4 乗に比例することに基づいて補正を行うことにより，種差の違いが消失することから，外挿係数は体重の 1/4 乗の比として求めることが可能であるとしている．体重をヒトで 60 kg，マウスで 30 g，ラットで 350 g とした場合，マウスは 6.7（$60000^{1/4}$ / $30^{1/4}$），ラットは 3.6（$60000^{1/4}$ / $350^{1/4}$）となる．

ii）個体差（個人差）の係数は，通常，デフォルト値として 10 を適用する．疫学研究から導かれた NOAEL に対しても，調査対象が高感受性集団である場合を除いてヒトでのばらつきおよび長期曝露を考慮した UF＝10 を適用する[5]．

この 10 の妥当性に関しては，薬剤に対する MTD や薬物動態（pharmacokinetics，PK）パラメータの解析結果からヒトでの分布は 10 倍以内に入ることで検証されている．一方，高感受性集団に対する評価に対しては，通常，乳幼児，妊婦，高齢者などを高感受性集団とし，妊婦への影響としては妊婦のみならず，胎児への影響も対象となる．高感受性集団と一般集団との NOAEL の違いに関しては，動物実験で得られる生殖発生毒性試験結果や生涯曝露（慢性）試験結果が，これらの集団への影響をカバーしていると考えられる．ヒトでの高感受性集団と一般集団の感受性の違いを解析した報告はほとんどないが，実験動物の成獣と新生児の LD_{50} や NOAEL を解析した研究からは，それらの分布はおおむね 10 倍以内であることが示されている．

i）種差，ii）個体差については，後述する化学物質特異的調整係数（chemical specific adjustment factor，CSAF）で置き換える手法が用いられる場合もある．

iii）曝露（投与）期間が不十分な場合に短期曝露 NOAEL から長期曝露 NOAEL への外挿係数として最大 10 を用いる．通常，慢性影響を評価するための反復投与毒性試験の十分な期間は齧歯類では 2 年とされており，3 カ月の亜慢性試験からの評価では通常 10 を用いている．経験的には，慢性試験と亜慢性試験との NOAEL の比が平均的には 2～3 倍であることや，これまでに解析された物質の 90％程度が 10 倍以内に分布していることが知られている．しかし，化学物質の体内からの消失が早い場合や，慢性曝露で重篤化しないと考えられるような影響に関しては，UF＝3 あるいは追加 UF なしと判断する場合もある．

iv）毒性データの不十分さとして，NOAEL が得られなかった（LOAEL しか得られなかった）場合に最大 10 を用いる．多くの場合 UF＝10 が用いられてきているが，LOAEL 設定の根拠となった影響指標の毒性学的意義や毒性試験の用量反応性を評価して UF＝3 と判断する場合もある．後述するベンチマークドーズ法を用いることができれば，用量反応性を客観的に評価することが可能になるとともに，この不確実係数を適用する必要は無くなる．

v）毒性の重大性と重篤性に関して，NOAEL の根拠となった毒性影響が神経影響など重大な影響であり，かつ回復性がないような影響である場合には，通常の実験手法の検出感度に伴う不確実性（毒性兆候の検出誤差）や統計学的分散性をより確実に保証するため適用を検討する．たとえば，発がん性物質でも遺伝毒性が陰性である場合や低用量曝露では遺伝毒性による関与がないと考えられる場合は TDI を算出するが，この場合，毒性指標としての発がんの重篤性や NOAEL の根拠として重篤な前がん病変を採用した場合，ヒトへの外挿性などを総合的に評価して UF＝1～10 の追加を検討する．発がん性以外では，器質的変化を伴う神経毒性，母体毒性の現れない用量での催奇形性などの場合に適用を検討する．

以上の各要素をそれぞれ吟味して設定した係数をすべて掛け合わせた値を，総合 UFs として NOAEL（または LOAEL）に適用し，TDI を算出する．安全を意識しすぎて過剰に大きな UFs を用いるべきではなく，科学的な根拠に基づいてできる限り各 UF の低減に努めるべきである．なお，UFs がある程度以上（たとえば 10000）を超える場合は不確実性が大きすぎる，すなわち評価値の信頼性が低すぎることから，TDI を算出しない場合もある．WHO の飲料水水質ガイドラインでは，1000 を越える UFs を適用した TDI は，暫定的な TDI としている．一方，農薬や食品添加物の ADI 設定に関しては，通常，慢性毒性試験も含めた十分な試験データが揃っているため，ほとんどの場合は種差と個体差の要素のみを考慮した SF＝100 が適用されている．

2）急性参照用量の評価　ARfD は，ヒトがある物質を 24 時間またはそれより短い時間経口摂取した場合に健康に悪影響を示さないと推定される 1 日当たりの摂取量と定義される．多くの場合，リスク評価は，生涯曝露による健康影響を主眼として行われるが，化学物質の使用実態によっては，慢性的な曝露より，むしろ事故などにより短期的に ADI を超える量を摂取する可能性が懸念される．ADI を指標としてそのような場合のリスク評価を行うと過大評価になる可能性がある．近年，JMPR など多

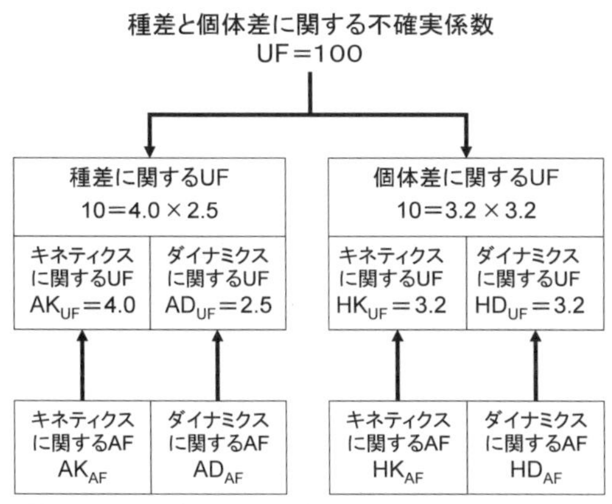

図 10.1.2 不確実係数の分割と補正係数による置き換え

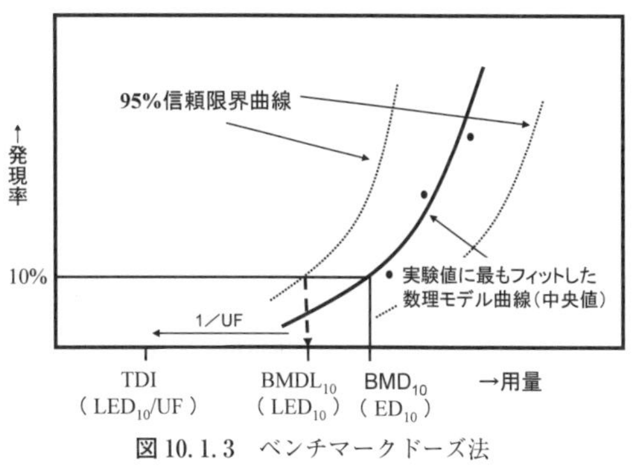

図 10.1.3 ベンチマークドーズ法

くの評価機関における残留農薬の評価においてARfDが設定されている．この値は，ADIをもとに設定された基準値を超えた農薬が残留する食品を1日以内（または一時的）に摂取した場合のヒトの健康に及ぼす影響の評価指標である．わが国でも食品安全委員会における農薬の評価においてARfDの評価が行われている[6]．ARfDは，動物実験により認められた種々の毒性影響のうち，単回（短期）曝露により発現すると判断された所見についてのNOAELをADI（TDI）設定と同様の考え方に基づくSF（UF）で割って算出する．

3）CSAF　　種差や個体差に適用される不確実係数を，PKおよび薬力学（pharmacodynamics, PD）パラメータに分割して，生理学的薬物動態（physiologically-based pharmacokinetic, PBPK）モデルやヒトの細胞などを用いた実験で得られた情報を基に化学物質ごとに補正係数を設定する．この物質固有の補正係数は，CSAFとよばれている．

種差については，デフォルト値UF＝10をAK_{UF}（種差のPKに関する不確実係数）＝4.0とAD_{UF}（種差のPDに関する不確実係数）＝2.5に分割し，それぞれの分割部分について実データあるいはPBPKモデルによる算出データがある場合は，それらに基づいた補正係数を代用し，データがない部分については上記のデフォルト値を用いる．つまり種差のPKに関する補正係数が得られた場合は，AK_{UF}の代わりにAK_{AF}（種差のPKに関する補正係数）を，種差のPDに関する補正係数が得られた場合は，AD_{UF}の代わりにAD_{AF}（種差のPDに関する補正係数）を代入し，各々の係数を乗じたものを種差に関するUFとする．個体差に関しては，同様にデフォルト値UF＝10をHK_{UF}（個体差のPKに関する不確実係数），HD_{UF}（個体差のPDに関する不確実係数）ともに3.2ずつに分割して適用する．個体差のPKについて実データあるいはPBPKモデルによる算出データがある場合は，HK_{UF}＝3.2の代わりにHK_{AF}（個体差のPKに関する補正係数）を，個体差のPDに関する補正係数が得られた場合は，HD_{UF}＝3.2の代わりにHD_{AF}（個体差のPDに関する補正係数）を代入し，各々の係数を乗じたもので個体差に関するデフォルト値を置き換える（図10.1.2）．

4）ベンチマークドーズ　　ベンチマークドーズ（benchmark dose, BMD）法は，実験データの数理モデルへのフィッティングにより統計学的に最もフィットしたモデルにおいて，通常の動物実験で有意な影響を検出できる反応レベル（benchmark response, BMR）の用量に対する95%信頼限界の用量下限値をBMDL（benchmark dose lower confidence limit）として算出する手法である（図10.1.3）．通常は，BMRとして発生毒性で5%，一般毒性で10%の反応率が用いられている（BMR＝10%を用いた場合，$BMDL_{10}$と表記される）．BMDLは経験的にNOAELに相当する投与量を算出することが可能であると考えられており，NOAELが得られなかった場合の代替法として用いることが可能である．また，NOAELが得られている場合でも，NOAEL自体は実験の用量設定に依存するため，適切な閾値を反映していない可能性があり，BMDLをNOAELの代用とすることが妥当である場合も考えられる．

BMD法を適用する利点として以下の特徴が挙げられる．

i）LOAEL しか得られていない場合でも，適切に BMDL を求めることができれば，NOAEL を推定でき，時間の節約，動物実験の削減を達成できる．

ii）投与量依存性に基づいて BMDL を算出することから，同一の設定投与量で行った実験で同じ NOAEL が得られた場合でも，反応率や匹数の違いが統計的に反映されるため，毒性強度を比較できる．

iii）信頼限界の値を用いているので，データの質および統計学的考え方が含まれる．すなわち，動物数が少ない場合や，データのバラツキが大きい場合には信頼限界の幅が広くなり，BMDL はより低い値となる．

iv）過去の多くのデータ解析から，発生毒性では 5%，一般毒性では 10%の反応率（BMR）の BMDL が NOAEL とほぼ同等であることが示されている．

v）BMD は実験投与量付近での計算値であるため，フィッティングが良好ないずれのモデル式を用いても BMDL 値に違いが少ない．

一方，BMD 法は曲線へのカーブフィッティングによるため，最高用量でのみしか反応が得られていないデータや複数の用量で反応が認められていたとしても用量反応性の得られていないデータには適用できない．また，病理組織所見の評価においては発症率に加えてグレードの変化も加味する必要があることや，病理学的変化の進行により所見名が変わることがあるなどの理由で，病理組織所見データに BMD をそのまま適用することは難しい．

BMDL を算出するツールとして，米国 EPA で開発された BMDS という PC 用のソフトウエアが，インターネット上で公開されている．BMDS では，数理モデルとして，Gamma，Logistic，LogLogistic，Logprobit，Multistage，Probit，Weibul，Quantal-Linear などのモデルを使用してフィッティングすることが可能である．適切なモデルの選択法は，*P* 値などで適合性を判定した後，適合したモデルの中からよりフィッティングの高いモデルを選択する指標として Akaike's Information Criterion（AIC）を用い，AIC の小さなモデルを選択する．また，得られたモデルがグラフ上で目視評価しても適正であることを確認することが必要である．同様の機能を持ったツールとしてオランダの公衆衛生・環境保護研究所（National Institute for Public Health and the Environment in the Netherlands, RIVM）で開発された PROAST が，RIVM のホームページから入手可能である（実際に使用するには統計解析ソフト（S-Plus または R）が必要）．BMD 法に関しては，米国 EPA からテクニカルガイダンス[7]が示されている他，欧州食品安全機関（European Food Safety Authority，EFSA）や IPCS などからガイダンスが出されている．

b. 遺伝毒性発がん物質の評価　DNA を直接障害することによって誘発される遺伝毒性発がん性には，閾値が存在しないと考えられるものの，発がん性の強さは物質によって大きく異なる．近年，ある化学物質に生涯にわたり曝露した場合の発がんリスク（確率）が 100 万分の 1（10^{-6}）(10 万の 1（10^{-5}）を用いる場合もある）増加する程度のリスクレベルは，日常生活で遭遇するまれなリスクと同程度以下であり実質的に無視できるという考え方が，米国をはじめとして国際的にも受け入れられるようになってきており，閾値を設定できないとされる遺伝毒性発がん物質についても，数理モデルなどを用いた定量的な評価が行われ，大気汚染物質の規制濃度や飲料水の水質基準などの策定に使用されている．

1）実質安全量の推定　VSD は，遺伝毒性発がん物質の摂取による発がんリスクが通常の生活で遭遇するまれなリスクと同程度のほとんど無視できる非常に低い確率となる曝露量とされている．ヒトが生涯曝露されたとき，10 万分の 1（10^{-5}）から 100 万分の 1（10^{-6}）の確率で発がんの確率を増加させる（過剰発がんリスク）曝露量を用いることが多い．たとえば日本の人口を 1.2 億人とし平均寿命を 80 歳としたとき，10^{-6} の過剰発がんリスクの意味するところは，対象物質により毎年 $10^{-6} \times 1.2 \times 10^{8} / 80 = 1.5$ 人が自然発生に加えてがんに罹患するという意味をもつ．

VSD の推定は，数理モデルによる低用量外挿により行われ，使用されるモデルとして，統計確率に基づく Probit, Logit, Weibull などのモデルや発がんメカニズムに基づく One Hit, Multi Hit, Multistage などの数理モデルが知られている．これらのモデルの検証やプログラム開発などは米国 EPA を中心に行われてきており，その中で一般的にはマルチステージモデルの低用量域での直線性を想定した線形マルチステージモデル（linearized multi-stage model, LMS モデル）が多くの場合に用いられてき

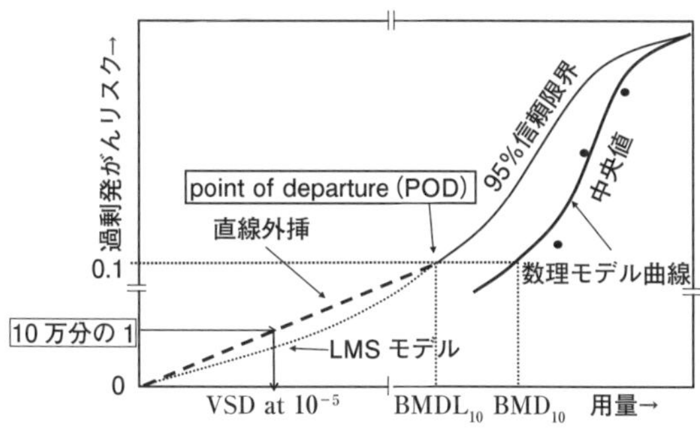

図 10.1.4　直線外挿による VSD の設定

た．LMS モデルでは，求めるリスクに対応する直線の傾き（q^*）が算出され，次式のとおりリスクレベル（10^{-x}）を q^*で除してリスク 10^{-x}での投与量が求められる．

$$Dose \text{ at Risk } 10^{-x}\ (\text{mg/kg/日}) = 10^{-x} / q^*\ (\text{mg/kg/日})^{-1}$$

一方，このようなモデルを使用した低用量外挿による VSD の算定結果は，実験用量域でのモデルのフィッティングが適正である場合でも，採用するモデルの違いによる変動が大きいことや，フィッティングの適合度以外に低用量外挿を説明する生物学的理由が存在しないことが，問題点として議論されてきた．この問題に対して，2005 年に改正された米国 EPA の発がん性評価ガイドラインでは，生物学的に適正なモデルが得られない場合のデフォルトの手法として，前述の BMD 法により 10%過剰発がんリスクを示す用量（BMD_{10}）の 95%信頼下限値（lower confidence limit on the effective dose (to produce 10 percent response)，LED_{10}）である $BMDL_{10}$を求め，これを評価の出発点（point of departure, POD）として，原点まで直線外挿して VSD を算出する方法を提案した（図 10.1.4）．多くの場合，10%過剰発がんリスクとなる用量は実験用量域内であり，LED_{10}（$=BMDL_{10}$）の値はモデルによる変動をほとんど受けず，信頼性も高いと考えられる．また，低用量外挿の観点からは，低用量域で直線性を示すワンヒットモデルの概念に近く，最も保守的なリスクの見積りになると考えられる．現在 LMS モデルについては，パソコン上で使用できるソフトウエアは存在せず，新規にこの手法を使用することは容易ではないが，LED_{10}（$=BMDL_{10}$）は，前述の BMDS あるいは PROAST によって算出することが可能である．BMD 法にて VSD を求める場合，LMS モデルの q^*に相当する直線の傾き（スロープファクター：slope factor）は，POD から原点への直線外挿を行う場合，LED_{10}（単位を mg/kg/日とする）は 10^{-1}リスクと仮定できることから（$10^{-1}/LED_{10}$）(mg/kg/日）$^{-1}$となる．よって，リスク 10^{-5}での VSD は，LED_{10}を 10^4で除することで算出される．

$$VSD \text{ at Risk } 10^{-x}\ (\text{mg/kg/日}) = LED_{10}\ (\text{mg/kg/日}) / 10^{(x-1)}$$

2）スロープファクター・ユニットリスク　ユニットリスクは，化学物質の単位量（μg/m^3（空気）もしくは μg/L（飲水））をヒトが生涯（70 年）にわたって摂取した場合に増加する特定の健康被害の増加する確率（リスク）と定義される．曝露量が，mg/kg/日の場合，前述のとおりスロープファクターとよばれる．発がん性評価においては，発がんポテンシャルの強さを説明する値で，特定の発がんリスク（たとえば 10^{-5}）を引き起こす 1 日摂取量とは逆数の関係にある．実際の曝露用量の単位の逆数を単位としており，スロープファクターの単位は（mg/kg/日）$^{-1}$，ユニットリスクの単位は，吸入曝露では（μg/m^3）$^{-1}$，飲水曝露では（μg/L）$^{-1}$となる．計算上は，POD から原点へ直線外挿したときの傾きから求められる．

3）発がん率に基づく指標による評価（リスク判定，リスクマネージメントを含む方法）　発がんリスクの算定に使用されることはないが，発がん性の強さの比較，リスク評価やリスク管理のための優先順位付け，発がん性に関するラベリングのために特定の発がんレベルに対応する用量を指標として用いることがある．TD_{05}（tumorigenic dose 5）はカナダで採用されている指標で，発がん率 5%の摂取量を用量相関曲線から直接算出している．TD_{05}の算出は統計学的信頼性を考慮した手法を用いてはいないが，ベンチマークドーズと同様に実験用量域に近いことから，低用外挿値より信頼性は高いと考えられている．

T25（TD_{25}）は，発がん性試験などで得られた統計学的に有意な最低発がん用量から 25%発がん増加率を単純比例計算することにより求められ，EU における職業曝露による基準作成に使用されている他，後述する曝露マージン（margin of exposure, MOE）の算定に際して $BMDL_{10}$が求められない場合の代替指標としての使用も提案されている.

また, 50%発がん増加率を指標とした TD_{50} も化合物間の発がん性の強さを比較するのに有用であるとされており, Goldらによってデータベース化されたcarcinogenic potency database (CPDB) で採用されている. CPDBを用いた解析結果は, 食品包装容器から溶出する化学物質の閾値規制の基本概念となったTTC設定の基礎データとして使用された.

4) ヒト摂取量への換算　米国EPAでは, VSDの算定において, 動物実験のデータを使用する際には種差を考慮するためのアロメトリックスケーリングファクター (allometric scaling factor) を使用し, 動物実験における投与量をヒトでの摂取量に換算したのちに, 数理モデルによるフィッティングを行っている. この係数は, 種差の不確実係数の項で上述したカロリー需要に基づいた尺度補正を使用しており, 体重の1/4乗の比を換算係数として用いることにより, 種差に対応した摂取量の補正を行う. ただし, この補正係数の使用に関して国際的な調和はされておらず, 同様のモデル外挿により算出したVSDを利用したWHOの飲料水水質ガイダンス値の設定の際には採用されていない. このため, 同じ実験データを用いて算出されたVSDでも, 評価機関の違いにより数倍の差が生じる結果となっている. しかし, 近年, PBPKモデルを利用した解析結果を, 動物種差による摂取量の違いを補正することに利用し, より科学的かつ適正な用量反応性評価を行うため, 国際的な調和に向けた作業がIPCSを中心として進行している. このPBPKモデルによる補正は, 上述の不確実係数におけるPKパラメータの置き換えのみならず, 数理モデルを用いた発がんリスクの算出にも有用であると考えられている.

10.1.3　曝露評価

曝露評価の主目的は, 対象とする化学物質の発生源やそれに伴う曝露経路や曝露形態, 曝露量と曝露期間を決定または推定することである. そのためには, 環境中の濃度測定や物性, 生産量や使用形態等からFugacityモデルなどを用いた推定環境中濃度 (predicted environmental concentration, PEC) およびマーケットバスケット方式や陰膳法などからヒトの推定曝露・摂取量を求める. 過去に曝露された濃度, 頻度, 期間を推測, またはその現在の状況を測定して評価する以外に, 必要に応じて今後起こりうる曝露状況をシナリオ化することで曝露予測を行う. この過程では, 曝露される集団の特性や規模の調査による曝露量推定値のばらつきや, 検出限界値の扱いなど環境測定法の誤差や信頼性について検討することも重要となる.

実際にはすべての経路からの総曝露量として1日総摂取量 (daily intake) も求めるために, 米国では曝露指標の中央値など特定の値を用いて代表的な曝露量を示す生涯平均1日摂取量 (lifetime average daily dose, LADD) を計算する手法と, 測定値の分布などを考慮し, モンテカルロ法などの統計学的解析手法により曝露量分布の95パーセンタイル値に相当する摂取量 (high-end exposure estimate, HEEE) を推定する手法が用いられる. また, 必要に応じて曝露量分布を超える理論最大曝露量 (theoretical upper-bound estimate, TUBE) が用いられることもある. また様々な測定値から曝露量を算定するためには, 大きく分けて以下の3つの手法がとられている.

a. 実地測定法　実際に曝露が起きている場所において, 曝露量 (濃度) と曝露時間を測定し, その量を統合して算出する. 典型的な事例としては, 放射線作業従事者によるフィルムバッジによる曝露モニタリングの他, 小型の捕集器を用いた室内揮発性有機化学物質のモニタリング調査や特定作業における職業曝露調査, 食品曝露評価では陰膳法がこの手法に分類される. この手法は, 直接の測定値を使用するので正確な曝露量を把握できることが利点ではあるが, 経費がかかることやすべての化学物質に適用できないという欠点がある. また, 限られた測定値に対しては, 測定条件 (場所や時間など) が評価する曝露環境を代表しているという仮定が要求される.

b. シナリオ評価法　曝露が想定される場所や媒体の化学物質濃度を測定したり, 発生量から環境動態モデルなどを用いたりして曝露濃度を推定する作業と, 対象となる曝露集団の曝露頻度や期間などを統計学的なデータや実態調査や行動の推定などの手法を用いて同定する作業を統合して, 全体としての曝露量の推定を行うことを目的としている. 前者の作業には, 環境経由の曝露評価として, Fugacityモデル (Mackey レベルⅢ) を用いた計算やオランダRIVMで開発されEUの曝露評価システムとなったEUSES (The European Union System for the Evaluation of Substance）が知られている．一方，食品曝露評価ではトータルダイエットスタディがこの手法に分類され，平均体重，呼吸量，飲水量，総食事摂取量や食品ごとの摂取量など，生物学的な平均データや調査結果に基づくデータが摂取量の算定に使用される．シナリオ評価法は，経済的で情報の少ない化学物質にも適用できるという利点があるが，評価結果の信頼性はモデルの精度に大きく依存している．また，モデル化にあたっては様々な仮定が使用されているが，常に真実を反映しているわけではなく，評価値の分散や評価結果の不確実性を考慮しなければならない．モンテカルロ法などの統計解析法は評価値の分散を説明するのに有用である．

（ヒト曝露量を推定する際によく使用されるデフォルト値と参照データ（採用国/機関））

i）平均体重：50 kg（日本），60k g（WHO）

ii）1日飲水量：2 L/日（日本，WHO）

iii）1日呼吸量：15または20 m^3/日（日本）

iv）食品摂取量：国民栄養調査（日本），GEMS*/Food（コーデックス委員会，JECFA）

*Global Environment Monitoring System/Food Contamination Monitoring and Assessment Programme（地球環境監視システム/食品汚染監視計画）

c. 生体試料測定による評価　総摂取量が不明の場合でも，血液や尿などの生体試料中の化学物質濃度や，曝露の結果として検出される代謝物などのバイオマーカーを測定することにより，曝露量を逆算することが可能な場合がある．この手法の場合，検出可能な化学物質やバイオマーカーと，評価すべき有害影響との間に定量的な因果関係や相関性が証明されている必要があり，この手法を用いて評価できる化学物質は限られている．また，測定できる生体試料は，倫理的な制限のため，血液，尿，毛髪などに限定される．しかし，これらの指標は有害性の発現機序に基づくものであるため，高い信頼性と感受性によって有害影響を説明することが可能になるという利点がある．

10.1.4 リスク判定

リスク判定は，用量反応評価と曝露評価の結果に基づいて，化学物質がヒトの健康に影響を及ぼしているかどうかを総合的かつ定量的に解析する過程である．多くの場合，健康リスク評価のためのデータや情報が完備しているわけではないので，データの充足度による不確実性の程度についても吟味し，評価結果の信頼性を併せて検討することになる．

a. ADI，TDIあるいはVSDと1日総摂取量の直接的比較　食品，飲料水あるいは空気中の基準値はADI，TDI，VSDに基づいて決められている．したがって，基準値が決められている化学物質については，食品，飲料水あるいは空気中の実測分析値と比較し，基準値以下であれば安全性は確保されていると評価される．基準値が設定されていない化学物質の場合や広範な汚染が懸念される場合は，1日総摂取量の推定値とADIなどを直接比較して安全性を評価する．通常，1日総摂取量がADIを十分に下回っている場合は問題とならないが，特定の曝露媒体を経由する推定曝露量が高い場合や，一過性にADIを越える量の摂取が推定された場合などは，曝露の頻度や体内での蓄積性を考慮して評価することが求められる．さらに，ADIが設定された際の懸念対象となった毒性の種類や質，メカニズムなども考慮し，ADIに近接あるいは超過した場合に懸念される曝露量による有害影響誘発の可能性について十分なマージンがあるかどうか，懸念される有害性が重篤かどうかについて検討し，総合的な判断を行うことも重要である．

b. MOEの算出　毒性試験などで得られたNOAEL（またはNOEL）を実際のヒトの曝露量（摂取量）あるいは推定摂取量で割った値として求められる．ADIもしくはTDIなどが設定されていないとき，あるいは数多くの化学物質のリスクの大きさを比較するような場合に，リスクの概略を評価するために採用されるようになった評価法である．一般毒性に関する懸念を判断するためにMOEは通常100が基準とされており，100以下の場合は曝露の低減化のため何らかの対策が必要と判断されるが，MOEを正確に見積もるためには曝露評価の正確さが重要であり，通常最初に選択される政策的行動としては曝露量の再調査や実態調査が行われることが多く，その結果に応じてリスク軽減に直結した対策が行われる．安全マージン（margin of safety, MOS）は，医薬品の安全域を示す指標として用いられるが，ヨーロッパではMOEと同義で使用されることも多い．

MOE＝NOAEL（or NOEL）/Human Exposure Level（or estimated intake level）

2005年よりJECFAやEFSAの科学委員会では，遺伝毒性発がん物質に対する定量的なリスク評価の手法の一つとして，ベンチマークドーズである $BMDL_{10}$（または LED_{10}）とヒト曝露量との比としてMOEを算出する評価法を汚染物質に限定して採用し始めた．両評価機関では，それまで遺伝毒性発がん物質については合理的かつ可能な限り曝露は少なくするというALARA（as low as reasonably achievable）の原則に従った定性的な評価のみが行われてきた．しかし，近年の分析技術の発展に伴う検出力の向上によって検出例が増加している遺伝毒性発がん物質に関して，これまでの定性的な評価のみではリスクマネージメントを行う規制当局に適切なリスク評価結果を提示できないことや，ベンチマークドーズなどの定量的指標が国際的にリスク管理優先順位付けなどにおいて使用され始めている状況を考慮してMOE法の採用に踏み切った．このMOE算定のためのPODとしては，米国EPAの発がん性評価ガイドラインと同様に $BMDL_{10}$ が使用されている．EFSA科学委員会やJECFAでの評価結果より，健康影響が懸念され低減化措置が必要となるMOEの判定基準としては10000が妥当であるとされている．この判定基準は，$BMDL_{10}$ が10％発がん率の信頼下限値であるので，単純計算上は 10^{-5} リスクの信頼下限値に相当することになる．しかし，VSDなどのリスク算定のための直線外挿は，信頼上限リスクを示すもので真のリスクを示すものではなく，数値のみの情報は，誤解を与える可能性もある．そのため，MOEとともにデータ固有の長所と短所，その解釈に対するアドバイスを一緒にリスク管理者に提示する必要があるとされている．

遺伝毒性発がん物質のMOE
$= BMDL_{10}$ / Human Exposure Level

c. EPI　EPI（Exposure Potency Index）は，カナダで優先順位評価の参照値として使用された．EPIは，上述した TD_{05} とヒト曝露量より，下式で求められる．TD_{05} 自体は，モデルフィッティングによる中央値であり統計学的信頼性を考慮した数字ではないが，TD_{05} の2分の1程度が95％の信頼区間に相当するものと仮定し，EPIとして 2×10^{-6} あるいは 2×10^{-4} をさらなる政策が必要かどうかの基準として採用した．基本的な概念は，上述のMOEと同様である．

EPI = Human daily exposure from all sources / TD_{05}

d. 毒性学的懸念の閾値　TTCとは，一部の定量的毒性評価が困難な特殊な物質と既に毒性情報が十分である物質および物質群を除いた他のあらゆる化学物質についてそれ以下の曝露量では明らかな有害影響が現れないとするヒト曝露の閾値として設定される[8)]．多くの化学物質を含むグループあるいは毒性がわかっていない個々の化学物質の安全性評価を包括的に行う方法を開発するため，過去の毒性試験データの統計学的解析により発展してきたものである．この手法は，香料や食品包装材料物質のような多くの物質で毒性学的情報は極めて限られているが，曝露量が通常極めて低く，多くの機能的に同類の物質を含む化学物質群を包括的に評価するのに有用であると考えられている．規制当局による最初の適用例としては，FDAの食品包装材料物質に対する閾値規制が知られている[9)]．このとき設定された閾値としては，最も感受性の高い毒性エンドポイントである発がん性についてGoldらのCPDBデータベースをもとに TD_{50} 値を直線外挿によりVSD変換した値の度数分布を統計学的に解析することで，食品への溶出濃度閾値：0.5 ppb（摂取量として1.5 μg/human/日）が規制閾値（Threshold of Regulation, TOR）として設定された．この解析からの推定によると，化学物質群の20％が発がん性物質であると仮定すると，0.5 ppbという閾値濃度を設定することにより，93％以上の化合物が 10^{-6} 以下のリスクとなり，97％以上の化学物質が 10^{-5} 以下のリスクとなることが示されている．

さらに，このTTCの概念は，発がん性以外のエンドポイントに対する包括的な閾値設定手法として拡張され，Munroら[10)]が600以上の化合物についてのNOAEL値のデータベースを用いて，既知の有害性に関連した化学物質の部分構造の有無に基づいて分類（Cramerらの基準）した3つの化合物群について，それぞれ95パーセンタイル値となるNOAEL値を閾値として設定した．そして，この化学構造に基づいた閾値を用いて，さらなる詳細なリスク評価を必要とするかしないかについての決定樹が作成され，JECFAの香料物質の安全性評価において採用されている．

10.2 リスクマネージメント

リスクアセスメントの結果としてヒトに有害影響が及んでいる，あるいはその可能性があると判断された場合に，リスクの監視，リスク低減・回避のための対策を講じる作業がリスクマネージメントである．リスクマネージメントの実施にあたっては，推定されたリスクの程度と科学的根拠のみでなく，技術的な可能性，費用と効果，関係者間のコンセンサスを始め，法令，産業，経済，社会，政治的要因についても考慮し，政策的な判断を行ったうえで，最も効果的な対策を実施する必要がある．

10.2.1 基準値の設定

食品添加物の使用基準や水道の水質基準などの規制値は，通常対象となる化学物質の ADI または TDI を基に摂取状況を考慮して算定する．曝露評価で対象とする化学物質の曝露され得るすべての経路とその曝露量について，調査あるいは推定することにより，規制すべき曝露媒体に依存して曝露される割合を寄与率として算定する．この寄与率を ADI に適用することによって，対象とする曝露媒体の基準値は次式で求められる．

基準値（mg/kg）
＝［ADI（mg/kg）×寄与率×体重（kg）］/［曝露媒体の1日総摂取量（kg）］

しかし，現実を反映した寄与率が設定されるケースは少なく，食品の場合は食品群ごとにまとめられた国民栄養調査の結果を適用したり，水道ではデフォルト値として10％（消毒副生成物の場合は20％）を適用したりして算定されることが多い．また，閾値のない遺伝毒性発がん物質の場合は，飲料水中の汚染物質に対して VSD を用いた基準値設定が行われているが，VSD 算定に伴う低用量外挿の不確実性が高いことを理由に，寄与率は適用されていない．

（水道水中の基準値の算出例）

1）非発がん性物質 A の場合

ラットの長期試験の無毒性量：2 mg/kg/日
耐容1日摂取量＝2 mg/kg/日÷100（不確実係数）
＝0.02 mg/kg/日

ヒトが1日に摂取する物質 A の総曝露量の約20％が飲料水経由と仮定，平均均体重 50 kg のヒトが1日 2 L の水を摂取しているとすると，

水質基準値
＝0.02 mg/kg/日×50 kg×0.2÷2 L/日
＝0.1 mg/L

2）遺伝毒性発がん物質 B の場合

LMS 法による場合

1 mg/kg/日当たりの発がんリスクを示すスロープファクター（q^*）が $q^*=0.005$（mg/kg/日）$^{-1}$ と求められた場合，

VSD（10^{-5}）
＝0.00001÷（0.005）
＝0.002 mg/kg/日（＝2 μg/kg/日）

BMD 法による場合

LED_{10}（＝$BMDL_{10}$）が LED_{10} ＝20（mg/kg/日）$^{-1}$ と求められた場合，

VSD（10^{-5}）
＝20÷10000
＝0.002 mg/kg/日（＝2μg/kg/日）

いずれの場合も平均体重 50 kg のヒトが1日 2 L の水を摂取しているとすると，

水質基準値
＝0.002 mg/kg/日×50 kg÷2 L/日
＝0.05 mg/L

10.2.2 リスクアセスメント，リスクマネージメントに係わる法律とトキシコロジストの役割

行政および企業においてトキシコロジストは，毒性が関連する法律下でそれぞれの役割を分担し，リスクアセスメント・マネージメントを通して，化学物質の安全性を確保する義務がある．わが国における主な化学物質規制に関する主な法律とトキシコロジストに期待される役割を表10.2.1に簡単に解説する．

10.3 リスクコミュニケーション

リスクコミュニケーションは，リスクアセスメントの結果やリスクマネージメントの方針について，すべての関係者で情報を共有し，リスクの低減化に向けた対策に対する認識を深め，協力関係を築くことを目的としている．リスクの受けとめ方は，リスクの種類および受けとめる人の知識や経験，立場により様々である．たとえば，有害物質の埋め立てのような場合には，埋め立て地の近傍に住んでいるか，いないかで大きく立場が異なる．こうした状況

表 10.2.1　わが国における主な化学物質規制に関する法律とトキシコロジストに期待される役割

法律名	トキシコロジストの関わる任務
医薬品医療機器等法（旧・薬事法）*1	医薬品，医療用具などの安全性確保のため，必要とされる毒性試験を実施し，ヒトでの安全性評価を行うとともに，臨床的に発現する可能性のある毒性の予測を行う．
毒物及び劇物取締法	急性毒性試験の資料を整備し，毒性の程度に基づき化学物質などの適正な分類，表示のための判断を行う．
食品安全基本法	薬事法に規定する医薬品および医薬部外品を除いたすべての飲食物に含まれる化学物質（添加物，農薬，汚染物質，容器からの溶出物，特定保健用食品の主成分など）に関して，ADI/TDI などの設定を含めたリスク評価を食品安全委員会で行う．
食品衛生法	新規に食品添加物リストへ追加を行う場合は，必要に応じて毒性試験を実施し，安全性評価を行う．また，1 日摂取量を算定し各食品中への使用基準値を設定する．農薬については農産物での農薬の残留許容量を設定する．
農薬取締法	新規の農薬に関しては，急性毒性，亜急性毒性，慢性毒性，発がん性，生殖発生毒性，遺伝毒性などのすべての毒性試験を実施し，毒性試験結果を評価するとともに ADI を設定する．
水道法	水道中の汚染化学物質について，その毒性を評価し，検出量を把握して，必要に応じて基準値などを設定する．
化審法*2	新規化学物質において，難分解性低蓄積性の物質で一定数量以上製造・輸入を行う化学物質について，ヒト健康影響に関しては，哺乳動物を用いる 28 日間の反復投与毒性試験，細菌を用いる復帰突然変異試験および哺乳類培養細胞を用いる染色体異常試験を実施し，毒性評価を行う．評価結果と曝露クラスから，優先評価化学物質に指定された場合，詳細なリスク評価を行う．
環境基本法	大気の汚染，水質の汚濁，土壌の汚染および騒音に係る環境上の条件について，人の健康を保護し，および生活環境を保全する上で維持されることが望ましい基準（環境基準）を定める．
水質汚濁防止法	水系の環境汚染化学物質について，その毒性を評価し，検出量を把握して，必要に応じて基準値などを設定する．
大気汚染防止法	大気の汚染を防止するために，有害物質の毒性試験結果に基づき排出基準を設定する．
労働安全衛生法	新規化学物質について有害性の調査（変異原性試験）を実施し，その結果を評価する．有害性の調査結果に基づいて，労働者の健康障害を防止するための措置を講じる．指定された化学物質の譲渡の際に化学物質安全性データシートを添付する．
化管法*3	対象となる化学物質を取り扱う事業者は，排出量，移動量を届け出る（PRTR 制度）とともに譲渡などを行う際には安全性データシートを作成し添付する（SDS 制度）．化学物質の有害性（一般毒性，発がん性，遺伝毒性など）の評価や生産量などを踏まえ，第一種および第二種指定化学物質を選定する．また，PRTR の集計結果などを踏まえて環境モニタリングなどの行政対応を行う．

各法律の施行の詳細は政令，省令，通知などにより定められる．
*1：医薬品，医療機器等の品質，有効性及び安全性の確保等に関する法律
*2：化学物質の審査及び製造等の規制に関する法律
*3：特定化学物質の環境への排出量の把握等及び管理の改善の促進に関する法律（化学物質把握管理促進法）

を十分把握しつつ，リスクアセスメントの結果すなわち毒性の種類や程度，曝露量の測定結果について，科学的に正確な情報を伝えるだけではなく，様々な立場の人に理解しやすく説明を行うとともに，情報を一方的に伝えるのではなくリスク低減・回避のための対策，実行，成果，経過などについて，リスク管理機関や企業，関連する個人，集団，組織との情報・意見交換をとおして，リスクに対する共通認識を確立することが，リスクを効率的に低減させるために重要である．

10.4　安全性評価の国際調和

10.4.1　国際機関によるリスク評価・管理

医薬品の安全性評価や申請承認などの行政活動に関しては，日本・米国・EU それぞれの医薬品規制当局と産業界代表で構成される，医薬品規制調和国際会議（International Council for Harmonisation of Technical Requirements for Pharmaceuticals for Human Use, ICH）において，1990 年より国際的な基準の統一化が図られ，各国のガイドラインや法体系に反映させる枠組みが整えられている．食品に関する安全性に関しては，FAO と WHO が共同で運営する国際食品規格委員会であるコーデックス委員会（Codex Alimentarius Commission, CAC）（1962 年）により，国際規格が作成されており，基準策定の基となる ADI や TDI の設定などの安全性評価は，コーデックス委員会とは独立した FAO と WHO の各々の専門家で構成される合同専門家会合（JECFA や JMPR など）で行われることになっている．

一方，化学物質に関しては，1972年にWHO，国際労働機関（International Labour Organization，ILO）と国際連合環境計画（United Nations Environment Programme，UNEP）の共同事業としてIPCSが発足し環境化学物質の評価や，評価手法の国際的な調和作業を中心に行ってきており，EHCやCICADなどの評価文書を作成してきている．しかし，工業用化学物質を中心とした環境化学物質に関しては，十分な評価を行えるだけの毒性情報をもつ化合物は限られており，そのほとんどは安全性の確認のないまま使用されている．この状況に対して，1991年にOECD環境保健安全プログラムのもとで，約5000物質（当初は約1500物質）の高生産量既存化学物質（OECD加盟国の少なくとも1カ国で年間1000t以上生産されている化学物質）に対して，加盟各国が分担して初期リスク評価を進めていくことが合意された．ヒト健康影響における初期評価作業は急性，反復，生殖発生，遺伝毒性の試験データをSIDSとして収集し，定期的にSIDSのための初期評価会議（SIDS Initial Assessment Meeting, SIAM）を開催してSIDS初期評価文書（SIDS Initial Assessment document）の作成を進めてきた．この活動には，2001年より国際化学工業協会協議会（International Council of Chemical Association, ICCA）が自主的活動として評価文書に協力してきた．2011年からは，評価の加速化を目指して化学物質協同評価プログラム（Cooperative Chemicals Assessment Programme, CoCAP）へと改組された後，2014年までに1300以上の化学物質が評価され，わが国は約180物質の評価を担当した．しかし，中・低生産量の化学物質を含めると膨大な数の物質を評価する状況に変わりはなく，また有害生情報が入手できない物質も依然多い．そうした化学物質については様々な物性や毒性の類似性にもとづくカテゴリー評価，構造活性相関などのin silico手法やin vitroデータなどのあらゆるデータを統合的に用いる評価手法として，「試験法と評価のための統合アプローチ（Integrated Approach on Testing and Assessment, IATA）」を用いた評価手法の開発が必要となる．OECDでは2014年にCoCAPにおける化学物質の個別初期評価会議を終了し，IATAを用いた化学物質のグループ評価ケーススタディ作成やガイダンスの改良など，最新の評価手法を開発するプロジェクトへ活動の中心を移した．

OECD環境保健安全プログラムでは，このような化学物質評価プログラムの他に，試験法ガイドラインの整備，GLP，化学品の分類および表示に関する世界調和システム（Globally Harmonized System of Classification and Labeling of Chemicals, GHS），化学物質排出移動量届出制度（Pollutant Release and Transfer Register, PRTR）を始め，各国の化学物質や農薬の申請に関しての国際調和のため様々な取組みが行われている．

10.4.2　GHS, PRTR

GHSは，各国で異なる基準で判定されている危険有害化学物質の分類に関して国際的な統一を図ることによる貿易の適正化や一般にも理解しやすい表示を行うことによるリスク管理向上の目的で，国連GHS小委員会において策定されたものである．健康影響に関する項目としては，表10.4.1に示す有害性影響に関して，定性的な有害性評価に基づく区分分類が行われ，分類基準などのガイダンスが示されているが，実際の化学物質の分類は，各国，各事業者の自主的な作業となっている．さらに，消費者製品の慢性的な健康有害性について，附属書5「危害の可能性に基づく消費者製品の表示」では，標準的なガイダンスは提示されていないが，通常の使用条件または予見される誤使用における定量的評価や曝露評価を加えたリスク評価により，予想される曝露によるリスクがある程度以下である場合は，GHS情報の表示に含めなくてもよいとされている．この作業には，まさにTDIやMOEを算定することが要求されており，上述の定性的な有害性評価作業も含めて，国際的にもトキシコロジストの重要な任務のひとつである．

PRTRとは，有害性のある化学物質が，どの発生源から，どのくらい環境中に排出，あるいは廃棄されて事業所外に運び出されたかというデータを把握，集計し，公表するしくみである．わが国では，化管法に基づき，対象事業者が，対象となる第一種指定化学物質を環境中へ排出したり，廃棄物として移動した際には，その量を把握し，年度ごとに国に届け出る（PRTR制度）ことが義務づけられており，2002年度末から毎年集計結果が公表されている（表10.2.1）．また第一種・第二種指定化学物質の譲渡などを行う際には，上述のGHSに対応した安全データシート（safety data sheet, SDS）の提供が義務づけられている（SDS制度）．OECDでは，

表 10.4.1　GHS の健康影響に関するラベル毒性の種類

ラベル	毒性の種類	毒性の説明（GHS の章）
	急性毒性	急性的な毒性症状を起こす物質（GHS 第 3.1 章）
	皮膚腐食性/刺激性 眼に対する重篤な損傷性/眼刺激性	皮膚に不可逆/可逆的な損傷を与える物質（GHS 第 3.2 章） 眼に重篤な/可逆的な損傷を与える物質（GHS 第 3.3 章）
	呼吸器感作性または皮膚感作性 生殖細胞変異原性 発がん性 生殖中毒 特定標的臓器/全身毒性 （単回および反復曝露） 吸引性呼吸器有害性	吸入後気道過敏症を，または皮膚接触後アレルギー反応を誘発する物質（GHS 第 3.4 章） 次世代に受け継がれる可能性のある突然変異を誘発する物質（GHS 第 3.5 章） がんを誘発する物質（GHS 第 3.6 章） 雌雄の生体の生殖機能および受精能力に対する悪影響，または子に発生毒性を与える物質（GHS 第 3.7 章） 単回または反復曝露で起こる特異的な非致死性の特定標的臓器/全身毒性を与える物質（単回においては気道刺激性，麻酔作用を有する物質も含まれる）(GHS 第 3.8 章） 誤嚥によって化学肺炎，種々の程度の肺損傷，あるいは死亡のような重篤な急性の作用を引き起こす物質（GHS 第 3.10 章）
	警告	急性毒性，皮膚刺激性，眼刺激性，皮膚感作性，気道刺激性，麻酔作用の健康有害性があるもの

1992 年の国連環境開発会議（地球サミット）で採択された，持続可能な開発のための行動計画である「アジェンダ 21」に基づき，PRTR の加盟国への普及に取り組んでおり，1996 年には，加盟国が PRTR の導入に取り組むよう理事会勧告を出すとともに，各国政府の PRTR 導入を支援するため「PRTR ガイダンスマニュアル」を公表した．現在では，OECD 加盟国をはじめとした多くの国々が PRTR を導入している．

10.4.3　毒性試験法ガイドライン

毒性試験のデザインは，それぞれの目的に応じて各種の試験法ガイドライン（test guidelines）が定められている．日本国内では，医薬品，農薬，食品添加物，化学物質，飼料添加物，動物用医薬品などのガイドラインが定められており，ICH や OECD で合意されたものを随時取り込んでいる．ガイドラインは科学技術の進歩や情報の集積に伴い，新しい試験法の確立および既存試験法の適切な改訂を行う必要がある．なお，試験法ガイドラインの統一は，評価法の統一による申請・審査時の行政的な効率化，公正化が基本的な目的であり，有害性の特性や評価の目的に応じて，安全性確保の原点に立って，試験項目の追加やガイドラインの部分的な改変，場合によっては標準化されていない試験法の適用を考慮する必要がある．

近年の OECD ガイドライン改訂においては，実験動物福祉の観点からの改訂を特徴としており，単回投与（急性毒性）試験では，急性毒性症状の観察に重きをおき，齧歯類の場合でも概略の致死量を求めることでよいとされたほか，眼刺激性や皮膚刺激性試験などについては動物を用いない代替試験法がガイドライン化されている．また，動物を用いた毒性試験での高用量は明確な毒性の現れる投与量とされているが，最高投与量の限度は単回投与毒性試験では 2000 mg/kg，反復投与毒性試験では 1000 mg/kg/日，発がん性試験では MTD またはトキシコキネティクスに基づく体内曝露量の比較情報から設定することが推奨されている．医薬品では体内曝露量を付随したトキシコキネティクス試験で確かめることになっている．さらに，近年，OECD では内分泌かく乱作用を検出，評価する試験法のガイドライン整備を進めており，in vitro試験では受容体結合試験や転写活性化試験法，in vivo試験では子宮肥大試験やハッシュバーガー試験，拡張一世代生殖毒性試験などがガイドライン化されている．

10.4.4　GLP

毒性試験の信頼性を確保するため，試験を実施する試験施設に関して，試験施設が備えるべき試験設備，機器，試験施設の組織および人員，操作の手順などに関する基準を定めたものである．わが国では，OECDのGLP原則に基づいて医薬品，医療機器，農薬，化学物質，生態毒性などのGLPが定められている．OECD GLPデータ相互受入（mutual acceptance of data, MAD）の合意に基づき，OECD加盟国およびOECD非加盟MAD参加国の規制当局は，他国のGLP適合試験施設においてOECDガイドラインに従って行われた試験データについて相互に受け入れることが求められており，申請のための試験を実施する側としては重複する試験の実施を回避できる．GLP下での主要担当者の主な任務としては，下記がある．

a. 運営管理者　試験責任者の指名，施設で実施する試験に関する全般的な把握，施設職員の管理と把握，信頼性保証責任者の指名とその報告，記録などの確認などの業務を行う．

b. 試験責任者　試験計画書の作成，担当試験のGLP適合性の確保，報告書作成，資料保管の確認などを通して，試験に関する全般的な責任をもつとともに，試験が運営管理者によって承認された試験計画書に従って実施されていることの確認や生データが正確に記録されていることの確認などの業務を行う．なお，複数場所試験などにおける試験場所においては，原則として試験主任者が試験責任者に相当し，試験の実施，記録報告について責任を有する者とされる．

c. 信頼性保証責任者　試験の担当者以外の者から指名される．標準操作手順書や担当試験書類の写しを保存し，施設や各試験を調査して施設，設備，職員，標準操作手順書および試験計画書に設定された方法，試験操作の実施，記録およびこれに関わる管理などがGLPに沿って実施されているかどうかについて運営管理者に保証する業務を行う．また，最終報告書に試験方法や生データが正確に反映されていることを確認するとともに，信頼性に重大な影響を及ぼす事例を認めたときには，運営管理者や試験責任者に改善のための勧告を行うことも求められている．

試験施設が適応するGLPに従って運営されているかどうかは，それを管轄する省庁または関連機関による査察または調査により定期的に確認されることになっており，確認を受けた期間内に行われた試験だけがGLP適合で行われた試験と認定される．近年では，試験責任者の責務が重要視されており，トキシコロジストとしての資質の向上が求められるとともに，安定性試験やトキシコキネティクス試験などの主たる毒性試験以外の試験のGLP化，試験データの電子化，複数施設におけるGLP試験の一括管理など，GLP組織の総合的な運営管理に関する知識もトキシコロジストとして重要なものとなってきている．　［小野　敦］

文　献

1) Klaassenn, C. D. (ed.) (2013)：Casarett & Doull's Toxicology, The basic science of poisons (8th ed.), pp.23-149, McGraw-Hill.
2) EPA：Guidelines for Carcinogen Risk Assessment, EPA/630/P-03/001F, Web site 情報.
3) NRC (National Research Council) (2007)：Toxicity Testing in the 21st Century, A Vision and a Strategy, National Academies Press.
4) Benford, D. (2000)：The Acceptable Daily Intake：A tool for ensuring food safety, ILSI Europe Concise Monograph Series, ILSI Europe.（日本語版 (2002)：ILSIヨーロッパモノグラフシリーズ，ADI一日許容摂取量，国際生命科学研究機構 (ILSI Japan)）.
5) Dourson, M. et al. (2002)：Regul. Toxicol. Pharmacol., **35**, 3, 448-467.
6) 食品安全委員会 (2014)：農薬の急性参照用量設定における基本的考え方（平成26年2月14日農薬専門調査会決定）.
7) EPA (2012)：Benchmark Dose Technical Guidance, Web site 情報.
8) Barlow, S. et al. (2006)：Food Chem. Toxicol., **44**, 10, 1636-1650.
9) FDA (2005)：Guidance for Industry：Submitting Requests under 21 CFR 170.39 Threshold of Regulation for Substances Used in Food-Contact Articles.
10) Munro, I. C. et al. (1996)：Food Chem. Toxicol., **34**, 9, 829-867.

11

臨床中毒学

11.1 中毒物質

11.1.1 患者の発生状況

薬毒物による中毒患者数や原因物質を正確に把握するのは難しいが，概要を知るうえで有用な資料が複数存在する．日本中毒情報センターの受信報告（表 11.1.1）は軽症の中毒が大半を占めると考えられるが，なかでも医療機関からの問合せは比較的重篤な事例と推定される．2014 年 1 月から 12 月までの 1 年間で全受信件数は 3 万 3117 件あり，その内医療機関からは 3073 件（9.3%）であった．起因物質の内訳は家庭用品および医薬品が多い．家庭用品には殺虫剤や防虫剤などの農薬が計 1912 件含まれており，農業用品と合わせると約 2400 件となり，一般用医薬品に次ぐ問合せ件数となっている．医療用医薬品および一般用医薬品ともに，問合せ件数が最も多かったのは中枢神経系作用薬（解熱鎮痛消炎剤および総合感冒薬を含む）で，農業用品では殺虫剤と除草剤で大半を占めた．

厚生労働省が編集する人口動態統計[2]は，「戸籍法」に従って届けられた薬毒物中毒による死亡数がまとめられている．2013 年の中毒起因物質別死亡数を表 11.1.2 に示す．「薬物，薬剤および生物学的製剤による中毒」が 904 人で，「薬用を主としない物質の毒作用」3551 人と合計すると 4455 人となり，この人数は近年 4000～6000 人で推移している．最も多い中毒起因物質は一酸化炭素で，全体の約 58%を占めており，この傾向は例年同様となっている．医薬品の中では抗てんかん薬や催眠薬などを含めた向精神薬が突出してみられ，医薬品以外では一酸化炭素やガスに次いで農薬が認められる．この括りとは別に薬毒物が関連した不慮の事故 694 人，故意の自傷および自殺 3106 人（うちガス中毒が 2361 人），加害にもとづく障害および死亡 8 人および不慮か故意か決定されない事件 285 人，さらに治療上の使用により有害作用を引き起こした薬物，薬剤および生物学的製剤 87 人の死亡が報告されている．したがって，2013 年に薬毒物関連死として届けられた総数は 8635 人となり，死亡総数（126 万 8436 人）の約 0.7%となっている．

その他の薬毒物による健康被害の情報として，厚生労働省医薬食品局化学物質安全対策室から「毒物又は劇物の流出・漏洩事故情報」がホームページで公開されている[3]．2010 年度から 2014 年度までの 5 年間で合計 460 件の毒劇物漏洩が報告されており，年間 70～100 件程度で推移している．最も多いのが塩酸（18.7%）で硫酸（17.0%），水酸化ナトリウム（14.1%）が続く．また，総務省消防庁から発行されている消防白書[4]の中で，「毒物・劇物等災害の現況」として毒物劇物など（一酸化炭素など毒性ガスを含む）による事故で消防機関が出動したものがまとめられている．2009 年から 2013 年までの 5 年間で合計 540 件あり，年間 90～130 件程度で推移している．最も多いのが一酸化炭素（16.9%）で硫

表 11.1.1 中毒起因別受信件数[1]

起因物質	受信件数			
	一般市民	医療機関	その他	合　計
家庭用品	17,834	1,252	587	19,673
医薬品	9,249	1,177	167	10,593
医療用医薬品	(6,238)	(837)	(119)	(7,194)
一般用医薬品	(3,011)	(340)	(48)	(3,399)
農業用品	206	224	10	440
自然毒	682	120	66	868
工業用品	593	213	62	868
食品，他	571	87	17	675
計	29,135	3,073	909	33,117

表 11.1.2 中毒起因物質別死亡数（文献 2 を一部改変）

中毒起因物質	総数
薬物，薬剤および生物学的製剤	904
全身性抗生物質	1
ホルモン類，その他合成代替薬および拮抗薬，他に分類されないもの	21
非オピオイド系鎮痛薬，解熱薬および抗リウマチ薬	8
麻薬および精神変容薬	6
麻酔薬および治療用ガス類	6
抗てんかん薬，鎮静・催眠薬および抗パーキンソン病薬	204
向精神薬，他に分類されないもの	246
自律神経系に作用する薬物	4
全身および血液に作用する薬物，他に分類されないもの	15
心血管系に作用する薬物	12
消化器系に作用する薬物	1
平滑筋，骨格筋および呼吸器系に作用する薬物	5
皮膚および粘膜に作用する局所用薬物，眼科用薬，耳鼻咽喉科用薬および歯科用薬	10
利尿薬，その他および詳細不明の薬物，薬剤および生物学的製剤	365
薬用を主としない物質	3551
アルコール	111
有機溶剤	18
脂肪族および芳香族炭化水素のハロゲン誘導体	4
腐食性物質	9
石鹸および洗浄剤	24
金属	3
その他	1
一酸化炭素	2600
その他の気体，フェームおよび蒸気	386
農薬	346
食物として摂取されたその他の有害物質	6
有毒毒物との接触	30
その他および詳細不明の物質	13

化水素 (13.1%)，塩素 (13.0%)，アンモニア (12.4%) が続く．

一方，中毒による死亡例の情報として警察庁科学警察研究所が発行する年次報告書「薬物による中毒事故等の発生状況」と日本法医学会が発行する年次報告書「法医鑑定概要」が有用である．両資料における 2003 年から 2006 年の検出頻度から，Kudo ら[5] は本邦における中毒死の原因薬毒物のパターン化について報告している．揮発性化合物としては，頻度の高い順に一酸化炭素，エタノール，トルエン，青酸，ブタン，硫化水素，プロパンがリストされている．医薬品としては，クロルプロマジン，プロメタジン，フェノバルビタール（以上は鎮静・催眠薬ベゲタミンの成分）がトップにランクされ，フルニトラゼパム，エチゾラム，トリアゾラムなどのベンゾジアゼピン系や鎮静薬レボメプロマジン，抗パーキンソン病薬ビペリデン，パロキセチンなどの抗うつ薬など向精神薬が続く．農薬では，パラコートやグリホサートなどの除草剤，メソミルなどのカルバメート系およびフェニトロチオン，マラチオンなどの有機リン系殺虫剤が上位にリストされている．さらに乱用薬では覚醒剤のメタンフェタミン，その他の薬毒物としてはクレゾール，塩酸，界面活性剤，次亜塩素酸などが上位にリストされ，中毒死の検体から高頻度で検出されている．

11.1.2 中毒患者の症状

a. トキシドローム トキシドロームは toxic syndrome が語源となる造語[6] で，薬物による中毒症状を分類し，症状・徴候から原因薬物を推定しようとする際に用いられる考え方である．代表的なトキシドロームを表 11.1.3 に示す．異なるトキシドロームにおいて，しばしば同様な症状を呈する．たとえば，抗コリン作動性の症状は交感神経刺激性の症状と汗腺以外で類似する．また，症状の出現は個別の薬物によって異なる場合も多い．たとえばフェノチアジン系抗精神病薬では，抗コリン作用以外に多くの受容体に対する作用をもち，α_1 アドレナリン受容体遮断作用により縮瞳や低血圧を示す．しかし，トキシドロームの理解は初期臨床症状から原因薬物を推定し治療につなげる近道となる．

b. 特徴的中毒症候 上記トキシドロームと一部重複するが，特徴的な臨床症状・中毒症候を示す薬毒物について以下に示す．

1) 不整脈　不整脈は三環系・四環系抗うつ薬やリチウム，定型抗精神病薬，抗不整脈薬，テオフィリン，ジギタリス製剤などの医薬品で生じやすい．三環系・四環系抗うつ薬では QRS 間隔の延長，フェノチアジン系薬物など定型抗うつ薬では QTc 時間の延長を特徴とする．また，覚醒剤，コカインなどの興奮性乱用薬やヒ素も不整脈を生じる．

2) 代謝性アシドーシス　急性中毒時に高アニオンギャップ性の代謝性アシドーシスを生じるものとして，薬物自体が有機酸であるサリチル酸およびメタノール，エチレングリコール，トルエンなど代謝されて有機酸を生じる化合物がある．また，一酸化炭素，青酸などは ATP 産生を抑制して結果的に乳酸蓄積を招く．

3) 痙　攣　全身性の痙攣を惹起し得る医薬品として，テオフィリン，抗うつ薬，抗コリン薬，一部の抗菌薬（フルオロキノロン系，β ラクタム系，イソニアジド）などがある．また，有機リン系・カ

表 11.1.3 トキシドローム

トキシドローム	典型的症状	原因となる薬毒物
抗コリン作動性	散瞳，頻脈，無発汗，低腸雑音，尿閉 重症では，せん妄，幻覚	アトロピン，フェノチアジン系抗精神病薬，抗ヒスタミン薬，抗うつ薬（三環系・SSRI*・SNRI**），抗コリン性パーキンソン病治療薬
コリン作動性（抗コリンエステラーゼ）	ムスカリン症状：縮瞳，徐脈，発汗，下痢，嘔吐，流涎，尿失禁，流涙 ニコチン症状：頻脈，筋線維束性攣縮	有機リン系・カルバメート系殺虫剤
オピオイド・鎮静薬・睡眠薬	縮瞳，徐脈，呼吸抑制，沈静，低体温	モルヒネ，ペチジン，フェンタニル，バルビツール酸系薬物，ベンゾジアゼピン系薬物，エタノール，抱水クロラールなど催眠鎮静薬
交感神経刺激性・退薬症候	散瞳，頻脈，高血圧，高体温，発汗，痙攣など交感神経症状 興奮，錯乱などの精神症状	急性：覚醒剤，コカイン，メチルフェニデート，エフェドリン 慢性（退薬症候）：オピオイド，バルビツール酸系薬物，ベンゾジアゼピン系薬物

*：選択的セトロニン再取込み阻害薬，**：セロトニン・ノルアドレナリン再取込み阻害薬

ルバメート系殺虫剤，ストリキニーネ，青酸化合物，覚醒剤，コカインでも全身性痙攣が誘発される．

4）昏　睡　　低酸素症を惹起する薬毒物，中枢抑制薬，血糖低下薬などが原因となる．低酸素症を引き起こすものとしては，青酸化合物，硫化水素，アジ化ナトリウム，一酸化炭素などがある．中枢抑制薬にはバルビツール酸系薬物，ベンゾジアゼピン系薬物，抗精神病薬，アルコールなどがあり，オピオイドや抗うつ薬でも昏睡が生じる．

5）チアノーゼ　　血液中の酸素が低下した際に，皮膚や粘膜が青紫色になる状態をチアノーゼという．チアノーゼを誘発する典型的薬毒物として，メトヘモグロビン血症を引き起こすアニリン，アニリン系除草剤，ニトロベンゼンなどがある．

6）体温異常　　高体温となる薬毒物としては，覚醒剤，コカイン，サリチル酸や抗ヒスタミン薬などの抗コリン作動性化合物などがある．低体温は，エタノール，プロプラノロール，バルビツール酸系薬物，フェノチアジン系薬物，大麻，有機リン系農薬などで認められる．

c. 臭気，胃内容物・尿の色調

1）特徴的臭気　　クロロホルム，アンモニア，ホルマリンなどによる中毒では，患者呼気から刺激臭が発せられる．また，ヒ素や黄リンはニンニク臭，青酸中毒ではアーモンド臭を感じることがある．

2）胃内容物（吐物）色調　　パラコートは製剤中に青色色素と催吐性物質が含有されているため，吐物が青緑色を呈する．黄リン中毒では，胃内容物が蛍光を発する．

3）尿色調　　フェノール中毒では，黒色尿が排泄される．

11.2 患者の症状と治療

薬物急性中毒の治療では，原因薬物や曝露経路の如何を問わず患者の全身状態の安定化を優先して実施する．並行して未吸収毒物の吸収を阻止し，あるいは既吸収毒物の排泄促進のための処置を行う．原因薬毒物の特定には時間がかかることが多いが，特定され，特異的な解毒薬が存在する場合には，できるだけ早期から解毒薬による治療を行う．

11.2.1 患者の安定化

薬物（化学物質・食品を含む）中毒疑いの患者への初期救命救急処置は，全身状態の安定化に主眼が置かれる．表 11.2.1 に初期確認項目とその対策を示す．呼吸，循環，体温管理は患者の生命維持に最も基本的な初期治療となる．各状態を評価し，必要に応じて対症療法を施行する．また，痙攣への対策や酸塩基平衡異常に対してその補正を行う．

a. 呼吸管理　　薬毒物中毒ではしばしば重篤な呼吸不全が生じる．薬毒物の気道への曝露や舌根沈下による気道狭窄・閉塞に対しては，気管挿管による気道確保が行われる．呼吸中枢を抑制する麻薬やバルビツール酸系薬物などの鎮静薬，およびフグ毒などの末梢神経・呼吸筋の麻痺を引き起こす毒物により呼吸運動が抑制された場合には，換気補助として人工呼吸が施行される．メトヘモグロビン血症や一酸化炭素中毒，あるいは急性肺障害を生じる薬毒物により肺酸素化能の障害が起こった場合には，酸素投与が行われる．なお，パラコート中毒では高濃度酸素吸入は肺障害を促進するため行わない．

表 11.2.1 初期確認項目と全身状態の安定化

評価項目		対 策
呼吸	数，深さ，パターン 動脈血酸素飽和度	気道確保（意識レベルなどに応じて気管挿管），人工呼吸，酸素療法（パラコート中毒では禁忌）
循環	徐脈・頻脈 心室性不整脈 低血圧（ショック） 異常高血圧	除細動 補液，昇圧薬（ドパミン塩酸塩，ドブタミン塩酸塩，ノルアドレナリン） 鎮静薬
体温	高体温・低体温	冷却・復温
酸塩基平衡	代謝性アシドーシス	炭酸水素ナトリウム
痙攣		抗痙攣薬（ジアゼパムなど）

b. 循環管理　薬毒物中毒における循環障害として，不整脈，低血圧，異常高血圧が挙げられ，症状に応じて迅速な対症療法が求められる．特に致死的な循環不全として，トルサードドポワント（torsade de pointes）を含む心室性不整脈では除細動，低血圧に対しては細胞外液補充液の輸液や昇圧薬が投与される．中枢神経興奮薬による異常高血圧に対してはベンゾジアゼピン系薬物による沈静が実施される．

c. 体温管理

1）高体温　深部体温が41℃以上となる状態を高体温という．異常高体温を引き起こす薬毒物として，覚醒剤などの中枢興奮薬や抗コリン薬などがあり，体表冷却により39℃程度まで体温を下げる．

2）低体温　典型的には，中枢抑制薬やアルコール中毒時に深部体温35℃以下となる低体温がみられる．体外式復温として環境温度を保ち毛布などで保温する受動的復温と，器具などを用いて外から温める能動的復温がある．また，体内式復温は加温・加湿した酸素の吸入や加温した補液の輸液などがある．

d. 酸塩基平衡是正　薬毒物自体やその代謝物が外因性の酸となったり，細胞内呼吸や肺酸素化能が阻害されたりすることにより生体の酸塩基平衡が乱れると，多くの場合代謝性アシドーシスを呈する．また，代謝性アシドーシスは意識障害や不整脈などの原因となるため早期からの是正が望まれる．代謝性アシドーシスは，炭酸水素ナトリウムの静注により補正を行う．

e. 痙攣対策　薬毒物中毒による痙攣の多くは全身性の強直性間代性痙攣として認められる．痙攣の持続は二次的外傷につながるだけでなく，誤嚥性肺炎，横紋筋融解症，代謝性アシドーシス，高体温などの合併症を引き起こすため，早急な代謝が必要となる．薬物治療としては，抗痙攣薬としてジアゼパムなどのベンゾジアゼピン系薬物が用いられる．

11.2.2 未吸収薬毒物の吸収予防

曝露した薬毒物のさらなる吸収を阻止することは，薬物中毒の重症化を防ぐために極めて重要である．また，患者吐瀉物や呼気には原因薬物が含まれており，適切な洗浄処理や環境維持は周囲にいる人間や治療にあたる医療従事者の二次被害を未然に防ぐことにつながる．薬毒物や吐瀉物などが皮膚・粘膜などへ付着している場合には，大量の微温湯で洗浄する．これは，吸収予防だけでなく，薬毒物が腐食性物質である場合には局所障害を減じるために必須となる．薬毒物を経口的に摂取した場合には，催吐に加え，消化管除染として胃・腸洗浄，緩下剤・吸着剤の投与により吸収を防ぐ．

a. 催　吐　薬毒物を経口摂取後数時間以内であれば，催吐は有効であるとされる[7]．催吐は咽頭部や舌根をスプーンなどで直接刺激することにより行う．催吐剤としてトコンシロップが市販されていたが，作用発現まで時間がかかることもあり現在販売中止となっている．意識障害，痙攣誘発時，腐食性毒物（強酸・強アルカリ）の誤飲，石油製品など有機溶剤の誤飲では，気道反射や嘔吐反射が低下・消失したり，誤嚥性肺炎を起こしたりするため，催吐は禁忌である．

b. 胃洗浄・腸洗浄

1）胃洗浄　催吐と同様，薬毒物の経口摂取後早い時間では有効とされる[7]が，実際には合併症（誤嚥，消化器損傷，心機能障害など）のリスクを勘案して施行される．胃洗浄の禁忌は催吐の場合と類似する（痙攣誘発時，腐食性毒物・有機溶剤の誤飲など）．意識障害など誤嚥の危険がある場合は気管内挿管が必要である．左側臥位にて胃管を挿入後，胃内容物を除去するとともに洗浄液が透明になるまで十分に洗浄を繰り返す．

2）腸洗浄　多量の洗浄液を上部消化管から投与して，腸管内容物を洗い流す．パラコートのように吸着剤に吸着されにくいなど他に有効な治療法がない致死的急性中毒時に限って施行される．

c. 吸着剤・緩下剤投与

1）吸着剤　吸着剤は経口投与された薬毒物を消化管内に留め，吸収を阻止する目的で投与される．また，すでに吸収されてしまった薬毒物の腸肝循環を遮断し排泄を増加させることにより，血中濃度の低下が期待される[8]．活性炭は薬用炭として市販されており最も多用されるが，活性炭が入手困難な場合にはその他の吸着剤を代用することも可能である．

ｉ）活性炭　多くの物質を吸着するが，吸着し難い物質として強酸，強アルカリ，アルコール類，エチレングリコール，重金属（ヒ素，鉛，リチウムなど），フッ化物，臭化物などがある．活性炭投与の禁忌は腸管閉塞，消化管穿孔である．

ⅱ）その他　多くの薬毒物に対して使用可能な天然ケイ酸アルミニウム，パラコートなど陽イオン性物質に対して使用するポリスチレンスルホン酸，陰イオン性物質に対して使用するコレスチラミンがある．

2）緩下剤　薬毒物の経口摂取による急性中毒では，活性炭などの吸着剤とともに緩下剤がしばしば投与される．それは，摂取した薬毒物の排泄促進だけでなく，薬毒物を吸着した活性炭の排泄促進も目的としている．酸，アルカリ，腐食性物質による中毒時や腸イレウスでは投与しない．薬毒物中毒時に用いられる緩下剤として，硫酸マグネシウム，硫酸ナトリウム，クエン酸マグネシウム，酸化マグネシウムなどの塩類下剤と，D-ソルビトール，D-マンニトールなどの糖類下剤が多用される．

11.2.3　既吸収薬毒物の排泄促進

a. 強制利尿　吸収されてしまった薬毒物の腎排泄を促すことを目的として，輸液負荷と利尿薬投与により尿量を増やす．また，フェノバルビタールやサリチル酸では炭酸水素ナトリウムを投与することにより尿のアルカリ化を行い，これら化合物の尿細管での解離型比率を高めて再吸収を抑制し，排泄を促進するアルカリ強制利尿が行われる．

b. 血液浄化　アルコール類やリチウムなど，比較的低分子で極性が高く血漿タンパク質との結合性が低い物質は透析膜を利用する血液透析が推奨される．その他，血液を活性炭フィルターに導入する血液吸着，補充液を用いて血液を濾過・浄化する血液濾過，血漿を分離して破棄し新鮮凍結血漿またはアルブミンで補う血漿交換などがある．

11.2.4　解毒拮抗剤投与

中毒原因物質が特定され，その特異的解毒薬や処置法がある場合には早期から積極的な導入・施行を行う．以下に特異的な解毒薬・処置法について中毒起因物質ごとに述べる（表 11.2.2）．

1）一酸化炭素　一酸化炭素の治療は酸素療法によって，カルボキシヘモグロビンからオキシヘモグロビンへの回復を図ることが中心となる．また，代謝性アシドーシスの補正や心不全，脳浮腫への対応などが行われる．

2）重金属　一般に重金属はスルフヒドリル基（-SH）に親和性が高く，生体タンパク質の-SH 基に結合することでその機能を阻害し，細胞・組織の障害を引き起こす．重金属中毒の治療薬のうち，ジメルカプロール（BAL），ペニシラミン，チオプロニンは分子内に存在する-SH を介して重金属と結合する．

①鉛　鉛中毒の治療では，キレート剤を投与することにより排泄を増加させる．キレート剤として，ペニシラミン，ジメルカプロール，エデト酸カルシウム二ナトリウムが用いられる．

②ヒ　素　ヒ素中毒の治療では，キレート剤としてジメルカプロールを用いた排出促進が行われる．ペニシラミンも有効とされる．多発性神経炎に対しては，ビタミン B_6 などが用いられる．

③水　銀　水銀中毒では，キレート剤であるジメルカプロール，ペニシラミン，チオプロニンが用いられる．

④タリウム　一旦体内に吸収されたタリウムやセシウムは消化管内に分泌された後，再吸収される．不溶性プルシアンブルー（ヘキサシアノ鉄（Ⅱ）酸鉄（Ⅲ）水和物）は経口摂取直後の消化管内に存在するタリウムやセシウムを吸着するだけでなく，分泌されたこれら金属を消化管内で捕捉することにより再吸収を抑制する．

3）青酸化合物　シアンイオンは Fe^{3+} に親和性が高く，したがって分子内に Fe^{3+} をもつミトコン

表 11.2.2　中毒原因物質とその特異的拮抗薬・処置

中毒原因物質	拮抗薬・処置	機　序
一酸化炭素	酸素投与	CO-Hb から O_2-Hb への回復
重金属　銅，水銀，鉛	ペニシラミン	キレート
水銀，ヒ素，鉛，銅，金，ビスマス，クロム，アンチモン	ジメルカプロール（BAL） （鉄，カドミウム，セレンでは用いない）	キレート
鉛	エデト酸カルシウム二ナトリウム	キレート
水銀	チオプロニン	キレート
ヒ素化合物	チオ硫酸ナトリウム	
鉄	メシル酸デフェロキサミン	キレート
タリウム，セシウム	不溶性プルシアンブルー （ヘキサシアノ鉄（II）酸鉄（Ⅲ））	金属吸着
アニリンなどによる薬剤性メトヘモグロビン血症	メチレンブルー（院内製剤）	メトヘモグロビンの還元
青酸	亜硝酸アミル（吸入）	ヘモグロビンをメトヘモグロビンにして CN^- を結合
	亜硝酸ナトリウム（院内製剤）	
	チオ硫酸ナトリウム	CN^- から SCN^- に変換
	ヒドロキソコバラミン	CN^- を結合（シアノコバラミンとして排泄）
メタノール	エタノール	代謝拮抗
	ホメピゾール	代謝拮抗
	葉酸	ギ酸代謝の促進
有機リン剤	ヨウ化プラリドキシム（PAM）	アセチルコリンエステラーゼの再賦活化
	アトロピン	ムスカリン性アセチルコリン受容体上で拮抗
カルバメート剤	アトロピン	ムスカリン性アセチルコリン受容体上で拮抗
モルヒネ	ナロキソン，レバロルファン	受容体上での拮抗
ベンゾジアゼピン系薬物	フルマゼニル	受容体上での拮抗
アセトアミノフェン	アセチルシステイン	肝臓への GSH 供給

ドリア電子伝達系のシトクロムオキシダーゼに結合してその活性を阻害する．青酸中毒の治療では，亜硝酸ナトリウムや亜硝酸アミルにより血中ヘモグロビン（Fe^{2+}）をメトヘモグロビン（Fe^{3+}）に酸化することによりシアンイオンを結合させ，組織中のシアンイオン濃度の低下を図る．シアンイオンは主に肝臓のロダネーゼにより，毒性の低いチオシアン酸（ロダン）イオンに変換され，排泄される．そこで，この代謝に必要な硫黄を供給する目的で，チオ硫酸ナトリウムが投与される．通常の治療において，亜硝酸類とチオ硫酸ナトリウムは対で用いられる．これとは別に，シアンイオンと親和性が高い Co^{2+} を含むヒドロキソコバラミンを投与して，シアノコバラミンとして無毒化する治療も行われる．

4）メタノール，エチレングリコール　メタノールは，アルコール脱水素酵素によりホルムアルデヒド，さらにアルデヒド脱水素酵素によりギ酸となって，視神経に障害を与える．中毒時には，眼症状のほか中枢神経症状（酩酊・頭痛），消化器症状（嘔気・嘔吐），顕著な代謝性アシドーシスがみられる．エチレングリコールはメタノールと同様な代謝を受けて，シュウ酸となり，シュウ酸カルシウムの結晶が尿細管に析出して腎障害（腎後障害）を引き起こす．したがって，メタノールやエチレングリコール中毒では毒性代謝物の生成を遅らせることにより予後改善が期待される．アルコール脱水素酵素がメタノールやエチレングリコールに比べエタノールに親和性が高いため，これらの中毒治療では代謝拮抗を目的としてエタノールが投与される．また，アルコール脱水素酵素阻害薬であるホメピゾール（4-メチルピラゾール）も用いられる．さらに，ギ酸が葉酸依存的な代謝を受けることから，ホリナートカルシウムや葉酸の投与によりギ酸分解を促進する．

5）有機リン系農薬，カルバメート系農薬　有機リン系およびカルバメート系農薬は，消化管だけでなく皮膚からも吸収され中毒を発症する．これらの農薬の乳剤には，いずれも有機溶媒と界面活性剤が含まれている．アセチルコリンエステラーゼを阻害してアセチルコリンの蓄積を招く有機リン系農薬やカルバメート系農薬の急性中毒では，ムスカリン様作用の拮抗薬として硫酸アトロピンが第一選択薬となる．なお，アトロピンはニコチン様作用として出現する筋線維束性攣縮には拮抗しない．また，有機リン系農薬に対してはヨウ化プラリドキシム（PAM）が特異的解毒薬として用いられる．PAMはアルキルリン酸化されたアセチルコリンエステラーゼを再賦活化するが，時間の経過によりアセチルコリンエステラーゼに老化（アルキルリン酸が加水分解された状態）が生じると作用し難くなる．したがって，PAMの使用はできるだけ中毒発生から早い段階で使用することが望まれる．一方，アセチルコリンエステラーゼをカルバモイル化するカルバメート系農薬に対し，PAMは効果を示さないだけでなく症状を増悪させるため用いない．

6）アセトアミノフェン　アセトアミノフェンは小児にも使える解熱鎮痛薬として広く用いられる．一方，大量曝露では解毒代謝（グルクロン酸抱合，硫酸抱合）が飽和し，主にCYP2E1による代謝で生じた*N*-アセチル-*p*-ベンゾキノンイミンが肝タンパク質に結合することで，急性肝障害が生じる．飲酒はCYP2E1誘導やグルタチオン低下を介して，アセトアミノフェンの活性代謝物を増加させる．アセトアミノフェン急性中毒では，活性代謝物である*N*-アセチル-*p*-ベンゾキノンイミンのグルタチオン抱合による解毒代謝を促進するために，グルタチオンの前駆体であるアセチルシステインを投与する．

7）モルヒネ　モルヒネなどオピオイドの過量投与による急性中毒では，呼吸抑制，昏睡，血圧低下，縮瞳などが生じる．腎障害のある患者では，活性代謝物のモルヒネ-6-グルクロニドの排泄に障害が起こるため，臨床量で中毒症状が生じる可能性がある．オピオイド急性中毒時の呼吸抑制に対し，オピオイドμ受容体拮抗薬の塩酸ナロキソンや酒石酸レバロルファンが投与される．

8）ベンゾジアゼピン系薬物　ベンゾジアゼピン系薬物の過量投与による急性中毒では，運動失調，傾眠，昏睡，呼吸抑制などが生じる．一般にベンゾジアゼピン系薬物は安全域が広く，単剤の過量投与で死に至ることはまれである．ベンゾジアゼピン系薬物急性中毒に対し，ベンゾジアゼピン受容体拮抗薬のフルマゼニルが投与される．　［沼澤　聡］

文　献

1）公益財団法人日本中毒情報センター：Web site 情報.
2）厚生労働省大臣官房統計情報部編（2013）：平成25年人口動態統計，一般財団法人厚生労働統計協会.
3）厚生労働省：毒物劇物の安全対策，Web site 情報.
4）総務省消防庁：刊行物，映像データ等，Web site 情報.
5）Kudo, K. et al.（2010）：Forensic Toxicol., **28**, 1, 25-32.
6）Mofenson, H. C. and Greensher, J.（1970）：Pediatr. Clin. North Am., **17**, 3, 583-590.
7）岩崎泰昌，大谷美奈子（2000）：日外会誌，**101**，787-790.
8）浅利　靖（2008）：急性中毒標準治療ガイド（日本中毒学会編），pp.26-29，じほう.

12

実 験 動 物

12.1 毒性試験に用いる実験動物

化学物質，医薬品，化粧品，環境物質などの薬理作用，安全性や動態を評価するために，種々の動物を用いた非臨床試験が行われる．使用する実験動物はこれらの試験目的に合致したシステムで生産された動物（purpose-bred animals）であるべきであり，高い精度とデータの再現性を確保することが重要である．これらの実験動物は高度に管理された施設で計画的に繁殖・維持・生産され種固有の特性が継代的に維持されており，適切な飼育環境および実験環境下で試験を実施することによって，正確かつ精度の高い再現性のある成績を得ることができる．

実験動物としてマウス，ラット，モルモットなどの齧歯類に加え，ウサギ，イヌ，ミニブタ，サル類などの非齧歯類が汎用される．環境への影響評価には水生動物（ゼブラフィッシュ，メダカ），甲殻類（ミジンコ）や環形動物（ミミズ）なども用いられる．また，実験動物福祉の観点から，系統発生学的に下等な動物種もしくはin vitro系を従来の動物実験の代替として用いることも推奨されており，各種の代替試験法の開発が盛んに行われている[1]．近年では欧州連合の指針に端を発して，世界的な動向として化粧品の安全性評価に実験動物を用いないこととなった[2]．

遺伝学的な統御に基づく系統分類を表12.1.1に示した[3]．近交系は極めて均質な遺伝子を有する集団で，個体差が小さい均一な生物学的反応が期待される．一方，一般的な非臨床試験に汎用されるクローズドコロニーは，個々の遺伝子型のばらつきが一定の範囲で維持されており，集団としての遺伝学的な多様性を反映した生物学的反応を示す特性を有していると考えられる．ただし，これらの遺伝学的な統御には非常に精密な繁殖・維持・生産システムが必要であり，長年にわたり系統に応じた均質な特性や生物学的反応を有する実験動物を維持・管理することは容易ではない．たとえば，同一の系統名で維持されている実験動物が，繁殖施設や生産時期の違いまたは継代過程での遺伝的浮動（genetic drift）によって異なる生物反応を示すケースもある[4]．これらの問題を解決するためには，経年的に遺伝的特

表12.1.1 実験動物の遺伝学的統御による分類

系　統	特　性	例
近交系	兄妹交配を20代以上継続した系統（近交係数が98.6%以上）	C3H/He，C57BL/6 F344
ミュータント系	特定の遺伝子型を特性として維持することができる系統	nu/nu，el/el
コアイソジェニック系	突然変異遺伝子以外の背景遺伝子が同じである場合，この両者の関係をいう（近交系に単一の突然変異が生じた場合）	
コンジェニック系	突然変異遺伝子をもつ動物を既知の近交系に何世代も戻し交配し，既知の近交系遺伝子が突然変異遺伝子に置き換わったもの	C3H/He — mu/mu
リコンビナント近交系	血縁のない近交系のF2の雄雌の組からいくつもの近交系をつくったもの	SMXA
クローズドコロニー	5年以上外部から種動物をいれず，ローテーション交配（循環式交配）などを行い，遺伝子型のバラツキが一定の範囲になるように維持される群	CD1 SD，Wistar
交雑系	近交系同士の一代雑種（F1） F1交雑系のほかに，戻し交雑，3次元交雑，4次元交雑（系）がある	CDF1，BDF1

性が維持管理されている国際標準化された実験動物を確保することが不可欠である．単に生産業者に頼るばかりでなく，研究者サイドも常に同等の意識と危機感をもって，データの再現性を期待できる高品質な実験動物を得るために連携を深め，相互補完する体制が望まれる．

実験動物の生物学的な特性は遺伝子型（genotype）をもとに，保有する遺伝子の優性・劣性，ホモ・ヘテロあるいは塩基配列などに加え，発育過程で母体の影響や形質を補完する（劣性遺伝子がホモの場合など）作用などの発育環境の影響を受けて個体としての表現型（phenotype）が形成される．さらに，出生後の様々な近隣環境に依存して独特な演出型（dramatype）が決定される．ストレス環境下で飼養された動物の反応性が正常動物の反応と異なることや，糖質や脂質を多く含む飼料を与えて生育した肥満・糖尿病や高脂質血症などの病態モデルが一例である．

化学物質などの毒性試験を行ううえで重要なことは，得られたデータと評価結果がヒトの有害作用の発現予測に外挿できるかという点である．曝露経路が同一であっても，ヒトと実験動物では必ずしも吸収・分布・代謝・排泄様式は同じではなく，また薬理作用に基づく標的臓器の違いや非特異的な作用による毒性発現などヒトへの外挿には様々な要因・障壁を克服する必要がある．しかし，遺伝学的にヒトに近いとはいえない齧歯類が，これらの生物学的反応の違いをふまえたうえでも非臨床試験に用いられる理由のひとつは，これまでに蓄積された膨大な知識と経験に基づいて，様々な種差を考慮して得られたデータの解析と評価を慎重に行うことで，ヒトへの外挿が可能なケースが多いと判断されているからである[5]．一方，医薬品において分子標的薬やバイオ医薬品などのヒト特異的な標的分子への作用を有する場合には，実験動物で意図する薬理作用が示されない（もしくは非常に弱い，シグナル伝達が異なる）場合が多く，従来の動物実験に比べてデータ評価とヒト予測はより難しくなる．実験動物を使用する際には科学的な根拠に基づいて，その動物種の有用性と限界を見極めて適切な実験を行うことに留意すべきである．単に系統発生的に遺伝子配列の類似性が高いという理由のみでサル類を妄信的に使用することも，後述する実験動物福祉の精神に反する懸念があり，今後 in vitro 代替法の発展に伴い既存の動物実験を必要最小規模にして，より効率かつ精度の高い新たな実験系の構築を目指すこともトキシコロジストとしての重要な使命であろう．

12. 2　実験動物の品質管理

実験動物の管理面では，飼育環境の温・湿度，臭気，騒音，照明時間などを適切に統御し，清浄な飲料水と動物種に応じた飼料を与えることが重要である．通常，非臨床試験は微生物学的に統御・管理された施設・環境で実施される．実験動物の微生物学的な統御は表 12. 2. 1 に示すようなグレードに分類され，一般的にバリア施設で実施される動物実験には，特定の病原体を保有しない（specific pathogen free, SPF）ことが保証された動物が用いられる．試験目的に応じて，無菌動物または保有する菌が特定されているノトバイオートを用いる際には，アイソレーターなどの微生物・細菌などの混入を厳密に排除した環境で飼養することが求められる．これらの微生物学的な統御は実験動物の品質管理と実験

表 12. 2. 1　動物実験の微生物学的管理

グレード	定　義	微生物状況	作出方法	維　持
無菌動物	封鎖方式・無菌装置を用いて得られた，検出できるすべての微生物・寄生虫をもたない	検出可能な微生物がいない（一部のウイルスは除く）	帝王切開，子宮切断由来	アイソレーター
ノトバイオート	保有している微生物叢のすべてが明確に知られている特殊に飼育された動物（例：腸内細菌叢）	保有している微生物が明らか	無菌動物に特定の微生物を定着させる	アイソレーター
SPF 動物	特定の病原微生物・寄生虫がいない動物	保有していない微生物が明らか	特定の病原微生物・寄生虫がいない動物でコロニーをつくる	バリアシステム
コンベンショナル動物	通常の微生物・寄生虫を保有する	通常の微生物を保有する	通常の環境で繁殖・維持する	オープンシステム

データの精度確保に重要であることはもとより，感染という苦痛から実験動物を保護し，無用な動物淘汰を防止するという側面からも実験動物福祉に貢献する意義がある[6]．

実験施設および繁殖施設における微生物学的な統御を保証するためには，定期的なモニタリングが必要であり，その手段として自己点検システムの充実に加えて，国際実験動物学会議（International Council for Laboratory Animal Science, ICLAS）認定の第三者機関による実験動物の微生物学的モニタリングがある．

表 12.3.1　人道的エンドポイントと獣医学的ケア

人道的エンドポイント：毒性試験では何らかの毒作用（副作用）の発現が予想される用量を実験動物に投与する．よって，時に予想以上の強い毒性によって死に至らしめる事態に陥ることや，極度の苦しみや痛みを動物に与えることがある．これらの事態を未然に避ける，あるいはすみやかに苦痛から解放するために設定するのが人道的エンドポイントである．人道的エンドポイントの設定は，いかなる理由にせよ動物実験の目的を完遂することよりも，倫理上優先されるべきである．
獣医学的ケア：心身ともに健康な実験動物を試験に用いることは再現性の高い成績を得るためには必須であり，獣医学的な見地から管理・監督が求められる．人道的エンドポイントの判定や安楽死の判断および実施は，実験動物を熟知した獣医師（もしくはそれに準ずる実験動物の生理・疾患・症状などを熟知した者）が行うべきである．したがって，毒性試験を実施する試験責任者は，実験動物に関する事項について，常に獣医師と緊密な連携をもち，アドバイスを求めることが重要である．

12.3　実験動物/動物実験に関する法令や指針など

12.3.1　GLP と安全性試験法ガイドライン

日本で実施される医薬品や化学物質などの安全性試験は「医薬品の安全性に関する非臨床試験の実施の基準に関する省令」や「新規化学物質等に係る試験を実施する試験実施施設に関する基準について」などの国が定めた法律や基準に従い，GLP（good laboratory practice）を遵守して実施される．特に医薬品に関しては，医薬品規制調和国際会議（International Council for Harmonisation of Technical Requirements for Pharmaceuticals for Human Use, ICH）において国際標準のガイドライン策定および改訂が継続的に協議されており，厚生労働省から随時国内通知されている．近年では非臨床評価に関するICH ガイドラインの主たる目的として，規制要件の調和とともに実験動物福祉の向上が最大のチェックポイントとなってきている．これらICH ガイドラインの内容と目的を熟知して，上記の基準・法律を遵守した適正な動物実験を実施することが重要である．

12.3.2　実験動物に関する法令や指針など

実験動物に関する海外における指針・規約としては，米国実験動物研究協会（Institute for Laboratory Animal Research, ILAR）の「実験動物の管理と使用に関する指針」，欧州連合（EU）の「科学的目的のために使用される動物の保護に関する指令」，世界動物保健機関 国際獣疫事務局（World Organisation for Animal Health, OIE）の「実験動物福祉綱領」，さらに国際医科学機構評議会（Council for International Organizations of Medical Science, CIOMS）の「医学生物学領域の動物実験に関する国際原則」など多くの文書が公示されている．特にILAR 指針は国際実験動物ケア評価認証協会（Association for Assessment and Accreditation of Laboratory Animal Care International, AAALAC）が動物実験実施施設の第三者認証を実施する際に基本文書として扱っており，わが国を含む世界各国において，適正な動物実験の実施のために有用なガイドブックとして活用されている[7,8]．

一方，国内では，「動物の愛護及び管理に関する法律」(動愛法）において，家庭動物，展示動物，産業動物（畜産動物）に加えて実験動物に関する管理指針も含まれており，動物実験における3Rs の原則（Replacement：代替法の利用，Reduction：使用動物数の削減，Refinement：苦痛の軽減）の推進が明確に記載されている．また，動愛法の他に，環境省が「実験動物の飼養及び保管並びに苦痛の軽減に関する基準」，文部科学省，厚生労働省，農林水産省が各省の所管施設に対して「研究（実施）機関等における動物実験等の実施に関する基本指針」を告示している．別途，日本学術会議は各基準・指針の統一的文書として「動物実験の適正な実施に向けたガイドライン」を作成している．これら基準や指針などにおいて，実験動物関係者が果たすべき重要な役割として①遵守状況について定期的な自己点検の実施と結果の公表，②自己点検結果に対する外部機関による検証（努力義務）および③獣医学的ケアの視点から，人道的エンドポイントに基づく適切な動物の健康管理を講じ，実験動物の生理・生態・習性に応じた飼養環境を確保することが求められている[9,10]．表 12.3.1 に動物実験の計画・遂行上に重要な事項である人道的エンドポイントと獣医学的ケアの考え方をまとめた．

その他，国内の重要な関連法として「遺伝子組換え生物等の使用等の規制による生物の多様性の確保に関する法律（カルタヘナ法）」では遺伝子組換え生物の使用などを規制し，生物多様性への影響を防止するために，事前申請・審査の要件や動物の適切な使用方法を規定している．また，「感染症の予防及び感染症の患者に対する医療に関する法律（感染症予防法）」においては，「感染症の病原体を媒介するおそれのある動物の輸入に関する措置」として動物検疫所で行う輸入検疫に関する規則が定められている．特に感染症を人に感染させる恐れが高い動物（指定動物）としてサル類が指定されており，実験動物として輸入・使用する際には，ワシントン条約（Convention on International Trade in Endangered Species of Wild Fauna and Flora, CITES）に基づく「絶滅のおそれのある野生動植物の種の保存に関する法律」および「特定外来生物による生態系等に係る被害の防止に関する法律（外来生物法）」とともに遵守することが義務付けられる．

12.4　毒性試験と動物実験における福祉

非臨床研究の中でも多くの実験動物を用いる医薬品開発において，動物実験の目的は新薬を待ち望む患者に対する医薬品の有効性と安全性を調べることである．世界医師会の人間を対象とする医学研究の倫理的原則の文書であるヘルシンキ宣言においても，必要な動物実験に基づくこと，ならびに研究に使用される動物の福祉の尊重が謳われている．前述の通り，日本で実施される医薬品や化学物質などの安全性試験は GLP 省令に準拠して実施するが，これを例にとって我々が社会的にかかわる自然界とのつながりを概念的に示すと図 12.4.1 のように考えられる．すなわち，GLP 試験（規制）は動物実験（福祉）の一部であり，動物実験は動物全体（愛護）への視点を基に，社会全体の自然（保護）に対する市民の理解と共感を得るうえで成り立つものである．

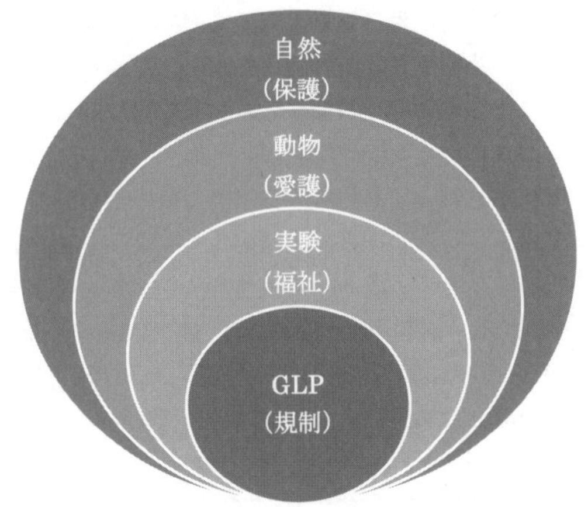

図 12.4.1　動物実験のあり方

昨今のグローバル開発の活発化に伴い，動物実験における福祉への配慮・向上はより厳格な国際基準への対応が求められてきている．たとえば，欧州指令（EU Directive）における実験動物保護法の制定（2010 年），米国 ILAR 基準の改訂（2011 年），CIMOS 指針の改訂（2012 年）や英国立 3R 代替法センター（The National Centre for the Replacement, Refinement and Reduction of Animals in Research, NC3Rs），ARRIVE（Animal Research：Reporting of In Vivo Experiments）ガイドラインなどに準拠するためには，国内法および指針・基準のみならず，国際標準に合致した飼育環境の整備（十分な生活スペース，群飼育，良質な床敷や巣材・玩具の使用など），適切な麻酔法，医薬品グレード試薬の使用義務および報告書への記載事項の充実など数多くの規定へ対応しなければならない．また，試験法の改善と代替法の利用を推進して，科学的に最も効果的で最小規模の試験を追究し，より苦痛を軽減する試験法の洗練や試験法の柔軟な組合せによる動物数削減，さらに可能な限り細胞や組織などを用いた方法を活用することが求められる．

このように動物実験の福祉に関して社会的責任を果たすために，特に試験研究から得られる成果そのもの，あるいは成果がもたらす副次的な産物を客観的に説明する義務がある．これらの事実確認と検証を行い，客観的な評価と実効性の有無を判断するのが外部検証制度であり，さらに自主管理体制の強化・改善の一環として，より一層の適切な情報公開のあり方を検討することが重要な課題になっている．わが国での外部評価機関には，AAALAC およびヒューマンサイエンス振興財団事業による外部評価・検証制度のほか，国立大学法人動物実験施設協議会（国動協）と公私立大学動物実験施設協議会（公私動協）の連携に基づき統一化された日本実験動物学会による外部検証事業や日本実験動物協会（日動協）の実験動物生産施設等福祉認証事業などがある．情報公開についても，自ら3Rsの実行状況を随時調査し，適切に公表する取組みの充実が求められる．　［渡部一人］

文　献

1) OECD（2005）：Guidance Document on the Validation and International Acceptance of New or Updated Test Method for Hazard Assessment, OECD Series on Testing and Assessment No.34, OECD.
2) European Commission（2004）：Timetables for the phasing-out of animal testing in the framework of the 7th Amendment to the Cosmetics Directive（Council Directive 76/768/EEC）.
3) 田嶋嘉雄編（1970）：実験動物学 総論，朝倉書店.
4) 野村達次他編（1984）：ICLAS manual for genetic monitoring of inbred mice，東京大学出版会.
5) 鈴木　真，野村　護（2009）：新版トキシコロジー（日本トキシコロジー学会教育委員会編），朝倉書店.
6) 笠井一弘（2007）：アニマルマネジメント，アドスリー.
7) 鍵山直子他訳（2011）：実験動物の管理と使用に関する指針 第8版，アドスリー.
8) Institute for Laboratory Animal Research（ILAR）（2010）：Guide for the Care and Use of Laboratory Animals（8th ed.）, National Academies Press.
9) 笠井憲雪訳（2012）：人道的な実験技術の原理，アドスリー.
10) Rusell, W. M. S. and Burchi, R. L.（1995）：The Principles of Humane Experimental Technique, Methuen&Co. Ltd.

13

統　計　学

13.1 試験の目的と毒性試験の統計解析の考え方

毒性試験は，化学物質などの毒性を把握するために行われるが，得たい情報は化学物質などの用途や試験目的によって異なる．試験計画ではその目的に応じて，動物種，個体数，投与経路，用量，期間，評価項目，試験デザイン，その他の細部の試験条件を定めるが，得られたデータの統計解析法もその目的に合わせて，適切に選択しなければならない．毒性試験には様々な種類の試験があり，さらに各試験で特有なデータが得られる．基本的には，毒性試験では一定数の動物や，組織，細胞の集団（群）に異なる用量の被験物質を処理し，群間での差異，用量相関性と反応の時間的変化を調べることが行われる．対象を生物としていることから，毒性試験データには生物由来の変動を伴う．行政当局が提出を要求する試験に関しては，試験概要がガイドラインとして提示されている．しかしながら，毒性試験では様々な種類のデータが得られ，多面的な探索的検討が必要なことから，多くの試験種ではガイドラインの中にどのような統計解析を用いるべきかの記述はない．

一般に，ある種のデータがあるとき，適用可能なデータ解析手法は複数あり，用いる手法によって結論が変わる．したがって，それぞれの統計手法の性能を十分理解して，どの手法を用いるのが適切かを検討し，日常的に実施される試験に関しては，統計手法を標準化しておく必要がある．

本来，毒性試験の個別の問題の統計解析では，解析結果に毒性学の知識を加味して総合判断が行われるが，本章の内容は，統計解析を主体にしたものである．本章では現在，毒性試験で多用されている統計手法とその考え方について解説する．

なお本章では，誌面の制約上，個別の統計手法の計算方法を示さないので，実際の統計計算にあたっては，成書[1,2]を参照するか，適当なソフトウエアを利用されたい．

13.2 計量データの解析

反復投与毒性試験（一般毒性試験）では，血液学的検査，血液生化学的検査，尿検査，器官重量検査などが実施される．これらの多くは，連続的な値をとる計量型のデータである．

計量データに対して，毒性試験でよく使用される統計手法を，表13.2.1にパラメトリックとノンパラメトリック手法に分類して示した．

13.2.1 パラメトリックとノンパラメトリック手法

統計手法は大きくパラメトリック（パラ）とノンパラメトリック（ノンパラ）に分類される．狭義には前者は左右対称な正規分布の仮定が必要な方法，後者は分布形の仮定を必要とせず，正規分布以外でも妥当な方法である．2群の計量データについて正規分布を仮定して，平均値の差の検定をパラメトリックに行う方法が，Student の t 検定である．肝機能検査値や一部の血清脂質などの左右非対称な，右にスソを引いた分布では，平均値と中央値が大きく異なるので，Student の t 検定を適用する場合には，あらかじめ対数変換などの変数変換を行って，正規分布に近づけてから適用する必要がある．パラメトリックに対して，ノンパラメトリックに2群の分布の比較を行う代表的な手法が Wilcoxon 検定である．この方法は，2群を一緒にしてデータを順位に変換して各群の順位の和を計算することから，順位和検定ともよばれる．また Wilcoxon 検定は Mann-Whitney の U 検定とよばれる手法とも，本質的に同じことを行っているので，別名として

表 13.2.1 パラメトリックとノンパラメトリックの計量データの解析手法

	パラメトリック	ノンパラメトリック
対応のないデータの2群比較	Student の t 検定	Wilcoxon 順位和検定（U 検定）
対応あるデータの2群比較	対応ある t 検定	符号付順位和検定
多群の母平均の一様性の解析	一元配置分散分析	Kruskal-Wallis 検定
対応のある多群の母平均の一様性の解析	乱塊法	Friedman 検定
多重比較		
対照群との比較	Dunnett 検定	Steel 検定
すべての群間の対比較	Tukey 検定	Steel-Dwass 検定
用量相関性を前提とした対照群との比較	Williams 検定	Shirley-Williams 検定 Shirley 検定
用量相関性の解析	回帰分析	Jonckheere 検定

Mann-Whitney の U 検定と表現されることもある．この方法は，計量データ以外の順序カテゴリカルデータなどにも適用可能である．順序カテゴリカルデータとは病理所見のように，－，±，＋，＋＋のように，反応変数がグレードで表される．順序カテゴリカルデータは，計量データではないので平均値などは計算できないが，水準間に順序関係はあるので，順位をつけることは可能である．また測定限界以下のデータが存在しても最低順位を与えることで，ノンパラ検定を適用することができる．基本的には多重比較を含めて，パラに対応するノンパラの手法が用意されている．たとえば2群の Wilcoxon 検定を多群に拡張し，多群の分布の比較を行う方法が Kruskal-Wallis 検定であり，この方法はパラの一元配置分散分析のノンパラ版になる．

ノンパラ手法は分布形にかかわらず適用できるのが大きな利点である．またデータが正規分布に近いときに適用しても，ある程度よい性能があることがわかっている．ノンパラ手法の共通の問題は，1群当たりのサンプルサイズ n が小さいとき（<7）は，極端に性能が悪くなる点である．大動物の毒性試験は，1群のサンプルサイズが5未満で実施されることが多いため，ノンパラ手法の利用は勧められない．それからノンパラ手法には細部のオプションが存在し，統計ソフトウエアによって出力結果が微妙に異なることに注意を払う必要がある．項目だけ挙げておくと，同順位データの処理，separate-ranking と joint-ranking（対ごとの順位づけと全体の順位づけ），連続修正の有無などのオプションにより細部の計算方法が異なる．

予備検定として，Bartlett 検定などの等分散性の検定を行い，有意でなければパラ，有意ならばノンパラ手法を用いる慣習があるが，この使い分けは論理的に矛盾している．2種類のアプローチとも，比較する2群で分布形が等しいという仮定は必要である．分布形が等しければ，当然，等分散性も成り立つはずであり，等分散性の仮定は，2つのアプローチとも必要である．

パラとノンパラ手法の選択は，データの分布形に基づいて判断すべきである．データの分布形については，箱ひげ図，散布図などを用いて探索的に評価し，歪度，尖度などの要約統計量の計算によって正規分布からの乖離を評価し，必要に応じて正規性の検定を適用するのが有用である．

13.2.2 検定の多重性の問題

毒性試験では，ほとんどの場合，対照群を含めて4～5の多群で行われ，群間の違いをいろいろな組合せで評価することが多い．このような多群で行われた実験について，t 検定を繰り返し適用すると，検定の多重性の問題によって，第一種の過誤（α エラー）が増大する．次に示すラットを用いた毒性試験の赤血球数データを例として，多重性の問題について説明する．

表 13.2.2 をみると，薬剤の投与によって，赤血球数が減少する傾向がみてとれる．毒性試験では，対照群と比べて変化を起こしている用量を調べるために，対照群と各用量群の比較を行う．この目的のために，有意水準5％で対応のない Student の t 検定を使用すると，結果は表 13.2.3 となる．

対照群-中用量群と対照群-高用量群の比較では，t 値の絶対値が棄却限界値 2.101 より大きいので（p 値が 0.05 未満であることに対応），5％水準で有意に

表 13.2.2　ラットの赤血球数要約データ（単位×10^4/mm^3）

	対照群	低用量群	中用量群	高用量群
平均値	926.0	911.9	891.5	893.0
標準偏差	25.7	20.1	39.8	35.4
n	10	10	10	10

表 13.2.3　対応のない Student の t 検定（両側 5%）の赤血球数データへの適用結果：棄却限界値（2.101）

比　較	平均値の差	t 値	p 値
対照群-低用量群	−14.1	−1.367	0.190
対照群-中用量群	−34.5	−2.305	0.033*
対照群-高用量群	−33.0	−2.387	0.028*

*：Student の t 検定で有意（両側 5%）

表 13.2.4　Dunnett 検定（両側 5%）の赤血球数データへの適用結果：棄却限界値（2.452）

比　較	平均値の差	t 値#	p 値
対照群-低用量群	−14.1	−1.010	0.622
対照群-中用量群	−34.5	−2.472	0.048*
対照群-高用量群	−33.0	−2.364	0.061

#：表 13.2.3 と t 値が異なるのは，Dunnett 検定では 4 群の分散を併合するため．

*：Dunnett 検定で有意（両側 5%）

表 13.2.5　Tukey 検定（両側 5%）の赤血球数データへの適用結果：棄却限界値（2.694）

	平均値の差	t 値	p 値
対照群-低用量群	−14.1	−1.010	0.745
対照群-中用量群	−34.5	−2.472	0.082
対照群-高用量群	−33.0	−2.364	0.103
低用量群-中用量群	−20.4	−1.462	0.471
低用量群-高用量群	−18.9	−1.354	0.536
中用量群-高用量群	1.5	0.108	1.000

t 値の絶対値は，すべて棄却限界値である 2.694 より小さく有意なものは存在しない．

なる．対照群と高用量群では，平均値の差が −33.0 であり，p 値が 0.028 ということは，真に 2 つの群で母平均値が等しいときに，−33.0 以上の差が生じる確率は，わずか 2.8% であることを示している．これは有意水準である 5% より小さく，2 つの群で平均値が等しいときには，確率的には起きそうにない大きな差であるといえる．したがって，2 つの群で母平均が等しいとは考えにくく，2 群間には偶然を越えた意味ある差，すなわち有意差（significant）があるといえる．

検定を 1 回しか行わなければ，本当は差がないときに誤って差があると判断する α エラーを有意水準未満に抑えることができるが，1 つの研究の中で複数の検定を同時に行う場合は，少し状況が変わってくる．たとえばこの例では，3 つの比較を同時に行っている．このとき 1 回の比較当たりの有意水準を 5% としても，全体では 3 回の比較を行っているので，3 回の比較全体で，偶然で有意差が出る確率は 5% よりかなり大きく（約 12.5%）なる．このように複数の検定を同時に行うことによって，偶然によって有意になる確率が大きくなる現象を，検定の多重性（multiplicity）という．

13.2.3　多重比較

以上で説明したような群間比較を，1 つの実験データで複数行うとき，多重性に対処するために，比較の組全体を 1 つの解析とみなして，比較全体で誤って有意とする確率を，有意水準以下に抑える手法を，多重比較（multiple comparison）とよぶ．

多重比較には目的に応じて，いくつかの方法が存在する．以下では，代表的な多重比較の手法である Dunnett，Tukey，Williams 検定などについて解説する．

13.2.4　Dunnett 検定

ある基準群と他のすべての群を比較（表 13.2.2 の例では計 3 回）する場合の多重比較が，Dunnett 検定である．Dunnett 検定では，同時に 3 回比較を行っている多重性を考慮して棄却限界値を計算するので，t 検定と比べて，棄却限界値は大きく，有意になりにくくなる．表 13.2.4 に Dunnett 検定の結果を示す．両側 5% の Dunnett 検定の棄却限界値（自由度 36）は，2.452 であるから，対照群-中用量群のみが，ぎりぎり有意になる．

13.2.5　Tukey 検定

可能なすべての群間の対比較（この例では 6 通り）を行う方法が Tukey 法である．Tukey 法では，Dunnett 検定より対象とする比較の種類が増えるため，個々の比較は，Dunnett 検定より，有意になりにくくなる．この例では両側 5% の Turkey 検定の棄却限界値は 2.694 となる．Tukey 検定の結果を表 13.2.5 に示す．いずれも有意ではない．

13.2.6　Williams 検定

表 13.2.4 の Dunnett 検定の結果では，対照群-低用量群，対照群-高用量群の比較は，p 値が 0.05 より大きく 5% 水準で有意とならないが，対照群-

中用量群の比較は微妙なところだが有意になった．しかしこのような場合，結果の解釈は困難である．これは実際の毒性試験のデータであるが，本来，この薬剤に赤血球数を減少させる作用があれば，用量相関的に変化しそうなものだが，このデータでは中間の中用量群のみ，対照群と比べて有意に赤血球数が低下している．データをみると，中用量群の平均値 891.5 に対して，高用量群では 893.0 と，ほとんど変わらないことがわかる．この場合，中用量群のみ低下していると考えるよりは，むしろ高用量群でも中用量群と同程度の効果があると解釈したほうが自然である．実は Dunnett 検定では，このように中間の用量群のみ有意差が付く，解釈の困難な結果がしばしば生じる．本来，用量反応関係に単調性が仮定できれば，ある用量で有意差があれば，その用量より上は，すべて有意になると考えられるが，Dunnett 検定では，用量と反応間の単調性を仮定しないため，必ずしもこのような結果が得られない場合が多い．これに対して Williams 検定は，用量反応関係の単調性を前提とした方法であるため，中用量で有意に変化していれば，高用量でも必ず有意になり，整合性がとれるという利点がある．Dunnett 検定が，対照群とどの群で違いがあるかを検出する方法であるのに対し，Williams 検定は，どの用量群から変化があるかを見つける方法といえる．

1）対照群（薬剤 A 群，薬剤 B 群，薬剤 C 群）

本来 Dunnett 検定は，1）の状況で多重性を考慮して，対照群と比べて変化がある薬剤群をみつけるために考案された方法である．ここで A，B，C の 3 薬剤群で順序関係はない．ところが，実際には，2）の状況でも Dunnett 検定は，頻用されている．

2）対照群（低用量群，中用量群，高用量群）

1）の状況との違いは，群に薬剤の用量による順序関係があることである．用量と反応の間に単調関係が成立すれば，用量の増加とともに反応が増加，あるいは減少するはずである．実はこのような群間の順序関係の情報を Dunnett 検定では利用していないため，2）の状況では，解釈しにくい結果が出る場合がある．これに対して Williams 検定は，群間の順序関係の情報が必要であるため，1）の状況では用いることはできないが，2）の状況で用量反応に単調性が成り立つ場合は，Dunnett 検定よりかなり検出力が高くなる．

表 13.2.2 の例では各群の平均値は 926.0，911.9，891.5，893.0 となり，ほぼ単調減少しているが，高用量と中用量で平均値が逆転している．Williams 検定では，単調性を前提とするため，この逆転を中用量と高用量で本当は平均値に差がないのに，たまたま偶然によって逆転が生じたものとみなして，平均値の推定値として，中用量（891.5）と高用量（893.0）の 2 つの群を合わせた平均値を計算する．この例では 892.25 になる．

表 13.2.6 Williams 検定の赤血球数データへの適用結果

	対照群	低用量群	中用量群	高用量群
平均値	926.0	911.9	891.5 *	893.0 *
単調性を仮定した平均（併合平均）	926.0	911.9	892.25	892.25

*：Williams 検定で有意（下側 2.5%）

このように Williams 検定では，群間で単調性が成り立たない場合には，隣接する群間で，重み付き平均を計算する．このような操作を行った後，対照群との比較を高い用量から順次，有意差がなくなるまで続けていく．このような手順の多重比較を下降手順（step-down）とよぶ．単調性を前提とすれば，より高い用量で有意でなければ，その下の用量では有意となることはなく，下降手順の適用は合理的である．

表 13.2.6 に下側 2.5% の水準で，Williams 検定を適用した結果を示した．Williams 検定は本質的に片側検定であり，Dunnett 検定の両側有意水準と合わせるために，2.5% としている．

この例では，最初に対照群（926.0）と高用量群（892.25）の比較を行い，有意となるので，次に対照群と中用量群の比較を行うと，これも同様に有意になる．したがって，最後に対照群と低用量群の比較を行うが，これは有意とならない．以上のように，Williams の検定（下側 2.5%）を，このデータに適用すると，中用量群以上で有意になる．

Williams 検定では，検定を行う前に単調増加（上側検定）か，あるいは単調減少（下側検定）であるかを決める必要がある．この意味で本質的に片側検定を指向した方法である．両側検定を行いたい場合は，上側と下側検定の有意水準を半分にして 2 回行えばよい．また Williams 検定は下降手順であるため，上位の検定が有意なときのみ，下位の検定を行う手順になっている．したがって通常の検定と同じ

表 13.2.7　Dunnett 検定と Williams 検定の比較

解析法	Dunnett 検定	Williams 検定
想定	用量反応関係が非単調	用量反応関係が単調
対立仮説	両側と片側が可	本質的に片側
検討内容	対照群とどの群で違いがあるか	対照群とどの用量から違いがあるか
適用	対照群 A 群，B 群，C 群	対照群 D_1 群，D_2 群，D_3 群
α エラー	多重性を考慮して制御	多重性を考慮して制御
手順	一段階手順	多段階手順（下降手順）
単調な場合	検出力が低い	検出力が高い
非単調な場合	解釈しやすい	解釈しにくい

表 13.2.8　Dunnett 型の比較に Scheffe 検定を用いた場合の実質有意水準（自由度無限大）

総群数		名義有意水準		棄却限界値（Scheffe）		棄却限界値（Dunnett）	
		5%	1%	5%	1%	5%	1%
2	実質有意水準	5.0	1.00	1.960	2.576	1.960	2.576
3		2.7	0.47	2.448	3.035	2.212	2.794
4		1.4	0.22	2.795	3.368	2.349	2.915
5		0.8	0.10	3.080	3.644	2.442	2.998
6		0.4	0.05	3.327	3.884	2.551	3.060
7		0.2	0.02	3.548	4.100	2.567	3.110

ように p 値を解釈することはできない．

これまで，反復投与毒性試験の標準的な解析法としてDunnett 検定が用いられてきたが，単調性が前提できる場合には，Williams 検定のほうがかなり検出力が高くなる．実際の Williams 検定の計算については複雑であるので成書を参照されたい[3)]．表 13.2.7 に Dunnett 検定と Williams 検定の特徴を示す．

13.2.7　その他の多重比較

わが国では，反復投与毒性試験において，対照群と各用量群の比較で，例数のバランスがとれていればDunnett 検定，そうでなければScheffe 検定を使い分けるアルゴリズムが長年用いられており，少し前まで毒性試験用の標準的な GLP コンピュータシステムでも，この方法が組み込まれていた．GLP コンピュータシステムがつくられた当時，例数がアンバランスなときでも問題なく使える多重比較として，Scheffe 検定以外に，一般に広く知られている手法は少なかったためである．Scheffe 検定を用いると，偶然によって有意差が出る確率を名義水準以下に押さえることができ，この意味で多重比較に必要な前提条件を満たすが，必要以上に有意に出にくいことが問題となる．

たとえば，対照群と各群の比較に Scheffe 検定を用いると，実際の有意水準は表 13.2.8 のようになる．

群の数が増えるにつれて，名義有意水準に比べて，実際の有意水準がだんだん小さくなることが確認できる．たとえば，5 群の場合，Dunnett 検定では t 値が 2.442 を越えれば，5% 水準で有意になるが，Scheffe 検定では 3.080 を越えないと有意とならない．有意水準を 5% とうたいながら，実際の有意水準は 0.8% である．このように Scheffe 検定では，α エラーが必要以上に小さくなる見返りとして，本来ある差が見逃される β エラーの確率が高くなってしまう．したがって，毒性試験においては Scheffe 検定を適用すべきではない．

前述の Dunnett 検定，Tukey 検定は，原著では，群間で例数が等しいことを前提としていたが，後に拡張がなされ現在では，例数が等しくないときでも，正確な方法，および精度の高い近似法が知られている．また現実的には，たとえ例数の違いがあっても，1，2 割程度の違いであれば，例数が等しい場合の棄却限界値をそのまま用いても大きな問題はない．

多くの統計パッケージで，Duncan 法の多重比較の計算が可能であるが，この方法は多重比較の条件（比較全体での α エラーの大きさを，名義水準以下

表13.2.9 一元配置分散分析とDunnett検定を5%水準で併用した場合の有意水準

1群のN	群 数	有意水準		
		分散分析	Dunnett検定	併 用
10	3	5%	5%	3.8%
10	4	5%	5%	3.2%
10	5	5%	5%	2.8%
3	3	5%	5%	4.0%
3	4	5%	5%	3.5%
3	5	5%	5%	3.2%

に抑えることができる）を満たさないので，使用すべきではない．この方法では，αエラーの大きさは名義水準よりかなり高くなり，多重性を無視してt検定を繰り返した場合と，ほぼ同じような性能がある．このため他の多重比較の方法より，有意に出やすくなるが，これはαエラーが制御できていないためであり，根本的な多重比較の前提条件を満たしていない．Duncan法に類似した方法としてStudent-Newman-Keuls法も欧米ではよく用いられているが，この方法もαエラーの大きさが名義水準を越えてしまう場合があり，利用は勧められない．

13.2.8 一元配置分散分析と多重比較

分散分析（analysis of variance）とは実験データのばらつきを構成する要因が複数存在するとき，全体のばらつきを個々の要素に分解する統計解析手法の総称である．たとえば一元配置分散分析では，総平方和を群間平方和と群内平方和に分解する．各要因のばらつきの大きさを分散分析表によって示し，等分散性と正規性を前提にして，F検定によって，その大きさを比較する．ANOVA（Analysis Of VAriance）と略されることも多い．古典的な統計学の教科書では，多重比較を一元配置分散分析の後の*ad hoc*な解析として位置付けている場合があり，毒性試験では多重比較を行う前に分散分析を行い，そこで有意差がみられた場合のみ，多重比較を行う習慣がある．しかし原理的には，多重比較は一元配置分散分析と独立に適用するように構成されており，それぞれ，単独で有意水準を保つことができる．両方で有意差があったときのみ有意とすると，個別の手法の有意水準より全体の有意水準が小さくなって，保守的に判定することになる．表13.2.9に1群当たりのサンプルサイズNと群数ごとに，分散分析とDunnett検定をそれぞれ5%水準で併用した場合の全体の有意水準を示した．併用することにより，実際の有意水準は5%から3～4%に低下することがわかる．

13.3 計数データ（2値反応変数）の解析

生殖発生毒性試験，がん原性試験，小核試験などでは計数型のデータが得られる．たとえば，がん原性試験では，臓器別に，腫瘍発生の有無を調べる．その結果は，群ごとの腫瘍発生個体数として数え上げられる．たとえば，表13.3.1にがん原性試験で得られる典型的なデータを示す．

表13.3.2に2値の計数データによく利用される統計手法をまとめた．

カイ2乗検定は，多群全体（2×k）で差があるかを調べる場合にも用いられるし，2群の割合を比較する際にも用いられる．カイ2乗検定の問題点は，度数の小さいセルが存在すると，カイ2乗分布での近似の精度が悪くなる点である．したがってセルの期待度数が5以下のものが存在するときには注意すべきであると，統計学の教科書には記載されている．このようなとき，近似を行わずに正確な確率計算を行う方法がFisher検定である．Fisher検定は，手計算で行うのが困難であり，このため，比較的計算が簡単な，セルの期待度数が5以下のものが存在するときはFisher，そうではないときはカイ2乗検定という使い分けを行う場合も多いが，コンピュータのハードウエアとソフトウエアが発達した現在では，2×2の分割表については，より正確なFisher検定を用いることが勧められる．ただし，2×2の分割表以外は，コンピュータを用いてもかなりの計算時間がかかる．またカイ2乗検定には連続修正を行うオプションがあるが，これは，カイ2乗検定のp値をFisher検定の結果に近づけるための工夫である．

計数データについても，多数の比較を同時に行うと多重性の問題によって，αエラーの確率が高くなる．多重性を考慮するためには，Bonferroni法（k回検定を行うときはp値をk倍にする方法）によるp値の調整などが必要になる．しかし一般に計数データの場合，計量データと比べて検出力が低く，さらに多重性の調整を行うと極端に検出力が落ちてしまうことに注意する必要がある．

多群全体の情報を用い，高い検出力で毒性学的に

表 13.3.1　がん原性試験データの例（用量：単位 mg/日）

群（投与量）	対照群（0）	低用量群（1）	中用量群（3）	高用量群（10）
腫瘍なし	48	46	56	42
腫瘍あり	2	4	5	8
計	50	50	50	50

表 13.3.2　計数データ（2 値データ）の群間比較法

手　法	内　容
カイ 2 乗検定 （連続修正なし）	2 値データの群間比較
カイ 2 乗検定 （連続修正あり）	2 値データの群間比較
Fisher 検定	2 値データの群間比較
Cochran-Armitage 検定	2 値データの用量相関性の評価

問題になりやすい変化をみつけることができるのが，Cochran-Armitage（CA）検定である．この方法は用量相関性の検定とよばれ，用量の増加につれて，反応割合が増加するかを調べる方法である．

表 13.2.1 のデータに，多群の 2 値反応データの解析法（両側検定）を適用した結果を表 13.3.3 に示した．2 群間比較の結果をみると，連続修正ありのカイ 2 乗検定と Fisher 検定の結果が，ほぼ一致していることがわかる．これに対し，連続修正なしのカイ 2 乗検定は連続修正を行う場合と比べて，p 値がかなり小さくなる．正確な検定の結果では，4 群全体と，いずれの 2 群間比較でも 5% 水準で有意とはならない．これに対し，CA 検定の結果は，正規近似でも正確な方法でもともに 5% 水準で有意になる．

表 13.3.1 のデータでは用量が増えるのに相関して，腫瘍を有する個体の割合が増加している．このように毒性学的に重要な変化に対して，CA 検定は高い検出力がある．

13.4　毒性試験に固有な統計解析手法

表 13.4.1 に，毒性試験に固有な解析手法をまとめた．

13.4.1　単回投与毒性試験

単回投与毒性試験では，最近まで半数致死量（lethal dose 50, LD_{50}）の推定がなされていた．LD_{50} の推定法では，最もよく使われるのが，プロビット法である．この方法では，用量反応関係に正規分布の累積分布関数を仮定して用量反応曲線を推定し，これが 50% になる用量を逆回帰によって推定する．またその信頼区間については，Fieller の公式を利用して求める．

LD_{50} の推定には反復投与試験とほぼ同じ動物数が必要とされたこと，多数例の動物を用いるにしては得られる情報が少なく，LD_{50} の推定値の再現性が低いことなどから，現在では実験動物福祉の観点からも LD_{50} を求めるための試験が行われることはほとんどない．

13.4.2　反復投与毒性試験

急性毒性試験では死亡という 1 つの項目での評価が中心になるのに対し，反復投与毒性試験では非常に多くの項目で個別に評価され，しかも各項目でデータの分布が大きく異なる．

このため，反復投与毒性試験では，いわゆる統計解析の決定樹（ツリー型アルゴリズム）が標準的に用いられてきた．これには次のような背景がある．

複雑な毒性試験データに対して多くの統計手法の中から，得られた実験データに対して適切な統計手法を選択するのは，困難で，長い経験を必要とする．

このため，統計に関する知識が十分ではない実験者が，適切な統計手法を簡単に選べるように，決定樹が生まれた．批判も多い決定樹であるが，それなりの必要性があり，また統計手法選択の標準化という面では大きな役割を果たしてきた．たとえば，計量データの決定樹では，最初に外れ値について検討し，次に分布の型を検討し，それから等分散性を検討するといったように，細かく分岐していって，最終的な統計手法にたどり着く[1]．解析の目的とデータの型・前提条件に応じて，枝分かれをする決定樹は，データ解析の論理的な流れを模式化したものである．ところが実際には，論理的な流れが無視されて，最終的に選ばれた統計手法で，有意になったかどうかのみが，強調されすぎている傾向がある．極論をいえば，最終的に選ばれた手法が何であるかにすら注意が払われず，有意であるかの一点に関心が

表 13.3.3　多群の 2 値反応データの解析結果（両側検定）

比較の内容	手　法	オプション	自由度	p 値
4 群全体	カイ 2 乗検定	連続修正なし	3	0.225
4 群全体	Fisher 検定		3	0.255
用量相関性	CA 検定	正規近似	1	0.045
用量相関性	CA 検定	正確な方法	1	0.047
0-1	カイ 2 乗検定	連続修正なし	1	0.400
0-1	カイ 2 乗検定	連続修正あり	1	0.674
0-1	Fisher 検定		1	0.678
0-3	カイ 2 乗検定	連続修正なし	1	0.240
0-3	カイ 2 乗検定	連続修正あり	1	0.433
0-3	Fisher 検定		1	0.436
0-10	カイ 2 乗検定	連続修正なし	1	0.046
0-10	カイ 2 乗検定	連続修正あり	1	0.096
0-10	Fisher 検定		1	0.092

表 13.4.1　毒性試験に固有な解析手法

試　験	手法名	内　容
単回投与毒性試験	プロビット法	LD_{50} の推定と信頼区間の計算
反復投与毒性試験	決定樹	ツリー型アルゴリズム
Ames 試験	負の 2 項分布モデル	過分散の考慮
小核試験	3 ステップ法	背景対照データの検定と用量相関性を組み合わせた評価
小核試験	Kastenbaum-Bowman 法	条件付き 2 項検定
生殖発生毒性試験	ベータ 2 項分布モデル	同腹効果を考慮した方法
がん原性試験	Kaplan-Meier 法	生存時間分布の推定
がん原性試験	ログランク検定	生存時間分布の検定
がん原性試験	一般化 Wilcoxon 検定	生存時間分布の検定
がん原性試験	Tarone 検定	生存率の用量相関性検定
がん原性試験	Peto 検定	偶発性腫瘍と致死性腫瘍を併せた腫瘍発生率の解析

集中する．しかしながら，特に毒性試験の評価は統計学的には探索的な側面が強く，解析のプロセスを追うことは重要である．最終的には有意差がつかなくても，外れ値の存在・分布の歪み・不等分散などは，毒性学的な変化の徴候を示している可能性がある．形式的に決定樹を利用するのではなく，それぞれの分岐（予備解析）の生物学的意味をよく考えることが重要である．また選ばれた統計手法によって，どのような特徴があり，性能がどの程度異なるかを認識しておくことも重要である．統計学自身も常に進歩を続けており，標準的な決定樹も歴史の流れとともに変化するものであるから，常に最新の情報を入手するように努める必要がある．毒性試験における一元配置・計量型のアルゴリズムの決定樹の例を図 13.4.1 に示した[4]．

13.4.3　遺伝毒性試験の統計解析

遺伝毒性試験は，遺伝子突然変異誘発性，染色体異常誘発性，DNA 損傷性をそれぞれ指標とする試験系，およびその他の試験系の 4 系統に大きく分けることができる．遺伝毒性試験を他の試験と比較した場合，次のような特徴がある．

(1) 評価項目が明確であり，また得られるデータは計数データである．

遺伝毒性試験で得られるデータは，ほとんどが計数データである．Ames 試験ではプレート当たりの復帰変異コロニー数，染色体異常試験では一定細胞数当たりの染色体異常をもった細胞数，小核試験の場合は一定赤血球数当たりの小核を有する赤血球の数である．

(2) データの分布形として理論分布（ポアソン分

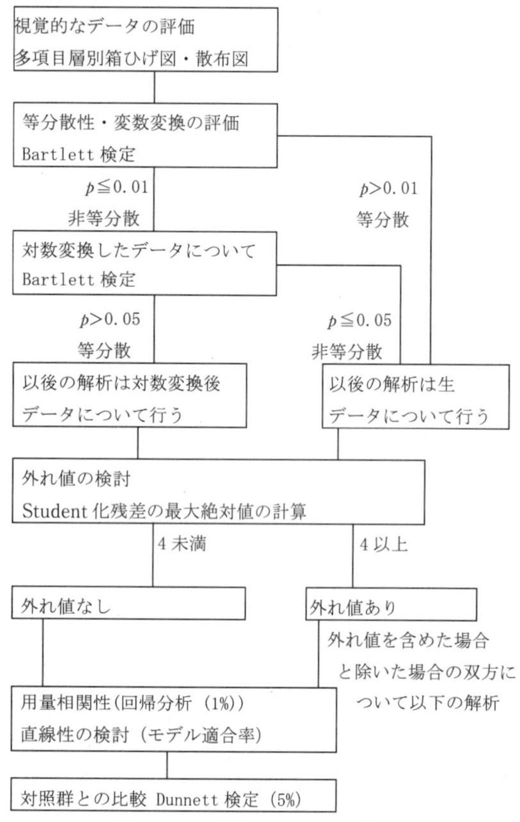

図 13.4.1　計量データの決定樹の例

布，2 項分布など）が想定できる．

遺伝毒性試験では，化学物質が作用点で確率的に反応すると考えられており，その結果，観測されるデータの分布も理論分布に従うことが期待できる．Ames 試験の場合はポアソン分布，染色体異常試験，小核試験では 2 項分布が想定できる．

(3) 背景データが利用できる可能性がある．

遺伝毒性試験は，比較的短期間に終了し，またルーチン的に行われるので背景データを蓄積しやすい環境にある．

(4) 比較的簡単に予備試験や再試験を行うことができる．

終了するのに何年もかかるような，慢性毒性試験やがん原性試験とは異なり，1 試験が短期間に終了するので，再試験を比較的簡単に行うことができる．

さらに用量や標本作製時期を設定するために，予備試験を行う場合も多い．

(5) 陽性対照群を設定する．

遺伝毒性試験の場合，陰性対照群と被験物質の数段階の用量で処置した群に加え，既知変異原の陽性対照を設置し，実験条件のチェックを行うのが普通である．

13.4.4　生殖発生毒性試験

生殖発生毒性試験から得られるデータは試験の種類による違いはあるものの，親動物での観察項目と次世代での観察項目とに大きく分けられる．この中で親動物での観察項目と次世代の離乳後での観察項目のほとんどは，反復投与毒性試験とデータ構造に違いがなく，計量値あるいは計数値に対する手法をそのまま適用すればよい．体重や摂餌量に関しては分布形に応じて，パラやノンパラの手法，交尾率や出産率は，カイ 2 乗検定や Fisher 検定を用いるのが通常である．もちろん検出したい仮説により，他の手法を選択することも可能である．多重性の問題については，反復投与毒性試験とまったく同様に考えることができる．

この試験に特有なデータ解析の問題は，次世代の影響について同腹効果が存在する可能性がある点である．同じ母獣から生まれた胎児のばらつきは，異なった母獣から生まれた胎児のばらつきより小さい可能性が大きい．同腹児に現れるこの特徴を同腹効果（litter effect）という．胎児を解析の単位とすると，統計解析の重要な仮定である独立性が成り立たなくなる．このため比較する標本単位については，個々の胎児や新生児ではなく，交尾した雌雄親動物または同腹児を解析の単位とする必要がある．

13.4.5　がん原性試験

がん原性試験は毒性試験の中で，最も時間と労力がかかる試験である．2 年間もの長期にわたって，数百匹（雌雄合わせて 400～600 匹）の動物を飼育する．その間，毎日個体の死亡の有無を確認し，最終的には全動物を解剖し，組織標本を作製し，多くの臓器について鏡検によって腫瘍の有無を検索する．このように，長期にわたって観察するので，途中で死亡する動物が生じ，個体ごとに観察期間が異なるのが，がん原性試験データの大きな特徴である．生存率の時間経過に対する変化については，Kaplan-Meier 法によって記述される．生存時間分布の違いについては，ログランクまたは一般化 Wilcoxon 検定によって評価される．

また，生存時間の違いを考慮した腫瘍発生率の比較には，Peto 検定や Poly-k 検定が行われる．

Peto 検定の特徴としては，次の 3 点が挙げられる．

1）生存時間の違いを考慮した解析が行える．

2）腫瘍の致死性（fatal）および非致死性（incidental）を考慮した解析が行える．

3）3 群以上の場合，群間比較や用量相関性の検討を容易に行うことができる．

Poly-k 検定は，腫瘍をもたずに死亡した個体については，十分な生存時間がなく腫瘍が発生する前に死亡した可能性が大きいため，個体の重みを割り引いて評価する，Poly-k 検定は腫瘍発生までの時間にワイブル分布を仮定して次の重み w を各個体に与えて Cochran-Armitage 検定を行う．

$$w=\begin{cases}1：\text{腫瘍をもって死亡した個体}\\ \left(\dfrac{t}{t_{\max}}\right)^k：\text{上記以外}\end{cases}$$

［浜田知久馬］

文　献

1）吉村　功編著（1987）：毒性・薬効データの統計解析，サイエンティスト社．

2）吉村　功，大橋靖雄編（1992）：毒性試験データの統計解析（毒性試験講座 14），地人書館．

3）永田　靖，吉田道弘（1997）：統計的多重比較法の基礎，サイエンティスト社．

4）Hamada, C. et al.（1998）：J. Toxicol. Sci., **23**, 3, 173-181.

5）大橋靖雄，浜田知久馬（1995）：生存時間解析-SAS による生物統計，東京大学出版会．

6）厚生省薬務局審査第一課監修（1994）：医薬品非臨床試験ガイドライン解説，薬事日報社．

7）Hamada, C. et al.（1994）：Environ. Health Perspect., **102**, Suppl. 1, 115-119.

8）Kastenbaum, M. A. and Bowman, K. O.（1970）：Mutat. Res., **9**, 5, 527-549.

9）林　真（1991）：小核試験，サイエンティスト社．

10）野村　護他編（2001）：非臨床試験マニュアル，エル・アイ・シー．

索　引

事項索引

和文索引

あ　行

か　行

さ　行

た　行

な　行

は　行

ま 行

や 行

ら 行

わ　行

欧文索引

化学物質索引

和文索引

あ　行

か　行

さ　行

た　行

な　行

は　行

ま　行

や　行

ら　行

わ　行

欧文索引

トキシコロジー 第3版　　定価はカバーに表示

2018年3月5日　初版第1刷
2024年3月15日　　第4刷

編　集　日本毒性学会教育委員会
発行者　朝倉誠造
発行所　株式会社 朝倉書店

東京都新宿区新小川町6-29
郵便番号　162-8707
電　話　03(3260)0141
FAX　03(3260)0180
https://www.asakura.co.jp

ISBN 978-4-254-34031-0　C3047